国家中医药管理局重点研究室"岭南中医学术流派传承"（国中医药科技发〔2012〕27号）项目成果

广东省财政厅"中医特色治则治法方药临床应用研究"（粤财社〔2012〕239号）项目成果

广东省科学技术厅"基于文本挖掘技术的岭南中医邓氏学术流派研究"（2013B032500002）项目成果

广东省财政厅"岭南中医学术流派主要学术思想梳理与临床研究"（粤财工〔2016〕150号）项目成果

岭南中医学术流派丛书

总主编　徐志伟　吕玉波

岭南中医学术源流

主　编　刘小斌

副主编　黄子天　陈坚雄　孙海娇

编　委（按姓氏笔画排序）

刘小斌　孙海娇　李乃奇　余洁英

宋　苹　张佛明　陈坚雄　尚宝令

饶　媛　黄子天　梁翘楚　魏永明

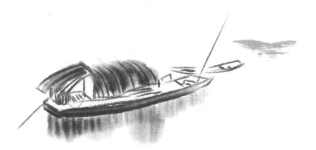

人民卫生出版社
·北京·

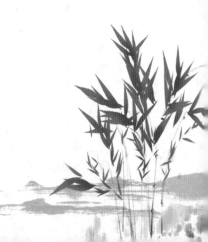

图书在版编目（CIP）数据

岭南中医学术源流 / 刘小斌主编.—北京：人民
卫生出版社，2023.10
　ISBN 978-7-117-32593-6

　Ⅰ.①岭…　Ⅱ.①刘…　Ⅲ.①中医流派 - 研究 - 广东
Ⅳ.①R-092

中国版本图书馆 CIP 数据核字（2021）第 268520 号

人卫智网	www.ipmph.com	医学教育、学术、考试、健康，购书智慧智能综合服务平台
人卫官网	www.pmph.com	人卫官方资讯发布平台

岭南中医学术源流
Lingnan Zhongyi Xueshu Yuanliu

主　　编：刘小斌
出版发行：人民卫生出版社（中继线 010-59780011）
地　　址：北京市朝阳区潘家园南里 19 号
邮　　编：100021
E - mail：pmph @ pmph.com
购书热线：010-59787592　010-59787584　010-65264830
印　　刷：三河市尚艺印装有限公司
经　　销：新华书店
开　　本：710×1000　1/16　印张：32.5
字　　数：601 千字
版　　次：2023 年 10 月第 1 版
印　　次：2023 年 11 月第 1 次印刷
标准书号：ISBN 978-7-117-32593-6
定　　价：99.00 元
打击盗版举报电话：010-59787491　E-mail：WQ @ pmph.com
质量问题联系电话：010-59787234　E-mail：zhiliang @ pmph.com

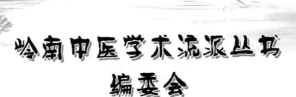

岭南中医学术流派丛书
编委会

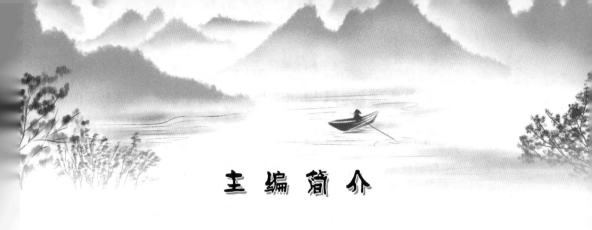

主 编 简 介

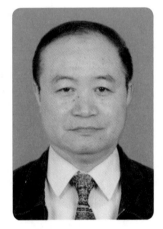

　　刘小斌，广东台山人，1951 年 5 月出生。广州中医药大学教授、主任医师、博士研究生导师。第七批全国老中医药专家学术经验继承工作指导老师，广东省名中医。现任广州中医药大学邓铁涛研究所副所长，广东省中医药学会终身理事，广东省中医药学会岭南医学专业委员会名誉主任委员，广州市非物质文化遗产保护工作专家委员会委员，广东省非物质文化遗产保护工作专家委员会委员。1999 年起享受国务院政府特殊津贴。

　　自 1979 年起师从邓铁涛，是邓铁涛学术继承人之一，且科研项目多与邓铁涛学术思想有关。参加国家"七五"科技攻关项目"脾虚重症肌无力临床与实验研究"，获 1992 年国家科学技术进步奖二等奖；主持国家中医药管理局重点课题"邓铁涛中医诊疗经验及学术思想整理研究"，获 1997 年广东省中医药科技进步奖一等奖、1998 年国家中医药管理局中医药基础研究奖二等奖。协助邓铁涛先后完成"中医近代史研究"，获 2003 年度广东省科学技术奖二等奖；国家重点基础研究发展计划（973 计划）"中医五脏相关理论基础与应用"，获 2008 年度广东省科学技术奖一等奖。

　　在邓铁涛指导下深入开展岭南医学研究，主持广东省哲学社会科学"十一五"规划项目"岭南医学史研究"，2017 年获广东省第七届哲学社会科学优秀成果奖二等奖。目前主持的广东省科学技术厅—广东省中医药科学院联合科研项目"基于文本挖掘技术的岭南中医邓氏学术流派研究"通过验收。主要论著：主编《岭南中医药名家》《中华中医昆仑·邓铁涛卷》《国医大师邓铁涛》《广东中医育英才》《广东省科技志·中医章》《常见肌肉疾病中西医诊疗与调养》《强肌健力口服液治疗脾胃气虚型重症肌无力的临床观察》《肘后备急方全本校注与研究》《岭南中医中药》，以及《岭南医学史》（上、中、下、图谱册）等。

　　执笔撰写的《岭南医学流派研究的现状与展望》发表于《中国中医药报》2011 年 4 月 13 日、14 日两个整版，对中医学术界地域医学流派研究产生影响。主编的《国医大师邓铁涛学术经验传承研究》于 2021 年 7 月出版，以传承名老中医学术经验。

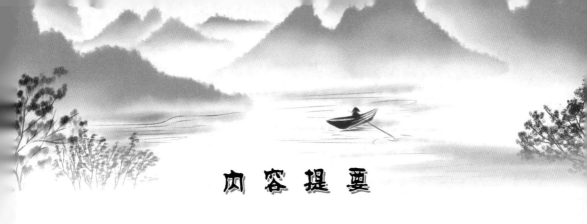

内 容 提 要

　　本书探讨岭南中医学术源流，绪论综述当代学术流派研究前沿进展及写作背景与思路，各章则按照学科分类与人物地域分类相结合的方法分别梳理出"岭南医方学术流派""岭南生草药医家学术流派""伤寒学派岭南流派""温病学派岭南流派""岭南中医内科杂病学术流派""岭南中医骨伤科、外科与肿瘤科学术流派""岭南中医妇科学术流派""岭南中医儿科学术流派""岭南中医喉科、眼科学术流派""岭南中医针灸学术流派"的起源、形成与发展，存史记事，启迪后人，凝练岭南中医学术流派理论主张，彰显其学术经验及临证特色，使读者了解岭南地域医学对全局之贡献。本书适合临床中医师、中医药院校医教研人员以及中医学术流派、名医工作室建设者阅读参考。

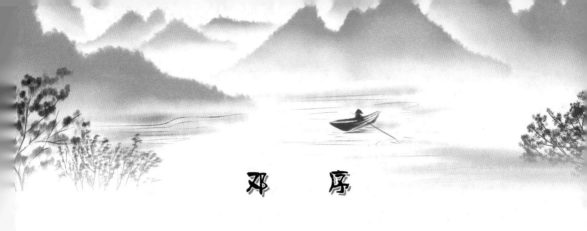

邓　序

　　2016年夏，时年百岁，然橡笔题词："传承国医薪火，弘扬岭南文化。"岭南中医药是传统医学文化的重要组成部分，故此我一直倡导并身体力行实践岭南医学的研究。如1982年点校岭南名医何梦瑶《医碥》，1987年点校岭南名医程康圃、杨鹤龄《岭南儿科双璧》，并先后出版，学术影响辐射全国。1988年首届"岭南医学研讨会"委托我作总结发言：随着现代医学模式的转变，社会环境因素对人的影响已得到共识，而中医的"天人相应"自古以来就重视各种环境对人的生理病理的影响，并提出了"因时、因地、因人"制宜的原则，研究岭南医学正是对中医这些内涵的具体丰富。岭南医学是中医学普遍原则和岭南地区实际结合的产物，这一研究不仅可以表现该地区医学发展的特殊性，通过对这些特殊性的研究，反过来也有助于认识整个中国医学发展的进程。

　　今又读人民卫生出版社即将出版的《岭南中医学术流派丛书》，它是国家中医药管理局重点研究室"岭南中医学术流派传承"项目（负责人徐志伟、吕玉波），可见我当年提出岭南医学研究，现经过三十多年的实践检验是对的，一套接一套的岭南专著出版，从学者众。记得当时有人质疑：医学难道也有岭南岭北之分吗？我引述《素问·异法方宜论》曰："地势使然也。"古人察觉东南西北中地势差异治法不同。岭南地域之名始于唐贞观时十道之一，其所辖范围约当今之广东、海南两省及广西大部分等地，位于祖国最南端，属热带亚热带气候，南濒海洋，北靠五岭，即大庾岭、骑田岭、都庞岭、萌渚岭、越城岭五条山脉形成自然屏障，使之与中原内地阻隔，形成了它独特的地理环境。查《辞海》"岭南派"条目，言指岭南画派。我认为这其实是不确切的。岭南派，除了画派外，还有音乐、武术、戏曲、诗词等流派，其中还有不容忽视的、在中医学中极具特色的医学流派岭南医学。

　　我曾说年过九十九后不再为人著述作序，但《岭南中医学术流派丛书》的出版很有意义。中华文化起源于黄河，发展于长江，振兴于珠江。学派犹如江河之源，流派是学派下的支流，支流汇入江河大海，众多的医学支流汇集成为医学学派，各个医学学派又形成中医学科。岭南医学汇集成为中医学科的重要组成部分，局部能影响全局，其意义重大，故乐为之序。

邓铁涛

2018 年 3 月 9 日

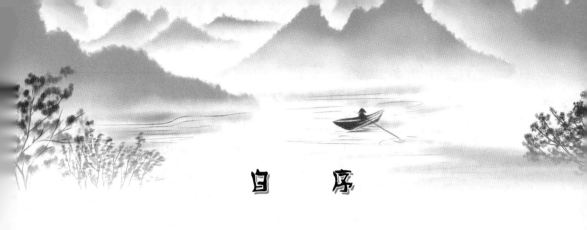

自　序

　　岭南中医学术源流，以探讨岭南医学流派的起源、形成、发展及历代岭南医家学术思想临证经验与传承为旨归。古人云："其于卷帙浩繁者，必要旨归，琳琅珠璧，无美不搜。"岭南医学源远流长，历代包括当代名医辈出，其学术传人形成名医群体，涉及临证各个学科。近年来，地域性医学如孟河医学、新安医学、海派中医、燕京医学、钱塘医学、湘湖医学以及本著述之岭南医学研究的兴起，促进了中医学术进步、繁荣和发展。不同地域医学流派的争鸣与交融，构成当代中医学术研究可持续发展不可缺少的重要一环。

　　岭南医学研究的开拓者是国医大师邓铁涛（1916—2019）。邓铁涛（下尊称邓老）享年104岁（在祝贺其103岁诞辰时，老人风趣地说"我又迈进人生104岁人生旅程"，积闰享寿，逝者为大，讣告"享年104岁"）。笔者1979年有幸考取邓老研究生，他说在中医学术发展的历史长河中，岭南医学应有一席位置。老人身体力行，深入到岭南名医何梦瑶故乡南海西樵山大沙村调研，于1982年点注何梦瑶《医碥》并由上海科学技术出版社出版，其后1994年、2015年人民卫生出版社又两次出版邓老点校的何梦瑶《医碥》；老人皓首穷经，于1987年点校《岭南儿科双璧》并由广东高等教育出版社出版。邓老指导笔者进行岭南医学研究，把自己珍藏资料交给学生。当时有人质疑：医学难道也有岭南岭北之分吗？邓老引述《素问·异法方宜论》曰："地势使然也。"古人早已察觉东南西北中地势差异治法不同。岭南地域之名始于唐贞观时十道之一，其所辖范围约当今之广东、海南两省及广西大部分等地，它位于祖国之南端，属热带亚热带气候，南濒海洋，北靠五岭，即大庾岭、骑田岭、都庞岭、萌渚岭、越城岭五条山脉形成自然屏障，使之与中原内地阻隔，形成了它独特的地理环境。查《辞海》"岭南派"条目，言指岭南画派。邓老认为这其实是不确切的。岭南派，除了画派外，还有音乐、武术、戏曲、诗词等流派，其中还有不容忽视的在祖国医学中极具特色的医学流派岭南医学。

《岭南中医学术源流》就是在邓老指导下完成的。本书绪论部分，笔者引述了邓老1986年、1988年、1999年三次关于岭南医学研究的讲话内容。如1988年9月，中华全国中医学会广东分会及中华医学会广东分会在广州共同召开首届"岭南医学研讨会"，记得当时参会代表仅三十人。时过境迁，今日研究岭南医学已蔚然成风，有关岭南医学研究著作也一套一套出版，如广东科技出版社出版的《岭南中医药文库》。邓老先知先觉敏锐感触改革开放大潮首先从广东开始，经济发展与人才迁徙将使我国中医药学术中心，有从黄河流域向长江流域再向珠江流域逐渐转移的趋势。邓老题词："中华文化黄河发源，长江发展，珠江振兴。"岭南医学有悠久历史的沉淀积累，有改革开放前沿的优越地缘，融合自然科学其他相关学科合理内涵，从1979年至2017年以其临床实践的有效性继续前行，使广东逐渐从中医药大省发展成为中医药强省。历史又一次证明邓老预见的正确性。中医强省标志之一是岭南中医以高端诊疗技能服务民众、满足民众医疗保健的需要，只要看看每年全国乃至世界各地的许多患者慕名来广州寻求名医诊治，然后又大包小包、千里迢迢地将药物扛回家，可见一斑。为什么他们不直接拿着药方回家乡抓药呢？因为外地没有他们需要的药。作为岭南本土医家用的很多草药，如五爪龙、千斤拔、牛大力、独脚金、珍珠草等都是岭南独有的。

人民卫生出版社作为我国医药卫生领域影响力最大的出版单位，能够承接《岭南中医学术流派丛书》的出版，是对岭南医学研究的重大支持。岭南中医经过漫长学术发展历程才形成今天丰富多彩的理论学说以及各种实用有效的诊疗技能，产生在全国有影响的岭南名医群体，他们创造性地回答了各个不同历史时期岭南地区防治疾病、养生保健过程中遇到的新问题。岭南医学既有传统医药学的共性，又有其地方时代医疗保健药物方式的特性。正是通过对这些特殊性的研究，反过来也有助于认识整个中国医学发展的全过程。而《岭南中医学术源流》将体现学术的传承性、地域（区域）性、应用务实性、兼容包涵性、创新性五大特色。

学术的传承性，是指岭南医学渊源于我国传统中医药学，并与之有着一脉相承联系。如清代岭南温病医家潘名熊（尝谓："《内》《难》《神农》，医学源泉；《伤寒》《金匮》，后学准绳。"）遥承江苏叶天士《临证指南医案》作《叶案括要》。又如近代岭南名医卢朋著《四圣心源提要》，即研读山东名医黄元御《四圣心源》选取核心内容提要裨益于临证。所以说岭南医学是我国传统中医药学的重要组成部分，其学术流派之争鸣也是中医各家学说所指的金元四大家、伤寒学派、温病学派以及其他学派在岭南之延续。

学术的地域（区域）性，是指岭南医学重视南方炎热潮湿、瘴疠虫蛇侵袭等环境因素，着眼于南方多发、特有疾病的防治。气候炎热，故岭南发热性、传染性、流行性、感染性外感病多发；环境潮湿，故外感内伤杂病湿邪为患者多，或兼夹湿气者多。岭南湿邪易变生并发他证，如湿浊、痰湿、湿饮、湿疫、湿温、湿热、寒湿、湿毒、湿痹、湿疮、湿疹、风湿、肾湿等，乃源于湿遏伤阳，湿郁化热，湿邪易袭阴位，湿性黏腻停滞等。司马迁《史记》载有"隆虑离湿疫"。隆虑，指隆虑侯周灶。离，通"罹"，罹患。湿疫，指岭南气候炎热潮湿，瘴疫盛行的情况。这是史书对岭南"湿疫"的最早记载。而岭南医家善用岭南草药，如薏苡实（东汉马援征交趾，常饵薏苡实，以胜瘴气，因南方薏苡实大，后携带回京引种）、火炭母、狗肝菜、布渣叶、黄皮树叶、救必应、广藿香、鸡骨草、珍珠草、素馨花、番石榴叶、南豆花、土茵陈、独脚金、五指毛桃等防治之。

学术的应用务实性。岭南医家注重实效，针对主证用药精准，不尚空谈。简、便、廉、验四字，反映了他们临证的务实性。晋代葛洪是把中原医学传入岭南的第一人，其在《肘后方·序》中指出："珍贵之药，岂贫家野居所能立办？"故《肘后方》中"率多易得之药"。简，处方组成简单易行；便，就地取便利易得之药；廉，行医品行端方、用药价廉；验，良药入口，验之于人，一剂知，二剂已。近代粤港名医黄省三有"黄氏流行性感冒有效汤方""黄氏肾脏炎肾变性有效汤方"等，有效诊治了无数病患。当代岭南名医邓铁涛有"番石榴叶止泻汤"，且《邓铁涛审定中医简便廉验治法》反映了岭南中医临证治法方药的务实有效的特点（此书曾作为广东省基层医院中医培训教材）。

学术的兼容包涵性。近代西方接种牛痘术自广东传入，南海人邱熺敢为人先，并笔之于书《引痘略》，牛痘术自此传入中土。岭南医学是地方医学、中原医学和外来医学的结合，岭南名医勇于吸取民间经验和外来医学新知，各流派之间互通有无、长期并存，能够形成容纳外来占籍名医之氛围。故流寓岭南名医者众多，如近代岭南骨伤管氏家族从江苏流寓佛山，近代岭南名医郭梅峰祖籍江西、占籍广州。新会陈定泰是我国近代最早的中西汇通医家，著《医谈传真》，其子陈相静、其孙陈珍阁均继承其学术思想，其中陈珍阁另著

《医纲总枢》，陈氏门下从学者每岁数十人，求医者朝夕踵门如市。

学术的创新性。岭南医学具有传承、地域、务实、兼容的特色，它是学术创新的基础。如广东省名老中医罗元恺，是1977年国内第一位中医教授、第一位中医博士研究生导师，其学术渊源，本于医经，注重脾肾气血，调理冲任，融合岭南温病学派养阴保津的学术观点，提出妇科的主要病机是冲任损伤，而调理冲任就在于调理肾肝脾，并在长期临证实践中形成了自己的学术风格；对月经不调、崩漏、闭经、痛经、滑胎、不孕以及围绝经期综合征、子宫内膜异位症、子宫肌瘤等有丰富诊治经验，创制了补肾安胎的"滋肾育胎丸"和活血止痛的"田七痛经胶囊"。岭南名医由于所处时代的社会发展与学术背景、自然气候及地理环境的不同，在总结临床经验、凝练学术见解时会形成不同的学术主张。如当代岭南名医邓铁涛提出用"五脏相关学说"发展"五行学说"；"中医五脏相关理论基础与应用研究"经论证成为国家重点基础研究发展计划（973计划）专项，现已结题通过验收，获广东省科学技术奖一等奖。

《左传》有三不朽说："太上有立德，其次有立功，其次有立言，虽久不废，此之谓不朽。"岭南中医学术流派名医群体，立德立功立言。立德，谓创制垂法，博施济众；立功，谓拯厄除难，功济于时；立言，谓言得其要，理足可传。本书从岭南中医学术源流入手探讨，按照学科分类方法分别梳理"岭南医方学术流派""岭南生草药医家学术流派""伤寒学派岭南流派""温病学派岭南流派""岭南中医内科杂病学术流派""岭南中医骨伤科、外科与肿瘤科学术流派""岭南中医妇科学术流派""岭南中医儿科学术流派""岭南中医喉科、眼科学术流派""岭南中医针灸学术流派"。黾勉成章，审阅再三，仍感阙如甚多，然时间不等人，只能存疑不言、空缺不书，以俟后来者修正补充。

刘小斌

2023年1月28日

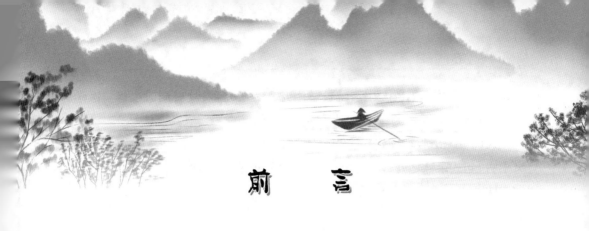

前　言

　　岭南医学流派是客观存在的，仅以广东省中医院为例，日门诊量过万，中药用量以吨计算，没有名医群体的良好临床疗效与卓越诊疗技能、没有浓厚岭南中医药文化氛围，广东是不可能成为中医药强省的。然正如古人所说：言之无文，行而不远。岭南医家注重临证，缺少著书立说，即便有也夹带粤语方言，导致内地读者了解岭南著述不多，与今日之广东中医学术地位不相匹配，故不揣固陋，冒昧成书，是为本书编写之目的。

　　近代名医谢观（字利恒）所著《中国医学源流论》，首论医学大纲，谓："中国医学可分数期：自西周以前为萌芽之期；春秋战国为成熟之期；两汉之世为专门传授之期；魏晋至唐为搜葺残缺之期；两宋至明为新说代兴之期；起自明末，盛于有清，为主张复古之期。此一切学术皆然，而医学亦莫能外也。"本书内容特色乃仿照谢观《中国医学源流论》，书名以"源流"为题，内容分论各科"学术流派"，使读者明了岭南医学之变迁。

　　本书引用材料力求原始真实，并将相关的参考文献标注于每章之后，其中多次引用同一著者的同一文献，只编一个首次引用时的序号，每次的引文页码不相同时，将页码置于"[　]"肩码的上角，参考文献表中不再重复著录页码。示例：第一章绪论参考文献，[9] 司马迁. 史记 [M]. 北京：中华书局，1959。文中参考文献标注方法：在文中两次引述司马迁《史记》，分别在引述处以肩码[9]2967、[9]2977 表述，其中 2967、2977 就是参考文献 [9] 的页码。这是目前自然科学期刊表述同一著者的同一文献的标注方法。

　　由于时间紧迫与教学医疗工作繁忙，文内疏漏及不当之处在所难免，万望读者斧正，为修订完善是书共作努力，使之成为具有岭南地方特色的医学教材，临证应用时更加精炼完善。故是书适合中医临床各科医师、承担师承项目的名医工作室学者、中医院校学生尤其是研究生阅读,同时也可供医学科学研究机构以及医药行政管理人员参考使用。

　　人民卫生出版社编辑对全书文字进行勘误校正,卓有成效;对书中凡语义不明、句式杂糅之处,均提出切实可行的修改意见,为他人作嫁衣。在此谨致谢忱。

编者
2023 年 4 月

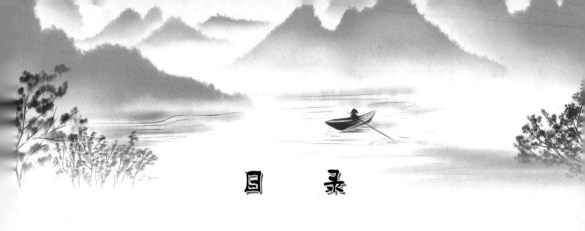

目　录

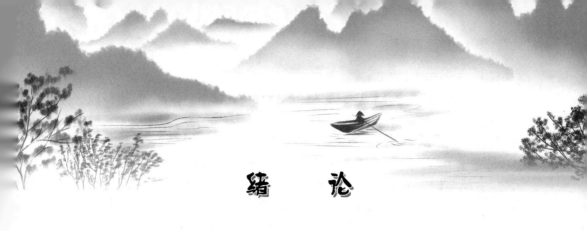

绪　　论

　　清代著名学者章学诚《校雠通义》："辨章学术，考镜源流。非深明于道术精微、群言得失之故者，不足与此。"[1] 将各种学术派别和流派的作品、论著进行梳理，分门别类，将其来龙去脉考证得像镜子一样明净透彻。校雠（雠，音仇，雠者，以言对之）之义，《汉书·艺文志》曰："诏光禄大夫刘向校经传、诸子、诗赋，步兵校尉任宏校兵书，太史令尹咸校数术，侍医李柱国校方技。每一书已，向辄条其篇目，撮其指意，录而奏之。"[2] 剖析其流，各为其部，部次条别，为各种学说分类、排序，条分缕析，以此来分辨考证彰明各种学说目录的源流关系。古人认为，如果不是深刻的明悉各种学说精微之义、各种说法的长处和不足之人，不能胜任这样的工作。笔者探讨岭南中医学术源流，深感力不胜任，然岭南中医药学源远流长，在数千年的历史发展中，世代相传，长期积累，逐渐成为我国传统医学不可或缺的组成部分，其学术流派争鸣发展与创新，亟需发掘梳理，评述彰显。乃仿照近代名医谢观（字利恒）《中国医学源流论》，书名以"源流"为题，内容分论各科"学术流派"，使读者明了岭南医学之变迁。

一、岭南地域与历史开发沿革

　　岭南，五岭以南，古为百越之地。清代屈大均《广东新语·山语》综述明代以前有关"五岭"注释："五岭之称，始《史记·张耳传》曰：秦南有五岭之戍。师古曰：西自衡山，南东穷海，一山之限耳，而别标五者。裴渊《广州记》曰：大庾、始安、临贺、桂阳、揭阳，是为五岭。邓德明《南康记》曰：大庾一，桂阳骑田二，九真都庞三，临贺萌渚四，始安越城五。《舆地记》：一曰台岭，一曰塞上，即大庾也。二曰骑田，三曰都庞，四曰萌渚，五曰越岭。"[3]69 古人认为衡阳为五岭之门，五岭以大庾为首，台城之峤在大庾，骑田之峤在桂阳，都庞之峤在九真，萌渚之峤在临贺，越城之峤在始安。

　　当代学者沿袭屈氏之说，《辞海》"岭南"条曰："地区名。即岭表、岭外。

指五岭以南地区。"学者们是站在不同的地理位置来看岭南的：从中原地区看，称为岭外；从珠江三角洲看，又可称为岭表。岭南之名始于唐贞观时十道，其所辖范围约当今之广东、海南两省及广西大部分和越南北部。《新唐书·地理七》："岭南道，盖古扬州之南境，汉南海、郁林、苍梧、珠崖、儋耳、交趾、合浦、九真、日南等郡。"[4] 岭南核心地区至宋又称"广南东路""广南西路，元代属"湖广等处行中书省"。广东作为一个行政区域的出现是在明代，《明史·地理志》："广东，《禹贡》扬州之域，及扬州徼外。"[5] 广东之称为省，乃清代始。《清史稿·地理志》："广东，《禹贡》扬州之南裔。明置布政使司，治广州。清初因明制，定为省。"[6] 岭南位于祖国南端，属热带亚热带气候，四季不甚分明，南濒海洋，北靠五岭，大庾岭、骑田岭、都庞岭、萌渚岭、越城岭五条山脉自然屏障，使之与中原内地阻隔，形成了它独特的地理环境。

基于岭南地区历史沿革过程，当代学者对岭南医学研究范围的划定原则是"博古约今"。博古，古代岭南地域较今广阔，故明清以前岭南医学取材范围较为广博，古代人物流寓入岭表、岭外有文献可征者，皆收而录之。如三国时虞翻，会稽余姚（今浙江余姚）人，谪南海期间，居尉佗玄孙故宅（今广州光孝寺），时人称"虞苑"，在此十余年，讲学不倦，有门徒数百人。又如唐代鉴真和尚，在天宝七年（748）第五次浮海渡日，出海遇飓风，漂流十四天至海南岛振州（今三亚），在海南最南端修造佛寺，施医给药，为僧俗授戒，滞留一年之久。再如宋代吴简《欧希范五脏图》，乃北宋庆历年间，广西戮欧希范及其同党，剖其腹，由吴简详视之绘为五脏图，以传于世。约今，是指自明清以降，岭南医学取材范围相对约定。由于历代行政区划的变动，现在提及到岭南一词，特指广东、广西、海南、香港、澳门五省区，故曰"相对约定"。

岭南地区的核心部位在广东尤其是珠三角，现时之粤港澳大湾区，为政治经济文化中心，影响辐射周边省市，故当代学者已习惯把广东称为"岭南"。"广东"这一地理概念，是到了明清以后才逐渐形成的，因此岭南医学研究收录明清以后尤其近代当代的内容，相对约束在广东省海南省范围内。由于"岭南"所具有的人文地理含义，因此无论是古代、近代还是现代，岭南医学研究主流内容仍然是指这一地域传统的中医药学。

我国幅员辽阔，由于地理环境的差异和历史上开发的先后，各个地区的情况千差万别，医学发展也表现出明显的不平衡性，岭南医学就具有地方与时代的特色。五岭横亘于湘赣粤桂之间，形成了一个不同于中原的地理环境，不仅风土人情、习俗气候不同，人的体质疾病、饮食用药习惯亦不尽相同。岭南医学是在这样一种特殊的地理环境下，将祖国医学的普遍原则与岭南地区医疗实践相结合，经过漫长的历史岁月逐渐形成起来的地域性医学。岭南医学重视南方炎热多湿，地处卑下，植物繁茂，瘴疬虫蛇侵袭等环境因素，着眼于南方多发、特有疾病的防治，勇于吸取民间经验和医学新知，充分利用本地药材资源，逐渐形成了以研究岭南地区常见、多发病种为主要对象的岭南医学。它既有传统医药学的共性，又有其地方医疗保健药物方式的特性。正是通过对这些特殊性的研究，反过来也有助于认识整个中国医学发展的全过程。那种认为地方医学研究成果只适用于局部的观点，其实是一种误解。深入研究地域性医学，提升岭南医学研究的学术地位及其影响，是继承和发扬祖国医学文化遗产的重要先行性基础工作。

有关岭南医药起源。医药起源于人类的社会生产实践以及与疾病斗争实践。远古时代，岭南先民为了求得生存，首先对居住、饮食、衣着、用火、婚配等有了选择，也是人类最基本的卫生保健活动，在社会生产实践中逐步积累了防治疾病的医药知识。据考古学家发现，远在中更新世之末至晚更新世之初，广东韶关曲江马坝乡就生存有古人类，1958 年在马坝乡狮子岩山洞里发现"马坝人"头骨化石，测定年代为距今 12.9 万年，其头盖骨顶面呈卵圆形，眉脊粗厚向前和两侧突起，颅骨骨壁较薄，颅穹窿较为隆起，具有黄种人的一些重要特征，为黄色人种的原祖之一。与马坝人伴生的古动物计有 8 个目 38 个种属，其中包括大熊猫、剑齿象等。[7]44 马坝人穴居山洞，懂得用火，火能御寒防湿，将生食转化为熟食，驱赶野兽保护自己，这是最原始的卫生保健活动。马坝人遗址出土有砾石打制石器，曲江石峡遗址出土羚羊角、鹿角等动物化石。

1978 年和 1989 年，在广东封开县渔涝区河儿口村的"垌中岩"中，发现人牙化石 3 颗，古动物化石 6 目 17 科 21 属 21 种，年代据铀系法测定为距今 14.8 万年 ± 1.3 万年，其中 2 颗人牙的结构具有较多的原始特征，其个体大小和结构与曲江马坝乡狮子岩山洞发现的那件左下颌骨所带的臼齿相似，是与马坝人同一时期的人类牙齿，被命名为"垌中岩人"。广东从马坝人、垌中岩人开始便有了人类社会。[8]

据文献记载，早在传说中的五帝时期，岭南就已纳入中原的视野。《史记·五帝本纪》载："帝颛顼高阳者……北至于幽陵，南至于交趾。"[9]11 颛顼为黄帝之孙，号为高阳氏，距今约 4 000 多年。后来的尧、舜时期势力都曾远达岭南，至今广东韶关尚有据说为舜帝奏乐之所的韶石，"双峰对峙若天阙，相去里许，粤人常表为北门，旁有三十六石环之"[3]75 又如《尚书·尧典》载："申命羲叔，宅南交。"[10] 尚，上也，《尚书》，上古经书，记载周代以前史事。羲叔，相传为唐尧时期观测天文、制定历法的官吏。南交，即南方交趾之地。尧帝派遣羲叔驻南方观察星象，判定季节，制作历法。

汤定四方献令，两广地方始名南越。商王朝时，岭南亦定时向商王进贡，据《逸周书·王会解》载，按伊尹之令，岭南一带"正南瓯、邓、桂国、损子、产里、百濮、九菌，请令以珠玑、玳瑁、象齿、文犀、翠羽、菌鹤、短狗为献。"[11]198周成王时岭南的贡品则有"路（骆）人大竹""仓（苍）梧翡翠"[11]195，以及"越骆之菌""南海之秬"等。[12]

周朝时楚国熊氏伐扬越，越地大部遂为楚有，楚国立"楚庭"于南海，今广州市越秀山麓仍有"楚庭"纪念建筑物存。据光绪《广州府志》卷140记载："周时南海有五仙人，骑五色羊，各持谷穗一茎六出，衣与羊色，各如五方，降于楚庭，遗穗腾空而去，羊化为石，城因以名。"[13]今广州越秀山越秀公园有五羊碑石纪念雕塑。这虽然是神话传说，但从侧面反映出最迟自周代起，这一带就开始有了农牧业生产，而医学活动是与人们的生产劳动实践紧密关联，人们在生产劳动实践中发现了植物药、动物药和矿物药，发现砭石刺病、熨灸、裹敷等外治方法，为医药经验的积累打下了基础。

七国争雄，秦一统天下，岭南随着楚被灭而归于秦。秦王政（始皇帝）公元前223年发兵50万，由尉佗、屠睢率领南进，于公元前223—前222年占领了岭南部分地区。为解决运输与给养，秦军开凿了湘江与漓江间的60里的人工运河灵渠，沟通了长江与珠江两大水系，大大便利于岭南与中原的交通。《史记·南越列传》："南越王，尉佗者，真定人也，姓赵氏。秦时已并天下，略定杨越，置桂林、南海、象郡。"[9]2967司马迁还作了评述。太史公（司马迁）曰："尉佗之王，本由任嚣。遭汉初定，列为诸侯。隆虑离湿疫。"[9]2977隆虑，指隆虑侯周灶。离，通"罹"，罹患。湿疫，指岭南气候炎热潮湿，瘴疫盛行。南海郡下辖番禺、四会、龙川、博罗四县，范围包括今珠江三角洲和北江、东江、韩江流域。桂林郡的范围，大体包括红水河、柳江、黔江、郁江、浔江、桂江、贺江流域及今广东肇庆至茂名一带。象郡包括今海南省和广西西部、越南北部及中部地区。至秦汉时期，岭南正式纳入统一的中央王朝建制，地方政治、经济、农耕文化、习俗受中原影响日深。

1983年发现于广州市解放北路象岗山西汉南越王墓，墓主为西汉初年南越王国第二代王赵眜。赵眜，赵佗孙子，号称文帝，公元前137年至前122年在位。西汉南越王墓是岭南地区迄今发现规模最大、随葬品最丰富、出土医药卫生文物最多的一座汉代彩绘壁画石室墓。与医药卫生相关的文物有：中药材羚羊角、象牙、乳香、红枣、五色药石（紫水晶173.5g、硫黄193.4g、雄黄1130g、赭石219.5g和绿松石287.5g，推测其为"五石散"）、铅丹，医药用具有铜臼及铜杵、陶药瓿及药丸、银药盒及药丸、铁针、毒箭簇，卫生用品有铜熏炉、陶熏炉、匜和洗，求仙及防腐用品有丝缕玉衣、珍珠饭含、玻璃

鼻塞、珍珠枕头、承露盘等。[14] 说明岭南地区医药历史文化至少有 2 000 年之久。（表 1-1）

表 1-1　岭南地方历史沿革表

时代	名称	户口数目	出处
先秦时期	扬州、荆州、百粤（越）之地		《尚书·禹贡》《尔雅·释地》《吕氏春秋·有始览》
秦	南海郡、象郡、桂林郡		《史记·南越列传》
汉	南海郡、合浦郡、苍梧郡	南海郡户一万九千六百一十三，口九万四千二百五十三	《前汉书·地理志下》
晋	广州、交州	广州户四万三千一百四十	《晋书·地理志下》
唐	岭南道	属下广州南海郡，户四万二千二百三十五，口二十二万一千五百	《新唐书·地理志》
宋	广南东路	户五十一万三千七百一十一，口七十八万四千七百七十四	《宋史·地理志六》
元	江西等处行中书省湖广等处行中书省	江西属下广州路，户一十七万二百一十六，口一百零二万一千二百九十六	《元史·地理志》
明	广东承宣布政使司	户五十三万七百一十二，口五百零四万六百五十	《明史·地理志》
清	广东省	户五百零四一千七百八十，口二千八百零一万五千六十四	《清史稿·地理志》
民国	广东省	三千一百四十三万二千二百人	民国十二年统计数字

从表 1-1 户口数目一栏我们可以看出，晋代户 43 140，较之汉代户 19 613 增长近两倍多；宋代人口 784 774，较之唐代人口 221 500 增长 3 倍多。说明在明清以前，岭南有两次较大的开拓，一次在晋，一次在宋，其与汉廷南渡有很大关系。东晋中原人民为避战乱，寻求生计，不断地南移岭表，葛洪就是这一时期流寓岭南并著《肘后备急方》《抱朴子·内外篇》。唐代大庾岭（梅岭）古道开通，成了沟通岭南岭北的交通要道，梅岭古道使赣江航运与北江航运的联系更趋紧密，赣江过庾岭可顺浈水（北江）入广州。南宋末年，元军压境，临安富家大族多随末帝赵昺逾岭而来，或随文天祥经赣闽潮汕而来，故岭南

人民在血统上很早接上中原的系谱。明清两代广东社会人口户籍数目较之宋元时期大增，明代广东户 530 712、口 5 040 650，明代广东人口较之元代增加四倍。清代广东户 5 041 780、口 28 015 064，清代又较之明代户增加 9 倍，人口增加 4 倍之多。

在明清以前很长的一段历史时期内，岭南并不为朝廷所重视，广东位于南方边陲，与中华民族文化发祥地黄河流域距离甚远，山川阻隔，交通极为不便，古代中州人士无不视粤为畏途。俗话"少不入粤，老不入川"，乃畏惧粤地山岚瘴气，疫疬麻风，深恐年少不慎感受传染。唐代韩愈贬潮州刺史，谢上表曰："州南近界，涨海连天，毒雾瘴氛，日夕发作。"以为潮州附近，瘴气满江，容易罹病，有去无回，嘱咐晚辈：知汝远来应有意，好收吾骨瘴江边。刘禹锡贬连州刺史，一入岭表，即染瘴疟。宋代苏东坡居海南，据海南史志网，东坡云：海南风俗，食无肉，出无舆，居无屋，病无医，冬无炭，夏无泉。语虽不多，已尽当时风土之大概。岭南在那个时候相当于一个流放场所，故罪民流徙于此，罪臣贬迁于此，朝廷南选入粤京官顶多只有五品，仍嫌阻远险恶，多不愿仕其地。苏东坡游至罗浮山时留下脍炙人口的诗句："罗浮山下四时春，卢橘杨梅次第新。日啖荔枝三百颗，不辞长作岭南人。"恐怕是历代被贬迁流放出仕岭南者最乐观的一首。

由于历史条件与地域开发的先后，广东古代文化较之中原三江有差距，中医药学术也不能例外了。

历经明清两代，情况开始发生变化。明清交替之际，岭南文化在激烈的碰撞中逐渐走向成熟，成为中华文化富有生机活力和突出贡献的一个地域文化，步入先进文化之行列。[15]18 岭南文化兼容吐纳，其创立有赖于广东本土出现一批走在时代前列的杰出人物，又离不开入粤人士的推波助澜，他们带动岭南文化教育走向繁荣。岭南学术之分，自新会陈献章、余姚王阳明始。陈、王二人，一出生粤籍本土，一为入粤名士，两人开创学术新风。清·屈大均《广东新语·学语》："明兴，白沙氏起，以濂、雒之学为宗，于是东粤理学大昌。说者谓孔门以孟氏为见知，周先生则闻而知之者，程伯子周之见知，白沙则周之闻而知之者。孔孟之学在濂溪，而濂溪之学在白沙，非仅一邦之幸。其言是也。"[3]306 其中，白沙即指陈献章。后人谓"白沙之学"，乃岭南对宋元理学传播，这是对新会陈白沙（陈献章）很高的评价，不仅是广东一地之幸，更裨益于岭外。新会陈白沙学术传增城湛若水。湛若水，名雨，字民泽，广东增城甘泉都人，学者称为甘泉先生，弘治年间进士，曾任翰林院编修，历任南京礼部尚书、吏部尚书、兵部尚书。有《甘泉学案》存世。湛若水学术主张贵疑重思，学贵思疑，思则得之，思辨解疑。湛若水与大理学家王阳明交谊甚深，谓晚得友于甘泉湛子而后吾之志益坚，故后人又有"王湛之学"说。[15]19

广东乃海疆重地，清代中叶鸦片战争后时局变化为朝廷所重视。过去南选入粤京官顶多只有五品，而今却多次寄予重任委派一品大员任钦差大臣南下广东巡抚。如江苏阮元（乾隆年间进士，任两广总督）、河北张之洞（同治年间进士，任两广总督）、福建林则徐（嘉庆年间进士）等。许多著名大学者也随之来到广东，如江苏惠士奇（康熙年间进士，任广东学政）、四川李调元（乾隆年间进士，任广东学政）、浙江陈澧（道光年间举人）等。两广总督中著名者，前有阮元，后有张之洞。阮元在粤长达九年，编修《广东通志》，创办学海堂书院；张之洞执政广东五年，注重海防，兴办洋务实业，创办广雅书院。学政主管一省教育及科举考试，清代广东学政惠士奇，以倡导经学为己任，粤人师从研习者不少，以知经术为先务，通晓经学人士逐渐增多，粤地文体为之一变，岭南名医何梦瑶、谢完卿皆惠士奇入室弟子。广东学政李调元两次入粤，著《南越笔记》（又名《粤东笔记》），卷五记述佛山中成药广中抱龙丸："琥珀蜜蜡。琥珀来自云南者多血珀，来自洋船者多金珀。蜜蜡水珀，广人雕琢为器物，特工。余则以作丸药之用。琥珀者，龙阳而虎阴，龙为魂而虎为魄，盖得松液之阴精，因已土而结者也。广中抱龙丸，为天下所贵，以其琥珀之真也。其以油煮蜜蜡为金珀，吸莞草易，但不香。"[16]

广东濒海为我国货物贸易重要区域，有"金山珠海，天子南库"称誉。清代屈大均《广东新语·货语》曰："东粤之货，其出于九郡者，曰广货。出于琼州者，曰琼货，亦曰十三行货。出于西南诸番者，曰洋货。在昔州全盛时，番舶衔尾而至，其大笼江，望之如蜃楼蜃屃。殊蛮穷岛之珍异，浪运风督，以凑郁江之步者，岁不下十余舶。豪商大贾，各以其土所宜，相贸得利不赀，故曰金山珠海，天子南库。"[3]433

广东濒海得风气之先，为中外文化沟通之枢纽。岭南文化荟萃外来文化精华，形成独特的风格。近代西医接种牛痘术传入从广东开始，南海人邱熺敢为人先，著《引痘略》笔之于书，质之于世。何谓"引痘"？邱熺认为天花一症乃"胎毒"感染"时行"而致，而种痘施于未病之先，乃引毒达表，使胎毒去除故能不再发病。邱熺曰：痘之为毒，受于先天，感于时气，散于经络，分配五脏。种痘的关键便是引毒外透，"故凡种痘，皆用引法，而引毒从皮毛血脉肌肉筋骨同时而出，则牛痘为最捷也。"[17]邱熺运用中医学术理论解释种牛痘术防治天花的原理，实践证明中医学术理论与西方传入牛痘术两者不相悖，反而相得益彰。

据不完全统计，历代广东中医药文献约408部，其中晋至宋元41种占10.1%，明代24种占5.8%，清代230种占56.4%，民国初年113种占27.7%。历代岭南医家约953人，其中宋元以前30人占3.2%，明代44人占4.6%，清代429人占45%，民国初年450人占47.2%。[18]上述数字表明，岭南医学源远流长,有文献可征者自晋代葛洪《肘后备急方》始,而晚近之三百年医学文献最多发展最快。医学文献使前人宝贵医疗经验得以流传后世,一个地区中医药文献的数量,往往是该地区中医学术水平的检核;医学历史的发展不可缺少杰出医学家活动,一个地区大量产生著名医学人物,同样也是该地区医学发展的重要标志。

二、岭南医学流派研究的基础与方法

(一)研究基础

岭南医学、岭南医派、岭南医学流派、岭南中医学术流派,用哪个名称比较切合实际?我们选择以岭南医学源流探讨为切入点,分述临床各个学科的研究模式,此乃源于谢观《中国医学源流论》,名曰探讨医学源流,实则分述源流而下逐步形成的各学术流派,以期适合中医学术流派创立需要时间考验与后人评论确立的需要。

岭南医学历史背景已如上述。岭南医派的称谓也是成立的,它可以融合岭南中医临床各学科如岭南内科,岭南名医群体如南海名医何梦瑶医学,岭南病种疾病专门研究著述如罗汝兰《鼠疫汇编》等清代岭南烈性传染病鼠疫防治,岭南东西南北各地域如粤东潮汕、粤西钦州、粤北韶关、海南琼台、广州西关,各有名医流派,而各医家流派最后汇聚成为岭南医派。

当前使用“医学流派”称谓者较多,因医学流派其含义较为宽泛。学界认为“医学流派可界定为对某一地域,或具有某种特定风格,或以某一诊疗技艺、技法的传承而构成的医疗活动或医学现象。”[19]岭南医学发端于岭南地区,源远流长,岭南中医学术流派的产生与发展离不开著名医家及其传世之作与传承者们杰出的医疗实践活动。岭南历代官修史书编撰者,都给予医家医著以一定地位。如清代道光二年(1822)两广总督阮元编修《广东通志》,其后同治甲子(1864)重刊。两广总督阮元重修《广东通志》,给南海陈昭遇、何梦瑶等13位名医立传,并于《艺文志·子部》栏目下收录岭南历代中医药文献16种137卷。清代光绪五年(1879),广州知府戴肇辰重修《广州府志》,给葛洪、郭元峰等28位名医立传,并于《艺文志·子部》栏目下收录岭南历代中医药文献49种183卷。

岭南医学流派的研究积累了几代人的心血。1949年3月,苏寿琪在《广东文物特辑》发表“清代广东中医药文献”,收集102种广东中医药古籍目录,文曰:“予对于本省人士所著医籍,颇肯留心,数十年来所见者,不下百种,以为如能翻印成岭南医学丛书,则嘉惠于本省人民之健康者至大。盖疾病与地理有连带关系,采本省医界前哲之宝贵临床经验,以治疗本省之病者,当较胜采用其他书本多矣。”[20]

1957 年 6 月,《广东省中医药展览会画刊》有"广东名医及其著作"专栏。文曰:"晋朝自永嘉南渡,广州的支法存以治脚气,名闻全国。葛洪来到广东,总结了劳动人民和疾病作斗争的经验,使祖国医学开展了全面性的南北交流。……广东历代有著述的医学家据统计共 128 人,其中以南海籍最多,顺德籍次之,医学著述总计 319 册 370 卷。"[21]

1962 年,广东省卫生厅、广东省中医药研究所、广州中医学院三个单位,联合在《广东中医》发出"征集广东历代名医、现代名中医医案医话启事"通知,同年 10 月就有报道:广东历代较有名望的中医中药人员 550 多人,已知著作 394 人 465 种,1150 多卷册。[22] 以后《广东中医》陆续发表有关岭南医学研究论著,如江静波"一位被人遗忘了的进步中医师朱沛文""我读过的几本广东人中医书",陈坤华"陈伯坛先生学术经验简介",冼玉清"继承广东草药的先辈何克谏"等,老一辈学者著述影响深远。

1975 年,广东省医药研究所中医研究室编写《广州近代老中医医案医话选编》,共收入潘兰坪、程康圃、易巨荪、陈伯坛、黎庇留、吕楚白、吕安卿、杨鹤龄等八位已故广州近代名医论著摘要资料。1978 年,香港黄荫普先生编写《广东文献书目知见录》,其中包括中医药文献 110 种,与以前广东中医药文献以清代为主不同,黄荫普先生记述宋明时期岭南中医药文献,如宋代刘昉《幼幼新书》共五个版本,明代丘濬《群书钞方》共两个版本。

1984 年 8 月,广州市卫生局刊印名老中医吴粤昌《岭南医征略》。吴自序曰:"曾早在五十年代起,便开始留心历代有关岭南医药史料的积累,至 1978 年,向经、史、子、传、集及医籍、地方志的浩瀚文献中,着手认真搜辑,其中是以地方志为主要来源。"[23]2 浙江沈仲圭高度评价吴粤昌《岭南医征略》曰:"岭南人物之盛,自汉魏后为史所称,即论医林贤哲,亦已代不乏人,有若群星灿然,光昭医史,如葛洪、陈昭遇、何西池、刘昉、陈伯坛等,固其中之佼佼者也。老友吴粤昌先生为岭南医学家,早在五十年代,便开始有关岭南医药史料的搜集,直至一九八三年,查阅过经、史、子、集及医籍,地方志的文献,编成《岭南医征略》一书,共收医家五百余人。是书既反映祖国医学特色,尤具有岭南医学特色,堪供医史学家之借鉴。"[23]3 江苏朱良春撰文曰:"老友吴粤昌,精专岐黄,学验湛深,与余神交已属四十载。顷以所著《岭南医征略》见示,展诵之余,实为钦仰。岭南钟山川之灵秀,得风气之先声,历代豪杰志士辈出,而医林贤达,尤代不乏人。惟史书所载,仅其荦荦著者,遗漏湮没者,不胜其数,殊为遗憾。今粤昌道兄有鉴于斯,苦心孤诣,刻意探求,遍览经史子集,尤于地方志籍,广搜博采,上下千六百年,集医家五百余人可谓蔚为大观,乃岭南医家之大成也。前辈之潜德幽光,借以显彰;耆硕之卓绝积验,赖以阐发。导源发藻,订坠抉遗,启迪后学,厥功伟矣。吴兄此著,开全国之先河，余意各地皆可师法，则中医学史可臻完备矣！其义深远，爰乐为之序。"[23]4

真正从学术层面深入研究岭南医学是在 20 世纪 80 年代。1978 年改革开放先从广东开始，我国著名中医学家邓铁涛当时已有远见，认为我国中医药学术重心，有从黄河流域向长江流域再向珠江流域逐渐转移的趋势。邓铁涛首先开拓岭南医学领域的研究，1986 年作了题为《略谈岭南医学之特点》的报告，使"岭南医学"正式受到各方学者的关注。论文提出了岭南医学的 3 个特点：①重视岭南地区的多发疾病防治；②重视岭南地区特产的药材和民间经验；③重视吸收新知。并且明确提出这些特点是与岭南的地理人文环境有密切关联的。[24] 在 1988 年的岭南医学研讨会上，邓铁涛阐发了研究岭南医学的意义和性质，他指出，随着现代医学模式的转变，社会环境因素对人的影响已得到公认，而中医的"天人相应"自古以来就重视各种环境对人的生理病理的影响，并提出了"因时、因地、因人"制宜的原则，研究岭南医学正是对中医这些内涵的具体丰富。他提出："岭南医学是祖国医学普遍原则和岭南地区实际结合的产物，这一研究不仅可以表现该地区医学发展的特殊性，通过对这些特殊性的研究，反过来也有助于认识整个中国医学发展的进程。"[25] 对岭南医学既不脱离中医药学术体系，又自成诊治用药风格这一特性作了深刻说明。

（二）研究方法

本著述是按照邓铁涛 1980 年指导笔者撰写学位论文时所说，采用学科分类、人物分类、区域分类方法进行研究。学科分类，符合当代学术发展以及学科专科建设需要；人物分类，历史上金元四大家就是一种人物分类研究方法，适合于岭南中医大家；区域分类，历史上河间学派、易水学派也是一种区域分类的研究方法，适合广东辖下的各个地区名医学术经验传承研究如粤东蔡氏妇科、广州西关正骨。

具体而言，它包括：①文献研究，是指对文献的发掘、查找、收集、鉴别、整理、统计、分析、汇编等。②调查研究，是指对名医及知情者与历史遗址进行采访调查、实地考察、记录访谈、公文征集、问卷调查等。③临证验证，是指从事名医经验整理与学术流派研究工作不能脱离临床，才能对前人所言作出作出判断。④理论评述，是指对历代名医学术经验及其流派形成进行归纳演绎、分析比较、阐释解读、理论凝练等。

从 20 世纪 80 年代开始的岭南医学研究得益于 21 世纪初学术环境改变。记得 1988 年邓铁涛主持的首届岭南医学研讨会当时只有 30 人参加，刊印一本不足 50 页论文集。然时过境迁，今日研究者众，岭南学术专著一套一套出版，如《岭南中医药丛书》。2006 年广东省中医药局贯彻中共广东省委、广东省人民政府关于建设中医药强省的决定,设立广东中医药强省建设科研专项,2007 年立项《岭南中医药名家》(该著作 2010 年以广东省政协名义由广东科技出版社出版)研究。该项研究收录岭南中医药名家共 162 人,对岭南中医药名家的界定:古代岭南中医药名家,根据历代中医药文献查阅检索以及他们存世著述调研整理结果拟定;近代岭南中医药名家,应当是受近代百年国内同行公认的已故老一辈知名中医药名家;现代岭南中医药名家,是广东省学术造诣高深同时受国内同行公认的知名中医,或广东省中医药学科带头人或领军人物或大师级学者,主要包括 1962 年、1978 年广东省人民政府授予两批广东省名老中医称号者,1993 年、2000 年广东省人民政府授予两批广东省名中医称号者,自 1992 年起两部(卫生部、人事部)一局(国家中医药管理局)开展老中医药专家、学术经验继承人工作的三批指导老师,他们是在长期为民众医疗卫生服务过程中疗效得到认可、并经政府管理部门批准的名医。岭南中医药名家及其著作的整理发掘出版,为岭南医学流派的研究奠定坚实基础。

三、岭南医学与医学流派的产生

岭南医学流派发端于岭南,它是泛指这一地域传统中医学因不同的学科或师承而形成的以某种独特的理论主张或独特的诊疗方法、技艺为基础的不同的学术派别的集合。有关它的概念与研究内容,有必要了解国家中医药管理局 "中医学术流派研究" 课题组关于中医学术流派研究框架[26]12:

(一)传统学派

1. 河间学派 ①攻邪流派;②丹溪流派。
2. 易水学派 ①补土流派;②温补流派。
3. 内经学学派 ①考据流派;②分类研究流派;③专题发挥流派。
4. 伤寒论学学派 ①错简重订流派;②维护旧论流派;③辨证论治流派。
5. 温病学学派 ①瘟疫流派;②温热流派;③湿热流派;④伏气流派。

(二)地域性医学流派

1. 岭南医学
2. 新安医学
3. 吴中医学
4. 孟河医学
5. 永嘉医学
6. 钱塘医学
7. 湖湘医学

（三）中医临床各科流派

1. 内科临床流派
2. 外科临床流派
3. 妇科临床流派
4. 儿科临床流派
5. 眼科临床流派
6. 喉科临床流派
7. 针灸临床流派
8. 推拿临床流派
9. 骨科临床流派

从国家中医药管理局"中医学术流派研究"课题组制定研究框架来看，岭南医学（或岭南医派）属于地域性医学流派，列于首位。岭南医学（或岭南医派）与传统学派及临床各科流派研究内容是可以互相交叉渗透的，要清晰梳理则需要使用近代著名学者陈垣先生倡导的史源学方法进行学术源流探讨，结合现代学科分类方法把岭南医学（或岭南医派）细分为岭南医学方书流派、岭南医学生草药流派、伤寒学派岭南流派、温病学派岭南流派、岭南内科学术流派、岭南医学骨伤科外科学术流派、岭南医学妇科学术流派、岭南医学儿科学术流派、岭南医学耳鼻喉科眼科学术流派、岭南医学针灸学术流派等。学派犹如江河之源，流派是学派下的支流，支流汇入江河大海。众多的医学支流汇集成为医学学派，各个医学学派又形成中医学科。

关于学派的判断标准，学界一般认为学派之形成需要3个依据：①一个学派必须有一定的中心学术思想或中心研究课题，如河间学派是以阐发火热病机为中心思想的一个医学流派；伤寒学派是以张仲景《伤寒论》为中心研究课题的一个医学流派。②一个学派必须有一批比较著名的人物，即学派的产生离不开人，但一个人不能形成一个学派。③一个学派必须有著作传世并产生一定的社会影响，这种影响不仅在当时当地是存在的，而且对后世也有深远影响。[27]

孟庆云指出，一个学派形成应具备3项条件：一是一个或几个有影响有威望的学术带头人，也就是宗师；二是一部或数部反映这派观点的传世之作，并保持该学派的研究方法和学术风格；三是有一大批跟随宗师（包括家传和私淑）的弟子，他们本身也必须是具有一定学术水平的人才。[28]

陈大舜、孟庆云以上3个依据、或3项条件也称"三要素分类法"，逐渐成为近年来学术界学派、流派划分的通用模式："其一，明确的中心学术思想。其二，反映本派学术思想的代表性著作。其三，传承轨迹明显的人才链。"[29]即著名的代表人物著作、鲜明的学术思想、稳定的传承体系。也有学者认为:"如果简单归纳,只有三条标准,即代表性人物、代表性观点与代表性著作。"[30]

中医学术流派研究课题组《争鸣与创新:中医学术流派研究》讨论"中医学派""中医流派"的理解是:"中医学派是指中医学的某个学科中因不同的师承而形成的以某种独特的理论主张或独特的方法、技艺为基础的不同学术派别。中医流派则是指中医学同一个学科内因不同的师承而形成的以独特的研究旨趣、技艺、方法为基础的不同学术派别",并且"有一定的实践者和追随者"。[26]11 例如"中医皮肤科学术流派"是指在中医皮肤病学科内,因不同的师承而形成的以独特的研究旨趣、技艺、方法为基础的不同学术派别。又如"齐派医学"与"脉学流派",齐派医学属于地域性医学学派的范畴,是指形成于先秦,发展于两汉,以古齐国为主要地域,并以秦越人、淳于意为主要代表的一个医学学派。脉学流派是指中医脉学这一学科内由于不同的师承而形成的以独特的理论主张、技艺、方法为基础的学术流派。[31]

基于以上认识,岭南中医学术流派是指在岭南地域内因不同的师承而形成的以某种独特的理论主张或独特的诊疗方法、技艺为基础的不同学术派别。因此,岭南中医学术流派研究重点内容是:①流派创始人或代表性传承人研究,包括生平及学术师承与学术特征。②代表性著作研究,力求反映名医学术经验、理论主张、诊疗技能(诊法、治法、手法)、验方药物、饮食调养等。③名医传承研究,包括传承谱系(家传嫡系、徒弟门人、私淑弟子)、文献传承、流派影响(对民众医疗卫生保健贡献、对社会作出贡献与后人评价)。医学流派也可以认为是对某一地域,或具有某种特定风格,或以某一诊疗技艺、技法的传承而构成的医疗活动或医学现象。

如何理解"传承"?历代名医学术影响至今,其传承现象是客观存在的,我们需要诠释梳理这一现象。正如鲁兆麟所说:"因为学术主旨的不同而形成各种不同的学派或流派则是中国数千年学术发展中特有的文化现象。对历史上客观存在的各家学说,尤其是在学派、流派的划分,是后世学者根据其对学术史实的研究而加以判断、认定的结果,因此,中医各家学说及学派认定与划分上的差异,主要来自于后人对学派成因及其认定标准上的把握。"[32] 如"金元四大家"名称就是由明代大史学家宋濂提出的:"宋濂题辞曰:金之以善医名,凡三家,曰刘守真氏,曰张子和氏,曰李明之氏。虽其人年之有先后,术之有攻补,至于惟阴阳五行,升降生成之理,则皆以《黄帝内经》为宗,而莫之有异也……君之此书(指丹溪先生《格致余论》),有功于生民者甚大,宜与三家所著,并传于世。"[33]

学术传承主要体现为师承。师承有嫡系亲属子女相传及入室弟子相传。而不能忽视的是私淑门人,虽未能当面拜师,但读名医之著述弘扬其师学说理论主张、实践传承其师诊疗技艺,这也是一种师承。私淑弟子著述是学术流派传承的重要素材。王永炎院士对中医学派的师承关系作以下论述:"鉴于中医学派的师承关系和学术观点相关联,我以为学派应具备三个条件:其一体现在独特的学说观点及与其相应的临床优势特色上,具有一定的创新性和说服力。其二这种学说观点必须有师承的关系,学生势必沿着老师的思路加以发展。值得提出的是,这种师承关系也可能是穿越时空的私淑,即未经学派的代表人物的躬亲指点,只是自学其著作而追随弘扬其学说主张。如果一种学说观点得不到后人的追随、唱和与发挥,也不能称为学派。中医学派师承相传的发展关系,往往可以持续几代人,甚至延续跨越几个时代。其三要有相应的影响与研究队伍,学派的活动由信奉支持相同学说观点的医家群体通过发挥其临床特色,或著书立说而体现出来。若一种学说过于阳春白雪,父子相传,缺少了理解者与支持者则可能只能称为中医世家而难以称为学派。"[34]

　　能够穿越历史时空、甚至延续跨越几个时代的师承,离不开文献传承。北京师范大学周少川著作《文献传承与史学研究》,提出了中国历史文献学学科建设的思考,展望文献学研究要与学术史研究紧密结合,包括专体文献研究、专学研究、专书研究、专人的研究。国家提出要建立优秀的文化传承体系,中医学术界也努力建立优秀的中医药学术及文化传承体系,这就需要重视"文献传承"的问题,中医私淑弟子是通过文献传承实现的。如明代《景岳全书》手稿,于清康熙年间由其外孙林日蔚带到广州,经广东布政使鲁超(号谦庵)主持刊行于世,岭南出现一批私淑弟子仿照《景岳全书》体例编撰名著有谢元卿《会经阐义》、刘渊《医学篡要》等。又如历史上有因一大类疾病的发现将从事同类疾病的研究者汇集成为群体,江浙叶、薛、吴、王温病四大家形成的温病学派,首先是通过文献传承的模式,跨越岭表最后形成著名的岭南温病学术流派。所谓考一书之源流曰篇目,考一人之源流曰叙录,考一家之源流曰小序。历代某一中医群体的临证经验及学术观点总是在其无意的医疗活动及学术研究中通过文献传承的,而其临证经验及学术观点是否足够形成一个中医流派,则需要后人对其文献著述进行整理评价总结与凝练提高。

　　有基于此,本书在古代、近代部分,我们分别梳理了岭南医方学术流派等10个学术流派资料。而在现代部分,则根据《国家中医药管理局办公室关于开展中医学术流派传承工作室建设项目申报工作的通知》(国中医药办人教函〔2012〕170号)学术流派遴选条件要求:①该流派至目前的代表性传承人已传承三代以上并有明确传承脉络;②具有流派学术思想和学术观点;③具有独特的流派临床诊疗技术和显著的临床疗效;④流派临床诊疗技仍广泛服务和应用于临床；⑤在申报所在地区乃至全国范围内具有广泛影响和良好声誉；⑥拥有仍活跃在中医药临床一线、在行业内具有代表性和影响力、积极开展流派学术传承和诊疗活动、能承担"流派工作室"建设任务的代表性传承人或主要传承人。整理汇编 2012 年 11 月国家中医药管理局公布第一批全国中医学术流派传承工作室建设单位共 64 家，其中广东 3 家：岭南罗氏妇科流派传承工作室、岭南皮肤病（国医大师禤国维）流派传承工作室、靳三针疗法流派传承工作室。以及国医大师邓铁涛传承工作室（全国名老中医传承工作室建设项目）、国医大师周岱翰（全国名老中医传承工作室建设项目），与部分国家级名医工作室建设资料，分别按照其所在学科归属，形成以研究历代包括当代岭南医家学术思想及临证经验与传承为主旨的学术专著。

　　值得一提的是，中医学术流派研究与国家非物质文化遗产申报有互相共通之处。非物质文化遗产是指各族人民世代相传（三代百年鲜活体态）并视为其文化遗产组成部分的各种传统文化表现形式，以及与传统文化表现形式相关的实物和场所，包括传统医药诊疗技艺。笔者曾作为广东省非物质文化遗产保护工作委员会成员以及学术流派工作室验收成员，在近几年工作中体会：由于项目验收有考察非遗内容，学术流派工作室也非常重视地市级以上非物质文化遗产项目的申报。当然学术流派与非物质文化遗产申报有区别：学术流派是在理论学说指导下应用中医药物为主的名医群体诊疗技能传承；而非遗是以"非药物中医诊疗技术"为主，所以针灸及骨伤手法与中药制备工艺申报非遗项目较多。如国医大师邓铁涛"中医诊法"为国家级首批非物质文化遗产传统医药项目，李主江"广州西关正骨"为广东省第二批非物质文化遗产传统医药非遗项目，符文彬"岭南传统天灸疗法"为广东省第二批非物质文化遗产传统医药非遗项目，陈秀华"岭南陈氏针法"为广东省第六批非物质文化遗产传统医药项目，罗颂平"岭南罗氏妇科诊法"为广州市第六批非物质文化遗产传统医药非遗项目，林国华"岭南火针"为广州市第六批非物质文化遗产传统医药非遗项目等。因此，学术流派研究可以把"非药物中医诊疗技术"剥离出来同时申报非物质文化遗产，从而繁荣发展中医药学术流派文化，以期达到国务院 2016 年 2 月转发《中医药发展战略规划纲要（2016—2030 年）》第 19 至 21 条提倡的："实施中医药传承工程，全面系统继承历代各家学术理论、流派及学说，全面系统继承当代名老中医药专家学术思想和临床诊疗经验，总结中医优势病种临床基本诊疗规律。加强名老中医药专家传承工作室建设，吸引、鼓励名老中医药专家和长期服务基层的中医药专家通过师承模式培养多层次的中医药骨干人才。实施中医药健康文化素养提升工程，加强中医药文物设施保护和非物质文化遗产传承，推动更多非药物中医诊疗技术列入联合国教科文组织非物质文化遗产名录和国家级非物质文化遗产目录,使更多古代中医典籍进入世界记忆名录"的最终目标。

参 考 文 献

[1] 章学诚. 校雠通义 [M]. 北京:中华书局,1985:1.

[2] 班固. 汉书 [M]. 北京:中华书局,1962:1701.

[3] 屈大均. 广东新语 [M]. 北京:中华书局,1985.

[4] 欧阳修,宋祁. 新唐书 [M]. 北京:中华书局,1975:1095.

[5] 卷四十五:志二十 [M]//清·张廷玉等. 明史. 北京:中华书局,1974:1133.

[6] 卷七十二:志四十七 [M]//赵尔巽等. 清史稿. 北京:中华书局,1977:2269.

[7] 方志钦,蒋祖缘. 广东通志 [M]. 广州:广东高等教育出版社,1996:44.

[8] 刘小斌,郑洪,靳士英. 岭南医学史:上 [M]. 广州:广东科技出版社,2010:7.

[9] 司马迁. 史记 [M]. 北京:中华书局,1959.

[10] 尚书 [M]. 长春:吉林人民出版社,1996:2.

[11] 朱右曾. 逸周书集训校释 [M]. 台北:世界书局,1957.

[12] 吕不韦. 吕氏春秋 [M]//四库丛刊. 上海:上海书店,1989:142.

[13] 卷一百四十:列传二十九 [M]//戴肇辰等. 广州府志. 刻本. 广州:粤秀书院,1879(清光绪五年).

[14] 麦英豪,黄淼章,谭庆芝. 广州南越王墓 [M]. 北京:生活读者新知三联书店,2005:49.

[15] 李小松,陈泽弘. 历代入粤名人 [M]. 广州:广东人民出版社,1994.

[16] 李调元. 粤东笔记(又名南越笔记)[M]. 上海:上海会文堂印,1915(民国四年):4.

[17] 邱熺. 引痘略 [M]//续修四库全书. 上海:上海古籍出版社,1999:408.

[18] 沈英森. 岭南中医 [M]. 广州:广东人民出版社,2000:11.

[19] 鲁兆麟. 中医各家学说专论 [M] 北京:人民卫生出版社,2009:6.

[20] 苏寿琪. 清代广东中医药文献 [G],载《广东文物特辑》,民国38年(1949)3月刊本:108.

[21] 广东省中医药展览会画刊编辑委员会. 广东省中医药展览会画刊 [M]. 广州:广东省卫生厅,1957:36.

[22] 潘沃权. 继承发扬祖国医学遗产 [J]. 广东中医杂志,1962(10):41.

[23] 吴粤昌. 岭南医征略. [G]. 广州:广州市卫生局;中华全国中医学会广州分会,1984.

[24] 郑洪. 邓铁涛岭南医学思想与中医地域医学 [G]. 广州:广州中医药大学第一附属医院,2011:55.

[25] 邓铁涛. 耕耘医话集·岭南 [M]. 北京:中国医药科技出版社,2014:173.

[26] 中医学术流派研究课题组. 争鸣与创新:中医学术流派研究 [M]. 北京:华夏出版社,2011.

[27] 陈大舜. 中医各家学说 [M]. 武汉：湖北科学技术出版社，1986：2.

[28] 孟庆云. 论中医学派 [J]. 医学与哲学，1998（8）：3-5.

[29] 徐江雁，谢阳谷，鲁兆麟. 中医学术流派演绎 [J]. 北京中医药大学学报，2003（3）：15-17.

[30] 胡滨. 中医学术流派散论 [J]. 中医文献杂志，2004（4）：1-3.

[31] 王振国，杜娟，张效霞. 齐派医学与脉学流派 [G]. 安徽：黄山，全国第三次中医学术流派交流会，2011：18.

[32] 鲁兆麟. 中医各家学说专论 [M] 北京：人民卫生出版社，2009：17.

[33] 丹波元胤. 中国医籍考 [M]. 北京：人民卫生出版社，1956：893.

[34] 胡国华，罗颂平. 全国中医妇科流派研究 [M]. 北京：人民卫生出版社，2012：5.

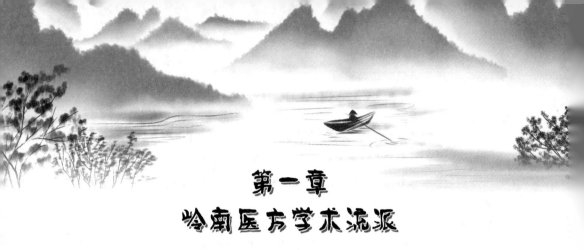

第一章
岭南医方学术流派

医方，古代医术与方术同出一源，故亦指称"方术之书"，后世称为"方书"，意即专门收载方剂的著作。医方之名，出《史记·货殖列传》："医方诸食技术之人，焦神极能，为重辎（糈，米粮）也。"[1] 医方、医术古通。北齐颜之推《颜氏家训·杂艺》："医之事，取妙极难，不劝汝曹以自命也。微解药性，小小和合，居家得以救急，亦为胜事。皇甫谧、殷仲堪则其人也。"[2] 近代谢观《中国医学源流论》有"医方学"提法，谓"明清间人方书，不及前人之浩博"[3]，意指明清以前医方学，针对病症，理法方药俱全故曰浩博，亦即可视为临证医学之范畴，有别于明清以后嬗变为按照功效分类的专门方剂著述。岭南医方（方书）学术流派以葛洪、释继洪等为主要代表，它是指形成于晋唐，发展于宋元，兴起于明清，以研究临证方剂应用为中心课题的一个医学流派。岭南医方学术流派源自晋代葛洪《肘后备急方》，岭南医学有文献可征者自葛洪起；宋代南海陈昭遇参编《太平圣惠方》、元代释继洪纂修《岭南卫生方》《澹寮集验秘方》，宋元岭南方书代有发展；明代海南琼台丘濬辑录《群书钞方》。及至清代，岭南方书文献著述 46 种，其中著名者如南海何梦瑶《医方全书》等，体现岭南医家善于针对主证，创立方剂，运用方剂，治病讲求实效，注重炎热潮湿气候对常见多发疾病影响，以及流行时病染疫急症与虫兽外伤诊疗救护方法应用研究的特点。

第一节　葛洪《肘后备急方》

一、葛洪生平著作

（一）生平

葛洪，字稚川，号抱朴子，晋代著名的医学家、道教理论家、炼丹家。生于晋武帝太康四年（283），丹阳句容（今属江苏镇江市句容县）人，占籍岭南，两度入粤，终老于罗浮山，一生大部分时间在岭南度过，学术成就也主要在岭南取得。

葛洪生卒年份，有两说。《晋书·葛洪传》："洪坐至日中，兀然若睡而卒，岳至，遂不及见，时年八十一。"[4] 东晋袁宏《罗浮记》："既至，而洪已亡，时年六十一。"[5] 袁宏《罗浮记》是他在东晋哀帝兴宁元年（363）亲自到罗浮山时所写，上距葛洪卒年不远，因而其记载具有较高的史料价值。但多数人仍然以《晋书·葛洪传》为据，认同葛洪生于283年，卒于363年，时年81岁。

葛洪出身于江南士族家庭。祖父葛系为三国吴大鸿胪，父葛悌为晋邵陵太守。葛洪年十三，父悌去世，家道中落，饥寒困瘁，躬执耕穑；又累遭兵火，先人典籍荡尽。洪少好学，日伐薪卖之以给纸笔，夜辄写书诵习，还经常背起书箓步行到别人家抄书。他年十六，已广览众书，自正经诸史百家之言，下至短杂文章，近万卷，遂以儒学知名，尤喜神仙导养之法。葛洪从祖父葛玄（164—244），字孝先，吴时曾学道于方士左慈，号"葛仙公"，以其炼丹秘术授弟子郑隐，葛洪又师从郑隐学炼丹秘术，郑隐后来把丹经秘授葛洪。葛洪自谓有"弟子郑隐五十余人，唯余见受金丹之经及《三皇内文》《枕中五行记》，其余人乃有不得一观此书之首题者。"[6] 西晋太安元年（302），郑隐知季世之乱，东隐霍山，唯葛洪仍留丹阳。太安二年（303），张昌、石冰于扬州起事，葛洪出任将兵都尉，平乱有功，迁伏波将军。事平之后，葛洪即投戈释甲，径诣洛阳，欲广寻异书，适逢故友嵇含（著《南方草木状》）被封为广州刺史，邀请葛洪出任为参军，并作为先遣去广州。晋光熙元年（306），23岁葛洪第一次入粤，不料嵇含在襄阳被部将所杀，令其只身滞留粤地，于是师事南海太守鲍靓，请教道术，兼练医术。鲍靓深重葛洪才学，将女儿鲍姑许配葛洪为妻。前后约8年时间。

广东罗浮山乃岭南医药肇始之地。早在秦代，罗浮山就有人采药治病。光绪《广州府志》卷一百四十记载："秦。安期生，琅琊人。卖药东海边，时人皆言千岁也。始皇异之，赐以金璧值数千万。……安期生在罗浮时尝采涧中菖蒲服之，至今故老指菖蒲涧为飞升处。"[7] 安期生，姓郑，又名郑安期，现有称为郑仙者，秦朝方士。秦始皇派遣方士入东海蓬莱求仙药，有的方士随海流南下至今广东博罗县，登上罗浮山，此处山川灵秀，古人误以为罗浮山亦为蓬莱仙岛之一，故有"蓬莱山三岛，罗浮山其一也"的传说。在秦汉时期，罗浮山云集各地来的方士，如东郭延年，自秦时隐居罗浮数百年；又如姚俊，字仲翁，钱塘人，入罗浮学道等。他们在罗浮山采药炼丹，服食丸散，以求长生不老之术。葛洪从祖父葛玄，也先后遨游栝苍山、南岳、罗浮山、阁皂山诸山，有能辟谷、行诸奇法为人驱病的传说，这对葛洪第二次入粤是有影响的。

建兴四年（316），葛洪还归桑梓。东晋开国，念其旧功，赐爵关内侯，食句容二百邑。后葛洪选为散骑常侍，领大著作，洪固辞不就，以年老上表称闻交趾出丹砂，请求至广西句漏为县令。《晋书·葛洪传》："荐洪才堪国史，选为散骑常侍，领大著作，洪固辞不就。以年老，欲炼丹以祈遐寿，闻交趾出丹，求为句漏令。帝以洪资高，不许。洪曰：非欲为荣，以有丹耳。帝从之。洪遂将子侄俱行。至广州，刺史邓岳留不听去，洪乃止罗浮山炼丹。"[8]

东晋成帝咸和二年（327），葛洪南行至广州，为刺史邓岳所留。这是葛洪第二次入粤。邓曰：罗浮山乃南粤群山之祖，向有神仙洞府之称，并谓秦安期生在此山服食九节菖蒲羽化升天。东晋咸和五年（330），"帝从之。洪遂将子侄俱行，至广州，得刺史邓岳之助，举家移迁罗浮山"，建庵授徒，炼丹修道，采药医病。在朱明洞前建南庵，修行炼丹，著书讲学。从学者日众，遂增建东、西、北三庵（东庵九天观、西庵黄龙观、北庵酥醪观）。晋成帝咸康三年（337）此观名葛洪南庵，唐代改称葛仙祠，宋哲宗元祐三年（1088）诏赐额改为冲虚观。

葛洪晚年归隐罗浮山，在山积年，优游闲养，著述不辍。岭南人民对他十分景仰，保留了许多与他有关的传说和古迹。笔者考察现时罗浮山之"冲虚古观"，门侧对联曰："典午三清苑，朱明七洞天"。典午者，谓司马也，东晋皇帝姓司马，典午为晋朝代称，说明冲虚古观建筑年代古远。三清，指道教中上清、玉清、太清三位天尊，反映葛洪信奉道教。为了纪念葛洪，后人于冲虚古观内设"葛仙宝殿"，立葛洪与鲍姑像，供拜祭瞻仰。现葛仙宝殿前门两侧廊柱石刻有光绪丁未（1907）季秋，番禺钟诚敏、钟诚赞对联曰："邹鲁亦海滨，庵结南、北、东、西，尚想衣冠晋代；神仙兼吏治，学绍人、天、师、种，咸归造化炉中。"殿内柱木刻龙门派冲虚观道顺邑后学弟子何焯英对联："神仙忠孝有完人，抱朴存真，功侔两地参天，不尽飞裾成蝶化；道术儒修无二致，丸泥济世，泽衍药池丹灶，可徒遗履认凫踪。"北庵酥醪观，又名"葛洪北庵"，离南庵冲虚观约30km，汽车沿山间水泥路行走40分钟（雨天停驶）。葛洪北庵有安其生殿、葛洪殿。内有光绪四年（1878）岁次戊寅仲冬主持熊教如、陈教友仝"重修酥醪观碑记"文："昔安期生冥鸿远举，曾餐海外烟霞；葛稚川元豹深藏，特辟壶中日月。神山浮到，原从太古之年；羽客醉归，遂卜仙人之宅。洵是无双福地，允称第七洞天。所以排云则台成，金玉府是清虚，捣霜而液饮琼瑶，人俱酩酊。此酥醪所由得名。而斯观之创建于罗浮也，自晋迄今，盖千百年于兹矣。"

罗浮山现仍存有传说中的当年葛洪采药炼丹遗址，如"稚川丹灶"原名"葛洪丹灶"，宋代苏东坡题，但年深日久，"丹灶"两字失传，清乾隆二十四年由广东督学使者仁和吴鸿补书。又如"洗药池"，相传为葛洪夫妇当年洗药之处，清代丘逢甲题词曰"仙人洗药池，时闻药香发，洗药仙人去不还，古池冷浸梅花月。"其词今刻于罗浮山洗药池石壁上。

清代屈大均《广东新语·山语》罗浮山记载："冲虚观后，有葛稚川丹灶，夜辄有光,见于龙虎峰上,或以为霞光,非也。取灶中土,以药槽之水洗之,丸小粒,投于水中。辄有白气数缕,冲射四旁,生泡不已,哈哈有声,顷之一分为二,二分为四,四分为八。然后融化,服之可疗腹疾。道士号为丹渣,尝以饷客。灶高五尺,周六丈,旁有八卦石一方,盖昔时镇炉之用者。"[9]传说反映当时葛稚川炼丹情景,长生不老之仙丹未能炼出,但在炼丹过程中却发现治病的药物。

从魏晋到南北朝,我国中原地区多次发生战乱,迫使人口大量南迁,随之带入先进的农业技术和科学文化包括医学,岭南得到第一次较大开发。与葛洪同时期岭南医家还有支法存、仰道人、鲍姑等。支法存,本自胡人,生长广州,妙善医术,350年左右在广州行医,擅长治疗脚气病和瘴疟蛊毒等热带寄生虫病,著《申苏方》五卷。《申苏方》现已佚,但在葛洪《肘后方》《外台秘要》等书中,仍辑录有其中内容。仰道人不知其身世,亦无著作存留,根据唐代孙思邈《备急千金要方》论述"岭南江东有支法存,仰道人等,并留意经方,偏善斯术,晋朝仕望多获全济,莫不由此二公。"[10]同治《广东通志·列传五十九》:"仰道人,岭表僧也,虽以聪慧入道,长以医术开怀,因晋朝南移,衣缨士族,不袭水土,皆患软脚之疾,染者无不毙踣,而此僧独能疗之,天下知名焉。"[11]可知他是东晋时人,大致与支法存生存于同时期,并长于治疗脚气病的僧而医者。鲍姑,葛洪妻子,南海太守鲍靓之女,擅长艾灸术。据民国二十四年(1935)广东省广州市粤秀山三元宫历史大略记碑:"南海越秀山右有鲍姑井,犹存,其井名虬龙井,有赘艾,籍井泉及红艾活人无算。"井侧有"鲍姑亭",联曰:"粤秀灵山藏有虬龙井,越岗红艾妙手众回春。"红艾,民间草药"红脚艾"(鲍姑艾),越冈天产之艾。近人杨顺益考证即广东刘寄奴[12],为菊科艾属植物白苞蒿,别名甜菜子,广州地区称为鸭脚艾,潮汕地区则称为真珠花菜,其性味甘、微苦、辛,有理气活血、调经利湿、消肿解毒之功,鲍姑以此艾作为灸疗材料,灸疗赘瘤、赘疣等疾病。鲍姑虽然没有留下著述,但她的灸法临床经验,可能已融汇到她丈夫葛洪所著的《肘后备急方》中。该书首创隔物灸如隔蒜灸、隔盐灸、隔椒灸等;所用灸法有艾炷灸、药艾灸、温器灸、艾管灸、熨癥灸等多种灸法;灸法救治病种,有卒死、尸厥、心痛、霍乱、癫狂、卒中急风、腹癥、蛇咬伤、射工毒虫咬伤等急症。

（二）著作

葛洪著述甚富,据《广东通志》《广州府志》《博罗县志》《晋书·经籍志》《隋书·经籍志》《旧唐书·经籍志》等,记录有:

《肘后备急方》八卷(见存)、《抱朴子·内外篇》七十卷(见存)。

《玉函煎方》五卷(佚)、《神仙服食药方》十卷(佚)、《黑药酒方》一卷(佚)、《金匮药方》一百卷(佚)、《杂要方》一卷(佚)、《杂仙方》一卷(佚)、《神仙服食经》十卷(佚)、《神仙服食神秘方》二卷(佚)、《太清神丹中经》三卷(佚)、《太清神仙服食经》五卷(佚)、《五岳真形图文》一卷(佚)、《胎息要诀》一卷(佚)、《五金龙虎口》一卷(佚)、《神仙传略》一卷(佚)、《抱朴子别旨》一卷(佚)、《神仙传》十卷(佚)、《狐子杂灵》三卷(佚)、《运气真气图》一卷(佚)。

现存的两部著作《肘后备急方》及《抱朴子》,集中反映了葛洪的医学成就和养生思想。

葛洪两度入粤,长期生活在岭南,深感热带疾病的发生与传播严重危害人体健康,与其道教信奉的延长生命、以祈霞举、升上仙界的宗旨不符。岭南乃瘴疫之地,缺少医者,有则也医术不彰,又无简易的自疗方法,患者只好坐以待毙。葛洪原著有100卷大型医学著作《玉函方》,觉得此书篇幅太大,不便携带,于是因应当时岭南经济文化尚落后之状况,在已有一百卷的《金匮药方》基础上,摘其主要内容,采其"单行轻易,约而易验""率多易得之药"编撰成《肘后救卒方》3卷(后世整理成《肘后备急方》8卷)。众急之病,莫不必备,书名"肘后"指可随身携带于臂肘之后,即随身常备之意;"备急"则多用于急救之病症,这与现代之"急救手册"具有同等的含义,是葛洪将中医学理论与岭南医药特色相结合之作。正如他在序中说:"余今采其要约,以为《肘后救卒》三卷。率多易得之药,其不获已须买之者,亦皆贱价,草石所在皆有。兼之以灸,灸但言其分寸,不名孔穴。凡人览之,可了其所用,或不出乎垣篱之内,顾眄可具。苟能信之,庶免横祸焉。"[13]

《肘后备急方》一书,为晋代葛洪所撰,初名《肘后救卒方》,约成书于306年至317年,后由梁朝陶弘景补阙,将原书86篇整合为79篇,并且又增加22篇,即101篇,约500年完成修订工作,名为《肘后百一方》。金皇统四年(1144),汴京国子监博士杨用道,找到辽乾统年间所刊《肘后备急方》善本,摘录唐慎微《经史证类备急本草》之方,以附方形式附于相关各篇之后,辑为《附广肘后备急方》。书中葛、陶部分,已无从分辨,唯杨用道的增补部分,则列为附方,显然可别。1276年即元至元丙子年,段成己以杨用道本为底本并作序言将其刊刻。查中医古籍联目,现存最早的《肘后备急方》为明嘉靖三十年辛亥(1551)残本,善本书查阅因难,故学界多以明代英宗正统十年(1445)《道藏》本《葛仙翁肘后备急方》,校勘底本则多以明万历二年(1574)李杲 - 刘自化本[该本以《道藏》(1445)为底本]"《道藏》本《葛仙翁肘后备急方》,即来源于段成己序本,现存的单行本也多以此本为底本影印,点校使之广为流传。如人民卫生出版社1963年出版《葛洪肘后备急方》,是根据涵芬楼影印明正统道藏本(原名《葛仙翁肘后备急方》)、并参考其他七种版本校正脱误后重排,名为《葛洪肘后备急方》,为目前主要读本。2000年天津科学技术出版社出版葛洪原著、王均宁点校《肘后备急方》,以明万历刘自化刊本为底本,明正统道藏本(涵芬楼影印)等为校本,也是目前重要读本。上述读本《肘后备急方》全书 8 卷,共 73 篇(缺四十四、四十五、四十六),书名"肘后备急方",就是随身携带以备临时应用的意思,全书所论疾病以急性病为主,如卒死、卒心腹痛、伤寒时气、温病、疫疠、疟疾、中风、各种猝发的痈疽恶疮、蛇虫走兽咬伤,以及中蛊毒、卒中溪毒、卒中沙虱毒等,也包括一部分慢性病,如虚损、咳嗽、积聚、癥瘕、身面肿满、不能饮食等,对于每一病候,重在突出主症,细叙病因病状,详列多种治法,以备临时应急。2009 年上海科学技术出版社出版《附广肘后方》,封面题"晋·葛洪原撰,梁·陶弘景补辑,金·杨用道补辑,胡冬裴汇辑",全书 10 卷共 73 篇(缺四十四、四十五、四十六),卷五、卷六据《外台秘要》《医方类聚》等有关《肘后方》文献辑录妇科儿科内容,也为目前主要读本之一。本书葛洪诊治妇科儿科病证学术成就取材于《附广肘后方》。本书对葛洪临证诊疗经验及学术思想的研究,即源自上述著述并注明参考文献出处。

《抱朴子》分为《抱朴子·内篇》《抱朴子·外篇》。广州中医药大学医史教研室藏有《抱朴子·内篇》清同治癸酉年(1873)江陵道署刊本,《抱朴子·外篇》清光绪己卯年(1879)冶城山馆刊本。

二、《肘后备急方》临证各科诊疗成就与特点

《肘后备急方》所述各科病证百余种,是岭南临床各科病证诊治首次记录,岭南中医病证诊治学术源流于此。按照原著卷目顺序,分科阐述如下。

(一)诊治卒死类急症

葛洪《肘备急后方》卷之一列治卒死为首,分别为"救卒中恶死方第一""救卒死尸蹶方第二""救卒客忤死方第三",连续三篇都带有"卒""死"二字,足见葛洪对卒死类急症的重视。"卒"同"猝",有突然、急猝之意;"死",昏不知人,不省人事,犹如"死人"。东汉刘熙《释名》解释"死"为"人始气绝曰死。死,澌也,就消澌也。"[14] 古人形容"死"有两个特点,一是气绝;二是消澌,即没有声音、安静,相当于一种无意识的表现。死是指人突然气绝的无意识状态。葛洪《肘后备急方》所称"卒死"病,包括卒中恶死、卒死尸厥、卒客忤死三种,相当于我们今天所讲的昏迷、休克、厥脱、呼吸停止、心跳骤停、晕厥等症状,见于多种疾病之严重阶段。葛洪认为这种状态"虽涉死境,犹可治而生,缘气未都竭也。"[15]4

1. 诊治"卒中恶死"　《肘后备急方》"救卒中恶死方第一",描述"卒中恶死"是以"或先病痛,或常居寝卧,奄忽而绝"[15]1 为主要临床表现,卒中恶死的特点是患者或先病痛,或长期卧床,具有基础性疾病的突然死亡。类似今天临床所见的有基础疾病患者逐渐加重,进入昏迷,或突然意识障碍丧失,提示病情进入深重阶段,可见于心血管疾病心跳骤停、尿毒症昏迷、糖尿病酮症

酸中毒昏迷、肝性脑病昏迷、肺性脑病昏迷等。辨证分闭证、脱证。闭证"壮热""目闭"，以菖汁、皂荚开窍，矾石渍脚收敛厥逆之气；脱证"张目及舌""四肢不收"，以灸手足两爪后十四壮（十宣、气端）、心下一寸（鸠尾）、脐上三寸（建里）、脐下四寸（中极）回阳固脱，温通开窍。攻邪以"备急三物丸"。[15]4 备急三物丸由大黄、干姜、巴豆组成。大黄、巴豆峻下，开通闭塞为主药；干姜温中，并助巴豆以祛寒为辅药。

2. 诊治"卒死尸厥"　《肘后备急方》"救卒死尸厥方第二"，描述"卒死尸厥"以"卒死而脉犹动，听其耳中循循如啸声，而股间暖是也，耳中虽然啸声而脉动"[15]4 为主要临床表现。所以卒死尸厥的主要特点是尚有脉搏，医者用耳朵贴近病患耳边可闻患者耳中有啸声、股间暖，与晕厥、浅昏迷、急性脑血管意外、中暑等相类似。治疗时以醒神开窍为主，重用"通"法，如运用吹鼻法令气通：菖蒲屑纳鼻两孔中，吹之，令人以桂屑著舌下。用祛痰开窍药舌下含服：捣干菖蒲，以一枣核大，著其舌下。用活血化瘀药通络，"剔左角发方二寸，烧末，以酒灌令入喉，立起也。"此外还采用灸法或针刺水沟、百会等醒脑开窍的穴位："灸鼻人中，七壮，又灸阴囊下去下部一寸，百壮。若妇人，灸两乳中间。又云：爪刺人中良久，又针人中至齿，立起。"[15]5 后世学者认为尸厥死中所描述的耳鸣属于客观性耳鸣，并认为其反映了尸厥患者机体的器质与功能性变化，对昏迷的分级及监护当有重要的指标价值。[16] 由此可见葛洪辨证细致入微，擅于抓住主症。

3. 诊治"卒客忤死"　《肘后备急方》"救卒客忤死方第三"，描述"卒客忤死"是以"心腹绞痛胀满，气冲心胸，不即治，亦杀人"[15]5 为主要临床表现。葛洪认为："客忤者，中恶之类也，多于道门门外得之。"[15]5 客者，客也；忤者，犯也，谓客气犯人也。《诸病源候论》认为猝然感受外来秽毒不正之气以致体内气血逆乱，突然厥逆，昏不知人，奄然厥绝如死状。良久，阴阳之气和，乃苏；若脏腑虚弱者，即死。类似今天临床所见的休克，常常是由于各种强烈的致病因素所导致，如心肌梗死所致的心源性休克、急腹症所致感染性休克、各种突发的中毒性休克等。治疗上醒神开窍采用灸人中、大敦等穴位，或是以菖蒲根、生附子末、鸡冠血、人血等药物内服，攻邪以"飞尸走马汤"[15]7 急下。飞尸走马汤由巴豆、杏仁组成，方中巴豆辛热性烈，《新修本草》称"荡涤五脏六腑，开通闭塞"[17]，有推陈致新之功；杏仁利气宣肺，润肠通便，肺与大肠相表里，协同巴豆通利泻下，急攻其邪，使正气得通。葛氏还强调祛邪后，卒客忤死应该继续辨证治疗，因其感染的属于毒厉之气，不同于普通的自然恶气，毒厉之气容易伤人脏腑经络，所以"差后犹宜更为治，以消其余势。不尔，亟终为患，令有时辄发。"[15]7

葛洪所论卒死类急症，以"卒死"为主症，提出了卒死的病机在于阴阳之气不通："凡卒死中恶及尸厥,皆天地及人身自然阴阳之气,忽有乖离否隔,上下不通,偏竭所致。"[15]4 卒中恶死、卒死尸厥、卒客忤死的病证名称,是葛洪《肘后备急方》首先在岭南地区提出来的,在治疗上因三者病机一致,总的治疗原则均以开窍醒神为主,又根据病因的不同、病证的虚实、临床表现的差异,在治疗上有所侧重。如卒中恶死和卒客忤死,在祛邪时,卒中恶死因其有一个长期的基础性疾病,以"三物备急丸"缓下;而卒客忤死则是因客邪暴胜卒然侵袭所致,祛邪以"飞尸走马汤"急下。经过历代学术整理,卒死类急症现演变为卒中、卒死、厥证、闭证、脱证等病证名称,并用于临床。

（二）外感热病及流行传染病诊治

葛洪将外感热病分为伤寒、时气、温疫 3 类,论述的传染病包括霍乱、痢疾、疟疾、虏疮（天花）、虏黄病（黄疸）、沙虱毒（恙虫病）、阴阳毒（皮肤发出斑疹传染性感染性疾病,如鼠疫、出血热等）、尸注（结核病）等。《肘后备急方》在医学上的贡献之一,是对当时岭南地区严重危害民众健康的多种急性传染病的救治和预防。古代岭南有"瘴疠之乡"的恶名,北人视为畏途,《肘后备急方》卷之二开列了"治伤寒时气温病方""治瘴气疫疠温毒诸方""治时气病起诸劳复方""治寒热诸疟方""治卒霍乱诸急方"等专篇,反映当时中医对外感热病与传染病诊治水平。

1. 外感热病与伤寒、时气、瘟病　葛洪论述伤寒、时气、瘟病曰:其冬月伤于寒,或疾行力作,汗出得风冷,至夏发,名为伤寒;其冬月不甚寒,多暖气及西风,使人骨节缓堕受病,至春发名为时行;其年岁中有疠气,兼挟鬼毒相注,名为瘟病。鬼毒相注,注即流注,含传染之义。这是在现存的古代医著中,首次明确地将"疠气"作为"温病"的范畴提出来,并认为伤寒、时行、温病皆是同一类外感热病。《肘后备急方·治伤寒时气温病方第十三》曰:"伤寒、时气、温疫,三名同一种耳,而源本小异。其冬月伤于寒,或疾行力作,汗出得风冷,至夏发,名为伤寒。其冬月不甚寒,多暖气及西风,使人骨节缓堕受病,至春发,名为时行。其年岁中有疠气,兼挟鬼毒相注,名为温病。如此诊候相似,又贵胜雅言,总名伤寒,世俗困号为时行。"[15]45

伤寒、时气、温疫三名同一种矣,大致可归止于此类染疫病症,是共同也。故葛洪论治这三类外感温热病依据《素问·热论篇》提出的"各通其藏脉,病日衰已矣。其未满三日者,可汗而已;其满三日者,可泄而已"[15]45 的循日辨治原则,采用按照日期时段辨证的方法:

初起一二日,头痛、内热、脉洪,以发汗解表散邪为法（自订葱豉汤治之,或用小蒜汁内服）。发热重而恶寒轻者,治以辛凉解表,方用葛豉汤或葛根汁。葱豉汤和葛豉汤用药平和,为解表轻剂。若一服无汗,寒重于热,加麻黄辛温解表、发汗透邪;若热重于寒,加升麻、葛根辛凉解肌、发表散热。表里同病,临床以头痛、壮热、口渴、心烦甚或咳嗽、咳黄痰、脉洪为主要表现,治宜解表清里,方用麻黄解肌汤:麻黄解肌,一二日便服之。麻黄、甘草、升麻、芍药、石膏各一两,杏仁三十枚,贝齿三枚。末之,以水三升,煮取一升,顿服,覆取汗出即愈,便食豉粥补虚,即宜也。又方,麻黄二两,芩、桂各一两,生姜三两。以水六升,煮取二升,分为四服。因热邪内伏或外热引发者,以恶寒轻、高热、口渴、头项脊背疼痛、脉洪大为特征,方用葛根解肌汤:葛根解肌汤。葛根四两,芍药二两,麻黄、大青、甘草、黄芩、石膏、桂各一两,大枣四枚。以水五升,煮取二升半,去滓,分为三服,微取汗。

若汗出不歇,已三四日,胸中恶,欲令吐者。以吐法涌吐邪毒。豉三升,水七升,煮取二升半,去滓,内蜜一两,又煮三沸,顿服,安卧,当得吐。不差,更服,取差。又方,生地黄三斤,细切,水一斗,煮取三分,分三服。亦可服藜芦吐散,及苦参龙胆散。小柴胡汤、大柴胡汤临证使用的时机,葛洪认为在三日以上,至七八日不解者。表证未解,邪从肌肤内入,郁于少阳枢机,枢机不利,则寒热往来、胸胁逆满。治当和解少阳,方用小柴胡汤:"小柴胡汤。柴胡八两,人参、甘草、黄芩各三两,生姜八两(无者,干姜三两),半夏五两(汤洗之),大枣十二枚。水九升,煮取二升半,分为三服,微覆取汗半日,须臾便差。若不好,更作一剂。若有热实,得汗不解,腹满痛,烦躁,欲谬语者,可服大柴胡汤。方柴胡半斤,大黄二两,黄芩三两,芍药二两,枳实十枚,半夏五两(洗之),生姜五两,大枣十二枚。水一斗,煮取四升,当分为四服,当微利也。"[15]36

葛洪认为:"此四方(麻黄解肌汤、葛根解肌汤、小柴胡汤、大柴胡汤)最第一急须者,若幸可得药,便可不营之,保无死忧。"[15]38

若五六日以上者,可多作青竹沥,少煎令减,为数数饮之,厚覆取汗。又方,大黄、黄连、黄柏、栀子各半两,水八升,煮六七沸,内豉一升,葱白七茎,煮取三升,分服,宜老少。又方,苦参二两,黄芩二两,生地黄半斤,水八升,煮取一升,分再服。

若六七日,热极、心下烦闷、狂言见鬼、欲起走。用干茱萸三升,水二升,煮取一升后,去滓,寒温服之,得汗便愈。又方,黄连三两,黄柏、黄芩各二两,栀子十四枚。水六升,煎取二升,分再服,治烦呕不得眠。即治以清热解毒为主,予黄连解毒汤。

病至六七日后进入极期,或热盛炎上,扰动神明,或粪浊内结,闭阻清窍,表现为壮热高热,口渴烦躁,便结腹胀或热结旁流,皮肤斑疹,神识昏妄等,属于传染感染热病危重阶段。《肘后备急方》记述其中救治方法:

治时气行垂死,破棺千金煮汤。苦参一两,㕮咀,以酒二升半,旧方用苦参酒煮,令得一升半,去滓,适寒温,尽服之,当间苦寒,吐毒如溶胶便愈。

治温毒发斑,大疫难救,黑膏。生地黄半斤,切碎,好豉一升,猪脂二斤,合煎五六沸，令至三分减一，绞去滓，末雄黄、麝香如大豆者，内中搅和，尽服之，毒从皮中出，即愈。

黑奴丸，一名水解丸。又一方加小麦黑勃一两，名为麦奴丸。麻黄二两，大黄二两，黄芩一两，芒硝一两，釜底墨一两，灶突墨二两，梁上尘二两。捣，蜜丸如弹丸。新汲水五合，末一丸，顿服之。若渴，但与水，须臾寒，寒了汗出便解。日移五赤不觉，更服一丸。此治五六日，胸中大热，口噤，名为坏病，不可医治，用此黑奴丸。

治热病不解，而下痢困笃欲死者，服此大青汤。方大青四两，甘草三两，胶二两，豉八合，赤石脂三两。以水一斗，煮取三升，分三服，尽更作，日夜两剂，愈。

治时行病发黄方。茵陈六两，大黄二两，栀子十二枚。以水一斗，先煮茵陈，取五升，去滓，内二物，又煮取三升，分四服。亦可兼取黄疸中杂治法，差。

十日以上，视其表现，随证施治。《肘后备急方》："若病失治，及治不差，十日以上，皆名坏病，唯应服大小鳖甲汤。此方药分两乃少，而种数多，非备急家所办，故不载。凡伤寒发汗，皆不可使流离过多，一服得微汗，汗洁便止。未止，粉之，勿当风。"[15]39

综上所述，葛洪采用循日辨证论治外感热病：初起一二日，病在肌表或表里同病阶段，症见头痛、肉热、脉洪，或头痛、壮热、脉大；二日以上至十日之内，以发热为主，是里热实阶段，三四日胸中恶、五六日胸中大热、口噤，六七日热极、心下烦闷、狂言见鬼、欲起走；若病失治及治不差，十日以上皆名坏病，并以不大便、不能食、小腹满、不得小便、胸胁痞满、心塞气急、喘急、呕不止、哕不止等作为五脏六腑衰竭之候。[18]161

岭南既号炎方，气候炎热潮湿，发热性流行性传染性感染性疾病占据诸病之首。葛洪《肘后备急方》论述伤寒、时气、瘟病（含瘴气、疫疠、温毒）诸病证防治，观察到了外感热病起病急骤、传变迅速、变化多端的特点，分别采用治疗外感热病不同时段的方法及实践与民间验方，是为学术特色之一。

2. 霍乱　葛洪《肘后备急方》卷二首篇"治霍乱诸急方第十二"，认为"凡所以得霍乱者，多起饮食，或饮食生冷杂物，以肥腻酒鲙，而当风履湿，薄衣露坐，或夜卧失覆之所致。"[15]26 挥霍之间，便致缭乱，乱于肠胃，则为霍乱，以致上吐下利，卒然而成，发病急骤，起于顷刻之间。葛洪主张以灸救其急，以药固其本。

（1）灸法对症治疗

霍乱先腹痛者：灸脐上十四壮，名太仓，在心厌下四寸，更度之。

霍乱先洞下（腹泻下利）者：灸脐边一寸，男左女右，十四壮，甚者至三十四十壮，名大肠募，洞者宜泻。

霍乱先吐者：灸心下二寸，十四壮。又，并治下痢不止。上气，灸五十壮，名巨阙，正心厌尖头下一寸是也。

先手足逆冷者：灸两足内踝上一尖骨是也，两足各七壮，不愈加数。名三阴交，在内踝尖上三寸是也。

霍乱转筋者：灸蹶心当拇指大聚筋上六七壮，名涌泉。又，灸足大指下约中一壮，神验。又方，灸大指上爪甲际，七壮。

转筋入腹痛者：令四人捉手足，灸脐左二寸，十四壮。灸股中大筋上，去阴一寸。

霍乱已死，用治霍乱神秘起死灸法：适用霍乱脱证，吐泻不止，津脱气耗，神疲困笃欲死者。以物横度病患人中，屈之从心鸠尾飞度以下灸，先灸中央毕，更横灸左右也。又灸脊上，以物围，令正当心厌。又夹脊左右一寸，各七壮，是腹背各灸三处也。

（2）药物对症治疗

治霍乱吐下后大渴方：以黄米五升，水一斗，煮之令得三升，清澄，稍稍饮之，莫饮余物也。这是葛洪首创人体静脉外补液法，霍乱吐下后大渴，体液大量丢失，补充体液是治疗霍乱的重要方法，葛洪在一千多年前就采用口服法补液治疗霍乱，说明他对霍乱有较深刻的临床观察。

治霍乱若注痢不止，而转筋入腹欲死。此寒霍乱，治以温中散寒化湿：生姜一两，累擘破，以酒半升，煮合三四沸，顿服之，差。亦可用崔氏云理中丸方：甘草三两，干姜、人参、白术各一两。捣下筛，蜜丸如弹丸。觉不住，更服一枚，须臾，不差，仍温汤一斗，以糜肉中服之，频频三五度，令差。亦可用酒服。

治霍乱吐下后，心腹烦满方。此热霍乱，治以清热化湿，方用栀子豉汤：栀子十四枚，水三升，煮取二升，内豉七合，煮取一升，顿服之。呕者，加橘皮二两。若烦闷，加豉一升，甘草一两，蜜一升，增水二升，分为三服。

3. 痢疾　痢，曹操《魏武令》：凡山水甚强寒，饮之皆令人痢。葛洪《肘后备急方》认为"痢"有传染性。"卷之二"治伤寒时气瘟病方第十三"中，明确提出"天行诸痢"[15]40 概念。痢疾是南方常见、多发消化道传染病，以发热、大便赤白脓血、次数增多、腹痛为主要临床表现的具有传染性的疫病，"天行"是指该病感受外来时邪疫疠之气所致。《肘后备急方》所述"天行诸痢"包括现代医学的细菌性痢疾、中毒型痢疾、急慢性阿米巴痢疾等肠道传染病。

葛洪诊治天行诸痢：天行诸痢悉主之。黄连三两，黄柏、当归、龙骨各二两。以水六升，煮取二升，去滓，入蜜七合，又火煎取一升半，分为三服，效。这是治疗天行诸痢基本方，然而痢疾尤其急性痢疾或中毒型痢疾，病情危重，古人谓之疫毒热痢，葛洪《肘后备急方》曰："天行毒病挟热，腹痛，下痢。升麻、甘草、黄连、当归、芍药、桂心、黄柏各半两。以水三升，煮取一升，服之当良。"又曰："天行四五日，大下热痢。黄连、黄柏各三两，龙骨三两，艾如鸡子大。以水六升，煮取二升，分为二服。忌食猪肉、冷水。"[15]40

疫毒热痢，乃天行毒病，挟热腹痛下痢，或大下热痢。人体感受外界疠毒之气，邪毒壅滞肠道，损伤气机脉络，邪毒与血搏结，酿而成脓，故下痢赤脓血。葛洪方用七物升麻汤救治，以黄连、黄柏、升麻清热解毒，当归、芍药调和气血，肉桂和营卫、散气滞，甘草解毒，甘草与芍药相伍而又缓急止痛；天行四五日，大下热痢，用黄连、黄柏各三两解肠热毒痢，龙骨二两收敛气脱。

下痢不止，阳气耗伤，从而形成阳气虚证。临床以下痢不止、腹痛、畏寒身冷、手足厥冷、神疲困笃为主要特征，治当温中涩肠。葛洪曰：若下脓血不止者，赤石脂一斤，干姜一两，粳米一升。水七升，煮米熟，去滓，服七合，日三。又方，赤石脂一斤，干姜二两。水五升，煮取三升，分二服。若绞脐痛，加当归一两，芍药二两，加水一升也。方中以赤石脂涩肠止痢、干姜温中散寒，粳米甘温益气补虚。绞脐腹痛，加当归、芍药。

下痢不能食，称为噤口痢，临床以下痢不能进食，或下痢呕恶不能食等为常见症的痢疾。葛洪曰：若下痢不能食者，黄连一升，乌梅二十枚（炙燥）。并得捣末，蜡如棋子大，蜜一升，合于微火上，令可丸，丸如梧子大，一服二丸，日三。方用黄连清热解毒，乌梅酸甘益胃养阴。

下痢日久或失治误治，则可产生变证。如肛门糜烂，葛洪谓之"毒病下部生疮者""或下痢，急治下部。不晓此者，但攻其上，不以下为意，下部生虫，虫食其肛，肛烂见五脏便死。"[15]44邪毒随脓血黏液流注肛门，损伤肛门脉络。治当清热解毒，在内服清热解毒药时，兼以外治。葛洪外治：又方，樗皮、槲皮合煮汁如粘糖以导之。又，浓煮桃皮饮之，最良。又方，烧马蹄作灰，细末，猪脂和，涂绵以导下部，日数度，差。[15]44

4. 疟病（疟疾）　疟病是古代常见疾病，多于发山岭湖泽潮湿地区，是当时岭南地区常见、多发传染性疾病，葛洪谓之"瘴疟"，认为瘴疟是因感染山岚瘴气所致，多发于岭南地区。其后隋代巢元方《诸病源候论》卷十一"疟病诸候"有"山瘴疟候"："此病生于岭南，带山瘴之气。其状，发寒热，休作有时，皆由山溪源岭瘴湿毒气故也。其病重于伤暑之疟。"[19]135

葛洪《肘后备急方》卷之三"治寒热诸疟方第十六"，共计有"治疟病方"20首，录其中3首：

"鼠妇、豆豉二七枚。合捣令相和，未发时服二丸，欲发时服一丸。"[15]57鼠妇，动物药，《神农本草经》载，鼠妇，一名负蟠。后世有潮湿虫、地虱婆、猪仔虫、鞋底虫、鞋板虫等名称，性味酸、温，无毒。药用时铁锅炒干，或开水烫死，晒干或焙干。功效破瘀消癥，通经利水，解毒止痛，主治癥瘕疟母、血瘀经闭、小便不通、惊风撮口。

"又方，青蒿一握，以水二升渍，绞取汁，尽服之。"[15]57 青蒿治疟不见于《神农本草经》等书，为《肘后备急方》首次记载。青蒿治疟使用方法，以水二升渍，绞取汁，没有提及热煎煮，给后人以灵感，改热提取为冷提取，掌控了青蒿高效而稳定的抗疟效价，研制出抗疟新药青蒿素。

"又方，常山三两，甘草半两。水酒各半升，合煮取半升，先发时一服，比发令三服尽。"[15]58 葛洪治疟辨病论治，常以常山甘草汤（常山、甘草等加味）作为基础治疟专方。疟疾有寒热往来，反复发作特点，在各不同阶段表现为不同证候体征，《肘后备急方》卷之三"治寒热诸疟方第十六"对此也分为老疟、温疟、寒疟、瘴疟、痢疟、劳疟、一切疟的辨证论治方药，不一一细述。

5. 虏疮（天花）　葛洪《肘后备急方》对传染病认识达到很高水平，卷之二"治伤寒时气温病方第十三"提到当时有一种流行传染病，发病时全身包括头面都长疮，不多久就遍及全身，发红似火，随后疮里灌脓变白，如不很好治疗，大多死亡；如果不死，病愈后留下疮疤并变为黑色。葛洪曰："比岁有病时行，仍发疮，头面及身，须臾周匝，状如火疮，皆戴白浆，随决随生，不即治，剧者多死。治得差后，疮瘢紫黑，弥岁方灭。此恶毒之气。世人云：永徽四年，此疮从西东流，遍于海中，煮葵菜，以蒜齑啖之，即止。初患急食之，少饭下菜亦得。以建武中于南阳击虏所得，仍呼为虏疮，诸医参详作治，用之有效。方取好蜜通身上摩，亦可以蜜煎升麻，并数数食。又方，以水浓煮升麻，绵沾洗之，苦酒渍弥好，但痛难忍。其余治犹依伤寒法，但每多作毒意防之，用地黄黑膏赤好。"[15]42

以上描述，正是天花流行发病的全过程，也是关于天花在岭南最早确切的临床记录。葛洪把这种病同麻疹、水痘及其他出皮疹的传染病明确区分开来，因该病最早发生于战俘中，故名"虏疮"，并指出该病是通过"恶毒之气"传播。治疗方法以清热解毒为法，内外合治。疱疹期，葛洪方用黄连解毒汤、苦参汤、地黄黑膏；恢复期大青汤或栀子豉汤，或用淡竹叶、小麦、石膏。对于疱疹未破时，可用升麻煎水外洗，用升麻膏外涂。溃破后，用槲树皮煎水外洗，用蜜涂疮上。

6. 肤黄病（黄疸）　肤黄病（黄疸），见葛洪《肘后备急方》卷之二"治伤寒时气温病方第十三"："比岁又有肤黄病，初唯觉四体沉沉不快，须臾见眼中黄，渐至面黄，及举身皆黄，急令溺白纸，纸即如檗染者，此热毒已入内，急治之。"[15]43 葛洪认为肤黄病是因感染外界时邪、疬毒之气侵入脏腑，湿热毒邪外溢肌肤所致，故将其列入治伤寒时气温病方范畴。现代医学急性传染性黄疸肝炎、钩端螺旋体病、肝胆感染胆道阻塞疾病，临床所见急性黄疸可以有肤黄病证候之描述。葛洪治疗方法："治时行病发黄方。茵陈六两，大黄二两，栀子十二枚。以水一斗，先煮茵陈，取五升，去滓，内二物，又煮取三升，分四服。亦可兼取黄疸中杂治法，差。"[15]43 茵陈、大黄、栀子，此方亦即仲景《伤寒论》治阳黄茵陈蒿汤，两方比较，药物相同，茵陈、大黄两药用量相同，煎煮方法服用方法基本相同，唯仲景茵陈蒿汤栀子用十四枚，葛洪栀子用十二枚。

7. 沙虱毒（恙虫病）　葛洪《肘后备急方》卷之七"治卒中沙虱毒方第六十六"记述沙虱毒（恙虫病）："山水间多有沙虱，甚细，略不可见，人入水浴，及以水澡浴，此蟲在水中著人身，及阴天雨行草中亦著人，便钻入皮里。其诊法：初得之，皮上正赤，如小豆、黍米、粟粒，以手摩赤上，痛如刺，三日之后，令百节强，疼痛寒热，赤上发疮，此虫渐入至骨则杀人。……比见岭南人，初有此者，即以茅叶茗茗刮去，及小伤皮则为佳，仍敷涂苦苣菜汁，佳。"[15]208

葛洪对沙虱毒（恙虫病）的发病地域环境、传播途径、临床证候、防治方法记载得很清楚。发病地域环境：山水间，或阴天雨行草地。感染途径：人入水浴，及以水澡浴，此虫在水中著人身，所谓林行忧虎猛，涉水愁蛷射。临床证候：初得之皮肤赤痛如刺，三日之后，关节疼痛，发热皮疹。治疗方法：见岭南人初有此者，即以茅叶刮去，及小伤皮则为佳，仍数涂苦苣菜汁。病已深者，则针挑取虫子，正如疥虫，著爪上映光方见行动也。若挑得，便就上灸三四壮，则虫死病除。葛洪疗沙虱毒方：以大蒜十片，著热灰中，温之令热，断蒜及热柱疮上，尽十片，复以艾灸疮上，七壮则良。沙虱毒（恙虫病）感染危重者，亦可依此方并杂用前中溪毒及射工法，如用好犀角急救。预防方法：沐浴冲洗后用布抹干身体，敷粉预防。这是岭南对恙虫病病原体、传播途径、症状、治疗和预防措施的最早记录。

8. 尸注（肺结核病）　尸注（结核病）是指具有传染性的慢性消耗性疾病。尸注，古人谓之注易于旁人，故名尸注，现代是指具有传染性的慢性消耗性肺结核病。葛洪《肘后备急方》卷之一"治尸注鬼注方第七"曰："尸注、鬼注病者，葛云即是五尸之中尸注，又挟诸鬼邪为害也。其病变动，乃有三十六种至九十九种，大略使人寒热，淋沥，忱忱（音恍，迷迷糊糊）默默，不的知其所苦，而无处不恶，累年积月，渐就顿滞，以至于死，死后复传之旁人，乃至灭门。觉知此候者，便宜急治之。"[15]13

巢元方《诸病源候论》对尸注候解释基本沿用葛洪语，并强调"以其尸病注易旁人，故名尸注"。[19]513 唐代王焘《外台秘要》卷十三《传尸方》对尸注临床证候补充：大都男女传尸之候……从日午以后，即四体微热……有时气急，有时咳嗽，虽思想饮食，而不能多餐，死在须臾。"死复家中更染一人，如此乃至灭门"，亦其义也。因其尸气转注，故名"尸注"；或以其病挟鬼邪，故又名"鬼注"。"传尸之疾，本起于无端，莫问老少男女，皆有斯疾。大都此病相克而生，先内传病气，周遍五藏，渐就羸瘦，以至于死。"[20] 可见尸注过去为不治之症，归入"尸（死）病"范畴。

晋唐时期尸注病名,宋元后嬗变为劳瘵。宋代严用和《重辑严氏济生方·劳瘵论治》曰:"夫劳瘵一证,为人之大患。凡受此病者,传变不一,积年染疰,甚至灭门,不胜叹哉。大抵合而言之,曰传尸,别而言之,曰骨蒸、殗殜、复连、尸疰、劳疰、蛊疰、毒疰、热疰、冷疰、食疰、鬼疰是也。夫疰者,注也,自上注下,病源无异,是之谓疰。又其变则有二十二种,或三十六种,或九十九种。又有所谓五尸者,曰蜚尸、遁尸、寒尸、丧尸、尸注是也。其名不同,传变尤不一。感此疾而获安者,十无一二也。"[21]劳瘵,"劳"言劳极体虚而谓其伤,"瘵"言际合接续而谓其染,而旨在区别于古称"虚劳"慢性消耗性不传染之疾病。劳瘵,明代王纶流寓岭南著《明医杂著》曰:"睡中盗汗,午后发热,哈哈咳嗽,倦怠无力,饮食少进,甚则痰涎带血,咯吐出血,或咳血、吐血、衄血,身热,脉沉数,肌肉消瘦,此名痨瘵,最重难治。"[22]及至近代劳瘵病名演为肺痨。

葛洪《肘后备急方》治尸注鬼注方六首,其中之一:"取桑树白皮曝干,烧为灰,得二斗许,著甑中蒸,令气浃便下,以釜中汤三四斗,淋之又淋,凡三度,极浓止,澄清,取二斗,以渍赤小豆二斗一宿,曝干,干复渍灰,汁尽止,乃湿蒸令熟,以羊肉若鹿肉作羹,进此豆饭,初食一升至二升,取饱满。微者三四斗愈,极者七八斗。病去时,体中自觉疼痒淫淫,或若根本不拔,重为之,神验也。"[15]14用桑树白皮汤渍赤小豆,配以羊肉或鹿肉作羹进食此豆饭,反映当时对传染性慢性消耗性疾病,采用药治食养的治疗方法。

(三)内科脏腑各种病证论治

葛洪《肘后备急方》既是急症手册,同时也是一部辨证论治的方书,其在内科病证编排体例上,仿照仲景《金匮要略》以脏腑论治杂病的模式,先列脏腑病候主症,细叙病因病状,详列多种治法。据不完全统计有:心系疾病包括昏迷、心痛、心疝、胸痹、惊悸、惊邪恍惚等,脑系疾病包括卒中、中风、音喑、昏厥、癫狂、魇寐不寤、谵语狂言、头痛、风喑不得语等,肺系疾病包括咳嗽上气、喘、鸣息、肺痿、痰癖(痰饮)、唾血等,脾系疾病包括胃痛、吐血、腹痛、呕吐、胃反、干呕、卒啘、反酸、烧心、恶心、便秘、不能饮食等,肝胆系包括胁痛、黄疸、水蛊(腹水)、蛊毒、积聚等,肾系疾病包括腰痛、小便不利、身面肿满(水肿)、诸淋(淋证)、遗精、尿浊、关格等,气血津液疾病包括消渴、虚损、羸瘦(消瘦)等病证。鉴于病证种类较多,仅举隅其中之一二:

1. 心痛　葛洪《肘后备急方》卷之一"治卒心痛方第八",列"治卒心痛"、治"暴得心腹痛如刺方""治心疝发作有时,激痛难忍方""治久患常痛不能饮食,头中疼重方""治心下牵急懊痛方""治心肺伤动冷痛方""治心痹心痛方""治心下坚痛,大如碗,边如旋盘,名为气分,饮水所结方""若心下百结积来去痛者方""治心痛多唾似有虫方""饥而心痛者,名曰饥疝"[15]15-19等心痛证条文11条,记载了45首治方。

葛洪对"心痛"辨证论治,首先把心痛分为卒心痛、久心痛。卒心痛,即《灵枢·厥病篇》:"真心痛,手足青至节,心痛甚,旦发夕死,夕发旦死。""厥心痛,色苍苍如死状。"是指心痛重证,即把心痛证候严重、可能迅速造成死亡者称为"真心痛",或"厥心痛"。葛洪《肘后备急方》治卒心痛方第八条文中"暴得心腹痛如刺方""心疝发作有时,激痛难忍方",是对于卒心痛(真心痛、厥心痛)辨证论治。而久心痛,是指心胸隐隐闷痛,反复发作日久者,久心痛应与胃脘痛要注意鉴别,条文中"若心下百结积来去痛者方""治心痛多唾似有虫方""饥而心痛者,名曰饥疝",指的是胃脘痛,而用心痛之名,沿用《素问·五常政大论》"心痛胃脘痛",及《素问·六元正纪大论》"民病胃脘当心而痛"语。

自《黄帝内经》《金匮要略》以来治疗胸痹心痛类疾病,一向以温通散寒或兼化痰或益气或化瘀治疗,《肘后备急方》亦沿用了这种治疗大法,篇中有16条方剂以桂心、干姜、生姜、吴茱萸、附子等温通药为主,而且内服时常常以酒温服,增强温通功效;化痰加陈皮、半夏,益气加人参,化瘀以桃仁、桃枝、当归等。如"吴茱萸一两半,干姜、准上桂心一两,白术二两,人参、橘皮、椒(去闭口及子,汗)、甘草(炙)、黄芩、当归、桔梗各一两,附子一两半(炮)。捣筛,蜜和为丸,如梧子大。日三,稍加至十丸、十五丸,酒饮下,饭前食后任意,效验。"[15]17

南方气候炎热,心为火脏,葛洪不拘泥于古方,首创应用苦寒药物治疗心痛,如以苦参、黄连等为单方治疗,方用黄连八两,以水七升,煮取一升五合,去滓,温服五合,每日三服。或用苦参三两,苦酒半升,煮取八合,分再服,亦可用水。无煮者,生亦可用。《肘后备急方》"卒心痛"治方45首,绝大多数被《外台秘要》收录在"心痛方""心痛癥块方""卒心痛方"等篇目中,亦为多部医书引用,如《医心方》在"治心痛方第三"中引用"《葛氏方》治卒心痛方"包括"吴茱萸五合,桂一两。酒二升半,煎取一升,分二服,效。""吴茱萸二升,生姜四两,豉一升。酒六升,煮取二升半,分为三服。"[23]

2. 中风 葛洪《肘后备急方》论述中风有"治中风诸急方第十九""治卒风喑不得语方第二十"。从篇名可知,其所指仍然是风邪致病,但篇中已经涵盖了我们今天所说"中风"的内容,如"若不识人者""若卒中风瘫,身体不自收,不能语,迷昧不知人者"。[15]69

葛洪对中风认识,一方面沿袭了《黄帝内经》外风致病的思想,同时参照仲景《金匮要略·中风历节病脉证并治》("夫风之为病,当半身不遂,或但臂不遂者,此为痹。脉微而数,中风使然。……邪气反缓,正气即急,正气引邪,喝僻不遂。邪在于络,肌肤不仁;邪在于经,即重不胜;邪在于腑,即不识人;邪入于脏,舌即难言,口吐涎。"[24])所述的临床表现已经与宋元以后所讲的

"中风"大体相似。另一方面,葛洪《肘后备急方》详细描述卒中急风并发各种复杂临床证候,如"若毒急不得行者""若眼上睛垂者""若不识人者""不能语者""若眼反口噤,腹中切痛者""若心烦恍惚,腹中痛满,或时绝而复苏者""若身体角弓反张,四肢不随,烦乱欲死者""若头身无不痛,颠倒烦满欲死者""若但腹中切痛者""若四肢逆冷吐清汁,宛转啼呼者""若身中有掣痛,不仁不随处者""若口噤不开者""若身直不得屈伸反覆者""若口喎僻者""若骨节疼烦不得屈伸,近之则痛,短气得汗出,或欲肿者""若中暴风,白汗出如水者""若中缓风,四肢不收者"[15]66-69 等。

葛洪《肘后备急方》治疗中风中脏腑脱证灸药并用:灸季胁、头,各七壮;或灸两足大指下横纹中,随年壮。药用"陈元狸骨膏"内服,陈元狸骨膏的药物组成,用法等详细内容收录在卷八"治百病备急丸散膏诸要方第七十二",为"苍梧道士陈元膏疗百病方:当归、天雄、乌头各三两,细辛、川芎、朱砂各二两,干姜、附子、雄黄各二两半,桂心、白芷各一两,松脂八两,生地黄二斤(捣绞取汁)。十三物别捣,雄黄、朱砂为末,余哎咀,以酽苦酒三升,合地黄渍药一宿,取猪脂八斤,微火煎十五沸,白芷黄为度,绞去滓,内雄黄、朱砂抹,搅令调和,密器贮之。腹内病,皆对火摩病上,日两三度,从十日乃至二十日,取病出差止。四肢肥肉、风瘴,亦可酒温服之,如杏子大一枚。主心腹积聚,四肢痹躄,举体风残,百病效方。"[15]222 苍梧,汉代岭南九郡之一,治所即今广西梧州市北部,东毗广东肇庆,沿西江水流直通广州,可见葛洪《肘后备急方》方药取材岭南的特色。

3. **胃反呕哕**　南方者,其民嗜酸而食胕(胕,通腐,气候炎热食物保鲜困难),鱼盐生冷也是岭南多食之品,饮食内伤脾胃病多。《肘后备急方》脾胃系统胃脘痛呕逆类疾病的记载主要收录在"治心腹俱痛方第十""治卒心腹烦满方第十一""治卒胃反呕哕方第三十",其他散在于"治卒霍乱诸急方第十二""治伤寒时气瘟病方第十三"中。葛洪诊治呕逆类疾病颇具特色:

病症名称。在"治卒胃反呕哕方第三十"主要记载了干呕、卒哕、胃反、哕、恶心、噫醋等证。《肘后备急方》中的哕、哕、噫醋,三者都是胃气上逆的一种表现,但是在不同时代的医书,其表述的证有所差异。哕(音叶),意为干呕。通"哕",欲吐而呕,无物(或仅呕出少量涎沫)而有声,盖字异而音义俱同者。干呕与哕(音约),皆声出而无物也。中央生湿,在变动为哕,可见其认为哕、哕同是中土脾胃疾病。葛洪《肘后备急方》涉及"哕"的证候有三处,分别是"治卒呕哕又厥逆方""治伤寒哕不止方""卒哕不止"前两处应当是"干呕"之意,同"哕";但是第三处"卒哕不止"。前两处应当是"干呕"之意,同"哕";但是第三处"卒哕不止",我们认为其当是现在所讲的"呃逆",岭南名医何梦瑶《医碥》卷二曰:"呃逆即《内经》所谓哕,气至下冲上而呃呃作声也。"[25]"哕不止"则是指干呕重证。"噫",《灵枢·口问第二十八》"黄帝曰:人之噫者,何气使然?岐伯曰:寒气客于胃,厥逆从下上散,复出于胃,故为噫",可见是指胃气上逆。"噫醋"即胃反酸的意思,醋本身即有味酸的含义,与现代医学所说的反酸、吐酸相似。《难经·十六难》曰:"假令得脾脉,其外证:面黄、善噫、善思、善味;其内证:当齐(脐)有动气,按之牢若痛;其病,腹胀满,食不消,体重节痛,怠惰嗜卧,四肢不收。"[26]

在"治卒胃反呕𩖗方第三十"篇中,葛洪共计证候 8 条,治方 22 条,内服方剂 18 条,常用生姜、人参、大枣、吴茱萸等健脾益气,和胃降逆之品,尤其是生姜的应用比较广泛,共计 4 处。如治疗"干呕不息"以"生姜汁服一升。又方,甘草、人参各二两,生姜四两。水六升,煮取二升,分为三服。"[15]111 其在方剂的应用深受仲景《金匮要略》的影响,如治疗"治卒呕𩖗又厥逆方",用生姜半斤(去皮,切之),橘皮四两(擘之)。以水七升,煮三升,去滓,适寒温,服一升,日三服。与《金匮要略》治疗"干呕,哕,若手足厥者"所用的"橘皮汤"相同。再如治疗"治入胃反不受食,食毕辄吐出方"以大黄四两,甘草二两。水二升,煮取一升半,分为再服之。与《金匮要略》"食已即吐者"所用的"大黄甘草汤"基本一致,用量有所差异。再如治疗"治人食毕噫醋,及醋心方",以人参一两,茱萸半斤,生姜六两,大枣十二枚。水六升,煮取二升,分为再服也。与《金匮要略》"呕而胸满"或"干呕吐涎沫,头痛者"所用的"茱萸汤"基本一致,用量有所差异。其在治疗上亦有所创新。如葛洪治疗"食后喜呕吐者",此病常常由于脾胃虚寒所致,以"烧鹿角灰二两,人参一两。捣末,方寸匕,日三服。"[15]112 鹿角灰补肾阳,人参补心阳,葛洪治疗呕吐从肾、心论治,体现他临证用药特色。

4. 水蛊(臌胀) 葛洪《肘后备急方》"治卒大腹水病方第二十五"介绍了两种类型的腹水,其一是水肿病后期所致的腹水:"水病之初,先目上肿起,如老蚕色,侠(颈)头脉动,股里冷,胫中满,按之没指,腹内转侧有节声,此其候也。不即治,须臾身体稍肿,肚尽胀。"[15]96 其二是水蛊病:"若唯腹大动摇水声,皮肤黑,名曰水蛊。"[15]97 即今之臌胀,可见葛洪在当时已经认识到臌胀不同于水肿后期出现的"大腹水",以唯腹大、动摇水声、皮肤色黑与之鉴别,并首次提出了水蛊的病名,水蛊乃虫毒结聚络脉瘀滞而致腹水胀满积块的疾患,也是岭南常见多发病。

《肘后备急方》提出了腹水的病因病机及治则:"此皆从虚损大病,或下痢后,妇人产后,饮水不即消,三焦受病,小便不利,乃相结渐渐生聚,遂流诸经络故也"[15]96 可见其已经认识到腹水本虚标实的性质。治疗上与其病因病机相呼应,治疗"水蛊"共计 8 条治方,以攻逐水饮为主,可分为三个方面,其一:泻下逐水。方用巴豆九十枚(去皮心),杏仁六十枚(去皮尖)。并熬令黄,捣,和之,服如小豆大一枚,以水下为度,勿饮酒,佳。其二:利小便。方用"慈弥草(注:此为何药不明,代考)三十斤,水三石,煮取一石,去滓,更汤上煎;令可丸服,如皂荚子,三丸至五六丸,水随小便去。葛洪常用的药物有白茅根、马鞭草、鼠尾草等。其三:放腹水。治疗方法:"若唯腹大,下之不去,便针脐下二寸入数分,令水出,孔合须腹减乃止。"[15]95-98葛洪首次提出以针刺放腹水法治疗水蛊,并且交代了放腹水的适应证、针刺深度、放水量。

治疗水蛊攻逐水饮同时,葛洪注重顾护胃气,如在以"慈弥草"利小便后以防伤胃阴,提出"糜粥养之"。再如利水法与食疗法相结合"白茅根一大把,小豆三斤。水三升,煮取干,去茅根,食豆,水随小便下。"[15]98此处小豆应为赤小豆,赤小豆既能利水消肿,又可健运脾胃,与白茅根合用既增强了其利水的功效,又不失顾护胃气,对水湿为患有标本兼顾之功。

5. 脚气病　脚气病为当时南方常见多发病症。葛洪《肘后备急方》卷三"治风毒脚弱痹满上气方第二十一",篇名即提出了脚气病的病因为"风毒",主症为"脚弱痹满上气",葛洪也因此称其为"脚气之病"。篇中记载了脚气病发病的地域性及脚气病的发展过程:"脚气之病,先起岭南,稍来江东,得之无渐,或微觉疼痹,或两胫小满,或行起忽弱,或小腹不仁,或时冷时热,皆其候也。不即治,转上入腹,便发气,则杀人。"[15]78脚气病多见于以大米为主食的地区,任何年龄均可发病。岭南人以大米为主粮,地气潮湿,古代不穿鞋袜故湿毒之气易从下而上侵袭人体。临床表现与今之维生素 B_1(硫胺素)缺乏症相似,维生素 B_1 缺乏症又称脚气病,是常见的营养素缺乏病之一,分为干性脚气病与湿性脚气病。干性脚气病表现为上升性对称性周围神经炎,感觉和运动障碍,肌力下降,行走时呈跨阈步态;湿性脚气病可出现心衰,表现为疲劳、心悸、气急等,严重者发绀、心率快速、心脏扩大、颈静脉怒张,病人可在数小时或数天内死于急性心衰。所以葛洪曰"不即治,转上入腹,便发气,则杀人"实为经验之谈。

葛洪治疗脚气病分为三个阶段:初期以脚弱疼痹,屈伸受限为主症,治疗以祛风为主,主要用独活酒、金牙酒、侧子酒。载独活酒方:"独活五两,附子五两(生用,切)。以酒一斗,渍经三宿,服从一合始,以微痹为度。"金芽酒方:"蜀椒、茵芋、金牙、细辛、茵草、干地黄、防风、附子、地肤、蒴藋、升麻各四两,人参三两,羌活一斤,牛膝五两。十四物切,以酒四斗,渍七日,饮二三合,稍加之。亦治口不能言、脚屈,至良。"[15]80

第二阶段以胫已满,捏之没指为主症,治疗上以利小便祛湿毒为主,如"勒饮乌犊牛溺二三升,使小便利,息渐渐消。当以铜器,尿取新者为佳。无乌牛,纯黄者亦可用之。又方,取牵牛子,捣,蜜丸如小豆大。每服五丸,生姜汤下,取令小便利。亦可正尔吞之……大豆三升,水一斗,煮取九升,内清酒

九升,又煎取九升,稍稍饮之。小便利,则肿歇也。"[15]79-80

第三阶段以脚痹拘挛日久,风毒入腹,伴有腹内紧急为主症,治以"拔葜(净洗,锉之)一斛,以水三斛,煮取九斗,以清麹,及煮去滓,取一斛,渍饭,酿之如酒法,熟即取饮,多少任意,可顿作三五斛。若用松节叶,亦依准此法,其汁不厌浓也。患脚屈,积年不能行,腰脊挛痹,及腹内紧结者,服之不过三五剂,皆平复。如无酿,水边商陆亦佳。"[15]80 并且提出预防以"好豉一升,三蒸三曝干,以好酒三斗,渍之三宿可饮,随人多少。欲预防,不必待时,便与酒煮豉服之。"[15]78 此外治法还记载了灸法,提出治疗时要按从上到下顺序:"其灸法孔穴亦甚多,恐人不能悉皆知处,今止疏要者,必先从上始,若直灸脚,气上不泄则危矣。"[15]81 载灸穴的从上到下的顺序依次是大椎、肩井、膻中、巨阙、风市、足三里、上廉、下廉、伏兔、犊鼻穴。

其后南海陈昭遇参编《太平圣惠方》"卷第四十五·治江东岭南瘴毒脚气诸方",延续葛洪关于岭南多发瘴毒脚气病的病因病机、症状及治疗的观点:"夫江东岭南,土地卑湿,春夏之间,风毒弥盛。又山水湿蒸,致多瘴毒,风湿之气,从地而起,易伤于人,所以此病多从下上。脚先屈弱,然后痹疼,头痛心烦,痰滞吐逆,两胫微肿,小腹不仁,以热增寒,四肢缓弱,精神错愦,大小便不通,毒气攻心,死不旋踵,此皆瘴毒脚气之候也。……宜服五加皮散方。五加皮一两,薏苡仁一两半微炒,防风半两去芦头,牛膝二分去苗,赤茯苓二分,独活半两,丹参半两,枳壳半两麦炒微黄去瓤,川升麻三分,麻黄一两去根节,羚羊角屑三分,汉防己三分,桂心半两,黄耆三分锉,石膏二两。"[27]

6. 虚损　葛洪《肘后备急方》所论疾病虽以急性病为主,同时也包括一部分慢性病如虚损等。《难经·第十四难》曰:"一损损于皮毛,皮聚而毛落;二损损于血脉,血脉虚少,不能荣于五脏六腑;三损损于肌肉,肌肉消瘦,饮食不能为肌肤;四损损于筋,筋缓不能自收持;五损损于骨,骨痿不能起于床。"反映虚损从上肺(皮毛)、心(血脉)、脾(肌肉)、而下肝(筋)、肾(骨),由轻至重的病变过程。葛洪在《难经》基础上,参考仲景《金匮要略·血痹虚劳病脉证并治》经验,在《肘后备急方》卷四"治虚损羸瘦不堪劳动方第三十三""治脾胃虚弱不能饮食方三十四"等篇中论述了虚损病证诊治:"凡男女因积劳虚损,或大病后不复常,若四体沉滞,骨肉疼酸,吸吸少气,行动喘惙,或小腹拘急,腰背强痛,心中虚悸,咽干唇燥,面体少色,或饮食无味,阴阳废弱,悲忧惨戚,多卧少起,久者积年,轻者才百日,渐至瘦削,五脏气竭,则难可复振。"[15] 对虚损病因、病性、临床表现及发展趋势作了较为详细地论述。

虚损病的治疗,受《素问·阴阳应象大论》"形不足者,温之以气,精不足者,补之以味"理论影响,喜用补气药及滋补阴精之药。常用黄芪、白术健脾益气,如"甘草一两,白术四两,麦门冬四两,牡蛎二两,大枣二十枚,胶三两。水八升，煮取二升，再服。"[15]123 以生地黄、枸杞滋补肾精，如"乌雌鸡一头，治如食法，以生地黄一斤（切），饴糖二升，内腹内，急缚，铜器贮，甑中蒸五升米久，须臾取出。食肉、饮汁，勿嗽盐，三月三度作之。姚云神良，并止盗汗。……又方，黄芪、枸杞根白皮、生姜三两，甘草、麦门冬、桂各二两，生米三合。水九升，煮取二升，分四服。"[15]123

葛洪《肘后备急方》曰："腹中虚冷，不能饮食，食辄不消，羸瘦，致之四肢怔弱，百疾因此互生。"[15]127 葛洪方："生地黄十斤，捣绞取汁，和好面三斤，以日曝干，更和汁尽止。末食后，服半合，日三，稍增至三合。又方，面半斤，麦蘖五升，豉五合，杏仁二升。皆熬令黄香，捣筛，丸如弹。服一枚，后稍增之。"[15]127 葛洪又有"治脾胃气弱，水谷不得下，遂成不复受食方。大麻子三升，大豆炒黄香，合捣筛，食前一二方寸匕，日四五服，佳矣。治饱食便卧，得谷劳病，令人四肢烦重，嘿嘿欲卧，食毕辄甚方。大麦蘖一升，椒一两（并熬），干姜三两。捣末，服方寸匕，日三四服。"[15]127

由此可见，葛洪治疗虚损病重视脾肾，喜以补气健脾之品运化中焦，补肾则以滋补肾精为主，并以小建中汤及八味肾气丸作为主方（丸散则黄芪加二两，人参二两，为佳）使用。具体药物可以随证加减：若患痰满及溏泻，可除饴耳；长服，即去附子，加五味子，治大风冷。[15]123

葛洪治疗虚损病方药受《难经》理论影响，并且继承了仲景治疗虚劳的学术经验。即损其肺者，益其气；损其心者，调其营卫；损其脾者，调其饮食，适其寒温；损其肝者，缓其中；损其肾者，益其精。

葛洪《肘后备急方》诊治内科杂病病证繁多，使用方药颇具特色；而其在外科、妇儿科等方面亦很有成就，反映医方（方书）学术流派验方适应临证各科多种疾病特点。

（四）外科疮疡及创伤

岭南地处卑下，气候炎热潮湿，山岭道路崎岖，江河水网交织，丛林植物繁茂，瘴疠虫蛇侵袭，伤害事故多发，葛洪《肘后备急方》记述了关于外科疮疡及意外创伤等南方多发、特有疾病的防治经验。

葛洪《肘后备急方》卷五"治痈疽妬乳诸毒肿方第三十六""治卒发丹火恶毒疮方第三十八""治瘑疥漆疮诸恶疮方第三十九""治卒得癞皮毛变黑方第四十""治卒得虫鼠诸方第四十一""治卒阴肿痛颓卵方第四十二"，以及卷六"治面疱发秃身臭心惛鄙丑方第五十二"等，记述外科疮疡病证有：痈、疽、乳肿、瘭疽、疔、丹毒、恶核、瘰疬、恶脉病（脉管炎）、疖、瘘（瘘管）、恶肉、石痈、漆疮（漆过敏）、疥疮、瘑疮（瘑疮有虫）、阴囊肿痛、颓卵（丝虫病象皮腿）、癣、粉刺、疱疮、皯䵟、酒渣鼻、癞（麻风）、阴疮、狐臭、隐疹等。

古代创伤多见高处坠落跌伤、虫兽叮咬所伤、机械挤压伤、绞伤、锐利器贯通伤、跌仆损伤、火器烧伤等,均可导致皮肤肌肉、骨骼、脏腑、气血损伤,可分为闭合性创损伤、开放性损伤。葛洪《肘后备急方》记述外科创伤病证有:熊虎爪牙所伤、猘犬所咬毒(狂犬病)、蝮虺众蛇所螫(蛇伤)、马咬伤、青蜂所螫、蜈蚣蜘蛛所螫、蚕螫、蝎所螫、中蛊毒、中溪毒、沙虱毒、自缢、溺水、疝气、食物中毒、药物中毒等。鉴于上述病症种类繁多,仅举隅如下:

1. 痈疽 葛洪《肘后备急方》卷之五"治痈疽妬乳诸毒肿方第三十六",论述共 56 条,治法计 89 条,收录了痈疽、妬(音妒,乳痈曰妬)乳病、熛疽(熛,音标,火盛貌。瘭疽,肢体手指脚趾发炎化脓)等以毒肿为临床表现的一类疾病的相关证治。葛洪在治疗痈疽初期消肿常用灸法、热熨法温经散寒,外敷常以辛温散寒、活血化瘀通络药。此外根据病情发展,葛洪提出了不同的诊治方法。

痈肿期,灸法消肿:取独颗蒜,横截厚一分,安肿头上,炷如梧桐子大,灸蒜上百壮,不觉消,数数灸,唯多为善。勿令大热。但觉痛即擎起蒜,蒜焦,更换用新者,不用灸损皮肉。如有体干,不须灸。余尝小腹下患大肿,灸即差。每用之,则可大效也。[15]138

石痈肿坚有根:当上灸百壮,石子当碎出。不出者,可益壮。痈疽、瘤、石痈、结筋、瘰疬,皆不可就针角。针角者,少有不及祸者也。[15]134

石痈不消:鹿角八两(烧作灰),白敛二两,粗理黄色磨石一斤(烧令赤)。三物捣作末,以苦酒和泥,厚涂痈上,燥更涂,取消止。内服连翘汤下之。姚方云:烧石令极赤,内五升苦酒中,复烧,又内苦酒中,令减半止,捣石和药,先用所余,苦酒不足,添上用。[15]134

乳痈妬肿,热熨法散寒通络:削柳根皮,熟捣,火温,帛囊贮熨之,冷更易,大良。又方,取研米槌煮令沸,絮中覆乳以熨上,当用二枚,互熨之,数十回止。姚云神效。[15]133

痈疽发背及乳,温经通络,活血化瘀:烧鹿角,捣末,以苦酒和,涂之,佳。又方,于石上水磨鹿角,取浊汁,涂痈上,干复易,随手消。又方,末半夏,鸡子白和,涂之,水磨敷并良。又方,醋和茱萸,若捣姜或小蒜敷之,并良。[15]131

综上,痈肿初期可用灸法、敷法,药物以辛温为主,如半夏、茱萸、鹿角。鹿角是葛洪《肘后备急方》比较常用的外敷消肿药。

成脓期,木占斯散消脓:木占斯(注:此药不明,待考)、桂心、人参、细辛、败酱、干姜、厚朴(炙)、甘草(炙)、防风、桔梗各一两。十物为散,服方寸匕,入咽觉流入疮中。若痈疽灸,不发坏者,可服之。疮未坏,去败酱。此药或时有令痈成水者。[15]137

脓溃后,捆绑法止血止痛:取生白楸叶,十重贴上,布帛宽缚之。脓溃后,腐肉不去,食肉方:取白炭灰、荻灰等分,煎令如膏,此不宜预作。十日

39

则歇，并可与去黑子。脓溃后，新肉不生，黄芪膏生肌：黄芪、芍药、大黄、当归、川芎、独活、白芷、薤白各一两，生地黄三两。九物切，猪膏二升半，煎三上三下，膏成，绞去滓，傅充疮上，摩左右，日三。[15]156 阴疽，《肘后备急方》提出了"疽疮骨出，黄连、牡蛎各二分，为末，先盐酒洗，后敷。"[15]156 并认为若发疽于十指端，及色赤黑，甚难疗。以上反映当时中医外科临床认识及诊治水平。

2. 恶核　《肘后备急方》"治痈疽妬乳诸毒肿方第三十六"收录了恶核的证治："恶核病者，肉中忽有核如梅李，小者如豆粒，皮中惨痛，左右走，身中壮热，瘰恶寒是也。此病卒然如起，有毒入腹杀人，南方多有此患"[15]154 葛洪明确指出南方多有此患，其临床表现以皮肉间肿块坚硬、疼痛、可移动、大小如梅李或豆粒并伴有壮热等全身症状，入腹则危及生命。恶核类似于淋巴结肿大，尤其是腹股沟淋巴结肿大。急性淋巴结炎，入腹则为深部淋巴结炎；丝虫病感染淋巴液回流障碍形成肿块；或腺鼠疫导致的淋巴结肿大等，都可以有"恶核"临床证候。治疗以内服五香连翘汤，外敷可用小豆，余核不消再以丹参膏。已入腹中，则以香药。具体如下：

五香连翘汤：疗恶肉，恶脉，恶核，瘰疬，风结，肿气痛。

木香、沉香、鸡舌香各二两，麝香半两，薰陆（乳香）一两，夜干（射干）、紫葛、升麻、独活、寄生、甘草（炙）、连翘各二两，大黄三两，淡竹沥三升。十三物，以水九升，煮减半，内竹沥三升，分三服，大良。

丹参膏：疗恶肉，恶核，瘰疬，风结，诸脉肿。

丹参、蒴藋（接骨草）各二两，秦艽、独活、乌头、白及、牛膝、菊花、防风各一两，莽草叶、蹢躅花、蜀椒各半两。十二物切，以苦酒二升，渍之一宿，猪膏四斤，俱煎之，令酒竭，勿过焦，去滓。以涂诸疾上，日五度，涂故布上贴之。此膏亦可服，得大行即须少少服。

已入腹者：麝香、熏陆香、青木香、鸡舌香各一两。以水四升，煮取二升，分为再服。[15]134-140

3. 恶脉　《肘后备急方》"治痈疽妬乳诸毒肿方第三十六"收录了恶脉证治："恶脉病，身中忽有赤络脉起如蚯状，此由春冬恶风入络脉之中，其血瘀所作。"[15]139 指出恶脉病以脉络红肿如蚯蚓状为主要症状，病因病机在于春冬恶风致毒邪侵入血脉经络。《诸病源候论》亦有言曰："恶脉者，身里忽有赤络，脉起籠慫，聚如死蚯蚓状。看如似有水在脉中，长短皆逐其络脉所生是也，由春冬受恶风，入络脉中，其血瘀结所生也。"[19]166 二者基本一致，其与现代医学脉管炎、骨髓炎、淋巴结炎、下肢静脉曲张甚至溃疡相似。脉管炎及淋巴结炎与下肢静脉曲张也是南方山区多发疾病，用岭南草药毛冬青治疗。葛洪诊治恶脉内服五香连翘汤，外敷时要先去瘀毒血毒，再敷丹参膏，认为此病在山岭中易复发，并有亲身临床体会："宜服之五香连翘，镵去血，敷丹参膏，积日乃差。余度山岭即患，常服五香汤，敷小豆得消。"[15]139

4. 恶疮　南方气候炎热潮湿，皮肤病如湿疹、疥癣、疔疮、疖痱等常见多发，且容易并发它症。葛洪《肘后备急方》"治卒发丹火恶毒疮方第三十八""治瘑（瘑，音窝，手足间的湿疹）疥漆疮诸恶疮方第三十九"记载的疾病以恶疮为主，如"恶毒疮方""诸恶疮方"诊治。何谓"恶疮"？《诸病源候论·疮诸病》曰："诸疮生身体，皆是体虚受风热，风热与血气相搏，故发疮。若风热夹湿毒之气者，则疮痒痛焮肿，而疮多汁，身体壮热，谓之恶疮也。"[19]184 可见恶疮以皮肤痒、痛、热、肿，有皮损渗液为主症。

治疗恶疮葛洪用药以清热燥湿、解毒杀虫之品外敷，常用药有蛇床子、苦参、黄连、胡粉、雄黄等，剂型则以粉剂、散剂为主。根据疮的病程及不同部位等辨证，依病程可分为卒得恶疮和疮久不愈。卒得恶疮者"取蛇床子合黄连二两，末，粉疮上。燥者，猪脂和涂，差。又方，烧蛇皮，末，以猪膏和，涂之。又方，腊月猪膏一升，乱发如鸡子大，生鲫鱼一头，令煎，令消尽，又内雄黄、苦参（末）二两，大附子一枚（末），绞令凝，以敷诸疮，无不差。"[15]146 而治疮久不愈者："效方，恶疮三十年不愈者。大黄、黄芩、黄连各一两。为散，洗疮净，以粉之，日三，无不差。又，黄柏分等，亦佳。"[15]149

依部位可分为躯干（身中）、头部、面颊部。身中恶疮，外洗与外敷相结合：治小儿身中恶疮，取笋汁，自澡洗，以笋壳作散敷之，效。头部恶疮，常常造成脱发而致秃疮、白秃，治以胡粉、水银、白松脂各二两，腊月猪膏四两，合松脂煎，以水银、胡粉合研，以涂上，日再。《胡洽》云疗小儿头面疮。又一方，加黄连二两，亦疗得秃疮。治面颊生疮，以柳叶皮煮水洗面疮后涂膏或者以粉剂涂疮：煮柳叶若皮，洗之。亦可内少盐。亦可用黄矾石二两（烧令汁尽），胡粉一两，水银一两半。捣筛，矾石、胡粉更筛，先以片许猪脂于瓷器内，熟研水银令消尽，更加猪脂并矾石、胡粉，和使黏稠。洗面疮以涂上，又别熬胡粉令黄，涂膏讫，则薄此粉，数日即差。甘家用大验。亦用黄连、黄柏、胡粉各五两。下筛，以粉面上疮。[15]149-180

葛洪《肘后备急方》记载的很多疮疡病证治都是岭南外科疾病的首次记录，岭南气候炎热潮湿，易侵袭人体而致皮肤病症多发，葛洪学术经验对于今天中医外科皮肤病症诊治及其外用制剂的研制仍然有指导意义。

5. 蛇咬毒　五岭之南，不惟烟雾蒸湿，亦多毒蛇猛兽。岭南的山林草木繁盛，天气炎热潮湿，为蛇提供了良好的生存环境，但同时也使岭南人深受其害。因葛洪长期居住岭南罗浮山一带，故其对毒蛇咬伤的认识和治疗都较前人有所提高，《肘后方》中不仅记载了毒蛇咬伤的治方，还记载了如野外草丛如何预防蛇咬伤。

《肘后备急方》载毒蛇咬伤方共计25条，很多治方为后世引用命名，如"桂心、栝蒌分等。为末，用小竹筒蜜塞之以带行，卒为蝮蛇咬，即敷之。此药疗诸蛇毒，塞不密，则气歇不中用。"[15]193 "蛇螫人，疮已合，而余毒在肉中，淫淫痛痒方，取大小蒜各一升，合捣，热汤淋取汁，灌疮中。"[15]196 后世《普济方》引用分别命名为"桂香散""大蒜方"。

葛洪还提出蛇咬伤未愈应禁热食；防避蛇咬伤方面提出带武都雄黄或五蛄黄丸，并且认为在七八月是毒胜之时，毒蛇会啮草木以泄其毒，而草木会立即枯死。并且提倡出行应随身携带药物应急，"雄黄、麝香、干姜分等。捣筛，以射罔（草乌头汁制成膏剂）和之，著小竹管带之行。急便用敷疮，兼众蛇虺毒之，神良。"[15]192《肘后方》开启了治疗毒蛇咬伤的专篇，为后世治疗毒蛇咬伤奠定了基础，如《普济方·诸虫兽伤门》关于蛇咬伤的治疗及预防初步统计引用《肘后方》14条。

6. 猘犬咬毒　《肘后备急方》中对于"猘犬所咬毒"即被狂犬咬伤的治疗，主要采用地榆根、薤汁、地黄汁、狂犬脑等敷伤口，如"杀所咬犬，取脑敷之，后不复发"[15]189 用狂犬脑敷伤口，狂犬脑中含有狂犬病毒，这种治疗方法可以认为是中医学中"以毒攻毒"之人工免疫思想的先驱。并观察到狂犬病有一定的潜伏期，"凡猘犬咬人，七日一发，过三七日不发，则脱也，要过百日，乃为大免耳。"[15]189 现代研究证实狂犬病的潜伏期多数在90天之内，可见葛洪对狂犬病的认识与现代研究基本一致，但是葛洪早在1 600年前就经过仔细临床观察认识到这一点。

如葛洪观察狂犬病的先兆症状并治方"忽鼻头燥，眼赤不食，避人藏身，皆欲发狂。便宜枸杞汁煮糜饲之，即不狂。若不肯食糜，以盐伺鼻，便忽涂其鼻，既舐之则欲食矣，神验。"[15]190 可见其观察入微。而对于在潜伏期内的患者，提出："每到七日，辄当饮薤汁三二升，又当终身禁食犬肉、蚕蛹，食此发则不可救矣。疮未差之间，亦忌生物。诸肥腻及冷，但于下蒸鱼及就腻气中食便发。不宜饮酒，能过一年乃佳。"[15]189

（五）妇科、儿科

葛洪妇科儿科学术经验，1963年人民卫生出版社出版《葛洪肘后备急方》及2000年天津科学技术出版社出版葛洪原著、王均宁点校《肘后备急方》均未载。系根据2009年上海科学技术出版社出版《附广肘后方》，书名页题"晋·葛洪原撰，梁·陶弘景，金·杨用道补辑，胡冬裴汇辑"，其卷五、卷六据《外台秘要》《医方类聚》《医心方》等有关《肘后方》文献辑录入妇科儿科内容，限于篇幅仅举隅一二。

1. 妊娠病　后世文献记载葛洪诊治胎动不安、妊娠恶阻及妊娠期间下痢不止、疟疾、伤寒等经验如下：

（1）胎动不安：胎动不安以妊娠期时出现腰酸腹痛，胎动下坠，或伴阴道少量流血为主症。葛洪治疗上有如下特点：

补肾安胎。方用安胎寄生汤：疗胎流下。桑上寄生木五分，茯苓四分，甘草十分（炙），酒四升，水五升，煮取二升半，分三服，若人形壮者，可加药分三升，若胎不安，腹痛加干姜四分，即安，神验。

止血安胎。妊娠卒胎动不安，或但腰痛，或胎转抢心，或下血不止方……艾叶鸡子大，以酒四升，煮取二升，去滓，分二服。

调血安胎。卒腹中痛方：乌鸡肝一具，细琢，温水五合，服令尽。姚云：肝勿令入水中验。……又方：胶三两（炙），甘草一两半（炙），当归二两，水五升，煮取二升，分为再服。胎动不安，安胎方：豉一升，葱白一虎口，胶一两，水三升，煮取一升，服之，不二作。又方：甘草一尺，胶四两（炙），鸡子二枚，水二升，煮取一升，顿服之。

清热安胎。若困顿仆及举重，致胎动下血方：黄连末，酒服方寸匕，日三服，乃愈。

食疗养胎。妊娠卒胎动不安，或但腰痛，或胎转抢心，或下血不止方：生鱼二斤，秫米一升作臛（音霍，肉羹），顿服之。

姚氏疗妇人数伤胎怀妊方：以生鲤鱼二斤，粃米一升作臛，少与盐，勿与葱豉醋，三之月三度食，比至儿生乃止，甚良，亦疗安胎。[28]131-134

（2）妊娠恶阻：妊娠恶阻又称为妊娠剧吐，是指妊娠早期出现较重的恶心呕吐，头晕厌食，甚则食入即吐为主要表现的疾病。《肘后备急方》以茯苓丸治疗妊娠恶阻："《小品》茯苓丸：疗妊娠恶阻，呕吐颠倒垂死，不自胜持，服之即效验方。茯苓、人参各一两，肉桂（熬），甘草（炙），枳实（炙），五物捣筛，蜜和丸，饮服二十丸，加至三十丸，日三服。古今疗胎病方有数十首，不问虚实冷热，殆死者活，此方缘妊娠忌桂，所以熬。"[28]133

（3）妊娠伤寒：妊娠期间外感伤寒，头痛壮热，葛洪采用清热凉血安胎药"前胡、知母各四两，石膏八两（碎），大青、黄芩各三两，葱白切一升，七物水五升，煮取二升半，分三服。服汤后，头痛壮热不歇，宜用此汤，拭麻黄半斤，竹叶切一升，石膏末三两，以水三升，煮取一升，去滓，冷以用拭身体活，故布以揭头额胸心，燥则易之。或患疟者，加常山五两。"[28]133

此外还有妊娠患疟。妊娠期间疟疾有两条方剂，第一可以在上治疗妊娠伤寒方的基础上加常山，第二是用常山、糯米、竹叶、石膏汤。妊娠下痢。妊娠期间下痢不止，葛洪采用寒热并调法，以"黄柏、干姜、赤石脂各二两，榴皮一具，以水八升，煮取二升半，分为三服。"[28]133

2. 产后病　后世文献记载葛洪诊治产后时行、产后中风、产后腹痛、恶露不止、下血、乳汁溢满、无乳汁等疾病。

（1）产后时行：妇人产后易感染外邪，祛邪的同时要兼顾本虚，如"产后时行，兼邪气似疟者，羚羊角、鳖甲（炙）各二两，香豉五合，牡蛎一两，以水五升，煮取一升八合，去滓，分五服。近用有殊效。"[28]137 以羚羊角、鳖甲、牡蛎清热滋阴，配伍香豉宣发郁热。

（2）产后中风：产后体虚易感风邪，常导致妇人痉病、肿满。痉病以身体强直、口噤不语、目睛不转为主要临床表现，葛洪以乌雌鸡煮酒补虚发汗祛邪，"若中风口噤，舌直不得语，目睛不转者，乌雌鸡一头，悉破取肠肾，以酒五升，煮取半，去滓尽服，汗出愈，不汗者，可厚覆取汗。"[28]135 产后肾虚感邪易导致肿满，葛洪以乌豆煮酒，时珍曰："夫豆有五色，各治五脏。惟黑豆属水性寒，为肾之谷，入肾功多，故能治水消胀下气，制风热而活血解毒，所谓同气相求也。"[29]

（3）产后腹痛：妇人产后瘀血未排尽易引起腹痛，恶露不止等症状。葛洪在治疗时攻补兼施，常以活血化瘀药配伍滋养肝肾阴药。不拘泥于产后，亦不忘于产后，如"隐居效方泽兰汤：主产后恶露不尽，腹痛往来，兼腹少气。泽兰八分，当归、生地黄各三两，芍药、生姜各十分，甘草六分，枣二七枚，水九升，煮取三升，分温三服，堕身欲死者，得瘥。"[28]136 又曰"葛氏若腹中恶不除，身强痛方：羊肉一斤，水一斗二升，煮取七升，去肉，内生姜五两，当归四两，煮取三升，分为四服。此小羊肉汤，疗产后及伤身，微病寒疝虚劳者。又方：大黄、牡丹、桂各一两，桃仁三十枚，以水三升，煮取一升半，分为三服。又方：芍药四两，牡丹、虻虫各三两，栀子十四枚，水五升，煮取二升，分为三服。"[28]135

（4）产后下血：产后下血不止，葛洪以桑白皮煮水饮，《神农本草经》言："桑根白皮是桑白皮的处方别名，性味甘寒，无毒，入肺经，甘以固元气之不足而补虚，有宣肺平喘，利水消肿之功效。"[30] 或者寒热并调，攻补兼施，如"产后连下不止者，黄连、黄柏、阿胶（炙）各三两，熟艾二两，四物以水六升，煮取二升半，分温为三服。"[28]137

（5）产后乳病：产后常因乳汁淤积而溢满疼痛，葛洪以热熨法温经化瘀通络，如"若乳汁溢满急痛，但温石以熨之。"产妇因产后津血不足而无以化生乳汁者，葛洪则以"葛氏产后乳无汁者，烧鹊巢三指撮，酒服之。又末土瓜根半钱匕，若石膏一匕，米饮服之，日三。"[28]137 此外产后乳病大虚，葛洪有"产后大虚劣气补汤：黄雄鸡一头，赤小豆五升，大豆亦得，干地黄一两，甘草、桂心、黄芩、芍药各二两，七物以水二斗，煮鸡、豆得一斗，去滓内药，煎取四升，分为四服。"

3. 带下病　葛洪《肘后备急方》还记述了带下病、不孕、阴挺、气瘕等。如对带下病的论述："雀卵白，和天雄末，菟丝子末，为丸，空心酒下五丸，主男子阴痿不起,女子带下,便溺不利,除疝瘕,决痈肿,续五脏气。"[15]124栗汁(栗子,种仁取汁)温服可治疗带下、暴下。《肘后备急方》曰:"妇人难产后,腹中绞痛,及恶露不止,痛中瘀血下,此六病,以一枚,一杯酒研,温服之。带下,暴下,此二病,以栗汁研,温服之。若并发龋齿,"龋虫食齿,细削,内孔中,立愈。其捣末筛,着疮上,甚生肌肉。"[15]226治带下、暴下二病,葛洪以栗汁,研,温服之。岭南首创以雀卵白、天雄、菟丝子、栗汁等特色药物治疗带下病,岭南首创以雀卵白、天雄、菟丝子、栗汁等特色药物治疗带下病,虽无独立章节论治,分别散在于卷四治虚损羸瘦不堪劳动方第三十三:"雀卵白,和天雄末,菟丝子末,为丸,空心酒下五丸,主男子阴痿不起,女子带下,便溺不利,除疝瘕,决痈肿,续五脏气"、卷八治百病备急丸散膏诸要方第七十二:"带下、暴下此二病,以栗汁研,温服之",为岭南地方医学记述带下病诊治文献记录。

4. 儿科病症　有关葛洪诊治儿科经验,主要依据《外台秘要》《医方类聚》《医心方》《幼幼新书》等所载。胡冬裴汇辑的《附广肘后方》卷六辑复了《肘后方》儿科的相关内容,共计18篇,包含了小儿脉诊及小儿常见疾病诊治。

(1)小儿脉诊:小儿的生理特点与成人不同,脉气未充,寸口部位狭小难分寸关尺,而且临诊易哭闹致脉乱,故诊小儿寸口脉困难。葛洪考虑到小儿生理特点,诊小儿脉主要观察两手虎口后鱼际处的脉色,脉黑提示痫病,脉赤提示有热,脉青细者为常脉,"手两鱼际脉黑者,痫候。又脉赤者热,脉青者细为平。《小品》两手虎口后名鱼际。"[28]138

(2)小儿变蒸:小儿变蒸,是我国古代医家用以解释小儿生长发育规律,阐述婴幼儿生长发育期间生理现象的一种理论。变者上气,生五脏也;蒸者体热,养六腑也。变者,变其情智,发其聪明;蒸者,蒸其血脉,长其百骸。王叔和《脉经》提出了小儿变蒸及变蒸之候,但并未明确变蒸的日数。葛洪在前人基础上继续完善了变蒸学说,曰:"凡小儿自生三十二日一变,再变为一蒸,凡十变五小蒸。又有三大蒸,凡五百七十六日。变蒸毕,乃成人。其变蒸之候,身热、脉乱、汗出数惊、不乳哺、上唇头小白泡起如珠子、耳冷、尻冷,此其证也。单变小微,兼蒸小剧,平蒸五日或七日、九日。"[28]138葛洪还将变蒸发热与温病做了鉴别,变蒸的同时感染温病所出现的症状应进行鉴别,变蒸唯耳及尻通热,口上无白丸耳。认为变蒸一般不需治疗,只有症状严重时才需治疗。若变蒸大热不已,则予黑散方发汗:杏仁二分、大黄一两、麻黄二两。若不尽,则予少紫丸:赤石脂、赭石各一两,巴豆四十枚,杏仁五十枚。[28]138

(3)小儿疮疡:葛氏论治小儿疮疡按其部位分为头疮、口疮、身面疮、脐疮等。治疗以外治法为主,所用药物以清热解毒及祛湿杀虫药为主,如"若身面卒生诸恶疮,烧蛇皮,猪膏和傅之。又烧鸡子壳,猪膏和傅之许,又熬豉末傅之,又黄连、胡粉、水银末傅之。疮干则和猪膏傅之。又煮竹笋汁洗之。"[28]138 治疗喜用桑白皮,如小儿口疮,若口疮不得饮乳,桑汁涂疮,日夜三。又方:桑白皮汁和胡粉傅之。治小儿头疮:"儿三岁,初患头上起浆如钉盖,一二日面及胸背皆生,仍成疮。水银、朱砂各半两,胡粉、硫黄各半两,禁见狗并青衣,小儿、妇女。先浓煮桑汁以洗之,帛净拭,傅膏,日三夜再,每一洗一易膏。此并徐王神效方。"[28]139-140

（4）小儿诸痢及小儿惊痫:《附广肘后方》辑复"治小儿诸痢方"共计 5 条,治方 5 首。葛洪主要依据其排泄物辨证,毒血痢赤带下如鱼脑,治以白头翁丸;暴冷痢白带下,治以鸡子饼;冷热不调以赤白谷下。治以"鸡子一枚,破其头,如粟大,出黄白于瓯中,小儿痢食不消,腹满下痢,鸡子汤。……鸡子七枚,去白,以黄并发肉鸡子汁热,数按之,令汁出,取服,大小无毒。"[28]144

《附广肘后方》辑复"小儿惊痫方"共计 6 首,用药以熄内风、祛外风为主,如钩藤、龟甲、露蜂房、细辛等。例举,葛氏效方小儿百日病痫,蛇蜕汤:蛇蜕皮三寸(炙)、细辛、钩藤、黄芪、甘草(炙)各二分,大黄四分,蚱蝉去足四枚,牛黄五大豆许,八物切,水二升半,煮取一升一合,百日小儿,一服二合,甚良。葛氏小儿二十五痫,大黄汤:大黄、甘草(炙)、当归各一两,细辛二分,捣筛,以指撮著一升水中,煮取二合,一岁儿温与一合,日二,得下即愈。[28]145

三、《肘后备急方》方药应用学术经验

（一）《肘后备急方》所用南方中草药及常备中药

葛洪《肘后备急方》治病重视主症,注重实效,处方用药简便廉验。据近人刘绪银统计,《肘备急后方》所用药物 350 种。[29]54 葛洪主要活动在岭南广州、罗浮山、句容、勾漏,以我国南方地区为主,临证所用药物部分为岭南地区道地药材,如马苋(马齿苋)、马鞭草、鬼箭羽、桑根白皮(桑白皮)、紫苏叶、陈皮、淡竹叶、紫檀、龙葵、白花藤、白兰叶、芫荽、川楝、青木香、鬼针草、葛、葱叶、粳米、樟木、椿树皮叶、零陵香草、牛口涎(牛的唾液)、羚羊角、鸡、蝮蛇、鲤鱼、鲫鱼、鲮鲤甲(穿山甲)、蟾蜍、鳖等。如青蒿治疟,《神农本草经》未载,此药为葛洪首次提出,当与岭南地区多疟病和民间防治疟病的经验相关。故位于广东博罗县境内的罗浮山至今仍有"罗浮山三件宝,青蒿红艾菖蒲草"的说法,把青蒿排列第一。红艾指红脚艾,现研制成博红艾。菖蒲指九节菖蒲,传说安期生(郑安期)服九节菖蒲轻身成仙。医方治病强调七情合和,有单行者、有相须者、有相使者、有相畏者、有相恶者、有相反者、有相杀者。有单行者就是独味单方,葛洪应用中草药治病很多都是独味单方,治疗疟疾"青蒿一握,以水二升渍,绞取汁,尽服之",就是独味单方只青蒿一味药。又如治疗心痛,南方气候炎热,心为火脏,葛洪不拘泥于古方,首创以黄连泻心火治疗心痛,以黄连为单方治疗:"黄连八两,以水七升,煮取一升五合,去滓,温服五

合，每日三服。"《肘后备急方》书末附上葛洪在岭南常用药物："葛氏常备药：大黄、桂心、甘草、干姜、椒、术、吴茱萸、熟艾、麝香、犀牛角、菖蒲、人参、芍药、附子、巴豆、半夏、麻黄、柴胡、杏仁、葛根、黄芩、乌头、秦艽等，此等药并应各少许。以前诸药，固以大要岭南使用，仍开者，今复疏之。众药并成剂药，自常和合，贮此之备，最先于衣食耳。"[15]227

（二）《肘后备急方》方剂来源分析

据近人刘绪银统计葛洪《肘后备急方》载方千余首。[29]78 方剂来源可以分为三类，一是葛洪自拟命名方子；二是源于仲景经方临证应用；三是后世医书记述葛洪《肘后方》内容及方子。

1. 葛洪自拟命名方子　计有葱豉汤、大青汤、麻黄解肌汤、葛根解肌汤、黑奴丸、承气丸、苦参汤、破棺千金煮汤、黑膏、大黄汤、虎头杀鬼方、崔氏理中丸、四顺汤、厚朴汤、乌梅丸、癫狂莨菪散、太乙流金方、赤散方、度瘴散、赵泉黄膏方、五嗽丸、建中肾沥丸、五膈丸、五香连翘汤、五毒神膏、正朝屠苏酒、甘姜苓术汤、大黄汤、木占斯散、少小丹歙方、五香连翘汤、白敛薄方、漏芦汤、飞尸走马汤、升麻膏、中候黑丸、丹参膏、坐肉膏、老君神明白散、赤散方、陷冰丸、苍梧道士陈元膏、莽草膏、虎头杀鬼方、度瘴散、金牙酒、丹参膏、升麻膏、黄芪膏、雄黄膏、雄黄散、甘家松脂膏、地黄膏、胡粉散、赤龙皮汤、瘰疮生肉膏、金芽酒、独活酒方、耳聋巴豆丸、腊泽饰发方、发生方、六味薰衣香方、葱白大枣汤、苏豉汤、葱豉姜汤、硫黄丸、露宿丸等。

2. 源于仲景经方临证应用　据史书记载葛洪曾撰《玉函煎方》五卷（佚）、《金匮药方》一百卷（佚），近人刘绪银考证认为："金匮""玉函"者始于葛洪，《玉函方》与《金匮药方》是一书，《肘后方》是《玉函方》的节录本。[29]266 刘绪银的研究很有参考价值，说明葛洪《肘后备急方》与张仲景《金匮要略》之间有关联。

《肘后备急方》源于仲景经方者有：大柴胡汤、大黄甘草汤、小柴胡汤、小建中汤、小承气汤、升麻鳖甲汤、瓜蒂散、甘草附子汤、甘草麻黄汤、甘姜苓术汤、半夏麻黄丸、吴茱萸汤、枳术汤、茵陈蒿汤、栀子豉汤、栀子大黄汤、栀子柏皮汤、栝蒌薤白白酒汤、附子干姜丸、麻黄汤、桃花汤、理中丸、黄连阿胶汤、硝石矾石散、葶苈大枣泻肺汤、猪发膏煎、橘皮汤、橘枳姜汤等。

3. 后世医书记述葛洪《肘后方》内容及方子　如唐代《外台秘要》《备急千金要方》，宋代《圣济总录》《妇人大全良方》，明代《医方类聚》《普济方》，清代《六醴斋医书》等，都记述有《肘后方》内容或冠以葛洪姓氏名字的方子。

如唐代王焘《外台秘要》与今本《肘后备急方》主要内容相同的共62条，药方131首；与今本《肘后备急方》主要内容不相同的共59条，药方105首；在今本《肘后备急方》主要内容中找不到的有133条，药方370首。如七物升麻汤，主治天行毒病，挟热腹痛，下痢，药物组成升麻、甘草、黄连、当归、芍药、桂心、黄柏各半，用法以水三升，煮取一升，服之当良。内容虽出自《肘后备急方·治伤寒时气瘟病方第十三》，但方名出自《外台秘要·第三卷·天行热痢及诸痢方四首》。

又如唐代孙思邈《备急千金要方》，初步统计《肘后方》注文在《备急千金要方》共98处，主要是对方剂药物组成、功效等方面。涉及《肘后方》注文有方名者共计35处，方名如下：茱萸消石汤、茯苓丸、桃仁汤、漏芦汤、神明白膏、苍梧道士陈元膏、裴公八毒膏、金牙酒、独活寄生汤、枳茹酒、阳毒升麻汤、大青汤、破棺千金汤、恒山丸、藜芦丸、小狼毒丸、柏叶汤、桂心三物汤、栝蒌汤、沐头汤、麻子仁丸、练中丸、酥蜜膏酒、小建中汤、大露宿丸、硫黄丸、甘草干姜汤、韭子散、铅丹散、大豆煎、麝香散、五香连翘汤、丹参膏、升麻膏、大黄牡丹汤。如茱萸消石汤，主治腹中冷癖，水谷癥结，心下停痰，两胁痞满，按之鸣转，逆害饮食。药物组成茱萸八两，消石一升，生姜一斤。用法以酒五升，合煮取四升，先服一升，不痛者止，勿再服之，下病后，好将养。内容出自《肘后备急方·治心腹寒冷食饮积聚结癖方》，但方名出自《备急千金要方》卷十六《胃腑方痼冷积热》。

再如宋代《圣济总录》，记述葛洪《肘后备急方》内容者有：五味子汤、丹砂丸、龙骨汤、生地黄鸡、半夏丸、地骨皮汤、矾石散、茜根汤、茯苓汤、桃白皮散、桂姜丸、葶苈散等。《圣济总录》卷第一百四十九《自缢欲死》：论曰仲景云凡自缢死，心下微温者，一日犹可活，葛氏云心下尚微温，虽久犹可活，二家所论，必须有暖气，阴阳未尽，根本尚存，则可以救，苟非此，虽死未久，必不活也，大抵自缢以升降出入之气暴绝不通，若解其绳有法者，固有复生之理，解失其理，体虽尚温，不能无害，所谓救经引其足也，仲景葛氏各有辨证并解绳法，宜详审之。"[29]301

四、《肘后备急方》学术传承

葛洪《肘后备急方》自晋代成书后一直流传，其内容被传抄辑录入后世医书中，其学术穿越时空跨越数个朝代至今。葛洪对医学科学的巨大贡献，赢得了世人的尊崇。他身后二百年已名播海内。南梁陶弘景评曰："寻葛氏旧方，至今已二百许年，播于海内，因而济者其效实多。"[15]4 葛洪驻留过的冲虚观等罗浮胜迹和广州三元宫被列入各级文物保护单位，后人在当年葛洪采药炼丹池旁立碑："纪念医药大家葛洪"，并把《肘后备急方》："青蒿一握，以水三升渍，绞取汁，尽服之"原文勒石，以表褒扬。葛洪被广东省"南粤先贤馆入馆先贤评选委员会"评为第一批入馆的南粤先贤。

据《全国中医图书联合目录》记载，葛洪《肘后备急方》古籍版本一共26种。现代出版的单行本主要有：1955年商务印书馆铅印本、1956年人民卫生出版社影印本、1963 年人民卫生出版社铅印本、1983 年安徽科技出版社尚志钧辑校本《补辑肘后方》、1997 年中国中医药出版社梅全喜、郝近大、冉懋雄、胡晓峰编译《抱朴子内篇·肘后备急方》今译本、2000 年天津科学技术出版社王均宁点校本、2005 年人民卫生出版社《肘后备急方》（文渊阁四库全书电子版）、2009 年上海科学技术出版社胡冬裴汇辑本、2016 年广东科技出版社据清乾隆五十九年（1794）修敬堂刻板影印本、2016 年人民卫生出版社沈澍农校注本等。当代各种不同版本及辑复本、编译本出现，实际上是葛洪学术经验以文献传承方式的体现。

2011 年 12 月 21 日、22 日在广州、罗浮山两地举办"岭南中医药学术探讨会暨葛洪《肘后备急方》讲习班"，与会人数 90 人。会议由刘小斌主持：葛洪是岭南名医更是国家级的名医，现存《肘后备急方》是研究岭南医学的重要文献。南方医科大学靳士英、湖南省新邵县中医院刘绪银、广东省中医药学会金世明、中山市中医院梅全喜、广州中医药大学郑洪等知名学者，为大会讲习班作专题报告。22 日前往罗浮山实地考察葛洪当年医学历史遗迹。2016 年 9 月 4 日至 6 日，由于屠呦呦发明青蒿素成为中国首位诺贝尔奖获得者，第三届中医科学大会在罗浮山召开，罗浮洞天是会议主会场。4 位诺贝尔奖获得者、8 位院士、2 位国医大师出席罗浮山会议，与会代表均来自全国各地中医药学界著名专家学者，共 600 余人。中国首位诺贝尔奖获得者屠呦呦团队代表廖福龙，报告屠呦呦在卡罗琳医学院诺贝尔大厅用中文题为《青蒿素的发现：中国传统医学对世界的礼物》的演讲："当年我面临研究困境时，又重新温习中医古籍，进一步思考东晋（4—5 世纪）葛洪《肘后备急方》有关'青蒿一握，以水二升渍，绞取汁，尽服之'的截疟记载。这使我联想到提取过程可能需要避免高温，由此改用低沸点溶剂的提取方法。"廖福龙代表的报告引发会场长时间热烈掌声与欢呼声，这是中国传统医学对世界人民健康贡献的最好礼物。

2017 年 9 月 1 日、2 日，岭南首个基层中医学术传承工作室——"岭南名医葛洪学术经验传承工作室"落户博罗县中医医院。岭南名医葛洪学术经验传承工作室揭牌仪式暨学术传承交流会在广东省博罗县罗浮山举办。本次活动由广东省中医药学会岭南医学专业委员会主办，广东省博罗县中医医院承办，广东省中医药学会金世明副会长、博罗县卫计局王筱红局长等领导嘉宾出席会议并为工作室揭牌，岭南地区 150 多位同道参会交流并参观屠呦呦题词的葛洪博物馆。鉴于当前国家级名医工作室、中医流派工作室建设项目高度集中在大城市大医院或高等院校，存在覆盖不全、原生态传承不足、不接地气等问题。像葛洪、何梦瑶、陈伯坛以及潮汕蔡氏妇科等等，在岭南地区乃至全国都有着深远地影响，当地不乏遥从私淑之学者、研究者，地方基层医院也多有传承发扬名医学验之积极诉求。因此，广东省中医药学会审议通过开展

"岭南名医葛洪学术经验传承工作室"挂牌工作,由岭南医学专业委员会负责组织。该项工作是岭南医学深化基层中医药学术传承,培养基层中医药学术传承人的一项积极举措,同时也是激励基层加强中医药非物质文化遗产挖掘和保护工作的探索。9月22日《中国中医药报》报道这一信息。2018年1月广东科技出版社出版国家出版基金项目"《肘后备急方》全本校注与研究"。罗浮山成为中国中医科学大学永久会址后,目前挂牌在广东的葛洪研究机构有中国中医科学院信息研究所"葛洪研究会"(挂牌罗浮国药)、"广东葛洪研究院"(挂牌广州中医药大学附属惠州医院)。

第二节　释继洪《岭南卫生方》

岭南医方学术流派第二本重要著作为元代释继洪的《岭南卫生方》,是一部诊治岭南瘴病方书。释继洪,法号继洪,释为表明其佛教徒身份,号澹寮,金代汝州(今河南临汝县)人。于金天兴二年(1233)离开中原汝州,南游岭表,遇两广瘴疟盛行,虫蛊为害,整理其他名医有关瘴疟如宋代李璆、张致远原辑著述,纂修为《岭南卫生方》。释继洪另一部著作为方书《澹寮集验方》。

一、释继洪生平与著作

释继洪生卒年大约是在1208—1289年。继洪自幼出家,天资聪颖又勤奋好学,因有名师指导,金天兴二年(1233),25岁时便精通"五明"(佛教五类学科,即声明、工巧明、医方明、外明和内明),被授予"师"之称号,获准单独外出从事佛教与医疗活动。他足杖芒鞋,云游四方,足迹遍及大江南北,大约在1233年离开河南,南游两广,来到了岭南地区广西之柳州、柳边仙亦岩,广东之熙平郡、连州、羊城、惠州、封州等地。

又据《岭南卫生方》及《澹寮集验方》两书内容,可大概了解释继洪南游岭表的经历:1254年主持柳州报恩寺时,救活了患瘴疟而厥死的林女;宝佑乙卯(1255)于柳边(今广西柳州)柳边仙亦岩著《卫生补遗回头瘴说》;1262年在连州(今广东省连州市)救活了患寒厥症的蹇氏;景定间(1260—1264)于熙平(今广东省连州市)郡斋著《指要方续论》;景定癸亥(1263)于广东封川著《蛇虺蜇匿诸方》;景定甲子(1264)在五羊(今广东省广州市)著《治瘴用药七说》;咸淳乙丑(1265)来到江西丰城县,用丹药救活了一霍乱患者,数年后去临川;咸淳丁卯(1267)他写出了《治瘴续论》;1272—1274年东游浙江,曾在临安(今浙江省杭州市)为一贵人调治顽疾;1274年在杭州初交曾子良;1289年,向曾子良出示了他编著的《集验方》。[30]33《集验方》又名《澹寮集验方》,自序曰:"早岁南游,辄刊瘴症诸方于岭表,或谓可以济人以缓急。兹复以生平所取杂方,编次门类,叙以鄙见,质之同志。"[31]曾子良作序称他为澹寮师。是书至今未见出版,藏中国中医科学院图书馆,为日本皮纸抄本。澹寮集验方十五卷,钞元板,酌源堂藏。元汝川释继洪编次,首载曾子良序,草书。次自序,题至元癸未解制后五日。每半叶高七寸二分,幅六寸一二分,十行,行二十字。卷首有吉氏藏印。

可见释继洪活动在岭南地区的时间大约是在1233—1264年,《岭南卫生方》一书大部分医药内容在岭南写成。释继洪参详整理辑录历代名医关于瘴疟的专著,如李璆《瘴疟论》、张致远《瘴疟论》、《指迷方》"瘴疟论"、汪南容《治冷热瘴疟脉证方论》、章杰《岭表十说》等,进行研究探索,积累学术理论。在对岭南常见多发疾病临床实践经验基础上,又先后撰写《卫生补遗回头瘴说》《指要方续论》《治瘴续说》《蛇虺螫蛊诸方》《治瘴用药七说》等著述,最后纂修成为《岭南卫生方》。

目前通行《岭南卫生方》版本上中下三卷,为1983年中医古籍出版社依据日本"学古馆"本的影印本。上、中二卷属释继洪初刊本的内容,上卷、中卷书名页题:宋·李璆,张致远原辑,元·释继洪纂修,明景泰年间(1450—1457)重锓,正德八年(1513),广东行省据钞本重刊。下卷为明万历四年(1576)广东行省将全书重刊,命令邹善校正,又命名医娄安道增入内容,包括娄安道的"八证标类""李杲药性赋"两部分。日本天保辛丑(1841),梯谦晋造氏将《岭南卫生方》雕版(即"学古馆"本),该版本又增入了梯谦晋造讲述、山田简至整理、补充、评按的《募原偶记》,附于书后。2003年,郭瑞华等人点校《岭南卫生方》,上海科学技术出版社出版。

二、岭南地域环境气候饮食居住人群体质记述

释继洪是深入粤地的考察者,如记述治咳逆加淡竹叶,他注明:"此草惟广州白云后洞及惠州罗浮有之。"[32]64可见释继洪是亲身到过广州白云山及惠州罗浮山采药。又记述:"五岭之南,不惟烟雾蒸湿,亦多毒蛇猛兽。前贤有诗云:雾锁琼崖路,烟笼柳象州,巴蛇成队走,山象着群游。"[32]131可见当时地理环境气候恶劣。释继洪感叹:"盖岭外良医甚鲜,凡号为医术者,率皆浅陋。又郡县荒僻,尤乏药材,会府大邦,间有医药,且非高价不售。"[32]60寥寥数语,即把宋元时期岭南地区缺医少药环境氛围描述。

(一)气候描述

《岭南卫生方》描述:"岭南既号炎方,而又濒海,地卑而土薄。炎方土薄,故阳燠(音郁,暖热)之气常泄;濒海地卑,故阴湿之气常盛。而二者相薄,此寒热之疾,所由以作也。阳气常泄,故四时放花,冬无霜雪,一岁之间,暑热

过半,穷腊久晴,或至摇扇。人居其间,气多上壅,肤多汗出,腠理不密,盖阳不返本而然。阴气盛,故晨夕雾昏,春夏淫雨。一岁之间,蒸湿过半。三伏之内,反不甚热,盛夏连雨,即复凄寒,或可重裘。饮食、衣服、药食之类,往往生醭(音部,白色的霉)。"[32]1

岭南气候特点:一是四季不甚分明,岭南隆冬,林无凋叶,野有蔓草,四时手握葵箑(篷,扇),山中海边老人至死未见过霜雪,不同于北方气候四季分明。二是气候变化大,昼夜温差不定。岭南气候不常,虽盛夏下雨即骤冷,虽隆冬出太阳即闷热。所谓"一日之内,气候屡变,昼则多燠,夜则多寒,天晴则燠,阴雨则寒。"[32]2 三是南土暑湿炎热,《素问·异法方宜论》曰:"南方者,天地所长养,阳之所盛处也,其地下,水土弱,雾露之所聚也。"岭南气候湿热蒸熏,成为了蛇、蜂、蝎、蜈蚣等毒虫病菌滋生的温床,故有岭外广郡多虺蛟蜈蚣蛇虫鼠蚁之说。

（二）饮食习惯

岭北之人多食酥酪,令胃理缜密有助于御寒,面食种类多不易得脚气病。北客入南,发现其饮食与中州异。《岭南卫生方》古田罗荣引《素问·异法方宜论》作序曰:"南方者,阳之盛处,其地下,水土弱,雾露之所聚也。其民嗜酸而食胕,故皆致理而赤色,其病挛痹。"[32]4 当时居民以大米为单一主粮,又嗜酸而多食胕(气候炎热食物保鲜困难酸腐)。除此以外,鱼盐生冷、槟榔也是岭表多食之品:"岭表之俗,多食槟榔,多者日至十数。夫瘴疬之作,率因饮食过度,气痞痰结。而槟榔最能下气,消食去痰。故人狃(音纽,拘泥)于近利,而暗于远患也。此颇类北人之食酥酪,塞北地寒,食酥酪肤理缜密,一旦病疫,当汗则塞,塞而汗不得出。峤南地热,食槟榔,故脏气疏泄。"[32]55 饮食不洁的不良生活习惯,使人正气耗散而易为外邪所侵。如卷中《岭表十说》谓:"瘴疟之作,多因伏暑伤冷所致。纵非饮食冷物,既寒邪感于外,饮食伤于内也。"[32]59

（三）人群体质

岭南之地,山川盘郁,无论冬夏,多汗流浃背,气随汗出,因此土人多气虚而面黄瘦弱,所谓"南方人常自汗""土人多体瘠色黄"。[32]56 书中又引《摄生方》谓:"南方男子多瘠,而妇人多肥。男子多弱,妇人多力。此亦阳泄阴盛之验也,故本土妇人不甚染瘴。"[32]53 又有劳役之人,饮食乖度,昼多冒暑,夜多寝地,又凡事不能忌慎,故先受其弊。如书中所说"土人淫而下元虚,又浴于溪"[32]19,房事不节制而致肾元不固,涉冷沐浴更加重体虚而易染病。

清代屈大均《广东新语·天语》补充:"以日在南,故风自南来者恒暖。嘘嚼太阳之气与火俱舒,又多起于赤天之暑门,故恒暖。暖风所至,百腾(音特,虫)蠕蠕(蠕蠕而动),铁力木出水,地蒸液,墙壁湿润生咸,衣裳白醭,书册霉默(音胆,乌黑)。而粤人疏理,元府常开,毛腠不掩,每因汗溢,即致外邪。盖汗为病之媒,风为汗之本,二者一中,寒疟相乘,其疾往往为风淫。"大抵岭南春夏多南风,秋冬多北,反是则雨,故凡疾病多起于风。"又曰:"岭南濒海之郡,土薄地卑,阳燠之气常泄,阴湿之气常蒸。阳泄,故人气往往上壅,腠理苦疏,汗常浃背,当夏时多饮凉冽,至秋冬必发疟疟。盖由寒气入脾,脾属土,主信,故发恒不爽期也。阴蒸,故晨夕雾昏,春夏雨淫,人民多中霉(音霉,尘土)湿,间发流毒,则头面四肢,倏然瘇(音肿)痒,医以流气药攻之,每每不效。"[9]8-9 可见湿热气虚或炎热汗多气阴不足是岭南人群体质特点之一。

(四)居住环境

宋代南渡后,虽有能工巧匠流寓广州建造土木结构以墙体为夯土为主、砖瓦结构是墙体为砖石为主的楼层。如番禺宝墨园。但当时岭南大片地区仍然是"土俗素无蚕绩,冬不挟纩(音况,丝绵絮),居室疏漏,未尝塞向墐户(用泥涂塞门窗孔隙)。"[32]58 当时土俗居住环境简陋,茅草房四面墙壁疏漏不固,难以涂塞门窗孔隙,披裘御寒,墐户避风,冬天衣服不保暖,脚穿木屐无鞋袜,居住环境简陋易染瘴病。

三、《岭南卫生方》对瘴病诊治学术成就

(一)对岭南瘴病内涵的认识

《康熙字典》对"瘴"的注释为:"《玉篇》:瘴,疠也。《广韵》:热病。《正字通》:中山川厉气成疾也。"[33] 现代《辞海》瘴气条目释为"南方山林间湿热蒸郁致人疾病的气"。可见古人所云"瘴"实则两个含义:其一是指瘴病;其二是指致病的瘴气,即瘴气是致病因素,其所致之病则为瘴病。《岭南卫生方》曰:"南人凡病,皆谓之瘴。"[32]14《景岳全书·杂病谟·瘴气》指出瘴气唯东南之域乃有之,皆因其独特的气候特点:"盖岭南地气卑湿,雾多风少,且以冬时常暖,则阴中之阳气不固,夏时反凉,则阳中之阴邪易伤,故人有不知保重而纵欲多劳者,极易犯之,以致发热头痛,呕吐腹胀等证。盖重者即伤寒,轻者即疟疾,第在岭南病此,则均谓之瘴耳。"[34]《岭南卫生方》中《岭表十说》进一步提出:"岭外虽以多暑为患,而四时亦有伤寒、瘟疫之疾,其类不一。土人不问何病,悉谓之瘴。"[32]58 故瘴病应为当时岭南地方常见、多发疾病总称,伤寒、瘟疫、疟疾等发热性传染性疾病均可归于此类。

(二)对岭南瘴病病因及发病机理的阐释

《岭南卫生方》卷上曰:"南方天气温暑,地气郁蒸,阴多闭固,阳多发泄,草木水泉,皆禀恶气,人生其间,元气不固,感而为病,是为之瘴。"[32]15 卷后附募原偶记"引《圣济总录》卷三十七《疟病门·瘴气》曰:"瘴气所起,其名有二。孟夏之时,瘴名芳草,而终于秋。孟冬之时,瘴名黄芒,而终于春。四时皆能伤人,而七、八月间,山岚烟雾、蛇虺(音毁,爬虫毒蛇)郁毒之气尤甚。当是

时,瘴疾大作,不论老少,或因饥饿过伤,或因荣卫虚弱,或冲烟雾,或涉溪涧,但呼吸斯气,皆成瘴疾。"[32]213 可见瘴疾不论老少、体质等,只要吸入瘴气,尤其是七、八月间,山岚烟雾蛇虺郁毒之气尤甚之时,均成瘴疾。由此可见瘴气由口鼻肌肤而入,有季节性、传染性的特点。

瘴病发病机理。《岭南卫生方》卷上曰:"广瘴者,李云:阳气常泄,阴气常盛,二者相搏而为患,斯得之矣。二气相搏,则寒暄不常,寒暄不常,即寒热之证也。人在气中,如鱼在水,气候乖戾,病何逃焉。"[32]26 瘴病,多因阴阳二气相搏而为寒热病相搏而为病。瘴病,多上热而下寒,阳浮而阴闭。瘴病,多因食积气癖痰结。"瘴病多呕,盖本由饮食伤脾而得之。亦炎方之疾,气多上逆。故为呕,为头痛,为大便不通。所以治呕、治癖、治头痛之法,皆当斟酌以温利大便也。"[32]45 岭南瘴疾之病机,多为阴盛阳虚,加之气候乖戾、土卑地湿、食积气癖痰结而致的上热下寒、虚实夹杂之证。

（三）对岭南瘴病的临证分类

《岭南卫生方》提出瘴病按照临床表现及病证轻重可区分为冷瘴、热瘴、痖瘴三类:"轻者寒热往来,正类痎疟,谓之冷瘴。重者蕴热沉沉,昼夜如卧炭火中,谓之热瘴。其尤重者,一病则失音,莫知其所以然,谓之痖(哑)瘴。冷瘴必不死,热瘴久而死,痖瘴无不死者。"[32]15

冷瘴:"诊其脉带数,一呼一吸之间五六至,两手第二指关脉弦,按之如弓弦之状,原是冷瘴无疑。然亦未可服药,且看恶寒退后发热,发热退后自汗,头痛或不痛,呕吐或不呕,但其热有退时,次日或间日再发。"[32]32 从其描述症状来看,冷瘴类似疟疾,故又称痎疟。

夫热瘴,乃是盛夏初秋,茅生夹道,人行其间,热气蒸郁,无林木以蔽日,无水泉以解渴,伏暑至重,因而感疾。"[32]48 书中还记述热瘴有身极热而头极痛,脉数,面赤心热,舌破鼻热,或热而神气昏乱等证候,从其描述症状来看,热瘴类似外感发热感染较重的病症。

痖瘴:痖,通哑。痖瘴即"热瘴之甚者,盖常人肺气入心则为音声,今瘴毒兜在胸臆,使脾气不通,涎迷心窍,故不能言也。"[32]46 书中还记述痖瘴病重,邪闭心窍,昏不知人则不能言。由感染导致的具有传染性的发热疾病至昏迷不省人事者谓之痖瘴。"此虽大略之言,然亦可以即此而知受病浅深也。"[32]46

鉴别诊断:"诸证皆有发热,不可悉归于瘴也。"[32]151 当时与岭南瘴疾相鉴别的主要病证有八证:痰证、食积、虚烦、脚气、疮毒、瘀血、劳发、痘疹。书中谓:"已上八证非伤寒,亦非瘴气,各有专科门类,识者鉴之。"[32]158

（四）对岭南瘴病的治疗

1. 冷瘴治法　分为冷瘴初用药法、冷瘴次用药法、冷瘴灸法。初用药法:宜先用感应丸(丁香、木香、干姜、肉豆蔻、巴豆、百草霜、杏仁,上7味研制成丸如绿豆大），每次服用10丸，用姜汤送服，或用陈皮半夏汤送服。次用药法：初次发瘴后，第2日需服用和解散（苍术、藁本、桔梗、甘草、厚朴、陈皮），一日服用五六次。因南方天热，南方人多自汗，故不可汗，不可吐，不可泻。南方人发瘴多因脾胃感冷成病，服用和解散能和脾胃，又逐风邪。冷瘴灸法：瘴病既久，气血虚，服药效不佳，宜艾灸膏肓并大椎骨下及足三里。对冷瘴治法释继洪又作补充："若其证身热而复寒，谓之冷瘴，不换金正气散主之。若身热胸痞，或呕或噎，大便不利者，嘉禾散（枇杷叶、薏苡仁、砂仁、人参、茯苓、石斛、桑白皮、槟榔等24味）。若病轻而觉有积聚，兼进些少感应丸，无积者不可用。若病稍重，便不可妄为转利，当温中固下。若冬末春初，因寒而作大热者，愚鲁汤（北柴胡、南人参），柴胡可减。夏月因暑气者，六和汤。"[32]63

2. 热瘴治法　对热瘴的治疗，一般不服药，而应采用挑草子（针刺放血）之法。凡有瘴发一二日，卷其上、下唇之里，以针刺其正中，用手捻去紫血；又以楮叶擦舌出血；又令病人并足而立，于两足后腕横缝中青脉刺之，血出如注；乃以青蒿水与服，应手而愈。书中记述热瘴使用针刺放血的方法在岭南"有人能之"，士大夫不幸而染热瘴，亦只得求南人之针以刺之。热瘴也可以大柴胡汤治疗："大抵伏暑浅而寒多者易治，伏暑深而热多者难治。近时北医至此，用大柴胡汤治热瘴，须是本气壮实者乃能堪之，如土人久服槟榔，脏气既虚，往往不能服寒药。"[32]59

3. 痖瘴治法　痖瘴为热瘴之甚者，乃瘴毒攻于心脾经所致。痖通哑，不省人事，意识丧失，昏迷不能语言故曰痖瘴（哑瘴，近有学者以"脑型疟疾"称之）。治疗当用疏气豁痰、清心解热之法。大便秘而脉按之实者，可以薄荷、槟榔、枳壳、沉香、青皮、茯苓之类；胸膈紧者，宜用青州白丸子，姜汁烂研咽下。若手足抽搐及成痰厥，宜服星香散。邪气入经络，舌不转而不能言者，当投正舌散及全蝎、麝香、南星、茯苓之类，以治痰压热。释继洪强调："古人治痖瘴不立方，意在临时将息之，固不可拘执。"[32]47

（五）对岭南瘴病的预防与调护

在对岭南瘴病的预防时，释继洪提出：对北人寓广之地者，或往来广之途者，宜饮食有节，起居有常，则邪气不能为害。劳役伤饥之人易感瘴气，而常居岭南者，因能慎起居，节饮食，寡欲清心，故虽有风邪勿能害也。"惟内境不出，则外境不入，此理之自然。其有感而病者，皆不知所慎耳。"[32]25同时应常备保健药物以防瘴病。书中提到初到瘴地者既要节慎起居，而防病之药不可不为之备，如红丸子、紫金锭、苏合香丸、不换金正气散之类，能治疾病于初时，"寓广者，平居无疾，亦须服降气镇坠药，乃养正丹、黑锡丹。"[32]85在岭南地区，须贴身常备紫金锭、苏合香丸、不换金正气散等防病之品，稍有不是即如法服药，即使无疾也须服用养正丹、黑锡丹等降气镇坠之品。

对病愈后调护，书中有"瘴病中将息法""瘴病后将息法"对瘴病的调护、预防复发的饮食调养方法做了详细讲述：如饮食方面，当发病时戒生冷油腻，尤其酒肉鱼面，可食粥，戒荤腥，不吃白㷱萝卜及咸豉；病愈后仍吃素粥三日，五日后才能用猪脾煮烂做粥或吃软饭，十日后才可喝少量酒，吃少量肉羹，但不能吃骨汤等肥腻之品，最好戒一二个月。生活上，每日只可漱口，不可洗面和口足，亦不可梳头；病愈三天后才可洗手，七日后才可洗头，半月后才可略梳头。安心静卧，不能劳作；戒房事至病后一二个月，能戒百日尤好。"瘴不发后，仍吃素粥三日，经五日后，方以猪脾熟煮羹，吃软饭。十日后，略吃些酒，吃少肉羹。但不可食诸般骨汁，若犯之即再发。所谓羊、肉、鸡诸般骨汁，并须忌一月或两月为佳。万一不能将息，或致再发，又须依前法服药及依前法将息可也。"[32]41-42

四、《岭南卫生方》文献传承及影响

《岭南卫生方》作为元代以前辨治瘴疾之集大成者，代表了岭南医家诊治瘴疾的学术成就，从理论层面上阐述了岭南瘴疾的实质及分型诊治，完善了"瘴"的学术内涵，解释了为什么必须采用不同于岭北的治疗方法治疗岭南瘴疾，进而总结出一套较为完备的诊疗预防方案，并通过文献传承的模式传播学术影响，而最终造福于民众。

《岭南卫生方》下卷内容为明万历四年（1576）广东行省将全书重刊，令邹善重校正，名医娄安道增补，日本天保辛丑（1841）刊印时又增入后跋及"募原偶记"等内容。募原偶记在后跋部分，系日本人梯谦晋造氏将《岭南卫生方》雕版并讲述，山田简志整理梯谦晋造氏讲述内容，成为"募原偶记"。癸未（1823）孟春日本人南洋梯君奉阿波罗少将公之命，讲医经及本草于学馆，有生徒读温疫论者，至"募原"二字，议论不一。《岭南卫生方》后跋部分将明代吴又可《温疫论》有关募原论述补充，反映前人逐渐认识瘴病与温疫有关，而且需要细分。明清以后瘴病逐渐演变为瘴疟，部分内容归属于外感温病（温疫）范畴，如明代王纶流寓岭南著《明医杂著》设"拟治岭南诸病"一篇，分论瘴疟、时疟、瘟疫热病、瘟黄；清代岭南温病名家潘名熊著《叶案括要》分论春温、冬温、风温、温热、暑证、湿证、疫证、痢症、疟症、瘢痧疹瘰，把"南人凡病，皆谓之瘴"条理细化，反映从宋元至明清瘴病至温病学术发展过程。

释继洪纂修《岭南卫生方》其学术观点在文献传承中得以延续，其作者彼此之间并无直接的师承关系，但其学术观点依靠文献传承的形式得以流传、发展，且对后世中医学术发展产生影响。1983年中医古籍出版社将珍藏在中国中医科学院的日本天保辛丑（1841）学古馆版直接影印出版，其后研究者甚众。有郭瑞华等2003年点校出版《岭南卫生方》（上海科学技术出版社），有张效霞校注 2012 年出版《岭南卫生方》(中医古籍出版社)。还有学者撰写研究《岭南卫生方》的学术论著,如荣莉"《岭南卫生方》治瘴学术思想初探""《岭南卫生方》版本情况与校注简介",分别发表《中医文献杂志》2003 年第 4 期与 2004 年第 3 期,又如杨家茂"《岭南卫生方》学术思想和贡献",发表于《广州中医药大学学报》2007 年第 2 期,再如邓霭静"《岭南卫生方》对岭南瘴病学术的影响",发表于《广州中医药大学学报》2013 年第 6 期等。这从一个侧面说明文献是中医学术传承与流派研究的重要载体。

第三节　盛端明《程斋医抄》与
丘濬《群书钞方》

明代岭南医学特色之一是文人"医抄"或"钞方"(同"抄"),即摘抄名医之方。代表者为海阳(今广东潮安)盛端明《程斋医抄撮要》《程斋医抄密本》,琼台(今海南海口)丘濬(邱浚)《群书钞方》《本草格式》等。

一、盛端明《程斋医抄撮要》《程斋医抄密本》

(一)生平著述

盛端明(1470—1550),字希道,号程斋,又号玉华山人,人称玉华子。盛氏家族原为饶平望族,其七世祖为海阳尹,后迁居海阳(今广东潮安),盛家传到端明已为第十四世。盛家世代均好医方,父亲凤仪是当地有名的医生,很多人前来求诊,不分贵贱,都施医赠药。盛端明为明弘治十五年(1502)进士,亦通晓医理药石养生之术,以方术得到明世宗(嘉靖皇帝)宠幸,召为礼部右侍郎。晚年辞官回乡,寓居潮州府城,为民造福,施医赠药,兴修水利,倡筑潮州北门堤,以御洪水。又善于养生,年 80 而神不衰。嘉靖二十九年(1550)七月,盛端明病逝,卒年 81 岁,谥荣简。

盛端明《程斋医抄》共 140 卷,亡佚。明嘉靖癸巳年(1533),盛端明《程斋医抄撮要》序曰:"予纂《医抄》一百四十卷,首以《内经素问》《脉经》诸书为经,集历代名医所论著,分门为治法诸方。余三十年间,宦辙南北,所至携以自随,每遇有奇方、秘法,辄编于各门,第简帙繁多,不能抄写。偶乡友滕子安氏一见,喜而欲寿诸梓以传。亦患力有弗及,遣其子太学生克诚来请,欲予撮其要者录之。"[35]3 从序言中可知,盛端明《程斋医抄》每遇有奇方、秘法,辄编入于各门,分为治法诸方,在抄到 140 卷时,苦于第简帙繁多,适遇乡友滕子安氏,并请学生协助,撮要其精华,成为《程斋医抄撮要》,读原著内容以妇儿科为主。端明文章德业,均为世人推重,除《程斋医抄》外,还有《玉华子四卷》《程斋近稿》《知微录》《诗集类稿》《老子真诠》《邛须录》《四丁集》等(据笔者在潮州调研记录)。

（二）《程斋医抄撮要》

盛端明遍求秘方，善医抄古籍，认为本书虽为医抄，但能抄其撮要精华不易。《程斋医抄撮要》序言曰："欲撮其要，尤难也，乃以近验者付之。亦曰《撮要》云者。因其请耳，非谓《医抄》中所集者，其要止此也。欲知医者，必得《医抄》全书而详习之，厥术始妙。此特其千百中之一二云耳。但穷乡僻壤中，得此亦可以疗疾也。滕氏刻书之功，岂可泯哉。"[35]3 民国《潮州志·艺文志》子部，有饶锷记述《程斋医抄》曰："经籍访古志补遗，载日本高阶经宣藏有端明手写《演山省翁活幼以议》二十卷，末署嘉靖二十二年夏六月二十五日謄完集录，嘉靖癸卯夏四月朔玉华山人盛端明书。考嘉靖癸卯即嘉靖二十二年，其时端明已晋位礼侍，乃能以蝇头小字写此二十卷之书，足见其抄辑之勤，与精力之过人。"[36]

查《经籍访古志》补遗医部，《新刊演山省翁活幼以议》二十卷："首有景泰四年李宝序，末有'嘉靖二十二年夏六月二十五日謄完集录，嘉靖癸卯夏四月朔玉华山人盛端明书'三十三字。每半面八行，行十六七字。"（《经籍访古志》）即盛端明在嘉靖二十二年（1543）73 岁还謄抄儿科医书《演山省翁活幼以议》，饶锷评曰"足见其抄辑之勤，与精力之过人"。

《程斋医抄撮要》全书 5 卷，以妇儿科内容为主。书首明嘉靖十二年癸巳（1533）盛端明序、目录。仿南宋陈自明《妇人大全良方》体例，卷之一，妇人门调经；卷之二，妇人门胎前；卷之三妇人门产后；卷之四，小儿门；卷之五，内伤门。程氏自谓"医抄"，抄录《褚澄遗书》《产宝方》《妇人大全良方》《活法机要》《卫生宝鉴》《内外伤辨惑论》有关内容。而本书之特色在于前三卷，即有关妇科调经、胎前及产后的内容，概述非常精辟，基本囊括了妇科病证诊治的各个方面。

1. 抄录妇科调经、胎前、产后证治方药　卷之一，调经。内容包括调养经脉、月经不调、经水紫黑色、经前经后作痛、经水过期、经水不及期、月经不通、闭经、崩漏、带下、白浊、无子以及脉法等，抄录内容临床非常实用。论调经脉，共有十三论，有论有方，按照妇女经水断绝或复来等不同病情用药，列小温经汤、加味八物汤、止经汤、四物调经汤、和经汤等辨证使用。按照妇女年龄不同时段论述与诊治月经病，是《程斋医抄撮要》学术特点之一。

2. 十月胎形逐月养胎理法方药　卷之二，胎前。内容包括妇女十月怀胎，按照时间顺序，描述"十月胎形"画图及逐月养胎理法方药，颇具学术参考价值。如初月胎形，罩胎散。二月胎形，安胎和气散。三月胎形。照前次第加减用之。有潮热不退，加黄芩、柴胡各三钱。有咳嗽，加杏仁、五味子各二钱。四月胎形，活胎和气饮。五月胎形，瘦胎饮。六月胎形，瘦胎饮。七月胎形，知母补胎饮。八月胎形，和气平胃散。九月胎形，保生如圣散。十月胎形。此月胎形满足，四肢开，骨罅（罅，音下，缝隙）缝俱开，方许降生。活水无忧散。详细内容详见本书第七章，岭南中医妇科学术流派。

（三）《程斋医抄密本》

盛端明《程斋医抄密本》，国家图书馆藏。2002年3月由全国图书馆文献微缩复制中心，将其微缩复制后收入国家图书馆藏稀见古代医籍钞（稿）本丛编第十三册，书面页题："清宝善堂抄本，程斋医抄密本，清·玉华子。"[37]

《程斋医抄密本》可能是《程斋医抄》的节录本，以内科为主。盛端明重点抄录宋代陈无择《三因极一病证方论》与元代葛可久《十药神书》有关劳瘵、虚损内伤与外感等病症防治内容，现据微缩复制本内容整理如下。

1. 痨瘵 按三因门辨证，抄录葛可久《十药神书》论曰：夫人之生，皆禀天地氤氲之气而为人，在乎保养真元，固守根本，则一病不生，四体俱健，若曰不养真元，不守根本，病皆生矣。真元根本，即气血津液也。予闻先师之教，百病莫若痨症之难治。痨症之由，盖因人之壮年，血气充实、精液完满之际，不能养守，惟务酒色，岂分饥饱，日夜耽嗜，无有休息，以致耗散真元，虚散精液，则呕血吐痰、心炽烦痿、骨蒸体热、肾虚精竭、面白颊红、口干咽燥、白浊白带、遗精盗汗、饮食难进、气力全无，重则半年而毙，轻则一载而倾。常思医者不究其源，不通其妙，或用大寒大热之药，妄投乱进，绝不敢效。殊不知大寒则愈虚其中，大热则愈竭其内，所以世之医痨者，无有其人。予先师用药治痨，如羿之善射，无不中的，活者不可数计，今将用药次第续列于后。

用药之法。如呕吐咳嗽血者，先以十灰散遏住，如甚者，须以花蕊石散止之，大抵血热则行，血冷则凝，见黑则止，此理之然也。止血之后，患人必疎解其体，独参汤补之，令其熟睡一觉，不要惊动，睡起其病去五六。后服诸药，可服保和汤止嗽宁肺，保真汤补虚除热，太平丸润肺扶痿，消化丸下痰疎气。三因门痨瘵，其目录按照甲字号十灰散、乙字号花蕊、丙字号独参汤、丁字号保和汤、戊字号保真汤、己字号太平丸、庚字号沉香消化丸、辛字号润肺膏、壬字号白凤膏、癸字号补髓丹顺序用药诊治。

痨瘵诸症。运用浴法及修合药法防治，提出"痖病传染"的概念。第一代劳虫，守灵散。第二代劳虫，虚成散。第三代劳虫，气复散。第四代劳虫，魂停散。第五代劳虫，金明散，第六代劳虫，育婴散。良方有钟孔补肺汤、人参润肺汤、苏合香丸、宁肺汤等。痨瘵诸症常用的方子还有龙胆丸、夺命散、天竺黄饮子、麝香散、桃仁散、柴胡散、取虫丸、钓虫丸、钓虫神功夺命散、服纸丸子法、治尸劳通圣散、紫河车丹、补虚柴胡散、补虚劳鳖甲煎、贯众丸、雄黄丸、治劳嗽轻骨散、又治劳嗽蛤蚧汤、治劳热止肺损止嗽方等。

2. 内伤门与外感门 内伤之方，遵从李杲内伤脾胃的学术观点，抄录方子有黄芪人参汤、加味除风湿羌活汤、调中益气汤、加减建中汤、清神益气汤、半夏白术天麻汤等。

外感门,注重"湿"证防治,认为湿有自外入者,有自内得者。经曰:因于湿,首如裹。盖首为诸阳之会,位高气清,为湿气熏蒸而沉重,似有物以蒙之也。失而不治则郁而为热,热伤血,不能束骨养筋,故大筋緛短而为拘挛,湿伤筋,筋不能束骨,故小筋弛长而为痿弱也矣。六气之中,湿热为病十居八九。湿在上宜微汗而解。经曰:温上甚而热,治以苦湿,佐以甘辛,以汗为效而止也。不欲汗多,故不用麻黄干葛等剂。湿在中下,宜利小便,此淡渗治湿也。

抄录治湿证方子有《金匮》防己黄芪汤、桂枝附子汤、甘草附子汤、麻黄加术汤、《元戎》加味五苓散、《局方》五积散、东垣羌活汤、真武汤、附子汤、《局方》渗湿汤、茵陈五苓散、《宣明》桂苓甘露饮、大橘皮汤、葶苈木香散、东垣清燥汤、当归拈痛汤、瓜蒂散、《宣明》三花神佑丸、舟车丸、济川煎、导水丸、禹功散、除湿丸、东垣海金沙散、圣灵丹、续子丸、《机要》白术芍药汤、白术汤、东垣升阳除湿汤、升阳除湿防风汤、茯苓汤、导滞通经汤、《局方》五苓散、平胃散等。

3. 虚损及其他病症 盛端明《程斋医抄密本》认为虚损,多属阴虚。附病案说明:一人躯长露筋骨,患体虚而劳头痛甚,自分为死矣。脉弦大带数,以人参白术为君,川芎陈皮为佐,服至五六日未减,乃药力未至也,自欲加芪,予不许,明日头痛顿愈,但脉稍盛又膈满,不饥而腹胀,审知其背加黄芪也,遂以二陈加厚朴枳壳黄连以泻其卫,三剂而安,是瘦人虚劳多气实也。虚损方:大补阴丸、补阴丸(又名虎潜丸)、补气一方、四君子汤、四物汤、八物汤(四君子合四物)、六君子汤(四君子合二陈)、十全大补汤、加味虚潜丸、滋阴大补丸(即还火丹)、补肾丸。

遗精。盛端明认为需要辨证用药。梦遗主热,精滑主湿热,治疗大法,用青黛、海石、黄柏清热则梦遗止。内伤气血不能固守,当补以八物汤加减。心肾相交,水火既济。其病虽在肾,而与心相关连,心主乎神,神有所思,动则神驰不返致君火伤而不能下降;肾主乎智,智有所劳则智乱于中,智乱不已,俾肾水亏而不能上升。降者不下,升者不上,上下不交,是由君火失其令,相火失其守,府库不能制藏,真精自漏,故不交而遗泄也。心肾丸,治水火不既济,心下怔忡,夜多盗汗,便赤梦遗加牛膝、熟地黄、苁蓉、菟丝子、鹿茸、附子、人参、黄芪、五味子、茯神、山药、当归、龙骨、远志。

便浊。属湿热,有痰有虚,赤属血,由小肠属火故也;白属气,由大肠属金故也。戴氏曰,俱是湿热,虽有赤白之异,终无寒热之分。河间云,天气热则水浑浊,寒则澄澈。由此观之,湿热明矣。治宜燥湿降火,又有升提之法,甚妙。大法用二陈汤加二术(燥痰)、升麻柴胡(升提)。

综述以上可见，盛端明《程斋医抄密本》不仅仅是单纯抄录前人诊治病症的方子，而且根据自己临床所得，边抄边议，有所侧重。盛端明总结曰："药有奇方，医有妙理，非天赐神授，世俗而能是乎？古之医方非不多，世之名医非不众，治疗证者皆载于方册矣，然能知是证而不能治其疾。杂其疾者而无更生之说，则曰医所不疗之疾也，果方不验欤？医之不然欤？孰不知犯大难者，非神力不能免。……是书也，非世医之常方，实神授之秘书也，胡氏子瞻传子云翔，翔传子光霁，八十年间，活数百人矣，未有药到而不愈者。"[37]9269

二、丘濬（邱浚）《群书钞方》

（一）生平著述

丘濬（1420—1495），字仲深，号琼台，别号深庵、海山老人，海南琼州人，学者称为琼台先生。丘与邱姓氏相通，濬为浚之异体字，故丘濬也写作邱浚。祖籍福建晋江县，其曾祖被派遣到海南落籍琼山，其祖父丘普是位良医，为琼州临高县的地方医学训科，1436年丘普去世，丘濬兄长源继承祖父医学训科职，其家庭背景或使丘濬日后对医学产生浓厚兴趣。

丘濬父丘传早逝，丘濬兄弟二人由祖父及母亲李氏抚养成人。丘濬自幼聪颖，习儒读书，过目不忘，出口成章，七八岁即能作诗。景泰五年（1454）科中进士第，授庶吉士，他为官40年，历任编修、经筵讲官、侍讲、侍讲学士、翰林学士、国子监祭酒、礼部侍郎、尚书、纂修《宪宗实录》总裁官、文渊阁大学士、户部尚书兼武英殿大学士等职。明弘治八年（1495），丘濬76岁病卒于北京，谥号文庄，赐御葬于府城郡城西八里水头村五龙池之原，赐建专祠祀于乡。

丘濬为明代著名文学家、政治家、教育家，他虽"位极人臣"，但为官清廉，同海瑞被称"海南双璧"，曾在海南办琼山县学，藏书甚富，名曰"石室"，以飨士人。由于丘濬号琼台，所以又称琼台书院，曾是海南的最高学府，是海南人登科入仕的必经阶梯。直到今天，琼台书院依然是海南著名的"文脉"，是琼台师范学院的所在。丘濬著述甚富，计有《大学衍义补》《琼台会集》《家礼仪节》等。儒而通医，又是岭南著名医家，著有《群书钞方》《本草格式》《重刊明堂经络前图》《重刊明堂经络后图》等书。

丘濬医术传长子丘敦、季子丘京。丘敦，字一成，品励学酷，嗜《素问》，著《医史》，对运气学说与三因学说的解释有独到之处："其运气表曰，运有五，金木水火土是也。气有六，燥暑风湿寒燠是也。其三因说曰，病有三因，因于天，因于地，因于人，岂但内因、外因、不内外因而已，皆有利于世。"[38]66

（二）《群书钞方》

丘濬《群书钞方》，成书于明成化甲午（1474）。明代岭南医学的一个特点是文人抄写医学方书，以传播医学，所谓"医抄"。亦曰撮要云者，非谓医抄中所杂者。欲撮其要者，尤难也。即把前人医学精华整理摘录抄写，也是一件不容易的学术研究工作。是书分为两部分，前半部分是丘濬采辑自柳宗元、苏轼等36位前人笔记中所录医药处方，后半部分是何孟春《群方续钞》，刊行于弘治甲子（1504）冬。

《群书钞方》有丘濬甲午（1474）序："仆偶读宋刘跂《暇日记》，见期所载避难止小儿哭法，因叹此法平世诚无所用之，不幸而遇祸乱，其全活婴孺之命当不可胜计。然单方不能以孤行，自是读诸家书遇有成方，辄手钞之，积久成帙，名曰群书钞方，借众方以行此一方，俾广传于久远耳。仆非知医者，其他方良否，用者自择焉。"刘跂，宋人，撰北宋儿科名医钱仲阳传，丘濬认为钱仲阳全活婴孺之命当不可胜计，但是他一人的方药太少了，所谓"单方不能以孤行，自是读诸家书遇有成方，辄手钞之，积久成帙，名曰《群书钞方》。"[39]例如，柳宗元（子厚）治中蛊毒方，白蘘荷，常服之，不遇毒。柳宗元曾到岭南地区，在广西柳州种白蘘荷。柳子厚诗：血虫化为疠，夷俗多所神。衔猜每腊毒，谋富不为仁。蔬果自远至，杯酒盈肆陈。言甘中必苦，何用知其真。华洁事外饰，尤病中州人。钱刀恐贾害，饥至益逡巡。窜伏常战栗，怀故逾悲辛。庶氏有嘉草，攻禬事久泯。炎帝垂灵编，言此殊足珍。崎岖乃有得，托以全余身。纷敷碧树阴，眄睐心所亲。按：白蘘荷为何药？待考。柳宗元（子厚）谓蘘荷主中蛊，在柳州种之，其地必有此种，仕于兹土者其物色之。

《群书钞方》下半部为"群方续钞"，何孟春（子元）弘治甲子岁（1504）十月二日自序曰："春于群书中所得之方，钞而传之，以续琼山丘先生之所钞者也。"[39]20 碧潭居士曾全书，于弘治甲子（1504）冬十二月二十六日，作补充说明：琼山丘先生群方钞已行于世矣，今有何（孟春）职方子元续钞，盖琼山所遗者，子元之续。今淮浙大侵，江南苦疫疠，其视凶年疫疠之惨，岂不为尤甚乎？古人之方亦多矣，子元未暇尽录乎？抑秘于心将有所待而后大施也？是心也，无其位固不能以自行，有其位而无其心者又不足言也。子元有是心矣，年始立官已最止，郎名称才，大夫行且，柄政府以可否天下事，骎骎乎盖有位矣。推是心也，其所以仁天下也，岂不为尤大矣哉？[39]5 从丘濬《群书钞方》到何孟春《群方续钞》，体现医乃仁术，良相同功。文人官员关心医学，裨益社会民众。官员留意医学，首先要有"心"，有其"位"，无其位医学固不能以自行，有其位而无其心者又不足言医学仁天下也。

丘濬还撰写《本草格式》《重刻明堂经络前图》《重刻明堂经络后图》，为明代岭南医学重要文献。如丘濬《本草格式》曰："窃念医书之有本草，如儒家之有字书也，不识字义者，断不能为文，不识药性者，又安能治病哉，是故欲识药性，先识药形，然所生之物，地各不同，不皆聚于目前也，不有纂要之书，又何自而识之哉。予以此故，即邵子观物之说，本《周礼》五药之目，拟为本草格式及采取条例,一编藏之巾笥,以俟后人用焉。"[38]68

《周礼》五药之目,在前述丘濬《群书钞方》里是这样记述:"治疡五毒方。石胆,丹砂,雄黄,矾石,磁石。右用黄墼(黄墼者,黄瓦器也),实石胆等五样石于其中,烧之三日三夜,其烟上著,以鸡羽扫取之,以注疮,恶肉破骨尽出。此方后世医方之祖也。周礼天官:疡医掌肿疡、溃疡、金疡、折疡之祝药劀杀之齐,凡疗疡以五毒攻之。所谓肿者,壅肿也;溃者,流脓也;金者,刃伤也;折者,伤损也。祝读如注,谓傅著也;劀谓刮去脓血也;杀谓去其恶肉也。齐,去声,谓剂也。五毒,谓药之有毒也。宋杨崵疡生于颊,连齿辅车外,肿若覆瓯,内溃出脓血甚痛。楚医为疗之,百方弥年不差。人有语之曰:《天官·疡医》中有名方,何不试用? 崵按《疡医》,依注疏中法制之,用药注疮中,少倾朽骨连牙溃出,遂愈。"[39]3

丘濬认为,本草对于医生,就像文字对于儒生一样重要。不识字义者,断不能为文;不识药性者,又怎能治病呢? 神农尝百草,一日遇七十毒成《神农本草经》,历朝历代都编修本草著作。但是,编纂者却大部分都是朝中儒臣,没有真正接触本草或行医用药,而真正懂得本草的医生却又未必能够执笔写书,因此,很多的书并不能真正用于临床,不但于世无益,反而至于误人。丘濬儒而通医,出身医学世家,他按照《周礼》中五药的格式,写成《本草格式》,成一代之书,希望这本书能够能对后世医家诊治患者有帮助。

三、丘濬(邱浚)、盛端明著述文献传承

丘濬为海南名医,自20世纪80年代末海南从广东省行政划分出去单独为省,广东省内学者研究丘濬的人少了。及至最近有余泱川、李可波在《图书馆学刊》2016年第4期发表"日本藏抄本《群书钞方》考略";余泱川、王玄览、于挽平在《中国中医药图书情报杂志》2016年第3期发表"丘濬《群书钞方》成书及版本初探"。由于明代丘濬编著的《群书钞方》是目前已知唯一存世的海南籍历史人物撰写的古医籍,该书存世量极少,一些重要的版本还流散海外,至今学界对其知之甚少,目前已立项为海南省哲学社会科学课题专门予以研究。

盛端明为潮汕名医。潮州卫生学校名老中医张长民,自民国以来即从事潮汕名医及其著作研究。1990年在《韩山师专学报(社会科学版)》第1期发表"潮汕医著丛考",提及盛端明生平著作学术贡献:首以《黄帝内经素问》《脉经》诸书为经,集历代名医所论著,分门为治法诸方,辄编入于各门,以供临证急需所用。《潮州日报》2008年12月5日发表杏夫撰写"从盛端明谈潮州中医大家"一文:盛端明,尊称盛尚书,潮州史上四大尚书之一(其余三人是王大宝、翁万达、黄锦)。喜医方,通医术,为人治病效果好,通晓药石,服之能长生,适逢嘉靖皇帝疏于朝政沉湎丹术,又得陶仲文(嘉庆方术宠臣,帝称其为

师傅)引进,对其仕途通达起了很大作用。盛端明是潮州城内少有三座牌坊旌表的名贤。一是"解元坊",该坊位于县学左侧(旧作圣域坊),知县冯笏为县庠建。盛端明列为潮州七解元之首,余为吴殿邦、游定海、陈春英、陈雄恩、陈昌期、谢学圣六人。二是倒亭巷口"六贤坊"为明弘治壬戌六进士之一。三是太平街第一坊(原叫大街,也叫牌坊街,顶是第一,当地人至今称为"原大街顶")"宫保尚书坊",该坊位于镇署前金城巷口,是专褒盛端明的。

盛端明的著作《程斋医抄》140 卷、《程斋医抄撮要》5 卷传至海外,2003 年中国中医科学院肖永芝点校盛端明撰《程斋医抄撮要》,人民卫生出版社出版,列入"海外回归·中医善本古籍丛书:第六册"。又据当代学者王福强研究认为:粤东蔡氏妇科(大娘巾妇科)学术渊源于盛端明。笔者把肖永芝点校的盛端明《程斋医抄撮要》与王福强、蔡友清、冼建春主编、广东科技出版社 2016 年出版《粤东蔡氏女科世家》(大娘巾妇科)比较,发现部分文献确有相同之处,如卷之二"胎前十月胎形及调养方药"内容基本一致。

第四节　清代、近代岭南方书

及至清代,岭南方书文献著作 46 种,为各学科文献资料最多者,其体例与宋元以前方书已有明显区别,即不再以病证列方,而以方剂功效主治分门别类,如清热类、补益类等,接近近现代方剂学,成为介于基础与临床之间桥梁学科。清代岭南方剂学著作甚多,可分为见存者与文献记载者两类。清代及近代粤省名医专门以研究方剂临证应用为中心内容的名医著述,是岭南医方学术流派之延续。

一、清代见存的岭南方书著作举隅

(一)何梦瑶《医方全书》与《人子须知》

何梦瑶是清代岭南著名医家,清初岭南有关刘(完素)朱(丹溪)学说与张景岳温补学派学术争鸣由何梦瑶著《医碥》起,详见本书岭南中医内科杂病学术流派一章。

《医方全书》1918 年两广图书馆刊行。全书汇合何氏六部医著,第 1~7 册内科《医碥》,第 8 册《幼科良方》,第 9 册《妇科良方》《追痨仙方》,第 10 册《痘疹良方》,第 11~12 册《神效脚气方》。全书首有两广图书馆主人序言:"何公报之为粤东医界古今第一国手,其所著医书,悉根据南方之地势,南方人之体质,调剂与北方不同,立方与北带亦异,故南带之人民效用其方法,无不百发百中,服其剂无不奏效如神。"[40] 可见近代岭南医界特别推崇何氏医学。

何梦瑶《人子须知》全书 4 卷,卷一为四诊韵语,卷二为汤头歌诀,卷三为诊脉谱,卷四为药性歌诀。笔者手中的版本[光绪乙酉年(1885)佛山福禄大街华文局刊本]卷三内容大部分为本草,按目录分类为草部、木部、果部、谷部、菜部、金石部、虫介部。何氏曰:"为人子者,不可以不知医,知医者,远而寿世,近而事亲,故是书名曰《人子须知》。"[41]《人子须知》卷二,何梦瑶对包括自拟有效方在内的方剂进行分类。按照补益之剂、发表之剂、攻里之剂、通吐之剂、和解之剂、表里之剂、消补之剂、理气之剂、理血之剂、祛风之剂、祛寒之剂、祛暑之剂、利湿之剂、润燥之剂、泻火之剂、除痰之剂、收涩之剂、杀虫之剂、痈疡之剂、经产之剂、末附录各方,对临床方剂进行归类。

何梦瑶收录前人方剂,同时也自拟有效方子,如柴常汤治疗岭南地区瘴疟。何氏论瘴疟,宗《岭南卫生方》分冷瘴、热瘴、哑瘴,还论及一种似疟非疟证:"又有似疟非疟者,如伤寒邪在少阳经,往来寒热,似疟而无定期,或一日二三遍,且热已即寒,寒已即热,相继不息,不似疟之有定期,有息时也。"[42]88在治疗上何氏主张诸疟发过三五次,表里邪皆清,即宜截之。何氏主要用常山、蜀漆、草果、槟榔,自拟柴常汤是小柴胡汤去半夏加常山、草果、槟榔、青皮、厚朴、首乌,用之甚效。又如久痢与鸦胆丸,何氏曰:"久痢而元气虚弱,湿痰败浊,色尘腐,如屋漏水,中原盖屋用泥,故漏水尘浊晦黑,或证转虚寒,色如鱼脑、如鼻涕、如胶冻,或脏腑败坏,如死猪肝鸡肝。"[42]171

(二)何多文堂《奇方备检》

《奇方备检》首刊于光绪十年(1884),宣统年间再次刻印。粤东省老城龙藏街何多文堂序曰:"夫游客他邦,遥遥千里,一朝染病,束手无能,纵有良医。犹费多金,始能下药。富者易办,贫者何堪。言念及此,仆心悯焉。用特备选奇方,登诸卷首。而故选方之法,必选人所常犯者。选药之法,必取市所易购者。是以症非时,有药非易购,虽有奇方,概行割爱。所愿世之善者广为传播,而用药者坚信勿疑焉,幸甚幸甚。"[43]从序言可以得知,何多文堂是书坊名称或者是慈善机构,刻印该书目的是为他乡游客,遥遥千里,一朝染病时选方用药作参考。

《奇方备检》所选用的药方,多是针对一些突发的病症,包括民间俗说的某些疑惑不解病候,例如妇女月经期间性生活后男方的不适。书中有专门的"撞红方不论久近俱验",以赤茯三钱、归尾三钱、红花三钱、黄柏二钱、赤芍钱半、甘草钱半、车前二钱、通草二钱、木通二钱,以及生地、黄芩、犀角(重症者用,现为禁用,多以水牛角代替)等随证使用,并加灯心一团为引煎服。

又如"误服洋烟非真死方",凡服烟多则毒重,身冷气绝,似乎已死但四肢体骸柔软,则经络之气,仍自流通。实在未死,速将尸安放阴冷无太阳之处(一经日照即不可救)。撬开牙关,用箸横在口上,将头发解散,浸在冷水盆内以金汁凉水频二灌之。再以冷水擦胸前则活矣。余目见救活多人,凡七日之内,身不硬者,切勿棺殓,实今世活人第一要事也。这里所说的"洋烟","凡服烟多则毒重,身冷气绝",可能是指鸦片中毒。

其他如"跌扑损伤肿痛方"用葱头十数个捣烂炒热,冷则再换,如此数次,止痛消肿散瘀,奏效甚速。"治双单鹅喉屡验方",用正冰片一文,正朱砂三文共为末,用竹管吹入喉内,再以榕树须煎水饮,使其痰下即愈。"治肚痛良方",用熟烟、青蒌、生姜、生油四味和匀舂烂,敷脐上,片刻即愈;又方白胡椒一钱,麝香一分为末,以少许放脐上用膏药封之甚效。"止泻神方",用龙眼干七个、一半微炒,红枣七枚、一半微炒,荔枝干七个、一半微炒,建莲七粒破开微炒,罂粟壳三钱,黑豆四十九粒、每粒破开一半微炒,清水煎服。"专治伤肺吐血良方",用白及研末,每服三钱,陈酒调服或蒸肉饼作菜总宜,多食为佳,此方经验多人。"吕祖急救痧呕肚痛抽筋仙方",用苍术二钱,藿香二钱,柴胡二钱,神曲三钱,泽泻一钱,羌活二钱,木通一钱,旧清远茶三钱,老葱连根两条为引,此方十分灵验,无论或痧(痧,粤语,痧肚腹泻)或呕或抽筋均效。上述奇方,从近代社会卫生防疫医疗条件考虑,仍然是有一定临床意义的。

(三)林树红《名家医方歌诀》

林树红,羊城人(今广州市),光绪乙未年(1895)著《名家医方歌诀》,其序言曰:"医方浩繁,学者每苦其繁而难记,赖有汪讱菴、陈修园二公著《汤头歌括》《时方妙用》两书,将各名家医方撰为歌诀以便记诵,其有功于世不少。惟二书所载皆古方,方虽佳而药不尽与时病合。前辈雷少逸云:治时病宜用时方。鄙意亦谓因时制宜为医家之妙用。汉季张仲景开辛温一派,国朝叶天士开辛凉一派,各皆按时立方,为医家两大法门,互相对峙,不得爱古薄今也。况岭南内地人烟稠密,风气常带温暖,比北省严寒大相径庭,故用北人之方治南人之病,多有不合于用。是向群书采辑医方一百首分类撰歌,间有采入一二古方,亦皆按合时宜,堪为南人所用。虽词意鄙俚未堪问世,然合汪陈二公之书观之,则古今治法历然在目。症之不合于古者,或有合于今,未尝非治时病之一助也,是为序。光绪乙未林树红识于河南上街之留春书屋。"[44]1 现存光绪乙未年(1895)广州守经堂藏版,一册,不分卷。

以上序言,体现林树红编撰《名家医方歌诀》初衷:汪昂、陈念祖名家医方,所载皆古方,方虽佳而药不尽与时病合;叶天士、吴鞠通、雷少逸名家医方,各皆按时立方,然岭南内地人烟稠密,风气常带温暖,比北省严寒大相径庭,故用北人之方治南人之病,多有不合于用。林树红选录上述名家医方,按风症、寒症、暑症、湿症、燥症、火症、和解、杂病、泻实、补虚、妇科、幼科12门收录各种名医药方94首,每方注明医者的姓名或药方的出处。计风症诸方6个,寒症诸方4个,暑症诸方8个,湿症诸方3个,燥症诸方5个,火症诸方12个,和解诸方7个,杂病诸方17个,泻实诸方5个,补虚诸方7个,妇科诸方9个,幼科诸方11个。而更重要的是林树红不仅只辑方,并将个人观点记录其中。

如王士雄《霍乱论》蚕矢汤,清末民初广州地区霍乱病肠绞沙症流行,此方临床疗效甚好,林树红予以收载:"蚕矢汤中用左金,苡仁豆卷木瓜芩,焦栀法夏兼通草,霍乱筋抽用意深。"按曰:《金匮》鸡矢白散治霍乱转筋入腹,鸡属巽,取其胜风湿,以领浊邪下趋,蚕砂乃桑叶所化,僵而不腐,得清气于造物独纯,故其矢不臭,不变色,既能引浊下趋,又能化浊归清,治霍乱转筋,性较鸡矢更优[44]11。林氏认为蚕矢在此方尤为要药,其源自《金匮》鸡矢构思,而选药之精,堪与经方媲美。

（四）刘心愧《经验集方》

刘心愧,晚清潮州饶平县人,任职于饶平县同文善堂,宣统二年(1910)岁庚辰纂辑《经验集方》,首有德容谨序言一篇:"盖闻天地之有益于人者,莫如医术一事,而犹莫重于急救。觅急迫不及待,若非早具良方,虽城市亦束手无策。言念及此,思广求救济之术。适同文善堂刘君子宏广搜经验,各种奇方抄录成篇。拟要付诸剞劂。予浏览之余,稔知药非奇贵,方尽精良。虽在僻壤穷乡,无不可顷刻奏效。因请刘君早为传布,并附于生平所选良方数条,交付醵资。厚览是编者,留心施济,广为流传,庶不负上天好生之德也。德容谨序。"[45]此书寄存广东潮州西府巷街林文在楼书坊,任人印刷,不取版资。

《经验集方》收集之方虽然包罗甚广,但仍然以传染病、感染性疾病与虫毒野兽所伤病证为主。如《经验集方》第一方治红白痢疾方:嵩治红白痢或肚痛、痧气等症,百验神效,此方癸卯年往新嘉波天德堂江翁化雨主人传授。该方由木香、波蔻、沉香、降香、春砂等27味药组成。

又谓五岭之南多毒蛇猛兽,不得不附治蛇犬蛰蟹数方,以济人之缓急。凡遭蛇虫蜈蚣璪蛄腹蟹（水中虾蟹动物）等伤,急取香白芷黄末,且服且敷,即有功效,或但得白矾,火上炙溶滴在所伤之处,解其毒即可也。治犬虎咬伤,亦宜以白矾末掺疮裹之,自愈。

刘心愧《经验集方》注重解毒验方的收集,有治四时痧方、治痨伤涂雪方、治小儿头破烂方、治小儿口唇四周湿烂方、治目暴痛方、耳流脓方、耳后疖方、治喉痛方、治十指生红口丝疔、治解救百毒、治解鸦片烟毒、治解砒霜毒、治解断肠草毒、解迷闷药、解百药毒、解巴豆毒、解蜈蚣毒、诸毒须知等,还有治误吞铁钉铜钉方、误吞金银铜铁方、误吞铜钱方、人畜蛇虫咬伤、人牙咬伤、癫狗咬伤良方、疯狗咬伤方、家犬咬伤方、鼠咬伤方、治蛇咬伤方、治蜈蚣方、治壁虎咬伤方等,反映岭南粤东地区民间防治传染病及感染性外科病证的经验。

（五）黄德仁《验方备用》

黄德仁,又名南海汾江钓者,于清光绪壬寅年(1902)刻印《验方备用》,其序言曰："盖自神农尝药,始详百草之经,为方书所自祖。至汉长沙张仲景复申用法、主治之症,皆深文奥义,非浅识者所能窥。唐宋以来,诸儒选兴方书,称大备矣。然八珍罗列,五色目迷。无灼见真知,终虑其游骥无归也。后之学者,或一知半解,称名于世;或得一二良方,业传于后,盖皆奉为枕中之秘,不欲轻举以告人。嗟夫! 人生日蹙,医事日非。每慨僻壤方隅,遇疾疹疮疡,几乎束手无策。贫者,既无所借而为酤步之资;富者,既无所主持而委庸医之手。欲求其简易以寿世,不亦难乎? 仆因暇日辑是书,悉皆经验之方,庶备参稽之助爰付梓棃。俾公同好,虽按图索骥,贻笑大方,以视临证涂鸦,不无小补。云尔为序。"[46]

《验方备用》共载方206首,从第一方调经种子妇人万应丸,到第二百零六急救食断肠草方,分属妇科、儿科、五官、杂病、外伤跌打和急救各科。如第八方妇人产后肚痛丸(肚痛,粤语,腹痛),药物组成:大黄三钱、灵脂五钱、红花三钱、乳香钱半、没药钱半、香附五钱、台乌二钱、姜黄五钱、菖蒲钱半、三苓五钱、莪术三钱、木香二钱、元胡五钱、郁金五钱、蒲黄三钱、丹皮五钱,共为极细末,用蜜糖埋大丸,每个约重二钱二分,此丸用黄酒开服,孕妇勿服,如经期左右肚痛者,服此丸即愈。

又如第三十六急救鹅喉验方,药物组成:枯硼二分,梅片三分,牛黄二分,甘草二分,薄荷五厘,共为末吹之入喉,随食桔梗二钱半,射干二钱半,牛蒡子二钱,款冬花二钱,法半夏三钱,花粉二钱半,又用大梅片一分,正朱砂一分,姜分五厘,清茶调服效。

再如第七十二方治痢症,药物组成:滑石四钱、正建曲四钱、炙草四钱,净煎服效。此方不论红白脓血及身热里急后重,其效如神。按痢症原忌黄连,嫌其倒胃也。然此味乃竟能百试百效者,用川连、黄芩、白芍、楂肉各钱二分,面炒枳壳、姜汁、炒厚朴、尖槟、青皮各八分、当归、甘草、地榆各五分、红花三分,酒洗、去皮尖桃仁泥一钱,用水五杯煎至二杯,入南木香三分,磨末食后温服,复冲水三杯煎至一杯;服如滞涩者,加酒炒大黄三钱,服二剂,仍去之;单白痢者,去地榆、桃仁加橘红四分,广木香三分;倘久痢不止者,宜酌量添改加入人参为妙。

黄德仁在读书凡例谓:是编俱采亲友家藏秘方,屡多试验,然未一一目击,恐有纰谬,伏祈高明正之。也有系目经试验,故不厌重刻,以资备用。

二、现存岭南方书调研及见于史料记载的方书文献

(一)现存其他岭南方书

经笔者目睹现存的岭南方书至少还有14种,以下仅录著述名称及版本:

清·南海符伯庸(霁光)《新增经验良方》,光绪三十年甲辰(1904)粤东善

书局刻本,南海蔡忠善堂校刊,六册。

清·南海黄保康(霄鹏)《吴陈方歌》,即《吴鞠通方歌》《陈修园方歌》合为一册,收载于南海黄保康著、黄任恒编校《霄鹏先生遗著》,宣统三年(1911)木刻本。

清·南海劳守慎《恶核良方释疑》,良方释疑者,鼠疫汇编之羽翼,光绪二十九年(1903)广州刻本,一册。

清·南海罗熊光编《集验救急良方》二卷,光绪五年(1879)佛山刻本,二册。

清·南海罗广同济撰《良方撮要》不分卷,罗广同济是个药材商号,在广州浆栏街,又刊印有《粤东罗广同济增订验方新编全书》,宣统三年(1911)广州刊本,一册。

清·南海李世昌辑《无价宝方》一卷,光绪二十五年(1899)佛山刻本,一册。

清·南海劳守慎撰《经验杂方》不分卷,光绪二十九年(1903)广州刊本,一册。

清·南海六吉轩同人撰《梁公圣佛良方》(即为《圣佛良方》)二卷,共辑有膏丹丸散良方共614首,每方列有症治,药材炮制法,光绪十六年(1890)佛山刊本,二册。

清·顺德陈羲撰《提携便览》不分卷,是书又名《医方不求人》,光绪十九年(1893)永成书庄刊本,一册。

清·顺德仇春荣撰《传家宝》不分卷,收录祖传之方剂存于后世,故曰传家宝。刊印于光绪丙午年(1906),铅印本,一册。

清·中山梁镜堂撰《卫生浅说及经验良方》不分卷,清光绪三十年(1904)广州铅印本,一册。

清·南海马百良编《广东贵宁堂马百良丸散膏丹药酒目录》,清末佛山敬慎堂刻本,一册。

清·谢衡斋,罗廷熙合编《救急良方》不分卷,广州双门底大文堂藏版,现存咸丰十年(1860)谢宝善堂木刻本,一册。

(二)见于史料记载的岭南方书文献

《经验医方》一卷,清·南海黎景垣撰,载《南海县志续》卷十一,艺文略,子部。

《验方备考》二卷,清·南海谭瑀撰,载《南海县志续》卷十一,艺文略,子部。

《景岳新方歌诀》一卷,清·南海邹锡恩撰,载《广州府志》卷九十二,艺文略·三。

《蛋家小儿五疳良方记》一卷,清·南海邹锡恩撰,载《广州府志》卷九十二,艺文略·三。

《大生方论》，清·南海阮遂松撰，载《广州府志》卷九十二，艺文略·三。

《简便经验济世良方》，清·南海黄兆鸾撰，清宣统三年（1911）刊本，一册，载《广东文物特辑》。（注：《广东文物特辑》，系指1949年3月，苏寿琪先生在《广东文物特辑》发表"清代广东中医药文献"，收集102种广东中医药古籍目录）

《瀛海慈航医方》，一册，清·顺德潘翥云撰，载《广东文物特辑》。

《经验方歌》，清·顺德琰敬善堂撰，光绪三十三年（1907）刊本，一册，载《广东文物特辑》。

《经验良方》，清·顺德梁次留撰，咸丰乙卯年（1855）刊本，一册，载《广东文物特辑》。

《小儿痘症备方》，清·番禺任寿昌撰，光绪戊寅年（1878）刊本，一册。载《广东文物特辑》。

《妇科秘方》，清·番禺陈起荣撰，同治癸酉年（1873）刊本，一册，载《广东文物特辑》。

《便世方》，清·番禺山月道人撰，咸丰庚申年（1860）刊本，一册，载《广东文物特辑》。

《东塾药方》，清·番禺陈澧撰，清刻本，一册，载《广东文献书目知见录》。（注：《广东文献书目知见录》，系指1978年香港黄荫普先生编写《广东文献书目知见录》，其中包括中医药文献110种。）

《备急验方》三卷，清·中山郑官应撰，光绪十五年（1889）刻本，二册，清光绪十六年（1890）刻本，一册，苏州图书馆。

《经验寿世良方》，清·中山唐世泰撰，民国三年（1914）铅印本，载《广东医学》1964年第三期。

《脚气症方》，清·中山卓岐山撰，光绪甲申年（1884）刊本，一册，载《广东文物特辑》。

《霍乱经验良方》，清·中山林梓祥撰，光绪戊子年（1888）刊本，一册，载《广东文物特辑》。

《陈氏秘方》，清·新会陈珍阁撰，光绪乙未年（1895）刊本，一册，载《广东文物特辑》。

《瞿氏传方》，清·东莞瞿登云撰，载《东莞县志》卷十六，艺文略，子部。

《霍乱良方》，清·阳江林贤辅辑撰，载《阳江县志》卷三十五，艺文。

《济世经济方》，清·粤籍人士谭泽文撰，光绪三十年（1904）刊本，一册，载《广东文献书目知见录》。

《应验良方》，清·粤籍人士服膺氏撰，光绪二十九年（1903）刊本，一册，载《广东文献书目知见录》。

三、岭南医方流派传承小结

岭南医学有文献可征者源于晋代葛洪《肘后备急方》，其后元代释继洪纂修《岭南卫生方》等续之，故列于全书第一章并以岭南医方学术流派命名之。正如谢观《中国医学源流论》"医方学"谓："明清间人方书，不及前人之浩博。"[47] 意指明清以前医方学浩博，理法方药俱全，可视为临证医学之起源，有别于明清以后按照功效分类的专门方剂著述。岭南也是如此，明代岭南名医注重"医抄"即分门别类的抄录前人名方，如盛端明《程斋医抄》、丘濬《群书钞方》。清代岭南名医何梦瑶《医方全书》，内容为之一变，按照方剂功效主治分门别类，方剂部分计有补益之剂、发表之剂、攻里之剂、通吐之剂、和解之剂、表里之剂、消补之剂、理气之剂、理血之剂、祛风之剂、祛寒之剂、祛暑之剂、利湿之剂、润燥之剂、泻火之剂、除痰之剂、收涩之剂、杀虫之剂、痈疡之剂、经产之剂。及至晚清近代，岭南方书文献著述多达 46 种。现代广东省名老中医何炎燊《何炎燊临证试效方》、广东省名中医劳绍贤《劳氏验方集萃》（内部资料）、广东省名中医沈英森《沈英森验方验案》等等，以及广东省中医药管理局原局长张孝娟主编《岭南医方精选》等，可以说是当代岭南医方学派之绪余，虽不能够形容尽致，亦可窥见其一斑，体现岭南医家善于针对主证，创立、运用方剂，注重对流行时病染疫急症与虫兽外伤诊疗救护方法技能的研究，以及对常见多发各种慢性疾病诊治调养的特点。

参 考 文 献

[1] 司马迁. 史记[M]. 北京：中华书局，1959：3271.

[2] 颜之推. 颜氏家训[M]. 长沙：岳麓书社，1999：262.

[3] 谢观. 中国医学源流论[M]. 福州：福建科学技术出版社，2003：63.

[4] 房玄龄等. 晋书[M]. 北京：中华书局，1974：1913.

[5] 乐史. 太平寰宇记[M]. 北京：中华书局，2007：1913.

[6] 葛洪. 抱朴子内篇肘后备急方今释. 卷十九遐览[M]. 北京：中国中医药出版社，1997：175.

[7] 卷一百四十：列传二十九[M]//清·戴肇辰. 广州府志. 刻本. 广州：粤秀书院，1879（清光绪五年）：3.

[8] 政协广东省委员会办公厅等. 岭南中医药名家. 南粤先贤葛洪[M]，广州：广东科技出版社，2010：7.

[9] 屈大均. 广东新语[M]. 北京：中华书局，1985：93.

[10] 孙思邈. 备急千金要方[M]. 北京：人民卫生出版社. 1955：138.

[11] 阮元，陈昌齐. 广东通志[M]. 上海：商务印书馆，1934：541.

[12] 杨顺益. 晋代女针灸家鲍姑及鲍姑艾的考证[A]. 中国中医科学院针灸研究所. 世界针

灸学会联合会成立暨第一届世界针灸学术大会论文摘要选编 [C]. 中国中医科学院针灸研究所 : 中国中医科学院针灸研究所 , 1987 : 2.

[13] 葛洪 . 葛洪肘后备急方 [M]. 北京 : 人民卫生出版社 , 1963 : 3.

[14] 刘熙 . 释名疏证补 [M]. 北京 : 中华书局 , 2008 : 281.

[15] 葛洪 . 肘后备急方 [M]. 天津 : 天津科学技术出版社 , 2000.

[16] 樊玉林 , 李百川 , 许珉 , 等 . 尸厥候中有关客观性耳鸣论述的价值探讨 [J]. 中国中西医结合杂志 , 1997(17), 8 : 502.

[17] 苏敬 . 新修本草 : 辑复本 [M]. 2 版 . 合肥 : 安徽科技出版社 , 2004 : 196.

[18] 刘绪银 . 葛洪对中医学发展的伟大贡献 [G]. 广州 : 广东省中医药学会岭南医学专业委员会葛洪《肘后备急方》学习班讲义 , 2011 : 24.

[19] 巢元方 . 诸病源候论 [M]. 北京 : 人民军医出版社 , 2006 : 135.

[20] 王焘 . 王焘医学全书 [M]. 北京 : 中国中医药出版社 , 2006 : 331.

[21] 严用和 . 严用和医学全书 [M]. 北京 : 中国中医药出版社 , 2006 : 27.

[22] 王纶 . 明医杂著 [M]. 北京 : 人民卫生出版社 , 2007 : 19.

[23] 丹波康赖 . 医心方 [M]. 北京 : 华夏出版社 , 1993 : 118.

[24] 张仲景 . 金匮要略 [M]. 北京 : 人民卫生出版社 , 2005 : 17.

[25] 何梦瑶 . 医碥 [M]. 北京 : 中国中医药出版社 , 2009 : 109.

[26] 南京中医学院 . 难经校释 [M]. 北京 : 人民卫生出版社 , 1979 : 49.

[27] 王怀隐 . 太平圣惠方 [M]. 北京 : 人民卫生出版社 , 1982 : 1385.

[28] 葛洪 . 附广肘后方 [M]. 上海 : 上海科学技术出版社 , 2009.

[29] 赵佶 , 等 . 圣济总录 (下)[M]. 北京 : 人民卫生出版社 , 1962 : 301.

[30] 朱建平 . 继洪生平事迹考述 [J]. 河南中医 , 1987(2) : 31.

[31] 释继洪 . 新刊澹寮集验方 [M]. 手抄本 .

[32] 释继洪 . 岭南卫生方 [M]. 北京 : 中医古籍出版社 , 1983.

[33] 张玉书 . 康熙字典 [M]. 上海 : 上海书店 , 1985 : 863.

[34] 张介宾 . 景岳全书 [M]. 上海 : 上海科学技术出版社 , 1984 : 249-250.

[35] 盛端明 . 程斋医抄撮要 [M]// 郑金生 . 海外回归中医善本古籍丛书 : 第六册 . 北京 : 人民卫生出版社 , 2003.

[36] 饶锷 . 潮州志 [M]. 潮州 : 潮安梁永昌印刷所 , 1924(民国十三年) : 11.

[37] 玉华子 . 程斋医抄密本 [M]// 国家图书馆分馆编 . 国家图书馆藏稀见古代医籍钞(稿)本丛编 : 第 13 册 . 北京 : 全国图书馆文献缩微复制中心 , 2002.

[38] 朱为潮 . 琼山县志 [M]. 刻本 . 1917(民国六年).

[39] 丘濬辑 . 群书钞方 [M]. 刻本 . 1504(明弘治甲子) : 1.

[40] 两广图书馆主人 . 医方全书 [M]. 两广图书馆刊本 , 1918 : 1.

[41] 何梦瑶 . 人子须知 [M]. 刻本 . 佛山 : 福禄大街华文局 , 1885(光绪乙酉年) : 1.

[42] 何梦瑶. 医碥 [M]. 上海：上海科学技术出版社, 1982：88.

[43] 何多文堂. 奇方备检 [M]. 广州：何多文堂, 1884（光绪十年）刊本：1.

[44] 林树红. 名家医方歌诀 [M]. 刻本. 广州：守经堂, 1895（光绪乙未年）.

[45] 刘心愧. 经验集方 [M]. 饶平：潮州饶平县同文善堂, 1910（宣统二年）：1.

[46] 黄德仁. 验方备用 [M]. 刻本. 广州：河南鳌洲中和堂, 1902（光绪壬寅）：1.

[47] 澁江全善, 森立之, 等. 经籍访古志 [M]. 杜泽逊, 班龙门, 点校. 上海：上海古籍出版社, 2017, 362-363.

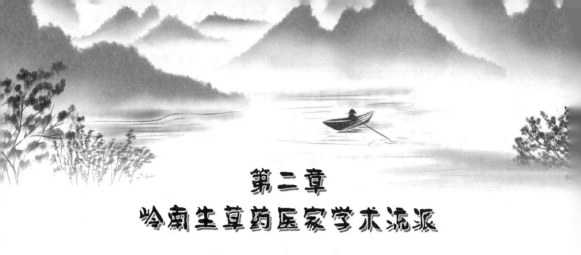

第二章
岭南生草药医家学术流派

南方草木繁盛,可为药用者不少,岭南医家在应用本地草药防治疾病中积累丰富经验,出现一批专门应用生草药防治疾病的医家与研究岭南生草药的著述。早在东汉时期有南海杨孚《异物志》。及至清初,番禺何克谏著《生草药性备要》,总结明代以前岭南医家运用草药防治疾病经验,奠定清代以后岭南草药学发展的基础,对岭南草药学术发展起到承先启后作用。其后清代中叶新会医家赵其光著《本草求原》;民国时期,南海萧步丹编纂《岭南采药录》,东莞胡真撰写《山草药指南》,中华人民共和国成立后赵思兢主编《岭南草药志》对生草药名称、功效、主治、临证应用、参考文献的记述,一脉相承。岭南生草药医家学术流派,是指专门以研究岭南地方草药为主要内容、应用岭南地方草药治疗各科病证及民众的预防风俗活动的名医群体。

第一节　东汉杨孚《异物志》及晋
唐宋元岭南本草文献

岭南晋代以前医药名家,因史料阙如,无文献可资征引,发掘困难。广州市名老中医吴粤昌先生传世之作《岭南医征略》,从晋代葛洪写起。随着学术研讨深入,有学者发现,东汉魏晋时期,由私人撰写的州郡地志常以"异物志"命名。南海人杨孚所著的《异物志》,成书于东汉,是现存最早的岭南学术著作。该书记载了交州(今广东、广西、越南北部)一带的物产风俗及民族状况,虽然不是医药专著,但涉及大量药用动植物的资料,对研究早期岭南药物学有重要参考价值。

一、杨孚传略

杨孚,字孝元,广东南海人,生卒年不详。大约生活在东汉末年至三国吴时期，是岭南历史上第一位清正高官和最古学人。最早为其立传的是明正德、嘉靖、万历间的黄佐、郭棐、欧大任等人。郭棐在其《粤大记》曰："杨孚，字孝元，南海人，章帝朝举贤良，对策上第，拜议郎。"又云："孚家江浒北岸……后为临海太守，复著《临海水土记》。"[1]

清代曾钊考证杨孚生平时曰："考杨孚为汉章帝时议郎，而临海置于吴太平二年，又《续后汉书·五行志注》引杨孚《董卓传》，据此则议郎历汉末至吴时尚存，盖百余岁人矣。而史志犹称为汉议郎，其不仕吴可知。粤人著作见于史志，以议郎为始。"[2]1 曾钊据杨孚所著《异物志》又名《临海水土记》，考证杨孚当享大年，然汉章帝 76—88 年在位，至吴太平二年（257）立临海郡，中间有 169 年，即杨孚于章帝末年十八岁为议郎，此时亦已 180 余岁矣。故曾氏说此并不足信。

仇巨川《羊城古钞》卷六《人物》有一简短传记谓："杨孚，字孝先，建初中（76—84），举贤良对策上第，拜议郎。和帝即位（89）欲伐北夷。孚奏言：创造用武，守业用文……愿陛下绳美祖宗，毋轻用武。"永元十二年（100），荒旱，令在廷臣议政令得失。孚曰："吏治必务廉平，以劝进举之士。帝从其议。"又载："时南海属交趾部刺史，夏则巡行诸郡，冬则还大府表奏举刺，其后竟事珍献。孚乃著《南裔异物志》，枚举物性、灵悟，指为异品，或为韵语，使士民识之。"[3] 仇巨川这段记述，除把杨孚字孝元写作"字孝先"外，对其生活年代（东汉章帝、和帝时期）、仕途政绩（吏治必务廉平）、著《异物志》目的（防止地方官员为举刺史竞事珍献）进行了客观记述。

广州"河南"之名得自杨孚。屈大均《广东新语·地语》："广州南岸有大洲，周回五六十里，江水四环，名河南。人以为在珠江之南，故曰河南，非也。汉章帝时，南海有杨孚者，举贤良，对策上第，拜议郎。其家在珠江南，常移洛阳松柏种宅前。隆冬蛰雪盈树，人皆异之，因目其所居曰河南，河南之得名自孚始。岭南天暖无雪，而孚之松柏独有雪。气之所召，无间远迩。雪其为松柏来耶？为孚来耶？"[4] 杨孚移洛阳松柏种植宅前，岭南天暖本无雪，受杨孚气之所召，其所种松柏飞雪盈树，神话般传说源出自此。

综上所述，杨孚为东汉章帝、和帝时期人，家在今广州河南下渡村，生活在汉章、和二帝（78—105）年间。章帝时杨孚举贤良对策上第，官拜议郎。杨孚正直清廉，且学识渊博。他为了防止地方官吏以"竞事珍献"为名，大肆搜刮民财，特撰写《异物志》一书，详细列举岭南奇珍异宝，以及岭南人情风俗，以让民众识别和保护本地珍异。

二、《异物志》名称及辑佚成书

杨孚《异物志》在宋代即已散佚。汉唐年间，以《异物志》为名的同类著作很多,至宋代引注杨孚所撰者则有以下数种:《异物志》《交州异物志》(《交趾异物志》)、《南裔异物志》,此外还有《临海水土记》。清代有南海人曾钊考究以上诸书后,认为以上数种乃一书多名,属同类著述。曾钊在《杨议郎著书》"翠(鸟)"条文下的按语便说道:"按《艺文类聚》引《交趾异物志》,《御览》引《交州异物志》,与此文略同,黄泰泉《广东志·人物传》云《南裔异物志》,《御览》以'南裔'作'交趾',其书一卷。据此则南裔、交趾、交州异物志,一书三名,然黄通志(黄佐,晚号泰泉,嘉靖四十年纂修广东通志)既引称'南裔',故著于此"[2]3 曾钊继而在《杨议郎著书·跋》论述:"《水经注》引杨氏《南裔异物志》,《艺文类聚》引杨孚《交趾异物志》,《初学记》引杨孚《临海水土记》(隋志有《临海水土物志》,沈莹撰,非此书),而隋志又皆无之。黄泰泉云《太平御览》以'南裔'作'交趾',《临海水土记》后人亦改名《异物志》,然则三书盖流传,称名之异,非隋时有佚也。"[2]1

　　有鉴于此,南海人曾钊辑《异物志》《南裔异物志》《交州异物志》(《交趾异物志》)、《临海水土志》四书为一。"以宋为断,称杨孚撰者若干条,编为一帙。其不著撰名,惟称异物志者,虽灼知议郎著,亦别为一帙附于后。"[2]1 前帙称《杨议郎著书》,后帙仍称《异物志》,主要从《后汉书》《水经》《齐民要术》《初学记》《经史证类大观本草》《太平御览》和黄泰泉纂修《广东通志》等书辑录。编为《杨议郎著书》和《异物志》各一卷存世。清道光辛卯(1831)南海伍氏收录于粤雅堂《岭南遗书》第五集,杨孚《异物志》始定型。1982年广东人民出版社出版梁廷楠等《南越五主传及其他七种》,杨孚《异物志》亦收录其中。

三、《异物志》内容及岭南药用植物动物记述

(一)杨孚《异物志》主要内容

杨孚《异物志》内容主要包括:

1. 地域、人物、职官类　如儋耳夷、金邻人、穿胸人、西屠国、狼朐国、瓮人、雕题国人、乌浒夷、扶南国、牂牁、黄头人、朱崖、交趾橘官、合浦民采珠等。

2. 草木类　如交趾稻、文草、郁金、槟榔、扶留、益智、科藤、葭蒲、石发、甘薯、藿香、豆蔻、廉姜、芭蕉、香菅、龙眼、荔枝、榕树、摩厨、栟榈、木蜜、槟榔、椰树、薕实、橄榄、桂、橘树、杭梁、梓棪、始兴南小桂、交趾草滋、科滕、葫、余甘、枸橼、木棉等。

3. 动物类　如鸟类:翠鸟、鸬鹚、锦鸟、木客鸟、鹈鹕、鹧鸪、孔雀、苦鸟;兽类:狖、猰然、豻、獷母、猩猩、郁林大猪、日南驮牛、周留、麝狼、通天犀、灵狸、白蛤狸、鼠母;鳞介类:鲮鲤、蚺蛇、朱崖水蛇、古贲灰(牡蛎灰)、玳瑁、虾

蜓、鼍风鱼、蚌、鲛、鲮鱼、鱼牛、鲐鱼、风鱼、鹿鱼、海狶、高鱼、鲸鱼。

4. 矿物类　如磁石、玉、火齐、云母、礁石等。

（二）杨孚《异物志》记载药用植物及动物

汉代杨孚《异物志》是岭南第一部学术型著述，其对岭南动植物的种类、生长情况、加工技术、经济用途等作了详细的介绍，保存了汉代岭南植物学、动物学和矿物学的原始资料，该书采用的生物学分类方法，有重要的学术价值，对岭南特有的南药系的形成，贡献匪浅。例举如下之植物、动物药物，引文出自汉代杨孚引文出自岭南遗书·第五集《杨议郎著书》（清）曾钊辑，一卷，道光辛卯（1831）八月粤雅堂校刻本。

1. 稻　"稻，交趾冬又熟，农者一岁再种。"杨孚的记载证实水稻在汉代即是岭南的主要粮食作物，且已达到一年两熟的生产水平。稻之芽，即谷芽，乃消食健脾佳品，快脾开胃，下气和中，消食化积。

2. 文草　"文草，作酒其味甚美，土人以金买草，不言贵也。"今人考证，文草又名文章草、南五加皮，药性祛风湿、强筋骨。杨孚记载了汉代粤人即有不惜重金购南五加皮浸酒药用的风俗。

3. 橘树　"橘为树，白华而赤实，皮既馨香，里又有善味。交趾有橘官长一人，秩三百石，主岁贡御橘。"汉代岭南有专门管理贡橘和橘皮的桔官长。橘皮在《神农本草经》已列为上品，岭南橘皮后发展为道地药材广陈皮。

4. 槟榔　"槟榔……以扶留、古贲灰并食，下气及宿食白虫，消谷，饮啖设为口实。"杨孚最早记载了岭南嚼食槟榔，以扶留（胡椒科蒟酱）、古贲灰（牡蛎灰）并食的习俗："古贲灰，牡蛎灰也。与扶留、槟榔三物合食，然后善也。"槟榔药性可驱虫消积，行气利水，但久嚼可以引起牙齿松动、食欲减退。扶留（蒟酱）包括花叶与果实，清代吴其濬据其在湘、滇、粤等地所观察，记录岭南人但取其叶食之谓之蒌，而不用其实，此则以蒟子及蒌叶为一物已。而《本草纲目》有提到蒟酱为果实入药，此又一说。俗曰："槟榔扶留，可以忘忧。"

5. 益智　"益智，类薏苡。实长寸许，如枳棋子。味辛辣，饮酒食之佳。"杨孚最早记载了益智的"味辛辣，饮酒食之佳"，可能是取它醒脾健胃的作用。晋代嵇含《南方草木状》载：建安八年，交州刺史张净尝以益智子粽饷魏武帝。足见益智仁在当时的珍贵。

6. 余甘　"余甘，大小如弹丸，视之理如定陶瓜。初入口，苦涩，咽之，口中乃更甜美足味。盐蒸尤美，多可食。"杨孚最早记载岭南所产余甘子的先苦后甜之特征，其后的《南方草木状》谓：术士以变白须发有验。《唐本草》始入药，名庵摩勒，主风湿热气。

7. 豆蔻　"豆蔻，生交趾，其根似姜而大，从根中生，似益智皮，壳小厚皮如石榴,辛且香。"杨孚最早指出豆蔻"味辛且香",《本草经集注》谓豆蔻"味辛,温,无毒。主温中,心腹痛,呕吐,去口臭气。"

8. 藿香 "藿香,交趾有之""出海边诸国,形如都梁,可著衣服中。"这种出交趾九真诸国的藿香,后来吏民皆种之,可能就是岭南特有的广藿香。

9. 桂 "桂之灌生,必粹其族;柯叶不渝,冬夏常绿。"桂之为药,早在《神农本草经》已为上品,杨孚主要歌咏其在岭南成林常绿。

10. 郁金 "郁金,出罽宾。国人种之,先以供佛,数日萎,然后取之。色正黄,与芙蓉花裹嫩莲者相似。可以香酒。"罽宾国,古西域国名,汉代在喀尔布河下游及克什米尔一带。杨孚记载此物由国外传来已久,因其难得,故当地人先用来供佛,然后再收集以供应用。

11. 木蜜 "木蜜,名曰香树,生千岁,根本甚大,先伐僵之,四五岁乃往看。岁月久,树材恶者腐败,惟中节坚直芬香者独在耳。"木蜜可能指的是白木香,杨孚描述的是香树的心材形成沉香的过程。

12. 龙眼、荔枝 "龙眼,荔枝,生朱提南广县、犍为僰道县,随江东至巴郡江州县,往往有荔枝,树高五六丈,常以夏生,其变赤可食。龙眼似荔枝,其实亦可食。"岭南荔枝与龙眼在汉初已是贡品。龙眼在《神农本草经》是上品,其叶、核、肉皆可入药。

13. 橄榄 "橄榄,生南海浦屿间,树高丈余,其实如枣,三月有花生,至八月方熟,甚香。木高大难采,以盐擦木身,则其实自落。"橄榄,广州人至今仍然用于防治肺系咽喉疾病;潮州人用于煲粥,清理大肠湿热,健脾醒胃。

14. 蚺蛇 "蚺惟大蛇,既洪且长,采色驳荦,其文锦章。食豕吞鹿,腴成养创,宾享嘉燕,是豆是觞。"杨孚诗中已经提及蚺蛇膏油可以愈疮,粤人以肉为佳肴。

15. 鲮鲤 "鲮鲤,吐舌蚁附之,因吞之,又开鳞甲使蚁附其中,乃奋迅则舐取之。"鲮鲤即穿山甲(注:保护动物,已从2020年版《中华人民共和国药典》中剔除),又名鲮鲤甲,其体表外披鳞甲,具穿山掘洞之力,以长舌舐食虫蚁。一般学者认为穿山甲始载梁朝陶弘景《名医别录》,而实际上杨孚《异物志》已有记载。

16. 玳瑁 "玳瑁,如龟,生南海,大者如蘧篨,背上有鳞,鳞大如扇,有文章。将作器,则煮其鳞,如柔皮。"玳瑁味甘性寒,有镇心安神、平肝熄风,主解岭南百药毒,俚人刺其血饮以解诸药毒。《太平圣惠方》有玳瑁丸,治急风及中恶,不识人,面青,四肢逆冷。

17. 犀角 "犀角中特有光耀,白理如线,自本达末,则为通天犀。"犀角过去为名贵药物,现代禁用。唐代《新修本草》载:味苦,咸,酸,寒,微寒,无毒。主百毒蛊疰,邪鬼,瘴气,杀钩吻,鸩毒,蛇毒,除邪,不迷惑魇寐。疗伤寒,温疫，头痛，寒热，诸邪气。有通天犀，角上有一白缕，直上至端，此至神验。

杨孚《异物志》，志中有赞，均为四言诗体，韵语藻雅，寓意蕴藉，被视为广东诗歌创作之始。清初著名学者屈大均谓：其为《南裔异物赞》，亦诗之流也。《岭南遗书》编者伍崇曜引用了屈大均观点，充分肯定了杨孚这种以诗言志，寓情于物的博物意境，其在《异物志·跋》中言道："然志赞本相因，疑物各有赞，而志即其序也，如屈氏《广东文选》，所载桂云：桂之灌生，必粹其族，柯叶不渝，冬夏常绿，□匪桂植，在乎嵩岳。犀云：于惟云犀，处自林麓，食惟荆棘，体兼五肉，或有神异，表异以角，含精吐烈，望若华烛，置之荒野，禽兽莫触；贝云：乃有大贝，奇姿虽侼，素质紫饰，文若罗珠，不磨而莹，采耀光流，思雕莫加，欲啄匪踰，在昔姬伯，用免其拘。《南海县志》所载鷣鶎云：鸟象雌雄，自名鷣鶎，其去怀南，不思北徂。词并古雅，屈氏《广东新语》，语谓亦诗之流，广东诗实始先生者，何独遗之韵语，原可并存也。"[2]1

杨孚身为议郎，但对岭南方物种仔细观察研究，无论从博物学、医药学、地理学、史学角度来看，都给后人留下了丰厚的遗产。《异物志》开创我国记载不同地区珍异物类的先河，自孚以后异物志类书籍愈来愈多。隋时属"杂传"类，而唐以后均列为地理方物类，记载大量的博物知识。至清，志岭南异物之书不下数十部。关于这一点，伍崇曜亦在《异物志·跋》中有论道："'异物志'名者，则谯周、薛莹、孙畅、曹叔数家，其他著录史志者，却专纪《南裔异物志》，隋志则万震《南州异物志》一卷，唐志则房千里《南方异物志》，孟绾《岭南异物志》一卷，宋志则无名氏《岭南异物志》一卷是也。谓群书引用必著撰人，惟引先生书直称'异物志'而已。盖《异物志》创自先生，惟先生得以专其名，亦见推重之意。"[2]1 伍氏认为《异物志》一类典籍乃杨孚首创，故只有杨孚可专其名，群书所引，凡不称人名，只称《异物志》者，皆当为杨氏书，由此亦足见杨氏《异物志》对后世学术之影响。后世南海人民在杨孚的旧宅故址（今广州市漱珠冈）建杨议郎祠，表示对他的崇敬之情。2007 年，杨孚被"南粤先贤馆入馆先贤评选委员会"评为第一批入馆的南粤先贤。

四、晋唐宋元岭南本草文献

从汉唐至宋元，岭南方药医著述有郑景岫《广南四时摄生论》、李暄《岭南脚气方论》一卷，杨炎（一说李继皋）《南行方》，不著撰人《岭南备急要方》《南海药谱》、轩辕述《宝脏畅微论》等，惜已亡佚，同治《广东通志·艺文志》载。

现存晋代嵇含《南方草木状》全书上、中、下三卷。卷上草类 29 种，卷中木类 28 种，卷下果类 17 种，竹类 6 种。书中介绍的 80 种草本，都是当时出产在交州南海、番禺、高凉、交趾、合浦、桂林、日南、九真、林邑、扶南和大秦（即现在广东、海南、广西以及东南亚、中印半岛、波斯湾）等地的植物。嵇含曾任广州刺史，亦一博物君子，与葛洪同时代人。《南方草木状》是否属岭南专著学界有争议，如近人刘昌芝考证《南方草木状》作者为徐衷，是东晋至刘宋初年人，留居岭南作《南方记》，后人将书中草木名实抽出曰《南方草木状》[18]。

又有李珣《海药本草》。据考李珣一家，其祖先原是波斯人，其先祖隋时由丝绸之路来中国，唐时随国姓李，安史之乱随僖宗入蜀，居于梓州，父李苏沙，妹舜弦为前蜀主王衍昭仪。至五代时，李珣在前蜀做官，925年前蜀亡后，他到南方去游历，记述了很多南方物产和风景，如孔雀、象、珍珠、豆蔻、荔枝、椰子、越王台、海潮等。其家族以经营香药为业，对海药多有经验，遂著《海药本草》六卷。然全书已佚，佚文以《证类本草》保存为最多。现有尚志钧1983年辑本，共辑录《海药本草》131种，计玉石部13种，草部38种，木部48种，兽禽部3种，虫鱼部17种，果部11种，米部1种。收载香药计有安息香、沉香、丁香、乳头香、茅香、必栗香、木香、返魂香、熏陆香、甲香、兜纳香、波斯白矾、珊瑚、人参、青木香、阿魏、荜茇、肉豆蔻、零陵香、艾药香、甘松香、迷迭香、瓶香、琥珀、降真香、蜜香、龙脑、没药、胡椒、藕车香等。[5]而真正为岭南人撰写的生草药专著则是清代初年番禺何克谏与《生草药性备要》。

第二节　清代何克谏《生草药性备要》

一、何克谏生平著作

何克谏，原名其言，一名谏，号青萝道人，广东番禺沙湾（今属广州市番禺区）人，清初岭南医家，善于应用生草药治病。沙湾何氏家族是广州地区的名门望族，其初祖何棠兄弟六人皆为宋代学士，由世祖何人鉴于南宋绍定六年（1233）移居广东沙湾，自此子孙繁衍，富甲全县。何氏大宗祠即著名的"留耕堂"，始建于元世祖至元十二年（1275），经过多次重建修补，曾作为番禺历史博物馆收藏何克谏塑像，现是广东省重点文物保护单位。

何克谏为何族第15世孙，约生于明代崇祯六年（1633）。何氏少时业儒致仕，约26岁时，明亡，遂随父何净德、兄何景雪隐居故里。沙湾镇南有青萝嶂，绵延几十里，层峦叠翠，花木葱茏，何氏在此采药著书，并为乡邻治病，自号为青萝山人。岭南三大诗人之一的陈恭尹（恭尹，字元孝，初号半峰，晚号独漉子，顺德人，清顺治三年清军陷广州，其父陈邦彦举兵抗清，兵败殉国，全家被害，陈恭尹继承父志，终身不肯仕清，晚年居广州。）在祝何氏寿辰的诗中说："姓名不愧何高士，甲子终虚宋永初。七字题诗成白社，千峰采药散比间"。[6]21-22 陈恭尹还赞何克谏"落落乾坤觉汝资。"何克谏的父亲何净德，兄何景雪均能诗。李云子有诗赠何净德："经术逢时早避秦，遨游早已得闲身，庭前双凤能娱老，云外飞鸿不傍人。居士久推莲社长，古风犹见葛天民，门临江水通渔父，大石垂竿学谓滨。"[6]21-22 可见他们当时在农村的生活情况。

何克谏留心农村使用草药的经验，长期在民间应用草药治病，体会其效胜似岐黄妙术。康熙辛卯年（1711），拜一位道士为师，从友延师，授其草性相传，博览药味合成之方。在此基础上，综合自己的用药经验，著成《生草药性备要》二卷，主要记载粤东特有的生草药的形态、功效和用法，以便于学习和推广。该书虽然简短朴素，但选药精当，疗效确实，富有特色，是岭南第一部地方性民间草药专著。正如后世岭南草药医家萧步丹指出的："前清何克谏有《生草药（性）备要》一书……于岭南生草药，采集颇多，足见苦心孤诣。"[7]

何克谏还与其侄儿何省轩将西湖沈李龙《食物本草会纂》进行增补，编辑成《增注备载食物本草》二卷。上卷，水类如井水、雨水、露水等30款，谷类如粳米、糯米、陈仓米等34款，菜类如白菜、芥菜等80款，果类如大枣、莲子等60款。下卷，禽类如鸡、鸭、鹅等42款，兽类如猪肉、牛肉等32款，鱼类如鲤鱼、鳊鱼等77款，味类如酒、醋、盐等28款，合计共383款（种）。后附食治方，分风、寒、暑、湿、燥、火、脾胃、气（郁）、血、痰、热、阴虚、阳虚13款，每款下有食治方若干条。如患风病，可服葱粥，或饮菖蒲酒等。又如患寒病，可服干姜粥或饮肉桂酒等。该书与《生草药性备要》重视食物辅助治疗的学术思想互相呼应和阐发，是岭南地区食疗经验的第一次系统总结，对岭南食疗普及产生深远的影响，后世赵其光（寅谷）《本草求原》的食疗部分即据此书编成。

何克谏出身豪门却不贪富贵，处江湖之远而不忘民生，为岭南人民的健康作出了贡献，赢得了岭南人民的爱戴和怀念，1985年番禺县重修留耕堂，为何克谏塑像纪念。沙湾敬老中心有楹联称"绿水青山苍松翠柏，青萝世泽源远流长"，正是后人对这位先贤的高度评价。

二、《生草药性备要》主要特点与学术成就

《生草药性备要》分上、下两卷，卷尾附民间中草药验方八条，约1.3万字，语言朴素，切于实用。全书共收载岭南民间常用中草药311种，其中植物药308种。每药虽然论述简短，但基本上包括性味、功用、用法、形态等方面的内容，具备传统本草著作的体例。全书内容充实，具有草药运用与中医药理论相结合、岭南草药鲜明的地方特色、岭南草药治病民间经验记述三大特点[8]：

（一）草药运用与中医药理论相结合

地方草药与中药有区别，其临床运用需不需要中医药理论指导？儒医出身的何克谏认为答案是肯定的。性味是中药理论的核心，通过对民间草药的性味进行分析和概括，即可将它们纳入中医药理论体系，便于学习和选用。否则，草药的功用始终只是零散的经验，不利于学习和提高，且容易湮失。

何克谏《生草药性备要》序言曰："医家各经药品性，非尽为草木赋也。然孔子云：'学之可以多识草木之名。'则凡书之可以寓目者，何妨节取观之。其时岁在康熙辛卯，从友延师，授其草性相传，博览药味合成之方，如果效验，约计二百余。虽比《本草纲目》未有所载，目其师友习道，并传性味调治，多有未究。然其草药多属粤东土产，故著家藏篇内咨究前辈，故后学者从其寒热温凉之体，始非诵诗读书之理助云。其效胜似歧（岐）黄妙术，犹当的指参详，未可尽以为据，因并序言于其端矣，故后学从之。凡草药：梗方骨对叶者，多属温；梗叶圆者，多属寒。辛补肝泻肺能散，酸补肺泻肝能收，若补肾泻脾，甜补脾泻心能缓，咸补肾能下，坚淡能利窍渗泄。二卷尾附刻生草应验药方，甚效。"[9]

何克谏在序言里阐述了是书之作缘由：康熙辛卯（1711）年，从友延师，授其生草药性，计200余种，多属粤东土产。何克谏认为：草药性味也有理论，凡草药梗方骨、对叶者多属温、梗叶圆者多属寒。这是他长期运用草药感性认识经验，对植物的形态结构与性味功效之间可能存在的潜在关系进行有益探索，也是对我国古代研究中药思想方法的发展。尽管梗叶方圆之说不尽正确，何氏自己在具体记述每一药时也并未拘泥，但作为一种假设，仍是富有启发性的，并引起了后世的重视。

生草药功效与性味关系，何克谏认为：辛补肝泻肺能散，酸补肺泻肝能收，若补肾泻脾，甜补脾泻心能缓，咸补肾能下，坚淡能利窍渗泄。何克谏努力对民间草药的性味进行分析和概括，把它们尽可能地纳入中医药理论体系，便于学习和选用。因此，何氏在序言中强调"各经药品性"，即把药物经过临床运用中反复体会区分草药的性味；而后学者当"从其寒热温凉之体"，即借助于性味学习和运用中草药。何氏对岭南中草药的性味总结，大部分都无前人的记载可供参考，是他自己长期学习和实践的结晶。由此可见，《生草药性备要》并非简单地将岭南民间草药及用法汇集成书，而是借助于中医药理论体系，对草药及其运用经验进行整理和归纳，找寻其内在规律，以便于草药的学习和推广运用。

《生草药性备要》较少涉及迷信巫术一类，如在"大榕叶"条中，何氏述及当时佛山南泉庙前有一株大榕树，有人来此求神，取其叶，用醋蒸后送饭常食，治疗长期骨节疼痛，常常获效。何氏指出大榕叶能除骨内之风，其所以有验者,非为神力,实乃药效。可见作者能客观辨证的对待草药效用,对民间经验进行鉴别取舍,坚持实践是检验临床疗效的标准的科学态度。

（二）岭南草药地方特色的记载

《生草药性备要》首味草药为七叶一枝花,治内伤之圣药也。"味甘,性温,平。补血行气,壮精益肾,能消百毒,乃药中之王也。真该云:七叶一枝花,紫背黄根人面花,问他生在何处是,日出昆仑是我家。大抵谁人寻得着,万两黄金不换它。此药生于疳石之上,一寸九节者佳。"第二味草药金银花,乃外科疮之圣药也。"味甘,性寒,无毒。能消痈疽、疔毒,止痢疾,洗疳疮,去皮肤血热。一名忍冬藤,一名左缠藤。"

何氏把治内伤之圣药七叶一枝花、外疮科圣药金银花,一内一外,列于全书之首,有重要意义。七叶一枝花治内伤痨病久咳不愈;金银花治金创外伤疮疡无名肿毒。岭南气候温暖湿润,草木生长繁盛。仅广东就有蕨植物和种子植物7 000余种,其中药用植物超过3 000种。[10]在诸多的药用植物中选择临证显效者实属不易,而何氏从友延师,授其草性相传,依据自身实践整理。

何氏有选择地收录了300余种民间最常用的中草药,以及它们的别名、植物形态,用法特点,成为岭南中草药的第一次大总结;而其中223种草药,记述了其性味,占全部药物的70%以上,且大都准确可靠。例如:

九里明,味劫、苦,性平、微寒,无毒,治疳疔,消热毒,治小儿胎毒,黄脓白泡,敷毒疮,捣汁和猪胆熬膏,擦腐烂患疮,生肌去腐,为疮药之纲领也。

土荆芥,味辛,性温,一门祛风止痛,宜煎水洗。小儿麻、痘脱靥后洗此,胜过蚬水。

石榴皮,味劫,性温。治瘤子疮,止泻痢,洗疝痛。有红、白二种,白者更妙。

山慈菇,味淡、甜,性平。治苦伤。煲肉食,消疮毒。

草药往往一药多名,《生草药性备要》共收入了700多个药名,各地药名都是口耳相传,约定俗成,重音重形而不注重具体用词。何氏以当地民间流传的药名为基础,力求通俗易懂,大部分药名使用至今。何氏记载了不少岭南所独有的品种,如榕树叶、木棉皮、杨桃叶等。有的草药,如蛇总管、痴头婆、樟柳头等,都只在岭南一带使用。受粤方言影响的药名则更多,如粤语中,植物的根称"强",刺为"簕",嫩枝为"奀",便有金樱强、蛇抱簕,白勒奀等药名。同时,何氏还注意突出岭南地区的用药特点。如扁豆,中药常用其种子,《生草药性备要》则记载了扁豆的叶、花和根的功用。

《生草药性备要》所记载草药的功用也有其特点,即常常一药通治诸病,又不乏专病专药,常用药物的功效一般比较概括,应用广泛。而全书记载既可内服,又可外用,同时治疗内外两科疾病的药物有120余种,突出体现了民间草药治病的广谱性。如五爪龙,味甜辛,性平,消毒疮,洗疳痔,去皮肤肿痛。根，治热咳痰火，理跌打、刀伤。浸酒，祛风，壮筋骨。一名五龙根。其叶五指为真的。世人多以山槟榔乱取之，但爪龙乃清香，山槟榔无味，可以别之。另又记载了50多种疾病的专用药，如天仙子专治小儿五疳，番白贝专治妇科血崩，金线吊芙蓉专治耳内暴热毒、红肿流脓，体现了民间草药临证功效的特异专一。

《生草药性备要》对有毒药物特别重视。民间用药多随用随采，不加炮制，分量亦无严格规定。为了保证安全有效地运用草药治病，何氏选收的药物大部分平和无毒，对水杨梅等12种有毒药物，特别注意其形态鉴别、用量用法、禁忌，服药后的反应及中毒的解救。如大闹杨花，记述有毒，食能杀人，迷闷人，少服止痛，通关利节，去头风，用药不过用三、四分，但服，去心蒂。若食迷闷，用黄糖可解，甘草亦可。反映了民间对有毒中草药的较深认识。

（三）岭南草药治病的经验记述

民间用药，常是一病一药的方式，《生草药性备要》就以岭南中草药为纲，记载了250多种疾病的民间治疗方法，较全面地反映了岭南民间认识和治疗疾病的特点。何克谏认为，草药多属粤东土产，其效胜似岐黄妙术，尤其需要临证参详，始非涌诗读书之理助云。何氏运用了中医对疾病不同阶段的病理特征和分期治疗，与草药的功效特点相结合，弥补了民间对疾病认识的不足，提高了草药治病的理论水平和疗效。如治疗疔疮，初起消肿、散疮，祛风毒外出；继则穿疮出脓，以消恶毒；最后生肌埋口，加速愈合。治疗癣疥，初起杀滋止痒，后期干水收敛，都能取得良好的效果。

《生草药性备要》记载的内科疾病约70种，远较外科疾病简单。病名常为症状名，病因病机简单，运用阴阳五行极少，而重视气血，具有典型的民间医学的特点。载儿科疾病20种，突出了疳积、痘疹、惊风等常见病，介绍了独脚柑等儿科专用药7种，治疳积常用肉类辅助治疗。内儿科疾病常用草药举隅如下：

独脚柑，味淡，性平除小儿黄气，五脏虫积，同煎茶饮，或琢肉食。

珍珠草，味劫，性温。治小儿疳眼、疳积，煲肉食，或煎水洗。又治下乳汁，治主米疳者最效。又名日开夜闭。

破布叶，味酸，性平，无毒。解一切蛊胀，清黄气，清热毒。作茶饮，去食积。又名布渣。

火炭母，味酸，性寒，炒蜜食，能止痢症。敷疮，敷跌打，贴烂脚拔毒、干水、敛口。

田基黄，味苦、甜，性平，治酒病，消肿胀，解蛊毒，散大恶疮，理疳疮肿。其花黄色，叶细，生在田基滋润处。

马齿苋，味甜，性平。治红痢疾，消热毒，洗痔疮、疳疔。

《生草药性备要》还记载了 130 余种外伤科疾病的治疗。由于外伤科疾病大都位于体表,症状表现明显,便于观察和描述,民间医学中外伤科疾病常占有重要的地位。《生草药性备要》所记载的外伤科疾病约可分为四大类:痈疽疔疮疖肿瘰疬类疾病;疥癣癞类皮肤病;蛇伤;金疮跌损。其病因大多与“毒”有关,因此治疗常内外同治,以外治为主。何氏总结了岭南民间丰富多彩的中草药外治法,通过采用灵活的用药方式和选择适当的辅料,达到最佳治疗效果。外用方式最多用的是敷和洗,并发展了贴、罨、掺、熏、浸、搽、擦、佩戴等十几种方法,力求切合病情,直取病所;常用的辅料有蜜、糖、酒、糖糟、酒糟、盐、醋、油、面粉、猪胆汁等二十多种,多为家庭常备之物。与此同时,结合内服药物,治病求本。如疮疡类多用清热解毒药内服外敷;癣疥类多用杀滋(滋,粤语,类似皮肤癣病或簇状疱疹瘙痒微微疼痛,也泛指皮肤疥疮抓痂渗液)解毒药涂搽或外洗浸泡,因药常有毒,故很少内服;跌损类多用接骨续筋类药外敷,配合内服以行气活血;蛇伤则内服外敷蛇伤专药,如半边莲,治蛇咬伤,敷疮消肿毒,俗云:识得半边莲,不怕共蛇眠。

内外同治的草药如土茯苓,味甜,性寒,消毒疮、疔疮,疮科要药,生舂汁涂敷之,煲酒亦可,一名冷饭头。又如紫背天葵,味甘,性和,治瘰疬,炒食消痰。疮疡浸酒,内伤亦可。再如凤尾草,治跌打折伤,或浸疳疔疮,亦治痢症,多生在井内,一名凤凰草,饮,又退黄气。

《生草药性备要》还载妇科疾病有崩漏、胎产、乳痈、乳岩共 11 种,治疗着重活血通经,载妇科专用药 10 种。眼科疾病 8 种,基本上涉及所有的外眼病,其中用园眼嫩枝(又名园眼薳,薳,粤语,植物的嫩茎部分。《生草药性备要》载园眼薳:“味香甜,性温,治疳疔,杀虫,作茶饮,明目。其朝东嫩薳蒸圣水,加冰片,搽眼眩烂”)蒸过后,加冰片捣烂取汁搽眼弦烂,用药细致,富有眼科治疗特点。此外治疗牙痛,用生草药同酒共煮,含于口内,使药效持久,极为恰当。

由此可见,岭南草药治疗疾病,是在民间对疾病认识的特点和草药功效特点的基础上,常用单味鲜品入药,辅以各类食物,采取灵活多样的用药方式,内外同治。同时结合疾病的新旧缓急和各种特点,以求取得最佳疗效。

(四)总结民间食疗经验,倡导药食同用

《生草药性备要》治法虽然简单,但治疗手段却极丰富。何氏总结了民间的食疗经验,临床上倡导药食同用。《生草药性备要》中选用各种食物达 40 种,极大地丰富了中草药的内治法。食物中用得最多的是酒类,取其行药势,杀百邪恶毒气,通血脉,厚肠门,御风寒雾气,养脾扶肝。味辛者能散,为导引可通行一身之表,至极高之分;苦者能下;甘者居中而缓;淡者利小便而速泄清水。其次是各种肉类及动物内脏,取其消补兼施,扶正驱邪,多用于久病不愈,小儿尤为常用。其他常用食物尚有糖、蜜、豆类、米等。服用方法亦借鉴了食物的烹调方法,有炒、煨、焯、煎、煮、冲、煲粥、作茶等。同时,根据病情的缓急,用法亦有相应的变化。如急症吐血成盆,用旱莲草加童便、徽墨捣汁,藕节汤开服以止血;对于慢性病或久病体虚,常将药物加以炮制,以增进药效,便于久服。何氏介绍了民间常用的十蒸九晒、熬膏及童便、米醋、姜汁、黄酒四制等炮制方法。如独脚仙茅,十蒸九晒,用砂糖藏好,早晨送茶,能壮精神、乌须发、理痰火。

三、《生草药性备要》文献传承

版本流传也是一种文献传承。中山大学冼玉清认为,《生草药性备要》最早于康熙二十年(1681)刊行,此后又有丹桂堂、璧经堂等翻刻。但原书自序提到作者"从友延师,授其草性相传"是在康熙辛卯(1711),卷末所附草药应验方中记载"两广杨总督,丁酉年在任,施济君畏丸。" [9]15

杨总督,即杨琳,他任两广总督的时间是1716—1724年,而丁酉年即1717年。可以推断,《生草药性备要》成书时间应在1717年或稍后。

《生草药性备要》成书后,因其简朴实用而一再刻版重印,流传版本较多,初步收集到该书现存的6个版本:①广州守经堂木刻本,二册。书名页题"生草药性备要,青萝道人何谏秘传,内附刻草药应验方,新增参订,守经堂梓",不著刊行年份,似为清末刻本。②广州五桂堂木刻本,一册。书名页内容相同,仅刊刻方由"守经堂梓"改为"五桂堂梓"。③佛山翰文堂木刻本,一册。书名页题"新增生草药性备要全本,罗浮山人秘传,各草药应验方,禅山翰文堂藏版"。第一页第一行"生草药性序"下刻有"羊城九曜坊翰经堂藏版"不著刊行年份,似为清末刻本。"④广州华兴书局石印本,一册。封面题"生草药性备要,广州光复中路华兴书局发行"。似为民国初年刊本。⑤广州启德书局铅印本,一册。封面题"生草药性备要,家庭必备,广州市光复中启德印书局发行"。该书依守经堂本排印,部分标点,并将药物别名等用括号括出,民国年间刊本。⑥香港长兴书局铅印本,一册,该本与启德书局本基本相同,民国年间刊本。此外,尚见到两种油印本,系解放初期所刻印,均较简略。[8]31

《生草药性备要》虽然刻印不精,但所见的3种刻本(守经堂刻本、五桂堂刻本、翰文堂刻本),都是以"影刊"的方式翻刻。影刊,又称"仿刻本",即不论所刻的版式、形态、大小,及每页的行款、字数、字体乃至笔画缺损,都完全仿照原刊本刻印。该书各本仿刻的技术虽然不高,但有益于保存早期刻本的原貌。早期的刊本已不见存。现存的6个版本中,以守经堂本的错误最少。该本虽然印行的时间较晚,但守经堂印行《生草药性备要》时,采用的是以前留下的刻版重印,仅另刻一扉页添上。因为当时已有方便的石印和铅印,不必再刻版印书。守经堂本刻成年代较早，且内容最为完整，能较好地反映何克谏《生草药性备要》原貌。

由于何氏写成《生草药性备要》时，大量地运用方言俗字，又极为简略，加上版刻不精，都导致了后世翻刻、排印的错误。自赵其光首次对该书的用字、行文加以规范和整理后，萧步丹、徐子真又大量引述《生草药性备要》原文，并加以补充和阐释，对于该书的校勘和注释是很有帮助的。因此，《本草求原》《岭南采药录》《生草药实用撮要》以及《生草药性备要》现存的 6 个版本，都可作为《生草药性备要》一书研究的重要参考资料。

何克谏《生草药性备要》，对后世岭南草药学的发展影响甚大。1989 年粟俊"何克谏与《生草药性备要》之研究"论文获广州中医药大学硕士研究生学位。近人朱晓光已将其点注，收入《岭南本草古籍三种》，1999 年 1 月由中国医药科技出版社出版；广东科技出版社 2009 年 3 月影印广州守经堂本《生草药性备要》出版，这也是一种文献传承方式。此外，郑洪《〈增补食物本草备考〉校注与研究》，2016 年人民卫生出版社出版，为国家古籍整理出版专项经费资助项目、广东省哲学社会科学"十二五"规划项目。

第三节　清代赵其光《本草求原》

一、赵其光生平著作

赵其光，字寅谷，冈州（今广东省新会县）人，清道光二十八年（1848）在新会外海乡著《本草求原》27 卷。赵氏精研本草有年，谓读《神农本经》《名医别录》，参阅《本草经疏》《本草纲目》《本草备要》，比较刘（潜江）、徐（灵胎）、叶（天士）、陈（修园）四家著述，认为"彼四子者，真神农之功臣也。乃采杂众说，从长弃短，而伸以己见，其间有各家主治难明之处，亦引《内经》及长沙方法与名医方论，贯通而曲畅之。稿凡几易，七越冬夏，而书始成。《本草求原》，计药九百余种，较《纲目》似约，而切于时用，大有加焉。"[11]1

赵其光花了 7 年时间，稿凡几易，成书计中草药九百种。他在序言里说："号曰《本草求原》，非夸也，道其实也。所以明刘、徐、叶、陈四家之注，一皆疏解《本经》主治之原。予则求原于四家，为之增其类，补其义，以无失古圣前贤先后同揆之原，非敢专执一人之说以鸣高也，故又名之曰《增补四家本草原义》。古有云：群言淆乱，当折衷于圣。此则子之志也，四家先得我心也。"[11]2

《本草求原》刊行，得到新会县外海乡（今属广东江门市）陈先生资助："岁在戊申（1848）孟秋旸谷（旸谷，日出之时），陈兄见此书于外海纫兰之馆（注：

纫兰,喻人品高洁,《离骚》:"纫秋兰以为佩。"),喜其详明且备,谓使人人得而阅之,亦足为日用养生之一助,因慨然助赀而付于梨梓(梨木板刻,付梓排印)。但古今土产各殊,如牛黄、首乌等,已非前时所产,气味不同,功效亦别,欲详考其实,而耳目所及无多,尤俟高明正之。倘有时下新出之品,果见殊能,堪采治者,亦望识者增予之所不逮焉。道光二十八年岁次戊申季秋冈州寅谷氏赵其光自题于养和堂。"[11]4 可见是书之写成与出版都不容易。

《本草求原》由赵其光与他的儿子赵延椿、侄儿赵延芬共同校订,是为家族学术传承。全书27卷,附奇病证治1卷。卷1至卷6为草部载药349种,卷7至卷11为木部载药101种,卷12至卷13为果部载药65种,卷14谷部载药35种,卷15菜部载药64种,卷16鳞部载药27种,卷17介部载药61种、卷18虫部载药44种,卷19禽部载药32种,卷20兽部载药39种,卷21水部载药41种、卷22火部载药9种、卷23土部载药14种,卷24至卷26为金石部载药71种,卷27人部载药20种,合计全书载中草药共972种。附奇病症治一卷,载各种奇难病证138种。是书现存有两个版本:①清道光二十八年(1848)戊申远安堂刊本,5册,②清养和堂刻本,南京中医药大学图书馆藏。

二、《本草求原》学术特点

(一)重视传统中药本草学术理论源流

赵其光《本草求原》凡例曰:"《神农本草》三百六十五种,上品百二十有五,为虚人久服补养之常用;中品百有二十,为通调气血却痛之暂用,不可久服;下品百有二十,为驱寒、逐热、攻坚之急用,中病即止。今不分品第,以类聚之,非变经也,欲人便于查阅,经义明而性品自见也。"[11]6

传统中药本草学理论,讲究药入某经、治某病,皆从形、色、气、味而出。赵其光根据《神农本草经》一书,对药物从五形、五色、五臭、五气、五味,以及生长收藏之时令,推测而得其所以治五脏六腑、十二经脉:盖天有五气,地生五味,以应人之脏腑。如春气温,应于肝胆;夏气热,应于心与小肠、命门;秋气平,应于肺、胃、大肠;冬气寒,应于肾与膀胱;四季之气冲和,应于脾胃,以此气治也。酸属木,入肝胆;苦属火,入心、命、小肠;辛属金,入肺、胃、大肠;咸属水,入肾、膀胱;甘属土,入脾胃,此以味治也。红入心,青入肝胆,黄入脾胃,黑入肾、膀,白入肺,此以色治也。凡禽兽之心入心,肺入肺,及沙苑像肾入肾,牛膝像筋入筋,橘柚之皮像毛孔、走皮毛之类,此以形治也。又虎啸风、蝉鸣风,皆去风,此以类相从也。他若犬咬以虎骨,鼠咬以猫粪,鸡内金能化谷而治谷哽之类,是以相制而治也。蝉蜕、蛇蜕善退脱而去翳;谷麦本属土,发芽则曲直作酸;土得木疏,故消食,此以意治也。[11]6

古人临床制药遣方有一定准则,临证学术源流探讨很重要。赵其光曰:

"不晓脉症，不知病原；知病原，而不知药性，亦不知病之何以治；即知某药治某病，而不知其所以治，则用古人方，仅守古人之法，仍不知古人制方之意。""汉长沙《伤寒》《金匮》诸方，悉从《本经》精义而出，故一加减，而治症各异，效如桴鼓。自梁·陶弘景作《别录》，增《本经》而倍之，其言气、言味与《本经》多有异同。后之集本草者，遂不讲《本经》，徒增药品，止录其当然，而不推求其所以然。"[11] 所以赵其光并不认为本草著作载药越多越好，而是以临证为依据录其当然实效者为好。

中药入胃后，在人体也有一个气化的过程。赵其光《本草求原》作这样描述："盖人有咽、有喉，咽以纳饮食，则直入胃，乃传于广肠，及于大、小二肠，不入五脏；喉则上通天气，下通五脏，以行呼吸。其五脏之气，正如冶家鼓铸，凡饮食药饵入腹，借真气所蒸，则细研之石类，皆飞走其精英而达于肌骨，一如天地之气，贯穿金石土中毫无留碍；其余草木鸟兽，则气味亦洞达于五脏，及其气尽，则渣滓入于大肠，湿润渗于膀胱，则败物不能化，惟当退泄耳。凡所谓某物入肝，某物入肾之类，皆气味到彼耳，非其质能到彼也。"[11]5 他认为药物的功效，是通过"气味到彼耳"，即药效是通过气化到达所在病位脏腑。

（二）中药部分求原于刘（若金）徐（大椿）叶（桂）陈（念祖）四家

赵其光《本草求原》推崇刘、徐、叶、陈四家之注，认为四家之注能够疏解《本经》主治之原，故又名之曰《增补四家本草原义》。例如卷一山草部，对黄芪功效主治的描述：质轻皮厚，气微温，达三焦及胆气上行肺卫而走皮毛，中黄外白，味甘，补脾胃气，外通血脉而长肌肉，为外科要药。主痈疽，久败疮，排脓止痛，大风癞疾，五痔，鼠瘘，补虚，小儿百病，益元气，治伤寒尺脉不至，咯血虚喘，肾虚耳聋，气虚尿秘尿血，肠风下血，吐血，血崩，泻阴火，解肌热，泻痢，白浊，白带，胎动，卫阳虚，湿毒臁疮，虚渴，脾阴虚，阴虚盗汗，老人肠秘，足甲边赤肿，痘疹，阴疮不起。其与徐大椿《神农本草经百种录》黄芪的论述非常相似，尤其是"主痈疽，久败疮，排脓止痛，大风癞疾，五痔，鼠瘘，补虚，小儿百病"等语基本一致，都认为：黄芪为外科生肌长肉之圣药也。

又例如肉苁蓉，赵其光《本草求原》曰：得天阳之温气，地阴之甘味，已从阳归阴，制后酸、咸、色黑，又合木、水、土之化，专温润肝、脾、肾以益精血，补阴即以益阳，温而不燥，主补中、五劳、七伤，除茎中寒热痛，养五脏，强阴，种子，妇人癥瘕，久服轻身，治遗精白浊，崩带，绝阳绝阴，劳伤，精败，面黑，肾气衰，水泛成痰，虚人汗多，便秘，寒痢热痢，消中易饥，壮阳，除膀胱邪气，冷气腰痛，长肌肉，强筋壮腰膝，益髓，骤用恐防心，滑大便。而刘若金对肉苁蓉的记载是："苁蓉乃陇西马精入土而生，形扁，色黄，得金土之气，专使金归水火之气于中土，以行其化于上下。故益髓，治健忘，是本金气以益肾肝之精血,与泛泛入肾益精者不同。"[12]由此可见,赵其光《本草求原》肉苁蓉条目,对刘若金《本草述》作补充与阐发。

(三)草药部分传承何克谏《生草药性备要》学术经验

赵其光《本草求原》传承何克谏《生草药性备要》学术经验,记述许多岭南地区常用的草药,例如:

五爪龙。即九龙根。叶有五指,甘、辛,气平,而甚香(山槟榔亦五爪,而爪不香,宜辨)。消毒疮,消痔痔,去皮肤肿痛。根,治热嗽,痰火内伤,又祛风,壮筋骨,理跌打。

七叶一枝花。一名蚤休,一名金线重楼,一名三层草。一者,水之生数,七者,火之成数,一水二火合而为三。此草三层,每层七叶,一茎直上,一花七瓣,根似肥姜,皮赤肉白,此禀水火之精,以行金气,味苦,气微寒,交通心肾,以滋阳明胃汁,有毒,治惊痫,摇头弄舌,胎风手足搐,热气在腹中,疟,痢疾;醋磨,敷瘰疬、痈肿、蛇毒。

田基黄。生田边湿地,花黄,苦甘平,入脾,消肿胀、蛊毒,去疳肿,敷肿毒大疮。

上述岭南地区常用的中草药功效主治记述,与何克谏《生草药性备要》记载大体相同;而赵其光《本草求原》有不少药物比《生草药性备要》记述更加详细,如山慈菇:

山慈菇,即金灯花根,又名鹿蹄草。甘,微辛,小毒。散坚解毒,治痈疽、疔肿,疗疮瘘、瘰疬、结核,面𪒰瘢痕,牙龈肿痛,风痰痫疾,紫金锭用之,亦是解毒耳。眼胞上下不可用,以其剥人面皮,眨动不辍也。又治苦伤,理蛇伤。叶,治疮肿,乳痈,便毒,及中溪毒生疮。花,治小便血淋涩痛。"而何克谏《生草药性备要》记述简单:味淡,甜,性平,治苦伤,煲瘦肉,消疮毒。

又如土茯苓,赵其光《本草求原》记述非常详细,并附有方治:

土茯苓。一名革薢,俗名冷饭团。甘,淡而平。(入脾、胃、大肠。)禀土德以化淫毒,清火邪以益真阴;(古种子方有以之为君者,不徒健脾去风湿已也。)毒清则营卫从,阴充则筋骨利。利小便,止泄,利关节,健行不睡。(健运行湿之功。)治拘挛、骨痛皮痒、恶疮痈肿、(土湿蕴毒,发于肌腠,则为痈肿。)杨梅疮毒,解汞粉,解朱毒。(杨梅疮皆邪火湿毒所化,有气化传染者,由肺而入,患先见于上部,皮肤痒,筋不痛;有精化欲染者,由肾而入,患先见于下部,筋骨多痛,小便淋漓。盖三焦之火藏于肾,肝之相火与之通;淫火炽而精化为毒,则肾主之骨、肝主之筋,皆受其害。然未有不于脾胃而后发于肌肉者。盖土主肌肉,居中以应四旁,毒遇土则化,逢甘则解,故用此为主,是执中央以运四旁法。精化之毒,亦有上下齐发于头角咽喉者,胆与膀胱经于头角,少阴之气并任冲于咽喉也。庸医妄用轻粉劫剂,其性燥烈,入胃劫去痰涎,从口齿出,疮即于愈;然毒气窜入经络、筋骨,精血枯涸,筋失所养,变为拘挛、痈漏、溃烂、结毒,致成废疾。土茯苓能解轻粉毒。方用一两为君,苡仁、银花、防风、木通、木瓜、鲜皮各五分,皂角子四分,气虚加参,血虚加归。一方土茯四两,生地、牛膝、杜、杞、归各二两,加皮三两,酒浸三日,煮,埋土中一日夜,分数次再煮饮之。白者良,赤者损血。忌茶、酒、牛、羊、鸡、鹅、鱼、曲、盐、酱。渴,饮土茯汤。又忌铁。服后饮茶则脱发。)[12]217 而何克谏《生草药性备要》记述相对简单:土茯苓,味甜,性寒,消毒疮、疔疮,疮科要药,生舂汁涂敷之,煲酒亦可,一名冷饭头。

(四)《本草求原》附奇病症治,强调临证实用

是书末附奇病症治一卷,载各种奇难病证 138 种。如"口生肉球""离魂症""毛窍出血""反经上行症""木舌肿胀证""厚皮症""脑风证"等。记载病症临床有其合理性,今天仍然值得探讨。例如厚皮症:"厚皮症,一人大指忽麻木,皮厚如裹锅巴。一道人教以苦参用酒煎吃,外敷苦参末而愈。后见一女子遍身患皮厚同上,即服苦参酒,外敷苦参数斤而愈。"[12]492 又如四肢如石症:"四肢如石症,寒热不止,四肢如石,击之如钟磬声,日渐消瘦。用茱萸、木香各等分,水煎三服即愈。"[12]492 把厚皮症与四肢如石症两者合参,肌肤麻木,四肢如石,日渐消瘦,近似今日之硬皮病。笔者临证诊治硬皮病多例,确见患者四肢肌肉皮肤硬实,故收录之。

再如书末附奇病症治记述之"脑风症,患头风症。耳内常鸣,头上有啾啾鸟雀声,此头脑夹风也。用当归汤即愈。"[12]493 脑风症之病情加重,或见脑疽头肿症:"患脑疽,面目肿闭,头嫩如斗,此膀胱湿热所致。以黄连消毒饮二剂,次服槐花酒二碗顿退;以指按下,脓即复起,此脓已成也。于颈、额、眉、颊各刺一孔,脓汁并涌出,口目始开;更以托里散加银花、连翘三十剂即愈。"[12]494 笔者临床诊治重症肌无力,不少患者服用类固醇糖皮质激素或免疫抑制剂,久服则类似头风症之耳内常鸣,用补益药如当归可缓解症状。亦有遇脑疽头肿症,一例每天服用 10 粒激素(甲泼尼龙)患者,眩晕头痛一个多月,突然加重发热,头颅 CT"右侧额叶脑脓肿",第一次抽吸出 35ml 草绿色脓液,第二次抽出 10ml 黄色稀脓液,涂片结果为"脑诺卡菌"。出院诊断:①脑脓肿(右额叶脑诺卡菌病);②重症肌无力;③骨质疏松。考虑为长期大量激素引起颅脑脓肿,减为每天只服用 2 粒,中药补中益气汤加败酱草、薏苡仁等缓解出院。此亦为当代之"奇病症治。"

三、《本草求原》文献传承

赵其光《本草求原》是清代岭南重要本草学专著,近人朱晓光将其点注,1999 年由中国医药科技出版社出版,收录入《岭南本草古籍三种》。2009 年,

广东科技出版社影印出版赵其光《本草求原》上中下三册,影印说明曰:赵其光(寅谷)是岭南草药学历史上一个承前启后的人物,他上承何克谏的草药研究成就,下启民国时期萧步丹《岭南采药录》与胡真《山草药指南》。

南京中医药大学朱蕴菡在《中医文献杂志》2016年第5期发表"《本草求原》版本及学术价值探究"论文,为国家中医药管理局2009年"360种中医古籍整理研究"专项;国家财政部2010年国家卫生"中医古籍保护利用能力建设"专项。可见岭南赵其光《本草求原》学术价值在全国占有一席位置,急需整理发掘提高。

第四节 民国萧步丹《岭南采药录》

一、萧步丹生平简介

萧步丹,南海人,出身医学世家。祖父萧绍端,清代南海名医,著《妇科微旨》一书,光绪《南海县志·艺文志》有载。父亲萧巽平,数十年采摘生草药为人治病,积累经验所得,传授于萧步丹,可见萧氏三世医学。步丹居乡时,遇村民有疾苦,辄蹀躞山野间,采撷盈掬,归而煎成汤液,或捣成薄贴,一经服用,即庆霍然。他说:"是生草药亦医者所不可轻视也。"[13]1

萧步丹读前贤何克谏《生草药性备要》一书,发现是书坊间多有刻本,于岭南生草药,采集颇多,足见苦心造诣,惟叙述性质功用,阙略不少,板亦陋劣,舛误綦多。萧氏三世医学,祖传相授,耳熟能详。又追慕古风,唐末五代药学家肖炳,号兰陵处士,按四声(平上去入)相从,著作取本草药名第一字,编成《四声本草》五卷,已佚,部分佚文见宋代唐慎微《经史证类备急本草》,萧步丹《岭南采药录》仿五代肖炳《四声本草》之法,以"平、上、去、入"四声相从,对草药的分类方法与一般草药书有所不同。

民国二十一年(1932)7月,萧步丹搜集两粤出产之岭南草药480味,编纂《岭南采药录》,一册,萧泽深校对,萧灵兰室本。例言曰:"本编所录药品,只限于草木类,及为两广所出产者,故定名为《岭南采药录》。取药名上一字之平上去入分类,其有上一字相同者,如金银花、金刚藤等,先行备录,俾便于检查。生草药多有别名,其别名亦分平上去入声分配各部,查得后,即知为某药之别名。奇效之方,多有用生草药者,如需用某药,其方即附录于某药之下。"[13]2"萧灵兰室"是萧步丹医寓,《岭南采药录》有"萧灵兰室最旧铸金膏能解毒生肌"文曰:"敬启者,我家世业医,先祖绍端公,手订解毒生肌膏,以示子孙,谓此膏愈旧愈好。迨前清二十年,始照方制成膏药,定名为铸金膏,珍藏十余年,乃检出以便利戚友。"[13]2 本书经萧步丹审,定有盖章如上,无者乃是伪本。故署名萧灵兰室。

二、《岭南采药录》学术特点与成就

《岭南采药录》仿五代肖炳《四声本草》之法,以"平、上、去、入"四声相从编写。唐宋时期四声平分阴阳,清上归上,浊上归去,入派四声,与现代普通话拼音一、二、三、四个声调(一声二声是平声,三声四声是仄声)有差异。平声次目,共计有山薄荷等259种;上声次目,共计有土茯苓等105种;去声次目,共计有大头陈等116种;入声次目,共计有白茅根等126种,合计606种。分述如下:

(一)平声部记载岭南草药举隅

山黄姜。别名真姜、臭屎尾。草本,茎高一尺余,叶似美人蕉而小,每株着四五叶,互生,叶背有柔软之纤毛,抚之如天鹅绒,夏日,自旧茎之叶心抽一花,茎长三寸许,花不整齐,白色红斑,花柄甚短,总状花序,与穗状花序相似,花后结实如豆粒大,熟则赤色,内多子,味辛,性平,祛风,散血,消肿,为末,搽小儿头上疮疖,理跌打。

山薄荷。别名千金不换草、千槌草、十一层。茎高二三尺,叶卵形,缘边有钝锯齿,茎叶俱有毛茸。秋日,枝梢叶腋出花梗,分叉开淡紫色花,味辛,性温,祛风湿,壮筋骨,浸酒用之。

山慈菇。广西南宁出产,高尺许,冬月,叶由地下茎生出,细长如韭,由叶间出抽花轴,顶端开花,花盖六片,色白略紫,上有黑点,春日结子,根似慈菇。有毛壳,味淡甘,性平;一说,甘微辛,有小毒。功专清热散结,消痈疮毒,治瘰疬结核,解蛊毒,理蛇虫狂犬伤,凡蛇咬伤,将山慈菇剖开,向伤口摩擦,以去其毒。然后用药敷治,较易告痊。治苦伤,和猪肉煮食。其叶,捣涂乳痈及便毒;其花,治小便血淋涩痛,此为泻热解毒之品,入药宜去毛壳。

金线吊芙蓉。别名老虎耳。梗青红色,叶背面皆有毛,治耳痈,耳内暴热红肿,流脓疼痛,捣自然汁滴入耳内,或加入冰片少许,即消散而愈。

金狗脊。即蕨根,其茎细,叶两两对生,比贯众小,叶有齿,背面皆光泽,根有金黄毛如狗形,出粤西。止诸疮血出,治顽痹,杀虫。

黄茅根。味甘,性平,治热咳,止水泄,疗心气痛,理小肠气,止血,治内伤,散斑疹,止崩漏,凡中河豚毒,昏迷痰涌,和生蟛蜞捣烂取汁,尽量饮之。待吐出其痰,即愈,乃神方也。

仙人冻。别名凉粉草。出惠州,茎叶秀丽,香犹藿檀,夏日取汁,坚凝如冰,泽颜疗肌,夏时以汁和米粉凝成糕食之,凉沁心脾。

青天葵。产于连州七拱,叶如小葵,根有小肉粒如珠,味甘,性和,治瘰病,和猪肉煮汤,或炒食,理痰火咳血,消火疮,浸酒治内伤。

田基黄。其花黄色,叶细,生于田基湿润处,味甘苦,性平,治酒病,消肿胀。解蛊毒,傅大恶疮,消痔肿。

飞扬草。别名小飞扬草,叶如瓜子,折之有白汁,味酸,性烈,治小儿烂头疡,疮满耳面,脓水淋漓,以之捣敷,煎水洗,能消肿毒。

威灵仙。蔓生,藤如牛七,色深翠,折之脆而不韧,折时有微尘,如胡黄连状,断处有白晕,谓之鸲鹆眼,无此则藁本之细者耳。味苦辛,性温,去诸风毒,除痰,通五脏,利膀胱,消水肿,治腰膝冷痛,治折伤,诸般骨鲠,酒煎或醋煎饮之,即愈。谚云:独脚威灵仙,骨见软如绵。救妇人胎前产后,宜炒服之。

平声部记载之岭南草药,如出惠州之凉粉草,反映岭南地区饮食文化,夏时以汁和米粉凝成糕食之,凉沁心脾,凉粉草是岭南地区防治暑热的保健草药。又如连州青天葵,清热解毒,理痰火咳血,消火疮,小儿咳嗽,也是西江流域常用的清热祛湿草药。山慈菇,岭南名医邓铁涛常用于治疗肿瘤胸腺肿大、瘿气甲亢颈部肿物。飞扬草是皮肤科常用草药,内服外洗均可,杀滋止痒治疗湿疹,小儿烂头疡,疮满耳面,脓水淋漓,以之捣敷,煎水洗最效。威灵仙,谚云:"独脚威灵仙,骨见软如绵",中华人民共和国成立后解放军157医院应用"威灵仙治骨鲠验方",治愈12例喉、食道骨鲠患者,印证前人所说"赤脚威灵仙,铁剑软如棉",成为科研课题研究项目。

（二）上声部记载岭南草药举隅

土常山。别名倒扣草,味苦,性温,消肿毒,止骨痛,治发冷及小肠气痛。

紫背天葵。别名啜脓膏,花叶俱如秋海棠,叶背通紫,生毛,叶端有五爪,花黄色,性烈,不入服剂,消疮拔脓,洗痔疔,其根名千年老鼠屎,外黑内白,性凉,清热,治痈疽肿毒,疔疮疬痹,跌仆,疯犬伤,七种疝气,痔疮,劳伤,疬痹敷药,治痰疬,能消诸疮。

狗肝菜。梗青色,叶像杏仁,性寒凉,散热,有本地羚羊之称,凡觉热气盛,肝火重,服之甚有功效。

倒粘子。产于儋州,花如芍药而小,鲜红可爱,朴橄丛生,结子如马乳,烂紫可食,味甘美,中有细核,味苦涩,儿童食之或大便难通,叶色白如石苇状,夏秋下痢,食其叶可愈。治小便白浊,治泄泻,取嫩叶酒蒸,焙燥为末。酒糊丸吞之。

马齿苋。一年生,草本,茎带赤色,平卧于地上,分枝甚多,叶小倒卵形,厚而柔软,夏日枝梢开小花,花五瓣,黄色,结小尖实,中有细子如葶苈子,今市上所售。以之作蔬菜食者,叶甚薄,亦言马齿苋,此叶厚而软者,反呼为瓜子菜,入药以此为佳。味酸,性寒无毒;一说味甘性平,清热解毒,散血消肿,治红痢,疳疔食之,可解去白虫,捣汁服,下诸恶物,小儿丹毒,捣汁饮,并以渣敷之。

锦地罗。产雷州廉州等处,有红白二种,贴地而生,根似草薢,或如瓜蒌,味微苦,性平,无毒。一说淡涩寒,红治红痢,白治白痢,以之和猪肉煎汤饮之。或作茶饮,治小儿疳积,治山岚瘴毒,解诸毒,俱生研酒服。

上声部记载岭南草药如狗肝菜,中华人民共和国成立之初是防治乙型脑炎等发热性传染病有效岭南草药。马齿苋,民间用于防治肠风下痢,湿热腹痛,岭南名医陈伯坛用于治疗肠痈。紫背天葵,性凉,清热,治痈疽肿毒,疗疮疬疬,西江肇庆地区常用于防治湿热毒气天行时病。

（三）去声部记载岭南草药举隅

大口唇。又名牛大力,扮山虎。从化多出产,味甘性涩,壮筋骨,解热,理内伤,治跌打,以之浸酒滋肾。

破布叶。别名破布渣,产于高要、阳江、阳春、恩平等处,叶掌状而色绿,味酸甘,性平,无毒。解一切蛊毒,消黄气,清热毒,作茶饮,去食积,一说醒迷解梦。岭南舟人,多用香烟迷闷过客,以此煎服,其毒立解,故有"身无破布叶,莫上梦香船"之谚。

化州橘红。产于旧化州境,皮薄纹细,多筋脉,色红润,入口芳香,煎之作香甜气,以汁入痰中,痰变为水者真。相传仙人罗辨,种橘于石龙之腹,在苏泽堂者最佳,清风楼次之,红树又次之。宜厘为五片或七片,今多以沙田柚皮伪充,味苦辛,性温平,无毒,消痰止嗽,宽中醒酒,消油腻谷物食积,治伤寒胸中痰热,水谷失宜,神明不通,气逆,羊癫风,解蟹毒,此物治伤食甚效,消痰尤妙,然其性峻削,能伐生气,气虚者不可用,忌冷服,理气化痰,功力十倍。

荔枝核。味甘,性温涩,治心痛小肠气痛,以一枚煨存性。研末酒调服。治癫疝气痛,妇人血气刺痛,其壳能理血透发分标,凡一切疹瘰,不能透发,痘出模糊一片者,非此煎水饮之,不能解表成浆。

半边莲。小草本,密生于浅水池沟中,茎就地延长,自各节出线根,深入地中,片根着地,即易繁殖,故欲除去之颇不易,叶披针形,或长椭圆形,而有细锯齿,互生,无叶柄,由春徂秋,自茎梢叶腋出长梗,每梗开一淡红或淡紫色花,花形甚小,不整齐花冠五裂片,并偏于一方,只有半边如莲花状,故名,大概叶梗均似丁葵草。味甘辛,性平,治蛇伤,敷恶疮火疮,消肿散毒,谚云"有人识得半边莲,包管共得蛇眠"。一说治寒齁气喘,及疟疾寒热。

去声部之岭南草药如破布叶又名布渣叶,性平,无毒,作茶饮,去食积,消黄气,清热毒,儿科临证常用。化州橘红,除痰功效尤良,岭南名医邓铁涛邓氏温胆汤常用。牛大力,现代临床常用于治疗肌肉无力萎缩病症。

（四）入声部记载岭南草药举隅

独角柑（独脚金）。一茎独生，长二三寸，开花黄色，以石上所产者良。味淡，性平，除小儿黄气六腑虫积，小儿疳积良药，煎茶饮，或和猪肉蒸食，或和鱼蒸食，能开小儿胃。

木蝴蝶（千层纸）。出产于广西，乃树实也，片片轻如芦中衣膜，色白，似蝴蝶形，治肝气痛，用二三十张，焙燥研末，酒调服。及下部湿热，贴痈疽用之收口。

黑面神。味甘，性寒，散疮消毒，洗烂肉，治漆疮，其藤，人遇毒食之，则觉香甜，解牛病热毒，其根浸酒良。

黑老虎。连州英德清远出产，妇女经期前后肚痛，酒煎饮之，水煎亦可，并治妇人产后风迷，凡遇产后半身不遂，浸酒饮之，颇验。但须佐以当归、桂枝尖、川续断、杜仲、狗脊、牛膝、丝瓜络、宽筋藤、云苓、北芪、白芍、熟地等药。

石南藤。产龙门从化，蔓生，藤长约丈余，叶如榕叶而稍硬，市上有假著叶伪充者，惟假著之味辛辣，味涩，性平，止腰骨痛，浸酒用，祛风甚效。一说味辛性温，强腰膝，除痹，逐冷气，排风邪。其叶味辛苦，性平，有毒，散风，坚骨，利筋骨皮毛，逐诸风，疗风痹脚弱。以之浸酒饮，治头痛，为末吹鼻。

血见愁。生于田野庭园之小草，自根际分为多枝，敷地平卧，梗方，叶对生，为小椭圆形，夏秋间各叶腋出小花，作黄褐色。折其茎叶，则有白汁流出，味淡，性寒。一说味辛，性平，凉血解毒，去瘀生新，理跌打，敷毒疮，治蛇伤，消肠风下血，以之和猪肉煎汤饮之。洗烂脚白泡恶毒，疗乳痈，通流血脉，治金刃扑损出血，血痢、下血、崩中。女子阴疝血结，及臃肿恶疮，利小便，治淋，理蛇伤，痈疽恶疮，跌打损伤。

入声部岭南草药独角柑（独脚金），儿科名药，治小儿黄气六腑虫积疳积良药，现价格昂贵。木蝴蝶，又名千层纸，轻清上浮治疗咳嗽临证常用。黑老虎，岭南名医常用于治疗风湿痹痛关节肿胀，肢体麻木者。

三、《岭南采药录》文献学术传承

民国二十五年（1936），萧步丹再版《岭南采药录》，香港东雅印务公司铅印，一册。增补草药200余味，内容比初刊本更加充实。是书流传较广，除上述民国二十一年、二十五年两个版本外，还有民间的一些油印本。

庄兆祥（1902—1982），近代著名岭南草药学家，著作有《增订岭南采药录》，另还著有《香港中草药》《农村生草药考》《本草纲目之我评》《针灸大盛考谈》《难经考异》等，对岭南草药及中医针灸学术的研究均有贡献。庄兆祥毕业于原日本九州帝国大学医科，虽为西医出身，但对中草药学却很有研究，撰写《中草药漫谈》一文，考证了所谓"熟药"与"生草药"的由来以及二者的分化，详述了历史上"生草药"与"熟药"的转化现象。他提出人类治疗手段，初则拜神驱邪逐鬼，继则磨石为针以刺，钻木取火以灼，最后始进而采用植物制造药品。庄兆祥分析：我国地跨寒温，南部且近热带，草木茂盛，种类之多，举世无匹，故自古至今，人民偏重草药治病。虽然欧美及日本各国改用化学制炼药品治病，独我国犹保存历代草药广泛知识。并指出见于历代本草著作的黄芪、山药、大黄等药材多经过蒸晒、浸炙等特殊修治成为"熟药"，以利保存、流通。而在经籍之外，尚有一些在民间被广泛应用的地方性草药。这类药使用时一般新鲜采得而供入药，故名之"生草药"或"草头药"。而岭南地区生草药资源丰富，应用广泛，"吾粤常用草药类之多，尤为全国之冠，凡跌打凉茶诸药无不有生草药参与。"[14] 在该文的后半部分，庄氏又提出三种现象：一是"生草药往往有因时代变迁惯用既久而转为熟药者，例如金银花、仙茅、延胡索等"；二是"生草药及熟药两项均有收用者，车前，益母草是也"；三是"昔日原为熟药，后渐废用，流为民间草药者"，例如本为药之上品的黄精逐渐变为"名山寺院僧道偶采送客"之物，又如唐代治风疹筋骨诸证的要药"蒴藋"逐渐在药典中失传，成为乡间草头药"走马箭"。

　　至 2009 年 2 月，广东科技出版社据民国二十一年（1932）萧灵兰室铅印本影印出版《岭南采药录》，影印本《岭南采药录》封面作者"萧步丹撰"，封底"编纂者南海萧步丹，校对者南海萧泽深，发行者萧灵兰室。2011 年周劲松、陈红锋在《中国民族民间医药》第 10 期发表《岭南重要药用民族植物学研究资料——〈岭南采药录〉》，其后湖北科学技术出版社 2017 年出版《岭南采药录考释》。2016 年广东科技出版社出版马骥、刘传明《岭南采药录考证与图谱》上下两册。2011 年，广州中医药大学孔祥华以《民国岭南草药著作〈岭南采药录〉与〈山草药指南〉整理研究》论文获博士学位。民国年间与萧步丹与《岭南采药录》齐名者，乃东莞胡真《山草药指南》，下以简述。

第五节　民国胡真《山草药指南》

一、胡真生平著作

　　胡真，字莞瀹，广东东莞人（粤语亦作"东官"人），生于清同治十三年（1874），卒年不详，约在中华人民共和国成立初期。胡氏自幼习儒，读书才气过人，毕业于两广优级师范学堂，后从事中医教学医疗行政管理，有一定的社交及组织能力。历任广东中医药专门学校学监，广东中医院筹建委员会委员，上海全国中医代表大会秘书，广州大学秘书，广东仁慈医院董事等职。

　　近代社会质疑中医中药，尤其是山草药不屑一顾，动辄以不合科学诋毁之。胡真于各种言论归纳分析，认为中国医药，发明最早，上古有岐伯，中古有扁鹊，近古有华佗，悉皆就地取材，不涉遐方，而能活人济世。唐诗有云："松下问童子，言师采药去，只在此山中，云深不知处。"由此观之，可见古人于未病之先，已往山采药，为防病未然之准备，若遇疾病，以之煎汤液，未尝向都市购药也。然近代以降，都市设有药肆，颇为方便，尤其是舶来品，一药破中人之产。贫寒之家，不幸抱病，多数无力购用，虽有良医，未有不束手待毙者，诚堪浩叹。[15]1

胡真有感于此，乃致力于中药尤其是岭南地方草药研究。他说："尝考我国人口，占有世界四分之一，故世界各国，人口之多，以成国为冠，推厥原因，实由我国有优良之药物所致。故地无分膄瘠，随处皆有药物产生，人无分文野，随处皆能辨认药物，采之不尽，用之不竭，济世寿民，良有以也。此等药物，世人谓之山草药，是以身居穷乡僻壤之人，凡偶染风寒暑湿燥热诸伤等症，多踽蹰（音叠聂，脚足轻步行走）山野间，自行选药，采撷盈筐，分别敷服，无不药到春回，霍然痊愈，其功效之大，往往一味或两味，应验如神，令人不可思议者。"[15]1

民国三十一年（1942），胡真得到张治平律师解囊相助，刊行《山草药指南》一书。他在弁言（序言）里写道："我国药物注重经验，外国药物注重医学，科学重形质，经验重实际，根据实际之经验，加以哲理之推究，遂有所谓气化，因气之轻清重浊，色之红黄青白黑，味之甘苦辛咸酸，以定其性之风寒温燥湿，苟能察辨清楚而善用之，靡不应如桴鼓。鄙人研究山草药有年，深知其确有特殊之效能，近承张治平律师之指导，并慨然解囊相助，不敢自秘，乃分门别类，表而出之，聊备世人之选用。至其形态性质，详载《壶珍本草》，兹不悉录，识者谅为焉为幸。"[15]3

二、《山草药指南》内容特点

是书最大特点是按人体部位、按临床病证对药物进行分类，把生草药分为头面部药、口舌部药、耳部药、鼻部药、眼部药、牙部药、咽喉部药、腹部药、胃部药、呕吐药、呃逆药、骨鲠药、蛊胀药、肾部药、筋骨部药、脚部药、跌打药、汤火药、止血药、止痛药、妇科药、各种气痛药、通经药、乳疮乳痈药、疳积药、惊痫药、麻痘药、斑疹药、疟疾药、疝气药、痢症药、霍乱抽筋药、风痰药、痰药、祛风湿药、退热药、疮疡药、疥癣药、杀螨药、除虫药、痈疽药、瘰疬药、痔疔药、痔漏药、脱肛药、瘫痪药、杨药鱼口乐、白浊药、马嘴疔药、鹤膝药、淋证药、肺痨药、咳嗽药、吐血药、撞红药、苏痨药、夹色药、虫狗鼠蛇咬伤药、中毒药、毒核药、麻醉药、活血补血药、防腐药、泻药、汗药等六十五类，对指导草药的具体运用有一定帮助。以下结合临床病证，举例分述《山草药指南》按人体部位应用岭南草药的内容特点。

（一）头面五官部临证草药

头面部药。鸡骨草，别名黄头草，又名黄仔蓣，又称大黄草，取根七钱和猪骨二两煮四五小时，连服三四次，治黄食症特效。黄疸证见头面发黄，身目发黄。凤尾草，别名凤凰草，煎水饮，退黄气。鸡骨草与凤尾草目前都是临证常用治疗湿热病症草药。

眼部药。自扣草，别名假芹菜，又名鹿蹄草，生于水边，叶小卵形，作粗锯齿状，花黄色，集合如球，略有毒。凡患眼疾，取此草煎服颇效，痘后眼疾亦效。治眼病初起膜，取铜钱一个，放在左右脉门上，捣药放入钱孔内，经三数小时，即能将毒拔去，眼膜自清，虽敷至起水疱，亦无妨碍。

牙部药。入地金牛，别名两边针，其根煎水含漱，治牙痛。口腔科现研制有两边针牙膏。

咽喉部药。马鞭草，味苦，性微寒，退上部火，治鹅喉。

（二）躯干部临证草药

胃部药。高良姜，产高州，味辛，性热，消食醒酒，煎服治胃脘冷痛。

腹部药。田基黄，味甘苦，性平，治久病，消肿胀，解蛊毒。雷公藤，别名霹雳木，又名犁尖草，取叶捣汁调酒服，治蛊胀水肿。料刁竹，味淡，性温，凡小儿患腹胀，青筋交加，出现腹皮，或谓之生竹，与蛊胀不同，取此草煎服数次即愈。土茯苓，别名山地栗，又名冷饭团，又名土草薢，祛风湿，利小便，健脾胃。

肾部药。七叶一枝花，别名金线重楼，性温，取肥根煎服，壮精益肾，补气行血，能消百毒，为药中之王。过去是治疗肺病痨伤常用药物。

（三）四肢部位及止痛止血临证草药

筋骨部药。十大功劳，别名枸骨，为常绿亚乔木，高丈余，木理白滑，叶卵形，对生，有大锯齿如针状，秋季开小白花，香气清烈，皮薄，味苦，性凉，浸酒服，滋阳益肝肾，补腰脚，为强筋骨之专药，入红枣二三斤同熬膏，能治失血痿软，甚效。五爪龙，别名五龙根，又名火龙叶，气清香，以叶浸酒饮，壮筋骨。料刁竹。茎叶似竹，高仅数寸，有香气，味淡性温，为浸酒要药，能除风湿，壮筋骨。

跌打药。千斤拔，别名老鼠尾，又名牛大力，又号千里马，取根煎酒服，治跌打伤。人字草，产番禺石头乡，开花白色，如人字，成穗状，味甘，性平，治跌打肿痛。半边莲，别名蛇利草，取药捣敷，治跌打损伤。

止血药。山慈菇，其花治小儿便血，淋漓等痛，为泻热解毒之品，用时去毛壳。

止痛药。木蝴蝶，产广西，片片转如芦中衣膜，色白，如蝴蝶形。凡肝气痛，取二三十片，焙燥研末，酒调服之。

（四）妇儿科及其他临证草药

妇科药。黑老虎，别名过山虎，又名风沙藤，蔓生，根有香气。产连州、清远等处，凡妇女经期产后腹痛，或产后风迷，或产后半生不遂，取此草用酒煎服，或浸酒饮颇效，但须佐以当归、桂枝尖、川续断、杜仲、狗脊、牛膝、丝瓜络、宽筋藤、云苓、北芪、白芍、熟地等药，能祛瘀生新，为产后圣药。

疳积药。独脚柑，草本，一茎独生，长二三寸，花黄色，产石上者良，味淡性平，除小儿黄气，去六脏蛊积，和鱼肉或猪肉，食甚效。孩儿茶，清肝火，与白芍同功，取全草煎服，消小儿食积。

麻痘药。荔枝壳，凡一切痘疹初出，模糊不能透发者，取壳煎水饮，即能解表成浆。

疟疾药。倒扣草，凡患疟疾，取头煎水服，并能截止寒热。

痢症药。鸡蛋花，此为木本，产广东鼎湖山，叶长卵形，花瓣白色，花心黄，甚香。治湿热下痢，或里急后重，清水煎服。

咳嗽药。龙利叶，味甘淡，性平，治痰化咳嗽，以其药和猪瘦肉煎汤服。笔者注：广州人治久咳常以龙利叶煲猪肺汤饮服。

风痰药。箭头风，产广西南宁，花似箭头，凡患四肢骨节疼痛，煎水熏洗，如属风痰气喘，以之放新鲜肉内，煨熟取出，去草食肉，要淡食，不可用盐酱。

痰药。肥儿草，产广西平乐，治小儿一切痰疾，为幼科要药。

痰药。橘红，以产化州者良，味苦辛，性温平，理气化痰，功力十倍。笔者注：广东十大名药之一，"化州橘红中药文化"为广东省第四批非物质文化遗产项目。

虫狗鼠蛇咬伤药。山慈菇，生于山野，叶细而柔轻，如韭，冬月开花，春日结实，根似慈菇，有毛壳，味甘，微辛，性平，有小毒，凡蛇蝎和癫狗咬伤，将山慈菇根剖开，向伤口摩擦，以去其毒，然后用药敷治，较易痊愈。笔者注：此为广东山茨菇，草叶状。

祛风湿药。知风草，产雷州、琼州，为祛风特效药，其花治一切风痹入骨，能拔之使出。

活血补血药。血风藤，产清远、从化等处，煎洗皮肤血热，并能消瘀凉血。

痈疽药。走马胎，产龙门县，形如柴根，干者内白，有香气，研之细腻如粉，敷痈疽，有生肌化毒收口之效。

苏痨药。一炷香，草本，土细辛。此药产于鼎湖山，专治苏痨，或咳出血，有起死回生之功。用一炷香一两，黄芩三钱，苏子三钱，桃仁二钱，红花五钱，茅根三钱，独活三钱，赤芍二钱，同煎，加大黄末三钱，冲服。七叶一枝花，别名金线重楼，草本，茎单独直立圆柱形，叶柱顶上轮生，伞盖状，绿色，夏季开单顶花,白色,多产广西南宁,广东南海西樵山仙掌紫姑诸峰亦产之,正月生,六月开花,紫黄色,味甘,性温,治苏癆咳嗽,为内伤圣药。

中毒药。粟壳,即粟果外面有刺之壳,凡饮人参汤过度,气逆上攻,将此壳煎水服,即解,其功力胜于莱菔。

麻醉药。牛心茄子,产琼州,一核子,有大毒,入口即死。两核者,可以粪清解之,外科膏药用,只可外敷,不宜内服。因具麻醉性故。

胡真引谚语曰:"药无分贵贱,验者是灵丹。"斯言洵不谬也。世人每以山草药之易得而轻视之,以为羚羊角、犀牛角之难得而重视之,例如某种山草药,具有清热解毒之效,其性质与羚羊角、犀牛角等相等,富贵家之病者,用羚羊角、犀牛角可以治愈,而贫寒家之病者,用某种山草药亦可以治愈,价格虽有高下之分,其治愈之功则一,讵能有富贱之分? 简、便、廉、验,体现岭南生草药防病治病特点。

三、《山草药指南》与何克谏、赵其光、萧步丹著述一脉相承

何克谏、赵其光、萧步丹、胡真四位岭南山草药学医家医著,学术上一脉相承,故在每味草药性味功效方面,并互为补充有所发展,试以草药半边莲治疗蛇伤为例。

何氏《生草药性备要》:"味甜,性平。治蛇咬伤。敷疮消肿毒。……俗云:识得半边莲,不怕共蛇眠。"

赵氏《本草求原》:"甘平淡。消肿散毒,治恶疮。谚云:识得半边莲,不怕共蛇眠。"

萧氏《岭南采药录》:"味甘辛,性平。治毒蛇咬伤。敷恶疮火疮,能消肿散毒。谚云:有人识得半边莲,包管共得蛇眠。"

胡氏《山草药指南》:"味甘辛,性平。治毒蛇咬伤,捣烂敷患处。"

草药半边莲,不但是蛇伤要药,同时也是跌打药、疟疾药、疮疡药、杨梅鱼口药、虫狗鼠蛇咬伤药。

民国年间广东中草药医家著作及教材讲义,还有徐子真《生草药实用撮要》。徐子真,广东宝安人,家世业医,长于外伤科,精心研究中草药20余年,参考前人有关论述,并汇集自己生草药研究有所得,曾经实用而确著奇效者,于1949年10月编写《生草药实用撮要》在香港出版,一册,东升印书局印行。徐子真躬身实践亲自栽种采集岭南草药,受聘为香港中华国医学会附设医师研究所教授,每课必怀备天然生草药标本,解释药理、出产、形状、效能、真赝,孰胜孰劣,分析明白,循循善诱,提倡国粹,嘉惠后学。《生草药实用撮要》收药392种,多引述何克谏《生草药性备要》的内容,分为草本、木本两大类,每药全面论述形态产地、性味功效、主治用法,尤着重药物的归经,其补充的

内容,大多在于形态、产地、采集和鉴别,而对于药物的功用、主治和用法,使草药治病理论得到进一步发展。

第六节　现代赵思兢《岭南草药志》

一、赵思兢生平著作

赵思兢(1914—2000),广东新会人。广州中医药大学教授,广东省名老中医,全国继承老中医药专家学术经验指导老师。赵思兢少年时从师新会名医梁兆荣,1931年广东救护调剂职业学校毕业,后又考入广东中医药专门学校。1938年从事中医医疗工作。1949年受聘于广东中医药专门学校,历任教师、医师、教导主任。1955年任广东省中医药研究所中药研究室主任,从事中药研究及中医临床工作。1978年任广州中医学院《新中医》杂志编审。主要著作《岭南草药志》《草药治疗常见病手册》《广东药材炮制手册》,论文《我国进口南药发展史及其辨析》《继承广东草药先辈何克谏》《广东凉茶防暑热抗疲劳》等30余篇。其中《岭南草药志》代表赵思兢对岭南中草药发掘整理研究作出贡献乃其对前人经验学术传承。

二、《岭南草药志》学术特点

现存的《岭南草药志》署名广东省中医药研究所、华南植物研究所合编,1961年2月上海科学技术出版社出版。据赵思兢回忆,其主持广东省中医药研究所中药研究室期间,已经调研141种岭南草药,现出版《岭南草药志》为初集,收载常用草药88种,还有续集,计划增加收载至350种草药,后因“文革”事无所成。(刘小斌采访记录)粤省位居岭南,气候温和,药用植物繁多,人民群众积累草药防治疾病的经验并在实践中得到推广,尤其是1958年群众性的采风运动,发掘出来的资料异常丰富。赵思兢还对笔者说:岭南草药在长期防治疾病的实践中,为广大劳动人民所习惯使用。采取草药治病,可以就地取材,价钱便宜,疗效显著,是贯彻中医政策的一个不可分割的重要部分,我们应该把收集和推广草药经验的工作做好。从1957年开始编写《岭南草药志》,先后多次召开了专业性的会议,邀请省、市草医药专家和药业老年工作者进行研究;编写人员曾到有关专区、县、市重点进行了采集标本、调查疗效等工作,经多方努力,始成此书。内容包括除四害、防治急性传染病及治疗地方多发病的广东常用草药88种。对这些草药的科属、学名、性能、生长形态作了鉴定,产地分布、生长环境作了调查分析;此外,对各地应用这些草药的临床用法、用量等,也作了具体引证。[16]

（一）88种岭南草药编撰体例已经接近现代中药学模式

《岭南草药志》88种草药目前临床常用的有：了哥王、丁葵草、三桠苦、金樱、土牛膝、狗肝菜、土银花、山栀、山大颜、千张纸、大蒜、大叶桉、广东金钱草、五月艾、水翁、火炭母、半边莲、白背叶、布渣叶、瓜子菜、地胆头、铁线草、铁包金、白花丹、鹅不食、辣蓼、凤尾草、苍耳草、旱莲草、金香炉、红萝卜、红苋菜、南瓜、苦楝、土荆芥、野菊花、鱼腥草、岗稔、岗梅根、贯众、崩大碗、黄皮、番薯、番石榴、黑面神、葫芦茶、糯稻根、鸡骨草、鸡屎藤、萝卜、鹰不泊、鸭脚木等。如罗浮山了哥王片治疗呼吸道感染，三桠苦是中药新药制剂三九胃泰主药，水翁研制成水翁花袋泡茶清热利咽止咳除痰，复方岗梅合剂以岗梅根、广东土牛膝、甘草制备而成等。

上述岭南草药，按照名称、别名、学名、科属形态、生长环境、产地分布、药用部分（包括气味性能）、临床应用（包括临床实验）、除四害、文献考证等项，按照项目性质，作了适当安排，并附草药生长姿态插图，以便与文字对照，相互参考，知所鉴别，有助于解决寻采及移植等问题。最后列科属索引、学名索引、药名笔画索引。书内药名有以药用部分联称者，如金牛公蕻、乌臼蕻、火秧簕、地胆头的蕻、薳、簕、头等俱是广东地方粤语习用之通俗名称，头、蕻都是指根，薳即指枝梢嫩叶，簕即指硬刺等。

（二）岭南草药"文献考证"部分成为后世研究"文献传承"的重要内容

《岭南草药志》有"文献考证"栏目，其采用参考文献，主要来自何克谏《生草药性备要》、赵其光《本草求原》、萧步丹《岭南采药录》、胡真《山草药指南》。

例如丁葵草，《岭南草药志》载其味苦甘，性寒，能去痰火，清肝热，消瘀凉血解毒。《岭南草药志》在"文献考证"部分，引述何克谏《生草药性备要》：丁葵草，味甜，性温。敷大疮。其根煎酒，解热毒，散痈疽，治疔疾，治牛马疔。共蜜糖外敷，治马嘴疔。调蜜敷，愈合疮口。用根存性为末，掺之即愈。亦治蛇伤。引述《岭南采药录》：丁葵草，味甘，性温。敷大疮。其根煎酒，解热毒，散痈疽，治疔疮，治牛马疔毒。和蜜捣敷，治马嘴疔，生于上唇人中处者是。调蜜敷，合诸疮口，连根煅存性为末掺之，亦能治蛇伤及瘰疬。引述《山草药指南》：丁葵草，取叶捣烂加蜜糖少许敷马嘴疔，散毒，生肌，其根煎酒服。取其根煅存性为末，涂蛇咬伤。

又如岗稔，《岭南草药志》载其气微香，味甘微涩，性平，茎叶能止血止泻，根能止久热不退，果能滋养补血。岭南妇科名医罗元恺有"二稔汤"，即岗稔、地稔。《岭南草药志》在"文献考证"部分，引述赵其光《本草求原》山稔：花如桃花，六七月子熟红黑色，叶对生，涩平。止血止痢，生肌，治疳积，消疮，洗痔痔，热毒，瘀疥，烂脚，理蛇伤。其子甘平，生采晒干，止痢赤白带，生肌止血。根治心气痛。引述何克谏《生草药性备要》：味甘性平。止痛散热毒，止血拔脓生肌。其根治心痛,子亦可食,健大肠,亦治蛇伤。引述胡真《山草药指南》:别名倒稔子,又名都念子,又称海漆,又号山稔。其实如莲子大,熟软如柿,外紫内赤,中有细核,甘美可口。能活血补血,与黄精同功。

再如崩大碗,《岭南草药志》载其味微甘微苦,性寒,能清热解毒,消肿拔毒。岭南名医邓铁涛临证抢救昏迷患者常用崩大碗、紫苏叶、生大黄煎煮汤液保留灌肠。《岭南草药志》在"文献考证"部分,引述赵其光《本草求原》载老公根曰:即崩大碗,又名叫葵蓬菜。甘淡辛寒,除热毒,治白浊,浸痔疮,理小肠气。滚水㸆过姜醋拌食。引述胡真《山草药指南》载老公根叶曰:别名崩大碗,又名叫葵蓬菜。取梗叶煎服,能清火散热。引述萧步丹撰《岭南采药录》载老公根叶曰:味辛甘,性温。治白浊,散湿热毒。治小肠气发,用沸水泡过,姜醋拌食。煎水洗痔疮。

《岭南草药志》由名老中医赵思兢主编,也充分体现赵老本人应用中草药临证经验。例如他治疗恶性肿瘤,抗癌基本方一:七叶一枝花、白芍、大蓟根各30g,炮南星、酥制水半夏各6g,盐蛇(守宫)4条(约5g),川蜈蚣3条(约5g),全蝎5g,甘草10g。基本方二:鲜苏铁叶(南方草药)一块,洗净剪碎,8碗水浓煎成2碗,分数次饮用。加减:如肿瘤疼痛较剧加西黄丸2小瓶,正云南白药1/4瓶,加大蜈蚣、全蝎、盐蛇等用量;高热加石膏、连翘、黄芩、一枝黄花(南方草药)、九节茶(岭南草药)等。[16]

三、《岭南草药志》临床草药应用经验传承记述

《岭南草药志》重要之处是它的"临床应用"部分,篇幅大内容多,分别记述两广地区大量民间医生以及各地医院应用岭南草药的学术经验或临床观察报告。如草药三桠苦,功效清肝解毒,去胃热,去骨火,书中分别记述中山石岐市梁德生医生、江门上埗李树荣医生、五华李叔敬医生、广州曹南华医生、韶关新丰县李爵医生、浦北兆通张川医生、新兴高林卫生院赵启谓医生、清城镇卫生院赵师华医生、金沙镇周日星医生等临证使用草药三桠苦经验体会。

又如土牛膝,六月雪,六月霜,斑骨相思,多须公,用鲜根一两,捣汁含漱,或煎服,治喉症。土牛膝有清热解毒,利咽喉消肿痛,止血利尿功效,主治感冒发热,扁桃体炎,白喉,流行性腮腺炎,泌尿系结石,咯血、水肿等症。书中分别报告了新会棠下黄华庭老中医、邓树棠医生应用土牛膝预防白喉经验,以及广州西区防疫站、江门北街医院、新会人民医院、佛山专区第二人民医院主用土牛膝养阴清肺汤诊治白喉临床总结。又介绍揭阳柳甲豪医生、江门钟锡予医生、龙川防疫站李士宽医生应用土牛膝诊治咽喉肿痛、牙疮肿痛、发热感冒经验,番禺孔锦荣医生应用土牛膝诊治血淋,龙川县陈惠珍医生应用土

牛膝诊治烫火伤,新兴县洞口乡温文萍医生应用土牛膝诊治胸翳劳伤咳血,东莞麻涌医院莫锦滔医生用于治疗蛇头缠指(瘰疽)等等。

再如白背叶,《岭南草药志》载其药用部分为根,"嗅无,味微涩,微苦,性平,能收涩固脱"。岭南内科、妇科常用草药,临床医生处方名白背叶根,功效柔肝活血,健脾化湿,收敛固脱,用于慢性肝炎,肝脾肿大,子宫脱垂,脱肛,白带,妊娠水肿。书中分别介绍了龙川县平穗卫生院邬云溪医生用治淋浊,叶至坤医生也用治淋浊,英德县民间用治脱肛及便后下血,海南岛海口市陈月江医生用治子宫下垂,平远县张远梅、和平县黄世南、五华县华城黄双用治产后风、血晕,广州小梅卫生所王威、翁沅唐定铭医生用治新生儿鹅口疮,台山文村陈国荣医生用治双单鹅喉,河沅船塘公社欧祖猷医生、平远县张远梅医生、海南新安塘公社符大宽医生用治外伤出血、溃疡,新丰县罗裔鉴医生、龙川县麻防站用治跌打等等。

《岭南草药志》可谓现代岭南草药临证经验记录之集大成,体现岭南生草药学术当时在民间为人民群众防病治病作出巨大贡献,至今仍然有强大生命力存在于实践应用中,岭南名医临证处方中药与生草药合用成为该学术流派重要特色。

赵思兢于1978年任广州中医药大学中药专业硕士研究生导师,培养研究生有陈蔚文(曾任广东省政协副主席)、黄兆胜(曾任中药学院院长)等;赵思兢为全国继承老中医药专家学术经验指导老师,学术继承人有黄耀权、张俊荣等,他们现在都是我国中医药界有名专家学者。

参 考 文 献

[1] 郭棐. 粤大记 [M]. 广州:中山大学出版社,1998:667-668.

[2] 杨孚. 异物志 [M]. 影印本. 广州:广东科技出版社,2009:29.

[3] 仇巨川. 羊城古钞 [M]. 广州:广东人民出版社,1993:438-439.

[4] 屈大均. 广东新语 [M]. 北京:中华书局,1982:42.

[5] 刘小斌,郑洪,靳士英. 岭南医学史:上 [M]. 广州:广东科技出版社,2010:130.

[6] 冼玉清. 继承广东草药的先辈何克谏 [J]. 新中医. 1980(3):21-22.

[7] 萧步丹. 岭南采药录 [M]. 香港东雅印务公司,1936(民国二十五年):1.

[8] 粟俊. 何克谏与《生草药性备要》之研究 [D]. 广州:广州中医药大学,1989:6.

[9] 何克谏. 生草药性备要 [M]. 刻本. 广州:守经堂,(光绪年间):1.

[10] 中国科学院华南植物研究所. 广东植物志:第一卷 [M]. 广州:广东科技出版社,1987:1.

[11] 赵其光. 本草求原 [M]. 道光远安堂家藏版,1848:1.

[12] 朱晓光. 岭南本草古籍三种 [M]. 北京:中国医药科技出版社,1999:492.

[13] 萧步丹. 岭南采药录 [M]. 广州:萧灵阑室. 1932(民国二十一年):1.

[14] 庄兆祥.中草药漫谈[M]//中国医药文化协会有限公司.医药学术讲座文摘:第三册.香港:中国医药文化协会有限公司,1978:38-39.

[15] 胡真.山草药指南[M].1942(民国三十一年):弁言.

[16] 广东省中医药研究所,华南植物研究所.岭南草药志[M].上海:上海科学技术出版社,1960:3.

[17] 赵英恒.精通草药,医药结合的赵思兢[M]//政协广东省委员会办公厅,政协广东省委员会文化和文史资料委员会,广东省中医药学会.岭南中医药名家.广州:广东科技出版社,2010:353.

[18] 刘昌芝.试论《南方草木状》的著者和著作年代[J].自然科学史研究,1984(1):4.

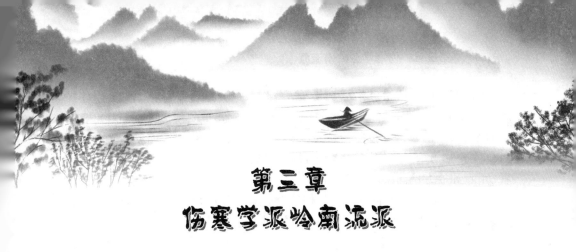

第三章
伤寒学派岭南流派

学界将历史上不同时期研治伤寒而卓有成就的医家统称为伤寒学派,其以汉代张仲景《伤寒论》为其学术研究的主要对象。宋金以前伤寒八家为晋代王叔和,唐代孙思邈(奠基于晋唐),宋代韩祗和、朱肱、庞安时、许叔微、郭雍,金代成无己(发展于金元)。迄至明清,仲景方列为经方,伤寒学派有错简重订派、维护旧论派、辨证论治派三派的学术争鸣。[1]要研究岭南伤寒学术流派,有必要了解自明清以来产生的错简重订、维护旧论、辨证论治三派学术争鸣之缘起。

第一节　治伤寒学的流派产生背景

已故著名学者任应秋先生认为:两宋研究《伤寒论》最有代表性的人物有七家。成无己以"经"注"论",并从每个症状明辨其出现于不同的证候。韩祗和偏重伤寒的辨脉和发病的节令,而测其病机的所在以制方。朱肱既从经络、阴阳、表里以概伤寒之全,又从主要症状而分辨其证候之所属。许叔微以平脏辨证为主,尤注意于仲景方的辨证使用。庞安常颇重视伤寒阳气之被折,并随气运变化而论伤寒、暑病、温病方治的各异。郭雍汇集诸家之论,谓为足补仲景亡失,而创整理《伤寒论》的先河。杨士瀛以《活人书》的辨证方法为主,复为韵语括其纲要。凡此,虽各有其特点,或者亦偶有私淑,如许叔微之于成无己、朱肱,郭雍之于朱肱、庞安常、常器之等,但是还没有形成学术上的流派。[2]8

一、伤寒学派言错简重订实开其端

那么,治伤寒学的流派,应该是从什么时候开始呢? 据初步的窥测,明代方有执氏侈言《伤寒论》的错简,实开其端。方氏为明万历间新安人,著《伤寒论条辨》八卷。他认为不仅《伤寒论》代远年湮,早已失其旧观,即是王叔和所编次的，亦为后人所纷更，要想彻底研究《伤寒论》，首要"心仲景之心，志仲景之志"，以求合于仲景之道，而使"协陟（音志，登高）重明"。换言之，就是要把错简不堪的《伤寒论》，按照仲景的本来意思，加以移整考定，而反还其本来面目。[2]9 正如方有执《伤寒论条辨·跋》："曰《伤寒论》者，仲景之遗书也；条辨者，正叔和故方位而条还之之谓也。"[3]

后来西昌喻昌著《尚论张仲景伤寒论重编三百九十七法》（简称《尚论篇》）4卷，认为张仲景著《卒病伤寒论》16卷，到了晋代，其《卒病论》6卷便已经不可复睹，《伤寒论》10卷亦为劫火之余，仅得之于读者口授，所以篇目便不免有先后差错了。"喻昌这种说法，与方有执虽有不同，而其言错简则一。所以他甚赞方氏的主张，并以方氏于太阳三篇，改王叔和之旧，以风寒之伤营卫者分属，卓识超越前人，大得尊经之旨。因而他在方氏《条辨》的基础上，大倡三纲鼎立之说。伤寒论错简已甚，而以三纲改正错简之说，方有执倡于前，喻昌继其后，于是此风大扇，和者竟起。"[2]10 这是明清伤寒学派错简重订派之由来。尽管方有执、喻昌驳斥王叔和，讥讽成无己，但尊奉王叔和，赞赏成无己与争鸣者亦大有人在，明清伤寒学派又产生维护旧论派与辨证论治派。

二、"尊王（叔和）赞成（无己）"的维护旧论派

维护旧论派，"尊王赞成"。认为王叔和撰次《伤寒论》，使之流传于后世，不仅没有乱于仲景，而且把仲景学说流传下来了，实为仲景之大功臣。成无己注解《伤寒论》，引经析义实为后世医家所不及。因此，所流传的旧本《伤寒论》不能随便删减，任意动移，必须维护世传本《伤寒论》内容的完整性与权威性。

持此说最力者，当推钱塘张遂辰氏。张遂辰，字卿子，号相期，原籍江西，其祖迁居浙江钱塘定居。著《张卿子伤寒论》，至今仍是研究伤寒学必读之书，引经析义，尤称详洽，诸家莫能胜之。其首倡"维护旧论"，是医家中尊王（叔和）赞成（无己）之甚力者。而遂辰于医学最大贡献莫过于培植了一批学验俱富的弟子。张氏之学，继传之张志聪、张锡驹，又谓之钱塘二张。张志聪著《伤寒论宗印》等三种，张锡驹著《伤寒论直解》，二张虽受业于张遂辰，但青出于蓝，实驾张遂辰而之上，其立论亦与张遂辰有所不同。[4]23 如张志聪认为《伤寒论》决不是断简残篇，隧然加以条裂节割，治《伤寒论》的主要方法，应该是拈其总纲，明其大旨，从而汇节分章，使其理明义尽。张锡驹（字令韶），其治《伤寒论》基本上是和张志聪一致的，不过他更突出地认为《伤寒论》是治百病的全书，不仅仅是论治伤寒，这就与辨证论治派有相似之处了。

总之，对仲景《伤寒论》坚持王叔和编次，仍为长沙之旧，不必改弦更张；而成无己的注释，不仅未曲解仲景之说，其引经析奥，实为诸注家所不胜，学术主张仿照治经学的章句法进行注释，是明清维护旧论派特点。

三、辨证论治派主张以临证实践为旨归

辨证论治派，也称"辨证学派"，其以临证为旨归（意为主旨、要旨）。仲景《伤寒论》，是辨证论治的大经大法张本。因而有些治《伤寒论》的学者，且不论孰为仲景原著，孰为叔和纂集，只要有利于辨证论治的运用，其真其伪，就不是主题了。主张这一派的学者，任应秋先生称他们为"辨证学派"。[4]21 这一派又有三种不同的主张：

辨证论治派以柯琴、徐大椿为代表的以方类证派，如桂枝汤证、麻黄汤证等；以尤怡、钱潢为代表的以法类证派，如三阳篇归纳为八法，曰正治法、权变法、斡旋法、救逆法、类病法、明辨法、杂治法和刺法，三阴经亦有表里温清诸法可辨等；以陈念祖、包诚为代表的分经审证派，如太阳病分作经证、腑证和变证，阳明、少阳皆分经腑，太阴有阴化、阳化，少阴有水化、火化，厥阴有寒化、热化。

由于《伤寒论》是中医辨证论治现存最早的经典著作，有法有方有药，能直接指导临床实践，把中医基础理论与临证紧密结合，故历代医家尊称仲景为"医圣"，清代太医院教材《医宗金鉴》推崇《伤寒论》为医学圣书，是有一定道理的。对这样一部具有重大影响的经典名著，究竟采用什么方法研究才好，明清医家根据各自临证经验产生不同的解读方法，这就是错简重订派、维护旧论派、辨证论治派的学术争鸣由来。

第二节　岭南伤寒学术流派形成及其特点

伤寒岭南学术流派，当代学者是依据明清治伤寒学的流派背景、岭南伤寒名家医著、岭南伤寒学科讲义、伤寒专业论文等学术载体分析而定。据现存文献资料显示，伤寒岭南学术流派研究始于清初，与明清伤寒三派有关联。其以清初南海何梦瑶《伤寒论近言》、郭元峰《伤寒论》，为早期岭南伤寒流派名著。清代中叶以降，岭南研究仲景学说者日多，有文献可征或著作存世者，东莞陈焕堂、香山麦乃求；清末民初新会陈伯坛、顺德黎庇留、南海谭彤晖、鹤山易巨荪，号称"四大金刚"，广东近代经方派四大家；民国时期番禺陈庆保、东莞卢觉愚等，也属于岭南伤寒流派学之余绪。而中医教学编撰《伤寒论讲义》，影响较大的有南海冯瑞鎏、番禺邓柏游、开平许振庆、台山伍律宁等。同时，民国时期广东地区中医杂志创办活跃，值得一提的是广州医药专门学校出版的《杏林医学月报》，连续出版八年半，共 101 期，其中关于《伤寒论》研究的文章更是从没间断过，陈应期、陈渔洲、陈芝高、张确余等一批倡导岭南应用伤寒学说的医家脱颖而出。及至中华人民共和国成立之初，岭南伤寒名家

有番禺邓鹤芝、中山程祖培、大埔何志雄、新会钟耀奎等一批广东省名老中医以及熊曼琪等广东省名中医,逐渐形成以高等医学院校为主流的六经辨证论治派以及寒温统一派、方证对应派、火神扶阳派。

一、清代岭南伤寒名著述评及传承影响

（一）南海何梦瑶《伤寒论近言》

何梦瑶,字报之,号西池,清初南海人,岭南著名医家,著有《医碥》《伤寒论近言》等医学著作。其中,《伤寒论近言》为其研究伤寒之专著,但因传世量少而鲜为人知。最初载广东中医药专门学校出版的《中医杂志》民国十五年（1926）第3期、1927年第4、5、6期。教导主任廖伯鲁按语曰:"按报之先生为吾粤名儒,学术行谊详载志乘,惟阮《通志》叙先生医学著述,未见《伤寒论近言》,可见当日已鲜流传,嗣闻版毁于火,传本更稀。兹从卢朋著君藏本录出,庶先哲微言不至湮没云尔。"[5]1 直至2012年广东科技出版社将天津市医学科学技术信息研究所所藏《伤寒论近言》清乾隆二十四年己卯（1759）乐只堂刻本影印出版,研读者方日渐以增,以黄子天"何梦瑶《伤寒论近言》对《伤寒论》的传承与研究"一文为代表。[6]925

1. 体例　何梦瑶《伤寒论近言》首列"凡例",次为"目录",后为正文七卷。卷之一,内容依次为"提纲""内经热病论""王叔和序例""王叔和序例（附论温暑温疫）""伤寒论序";卷之二,为"太阳篇";卷之三,为"阳明篇";卷之四,内容依次为"少阳篇""阳经合病并病篇";卷之五,内容依次为"太阴篇""少阴篇""厥阴篇";卷之六,内容依次为"汗吐下可不可篇""瘥后劳复""阴阳易病""痉湿暍篇""霍乱""温病""辨脉法""平脉法";卷之七,辑"仲景原方"。全书对张仲景《伤寒论》原文采用大字书写,以小字夹注形式注解,卷之二至卷之六各篇前有何氏夹注说明其编次思路。

2.《伤寒论》源于《黄帝内经·热病论》　岭南外感热病多发,关于仲景《伤寒论》学术源流,何梦瑶认为:"《伤寒论》实本《黄帝内经·热病论》来,兹录经文于前,以明渊源所自,且以见仲景去取之精。"[7]5 认为伤寒当分直中寒证与传经热证,《黄帝内经·热病论》"今夫热病者,皆伤寒之类也"之"热病"即为"传经热证"。[7]23

传世宋本伤寒,排列顺序为辨脉法第一、平脉法第二、伤寒例第三。何梦瑶认为《伤寒例》为王叔和所著,对热病辨治有指导意义,应予保留:"王叔和《序例》一篇,祖述《内经》,弁冕仲景,所言大醇小疵。诸家攻击太过,殊非平允。亦录于前,细加详注,瑕瑜自见,读者详之。"《辨脉》《平脉》二篇,亦泛论脉法,非专言伤寒,故并编于后。"[7]6-7《伤寒例》所言大醇小疵,是何梦瑶对王叔和基本持肯定态度。

明清伤寒三派学术争鸣，各医家虽有不同的观点，但都发展了仲景伤寒学术。何梦瑶《伤寒论近言·凡例》曰："论内各条次第，诸家编排互异，皆非仲景之旧。本来面目既不可考，因以愚意为线索，贯串颠倒割裂，罪诚不免，然衷之于理，或亦无碍。"[7]5-6

何梦瑶将六经病各病按照概念、分类、方药、方药禁忌、变证及处理、转归等进行编排，思路清晰，且便于临床使用。以"太阳篇"为例，先分别伤风、伤寒，次论麻黄汤、桂枝汤为其主治，接言禁汗之例，又备误汗之救法，后列各变证之诊治，最后列吐、下、火治之失，并传经之症状，后接"阳明篇"，俨然一疾病指南貌。可见岭南医家治学伤寒探本溯源，重新编次，注重实用。

3. 博采众家，评价公允，学有定见　何氏《伤寒论近言》书中引用前人论述有王叔和、陶华、喻昌、程郊倩、成无己、《医宗金鉴》、张志聪、《证治准绳》、张景岳、王海藏等，对于前人的论述何梦瑶并非人云亦云，而是根据某一具体问题展开论述，对前人的论述评价公允，举例如下。

喻昌，明清伤寒"错简重订派"医家，删王叔和《伤寒例》。何梦瑶评述："六经篇内，喻嘉言摘出温病、合病、并病、坏病各项另立篇目，虽非仲景之旧，于理可通。兹细加辨别，其有经可归者，乃隶本经篇内；无经可归者，从喻氏摘出将合病、并病合为一篇。"[7]6可见何梦瑶吸取喻昌部分学术主张。但何梦瑶不赞成喻昌"风伤卫，寒伤营"一说，提出"冬月风厉寒严，总皆阴气。特有风始寒，不若无风亦寒之冽。因以伤之，在营而深者为寒，在卫而浅者为风耳。要之寒甚之时，无风且寒，况加之以风乎？风寒皆能伤卫，皆能伤营。必强为分别，谓风伤卫而未及于营尚通，谓寒伤营而无与于卫，则卫居营外，未有不由外而能及内者也。"[7]19-20

六经实质是《伤寒论》研究的核心问题之一。何梦瑶执六经层次说："窃意六经次第，原从其行于躯壳之浅深分。太阳行至浅，为第一层，以次至第六层厥阴为最深。太阳第一层……阳明居第二层，少阳居第三层。"[7]15-16六经包括手足六经，并解释："足经长远，彻上彻下，遍络周身，凡手经所到之处，足经无不到焉。举足经自可该得手经，非病无涉于手经也。盖经络相通，流行无间，断无不入手经之理。"[7]12

何梦瑶将"传经"定义为：伤寒"由浅入深，以经脉为传送之道路。盖经脉内系脏腑，外行躯肌，如江河之行于地然，过都越国，必由江河以达，故曰传经。"[7]12传经与体质有关。"直中者，因其人平日虚寒，阳气衰微，不能捍卫乎外，寒邪得以直入，深中脏腑，此是阴寒之证。传经者，其人平素壮实，或虽虚而有火，寒邪虽厉，内之阳气足以拒之，深入不能，止伤其外，皮肤受寒，则阴凝之气足以闭固腠理，而本身之阳气不能发泄于外，是以郁而为热，使能为之发散在表之寒邪，则腠理开，郁热泄，可立愈矣。否则热不外泄，势必内攻。"[7]11-12 对于传经次序和日数，何梦瑶认为："传经之次，一日太阳，二日阳明，三日少阳，四日太阴，五日少阴，六日厥阴。此大概也，或迟或速，日数可以不拘。"[7]14

4. 临床注重经腑、经脏关系，用药强调古今衡量不同　伤寒见证繁杂，临床辨证实属不易。何梦瑶强调六经病各病应辨清经腑、经脏关系以拟定治法。如："少阳篇"提纲曰："少阳近里，病则经腑相连，难以分别。非如太阳、阳明，见尿畜而指为膀胱，见便结而指为胃实，确然可据也。"在此基础上拟定治法："病在膀胱可利之，在胃可下之。内疏与表散不同，故须分讲。若邪居少阳，半表半里，出入无路，惟有小柴胡和解一法，经热解，胆热亦清，治法既已从同，则经腑又可无庸分别矣。"[7]159 又如：腹痛自利，症属太阴，而三阴病皆见，何梦瑶解释："缘经脏交通，相为挹注。痛利由本经病致者，则为自受之邪；由他经病致者，则为转注之邪。即与少阴、厥阴之症同见，而本症自属之太阴耳。惟其彼此互见，故三阴之治，大概从同。惟其各有定属，故三阴之症，界限自别。医者知此，则病至能名，经纬不乱矣。"[7]182-184 通过指出三阴经脏相连，分清三阴腹痛自利辨治之异同。

何梦瑶临床注重对关键症状的判断，以达对伤寒辨治提纲挈领的作用。如：论阳明腑证辨治关键："凡蒸热、恶热、汗多、腹满痛、烦躁、喘冒、不卧、谵语、潮热、不食、循衣摸床、直视、目不了了、睛不和，皆腑实之征也。病在腑，则宜下矣。然下以下其腑，若邪未入腑而在表，则不可下，故表里宜辨也。下以下其实，若虽入腑而不实，亦不可下，故硬溏宜别也。下以下其热，若便虽结而非热，亦不可下，故里气宜审也。"[7]141

何梦瑶不赞成伤寒大剂处方："古今衡量不同，汉之二两当元时之六钱半，一升当明时之二合半。又考仲景诸方，每方多分三服，则诸方药重一斤者，每服止得五两余，以每两三钱约之，止当今时之一两六七钱耳。未尝大小相悬也。时医好用大剂，借口仲景，谬妄可笑。其不至杀人者几希矣！亦可恨也！"[7]365-366 此与温病用药轻清特点相似。

5. 结语　通览《伤寒论近言》全书，何梦瑶赞同《伤寒例》为王叔和所作，并将《平脉法》《辨脉法》改置篇末，又重编伤寒条文次序，肯定王叔和《伤寒例》的学术贡献，均与错简重订派观点相同；但又反对该派主要观点"风伤卫，寒伤营，风寒两伤营卫"之三纲鼎立说，认为诸家对其攻击太过。所以，岭南伤寒流派特色之一是借注解伤寒之名行阐述时病、热病、湿热病的认识为实，或者说伤寒与温病理论都是可以通融用于诊治热病的。何梦瑶坚持保留王叔和"伤寒例"（保留在 1926 年广东中医药专门学校主办《中医杂志》第三期），并加以大量引述：《阴阳大论》云：春气温和，夏气暑热，秋气清凉，冬气冷冽，此则四时正气之序也。冬时严寒，万类深藏，君子固密，则不伤于寒，触冒之者，乃名伤寒耳。其伤于四时之气，皆能为病，以伤寒为毒者，以其最成杀厉之气也。中而即病者，名曰伤寒。不即病者，寒毒藏于肌肤，至春变为温病，至夏变为暑病。暑病热极，重于温也。"[5]1

何梦瑶对《伤寒论》全书内容不予删减，维护了《伤寒论》内容的完整性，与维护旧论派做法一致；但其对伤寒条文次序重新整理，与该派认为《伤寒论》条文次序不可改动的中心论点相异。何梦瑶按照自身观点将伤寒条文重新编排，体现了他临床应用《伤寒论》的思路，与辨证论治派注重发挥《伤寒论》辨证论治规律的宗旨不谋而合；但与该派以方类证、以法类证、分经审证的方法、思路又有所不同。足见何梦瑶学有定见，对《伤寒论》有全面、系统且深入的研究。[6]927 有关何梦瑶杂病学术传承部分见本书第五章岭南内科杂病学术流派。

（二）东莞陈焕堂《仲景归真》

陈焕堂，东莞人，约生活在清嘉庆道光年间，著《仲景归真》，又名《伤寒论归真》。陈氏谓仲景之书乃医门圣书，学者不读伤寒则不可以称医，《仲景归真》曰："予生平笃信仲景之书，熟读精思而有得心应手之处，且惩世之讹谬，故取仲景之法，荟萃成书，逐层辨阅，逐欵（同款）指陈，点醒迷津，引归正道。书分七卷，而统名之曰《仲景归真》，是皆从先师之真法、真方而来，不敢自作聪明，妄加异议。"[8]8-9 归真者，引归正道，指陈医界流弊，点醒伤寒信众，引归仲景学说于正途，是为陈氏著《仲景归真》目的。

1. **体例**　陈焕堂《仲景归真》，全书 7 卷，头三卷为伤寒醒俗、伤寒觉误上、伤寒觉误下，力陈仲景《伤寒论》归真之义；后四卷伤寒引正上、伤寒引正下、为伤寒问症知方歌诀、伤寒问方知症歌诀，为陈氏立言部分，阐释了其心中的伤寒研究模式即扬弃破立的模式，多少有点错简重订派遗留之痕迹。

2. **指谪王叔和伤寒例之过、陶华易麻桂为羌活之罔**　陈焕堂对太医令收拾《伤寒论》残卷，整理编次，使其得以传世之功稍作肯定，但笔锋一转，又谓："王叔和混编方症为害后人，使学者废习仲景之正法。"[8]60 并对其编辑之际，私撰《伤寒序例》，其中关于麻桂用法，王氏改换《难经》成语两言之误，流弊至今的做法给予驳斥："《难经》有曰阳盛阴虚，汗之即弊；叔和则易之曰桂枝下咽，阳盛即亡。《难经》曰阴盛阳虚，下之者亡，叔和则易之曰承气入胃，阴盛则死。此等句语，在明白之人则知其变易字义，原非有过，若在庸腐之辈，以为桂枝既以凶暴如此，然则麻黄青龙等药更猛于桂枝者，尚敢用耶？……以讹传讹，虽有明哲之士，习俗不觉，亦常常引为口实。遂至节庵景岳等辈，公然改方变法，以致伤寒正法，湮没而不行。"[8]40

陈焕堂辨正道："麻桂承气等方，先师首创以治伤寒表里之正方，是遵《内经》汗下之旨者，岂有令人下咽可亡之验乎。先师论内有曰汗下后而不愈者，又有曰大下后复发，汗而不解者。况伤寒一症，止辨阴阳虚实两途而已，其云大下是用承气，其言发汗是用麻桂可知。如用承气于大下之初，是为阳盛乎则当愈，是为阴盛者亦当死，何以不愈不死而病不解乎？论内凡说汗下混治之条不可胜数，然则桂枝承气，颠倒混用仍有补救之方，未闻下咽即毙，入胃可亡也。"[8]41

陈焕堂又指陈华易麻桂为羌活之罔。陶华，字尚文，号节庵，明代伤寒医家，余杭人，著《伤寒六书》传世。陶华赞同成本伤寒，研读成无己《伤寒明理论》，将明理论50论发展为83论，拟定羌活冲和汤、黄龙汤等。《伤寒六书》是陶氏所撰六种伤寒著作，分别是《伤寒明理续论》《伤寒琐言》《伤寒家秘的本》《伤寒杀车槌法》《伤寒一提金》《伤寒截江网》，内容有重复，所选方药有杂乱之弊，故后世医家对陶氏言论毁誉参半，如徐春甫、汪琥（长州人，著《伤寒论辨证广注》）等持否定态度。

陈焕堂指出陶氏《伤寒六书》中错误论点：①麻桂二方，用而效者止一二，用而误者常八九，公然易方，改麻桂而用羌防，改发表而为和解。②冬月正伤寒，天气严寒，非辛温发散不能故也，其余三时并无真正伤寒，天时炎热，宜用辛凉发散而已。③新设三十七方，谓补仲景之未逮。陈焕堂考订后指出："细阅其方，内中所用羌防芎芷数方，不是仲景旧制，其余皆由《伤寒》《金匮》或增或减，改头换面，别立名称，只载数味药名，不注轻重……节庵是内伤之法而治外感，此等方剂有何益于伤寒哉。"[8]141

3. 辨正所谓南人无正伤寒，破当时医治伤寒之讹谬　这点是陈焕堂《仲景归真》学术亮点。岭南气候炎热潮湿，但不等于没有伤寒病或少见伤寒病并发症，仲景伤寒经方具有其普适性，关键在于辨证论治准确。

当时有医家认为"南方无正伤寒"而不敢用伤寒方，陈焕堂遂立论驳斥此说："世有谓南方并无真正伤寒，所患者，皆早暮之风寒外感耳。初无其说，稽其故，实自王肯堂之言倡之。"[8]49 论南方无伤寒原委，陈焕堂认为："今人动谓南方寒者无伤，实因平庸之医不识三阳症候，而以外感两字混之故也。庸医不学无术，目不见仲景之书，口不解仲景之义，亦公然自命为医。想其初有见仲景论内，桂枝症则禁用麻黄，麻黄症则禁用桂枝，稍有差讹，则致结胸亡阳之祸。谆谆伸戒，彼等早视麻黄、桂枝畏若砒鸩。"[8]53

陈焕堂认为此流弊出自王肯堂，并从《黄帝内经》虚邪发病、伤寒病性、南土地域气候等方面以证王肯堂的不足："人之经脉百骸筋骨皮肉莫不相同，其患病应无异也，且伤寒者，为人伤于风寒之病耳，非怪异之病也。《经》曰：君子固密，虽有大风苛毒，勿之能伤。又曰：虚邪不能独伤人，必因身形之虚，而后客之也。是则血气平和，营卫固守者，断无其病。所病伤寒者，必其人先虚，皮肤疏缓，风寒始能伤之。南方之人何术而皆得精神完固，独无伤寒哉。

若以南北土地厚薄而分人之强弱,则北方厚而强,南方薄而弱,弱者病因多,南方伤寒应多也。若以南北之寒温分人之脏腑寒热,则北人之脏应寒,南人之脏应热,又以伤寒之属寒属热较论,倘属寒则北人应多,果若属热则南人应多也。《内经》曰:人之伤于寒而为热病。是则伤寒属热,南人应多无疑,何故反谓南方独无哉。或曰:北方风高故有伤寒,南方地暖故无之歟。子曰:南方岂总无寒,常见隆冬有如板之水,亦当有伤寒也,但谓北方寒多则病多,南方寒少则病少,尤可言也。若谓北有寒则有伤寒,南无寒则无伤寒不可。"[8]49-51

要想在南方诊治伤寒病取得好的疗效,陈焕堂认为要正确认识麻桂的作用机制,方能了解两方的使用时机,不至于误治误用。他说:"麻黄发表不过于猛,桂枝和中不过于温。麻桂青龙各有专司,不可混用,混用则有误也。苟能分析营卫之病,应麻用麻,应桂用桂,虽于三时,岂得有误八九者哉。"[8]130-131而冬时解表宜辛温,余时宜凉散的说法,陈辨曰:"吾今改正曰:冬月伤寒发表宜辛温者,其以阴邪在表故也,三时伤寒发表宜用辛凉者,以其阳邪在表故也。非谓三时治病,一概宜凉,冬时治病,一概宜温也。如此则知所用辛温辛凉之言独指发表而言,自然再要核辨表里阴阳,不致错执古板者。"[8]130

最后,陈氏指出正确使用伤寒方,须正确认识仲景立方依据:"仲景论内三百九十余条,内中分析轻重,桂枝之症独多,麻黄之症尚少,轻症多重症少,所立陷症诸条皆系诲人误治变证而设者,岂可擅谓南人竟无真正伤寒哉。初因庸医分不出伤营伤卫,又被夹杂之证混乱,所谓无者实由此也。"[8]31

4. 立正言引归正道,还仲景立法之原貌　陈焕堂《仲景归真》是有别于方喻两家条文重编的另一种"错简重订"模式,陈氏之"归真"实际上是针对时年岭南地区部分医生对伤寒的误解,陶华、张介宾等医家对伤寒岭南流派的影响等问题而提出的。陈焕堂赞成喻昌太阳三纲鼎立说,研究伤寒论重视太阳证,强调"风伤卫、寒伤营"的论点及麻桂的用法。他说:"人之身统为营卫,二者所包摄密如罗纲,风寒伤人,不伤于营则必伤于卫,否则营卫两伤而已。未有风寒伤人而不伤于营卫之理。故仲景立桂枝汤以治卫,立麻黄汤以治营,再立大青龙汤营卫兼治。"[8]114详细解释了风寒营卫四者之间的相互关系,阐发了营卫损伤机制:"寒伤营,寒属阴,营主血,营亦属阴,寒入营中血分,其血凝涩,令其皮肤闭密,非麻黄汤大松肌表,则汗不得出,故伤寒为表实,此之谓也。风伤卫,风属阳,卫主气,卫亦属阳,风入卫中气分,其气虚弱,令其腠理缓,其汗常出,非桂枝汤实肌肉而汗不得止,故中风为表虚,此之谓也。"[8]163-164

所谓"错简重订",实质也包含自己研究仲景伤寒的学术见解。如陈焕堂《仲景归真》以胃腑为界区分汗下,认为《黄帝内经》"未满三日,不入于腑者可汗而已;既满三日,已入于腑者,可下而已。"[8]231此26字仲景采之以作伤寒之总治法。此处《黄帝内经》的"腑"陈氏解释为阳明胃府,理由是伤寒条文中,凡可下之诸条,均出现阳明腑证模样,且三阴可下之证,皆用大承气汤。并以阳明胃腑为中心,区分邪气的部位,结合《黄帝内经》中所示的时间的长短,确定汗下方法的选择,建立起一个独特的遣方用药体系。

5. 文献传承　对陈焕堂《仲景归真》学术研究文献传承者为余洁英"岭南伤寒文献收集及医家学术思想探讨(清至近代)",2011 年广州中医药大学博士学位论文,为广东省哲学社会科学"十一五规划项目",论文中有陈焕堂《仲景归真》研究专门篇章。认为陈焕堂是伤寒岭南流派医家中较有特点的一位,其针砭时弊,辨正归真,在阐释仲景学说过程中肯定太阳三纲鼎立论点,又对王叔和《伤寒例》进行驳正,是从另一角度阐述喻昌错简重订派观点的,但陈氏在伤寒理法研究上,又与错简重订之针对伤寒条文的顺序做出重编不同,陈氏更侧重于将六经症状、方剂进行归纳总结的方证相类的研究方法,以求更有裨益于临床。

罗启盛"陈焕堂《仲景归真》学术思想研究",2014 年广州中医药大学硕士学位论文,指出陈氏辩驳了"所谓南人无伤寒病""唯独冬季才有伤寒病""《伤寒论》剂量过重"等清代中叶在岭南流行学术观点,辨正当时某些医家医治伤寒之讹谬。岭南气候炎热潮湿,但不等于没有伤寒病或少见伤寒病并发症,仲景伤寒经方具有其普适性,关键在于辨证论治准确。2009 年广东科技出版社影印陈焕堂《仲景归真》出版。

（三）香山麦乃求《伤寒法眼》

麦乃求(1813—1875),字务耘,号岭南飞驼山人,广东香山(今中山)人,诸生出身,博学能文,略懂神仙术,后弃去而专精于医。咸丰至同治年间行医广州,治好广州知府冯端本之伤寒病而著名于时。冯端本曰:"余初守羊城,即耳其名,后以疾延诊,遂亲炙焉。其论证也,审而确;其立方也,简而当。深得灵、素之理,仲景之法,治病无不奏效,余益佩服之。夫良医但有功于当世耳,麦君著《伤寒法眼》二卷,阐古人之蕴奥,而加以考订精诣苦心,于此可见。"[9]9

麦乃求还治好了广东著名学者陈澧。同治辛未(1871)之春,陈澧大病几殆,延请麦乃求,治之而愈,遂定交焉。麦氏每至陈澧家治病,处方毕,则谈论医学,尤沉潜于《黄帝内经》、仲景之文,邃于医术而于各家之异同,又纵谈文章及时事之敝,感慨勃发。光绪元年(1875)麦乃求有疾,陈澧往问之。麦乃求言:著书恒至深夜,精思博考,心力耗尽,盖为养生之术,不如著书以活人,其书以《素问》《灵枢》之理,明仲景之法,今已缮写,将刻于板,因论生死之道,超然无所系恋,有书传世足矣,促余为之序。陈澧谓:"君今年六十二,与余大病之年同,望君如余复瘳,而相与纵谈也。"[9]7 是年秋,麦乃求"易箦"(更换床席,人将逝矣,语出《礼记》),留下《伤寒法眼》二卷。广州知府冯端本闻讯谓:

"今闻遽归道山，颇为当世失一良医恨，然有是书传世，后之览者，如获指南，是其有功于后世尤非浅鲜，则虽殁尤不殁也。"[9]9

1. 体例 《伤寒法眼》上下两卷，清光绪乙亥年（1875）冬刊于广州，一册。首会稽陶广荣序，次陈澧序，次广州知府冯端本序，次门人吴湛群例言 13 则，次麦乃求务耘自序。上卷名医粹语四则、伤寒总论、太阳篇附暑湿痉症。下卷阳明篇、少阳篇、太阴篇、少阴篇、厥阴篇、热厥利证、阳明逆证、诸寒热证。麦乃求对"伤寒法眼"的解释是："盖素灵为仲景之体，仲景乃素灵之用，无仲景不能用素灵，舍素灵无以通仲景，二者相资，斯为医门正法眼藏，离体求用，下手奚从？余宿好方术，于素灵仲景书究心有年，既竭吾才，集成一帙，名曰《伤寒法眼》。"[9]3

前述岭南伤寒研究始盛于清代，并受到中原伤寒学术的影响，延续明清伤寒学派错简重订派、维护旧论派、辨证论治派三派的学术争鸣，麦乃求《伤寒法眼》一书受柯韵伯《伤寒来苏集》影响至深，是清代岭南伤寒辨证论治派代表医家。

2. 伤寒包括发热病与不发热病，六经为百病立法 伤寒六经钤百病，麦乃求认为仲景《伤寒论》诊治的病种，既有发热者也有不发热者，六经为百病立法，仲景伤寒是"按经辨证，按证立法，尽六经之变化，穷百病之源流。"[9]15 麦乃求《伤寒法眼》伤寒总论开篇曰："病有发热恶寒者，发于太阳也；无热恶寒者，发于少阴也"。[9]25 语源自柯韵伯《伤寒来苏集》伤寒总论首，但麦氏把柯韵伯"发于阳也"注解为"发于太阳也"；"发于阴也"注解为"发于少阴也。"[10] 麦氏解释伤寒病有发热有不发热的原因："太阳发热，少阴不发热者，人身表里分为六部，三阳在膜外，三阴在膜内，以脉络相贯通，其充满流行于其中者。营卫二气，营行脉中，卫行脉外，邪之所在，主客交争，否隔不通，邪气为寒，正气为热，太阳在表，故身发热；少阴在里，故身不发热，有寒恶寒，表里皆同也。"[9]25

麦乃求认为："六气先天，止有水火，一阴一阳而已，阴阳旋转运行而已，而其运行之间有次第，而三阴三阳分焉。三阳统领于太阳，三阴统领于少阴。《热论》曰：伤寒一日，巨阳受之，言太阳感邪也。曰：两感于寒者，兼言少阴感邪也。惟此两经言感病，其余四经只言传病，所以发于阳便是太阳，邪从元府入者也；发于阴便是少阴，邪从溺窍入者也。"[9]25 太阳为三阳主气，少阴为三阴主气。太阳为一阳位居三阳之首，少阴为二阴居于三阴之中。太阳受邪，从阳之首位起顺传入阴。少阴受邪，从阴之中位起，逆传出阳。仲景之六经，为百病立法，伤寒杂证，治无二理，咸归六经之节制。六经各有伤寒，非伤寒中独有六经，而忘其包乎杂病。伤寒既有外感热病，也包括有不发热的其他疾病，临床都可以采用六经辨证方法予以诊治，这是明清辨证论治派伤寒医家以方类证、方证对应解读仲景《伤寒论》理论依据。

3. 处方辨证，善治伤寒而不独治伤寒　岭南气候炎热，热病多发，麦乃求对此深入研究，依据《素问·热论篇》"按《热论》人之伤于寒也，则为热病"[9]33说解读仲景《伤寒论》。麦乃求曰："仲景伤寒太阳法最多，每出于《素问》外。盖《素问》所言一日之太阳，专以元府受邪而言，太阳属皮毛。仲景所论屡日之太阳，兼口鼻受邪而言。太阳属胸中，凡膈上之位皆然，《素问》所谓前曰广明之地也。其中有胃管，属阳明，有膈膜，属少阳，有心肺，有宗筋，宗筋内有心管，通小肠，有肺管，通大肠，有冲任脉，有出入心肺之血管，处处皆能受邪。"[9]121麦氏继而解释：发热乃全身证候，其各个不同阶段，仲景皆属之太阳、阳明、兼少阳矣。桂枝麻黄两法，太阳一营一卫之正病也。葛根汤则阳明矣，柴胡桂枝干姜汤热浸隔膜兼少阳矣，大青龙汤热浸胃管矣，小青龙汤寒侵心管矣，十枣汤水蓄肺管矣，大小陷胸汤热结肺管矣，泻心汤寒侵肺管热闭心管矣，旋复代赭汤寒结心管矣，大黄黄连泻心汤心热移血海矣，抵当汤血瘀冲任矣，麻黄连翘赤小豆汤血蓄脉管矣。[9]123

麦乃求善治伤寒热病，认为白虎汤主证是："三阳（胃、三焦、膀胱）合病（三腑皆热，气盛于内），腹满（腹中气盛，四肢举动不便），身重难以转侧（少阴身重，督脉不通，不能作强，三阳身重，筋脉不利，难以转侧），口不仁（胃热不知味也）而面垢（火蒸于面，面油粘尘也），遗尿（膀胱热迫，尿急难忍也），发汗则（阴亡于上）则谵语，下之则（阳气因极持满而发，一泄难留，反脱于下）头上汗出，手足冷，若（不以药汗下之，而其人）自汗出者，白虎汤主之。"[9]152 括号内为麦乃求夹注小字，于仲景原文疑难含隐之处以小字夹注，使人一目了然。其对白虎汤证解释："表邪已解，乃可用白虎，是常法；表邪未解，亦可用白虎，是变法。"[9]152 "伤寒脉浮滑，此表有热，里有邪（邪亦热也），白虎汤主之。此条言脉不言症，以上数条已详其症，此补言其脉，非但据脉而不辨证也。"[9]154 "伤寒脉滑而厥者（阳无阴不化，热闭于内而厥，脉不微而滑，是胃）里有热也，白虎汤主之。寒厥脉微，热厥脉滑，此常法也；但热厥亦有并脉皆伏者，然必有烦渴引饮，大便结诸症可据。"[9]154

麦氏又用夹注小字解释白虎加人参汤证条文："服桂枝汤，大汗出后（表邪已去），口燥渴心烦（胃津伤，胃热盛），背微恶寒者（恶寒止在背而不甚而微，是大汗后阳虚所致，非表邪也），白虎加人参汤主之。""伤寒（当汗不汗）若吐若下（津亡于下），得七八日（无津不能作汗，表仍）不解，热结在（胃）里，表里俱热（虽表未解，尚）时时恶风，（而）大渴，舌上干燥而烦，欲饮水数升者（胃热已极），白虎加人参汤主之（热得津而化为气，气透出表，表亦可解）。"[9]152

麦乃求对下法的研究比较深刻，认为："三阴之里，一定下法；阳明之里，汗吐下三法皆有。阴结者，急攻之，以其脏不通也；阳结者，未可攻，恐反引热入脏也。"[9]172然亦有属胃阳而不妨微下者，有属脾阴而不得竟攻者，其曰得病二三日，脉弱无太阳少阴症，烦躁心下硬，至四五日，虽能食（无燥屎），以小承气汤少少与，微和之，令少安。五六日不大便，与小承气汤一升，虽不属脾，然胃热不解，久必入脾，微下之，正所以救脾，此阳结而不妨微下者也。下法，前阴利水，后阴通便。前阴利水者，麦乃求注解茵陈蒿汤曰：茵陈经冬不凋，能除热邪留结；栀子下行，通三焦水道；大黄通胃实下行，令胃中热稠之水，悉从小便出，此茵陈汤为阳明利水之妙剂也。后阴通便，承气汤，汤者，荡也，知医以丸药下之，非其治也。若自利者脉当微，今反和者，此为内实，调胃承气汤主之。秽物不去，由气不行，大黄若倍厚朴，气药为臣，性缓故曰小，欲微行胃气也，厚朴倍大黄，气药为君，性猛故曰大，欲大破胃气也，大黄取其下趋，芒硝取其化屎，枳朴取其破滞。会稽陶广荣评曰："处方辨证，其效如神，有叶天士之遗风，尝谓医理莫精于仲景，医法莫细于伤寒，遂索隐钩玄，参考折衷，撰成《伤寒法眼》二卷，释长沙之微意，补前人之未言，凡五易稿而成，慎其事也。盖毕生之精力，萃于是矣。"[9]3 陶广荣对麦乃求《伤寒法眼》评价恰如其分，伤寒派医家善治伤寒而不独治伤寒，治病有叶天士之遗风，舍岭南外不多见。

4. 传承及影响　麦乃求《伤寒法眼》传承辨证论治派柯韵伯《伤寒来苏集》学术观点，是清代岭南伤寒学派主张辨证论治医家，弟子门人有吴湛群（清池）。研究仲景伤寒，六经辨证论治学术主张即伤寒六经钤百病、六经为百病立法在岭南很有影响乃至成为主流。民国广东中医药专门学校名医梁湘岩，撰写《伤寒论自王叔和编次颇多错乱后贤如方喻柯尤诸家辄自改编均有裨于后学究以何家为优》一文，对方有执、喻昌、尤在怡、柯琴四家注解《伤寒论》提出："四家所言，方不及喻，喻不及尤，以尤视柯，则固以柯为优也。"[11] 结论以柯韵伯为最优。

中华人民共和国成立后，广州中医学院伤寒教研室首任主任何志雄（1915—1983），把柯韵伯《伤寒来苏集》指定为研究生主要参考书。现时学院伤寒派（教研伤寒论者）主张"六经辨证论治""方证对应"，强调仲景经方临证诊治之病种既包括既有外感发热病者也有内伤杂病不发热者。2009 年广东科技出版社影印麦乃求《伤寒法眼》出版，使更多学者读到是书，撰写一批学术论文，如吴静 2014 年在《广州中医药大学学报》第 5 期发表"岭南医家麦乃求《伤寒法眼》学术思想探讨"等。

二、近代岭南伤寒名著述评及传承影响

清末民初，是伤寒岭南流派研究兴盛时期，出现了临证擅用仲景经方四大名医，雅称"四大金刚"，乃陈伯坛、易巨荪、黎庇留、谭彤晖。笔者在调研中发现"四大金刚"一词出自民国年间苏任之手抄易氏《集思医案》撰写的序言："清季之末，广州医林中，以专研经方著名者有四人焉，当时称为"四大金刚"，

乃陈英畦、黎庇留、谭彤晖、易巨荪是也。英公著述有《读过伤寒论》《读过金匮论》《麻痘蠡言》三书行世。庇公著有《伤寒崇正编》。谭公为南海县举人,号星缘,亦作星沅,有无著述未详。至于易公之著述,余谨见此医案一帙耳。易公,名庆棠,号巨荪,亦作巨川,鹤山县人,寓西关小半甫,榜其门曰'集易草庐',民国二年去世。其运用经方比之英、庇两公更为灵活,书未付梓,前见友人存手稿一册,因借抄一本,以资玩索。本省医籍中以医案为最少见,得此一册,为本省医林著述中生色不少。后学肄江苏任之识。"[12] 反映易巨荪、谭彤晖、陈伯坛、黎庇留、四位经方派名家学术上之联系。

(一)新会陈伯坛《读过伤寒论》《读过金匮》

陈伯坛(1863—1938),名文炜,字英畦,榜名伯坛,举人出身,新会外海(今广东江门市郊外海乡)人,近代岭南经方派医家中声望最著者,其医学理论和临证风格独树一帜。岭南医家重临床而不善著书立说,纵然著书立说,也鲜有大部头专著,而陈伯坛著作是现存民国时期篇幅浩大的仲景学说研究专籍之一,先著《读过伤寒论》18卷40余万字,再著《读过金匮卷十九》分门不分卷,40余万字,在当时不仅岭南经方派医家医著中无出其右者,即使在全国也有一定学术地位。

1. 著作体例

(1)《读过伤寒论》:陈伯坛是主张以传统方法研究伤寒学的著名医家,其治学受"钱塘二张"维护旧论和六经气化学说的影响较大。是书目录:卷之一太阳篇豁解(犹解诂,解读训诂,以经注经)。计二十八节,汤方十。卷之二太阳篇豁解,计十三节,汤方十。卷之三太阳篇豁解,计二十五节,汤方八。卷之四太阳篇豁解,计三十节,汤方十一。卷之五太阳篇豁解,计三十四节,汤方十一。卷之六太阳篇豁解,计五十节,汤方二十五。卷之七阳明篇豁解,计二十九节。卷之八阳明篇豁解,计二十五节,汤方五。卷之九阳明篇豁解,计二十八节,汤方五。卷之十少阳篇豁解,计十节,汤方一,小柴胡汤见上,余不立方。卷十一太阴篇豁解,计八节,汤方二。卷十二少阴篇豁解,计二十节。卷十三少阴篇豁解,计二十五节,汤方十五。卷十四厥阴篇豁解,计二十六节,汤方三。卷十五厥阴篇豁解,计二十九节,汤方三。卷十六霍乱篇豁解,计十一节,汤方三。卷十七阴阳易差后复劳篇,计七节,汤方四。卷十八痉湿暍篇豁解,计十六节,汤方载金匮。

《读过伤寒论》六经编次全依旧论(赵开美摹刻的宋本《伤寒论》),且削去伤寒例,移《痉湿暍篇》于《阴阳易差后劳复篇》后,这些都与张锡驹的《伤寒论直解》相同。他赞同陈念祖对"叔和编次《伤寒论》有功千古"的评价,认同陈念祖所谓《伤寒论》中"序例""辨脉""平脉"等篇,均非正文,全系王叔和所增的看法。因此,将辨脉法、平脉法和诸可诸不可等篇全部删除,并在编次上作了必要的调整。经他重新厘定,《读过伤寒论》分为18卷,414节,115方。[13]21

（2）《读过金匮》: 5卷,又名《读过金匮卷十九》,为陈伯坛晚年于香港之作,脱稿后逝世。是书曾作为伯坛中医专校讲义,最初为香港伯坛中医专校线装铅印本,5册,约40万字。民国庚辰年(1940)五月,伯坛中医专校同学会为纪念恩师将其出版,序言曰:"《读过伤寒论》早已印行,《金匮》则甫脱稿,而先生遂归道山,及门弟子欲继志刊成之,旋得周苏群先生慨捐巨资,遂能成其事。是非表扬,先师一家之言实二千年医学之结晶也"。[14]2唐代韩愈曰:莫为之前,虽美弗彰;莫为之后,虽圣弗传。故后人评述陈伯坛:"长沙医道之有先生,不啻儒家之有昌黎紫阳也。"[14]2

至1977年香港李少白再版是书,序言曰:"陈伯坛先生'以伤寒句语解释伤寒'迥异各家,余莅港数十寒暑,悉心研究,觉其阴阳气化,五行相生相克,豁解之处,心领神会,若仲景现身说经,如坐春风也。……特再版公诸于世,以其寿世寿人"。[15]再版序内容文字与初版相同,所异者册数增加,与《读过伤寒论》同为十一册,想再版者原意是《读过伤寒论》《读过金匮》两书应相互媲美。

陈伯坛另有著作《伤寒门经》不分卷,又名《陈大剂伤寒门经读法》,由门人鞠日华撰述,作为广东光汉中医专科讲义,1册。《麻痘蠡言》不分卷,是书体现了陈氏的临床经验。不单言麻痘,而且还包括其他内科杂病临床治验。现存民国二十二年(1933)刊本,1册。陈伯坛在港期间,一度痘疹流行,西医认为痘疹是疮科一类,要从外治,一见灌浆,即加洗刷,以此十不一生,而经陈氏用中药内服救治者(尤喜用膨鱼鳃)多所全活,由是名噪香江。

2. 读仲景《伤寒论》,溯本求源,以叔和为定本　陈伯坛主张研读仲景《伤寒论》溯本求源,本源来自《黄帝内经》《难经》。《伤寒论》妙能与《素问》《八十一难》诸旧本异其辞,却同其旨,故研读仲景之书,先应从《内》《难》诸经溯本求源,弄清它们之间的源流关系,才能领悟其真谛。强调读原书,不盲从注本,要息心静气,逐句逐字读伤寒,而且当以唐宋以前未经灭裂之伤寒为佳。经过一番对比后,认为叔和编次、林亿校正、无己注解之宋本伤寒可读。陈氏曰:"分卷自叔和始,显与原书有出入,幸在原文无纷更,圣学故赖以保存",故《读过伤寒论》中"原文篇幅,固以叔和为定本。"[16]21

以叔和为定本,主张维护世传本《伤寒论》内容的完整性,同时又需要新的方法解读,陈伯坛是岭南伤寒流派维护旧论又有理论创新的一家。例如关于仲景《伤寒》与《金匮》关系,陈伯坛提出仲景《伤寒》《金匮》原为一书,仲圣明曰并平脉辨证,为《伤寒卒病论》合十六卷。两书的关系是:"论合卷亦合,分之则书亡……伤寒分卷不分门,金匮分门不分卷"。[15]2所以《读过伤寒论》终于卷十八,《读过金匮》列为卷十九,二书相应如合璧。

3. 以经解经,诠释伤寒金匮　陈伯坛《读过伤寒论》《读过金匮》两书均为以经解经。近人何丽春统计："《读过伤寒论》共引 14 家著作,引文次数最多的是《素问》,共 128 处。此外,《灵枢》《本草经》各有 18 处,《脉经》5 处,《难经》2 处。上述所指的是明引,即直接出书名,而书中暗引则大大超过此数。"[17]

如用《素问·灵兰秘典论》《灵枢·营卫生会》等篇的脏腑的功能、三焦气化去诠释阳明病的治疗。仲景原文:"阳明病,胁下鞕满,不大便而呕,舌上白苔者,可与小柴胡汤,上焦得通,津液得下,胃气因和,身濈然汗出而解也。"陈氏诠释:阳明之闭塞实甚也,何以胸不满耶? 非便宜于其胸也。满状横亘于胁,必连于膈,上焦其治在心下膈,胁满可征明其上焦之不通也。且不大便而呕,下焦不能出,纵有积谷而无所用,此又关于津液之不下。盖大肠主津,传道其大便,变化出者津为之。小肠主液,受盛而不呕,化物出者液为之也。然使阳明能行驶其居中之职权,虽欲不大便而不得,更无欲呕之理由,诚以中州治则三焦无不治,将津液与大小二便若往还,自有如雾、如沤、如渎之三焦为始终也。[16]398

4. 学崇气化,强调阴阳理论　陈伯坛研究《伤寒论》学术上私淑于张志聪者为多,亦兼采张锡驹、陈念祖之说,属于六经气化学说一派。他非常重视《黄帝内经》阴阳理论,始终以阴阳学说作为其研治《伤寒论》的理论基础和指导思想,并以《素问》运气七篇大论中六经标本中气理论,来分析阐述《伤寒论》六经病的发生发展及证治规律,于仲景会心处多有发挥,其观点对后学颇有启发。[13]23

阴阳为伤寒之纲目,是陈伯坛伤寒学术思想最突出的特点。他说:"长沙实则以阴阳二字为心法,知阴知阳为眼法,治阴治阳为手法。"[16]42 又指出:"治伤寒则注重个寒字,治卒病则注重个风字。求合于阴阳之变化,是治伤寒之手眼;求合于五行之变化,是治卒病之手眼"。[18] 在《读过伤寒论》中运用阴阳理论来阐述《伤寒论》六经的基本概念和学术内涵,见解独到。

如六经与阴阳。伤寒六经,又分为三阴三阳,陈伯坛重视六经的阴阳属性。他引用《黄帝内经》运气学说观点认为:"太阳、阳明、少阳为三阳,太阴、少阴、厥阴为三阴。三阳之上寒燥火,三阴之上湿热风。"[16]41 从运气角度得出六经的六气特性,即太阳属寒、阳明属燥、少阳属火、太阴属湿、少阴属热、厥阴属风。从标本中气角度得出六经的阴阳特点是:"太阳本寒而中热,热多于寒其标阳;少阴本热而中寒,寒多于热其标阴;阳明本燥而中湿,燥多于湿其标阳;太阴本湿而中燥,湿多于燥其标阴;少阳本火而中风,火多于风其标阳;厥阴本风而中火,风多于火其标阴。

又如脏腑与阴阳。陈伯坛认为:在天之六气,因有在地之五行,因有在人之五脏五腑。腑为阳,阳五行生诸腑;脏为阴,阴五行生诸脏。脏腑的五行特性是肝属风、心属火、脾属土、肺属金、肾属水;大肠属金、小肠属火、胃属土、胆属木、膀胱属水。五行脏腑为了与六经六气相配,在脏引进了心包,在腑引进了三焦。故"腑与腑合化三阳,脏与脏合化三阴,阴阳属性分别是:膀胱、小肠化寒中有热之太阳,心与肾化热中有寒之少阴,热在上为手太阳、手少阴,寒在下为足太阳、足少阴。大肠与胃化燥中有湿之阳明,脾与肺化湿中有燥之太阴,燥在上为手阳明、手太阴,湿在中亦为足阳明、足太阴。三焦与胆化火中有风之少阳,心包与肝化风中有火之厥阴,火在上为手少阳、手厥阴,风在下为足少阳、足厥阴。"[16]42

5. 学术传承 陈伯坛不仅是经方临床大家,也是中医教育家,先后在广州、香港创办中医学校,传授长沙之学,门生弟子从游者甚众,在粤港两地影响颇著,经他一手培养的学生,不少人日后成为岭南名医。学术传承包括:

(1)陈氏家族传承谱系:陈氏家族嫡系传承,陈伯坛长子陈万驹在伯坛中医专科学校的协助教务工作,女儿陈坤华(1905—1986),从师范学校毕业后,在伯坛中医专科学校学习,是陈伯坛子女中唯一从医的后人。在由陈坤华口述,其女袁衍翠医师整理的发表于《广东文史资料》的《追怀先父陈伯坛》一文中提到陈伯坛对其学医表示赞同及欣慰:"我于师范毕业后,在伯坛中医专校学医,父亲见我来听课,高兴地拈须微笑,并鼓励我要'青出于蓝胜于蓝'"。陈坤华于中华人民共和国成立前回广州宝华路开诊行医,1958年起到广东中医药研究所工作。擅长治疗内科和妇科疾病,曾在广东省中医院、157医院等处出诊,整理有《陈伯坛先生学术经验简介》,发表于《广东中医》1963年第5期。

陈伯坛孙辈,仅外孙女袁衍翠修习祖业。袁衍翠自小随母学医,又在广东省中医院随程祖培侍诊,后为广州无线电厂厂医。郑洪等整理袁衍翠的口述中提到,陈伯坛及其弟子的用药特点有以下三点:①不排斥时方:"外公也用时方,像逍遥散、银翘散等,有效的都会应用"。②擅用大剂:"对于'大剂',印象深的有小柴胡汤,治外感,柴胡用到8钱(四逆散就用普通量);桂枝汤,桂枝用量也大,九钱;还有小半夏汤等。药味很少,但份量重"。③重用附子:"附子,听母亲说,外公最多用到四两,让病人久煎服用。我母亲、我的老师程祖培用量也大,一般用二两。细辛量不大。生姜、干姜量也大。"[19]又如治疗肠痈的薏苡附子败酱散,陈伯坛说"败酱粤俗名瓜子菜,与马矢苋相类,叶如瓜子,背红者佳,多生土墙及屋瓦上。"陈伯坛治疗肠痈(阑尾炎)是经过临床仔细观察的,认为肠痈多数偏于右者。其外孙女袁衍翠医师,临证传承陈伯坛及陈坤华临证擅用经方学术经验,例如小柴胡汤,她整理陈伯坛处方手稿,发现陈伯坛柴胡治疗外感病用量多为八钱(24g),撰写有《浅谈小柴胡汤及其临床运用的体会》一文。小柴胡汤以和解少阳为主,属于八法中的"和"法。有凡言和法者,总以小柴胡为主之说。小柴胡汤应用范围很广,既适用于伤寒,又适用于杂病,它主治伤寒少阳证,往来寒热,胸胁苦满,默默不欲饮食，心烦喜呕，口苦、咽干、目眩、舌苔薄白、脉弦等症。尤其以"往来寒热"为主。临床时，小柴胡汤多用于外感发热，其解热作用又最为显著。医者选用小柴胡汤时，用药除针对主症外，更要细辨患者的表里、寒热、虚实、津液等情况，灵活应变，随症加减。关于柴胡的用量，从临床上看，柴胡大剂量为退热、中剂量为解郁疏肝，小剂量为升举阳气的作用。柴胡是一种既能退热、又不是发汗的药物，并无如所传的"伤津劫液"的情况。小柴胡汤以柴胡为君药，主要作用和解退热，柴胡用量宜大剂量。《伤寒论》小柴胡汤的剂量，柴胡用量大大超过其他辅助药。只有这样才能发挥解热作用，达到治疗目的。近代岭南名医陈伯坛，擅用小柴胡汤，每剂柴胡用量八钱即 24g（成人量），疗效卓著。陈伯坛外孙女袁医生在长期的临床实践中，亦遵照陈伯坛的用量，疗效明显。[20]

（2）陈氏弟子门人：陈伯坛早年创办"广州中医夜学馆"，授业者多为广州在职医师如鞠日华、程祖培等。晚年迁居香港创办"伯坛中医专校"，讲学授徒，培育中医人才数以百计。据同道卢觉愚在其所编《实用伤寒论讲义》一书中指出："陈（伯坛）宗法仲景，隐以继承道统为己任。数十年来，讲学授徒，门弟子散处粤、港、澳各地者千百人。"[21]

陈氏弟子很多成为当时当地医界名流。在港业医的陈甘棠、陈遂初、陈仿周、陈柳一、陈鉴人、陈子石、陈习之、陈瑞甫、陈坤华（女儿）、陈万驹（儿子）等；在广州业医的有程祖培（广东省名老中医）、钟耀奎（广州中医学院教授）、鞠日华（广州医学卫生社发起人）、区砺菴（广东中医专伤寒科教师）等；在江门业医的有赵景明、陈仲明等。据民国二十一年（1932）12月，伯坛中医学校学员合影照片名单：李泽礼、赵景明、陈焕球、潘次宽、林清珊、邓义栞、陈万驹、谢瑞甫、陈仿周、何砺予、叶羽宸、陈绍基、彭泽民、陈监人、郑天炳、伍公博、程祖培、李达三、陈文华、陈贶勋、黄惠伯、关济川、游国柱、陈显光、陈湘藻、刘丽生、陈植之、关济明、黄建章、关宅仁、施瑞林、余达德、林叔达、邝水衡、陈坤华、李荫泉、廖修良、关子济、关榭云、赵赞虞、张子诚、黄子修、刘云帆、陈桃象、周在英、余永治、温圣光、马稳安、欧阳珀生、陈柳一、李祁康、潘鹗腾、吴玉良、黎军凯、莫汝奇、邝桂池、裎观炳、黄荫球。上述名医举隅如下。

鞠日华，广东医学求益社成员，广州医学卫生社发起人，陈伯坛弟子及学术助手。1937年与陈伯坛合撰有《伤寒门径》一书，一名《伤寒门径读法》，本书曾作为广东"光汉中医专科学校"的讲义。

彭泽民（1877—1956），广东四会人，爱国侨领，民主人士，亦陈伯坛弟子，中华人民共和国成立后曾担任中央中医进修学校名誉校长、中医研究院名誉院长等职。1954年人民卫生出版社影印出版陈伯坛《读过伤寒论》，彭泽民作跋："1927年大革命失败，余随八一起义军抵粤东，诸同志以余年事略长而体弱,劝余留港。然岁月漫漫,非有所业,难以久居,余幼年曾习方书,旅马来西亚时,服务于矿工场,工人每罹病疫,余试为之诊治,辄能奏效。久之体会日多,人遂以余为知医,劝余籍医作久居计。然余虑术未精,踌躇未能决。一日,遇陈伯坛先生,与语余所学。先生笑曰:君所学者皆庸俗方书,未足以问世。果有志于斯,可尽弃所读书,来从余学。时先生方设伯坛中医学校于香港,乃趋往执弟子礼。暇复侍先生诊病,凡历六载,无间风雨寒暑,自度所学,确有所获。"[22]

程祖培(1889—1976),中山人,广东省名老中医。1909 年参加陈伯坛开办"广州中医夜学馆"并担任助教。继承了陈伯坛运用经方治疗急性热性病、内科杂病的经验,喜用苓桂术甘汤、真武汤、小柴胡汤、大小青龙汤等方剂,擅长治疗痰饮、水肿、风寒湿痹、怔忡等病证,有"医林阔斧"称誉。晚年由其学生毛海云整理《程祖培医案》,萧熙整理《程祖培医学要语》。如治李蓬湘一案用小青龙汤,案中分析方义说:盖小青龙汤,最能行水,水中一掉则水去,水去则邪自解也。本方主用细辛为龙首,打通其尾闾,为注水地步,而后尾以诸药,所为浪息波平也;五味能收敛其天气,为输水地步;更佐以姜夏,则涤饮散寒;使以甘芍,则培土制水;而后收其效于麻桂,有邪则解邪,无邪亦化精布汗;在伤寒为逐水之神剂,在金匮为涤饮之通剂。此条方解,得自陈伯坛之教导,而程氏则能在临床上对症而用,可见师学渊源之深。

钟耀奎(1908—1996),新会人,出生中医世家,广东省名老中医,1929 年就读于香港陈伯坛中医学校,为入室弟子,遵师训导,不受注家之言先入为主,必须向原文求答案。在《伤寒论》理论研究上,追随陈伯坛,从三阴三阳及标本中气研究六经,认为六经并不等同于十二经络及五脏六腑:"《伤寒论》中六经和《素问》所述的是有异同,三阳的内容有些是与六腑相结合,有些不是与六腑相结合,三阴的内容有些也是与六脏相结合,有些也不是与六脏相结合,因而不能说三阳完全是指六腑,也不能说三阴完全是指六脏",不能随文衍义。也提到此说正如陈伯坛所说"三阳与六腑相离合,三阴与六脏相离合""非六腑之方面即三阳,非六脏之方面即三阴"。[23]主要著述《谈谈四逆散》《伤寒论六经与脏腑关系》,研制有"咳喘顺丸"。

(3)学术影响深远:陈伯坛医学遗产的传承工作,对社会产生影响。1986 年在江门市开办"陈伯坛纪念学校"一直至今,仅 2013 年在校学生达 3 000 人,也是中国唯一以名医名字命名的学校。作为岭南伤寒学派著名医学家,岭南历史文化名人,广州白云山风景区陈伯坛家族墓地被定为文物保护单位。以陈伯坛医学为题材研究获硕士学位三人。据中国知网统计 2007 年以来公开发表有关陈伯坛学术论文 65 篇,《读过伤寒论》《读过金匮》再版 4 次。如黄仰模等于 2004 年整理点注《读过金匮卷十九》点校本,1 册,45 万字,由中医古籍出版社出版,广东省中医药局基金课题;何丽春2013年校注《陈伯坛读过金匮卷十九》附《麻痘蠡言》,54万字,中国中医药出版社出版,广东省中医药局基金课题及广州中医药大学邓铁涛基金课题。以文献传承方式延续一代名医陈伯坛学术经验。

2013年12月22至23日,"岭南中医药学术研讨会暨陈伯坛《读过伤寒论》讲习班"在广州中医药大学三元里校区与江门新会召开。会议由广东省中医药学会主办,广州中医药大学基础医学院、广州中医药大学中医医史文献学科承办。此次会议参会代表有来自广州中医药大学、南方医科大学、广州中医药大学第一附属医院、广东省中医院、广州中医药大学第三附属医院、《广州中医药大学学报》编辑部、《新中医》编辑部、新会人民医院、江门五邑中医院的专家、学者及陈伯坛嫡孙以下三代后人,还有近300名研究生同学参加。

(二)顺德黎庇留《伤寒论崇正编》

黎庇留,名天祐,庇留乃其字,一字茂才,广东顺德人。生于1846年,卒年不详。岭南近代著名伤寒名家。光绪甲午年(1894)任省城十全堂医局医席,民国初年在广州流水井设医寓"崇正草堂",大厅悬挂"振兴医风,挽回国命"对联以自勉。友人称赞他曰:"友黎庇留茂才,博观四部,最癖医书,抗志希文,尊师仲景,读逾万遍,背诵如流,旁览百家,眼光别具,分勘合勘,诸注得失择其微,以经证经。"[24]1 为人襟怀广阔,鄙视权贵,淡泊名利,常与人说:"人生最可贵者,莫过如尽己之力,为病民服务,何必孜孜为己?"(据周敬平采访黎庇留儿子黎少庇记录)故毕生以济世活人为务。

1. 著作体例

(1)《伤寒论崇正编》:黎庇留临证病例过万,晚年积其所学,著书立说,著《伤寒论崇正编》8卷,现存有民国十四年(1925)粤东编译公司铅印本,5册,2009年广东科技出版社据此版本影印出版。《伤寒论崇正编》卷一、卷二太阳篇共计129节,63方。卷三阳明篇共计72节,9方。卷四少阳篇共计16节,3方。卷五太阳篇5节,2方。卷六少阴篇42节,14方。卷七厥阴篇49节,5方。卷八为删伪篇。全书约30万字。

书首题字:"尊崇先圣,辩证前贤"。左公海读后曰:"经临万病,积五十余年之学养,正百数十节之审讹,洵为仲景功臣,叔和净友矣。此茂才著书之宏旨也。公海长沙同嗜,寝馈者历半生。彭泽归来,过从者无虚日,暇时手出是编,命作弁言。卒读一过,佩服五中。从此治伤寒者,如迷途之有老马,如暗室之得明灯,向苦难之又难,今则易之又易。事半功倍,学医不惑歧途;起死回生,举世同登寿宇。如斯神技,作者乃三折肱,付诸手民,读者当九顿首矣。"[24]2

(2)《黎庇留医案》:黎庇留著,黎少庇选,萧熙评述。广东省中医药整理丛书之一，1958年在广东省中医药研究委员会出版，将黎氏遗下大量医案遴选其精英，而增其美辞，复加以评述，编成《黎庇留医案》，共收入医案50例。黎少庇序曰："于编撰之余，就历年所治理诸证，择其堪为研究医学之参考者，或则顽沉、诡异，或则平顺、隐微，叙其过程，论其得失，编成医案，以与《伤寒论崇正篇》相引正，而加深经方运用之信仰。"[25]8 萧熙评述："试看这本医案关于经方的灵活运用及推陈出新的手法，便可以意味到黎氏在伤寒学上造诣的深度，从而认识到本书所记载的病案，不仅是宝贵的活的经验的集结，而且它里面还反映着湛深的理论基础。"[22]萧序 2010年人民军医出版社在此基础出版《黎庇留经方医案》。

2. 黎庇留是岭南主张"错简重订"代表医家　《伤寒论崇正编》左公海序首曰：读医书难，读《伤寒论》难之又难。何也？"(《伤寒论》)自王叔和之编次风行，而张仲景之原书日晦，有错简者，有衍文者，有羼（音掺，掺杂）入一篇一章者，有窜杂数节数言者，目珠易混，矛盾滋多，伤寒一书，遂苦难读。且自成无己以来，注者朋兴，名家辈出，若张令韶氏，若张隐菴氏，若柯韵伯氏，若陈修园氏，若唐容川氏，若喻嘉言氏，及金鉴诸家，论难蠭（同蜂）起，各有寸长。毫厘稍差，谬以千里，目迷五色，安所适从？此读《伤寒论》所以难之又难也。"[24]1 "群言淆乱衷诸圣，如是者有年。既而造车合辙，延诊者铁限为穿。见病知源，处治者刀圭必效，方药时有加减，必根据乎经方，证脉互相权衡，非徒夸乎脉诀。以书勘证。兼胡瑗治事之长，以证勘书；异赵括谈兵之误，如是者又有年。"[24]1

这段话是说，仲圣经文，被群言淆乱如是者有年，异赵括（注：赵括，战国时赵人，熟读兵书，但不晓活用，导致40万大军覆没）谈兵之误如是者又有年，中医学术之不长进，是未能尊崇先圣仲师之言。因此必须像胡瑗（注：宋代理学家）那样，明体达致用之学，以临证经验之校勘医书。而新安名家方有执《伤寒论条辨》8卷，心仲景之心，志仲景之志，实为学习榜样，错简不堪的《伤寒论》加以移整考定，反还其本来之面目。

把黎庇留《伤寒论崇正编》与错简重订派代表医家方有执《伤寒论条辨》比较：《伤寒论条辨》8卷，《伤寒论崇正编》亦8卷，成书体例结构基本相同；两书卷一同论太阳病，太阳病篇旧本在第五，而次辨脉、伤寒例、痉湿暍诸篇之下。卷二同论太阳病，卷三、卷四分别论阳明病、少阳病；两书都有删伪部分，黎庇留在删伪篇批评王叔和"专以脉夸于人"，"此等叔和手笔，止可资谈柄"，而方有执主张"削伤寒例"，谓"伪不容有，无之可也。既应无之，削之是矣，故从削。"稍有差异的是《伤寒论条辨》卷五同时论太阴病、少阴病、厥阴病，卷六、卷七、卷八把传世本《伤寒论》辨温病、霍乱病、阴阳易差后劳复、辨痉湿暍病证、辨脉法内容附录于此。

黎庇留《伤寒论崇正编》与明清近代诸伤寒著述最大不同者,为卷之八之"删伪篇",即使是错简重订派,也没有像黎庇留这样大刀阔斧地删减原文的。据近人刘淑婷研究[25]22:《删伪篇》中删减的条文多达75条(笔者统计为66条)。按六经定篇考察其删减:太阳篇计40条(笔者统计41条),阳明篇计11条,少阳篇计1条,太阴篇计3条,少阴篇计3条,厥阴篇计7条。黎氏认为六经病欲解时的推断纯属理想之见,此种理想之推断,实为王叔和之作。因此,凡六经欲解时的条文皆为黎氏删去。以问答体例出现的条文,黎氏也认为《伤寒论》乃仲圣自作全书,设问答体例的条文,与叔和《序例》之问答体例手笔相似,故删去。与世传本《伤寒论》比较,《伤寒论崇正编》没有把"辨脉法第一""平脉法第二""伤寒例第三""辨痉湿暍脉证并治第四"等15篇纳入著作内。

那么《伤寒论崇正编》内容是否就不全面呢?恰恰相反,黎庇留著书突出重点,其风格反映岭南医家注重临证实用鲜明特色,从此治伤寒者,易之又易。现行《伤寒论》教材,就是仿照《伤寒论条辨》《伤寒论崇正编》体例编写的。从黎庇留《伤寒论崇正编》可以看出岭南医家善于总结前人亮点而不面面俱到。厚厚杂乱的一本书,经过广东人细读结合自己临证,往往成为薄薄的精装本。如明代金坛王肯堂《证治准绳》乃大部头医著,经清代南海何梦瑶参考其说著作《医碥》;清代山东黄元御《四圣心源》11卷,近代新会卢朋辑其要点为《四圣心源提要》1册;清代姑苏叶桂《临证指南医案》连同徐大椿评注约51万字,近代番禺潘兰坪浓缩其为《叶案括要》;明代万全《万密斋医学全书》著作10种计108卷(其中7种为儿科内容),清代岭南程康圃(高明人)把它总结《儿科秘要》"儿科八证治法六字说",从中体现岭南医家务实包容的内涵实质。

3. 以临证医理释论、验案证书勘书　临证医理释论。黎庇留《伤寒论崇正编》卷三《阳明篇》:承气汤有起死回生之功,惟善读仲景书者方知其妙。俗医以滋润之脂麻油、当归、火麻仁、郁李仁、肉苁蓉代之。徒下其粪而不能荡涤其热,则正气不复,不能大泻其火,则真阴不复,往往死于粪出之后,于是咸相戒曰:润肠之品且能杀人而大承气汤更矣,甚矣。大承气汤之功用,尽为那庸耳俗目所掩也。武陵陈氏云方名承气,殆即亢则害,承乃制之义乎。亢极反兼胜已之化,承者以下承上也。夫天地一理,万物一气,故寒极生热,热极生寒,物穷则变,未有亢极而不变者。伤寒邪热入胃,津液耗真阴,虚阳胜阴病,所谓阳盛阴虚,汗之则死,下之则愈,急以苦寒胜热之济,救将绝之阴,泻亢甚之阳,承气所以有挽回造化之功也然,不言承气亢而言承气何哉,夫寒热流转,不过一气之变迁而已,用药制方彼气机之不可变者。力难矫之,亦第就其气机之必变者而一承气之耳,设其气有阳无阴,一亢而不可复,则为脉涩。致直视喘满者死,何则以其气机已绝,更已可承之气也。由是言之圣人虽尽人工之妙,止合乎天运之常耳,不云承气而云何。[26]262

以验案证书、勘书。以《伤寒论崇正编》卷三《阳明篇》白虎汤为例。原文:"三阳合病,腹满身重,难以转侧,口不仁,面垢,谵语,遗尿。发汗则谵语。下之则额上生汗,手足逆冷。若自汗出者,白虎汤主之。"黎庇留曰:愚按治实证当刻刻防其虚证、虚脉,是仲圣秘旨。不然者遗尿,有肾绝症,不仁、面垢,有阳虚证,身重难转,有阳气不支证,腹满,有阴虚证。则治法天渊矣。柯公之谓,自汗而无实证,脉当从虚治,旨深哉。黎庇留医案如下。

病人身大热,反欲得近衣者,热在皮肤,寒在骨髓也。身大寒,反不欲近衣者,寒在皮肤,热在骨髓也。愚曾治黎子厚一证可异也。子厚以魁伟之躯,热力素充,忽于己酉年四月,病头眩心悸,医以六味等多与之。阴胜格阳,脉微欲绝,通体肤冷,奄奄一息,而反尽去其衣,加以扇风不稍停。此真阳欲脱之阴象,若认为热在骨髓而清热,即殆矣。愚急以大剂四逆、白通汤,连日数服,稍可停扇,稍可转动。此等格阳剧烈,全身大寒,有甚于四厥逆;频频扇风,有甚于不欲近衣。斯时如救溺之救,稍纵即逝,险哉!《伤寒论》为救世大慈悲之书,然非全书融会,安能认识此等剧证哉?微乎微乎。[26]278

4. 学术传承 黎庇留医术传儿子黎少庇,少庇曾于民国三十五年(1946)在广州流水井医寓处办医学传授班,有门人汤仙州等28人。粤省名医许振庆、马云衢、苏世屏、方恩泽等都曾师从黎庇留学习。中华人民共和国成立后,黎少庇将父亲遗留医案整理,遴选其治验者,编成《黎庇留医案》,萧熙评述,1958年广东省中医药研究委员会刊印。而庇留医案之录选,择其堪为研究之疑难病案,或则顽沉、诡异,或则平顺、隐微,叙其过程,论其得失,编成案例,以与《伤寒论崇正编》相引正,而加深经方运用之信仰。1983年广州中医学院周敬平老师采访黎少庇,记录其为人襟怀广阔,鄙视权贵,淡泊名利,常与人说:"人生最可贵者,莫过如尽己之力,为病民服务,何必孜孜为己?"

黎少庇选辑、萧熙评述《黎庇留医案》,多为危重急症,黎氏擅长运用四逆汤救治,善用温热,不避寒凉。如"服大浮萍过量之四逆证"案,患者服用大睡药(即大浮萍)自杀,延诊症见:卧床不动,目闭,口不能言,全无知觉,四肢厥逆,脉微欲绝。黎氏诊时未知其因大浮萍而致,凭脉与症,认为"盛暑而见寒中三阴之险象,虽例不多,然有是证,必有是药,非四逆汤不可",处以四逆汤急救,患者终于脱险。[27]7

《黎庇留医案》中多有奇案,此类医案颇有特色。一是见证之奇,如"木舌"案,花甲老翁,忽然舌大满口,不能食,不能言;"腹痛戴目"案,腹痛躁扰,床中有钱,摸之入口,竟然可咬碎。皆证之奇者。二是治疗之奇,如"真武汤治胁痛"案,谭平端母,病左季胁满痛,上冲左胁,迫心部,苦不能耐,医治已有两月余,香砂、六君子汤,服至70余剂,其病有加无减。延黎氏,诊得:"寒水用事",遂订真武原方,无加减。谭平端颇有疑意,因黎氏所订之方,其药多与前医所用之药相似。奇的是一剂而病有转机，旋即机转方也随变，先后用了吴茱萸汤、新加汤及理中汤等方而告痊愈。凡七十几日不愈之病，于一剂之间而病机廓清，黎氏之术实令人叹其神乎！以致患者之子平端也弃其既往所学，而专师仲圣。此案初看似是离奇之法，实乃奇不离正，只因黎氏处方用药始终不离乎辨证。[27]8

对《黎庇留医案》研究者有何绍奇、刘淑婷、李禾、饶媛等人，而对其学术传承者要数新会名医苏世屏、方恩泽。苏世屏（1894—1961），号离尘，新会人。1924年师承于广东四大名医黎庇留门下。先师苏世屏生性聪颖，沉默寡言，苦学得志，深得其传。为学生中品学兼优者，毕业后曾悬壶于江门市，新会县城，开平，新昌等地。解放后在人民政府领导下，继续从事医务工作。1956年及1958年曾连任第二、第三届新会县人民政治协商会议委员。1958年任人民医院中医科工作，并积极筹组新会县中医研究院。1959年3月，新会中医研究院成立，任副院长职务，著述《伤寒论原文真义》《苏世屏医案选辑》《痉病真义》等，学术上与广东名医陈伯坛之高足张仲机先生及新会县名医曾仲条、吕雁庭等交往密切，经常切磋医学及会诊。[28]60

据方恩泽先生回忆：先师苏世屏的医著是别开生面的，其最大的特点是以经勘经，言必有据，言词简朴，不望文生义，不尚辞华空谈。从他撰著的《伤寒论原文真义》的注释可以看到，全论以气化学说统论六经三阴三阳，标本中见等，以阴阳为两扇，一线到底。其理论与众不同，新帜独创。他运用以经注经及张仲景所已言为依据，力求避免对经文无法解释的便删改移易或改经就我的作法。他以串注的体裁，夹注夹叙，逐字逐句阐发奥蕴，可免疏漏。并使文义与张仲景所言契合无间。还有《金匮要略原文真义》一书，同为苏世屏先生所著。《金匮要略》为治杂病之祖，与《伤寒论》原为一表一里。如车之有两轮，鸟之有两翼，相辅为用，缺一不可。苏世屏先生将其文深义古，卒读难通的全论，同样以串注形色，以脏腑、经络、气血、阴阳、五行等学说诠释其间，贯通全论。其特点是以"虚邪伤形"为立论，与《伤寒论》所论，"正邪伤气"者有别。《金匮》所论，证证独立，自可从证状上以求医，书中所附载医案，皆属残顽奇险者。或具有特别意义者。为本书增添秀色。能诱使读者透过熟读、理解、从而使理论同实践进一步的结合。

方恩泽先生还说：同时还值得一提的是先师《痉病真义》一书，是苏世屏医师几十年治疗"乙型脑膜炎"的临床经验结晶。书中对脑膜炎的病因、病机、主证、变化、论治等提纲挈领地一一加以详述。而其治疗方法又不拘一格，有用一方始终守服而愈者；有用复方和合而收效者；有转变数法数方而始挽回者；有先用补阳，后用滋阴者；有先用苦寒，后用温补者，活泼泼地，随证应变，原无一定，有是证即用是方。前人所谓忌汗、忌下、忌利小便、忌用辛温,忌用麻、桂、柴、葛等。验之于临床,实践是检验真理的唯一标准。这也是辨证施治必然的规律。这就化忌为不忌了。[28]62

2013 年 11 月 18 日,苏世屏弟子方恩泽受邀到广州中医药大学基础医学院作《伤寒论经方的运用》学术报告。会后,广州中医药大学第一附属医院黄枫与广州中医药大学基础医学院李禾向方恩泽医师赠送礼物。方恩泽医师是黄枫、李禾于 1981 年在新会中医院实习期间的带教老师。方恩泽医生师出岭南伤寒名门,善用经方临证,此次通过其临床带教及授课,使参会师生加深了对《伤寒论》临床应用的理解。

2014 年 11 月 16 日与 23 日,"岭南中医药学术研讨会暨岭南名医黎庇留学术经验学习班"开展中医临床研讨活动。本次活动由广东省中医药学会举办,广州中医药大学基础医学院郑洪院长主持,特邀近代岭南伤寒名家黎庇留的再传弟子方恩泽老中医进行临床带教及授课。方恩泽中医师时年 76 岁,早年师承于岭南近代伤寒名家黎庇留的弟子苏世屏,在新会县中医院工作,20 世纪 80 年代赴美国行医。2014 年受邀回国参加学术会议,并诊疗疑难病证,以年余时间完成了对所保存的《伤寒论原文真义》《金匮要略原文真义》《古今方韵合编》《医案选辑》等苏世屏医学著作手稿的录入、校对、订正及增补注释等工作。

(三)易巨荪《集思医案》(附:谭彤晖)

易巨荪(?—1913),名庆棠,巨荪乃其号,亦作巨川,鹤山人,近代岭南著名经方派医家。查粤省各地方志均无易巨荪传,惟从其著述《集思医案》序言中得知,他出身于医学世家:"自弱冠受先大父(注:即祖父)庭训,即嗜读神农、黄帝、扁鹊、仲景诸圣之书。"[29]2 于中医经典著述精通谙熟。及长,执业于广州西关龙津桥脚,后迁往小半甫,榜其门曰"集易草芦",兼客串省城十全堂赠医局医席。光绪甲午(1894)年冬至,将生平治验辑录成书,名曰《集思医案》。集思者,集众思,广众益也。古人云:集思广益,而功不必自己立。《集思医案》即集中众人运用仲景经方智慧,推而广之以期取得更大更好效果。《集思医案》存世者为手抄本,民国初年苏任之橘香书楼藏版,线装书,一册,不分卷。在此之前,易巨荪还著有《集思医篇》,谓分类治病,时方在前,经方在后,惜未见存。

1. 著作体例 存世本《集思医案》全书顺序为:苏任之序、易巨荪序例、医案、苏任之读后手记、程裕初识等共五部分。苏任之序前文已有叙述。

次为易巨荪序例。易氏云:"伤寒、金匮有体有用,尤极心摹力迫,每于无字无方处着眼。爰将平日所治各证,自癸未(1883)至甲午(1894),择其与经旨相发明者,辑为一卷,名曰《集思医案》"[30]2。又说:"宋元以后,刘、李、朱、张四大家,虽各有所偏,然择其所长,亦可治病。予因经方骇人耳目,每借时方以取效。然切脉辨证法必衷诸仲圣，所谓以古文手笔，为时文体裁，故集中亦录时方一二。"[29]2 从以上两段，可以看出易巨荪读仲景书着重领会其精神，临证治病于无字无方处阐述发挥；又能对金元四大家时方有所长者融汇吸收，可见其治学态度严谨且又客观。

医案即正文部分，约5万字，占全书篇幅95%以上，乃全书精华所在，内容十分丰富。医案虽无编章目录，但分作49个段落，计录病案62例，其中内儿科46例，妇产科9例，鼠疫7例。所处方药，除有时方补中益气汤之外，其余均为仲景经方。医案之书写，字句朴实简练，主证重点突出，有记有议，夹杂粤语方言。既继承了历代中医病案体例优良传统，又具有鲜明岭南地方特色。

书末有苏任之读后手记及程裕初识两段文字，属后跋性质。苏任之后记云："本书书内夹圈，系原著人自行圈定。又甲午大疫，人皆谓黎庇留用升麻鳖甲汤存活甚众，阅读此书则知此方系易巨川所手订。"[29]43 程裕初云："易公善用经方，议论亦超脱，盖学有渊源也。"[29]43 细细披读易巨荪《集思医案》全书，体会易氏对仲景经方运用非常灵活，有胆有识，其所治病证，主要有两大类，一是危重病证，二是急性流行性传染疾病（主要是鼠疫）。在岭南地区敢于运用仲景经方治疗以上两类的疾病，尤其是温疫热性病，没有坚实的临床基础及过人胆识，是难以做到的。

2. 活用经方抢救危急重证于倾刻之间　首先是对血证，医案里共计有吐血6例，便血4例，妇科出血4例，衄血1例，均属急性或反复多次出血，证情危急，寒热虚实夹杂。

患者吕叔骏其长女，丙戌（1886）五月忽患吐血，每吐则盈盆盈斗，气上冲不得息，眩晕，无胃，举室仓惶。请易巨荪诊治，易氏曰：冲任脉起于血海，挟脐而上，冲气上逆，故血随而上也。拟旋复代赭汤，以炮姜易生姜，五味子易大枣，嘱其连服两剂，复以柏叶汤一剂，睡时先服，是晚气顺血止。细观易氏治疗吐血证（包括咯血），多以旋复代赭汤与柏叶汤合用，《金匮要略》有云："吐血不止者，柏叶汤主之"。而瘀热之吐血（包括咯血）证，多用大黄黄连泻心汤，《金匮要略》亦有云："吐血衄血，泻心汤主之"。可见易氏运用经方既遵循先哲要旨，又灵活多变。

妇产科出血在100年前也颇为棘手，其来势凶险，稍有不慎即有一尸两命之虞。医案中有李孝廉其妻张氏，庚寅（1890）五月，未足月生产，血下陷，咳呕痰多，眩晕心悸，无胃。易氏与黎庇留公合诊，以大剂真武汤加吴茱萸、祈艾、法半夏，日两服，病少减，再服前药，卒收全效。易氏认为妇女月事下陷，崩漏不止，多属阳（气）虚阴（血）走之证。他说：阳虚必阴走，故漏下，此证气不统血也。因而他十分重视对附子（自行炮制后食至一两以上）、祈艾、炮姜、鹿茸等温阳益火药应用，认为惟温其阳气，塞其漏卮，俾阳气充足，得以磨化水谷，中焦取汁奉心化赤而成血，此即补火治水之义，道理最精。易氏这些理论及方药，即使在今天，对妇产科临床某些出血性疾病还是很有指导意义的。

其次是对晕厥、昏迷等危重病证的救治。易氏《集思医案》里有5例"昏不知人"病案，患者都有意识模糊不清、甚至意识丧失的凶险证候。例一，李某，上吐下利，恶寒，盛暑亦复被，面目青，昏不知人，延予诊视，断为阴证。甫订方，拟桂枝汤服而痊愈。例二，李氏患外感，医者用清散药过多，干呕，吐涎沫，头痛而眩，心悸胸满，眩悸之甚，昏不知人。延予诊视，予曰：此厥阴风木挟寒饮而上逆，以大剂吴茱萸汤治之。眩呕止，以附子理中汤收功。例三，欧姜，患心痛，每痛则周身动摇，昏不知人，牙关紧闭，手足冷，且平日身体甚弱，胃口不佳，食物常呕，医家多用补药，间有用附桂等，具未获效。后荐予往诊，予曰：此非心痛，乃心包络痛矣。心包主血亦主脉，血脉不流通，故痛不知人，不流行于四肢，故振动逆冷。心包乃火穴，虽其人弱，附桂仍非所宜，拟当归四逆加吴萸生姜汤，再加苏梗小枝，原条不切，二服痊愈。例四，吕氏，月事后，少腹痛，午后寒热往来，且约有两时之久。医者或清或温，俱未获效。痛发则苦楚呻吟，几于昏不知人。延予相商，予曰：月事后腹痛，且有寒热，其为热入血室无疑，投以大柴胡汤，两剂痊愈。例五，李香泉妻，患小便不利，每小便后，若有物阻塞，刺痛异常，腰痛目眩。同村老医主用猪苓、木通、滑石等利水之药，痛愈甚，且增出小便血一症，又变利水为凉血，如生地、桃仁、红花、牛膝等，连服数日，向之目眩者转而昏不知人，便血者转而吐血矣。来省城延予往诊。予曰：膀胱为水腑，肾为水脏，均主小便；但腰属肾部，腰痛小便不利宜责之肾，不宜责膀胱。前医用利过多，伤其肾气，故增出诸种险症，以大剂附子理中汤，加祈艾、炮姜、赤石脂、五味子，日三服，吐血便血皆止，再以真武汤加龙骨、牡蛎，小便如常，不复痛楚，眩晕亦止，计附子已斤余矣。

以上5例"昏不知人"危重案例，易氏对其症状体征之描述十分直观，行文朴实，不尚浮华，以治病求，不当以文字求。分别处以仲景经方桂枝汤、吴茱萸汤、当归四逆加吴萸生姜汤、大柴胡汤、附子理中汤加减治疗而愈，足见易氏辨"昏不知人"证能谨守病机，把握辨证要点，灵活用药，治而取效。难怪后人读之，不得不发出易公"善能发前人所未发，钦佩之至"[9]43感叹。

3. 运用仲景经方防治瘟疫病急性流行性传染病 《集思医案》之下半部，真实地记述了甲午岁（1894）粤省鼠疫流行之情况，易氏等岭南伤寒名家运用仲景经方原则，创升麻鳖甲散，在防治急性流行性瘟疫传染病中起到重要作用。易巨荪写道："吾粤疫症流行，始于老城，以次传染，渐至西关，复至海边而止。起于二月，终于六月，凡疫疾初到，先死鼠，后及人。有一家而死数人者，有全家覆绝者，死人十万有奇，父不能顾子，兄不能顾弟，夫不能顾妻，哭泣之声，遍于间里。疫症初起，即发热恶寒，呕逆，眩晕，甚似伤寒少阳病，惟发热如蒸笼，眩晕不能起。……有先发核后发热者，有发热即发核者，有发热甚或病将终而后发核者，有始终不发核者。核之部位，有在头顶者，有在肋腋者，有在少腹者，有在手足者，又有手指足趾，起红气一条，上冲而发核者，见症不一"。[29]16

从上述文字中，我们可以看出易巨荪对鼠疫，尤其是腺型鼠疫证候的记载，经过非常仔细临床观察。当时尚不知有鼠疫杆菌，但中医已经观察到其病因是"疫疾初到，先死鼠，后及人"；临床上有腹股沟、腋窝、颈项等全身部位淋巴结肿大迅速的特点，故中医命其病名为"疫核"，是一种烈性传染病。易氏运用仲景升麻鳖甲汤治疫核，不是原方照搬，而是根据病情采用多种剂型或给药途径。一般来说，将自行研制之散剂（升麻必重用）常规口服，汤剂随证加入各药，主要有：红条紫草、银花、桃仁、红花、竹茹、柴胡、枳实、桔梗等。外用酒糟、蓖麻、苏叶敷核上。易氏以上述之散剂、汤剂、外敷三法合用防治鼠疫，救治患者无数，得以名声大噪。

附：谭彤晖

谭彤晖，号星缘，又作星沅，南海人，举人出身，儒而通医，近代伤寒临床医家，学问文章，卓然不凡，而于仲景书，尤善读善悟，常与陈伯坛、黎庇留、易巨荪等人谈论医学心得。中医经典著作，文字深奥，非儒者不能精通其说，仲景《伤寒》《金匮》方药济世，尤为儒医所推崇。故清末岭南读书人出身的中医生，其时均以通晓仲景圣贤书为时尚。易巨荪、谭彤晖、黎庇留、陈伯坛四人以文会友，经常在一起畅谈讨论仲景医学心得。易巨荪描述："庇留以名生员，兼大国手，精《伤寒》《金匮》，为吾粤诸医之冠。厥后又有谭孝廉星缘，学问文章，卓然不凡，而于仲景书，尤善读善悟，之二君者，与予为心性之交，每于灯残人静酒酣耳热之际，畅谈《灵枢》《素问》论略之理"。[29]22 故得"四大金刚"之美誉。谭氏毕生忙于诊务，未见著述存世，但有个案记述于黎庇留著作中：

"丁酉年，罗德田之郎，年十六岁，发热三日，其早渴而衄血。谭星缘君与小柴胡去半夏，加花粉、竹茹、犀角（现已禁用），发热不减。傍晚邀余（黎庇留）同商，见其大汗出，舌不能转动，四肢疲软，即断曰：此阳明悍气也，稍迟则牙关闭矣，亟与大承气汤。甫订方，星翁曰有煎成之犀角一两在。余嘱其即服之，以俟大承气汤成。服汤不下，再剂，二鼓时始下，舌可出，手足始能运动，而其剧稍减。次日，连服小柴胡加减数剂痊愈。此即悍热之迫其津液外出，为急下证也。"[24]12

仲景经方学术延绵不断。直至近代，《伤寒论》研究仍然是岭南中医学术最活跃的领域之一，是中医理论与临床研究热点之一。继"四大金刚"后，广东又产生一批伤寒名家，著名者番禺陈庆保，学术主张寒融合；东莞卢觉愚，学术主张伤寒中西汇通。

（四）番禺陈庆保《伤寒类编》

陈庆保，广东番禺人，民国八年（1919）秋，在香港办中医夜学馆，著《伤寒类编》作讲义授徒。现存民国十六年（1927）香江铅印本，1册，藏陈氏家塾附设图书馆。

1. 著作体例　全书以六经为纲，五种伤寒为目编排，如太阳篇分太阳病通论、太阳中风病、太阳伤寒病、太阳湿温病、太阳热病、太阳温病。书末为伤寒类编方目，附桂枝汤等一百一十三方。自序首曰："汉张仲景撰著《伤寒》，实为后世医家之祖。惟经历魏晋，书多散佚。今所传者，幸赖有王叔和之采录耳，成氏无己首为论注，厥功甚伟。独惜其杂入《伤寒例》一篇，盖误以为出自叔和而混同注释。致使后之攻击该例者并攻叔和甚，且以攻击叔和而并攻及《伤寒》之旧论，是何诞妄之甚也。"[12]1 陈庆保认为，王叔和、成无己二人厥功甚伟，他们采录《伤寒论》，首注《伤寒论》，功大于过，至于《伤寒例》一篇，后世误以为出自叔和而混同注释，攻击该例者并攻叔和甚，是何诞妄之甚。由此可见，陈庆保与陈伯坛一样，主张维护世传本《伤寒论》内容的完整性与权威性，至于原文之真伪，可参读《千金》《外台》一比勘之。

2. 以本论之六经为纲，再以五种之伤寒为目　陈庆保《伤寒类编》阐释《难经》伤寒有五说，纵观《伤寒论》之注释总计百数十家，终觉其变乱支离，愈多愈晦者，果何故欤？陈氏认为，俗医以其不知《伤寒论》命名之义，实本于伤寒有五，而热病者，固皆伤寒之类也。所以陈庆保编写《伤寒类编》目的方法是："盖今惟以本论之六经为纲，再以五种之伤寒为目，类而次之。庶知仲景之所谓撰用《素》《难》与叔和之所谓录取真方，以防世急者，固自分明切实而并无须于后人之注解也。"[30]9。重视对太阳病的研究，认为善治太阳，则五种伤寒可不传入于他经；详论太阳中风、伤寒、湿温、热病、温病；治疗上对汗、下、吐等正治法及火疗法的运用极为重视，认为当审慎应用各种治法，以防出现变证。

凡两感病俱作，治有先后，发表攻里，本自不同。夫病发热而恶寒者，发于阳；无热而恶寒者，发于阴。发于阳者，可攻其外；发于阴者，宜温其内。发表以桂枝，温里宜四逆。陈庆保同时吸取外来医学新知，谈及肠伤寒病，谓曰："至如近译诸书，有以论肠窒扶斯病为新伤寒论者，究之所论，只为肠坏热证之一，殊未足以括伤寒之有五也，况论气化与论形质，固自有不能悉合者，则与其以肠窒扶斯而强附以伤寒之名，毋宁照旧目以肠坏热证之为愈也。"[30]9

3. 善治太阳，则五种伤寒可不传入于他经　陈庆保遵照仲景六经的顺序编排条文，但他明显重视太阳经，原因有三：一方面太阳经病最多；一方面太阳为诸经借径，善治太阳，邪可不传入于他经；最后太阳误治，变证百出，故陈氏对于太阳经篇幅最大。可谓六经为纲，首重太阳。

陈庆保《伤寒类编》"太阳病通论"曰："凡病之由外入内者,类皆先犯太阳,而后传及于阳明、少阳、太阴、少阴、厥阴者也。仲景论述伤寒虽有五种之不同,而其借径于太阳者一也。故开始即曰太阳之为病。盖谓善治太阳,则凡中风、伤寒、湿温、热病、温病均可不传入于他经。否则一日太阳,二日阳明,三日少阳,四日太阴,五日少阴,六日厥阴。病既按日而递深,证亦循经而递进矣。太阳篇中首述五种伤寒之病脉证治,而复历言合病并病,与夫汗吐下后火逆、水疗诸法,盖以此也。学者其可不尽心乎?"[30]95 陈庆保在"太阴病通论"总结:"五种伤寒均自太阳侵入,故太阳之病最多。"[29]85 故太阳篇中除合病、并病外,还有"太阳吐后诸病""太阳下后诸病""太阳汗吐下后诸病"三篇关于太阳坏病、变证。

关于太阳与阳明少阳合并诸病。陈氏认为:"五种伤寒之病,既类列于前矣,然其病固有不限于一经者。若一经病而连及别经,则所谓合病并病也。柯韵伯曰:合则一时并见,并则以次相乘。大抵病在一经者易治。病及二三经者难治。至于阴阳俱病,如《素问·热论篇》云两感于寒者,一日巨阳与少阴俱病,则头痛、口干而烦满;二日阳明与太阴俱病,则腹满、身热、不欲食、谵言;三日少阳与厥阴俱病,则耳聋,囊缩而厥,水浆不入,不知人;至六日而必不免于死矣。今《伤寒论》祇言阳与阳合并病,未言阴与阴合并病及阳与阴合并病。书缺有间欤?抑阳病合并之犹有可治欤,此固学者所宜究心也。"[30]36

4. 详论太阳中风、伤寒、湿温、热病、温病

(1)太阳中风病:中风者,五种伤寒之一也。中风多由太阳入,故太阳篇以中风为首也。前人每以桂枝治中风,麻黄治伤寒,大青龙治风寒两伤,营卫俱病。窃谓其说尚有未妥。今类列各条,当知桂枝固为治中风无热之主剂,大青龙则为治中风挟热之剂,十枣、五苓及瓜蒂散则又为治中风挟有痰湿、水饮之剂也。至于类似桂枝证及服桂枝汤后而或有变证者,又当随证施治。而不能以一例拘之。今特取附桂枝汤后庶几条理分明,而脉络贯通矣。

(2)太阳伤寒病:《难经·五十八难》言伤寒有五,而二曰伤寒,即《素问》所言冬伤于寒之病也。仲景撰用素、难,故首言中风而次言伤寒。后人每谓《伤寒论》专论寒邪所伤,而不知此特为五种伤寒之一。故其注每难贯通也。今类列太阳伤寒病脉证治,其专主太阳伤寒者,惟麻黄汤一方耳。若脉微弱而不可发汗者,改用桂枝二越婢一汤或桂枝麻黄各半汤。盖因其脉证而变通之也。若小青龙汤、茯苓甘草汤等治外伤寒而内挟水饮,承气黄连汤等治外伤寒而内有邪热,建中复脉四逆汤等又治外伤寒而里不足,固不能以一例拘也。

(3)太阳湿温病:脾主湿,胃主温,湿温为病,系在太阴阳明。其有系在太阳者,特其借径耳。故太阳篇第言湿痹及风湿之为病。而已湿痹,宜利其小便。风湿宜散其外风。此为一定之治法也。若痹久而成温湿,久而化热,

则湿温之治又当于阳明内求之，而不可以太阳内括之矣。

（4）太阳热病：太阳中热，太阳中暍，皆中暑也。暑病者，热极重于温也。《黄帝内经》云，凡病伤寒而成温者，先夏至日为病温，后夏至日为病暑。盖谓凡病外感而成温者，先夏至而受温邪则为温病，后夏至而受暑邪则为暑病。义最明了，自有妄为序列者，纠缠冬伤于寒，春必病温之说。乃曰寒毒藏于肌肤，至春变为温病，至夏变为暑病。一若暑由寒变，其义遂迂晦而难明。今按仲景伤寒本论，中暑即中暍，中暍即中热，中热为五种伤寒之一。

（5）太阳温病：成氏无己《伤寒论》注曰：温病者，阳明也。斯言可谓独得其要矣。然温病之内发者系在阳明，而温邪之外受者则仍系太阳。盖太阳实为感受六气之门户也。自喻昌移其病于少阴肾，周扬俊移其病于少阳胆，舒诏移其病于太阴脾，顾景文移其病于太阴肺并移其病于厥阴心包，吴瑭移其病于上焦，陈尧道、杨璇又移其病为杂气。张介宾、戴天章又移其病为瘟疫，张璐更移其病为夹阴。议论日益多而条理日益紊，殊不知阳明为成温之薮，太阳为受温之原。

5. 学术传承　番禺陈庆保于民国八年（1919）秋，在香港办中医夜学馆，著《伤寒类编》作讲义授徒。据邓铁涛回忆：他父亲邓梦觉闻讯即前往，于民国壬戌年（1922）五月，正式就业于陈庆保门下，执弟子礼师事之，梦觉氏日后成为岭南名医。陈庆保曰："往岁授徒，尝编此以为讲义，兹又忽忽数年矣。爰再检定以示及门，因并述鄙意如此，固甚愿精研斯道者，起而商订之也。"[30]1

陈庆保以《伤寒类编》作讲义，其弟子学习同时，要兼读成无己《伤寒明理论》，学生似应为伤寒经方派医家。如邓梦觉随师首习《内》《难》等基本理论，以《疡医大全》之第一至第五卷"内经纂要"为读本，方剂则以其师所编之手抄本为读本。广州地区的中医老前辈回忆邓梦觉时却总是说他的学生多为温病名医，善用温病时方，对这一疑问，邓铁涛这样回答："应该说先父在学术上于伤寒温病无所偏，且先学伤寒，后学温病。广州地处华南，热病为多，故处理病人常需运用温病的理法方药。广州医家之门诊量，一般伤寒家日诊十人左右，而一般温病家日诊二三十左右。先父的确治愈无数染疫热病患者，如果说，清代主张清热养阴去湿治疗发热性流行性感染性疾病的医家都可归入温病派的话，他对这方面十分重视，可能因此而得名。"[38]246

陈庆保《伤寒类编》作为民国初年线装书珍藏图书馆，读者甚少。直至2009年广东科技出版社影印出版后，研究者才逐渐增多，如研究者张爱民、胡正刚、沈创鹏等在《辽宁中医药大学学报》2013年第1期发表"岭南伤寒名家陈庆保《伤寒类篇》学术思想概略"论文。

（五）东莞卢觉愚《卢氏实用伤寒论讲义》

卢觉愚（1899—1982），广东省东莞人，出身医药世家。先君尝修药济人，但不取值。卢氏 17 岁时，目睹萱堂（为女主人居所，借指母亲）患热病吐血，庸医误投辛温之剂，病情转剧，呻吟床榻。当时名医满座，竟一筹莫展，终任其惨然辞世。觉愚过此惨变，深感为人子者不可以不知医，乃虔遵父命，从师习医，与其兄卢觉非（？—1952）共投伤寒温病名家丹峰禅师门下，待读四年卒业，于外感热病诸症，洞悉靡遗，历年救治寒温险症极多。

卢觉愚 1926 年进入东华医院，1938 年成为中医长席，历时十四年。其间就任中华国医学会理事兼学术部主任，创立第一届医师研究所，医学演讲会，及主办伤寒针灸讲座，开香港集体讲习医学之先声。卢氏不但中文造诣极佳，且精通英文，为其进行中医科学化工作打下良好基础，如 20 世纪 30 年代就将针灸经穴与神经系统做出比较细致的对比，当时在我国中医界以卢氏为第一人。著述有《针灸问答》《觉愚医案新解》《实用伤寒论讲义》《实用脉学讲义》《实用处方学讲义》《古今医案选评》《觉庐医学论文丛存》《临床针灸要诀》《日用本草便览》《日用验方汇编》等。其中《觉庐医案新解》及《实用伤寒论讲义》，近年在中国台湾一再被翻印，后者被规定为中医师考试必读之书。

1. 著作体例　《卢氏实用伤寒论讲义》讲义以成注本《伤寒论》为母本编次而成，卢氏凡例中提到："故本讲义编次，即依据成本。惟辨脉平脉，及诸可不可，汗吐下后等篇从略，至于说理释义，则多取证科学。"[31]6 对《伤寒论》原文的注释采用两种方式，即名家集注和新说发挥，以实用为指归，卢氏说：本讲义述作，除新说外，间采集时贤论议。本讲义以实用标题，本特方药解说，以致用为归，而释理取材，亦择其言信理严者，为之引证抉发焉。剪裁补宜，颇费心力。"其参证疏义，批郤导窾处，勿草率看过，论中百十三方，除少数者外，历验已多。引申众说外，皆就体验而致用之有效之事实，为之条理而贯串之。"[31]6 该讲义的学术特点有以下几个方面。

2. 伤寒是传染病，当属诸急性传染病范围　《卢氏实用伤寒论讲义》导言，首先从《伤寒论》之历史与价值、伤寒之定义进行论述，结论认为：伤寒为传染病，所谓伤寒天行温疫时气，是皆今之所谓传染病。传染病有急性慢性之别，而急性传染病大都有热候，伤寒既为发热之病，当属诸急性传染病范围，如肠窒扶斯［肠伤寒又名肠热病（卢觉愚原话，出"伤寒为何种传染病"篇）］、猩红热、赤痢、流行性感冒等。以本论六经证候观之，更为诸种急性传染病之共通证候，至小青龙汤证之为肺炎，白头翁汤证之为赤痢，尤为显而易见。是故《伤寒论》在原则上，实适用于一切急性传染病，而非限定于某一种传染病也。

卢觉愚继而阐述传染病之病原、传染之途径、人体之免疫、传染病发生之原因，他在传播新知同时没有忘记传承仲景伤寒六经的理论：《伤寒论》六经，即诸传染病全经过中之六种证候群。所谓六经：即太阳，阳明，少阳，太阴，少阴,厥阴。所谓证候群:即从症状上之性质部位,区分为六种证候集团。依新理学之解释,细胞机能亢盛者为阳证。机能衰弱者为阴证。病毒须排除驱逐者为实证。体力须强壮兴奋者为虚证。病势在体表组织者为表证。病势在脏器组织者为里证。本论六经,即阴阳,虚实,表里之代表符号,亦即诊断治疗之标准。中医之长处,即在根据证候以用药处方,为原则性之治疗。如同一发热,或属太阳病,或属阳明病,或属少阳病,或属三阴病。即同属太阳病,或为发热汗出恶风脉缓之桂枝汤证,或为头痛发热,身腰疼痛,骨节疼痛,恶寒无汗之麻黄汤证。同属阳明病,或为壮热大汗,不恶寒反恶热,唇舌干燥烦渴饮冷之白虎汤证;或为潮热蒸汗,腹胀痛,大便硬,转矢气,神昏谵语,口噤齘齿之承气汤证。更有为心脏衰弱,循环障碍,肠穿孔,肠出血之大汗厥逆,颜色苍白,脉搏微弱,陷于虚脱之四逆汤证,桃花汤证者。又如何一发热,孰为太阳病,孰为阳明病,孰为少阳病,孰为三阴病。同一腹痛吐利,孰为阴证,孰为阳证。在证候上既有种种差异,在治疗上当然有各种不同之治法,此六经所由立也。[31]导言

3. 中医不认识细菌而能治传染病的事实 既然伤寒为今之所谓传染病,中医不认识细菌而又何能治之?卢觉愚针对当时国民政府行政院长汪精卫"举个例来说,当今居然有人以为中医能治传染病,且能消毒,这真可谓奇怪之至"[32]这一言论进行批驳。

卢觉愚曰:中医不识菌是事实,其能治传染病,亦是事实。中医虽不知有菌,不知治菌,而治法则能辅助人体自然疗能,以透彻病根,排除病毒,是生理机转,归于正规状态,故能收根本治愈之功。盖中医治病,根据形、能,有一定之标准。何谓形、能?有生理之形、能,有病理之形、能。各组织之构造,于种种生活机转,即生理之形、能。生活机转,常随环境变化而为因应,其机转得循常轨,则为生理。不循常轨,则为病理。所谓病之形、能者,形指病状言,能指病之势力言。即病之证候是病形,病之传变是病能。传染病之种种证候,非病菌所能直接表现,实为生理机转之反应现象。使此种反应消失,则种种证候,自当平复。细菌原虫,虽为病原之一,而疾病本体,却为体细胞之异常变化。故传染病之治愈机转,不在菌毒方面,而在体细胞能否复其正规生活为断。中医治法,正适合此条件,此其所以有特效也。

更推广言之,无论为肠窒扶斯(肠伤寒),为流行性感冒,为其他各种之热性病(治疗重证候,不重病名,伤寒温病,一以贯之)。但审其作太阳病者,以太阳病法治之。作阳明病者,以阳明病法治之。作少阳病者,以少阳病法治之。作三阴病者,以三阴病法治之。在太阳病之为桂枝汤证,麻黄汤证,即以桂枝汤、麻黄汤治之。在阳明病之为白虎汤证、承气汤证,即以白虎汤、承气汤治之。余证准此。是故六经者,可视为六种假定之符号与界说,用以说明

疾病之本态性质证候传变,而为诊断治疗选药裁方者也。故六经者,病而后有之,无病时不可得而指名。其有虽病非此所能统御者,固不可拘执六经以自划。然大纲既立,举绳在手,圆机活法,不患其不能应付也。古人以伤寒为热病(广义的)之总称,六经为诊治之纲领,学理与事实一致。中医学长处在此,《伤寒论》之可贵亦在此。[31]导言

4. 以新学理印证《伤寒论》经方古义　卢觉愚充分肯定《伤寒论》经方治疗传染性热病的疗效,《卢氏实用伤寒论讲义》一书对仲景经方的解释,尽管今天看来多少有牵强附会,但在当时仍然是有学术革新意义的。

例如对小青龙汤方,卢觉愚方解曰:此为急性呼吸器病之要方。麻黄,为发汗利尿药,能治因皮肤排泄功能障碍所起之咳喘,能排泄呼吸器、泌尿器所积滞之毒素。对于咳喘水气,浮肿,恶寒发热无汗,头痛身疼等证有效。桂枝,为兴奋强壮药,与麻黄合用,能促进血行,使毛细管充血,利便体温之放散,兼有健胃利尿、降卫气之卓效。半夏,为镇咳祛痰药。降胃气,去水气,兼能使气管内之痰块,容易稀释咳出。干姜,为兴奋祛痰药。对于湿性咳嗽,能助其咳痰,对于干性咳嗽,能增加分泌,使呼吸调畅,兼有除水气,振食欲之功。细辛,为马兜铃科细辛属之须根,为多年生草本。《本经》,主咳逆上气,头痛脑动,百节拘挛,风湿痹痛,死肌。芍药,主治宿饮停水,治水气在心下而咳满,或上逆,或胁痛,是为镇咳止痛药。有逐水祛痰麻醉等作用。五味子,属木兰科,为常绿蔓生木本植物所结之果实。为滋养强壮药,亦为收敛药。我国南方所产者色红,北方所产者色黑。皮肉酸中带甘,核则辛苦,都有咸味,而酸味特胜,五味俱备,故名五味子。性温敛涩,能敛降肺气,治急慢性衰弱者之咳喘有效。本方用干姜之辛热,五味子之酸温,一开一合,得相济之妙。佐细辛之兼有与兴奋麻醉作用者,为镇咳下气之妙药。三物合用,其有效成分,在化学上起如何变化,虽未有报告。而其用于咳嗽,则由来甚久。在治疗方面,亦确具成效。姜、辛、五味之镇咳,与半夏之排痰,皆为针对心下有水气之治法。凡久咳嗽,腹筋多挛急,故用芍药以安抚神经,柔和组织。更合甘草之和缓滋养者,组合成方,以治呼吸器病治咳喘水气。一方排除毒素于皮肤面,一方促进渗出物之吸收,《金匮》以治溢饮,亦取其排泄吸收之特效耳。[31]35

5. 学术传承　《卢氏实用伤寒论讲义》,卢觉愚撰,女瑞华、男启明、门人台山陈亮明同校。陈亮明为卢氏学生,1955 年为老师校勘《卢氏实用伤寒论讲义》谨跋:"亮明少时习医,屡更名师,后列卢师觉愚门下,得畅聆《伤寒论》之奥旨。年来临床治验,屡愈大病,非师循循善诱,何可得也?师淡于名利,少事应酬,惟专力于医。三十多年前,即以沟通中西学说倡导于时。一九二六年,任责东华医院中医长席,历时十四年,其间更就中华国医学会理

事兼学术部主任,创立第一届医师研究所、医学演讲会,及主办伤寒、针灸讲座,开香港集体讲习医学之先声。亮明即于其时从游门下,与诸同学质疑问难,获益良多,而于《伤寒论讲义》尤深爱好。多年以来,屡请刊印行世,裨益后学,使有志斯道者,由艰深难解者,进而为易,古今学说殊异者,进而为同,是此实验医学之成功,即中医科学化之表现也。今春重以是请,幸承许诺,整理付梓,并责亮明分任校字。仰师著作甚富,除《针灸问答》《觉庐医案新解》先后印行外,其未刊者,有《实用针灸学讲义》《实用脉学讲义》《实用处方学讲义》《古今医案选评》《觉庐医学随笔》《觉庐医学论文丛存》《临床针灸要诀》《日用本草便览》《日用验方汇编》等。他日陆续公之于世,使中医学术发扬光大,甚盛事也! 师其乐之乎! 校对既竟,谨记述如上,寿人寿世,传之无穷,岂独一人私愿而已哉?"[31]跋

卢觉非(? —1952),卢觉愚兄长,为学谦虚,自谓"余与五弟觉愚,自幼同志于医,而所成就,则逊弟远矣"。[33]序卢觉非与其弟卢觉愚一样,为近代开明中医。主张"医学关系人生,习之者无中西,一以活人为目的。意固甚善,乃有门户之见,尤其是我中医之古老派,遂致各走极端,你攻我击,悉不肯虚心下气,以求新知,阐我古道,相与发明,为苍生福。徒然报缺守残,欲以口舌较短长,其名愈高,其偏愈甚。"[33]33卢觉非治疗湿温,既不囿于伤寒方不可以治温病之说,也不以叶桂为不二法门,而是摒弃各自门户之见,融会寒温,根据临床实际选择合适方药进行治疗,并提出岭南与江南因为气候、地势不同,对温病的治疗也应有所不同,认为岭南长夏湿病,治宜重剂。

当代对卢觉愚《卢氏实用伤寒论讲义》研究,至2018年检索中国知网找到133条结果,研究学者主要有谢永光、郑浩平、施建邦、胡经航、余洁英等。

三、清代至民国年间岭南伤寒其他著述

岭南伤寒经方学术源于中原内地而又有发展,岭南伤寒经方派医家,延续了错简重订派、维护旧论派、辨证论治派学术争鸣。著作是学术载体,清代以来岭南地域伤寒著作日益见多,经笔者研读清代至民国年间见存者有:南海郭元峰《伤寒论》一卷;南海何梦瑶《伤寒论近言》七卷;番禺詹瑞云《钝盦医学丛录》;东莞陈焕堂《仲景归真》七卷;香山麦乃求《伤寒法眼》二卷;新会陈伯坛《读过伤寒论》;鹤山易巨荪《集思医案》;番禺陈庆保《伤寒类编》;顺德黎庇留《伤寒论崇正编》;南海冯瑞流《伤寒论讲义》;东莞卢觉愚《卢氏实用伤寒论讲义》;台山伍律宁《伤寒论之研究》;台山赵雄驹《伤寒论旁训》;开平许振庆《伤寒论讲义》;番禺邓柏游《伤寒论讲义》等。

如果按照任应秋先生治伤寒学的流派源流,错简重订实开其端,其后产生维护旧论、辨证学派的话,岭南伤寒学术流派大体归类可以分为:岭南主张

错简重订派名家医著有东莞陈焕堂《仲景归真》、顺德黎庇留《伤寒论崇正编》等；主张维护旧论同时又学有定见注重岭南热病诊治名家医著有南海郭治《伤寒论》、南海何梦瑶《伤寒论近言》、新会陈伯坛《读过伤寒论》、南海冯瑞流《伤寒论讲义》；主张辨证论治研读伤寒，同时又有创见如寒温合一、中西汇通的名家医著有香山麦乃求《伤寒法眼》、鹤山易巨荪《集思医案》、番禺陈庆保《伤寒类编》、东莞卢觉愚《卢氏实用伤寒论讲义》等。他们学术特点：

岭南错简重订派医家，删王叔和"辨脉第一、平脉第二、伤寒例第三、辨痉湿暍脉证第四"，重新编排《伤寒论》，把"辨太阳病脉证并治上第五"列于首，开门见山，方便阅读，例如黎庇留《伤寒论崇正编》。错简重订，要把伤寒引归正道，陈焕堂《仲景归真》辨正南人无正伤寒说，认为伤寒无论南北都存在，只是南人无不夹杂症之伤寒，也不宜以内伤之法而治外感伤寒。

岭南维护旧论派医家，重视对王叔和"伤寒例"的研读，如何梦瑶《伤寒论近言》首引王叔和序例，探讨岭南外感热病诊治；郭治《伤寒论》包括四方四时阴阳表里之证，而以外感时病为主，临证用药寒温统一。维护旧论学术主张仿照治经学的章句法对伤寒条文采用"以经注经"方式，逐条逐句并以临证经验加以注释解读，如陈伯坛《读过伤寒论》。当代主张读宋本、成本、明赵开美本《伤寒论》者已不多，近日见有著名学者钱超尘、郝万山整理，人民卫生出版社2005年出版的《伤寒论》，把辨脉法第一、平脉法第二、伤寒例第三、辨痉湿暍脉证第四恢复于旧，适合于研究型伤寒论学者。

岭南辨证论治派医家，不必刻意王叔和"伤寒例"错简与真伪，着重研究《伤寒论》辨证论治规律，伤寒六经钤百病。香山麦乃求《伤寒法眼》采用"六经为纲，方证对应"；易巨荪《集思医案》活用经方抢救危急重证；陈庆保《伤寒类编》详论太阳中风、伤寒、湿温、热病、温病，融合伤寒温病学说精华；卢觉愚《卢氏实用伤寒论讲义》认为六经是传染病全过程六种证候群，以新学理印证《伤寒论》经方古义。应该说伤寒辨证论治派学术主张对现代学术流派影响最深。学术发展，后来居上，伤寒经方，绩时进步，当代岭南伤寒学术流派，亦尤是也。

第三节　当代岭南伤寒学术流派研究发展

当代伤寒学术流派可简单概括为继承和发展伤寒学说，同时具有代表性观点或代表性著作的学术传人，并得到当时学术界一致认可的，成名于1949年至今的医家群体。通过对上述医家群体的学术思想整理研究，并横向挖掘其流派因素，当代伤寒学术流派大致包括以下四个流派：六经辨证论治派，方证对应派，寒温统一派，火神（扶阳）派。[34]

一、以六经辨证论治派为学术主流

就岭南地区而言,以教材为代表的当代伤寒六经辨证论治派仍为学术主流。从二版《伤寒论释义》教材、三版《伤寒论选读》教材直至今天众多版本《伤寒论讲义》教材,基本删除宋本、成本《伤寒论》辨脉法第一、平脉法第二、伤寒例第三,而是从"辨太阳病脉证并治上第五"开始为第一章。当代《伤寒论》教材融汇了明清错简重订派与辨证论治派研读仲景《伤寒论》优点,以六经辨证为核心,运用八纲、气血、脏腑、经络等基础理论,在研究《伤寒论》原文上,分析病因、病机;在临床上,由症立证,立法处方,临证加减经方,变通而用,古今接轨,当代岭南名家众多,如何志雄、熊曼琪、张横柳、李赛美等。他们都集中在高等医学院校,其学术主张以全国高等医药院校教材《伤寒论讲义》为主,并结合自己临证经验诠释发扬仲景学说,是当今伤寒学术界研究主流。

(一)当代岭南伤寒名家何志雄倡导六经论治以胃气为本

何志雄(1915—1983),广东大埔人,广东省名老中医。广州中医药大学教授。现代岭南伤寒家之一。出身药材行商家庭。1932年学课于广东中医药专门学校,在学期间撰写有"奋斗吧,先进们"的文章,登载于中医专校刊上,表达了他在年青时代向往光明与进步。1934年转读于上海中国国医学院,从师近代名医恽铁憔,颇得其真传。恽氏对《伤寒论》的精深造诣,对何日后专攻伤寒影响甚大。1937年毕业远涉重洋,到新加坡、印尼一带从事中医医疗教学工作,创办新加坡函授中医学校。抗战期间积极支持并直接参加了南洋地区的抗日工作。1955年举家从海外返回祖国。1956年于广州中医学院任《伤寒论》教学,为伤寒教研室主任。专著《伤寒论选释与题答》,是他一生治学的结晶。

1. 明伤寒之理,求解伤寒之法　何氏毕生致力于《伤寒论》的研究,从该书的沿革、版本、疏注,到六经实质、方证的临床运用,均有精辟阐发。主张研谈《伤寒论》首先应当懂得它与灵、素、难经等典籍的源流关系,溯本穷源,才能领会仲景真谛。对《古本康平伤寒论》甚为推崇,认为该书年代早于宋治平本。若与宋本对照研读,必有不少新的领悟。要学好《伤寒论》,还必须认真阅读一些后世医家的注本,如金代成无己的《注解伤寒论》,清代柯琴的《伤寒来苏集》,清代尤怡的《伤寒贯珠集》,上三书被指定为研究生的主要参考书。[35]

关于伤寒六经的实质,何氏认为是以阴阳五行、脏腑经络气血学说为指导,对人体脏腑功能的概括,伤寒六经所概括的脏腑功能,又不完全同于《黄帝内经》的脏象学说。如指出太阳实质是对膀胱气化功能的概括,同时与肺卫功能有密切关系,而与手太阳小肠功能无涉。又比如,根据《灵枢·本输篇》:"大肠小肠皆属于胃,是足阳明也",提出阳明是对人体胃肠(包括大、小肠)功能的概括,大胆摒弃大多数人所奉守的伤寒之阳明是指足阳明胃手阳明大肠的观点。如太阳之气在肺气配合下敷布于体表,阳明之气以胃气为主,受纳消化,小肠、大肠主吸收排泄。在肺胃之气主持下,通过一系列的正常生理活动,不断产生津液和阳气。阳明胃气主要活动于内,阳明胃腑所产生的津气,通过心肺功能的运动,而外透以温煦肌肉。如此把小肠划入阳明,不但揭示阳明之胃、大肠、小肠功理功能内在联系,而且对其病理状态下的各自表现与相互影响,便能自圆其说,一目了然。再如对少阳之气解读亦别开生面,大胆提出:少阳之气,是胆和三焦腑的气化综合体现。此说与以胆之功能解释少阳之气,更能顺理成章地解释为什么少阳病变中有兼证较多的小柴胡证及渴而不呕,小便不利,胸胁苦满之柴胡桂枝干姜汤证的病理机转。

2. 六经论治,以胃气为本 何氏在《伤寒论》研究方面最有特色之处还在于治伤寒学以胃气为阐发立论之本,倡导"护胃气,存津液",临证治病亦处处留心调理胃气。他秉承仲景"四季脾旺不受邪"之旨,指出六经病胃气虚损及津液不足为发病的主要因素,认为胃为卫之本,太阳病表虚与表实之别,关键在于胃气强弱;阳明病又以胃气强弱考虑病机转变,三阳病向三阴病传变亦以胃气受损为先决条件,故云"胃为三阴之屏障"。胃气损伤则阳病入阴;太阴病脾胃已损,倘若进一步脾损及肾,则为少阴病;厥阴病厥热胜复之机转也视胃气复生与否,复则生,败则死。对六经病预后的判断,主张三阳重在胃津的存亡,津存可愈,津竭则危;三阴病重在胃气的复生,胃气复振则生,胃气败绝则死。在六经病的治疗上十分欣赏并遵循陈念祖"护胃气,存津液"的心法。临床上无论外感或内伤之疾,时刻都不忘顾护胃气,建中、培土、温胃阳、滋胃液是其常用之法,且用之灵验,每获良效。何氏伤寒六经病变强调胃气的论述,是结合岭南地区外感热病易劫伤人体阴液,岭南医家治病重视脾胃的特点而提出来的。临证里虚外感建中气,如脾胃气虚弱,营卫不充,反复感外邪,何氏每以桂枝汤加四君子汤,变通桂枝法为建中法。对肝阳上亢,何老则注意辨舌,舌淡白而胖大,舌边有齿印为脾虚之征,不可纯用滋腻阴柔之品,以碍脾之运化,宜平肝潜阳之品中加黄芪、人参、白术、茯苓、法半夏等健脾助运之品,每每药到病除。肺热喘咳须滋胃,如对寒饮久郁化热,蒸迫肺气之喘咳,何老往往肺胃同治,于清热平喘方中加入石斛、玉竹、麦冬等滋养胃阴之品,亦培土生金之意。心虚痰阻当健脾,心悸,胸痹等证临床颇为常见,心悸以虚居多,胸痹则虚实相因,何氏治这类病证,处处注意健脾养心,善用苓桂术甘汤合生脉散为基本方,随证加减。如属肺心病,选加细辛、干姜、五味子,葶苈子等温化豁痰;如属冠心病,加三七、丹参、川芎、黄芪等温通活血;如属原发性高血压,选用钩藤、石决明、牛膝等平肝降逆;如属心律失常,选加人参、黄芪、丹参、浮小麦等益气宁神,均能收到良效。

3. 学术传承 伤寒教研室的人才梯队建设,是学院、学派持续发展继而不断的重要手段。何志雄自 1956 年担任《伤寒论》教学工作以来,始终把人才梯队建设作为学科发展的重中之重,言传身教,诲人不倦,努力提高青年教师的经典理论水平和创新意识,至 1980 年前后,熊曼琪、何伯苍、梁柳文等老师已经独当一面,师资队伍茁壮成长起来,成为当代岭南伤寒学科建设和发展的中流砥柱。尤其广州中医学院首届毕业生熊曼琪,1962 年留校担任伤寒教研室专业教师,21 年来一直在何志雄精心培育下,加之其聪颖敏慧、勤奋刻苦,在伤寒学科医、教、研三方面的成果颇丰,1983 年继任伤寒教研室主任,继而评选为广东省名中医,为伤寒学科建设奉献一生,成绩斐然。

何志雄作为广州中医学院首届硕士研究生导师,1978—1983 年先后培养了 7 名研究生:林安钟(澳大利亚)、郑元让(意大利)、张横柳(广州中医药大学,博士研究生导师)、王伯章(广东医学院、广东省名中医)、魏甫贤(汕头大学医学院、广东省名中医)、廖云龙(江西中医学院)、郭伟琪(英国),其弟子继承、发扬何老的学术思想和临证精华,目前大都已经成为当代或当地的伤寒名家、伤寒教育家。

(二)当代岭南伤寒名家熊曼琪研究伤寒以临床病症为载体

熊曼琪,女,湖南桃江人,1938 年 1 月出生。广东省名中医。广州中医药大学教授、博士研究生导师。熊曼琪认为历代伤寒著述卷帙浩繁,研究者必须从临床需要出发,把六经辨证体系和有效方药恰如其分地运用于临床,以达到古为今用、理论与实践相结合目的。主编了《临证实用伤寒学》,上篇"六经方证的运用",论述 90 个主要方证的证候特点、方药药理和运用经验;下篇"常见病的六经辨证",总结并创新运用了《伤寒论》理法方药辨治常见的内、外、妇、五官及传染病中的 25 个病证的方法和经验;附篇介绍了《伤寒论》研究论文 20 篇。总结并创新运用了《伤寒论》理法方药辨治常见的内、外、妇、五官及传染病的方法和经验。例如开展经方治疗 2 型糖尿病的系统研究。提出气阴两虚、瘀热互结是糖尿病的主要证型,脾虚是消渴病的主要病因病机;并证实具有益气养阴、活血通腑功效的加味桃核承气汤能明显改善 2 型糖尿病患者的临床症状,并有较好的降糖降脂作用。

熊曼琪认为动态辨证是仲景辨证方法的精髓,掌握了动态辨证方法,就能应临床无穷之变。辨证治本、治病求本是辨证论治的基本原则。临证必须克服片面性和表面性,从复杂的证候中透过现象看本质,以探求何脏何腑或病理变化在病变中起着主导作用,为治疗求本提供先决条件。应用经方贵在辨证识病准确活用,如熊曼琪用麻黄连翘赤小豆汤、茵陈蒿汤、栀子柏皮汤三方化裁治疗湿热黄疸,上宣下通,畅利气机,使邪有出路;凡腹胀满属虚者,常用厚朴生姜半夏甘草人参汤加减而取效;用四逆散加味治疗肝胃气痛及慢性结肠炎等均有明显疗效。并在临证中总结出"抓主证""扣病机"和根据"脏腑功能特点""经络循行部位""方药功效"及"现代科研成果"等扩大活用经方的思维方法。[36]166 熊曼琪长期从事教学，注重学术传承。师从著名中医学家刘赤选，深得其传。培养博士研究生 13 名，硕士研究生 10 名，博士后研究人员 2 名。其中大部分已成为专家教授，成为各自单位的医疗骨干，如深圳中医院李惠林、广东省中医院魏华、广州中医药大学第一附属医院朱章志等。

（三）岭南伤寒名家何志雄弟子张横柳

张横柳，广州中医药大学教授，博士研究生导师。师从岭南伤寒名家何志雄，侍读三载，深得其传，以数十年之钻研，深化发展何志雄的学术思想，提出许多创见，颇为启示后人。2006 年主编《伤寒论解读与临床运用》，上海中医药大学出版社出版，前言曰：恩师何志雄教授逝世 22 年了，此书为继承发展导师何老的学术思想而作，亦是对导师何老的怀念。例如何志雄对六经实质论的阐发见解独到，张横柳以此为基，深刻阐述了肺属太阳论，提出六经表证的概念，详细剖析了六经表证的病因病机及证治规律。何志雄另一独到见解是对六经病合病、并病的阐述，张横柳运用何志雄关于三阳病合病、并病的学术观点，从临床实践出发，指出三阴病合病、并病的实质内涵，顾护胃气对临证颇具指导意义。张横柳提出许多创见，源于对仲景学说的刻意精研，均未离开仲景原著，原文互参，用仲景的证治思路解读原文，实事求是，更为贴近仲景之经旨。

张横柳认为仲景六经证治过程中，非常重视人体阳气与津液孰轻孰重作为辨证依据之一，随证治之。张横柳深入挖掘，系统阐述了六经病阳气与津液盛衰的辨证。重视阳气与津液，顾胃存津以扶正气是张横柳的中心学术思想。张横柳认为《伤寒论》398 条原文可归纳为"变"与"辨"二字。病证不断发生变化，医者精确辨证，随证施治。张横柳尤以对调和营卫法及调和枢机法的"变"与"辨"思想的体会最深。调和营卫以桂枝汤证及其类方和兼变证为代表；调和枢机以小柴胡汤证及其类方和兼变证为代表。"变"与"辨"的证治思路是张横柳的感悟与体会，也是其伤寒学术研究的成果。

张横柳临证非常重视补益脾胃。如诊治痫证，古今许多医家着眼于风、火、痰、瘀，从实论治，但是张横柳另辟蹊径，着眼痫证缓解期，从虚论治，认为其病机以脾虚为本。同时，张横柳认为脾虚也是儿童多动症的病机之本，"建立中州，顾护胃气"法贯穿于其辨治的始终。张横柳对抑郁症的辨治也强调顾护胃气以补肝阳。岭南外感病多兼有湿邪，虚人外感多见，其辨治张横柳主张以桂麻各半汤为基本方，小发其汗而免伤胃气，强调健脾化湿法在外感病辨治中的重要作用。临床擅长诊治痫证、儿童多动症等。[37]

二、学术主张寒温统一理论依据

寒温统一派的学术思想萌发于明清,近代番禺陈庆保《伤寒类编》学术主张寒融合,邓铁涛父亲邓梦觉曾拜陈庆保为师。主张寒温统一医家大都提倡读成本《伤寒论》王叔和伤寒例,认为"辨脉法第一""平脉法第二"讲述中医脉学,"伤寒例第三"讲述气运与时病关系。正如邓铁涛《〈伤寒论〉叙例辨》一文所说:"王叔和也不是仲景学派的罪人,不应当把他当作靶子。"[38]邓铁涛认为伤寒与温病,是中国医学历史上两大学说。从古到今,寒温两说由合到分,由分至合。从《黄帝内经》至《伤寒论》是寒温合论,《伤寒论》详"寒"略"温"而已;刘完素至吴有性是寒温分论;清代叶桂、吴瑭等则详论温热。从明代至清代,伤寒与温病之争不息。直至 20 世纪 50 年代,寒温争论仍颇为激烈。邓铁涛于 1955 年在《中医杂志》上发表《温病学说的发生与成长》一文,对寒温两说的产生与发展以及它们在医学领域中地位关系进行分析,提出"伤寒孕育了温病,温病发展了伤寒"的学术论点,并作以下阐述:

"从发展的观点来看,温病派是在伤寒派的基础上向前发展了的,可以看成是伤寒派的发展。但假如认为既然是发展了,便可以一笔抹煞了伤寒派,取消了伤寒派的宝贵经验——方与法,那也是错误的。同样,认为温病派微不足道,杀人多于救人,而一笔抹煞了温病派数百年来的治疗经验,也是不对的。伤寒与温病的学说和方法同样是我国医学宝贵的遗产,应该以科学的方法,对临床治疗进行研究与实验,进而加以扬弃。"[39]

此说一出,当时受到著名医家时逸人先生首肯,南京中医学院《温病学新编》赞同,日本神户中医学会将其全文翻译收载入《汉方临床》。邓老继而又提出:寒温合流,关键是辨证上要统一。为此又花十年时间进行研究,1970 年写成《中医发热性、传染性疾病的辨证论治》,阐述寒温统一辨证的可能性与必要性:从病因分析,伤寒与温病同属于外感病,在致病原因上存在共通点;从病机来看,两者都有一个由表及里传变过程,有一定演变规律;从证候比较,伤寒六经、温病卫气营血及三焦辨证,阳明、气分、中焦的证候基本相同,但三者又有不同之处,说明三种辨证方法各有长短,必须统一,才能互补。1983 年在《北京中医学院学报》发表《外感病辨证统一小议》,邓铁涛强调,以卫气营血辨证对传染性感染性疾病防治是可行的,不足之处可以吸收伤寒六经辨证与吴鞠通三焦辨证内容就较为完整。伤寒与温病"传经""传变""顺传""逆传"等术语,是中医学在"动态观""天人相应观""整体观"指导下总结出来的宝贵理论。

广州中医药大学现任伤寒教研室主任李赛美,博士研究生导师,广东省名中医,对寒温统一的认识是:"寒"是指伤寒,"温"是指温病。寒温统一派是指赞同用某种辨证论治的方法(如六经辨证、卫气营血辨证、八纲辨证)来结束寒温分离,实现伤寒与温病合二为一,同时建立一个统一、完整、开放的外感病学辨证体系的一大群医家。[40]寒温统一的观点现已成为多数学者,尤其是西医学习中医学者的共同认识点,但如何统一,目前仍然是见仁见智,时机尚未成熟。李赛美连续举办全国性仲景经方学习研讨班已达十届,成为岭南地域中医学术界最具特色的项目之一。

三、方证对应派学术主张及临证实践

方证对应派学术主张与六经辨证论治派有相似之处,当代岭南名医邓鹤芝(1879—1964)提倡方证对应。邓鹤芝,番禺人,广东省名老中医,伤寒派医家。1913年学课于广州医学卫生社,为该社第二期毕业同仁,后在广州大市街设医馆名曰"致和堂",一名曰"养元草庐"。历任广州普仁善堂医务主任、广东光汉中医专门学校、广州汉兴国医学校教师、医师,广州中医学院教师,编著教材《方剂学讲义》。学术上重视《伤寒论》经方的应用研究,如吴茱萸汤治干呕头痛与眼疾、大承气汤治产后大便难、大建中汤治疗心胸中大寒痛呕不能饮食、芍药甘草汤治疗下肢挛急、肾着汤治腰疼等,都发表有论著医案。邓氏认为经方以不加减为效,其药味数少而精,严格按照仲景原方分量,不擅作主张加减,但必要时也会根据需要微调药味及药量。[41]

方证对应派有著述存世者乃梁照林(1908—1968)。梁照林,广东东莞人,自少颖慧,喜言谈,曾负笈东莞石龙镇,时有四川名医在石龙悬壶,拜为师,医业日渐精进。后赴广东省垣应考中医师资格,榜列前茅,获该届考生第七名,派往城西之方便医院。中华人民共和国成立后任解放南路卫生院首任院长,为广州市西医学习中医班、越秀区中医学徒班讲授中医经典《伤寒论》,先著《伤寒杂病论衍义》40余万字。每日临证教学,伏案撰述,风雨无改,寒来暑往,再撰《伤寒杂病论读法点睛》。"公再撰《伤寒点睛》,将大论中之章与章,节与节,段与段,句与句之间的内在联系,承前启后,逐一昭示明白,历史上研究《伤寒论》之著述问世者不下四百余家,如《伤寒点睛》专论仲景文法者,尚属罕见。"[42]1

梁照林《梁照林伤寒论讲稿》,认为三阳三阴病、霍乱、阴阳易和劳复谓之"九型",九型是立象纳证的辨证法则。仲景伤寒,从方药以知病症,从病症以知方药,亦即后世所谓以方类证,方证相应。例如"三阳三阴"中第一节是"太阳",亦即"九型"中第一型。梁照林小结曰:原书辨治,以桂枝证为开端,而本篇"辨太阳病脉证并治(上)"则围绕以桂枝汤为核心,今曲折之变,综而言之,有常局、正局、变局和假局。的确,外感中以桂枝证为常见,犹以夏令为然。除十三条前为太阳病绪论读外,自十二条至二十一条(共十条)是正面论述太阳桂枝证。二十二条至二十七条（共六条）是论桂枝证之变。二十八至二十九条是论假象桂枝证，三十条是论反桂枝证。仲景论某病证而选某方，不等该方上只限所论的一面，后贤每能引申之而能治疗他病，然而不出原书所揭示之原则性，《伤寒杂病论》一书，从方药以知病症，从病症以知方药，病理药理尽在其中，是实践、实验宝典，学者善为运用可也。[42]17

四、流寓岭南的火神（扶阳）派

当代不容忽视的是岭南火神扶阳派的研究，这一流派也称"古中医派"。"古中医"是指汉代以前的中医学术理论主张，代表人物为山西李可老中医。其私淑清末伤寒火神派始祖郑钦安、民初古中医学派鼻祖彭承祖，以《易经》《伤寒论》作为理论基础和依据，领悟古医精髓并形成"古中医"特色的学术流派，被认为是我国当代用纯中医治疗疑难杂病和急危重症的临床大家。

岭南医学流派历来有兼容开放特点。2011 年 3 月 9 日国家中医药管理局在广州南方医科大学南方医院设立李可中医药学术流派传承基地，李可老中医是山西人，南下流寓广东，学术传承人为吕英。李可私淑清末伤寒火神派始祖郑钦安、民初古中医学派鼻祖彭承祖，以《易经》《伤寒论》作为理论基础和依据，领悟古医精髓并形成"古中医"特色的学术流派，被认为是我国当代用纯中医治疗疑难杂病和急危重症的临床大家。李可回忆：年轻时代通过读左积云《伤寒论类方会参》，从中得以见到一些他所引用的清末火神派始祖郑钦安的一些观点，血液元阳为生命之本。以后读民国初期古中医学派创始人彭子益著作得以领悟，彭承祖（字子益）的理论源自于河图五行理论，到他逝世前发展为圆运动的古中医学，他在伤寒理论编进一步指出五行中土为中心，运中土可以溉四维，带动中气升降源源不断地供应五脏，以生命的活力，火可以生土，假使脾胃病用本药治疗无效，就要益火之源以生土。先天阳气是属火，命门之火叫阳根，阳根一拔，生命之无延。这两位（郑钦安、彭子益）前辈一个重视先天，一个重视后天，如果把两者融合结合起来，将使古中医学更能够为完备。（据广东省中医院邓宏 2010 年在好大夫在线发表《李可老中医在首届扶阳论坛上的演讲》）。

扶阳理论对岭南有一定影响。广东省中医院在名老中医工作室和传统疗法中心的基础上，酝酿三年之久的中医经典临床应用研究基地"中医经典科" 2010 年成立，地点设在芳村分院，配置 40 张病床，专门纯中医药治疗，使用李可老中医方药。

深圳市中医院杜少辉撰写《我的扶阳之路》，作为其校按出版《圣余医案诠解按》代前言。是书封面：原著刘梖文（清），诠解李俊（民国），按校杜少辉。原著者简介："刘梖文，字子维（1842—1914），成都双流人。槐轩学派创始人刘子唐之子,扶阳大师郑钦安为刘子唐门人。初任中书科中书,后继父志讲学于耄年。刘子维执掌槐轩学派二十余年,选其父著作二十二种刻印成《槐轩全书》发行于世,不独为蜀人所敬重,影响也远至山陕、两湖、闽浙。……教学之余,常以中医药扶危救困,其医案经门人李子俊等整理诠解,是有《圣余医案诠解》。槐轩学派释'至善'之地在人为坎阳,天地之道应是'发而中节'之和,'吾等承孔孟之说,用以读玩六经,一个仁字,乃为希之本。'本医案不但'崇阳',亦尚'和',遵老庄之道与圣学'止于至善'而多用温敛回阳之法,实乃黄帝'凡阴阳之要,阳密乃固……因而和之,乃为圣度'。"[43]

医学难题,放眼岐黄。岭南伤寒学术流派只是构成岭南医学流派的一个组成部分,无论是古代、近代、当代,名家辈出,既有传世之作,也有弟子门人,他们学术经验及诊疗技能造福于病患,更需要我们整理研究,溯本穷源,贯穿百家,凝练理论学说,支撑临证实践,以满足当代社会医疗卫生保健的重大需求。

参 考 文 献

[1] 鲁兆麟,陈大舜. 中医各家学说 [M]. 北京:北京医科大学中国协和医科大学联合出版社,1996:8.

[2] 任应秋. 试论古代治"伤寒学"的概况及其流派的形成(一)[J]. 上海中医药杂志,1962(7):5-10.

[3] 方有执. 伤寒论条辨 [M]. 北京:学苑出版社,2009:230.

[4] 任应秋. 试论古代治"伤寒学"的概况及其流派的形成(二)[J]. 上海中医药杂志,1962(8):21-24.

[5] 何梦瑶. 伤寒论近言 [J]. 中医杂志,1926(民国十五年)(3):1.

[6] 黄子天,刘小斌. 何梦瑶《伤寒论近言》对《伤寒论》的传承与研究 [J]. 广州中医药大学学报,2013,30(6):925-927.

[7] 何梦瑶. 伤寒论近言 [M]. 广州:广东科技出版社,2012.

[8] 陈焕堂. 仲景归真 [M]. 广州:广东科技出版社,2009.

[9] 麦乃求. 伤寒法眼 [M]. 广州:广东科技出版社,2009.

[10] 柯琴. 伤寒来苏集 [M]. 北京:学苑出版社,2009:2.

[11] 梁湘岩. 伤寒论自王叔和编次颇多错乱后贤如方喻柯尤诸家辄自改编均有裨于后学究以何家为优 [J]. 中医杂志,1927(3):38.

[12] 刘小斌. 广东中医育英才 [M]. 广州:广东省卫生厅中医处,1988:27.

[13] 何丽春. 陈伯坛对近代岭南伤寒学术发展的贡献 [G]. 广州:广东省中医药学会,岭南中医药学术研讨会暨陈伯坛《读过伤寒论》讲习班,2013:21.

[14] 陈伯坛. 读过金匮 [M]. 香港:伯坛中医专校线装铅印本,1940:2.

[15] 陈伯坛. 读过金匮 [M]. 香港：香港华洋印务公司线装影印本, 1977：再版序.

[16] 孙中堂, 耿晓娟. 陈伯坛医书合集 [M]. 天津：天津科学技术出版社, 2009：21.

[17] 何丽春. 陈伯坛注解《伤寒论》之方法特点初探 [J]. 广州中医药大学学报, 2008（2）：165-168.

[18] 陈伯坛. 读过金匮卷十九 [M]. 北京：中医古籍出版社, 2004：2.

[19] 郑洪. 陈伯坛学术传承 [G]. 广州：广东省中医药学会, 岭南中医药学术研讨会暨陈伯坛《读过伤寒论》讲习班, 2013：28.

[20] 袁衍翠. 浅谈小柴胡汤及其临床运用的体会 [R]. 2014：1.

[21] 卢觉愚. 实用伤寒论讲义 [M]. 香港：仁记印书馆, 1955：3.

[22] 陈伯坛. 读过伤寒论 [M]. 北京：人民卫生出版社, 1954：126.

[23] 钟敏莹, 张熹煜. 岭南中医药名家钟耀奎 [M]. 广州：广东科技出版社, 2012：36.

[24] 黎庇留. 伤寒论崇正编：第1册 [M]. 广州：粤东编译公司, 1925（民国十四年）：1.

[25] 刘淑婷. 岭南伤寒派医家黎庇留及其著作的整理与相关研究 [D]. 广州：广州中医药大学, 2008.

[26] 黎天祐. 伤寒论崇正编 [M]. 广州：广东科技出版社, 2009.

[27] 刘淑婷, 李禾. 岭南伤寒派医家黎庇留的学术特点 [G]. 广州：广东省中医药学会, 岭南名医黎庇留学术经验学习班, 2014：7.

[28] 方恩泽. 新会名医苏世屏 [G]. 广州：广东省医学会, 广东省第九届医学历史学术会议, 2013：60-62.

[29] 易巨荪. 集思医案 [M]. 手抄本. 苏任之橘香书楼, 民国.

[30] 陈庆保. 伤寒类编 [M]. 广州：广东科技出版社, 2009.

[31] 卢觉愚. 卢氏实用伤寒论讲义 [M]. 香港：仁记印务馆, 1955.

[32] 汪精卫. 招待全国医师大会代表茶话会演说词 [J]. 医药评论, 1934（1）：52.

[33] 卢觉愚. 觉庐医案新解　附：医话录存 [M], 香港：雅露毕印务公司, 1938.

[34] 广州中医药大学伤寒教研室. 当代名老中医学术流派分析整理研究 [G]. 广东省中医学术流派与岭南中医药文化论坛论文集. 广州：广东省中医药局, 2011：99-100.

[35] 张横柳, 熊曼琪. 岭南伤寒名家何志雄 [M]// 政协广东省委员会办公厅, 政协广东省委员会文化和文史资料委员会, 广东省中医药学会. 岭南中医药名家. 广州：广东科技出版社, 2010：364.

[36] 邓烨. 岭南伤寒家熊曼琪临床学术经验述略 [G]. 广东省中医学术流派与岭南中医药文化论坛论文集. 广州：广东省中医药局, 2011：166.

[37] 沈创鹏. 岭南伤寒学家张横柳教授学术思想研究 [D]. 广州：广州中医药大学, 2012：95-96.

[38] 邓铁涛. 耕耘集 [M]. 上海：上海中医学院出版社, 1988：52.

[39] 邓铁涛. 学说探讨与临证 [M]. 广州：广东科技出版社, 1981：28.

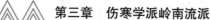

[40] 李赛美. 试论伤寒学术流派的形成及发展 [G]. 广东省中医学术流派与岭南中医药文化论坛论文集. 广州：广东省中医药局，2011：84.

[41] 余玲. 广东伤寒名医邓鹤芝 [M]// 政协广东省委员会办公厅，政协广东省委员会文化和文史资料委员会，广东省中医药学会. 岭南中医药名家. 广州：广东科技出版社，2010：125.

[42] 梁照林. 梁照林伤寒论讲稿 [M]. 北京：北京科学技术出版社，2018.

[43] 刘枳文. 圣余医案诠解按 [M]. 深圳：海天出版社，2010.

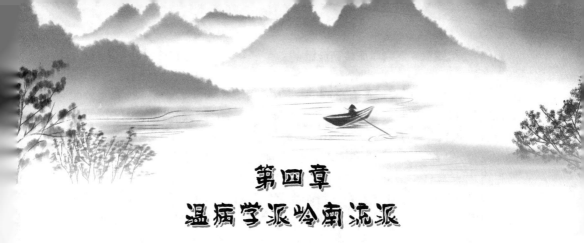

第四章
温病学派岭南流派

温病为感受温热之邪引起的外感热病的统称，包括传染性与非传染性两大类，而以前者为主。《素问·六元正纪大论》："气乃大温，草乃早荣，民乃疠，温病乃作"，这是关于"温病"名词的最早文献记载。考长沙马王堆出土的汉代医学帛书《导引图》，已有"引温病"描述。引，避也。"引温病"图中人物双手捂头躲避遁离瘟疫区域的模样，引人遐想。《难经·五十八难》说："伤寒有五，有中风，有伤寒，有湿温，有热病，有温病。"温热病竟达伤寒的五分之三，可见它在古代的发病率是很高的，中医经典著作对其已有一定的认识。

第一节　从"温热"到"温病"学派名称嬗变

现时之温病学派，过去也称为温热学派。已故著名学者任应秋先生认为：温热学派肇始河间，世亦有"外感宗仲景，热病用河间"之说，但汉唐仍以伤寒为热病，自金刘河间据《素问·热论》倡说于前，马宗素、镏洪、常德诸家阐述于后，渐歧温热于伤寒之外，而河间遂成为温热学派之宗师矣。[1]4 任应秋先生用"温热学派"名称，遵循民国谢观（字利恒）《中国医学源流论》"温热学"之说："温热治法，始自河间，世所传《直格》《标本》二书，虽未必直出河间手，然实为河间绪论。自是之后，马宗素有《伤寒医鉴》《伤寒钤法》，镏洪有《伤寒心要》，常德有《伤寒心镜》，皆此一派之学。世遂有外感宗仲景，热病用河间之论，渐歧温热于伤寒之外。"[2]56 温热，皆此一派之学，是对温热病证专题的学术见解及其临证实践与理论主张。按照任应秋先生说法，温热学派形成后，复因疾病发生的地方、季节之不同，各地医家就其所历验的不同而为之阐发，遂又有继起的不同流派出现。

一、温疫流派

温热学派形成后，复因疾病发生的地方、季节之不同，各地医家就其所历验的不同而为之阐发,遂又有继起的不同流派出现,如温疫派。据《明史》,全国性瘟疫 19 次,温疫派以明代末年崇祯辛巳年(1641)吴有性(字又可,号淡斋)著的《温疫论》为代表。是年山东、浙省、南北两直(南直江苏,北直河北),疫气流行,患者尤多,轻者朝发夕死,重者顷刻而亡,明明是一种温疫之邪,奈何自古以来未有专书立论,医者以伤寒法治之不效,患者不死于病而死于医,千载以来何生民不幸如此?乃殚精研究著《温疫论》一书。是书对岭南影响很大,清代南海何梦瑶《医碥·瘟疫病论》即大段辑录吴有性有关瘟疫防治内容。

继吴有性而起者,则有江苏上元戴天章,清康熙十四年(1675)著《广瘟疫论》。其论瘟疫,一宗吴有性之说,谓瘟疫之异于伤寒,尤慎辨于见证之始。辨气、辨色、辨舌、辨神、辨脉,益加详焉。戴氏认为瘟疫一证,自古有之,如大青龙汤、阳旦汤、越脾汤、黄芩汤、白虎汤、大小柴胡汤、三承气汤、麻黄升麻汤诸方的见证,均有瘟疫的见证,只是没有瘟疫的名称而已。

与戴天章同时而稍后者,则有常州余霖(字师愚),乾隆甲寅年(1794)著《疫疹一得》。发疹性传染疫病临床常见。余氏以其父死于时疫,故究心于疫疹的临床研究,颇有心得,著成此书。观察疫疹初起时,先恶寒而后发热,头痛如劈,腰如被杖,腹如搅肠,呕泄兼作,随即斑疹遍体,或红或紫,或赤或黑,要不外乎气运之淫热,内入于胃,敷布于十二经所致。倡用石膏重剂,直入戊己之法,他认为:瘟既曰毒,其为火也明矣。燥万物者莫熯乎火,火者,疹之根;疹者,火之苗,如其苗之外透,非滋润其根,不能畅茂。石膏者,寒水也,以寒胜热,以水克火。便制以石膏为主的"清瘟败毒散",以泻十二经表里之火。名闻遐迩。[16] 吴有性、戴天章、余霖是明清瘟疫流派代表,其中吴氏达原饮、三消饮,余氏清温败毒散,是他们创造的诊治烈性传染病颇具特色的临证名方。

二、温热流派

清代中叶,康乾年间,医家于温热理论及治法,最有发挥者为叶桂与吴瑭。叶桂,字天士,号香岩,吴县人,著《温热论》。首先着重阐发新感温病,后论三时伏气外感温病。认为新感温热与伤寒,虽向属外感,但其间是有差别的。温邪上受,首先犯肺,逆传心包。肺主气,属卫;心主血,属营,辨营卫气血虽与伤寒同,若论治法,则与伤寒大异。叶氏创立卫气营血辨证理论体系,阐述新感温病传变的 4 个阶段:大凡看法,卫之后方言气,营之后方言血;在卫汗之可也,到气才可清气,入营尤可透热转气,入血就恐耗血动血,直须凉血散血。强调观察舌质、舌苔的色泽和润苦的变化,为辨别病属卫气,或属营血的重要依据。又有《临证指南医案》体现叶氏临证治验。叶氏学说对岭南影响甚大,清代番禺潘名熊著《叶案括要》;民国南海陈任枚、顺德刘赤选编写

《温病学讲义》，于叶氏"三时伏气外感篇"温病理论阐发，谓岭南温病，性善发越，一有所感，皆足以感触内伏之阳热，突发危重险症。

吴瑭，字鞠通，淮阴人，著《温病条辨》，此书为论温热证有专书之始。创立温病三焦辨证理论体系，说明自上而下的传变规律，谓温病自口鼻而入，鼻气通于肺，口气通于胃，肺病逆传，则为心包。上焦病不治，则传中焦，脾与胃也。中焦病不治，则传下焦，肝与肾也。始上焦，终下焦。命名九种温病，曰温病者，有风温、有温热、有温疫、有温毒、有暑温、有湿温、有秋燥、有冬温、有温疟。总结温病治疗原则及有效方剂，如清络、清营、育阴诸法，又曰"治上焦如羽，非轻不举；治中焦如衡，非平不安；治下焦如权，非重不沉"。于《临证指南医案》总结温病名方桑菊饮、银翘散等，在温病危重阶段及时使用"三宝"安宫牛黄丸、紫雪、至宝丹。《温病条辨》其于岭南影响亦甚大，清末民初之际，广州有惠济仓，乃赈灾机构，刊印淮阴吴瑭《温病条辨》一函四册，岭南名医邓梦觉读淮阴吴瑭《温病条辨》，云熟读此书在南方可以为医。友人遵嘱，果如其言。友人之一乃岭南妇儿科名医郭耀卿，郭氏其后又成为邓铁涛临证老师，可见中医之学术，总有一脉相承。[3]

三、湿热流派

与叶桂《温热论》齐名者，有薛雪《湿热条辨》。薛雪，字生白，号一瓢，长洲人。《湿热条辨》，又名《湿热病篇》，首刊于舒松摩《医师秘笈》中，凡三十五条，谓为薛生白作，江白仙刻。[2]57《湿热条辨》的主张，谓湿热病乃湿、热二气，氤氲为病。湿热病属太阴、阳明者居多，病变中心在脾胃，可分为湿重于热、热重于湿、湿热并重三个类型。并对湿热化营入血、湿浊蒙蔽心包提出具体诊治方药，如湿热毒邪深入营分者，宜大剂犀角等；湿热证发痉神昏谵语者，宜犀角、羚羊角、鲜菖蒲、至宝丹等。正如任应秋先生总结曰："要之，湿热一派之说，权衡于阴阳二邪，分辨于脾胃二经，着重于中焦分治，化裁于清渗二法，王孟英以之为暑湿，吴子音以之为湿温，体系不紊，辨治分明，用之而得其宜，故无往而不利也。"[1]7

四、伏气流派

江浙医家治感证之法，至清咸丰年间王士雄《温热经纬》可谓集大成之作，此书推广普及了温病学说。王士雄，字孟英，钱塘人，后移居上海，编纂《温热经纬》，以轩岐、仲景之文为经，叶、薛诸家之辨为纬，纂为《温热经纬》五卷。是书包括《叶香岩外感温热篇》《叶香岩三时伏气外感篇》《陈平伯外感温病篇》《余师愚疫病篇》等原文，王士雄加以注解。王氏重视对伏气温病的辨治，临证善用三石（石膏、滑石、寒水石）、四竹（竹茹、竹叶、竹沥、竹黄），学术影响至深。正如谢观所云："迨王孟英出，乃尽取《温证论治》及《临证指南》之幼科一卷，暨《湿热条辨》及陈平伯、余师愚诸家之论，附诸《内经》及仲景书之后，以成《温热经纬》。盖当时江浙医家治感证之法，至此而集其大成矣。"[2]58 学者们把重视伏气研究的温病医家称之为"伏气流派"。[4]12 伏气温病对岭南名医陈任枚著《温病学讲义》影响甚大。

五、《中医各家学说》四版教材改称"温病学派（学说）"

1964 年北京中医学院主编《中医各家学说》（二版教材）把历史悠久、内容丰富的祖国医学第一次分出了河间、易水、伤寒、温热四个主要的学派（学说）。1980 年任应秋先生主编《中医各家学说》仍然称"温热学派"。学派虽然不同于学科，但它们之间是有密切关系的。自民国起各地中医学校就有《温病学》一科设立，中华人民共和国成立后，1960 年南京中医学院主编《温病学讲义》（一版）、1964 年主编《温病学释义》（二版）、1979 年主编《温病学》（三版）教材。温病学是研究四时温病的发生规律及其诊治方法的一门临床学科，温病具有传染性、流行性、季节性、地域性特点。[5]《中医各家学说》作为学生后期提高课程，要体现三个提高即理论提高、临床提高、综合性提高，温病学派重点讲述历代及现代温病名家群体的临证学术经验及其传承。1986 年起，由任应秋、裘沛然、丁光迪主编《中医各家学说》四版教材，温热学派（学说）开始定名为"温病学派（学说）"，其后各种版本《中医各家学说》即以"温病学派"称呼。

用"温病学派（学说）"名称更符合时代发展疾病谱变化需要。岭南名医邓铁涛早在 1957 年《广东中医》第 3 期发表《吴鞠通〈温病条辨〉读后》，认为"《温病条辨》是总结前人治疗传染病及感染性发热性疾病的理论和经验。"[3]116 何谓温病？现代解读是中医对发热性、传染性、感染性疾病的辨证论治；温病学派，是中医名医群体对温病这一专题的临床学术经验及其传承。邓铁涛还认为："吴鞠通把疟、痢、疸、痹亦归入温病之范围，有其独到之见解，值得继承与发扬。"[3]122 如黄疸，有传染性的肝炎、钩端螺旋体病等，也有感染性发热性的胆囊炎、肝胆道感染。又如风湿热痹关节炎症，急性期可见发热乃至高热，《内经》曰"痹证不已，内舍与心"。风湿热痹及心瓣膜病，现代医学就有流行学调查一项。

由于温病具有地域性、季节性、气候性的特点，岭南炎热气候与濒海潮湿地理环境以及人群禀赋气阴不足的体质，使得岭南温病流派划分与岭北虽有其相似特点，但在温病发病病因病机、诊治规律以及遣方用药等方面也有与岭北地区不同之处。岭南医家关于温病的理论学说，别树一帜，其学说内容丰富，名家医著甚多，从清初至近、现代大致可以分为三大类：一是结合岭南地区气候特点,对江浙叶(桂)、薛(雪)、吴(瑭)、王(士雄)四大温病医家学说予以传承注释发扬者,其代表人物有番禺潘名熊、南海陈任枚、东莞陈渔洲、广州郭梅峰等,他们可分别归类入明清温病学派的温热流派、湿热流派及其伏气流派范畴,各自有其临证用药特点。二是岭南历来都被称为"疫疬之地",唐代韩愈曾曰"州南近界,涨海连天,毒雾瘴氛,日夕发作。"至清代粤东鼠疫之作,先是同治间始于越南,流毒广西,继而高廉,继而雷琼,20余年,蔓延靡息,生民何辜,死亡接踵。岭南医家在诊治瘟疫各种烈性传染病作出重大贡献,清末民初出现一批专门论治烈性传染病(岭南以鼠疫为主)的学术著述可谓之"瘟疫流派",以罗汝兰《鼠疫汇编》为代表,形成"近代岭南罗氏疫病流派"。三是现代岭南名医对发热性传染性感染性流行性的各种危重疑难疾病的诊治,代表者有番禺黄省三、顺德刘赤选、惠州刘仕昌、开平邓铁涛,以及彭胜权等一批岭南名医,学术上尤其注重岭南温病湿热证治的研究,并有著述存世。

第二节 温病学派岭南流派形成与发展

一、江浙温病名家学术著述在岭南文献传承

"医学有求益之邃功,而无速成之希望。以黄帝神圣,尚咨于岐伯而作《内经》,诚以医道精深不可不覃思讨论也。"[6] 任何学术理论形成总有一个知识积累沉淀,循序渐进的漫长过程,不可一蹴而就。岭南温病学术流派形成亦是如是。岭南温病学术开始独立发展之时,岭北医家对于温病的研究已达到极高水准,并对岭南温病学术产生影响。岭南医家首先是通过整理研究岭北温病名著,通过文献传承模式在岭南传播。

清代岭南名医何梦瑶《医碥·杂症·瘟疫病论》系统地摘录明代吴有性《温疫论》观点,是岭南首部系统传承《温疫论》学术的医籍。当然,早在晋代葛洪《肘后备急方》"治伤寒时气温病方第十三""治瘴气疫疬温毒诸方第十五",治卒中溪毒、天行时病、湿毒瘴气也形成自己用药经验,可以认为该时期是岭南温病学术的滥觞。直至清代中叶以后,受江浙温病名家学术影响,番禺名医潘名熊著《叶案括要》全面整理叶天士《临证指南医案》,是岭南地区第一位全面引进并继承叶桂学术的医家;南海黄保康《贻令堂医学三书·吴鞠通方歌》将吴瑭《温病条辨》摘录重编,是岭南地区最早系统引进吴瑭《温病条辨》的学术著作;南海李朝栋《寒温条辨治疫汇编》根据杨璿之作《伤寒瘟疫条辨》的主要内容删减而成,是岭南地区首位系统传承杨璿学术的医家;广州林树红《新辑名家医方歌诀》对雷丰《时病论》的大量引用,使其成为岭南地区第

一部大量传承雷丰学术的医著。清代岭南医家通过引进岭北温病名医著述，开阔学术视野，促进温病学说在岭南地区的传播与发展。[7]

二、清代岭南"温热流派"代表——潘名熊《叶案括要》

（一）生平著作

潘名熊，字兰坪，广东番禺西村人。番禺西村，即今广州市西郊流化湖畔，当属广州名医。以字行，粤东医界多称呼其潘兰坪。生于清嘉庆十二年（1807），约卒于清光绪十二年（1886）。民国《番禺县续志》有潘名熊传，今录之以存史："潘名熊，字兰坪，西村人，邑诸生，通禅理，善弹琴。尤精医术，审证矜慎，诊治无不应手奏效。顾不自满，假尝戒子，勿轻学医。赋诗有云：医良能济人，医庸必贾祸，知之斯最佳，业之未必可。邑人陈璞称其，真实本领，绝大见识，不徒训子弟，可与一切学医者读之。著《医略》一书，邑人李光廷为序之。又以叶天士医案，读者难晓，因于诸门中，删繁举要，仿李翰蒙求体，演为四言歌诀，义撮其大，而方括其全。其试而尝效者，间以己案附焉，名曰《叶氏医案括要》。括叶氏之书，仍还叶氏之目，所附各案亦只证明其是，而绝不扬己以炫才，其品高矣。暇日喜吟咏，有《评琴书屋诗草》二卷。"[8]

潘名熊传，描写潘氏通禅理，善弹琴，好诗文，儒而通医，记述他审证矜慎，辨证精准，诊治无不应手奏效。尽管如此，潘名熊仍告诫子孙勿轻易学医，赋诗有云：医良能济人，医庸必贾祸。这段话与叶桂有相似之处，叶氏80岁临终前告诫孩子说："医可为而不可为，必天资敏悟，读万卷书，而后可借术以济世。不然，鲜有不杀人者，是以药饵为刀刃也。"见载于沈德潜《香岩传》。邑人陈璞，清代岭南著名学者，认为潘氏有真实本领，这段话不徒训子弟，可与一切学医者读之。潘氏又以叶桂医案读者难晓，仿李翰蒙求体，演为四言歌诀，间以己案附焉，名曰《叶氏医案括要》，括叶氏之书，仍还叶氏之目，可见潘名熊确是清末岭南叶桂温热流派医家。

潘名熊崇尚中医经典，尝谓："《内》《难》《神农》，医学源泉；《伤寒》《金匮》，后学准绳。"对后世诸家之学，靡不博览，融会贯通，各取所长。同邑李光廷曰："（叶天士临证医案）其书虽行，而学不至，证不审，方不精者，仍纷然于世，无怪乎医日多而医愈晦也。故吾友潘君兰坪，邃于叶氏之学。其于医案，盖尝句析字疏，而等其重轻。又虑学者之难晓也，别择于众门中，删繁举要，仿李瀚蒙求之体，演为四言歌诀。义撮其大，而方括其全。其试而尝效者，间以己案附焉。散者厘之以整，繁者驭之以简，譬之满屋散钱，尚无收拾，一经贯穿，遂举手而可掣。是书一出，使中材以下皆能记诵，用以辨证立方，已俨有规矩可守，而不至误人。"[9]1

可见潘名熊所著《叶案括要》一书，择善取长，录用颇多，金元四子，明清诸家,如刘完素、朱震亨、喻昌等医家医论,时有见引,足证其博识。潘氏医海泛游,最后归诸于江南叶桂之学,生平遵照叶桂方法治疗各种疾病,辄能力挽沉疴,着手回春,因而在广州一时颇负盛名。其治验医案,一并收录入《叶案括要》著述中,用以印证叶桂理论学说在岭南地区的应用。

潘名熊医学著作还有《评琴书屋医略》,成书于清同治四年(1865),并有木刻本;民国十三年(1924)杭州三三医社再出铅印本,1册。《三三医书》称誉曰:"外感内伤已备其要……说理通达,立方平稳,既无伏邪之患,亦无伤元之优,得此一篇,不难按病拣方,可免庸医药误,其功溥矣。细观全书,简明赅备,不偏不倚,而感冒分四时论治,春温不从叶法,尤有心得。"[10]1

（二）潘名熊论治外感温热特点

潘名熊学术贡献是传承叶桂创立的温病理论体系,叶氏《温热论》《临证指南医案》两著述对潘名熊学术思想的形成影响很大。潘名熊《评琴书屋医略》论外感以四时划分,为春日外感、夏日外感、秋日外感、冬日外感,结合季节用药,均符合临床实际;而《叶案括要》,意简言赅,浓缩《临证指南医案》文意,括叶氏之书乃还叶氏之目,卷四末和卷五首论温病,并附以医案体现临证治验。

1. 外感病分春夏秋冬四时论治　潘名熊重视四时外感病诊治,把其置放于《评琴书屋医略》之首,认为外感病即伤风症,属于时病范畴。其定义曰:"外感症,即伤风症,稍贪风凉,最易感受,见症头痛,鼻塞,或发热咳嗽,因时用药,治法较妥。今即春、夏、秋、冬,订方列后。"[10]1外感病,前人目其为小疾,专篇论述甚少,潘名熊把外感小症列于首,并主张按四时用药。

春日外感:经云:春伤于风。又云:春伤于温。谓春日受风,其气已温,须防夹入春温一证,温邪忌汗故也。春主升,夏主泄,即外感亦忌大发汗。方用北杏仁、紫苏梗、鲜嫩竹叶、建神曲、栀子壳、细甘草。加葱白、淡豆豉同煎。头痛,加连翘、钩藤;有痰而渴,加鲜竹茹、瓜蒌(皮仁任用);不渴,加半夏、芥子;咳,加桔梗、杷叶;食滞,加莱菔子、麦芽;曾食肥腻,加山楂;实热,加芩、连(栀壳改用栀仁);夜热,加丹皮、地骨;倘气虚中寒者,独用葱豉汤,加党参四五钱,生姜四五片,煎服便合。

夏日外感:夏伤于湿,夏易感暑,治当佐以去湿清暑,方用北杏、滑石、青蒿梗、冬瓜皮、神曲、甘草梢,加鲜莲叶、葱一二条为引。湿盛,再加苍术,或茵陈、苓皮;小便黄短,加栀子、木通。另有见症,当加药,与气虚中寒者,当看前春日外感所列。

秋日外感:秋伤于燥,辛温药宜少用。北杏仁、神曲、杷叶、梨皮、甘草,加鲜莲叶、鲜紫苏叶为引。发热而咳,加土桑白皮、地骨皮;燥渴,加麦冬、知母,或鲜活水芦根、生粉葛肉(二物代茶亦佳);兼受秋暑气,加滑石、冬瓜皮,或乘露取嫩竹叶。另有见症，当加药，与气虚中寒者，仍看前春日外感所列。

冬日外感：冬伤于寒，且秋主收，冬主藏，用药辛散些不妨，但冬温症非所宜耳（冬温症，见下春温症注）。南方风伤卫者多，寒伤营者少。如确伤寒，自有仲景师伤寒证治可考，不复赘。北杏仁、神曲、苏叶、防风、甘草，加生姜二三片、葱一二条为引。另有见症，当加药，与气虚中寒者，仍看前春日外感所列。

《评琴书屋医略》是潘氏为广州业儒儿侄辈所写的一本治疗常见病的通俗医学读物，其自叙云："儿侄辈从师羊城，余虑其功课之余，风寒不慎，饮食不节，因订外感、春温、暑、湿、泻、痢、疟七症方与之，庶免临渴而掘井。后据云服之多效，即馆友亦有遵此法而除病者。"[10]4 内容除外感、春温、暑、湿、泻、痢、疟七症外，复增入头、心、腰、腹、胁、脚、耳、牙、疝气、痿躄诸痛，小便、大便、衄、吐诸血，又消渴、呕吐、噎膈、反胃、霍乱、黄疸、淋浊、癃闭、遗精、咳嗽诸症，共成 33 症。因潘氏对叶桂的学说研究甚深，而又有丰富的临证经验，故本书简明赅备，深入浅出，于平淡中见神奇，是一本具有较高水平和实用价值的医书。

2. 参考叶氏之书诊治各种温病并附医案以印证

（1）风温与温热：潘氏《叶案括要》卷四："风温，头胀汗出，身热咳嗽，并见无差，风温上受（总列风温见症）。"[9]33 继而用非常精练语言，提纲要领地把风温上受、邪在气分、温邪入营各不同阶段病理变化及其用药特点，意简言赅编成四言歌诀并作注解：

风温上受初起。风温上侵，肺受热灼，荛薄冬桑。象贝杏着，沙参粉栀，辛凉妙药。

牛蒡子、薄荷叶、象贝母、北杏仁、冬桑叶、白沙参、南花粉、黑栀皮。

温邪忌汗，只可宣通，兼以清降，微苦辛宗。（见症身痛脘闷，不饥，此风温入肺，致肺气不得舒转。）蒌杏栀豉，郁金橘红。

北杏仁、香豉、蜜炒橘红、瓜蒌皮、山栀、川郁金。

案云：温邪忌汗，何遽忘之，只宜微苦以清降，微辛以宣通。

温热邪在气分。壮热烦冤，口干舌燥，春令阳升，温邪发故。脉数暮热，头痛腰疼，复觉口燥，温邪所萌，栀豉芩杏，连翘桔梗。

连翘、桔梗、淡黄芩、北杏、山栀、淡豆豉。

吸入温邪，酿成肺胀。瓜苡桃仁，芦根清上。

鲜芦根、冬瓜仁、生苡仁、桃仁。

热伤气分，用甘凉方。竹叶加入，煎白虎汤。

石膏、生甘草、鲜大竹叶、知母、白粳米。

温邪入营（血）分。舌干恶饮，热入营中。（喉燥舌干喜饮水者，热在气分;喉燥舌干畏饮水者,热在血分。)夜烦无寐,犀角二冬,元参生地,菖远翘同。

犀角、麦冬、天冬、石菖蒲、元参、生地、连翘、炒远志。

夜热早凉,无汗热止,邪自阴来。(热从阴而来,故能食,形瘦,脉数左盛)从血分治,鳖地丹蒿,知母竹美。

生鳖甲、丹皮、知母、细生地、青蒿、竹叶。

冬令不冷(应寒反热),易感冬温(温热发于春为春温,发于冬为冬温)。急存津液,桑叶草珍,沙参玉竹,糯米苡仁。

冬桑叶、白沙参、生甘草、生苡仁、嫩玉竹,糯米汤煎药。

素有痰火,今患冬温,耳聋舌赤(脉数,小溲不利,案云:议治包络之热)。清络为君,二参地竹,胆星蒲根。

细生地、元参、九转胆星、竹叶心、丹参、石菖蒲根。

潘名熊附治验医案以印证:谢司马茹坪邀余诊其戚之风温咳症。前医误认外感风寒,治以羌、防、柴、葛,以致燥气愈逼心营肺卫,身似候寒候热(营卫不和故),咳呛益甚,且增舌干渴饮神昏。余诊其脉,两寸俱浮数,即用先生此方,依分两再加杷叶、白菊各一钱同煎,另用鲜活水芦根二两,生薏苡一两煎清汤,调入梨汁,代茶止渴。服二帖稍安。去玉竹加连心、麦冬、抱心茯神各二钱,生扁豆八钱,再服三帖而愈。

潘名熊《评琴书屋医略》附案咳嗽而喑,又有记述谢司马茹坪邀请其为郭廉访夫人诊治案。郭廉访夫人,年约三十,外廉访久以计偕宿京,得第补外,因接眷赴任,夫人得喜信后,忽患喑症,咳多痰少,夜里每觉火升,喉舌微痛,而日间饮食无碍,遍访名医,迭治罔效。延余诊,其脉两尺动数有力,阅旧服方虽多,亦不外清肺疏肺止咳除痰,中上两焦药,余转用上病治下一法,龟板八钱,大生地、黄柏各四钱、知母、茯苓各二钱,羚羊、丹皮、泽泻各一钱。余曰:据述病因与脉相对,沉疴似易起者,药不十贴,当见效。谢司马茹坪独讶余言?曰:痰咳而用龟地,谅难见效。且重用黄柏,更属不通。余笑曰:子姑验之。次日初七复到,诊是夜已不觉火升咳呛舌痛矣。仍用前方,黄柏减一钱,再服。初八诊两尺渐缓,声音渐起,仍用前方去丹泽,方中改用龟版四钱,羚羊、黄柏各八分,加鲜菖蒲五分煎调,入真珠末七分,服连服三贴。十一日复到诊音出已亮,但欠清耳。又转用清肃上焦气分,方法沙参八钱,丽参、黄耆、天冬、麦冬(连心)各一钱,白菊、杭菊各四分,加南枣四枚,鸡子白一枚,同煎(鸡子先蒸熟去壳去黄取白煎),仅服四贴,声音渐清而愈。[10]61

两者是否同一案例?抑或咳嗽之证在不同时段(风温咳症、咳嗽而喑)的两次诊治,仍有待考。

潘氏案云:仲景谓发热而渴者为温病,明示后人寒外郁则不渴饮,热内发斯必渴耳。治法清热存阴,勿令邪热焚劫津液(故最忌辛温燥药伤津,风温、春温、冬温皆然）。致瘛疭、痉厥、神昏、谵狂诸症,故仲景复申治疗法云:一逆尚引日,再逆促命期。且忌汗忌下忌辛温(皆伤津故)。[9]21

（2）春温症(冬温同论症治):冬伤于寒,春必病温。盖寒邪久伏,已经化热,且入春感于少阳。大旨以清凉为主,故古人用黄芩汤、清心凉膈散,诚以苦寒坚阴为正治。此症初起,壮热烦冤,口干舌燥,必然并见。最忌辛温散药劫伤津液,与寻常外感治法不同。若外邪先受,引动在里伏热,必先用微辛凉以解新邪,如葱豉汤,最为捷径。表分肃清,然后进苦寒以清里热。此法时医不讲,动用柴、葛、羌、防,发汗伤津,以至谵语神昏(元神寄养于津液之中,若津液伤则神失所养而昏),幻症百出,终归莫救,诚堪浩叹。冬应寒而反热,亦有是症,其名冬温,见症同,治法同,均忌汗。

潘名熊参考叶氏之书治疗春温、冬温主方:白芍、连翘、栀子、北杏、黄芩、甘草,加鲜竹叶(剪碎)同煎。渴,加麦冬、莲子心、鲜梨皮、鲜芦根、花粉等;胃热,加知母、石膏、粳米;若舌绛干、恶饮,为热伏心营(喉燥舌干、喜饮水者,热在气分;喉燥舌干、恶饮水者,热在血分),加犀角、生地、银花、麦冬、天冬(去芩、芍、杏、栀,用竹心代竹叶);夜热,加地骨、丹皮、青蒿、生地(去栀、芩);又兼风者,名风温(其症兼见汗出、咳嗽),加入薄荷梗、牛蒡子之属;兼湿者,名湿温,加入鲜芦根、川滑石之流。

潘名熊治疗冬温:冬温入肺,化热津伤,沙参杏麦,地骨冬桑。白沙参四钱、大麦冬三钱、冬桑叶一钱半、甜杏仁三钱、地骨皮三钱。附治验医案:友人王左垣,冬温入肺。医不用手经之方,误用足经之药,以大剂辛燥药与服。服后即觉舌干唇燥渴饮,咳益甚,呼吸脘痛。诊两寸数大右甚。余先用先生上案治温邪入肺成胀方(已选入此书,见本症首第二段)。重用分两与服,鲜活水芦根二两,生苡仁、冬瓜仁各五钱,桃仁一钱,再加入鲜枇杷叶五钱,宽汤煎,分数次饮以止其渴,早晚各服一帖,略安。明日仍用此方,亦早晚各服一帖,呛咳减,脘痛除。继将先生是案方酌加分钱(二方俱无分钱)。仍加入鲜枇杷叶二钱同煎,连服六帖,诸恙始得渐愈。[9]36

（3）暑温与暑证:潘名熊认为:未夏至为病温,已夏至为病暑。发热而心烦,为暑热之症。前人有伤暑、中暑之分,因有阴暑、阳暑之辨。伤阴暑者,其脉虚,症见发热恶寒,手足微厥,腠理开则洒洒然寒,闭则蒸蒸热闷;治有三物十物香薷饮、清暑益气汤等法。中阳暑者,其脉洪大,或洪而弱,症见大发热,烦渴,自汗,面垢,体倦,气息喘促,日晡病减;治有六一散,白虎汤加人参、加竹叶、麦冬等法。秋后更有暑热伏气之病。

潘名熊治疗暑证主方:川滑石、绵茵陈、青蒿梗、甘草梢、细木通、北杏仁,加鲜莲叶、鲜丝瓜叶(并剪碎)同煎。气分有实热,酌加石膏、知母,或栀子、芩、连;心热烦渴,加麦冬、莲子心,或鲜竹心、鲜芦根(去木通、茵陈;若烦渴甚,用西瓜汁、淡水梨汁代茶亦佳);如舌绛赤,暑已入心营,加犀角、麦冬、生地、银花、连翘、元参,少佐菖蒲三四分(去杏仁、青蒿、木通、茵陈),其鲜嫩竹叶、西瓜翠衣、冬瓜皮、绿豆皮,暑热皆堪酌用;如无汗,即阳暑,亦不妨少佐香薷六七分。叶氏谓香薷佐丝瓜叶,能祛暑中之风。暑风外袭,肺胃气阻,即阳暑亦有无汗者。凡暑日发热兼咳嗽者,名暑风,不须风药过散,即本方少佐香薷,或参入桑白、枇叶、桔梗、薄荷梗便合。

又曰:暑湿伤气,肺气皆痹,西瓜翠衣、芦根杏薏。西瓜翠衣、生薏苡仁、活水芦根、北苦杏仁四药,乃潘氏治疗暑湿证常用药。他认为:暑热秽浊,阻塞肺部,气痹腹满,宜以轻可去实,亦照程案法用此四味,惟煎法临好加入石膏末二钱。

潘名熊附治验医案:暑伤津气案。穗垣余琴友,杨君星门之姻侄,年二十七,夏秋间咳血颇多。余治之,将交冬血已止,余即转用镇摄冲脉,培植肾真,以助冬令之收藏,而咳亦渐愈。今春咳亦不作(平素多咳),值大暑节,天气炎蒸,以致暑热刑金伤肺。咳呛汗泄渴饮,知饥而不思纳食,脉诊数大而无力。数为热,大与无力皆为虚,据脉,已属暑伤元气。余因用先生此益气保水之加味生脉汤法,再加入生扁豆一两(粒用,不研),南枣肉三钱,连服四帖,诸恙减,渐思纳食。再方去扁豆、知母,加天冬肉一钱半,大生地三钱,议生脉与三才合用,以育真阴而滋化源,连服数帖遂安。[9]42

(4)温病湿热证:《叶案括要》卷五:发热身疼,湿郁阻气,汗乃热来,患湿所致(湿加有汗不解)。苓寇滑通,二苓腹备。

淡黄芩、滑石、茯苓皮、大腹皮、白蔻仁、通草、猪苓。

湿浊蒙蔽心包者:暑湿气蒸(三焦弥漫),诸窍不灵,二便艰涩,神识不清,小腹硬满,甘露法应,水石皂荚,蚕沙二苓。

寒水石、猪苓、皂荚子、茯苓、晚蚕沙。[9]47

潘名熊认为,湿证范围较广,湿有中湿、寒湿、风湿、酒湿、湿热、湿温、湿痹、湿痰之名,理宜分内因、外因之治。兹订中和渗湿之剂,当察其所因而加减治之。凡湿症,舌多白,脉濡缓,湿郁则脉象兼呆钝。治疗湿证主方:茯苓皮四钱、绵茵陈一钱半、北杏仁一钱半、大腹皮二钱、白猪苓二钱、闽泽泻一钱半,加栀子一钱,淡豆豉二钱引,或用通草五六钱先煎汤,去渣,将汤代水煎药。

温病湿热证病久可化营入血,成瘀凝痰积血,潘名熊附治验医案说明:余一周友,医家也。其子四岁,初感暑风微咳,后渐发热,从三焦气分主治,约十余剂不效,邀余相商,阅其日间服方,用冬瓜皮、地骨皮、钩藤、青蒿、六一散、鲜荷叶边,暑必挟湿立法已属不差,询而知其热渐归于夜,舌尖红。因即是方略加入些走血络间药,银花一钱,红花三分,桃仁七粒,合周君原方共九味煎,另磨犀角汁些少冲服,一剂热减,二帖热退。[9]12

3. 学术传承 潘名熊读叶桂《临证指南医案》颇有心得体会,其自序曰:"叶氏医案一书,诚学医者暗室明灯,患病者孽河宝筏也。余生平遵先生治法,疗病罔不奏效,故每举是书以勉同道。今儿侄辈业儒之暇,更欲业医。余念看书易而记书难,因辑案中之最要最精者,作为四言歌括,使之熟读,得歌括中数言,即可记叶氏书中全案,斯临证有所指归焉。戊辰岁,余将《评琴书屋医略》付梓,爱余书者,每惜此书之略而附案无多。遂复刻此《叶案括要》,并将余生平遵叶氏法治验之案附入,以公同好,庶以补《医略》之未备,聊亦慰爱余书者之愿望焉耳。"[9]2 从书卷首题:"番禺潘名熊兰坪纂,男龙章云台、鸾章翅霓校刊。"可知儿侄辈业儒之暇,更欲业医。

近人胡经航,以"岭南医家潘名熊《叶案括要》整理及相关研究"为题,获广州中医药大学 2006 届硕士学位。有关岭南医家潘名熊《叶案括要》及《评琴书屋医略》公开发表学术论文,如肖衍初"潘兰坪及其学术成就"、饶媛《评琴书屋医略》学术特点浅探"等,以文献传承的方式弘扬其学术成就。1984 年黄吉棠、周敬平、曾时新等人点注潘名熊《评琴书屋医略》,由广东科技出版社出版;2011 年广东科技出版社影印出版潘名熊《叶案括要》,2018 年 1 月又获国家古籍整理出版规划项目资助,由胡经航、李禾点注,广东科技出版社出版,名为《〈叶案括要〉全本校注与研究》。

三、陈任枚《温病学讲义》——体现岭南温病"伏气""兼湿"特点

(一)生平著作

陈任枚(1870—1945),南海县狮山乡人,广东近代的温病学家暨中医学教育家,曾任广东中医药专门学校校长。清末民初之际,任南海中学教师兼学监,业余时间则为人治病,后以活人甚多,求诊日众,遂辞去教育职务,1921 年迁居广州设医寓于龙津西路,号"陈敬慎堂"。

省城交通发达,人口稠密,易于染疫,疾病流行,陈任枚每日接诊,多属急性高热症,故对温病发生之机理,进行深入研究。1924 年广东中医药专门学校创办,被首任校长卢乃潼慧眼识中,聘请为该校教员及赠医处主席之一。1929 年与顺德刘赤选(1896—1979)合编《温病学讲义》,陈氏负责第一篇"原理"部分,刘氏负责第二、第三篇"治疗"部分,被公认为当时该校各科讲义编纂质量最佳者。

1927 年 8 月,广东中医专校首任校长卢乃潼病逝。同年 10 月,中医专校开董事会,公开选举新任校长,提出陈任枚等为候选人。开票结果,陈任枚票数最多,据当时该校《中医杂志》校务记录谓:"查陈先生历充各校校长、教员、

学监,声望素重,复深于医学,任本校教席两年,生徒悦服,此次当选。"[11]陈任枚医师教师出身,医学教育经验丰富。他仪表堂堂,谈吐清楚,讲话提纲挈要,使人无累赘之感,他善于勉励后学,自己出钱奖赏考试获前三名学生以资嘉勉,是以深受同学们爱戴,他鼓励学生维护祖国医学要敢说敢干,当时李仲守创办《医林一谔》杂志,就是陈任职校长后主张采用《史记》:"千人之诺诺,不如一士之谔谔"之语而命名的。

陈任枚对广东中医事业的贡献,更主要的是他继承了卢前校长遗志,砥柱中流,领导学校渡过环境恶劣之秋。1929年2月国民政府中央卫生行政会议议决废止中医药案,于是引起3月17日全国中医风潮爆发,陈任枚表示极大愤慨,毅然率领广东代表前往上海,参加全国医药团体联合总会向国民政府请愿。同年5月18日教育部令中医学校改称传习所,他又参加全国中医学校统一教材编写会议并任主席。1931年3月在南京成立中央国医馆,陈任枚偕同梁翰芬、梁湘岩、冯瑞鎏、卢朋著、谢香浦、卢宗强、管季耀,潘茂林、方公溥、陈道恒等11人出席这次大会并任常年理事。陈任枚校长不负粤港药业界及中医专校师生期望,使学校日趋兴盛,学生人数最多时达五百余。1930年购置广州大德路286号、288号两间大屋,面积约60余井。民国时期1市井等于11.11m²,即广东中医院当时面积是666多平方米。陈任枚于1945年在广州龙津路住所病逝,享年75岁。医界星沉,同人咸多悲悼,粤港医药界人士参加送殡者数百余人。陈任枚校长一生无其他著述,惟有《温病学讲义》体现他学术经验。

(二)诊治温病学术经验

1. 详论温病之意义及性质 《温病学讲义》开篇即阐述温病之意义,解释"温"与"热"的概念:风寒热湿燥火,六气中无温字,故后世言温病者多以"温"混称为"瘟",两者应有区别。陈任枚认为:"盖温者火之用,暖之象也,其究及必归于热,而后乃至于杀人。所以古人称温病者,多曰温热,尤言寒曰寒凉,燥曰干燥也。……温之与热,二而一,亦一而二者也,吾不能不为明了之判别,曰:温者热之渐,热者温之极。"河间刘氏崛兴,著素世元机原病式,立论主火;丹溪朱氏继起,崇尚补阴,金元之际,始开治温先河。温病殆出而为当世厉矣,第治法未纯,酿成疠疫,而瘟者多有毒,酿成疠疫,震泽吴氏起而著《瘟疫论》,补偏救弊,风靡一时,然究非治温病之正法也。吴门叶氏香岩出,以善治温病震一时,厥后如清河吴氏(吴鞠通)、海宁王氏(王孟英),皆邃于叶氏之学,而以能治温病称。"大抵学术之变迁沿革,必随自然之趋势,以适合其环境所需要,乃足以创造学说,而卓然自成一家,医学何独不然?明清以迄于今,研究温病之者日多,其方法亦日以精密,则此五百余年中,为温病最盛之时代,断然而无疑也。"[12]21

陈任枚上述论点,指出温病学说之创立,是适合其临床环境需要,而卓然自成一家的。温病之意义,既包括瘟疫等烈性流行传染病,同时也包括感染性发热性疾病,两者有区别而又密切相关,都适用温病学说的理论指导防治。明清以来为温病最盛之时代,说明这一学科在当时具有实践指导意义,应该把它摆在教学的重要位置上。查陈任枚1929年曾任全国中医院校统一教材编委会主席,无其他著述见存,惟有《温病学讲义》一书,并以毕生精力教研之,足以体现了他对温病学科意义的认识。

温病性质。陈任枚曰:"前言温为火之用,其火即其体也。……盖伏邪内发,烈炎熏天,气逆不降,遂至于死耳。且病温剧甚者,必为阴精枯燥之人。《金匮真言论》曰:精者身之本也,故藏于精者,春不病温。谓无燥之可就也。非然者,土膏下竭,野草焦枯,遗火一星,燎原立发,可畏也已。夫寒之体为水,水弱而性缓;温之体为火,火烈而性急。伤寒多卒感,病自外来;温病多伏邪,病从内发。自外来者,由阳入阴,其行以渐;自内发者,直升横进,其变无方。故温病伤人,视伤寒为尤速,则其性之暴烈使然也。"[12]4 陈任枚认为温病性质,其火即其体也,温之体为火,火烈而性急,温病多伏邪,病从内发,自内发者,直升横进,其性之暴烈使然。广东地处亚热带,属于亚热带季风气候,热带季风气候,其温病之特点,多是疲劳不慎,热气熏蒸,积而暴发,一起即见气分高热,甚至气营两燔、血分证候,其势焚乱而迅速,这也是由温病本身具有火热的性质而决定的。他说:"温热之病,其总因不外阴虚,谓阴精衰竭,邪乃乘之也,然析而论之,其因有三,一曰伏气,二曰外感,三曰内伤。"[12]6 在基于对温病性质认识基础上,陈任枚尤其主张"伏气"温病说。

2. 主张"伏气"温病说　根据岭南地方气候及人群体质的特点,陈任枚主张"伏气温病说"。他认为:"伏气者,乃人身阳热之气,郁伏于人身之内,而不得外泄者也。但伏气未外泄时,不觉有病。其郁伏尚浅,而无外邪触发者,仍可随春升之气,缓缓散渐于外,或不为病,即病亦不甚剧。其伏匿深沉,郁极而发,或为外邪激刺而发,或为饮食嗜欲逗引而发。其发也,多致内外合邪,势成燎原,不可响迩,此则所谓温病也。"[12]8 陈任枚伏气温病理论源于《素问·金匮真言论》,"夫精者,身之本也。故藏于精者,春不病温"。生理上精为生身之本,阳热之气,乃人身所固有之正气,阳热潜藏于阴精中,得所涵濡,虽值春令升发之时,亦不浮越于外为病温,此即"阴平阳秘,精神乃治"之义。若冬令严寒外束,毛窍收引闭塞,此气欲出不得,乃折而郁伏于中,至春令融和,东风解冻,其时热虽未盛,而令主生长,性善发越,一有所感,皆足以触发内伏之阳热,而为温病。经云"冬伤于寒,春必病温",其义如此也。[12]8

陈任枚对伏气温病的解释，今天看来虽仍未能令人完全信服，但岭南地区常见的急性温热病如春温、暑温、伏暑等，其发病过程、临床证候、治则方药的确需要用"伏气"理论指导。春温发病急骤，往往未见卫分证，已气营证并见；暑温初起即见壮热烦渴，传变迅速，易伤津耗气，多闭窍动风之变；伏暑起病即见暑湿暑热内伏，病势较重且又缠绵。其治法用药，如抽丝剥茧，层出不穷，不比外感温邪由卫分及气而营而血也。它的传变过程不按叶桂温病"卫—气—营—血"4个阶段，而是卫分证未见，已气、营并见，内伏突发高热，重者呼吸衰竭。回顾2002年底在广东发生的"传染性非典型肺炎"，患者首发症状为发热，或突发高热，X线胸片一日内即见斑片状阴影，患者即出现呼吸衰竭，需要呼吸机辅助呼吸。此病发病急骤具有"伏气温病"特点。所以，温病的外感与伏气问题，是指感染来势凶猛的传染病一方面与季节、气候有关，一方面与体质有关（所谓藏于精者，春不病温）。它启示我们在治病时要注意气候的变化与体质的关系，病有邪热入里与热自内发的关系及证候特点，而不是潜伏期的问题。

3. 卫气营血辨证结合五脏，注重舌脉　叶桂创立温病卫气营血辨证体系，陈任枚非常赞同，但对吴瑭三焦辨证有不同看法。陈氏认为"吴鞠通著《温病条辨》，强分三焦，以板法限活病。"[12]8 而三焦部位有各属之脏腑，应该以卫气营血结合三焦所属之五脏进行辨证。所以陈任枚在温病"病象"一章中说："病象者，温病所独有之形状，发见于外，而厘然可辨者是也。今以卫、气、营、血、五脏，分别条列，其目凡九。"[12]8 这九条是，一曰卫之病象，二曰气之病象，三曰营之病象，四曰血之病象，五曰肺之病象，六曰心之病象，七曰脾之病象，八曰肝之病象，九曰肾之病象。每一病象，陈任枚详列其证候，如营之病象：舌质绛色，心神不安，病夜甚，无寐，或斑点隐隐，为邪在营分必见之病象。又如脾之病象：胀满、泄泻，腹痛，左胁下痛，目白睛黄浊，面色皮肤萎黄，困倦，不喜食，皆为邪在脾脏必见之病象。

温病辨证，要注重脉象尤其要注重舌象。陈任枚认为温病"脉之真象，不可不辨"，一曰常脉，二曰变脉，三曰险脉，四曰败脉。温病辨舌，乃中医经验最精之法也，陈任枚参考近代江浙名医何廉臣看舌十法，别为舌本、舌苔两项，分别形色而详述之。

舌本（舌质），陈任枚总结舌本之形凡六：一曰老嫩，二曰干润，三曰荣枯，四曰胀瘪，五曰软硬，六曰战痿。病之虚实，以舌本老嫩决之；病之津燥，以舌之干润断之；病之吉凶，以舌本荣枯判之；胀瘪可觇痰血之盈胸；软硬可验气液之存亡；战痿原于脑筋，即为肝风鸱张之兆。辨舌本（舌质）更要辨其颜色，分红、紫、蓝、灰、黑五种。红舌无寒，当分在表、在里；紫舌多热，兼辨带黑、带青；蓝舌以有苔、无苔别吉凶，仍当兼参外候；灰舌纯色、间色辨轻重，切勿误认寒邪；至黑舌无苔，必辨其形色之枯润、瘦胖以判寒热。此以舌色诊断温病之大法也。

舌苔，陈任枚总结舌苔之形凡九：一曰有无，二曰厚薄，三曰松腻，四曰偏全，五曰糙黏，六曰纹点，七曰瓣晕，八曰真假，九曰常变。病之新旧，以苔之厚薄辨之；邪之盛衰，以苔之松腻决之；证之内外、虚实，以苔之偏全判别之；糙黏有秽浊痰涎之分；纹点有土燥蟊蚀之异；黑瓣未满，仍可望生；灰晕多重，恐难起死；至于苔之有无、真假、常变，为病之有非疑似所由分，尤应辨之于始。辨舌苔更要辨其颜色，分白、黄、灰、黑、霉酱色五种。白苔有表里、寒热、虚实之分，最宜判别；黄苔则有表里实热，却无表里虚寒；灰苔主湿，有热无热，须辨胶粘；黑苔伤阴，是假是真，兼参脉证；霉酱色多错杂，既夹宿食，更郁热邪。此以苔色诊断温病之大法也。

4. 注重温病兼夹证尤其是兼湿证诊治　陈任枚对吴瑭《温病条辨》湿温篇非常有研究，他参阅吴氏湿温（疟、痢、疸、痹附）"实者单病躯壳易治，虚者兼病脏腑夹痰饮腹满等证，则难治矣"[13]句，认为温病单纯者易治，错杂者难治，因此要很好研究温病的兼夹证，尤其是兼湿诊治。

陈任枚说："诸传染病之发生也，有一病独发者，有与他病并发者。然温热之并发他病，实视别病为尤多。盖伏邪内起，来势甚凶，必挟身中固有之患，互结而成其虐，或与外围不正之气，相引而益其邪。"[12]40 他总结温病兼夹证共有九，其中兼证五，分为：兼寒、兼风、兼暑、兼湿、兼燥。夹证四，分为夹痰水、夹食滞、夹气郁、夹血瘀。

五个兼证，陈任枚对"兼湿"的论述最为详细："东南濒海之区，土地低洼，雨露时降，一至春夏二令，赤帝司权，热力蒸动水湿，其潮气上腾，则空气中，常含多量之水蒸气，人在其间，吸入为病，即成湿热、湿温，又曰暑湿。"[12]40 他认为"兼湿"之发生，广东一年四季皆可有，但多在春生夏长（长夏）之时，病气随时令之发，是已兼夹有蓬勃不可遏抑之势。气候复杂，晴雨无时，脾胃受病，湿郁成热，薛雪所云，"湿温之病，属太阴、阳明者居多"，洵非虚言，湿热、湿温、暑湿、痰湿、瘀湿、湿毒、湿浊等均属温病兼湿证范畴。

四个夹证，陈任枚认为"夹痰水""夹血瘀"病情较重。痰热内陷血分，脉络阻塞不通，血液循环多窒，必致舌强喉痹，发生舌蹇语涩之证。若痰水盘踞胸胃之中，大气郁而不舒，腑气实而不降，则痞胀满闷之症生矣，呕吐哕逆之病继矣。若热传营血，其人素有瘀伤，宿血在胸膈中，或蓄郁下焦，则胸中满痛或少腹急结，如狂、发狂，大便易而黑，为夹瘀之证候。

5. 临床治则及用药特点与医案　根据岭南温病之特点，一起即见气分高热，甚至气营两燔、血分证候，其势棼乱而迅速，治宜清气、透营两解之法。临床时须执简驭繁，以气统卫，以血统营，治分两类，羚羊、犀角，当用即用，是非有意求异于古人也，期有裨于实用而已。

温病临证擅用青蒿、白薇(广东草药毛大丁草)、杭菊花、地骨皮、枯黄芩、夏枯草等，取其直清阴分里热之义。对温病伏热不易退者，主张辛(苦)凉透泄，滑利二便，使温邪无所蕴伏，竹茹、白茅根、枳壳、滑石等常用。又谓岭南土卑地薄，春夏淫雨，潮湿特甚，春温暑温，须加生薏仁、绵茵陈、丝瓜络、白通草、大豆卷、香薷等。[14]74-79

陈任枚诊治温病医案均记录在广东中医药专门学校1927年第3期《中医杂志・医案・本校赠诊所医草》。如医案一：赵水，(舌色)底鲜泽，微有灰苔，(脉象)濡而带数，(证候)暑湿内发，薄寒外束，(说明)拟微辛微温解外，辛法渗湿，微凉消暑。陈任枚先生订方：青蒿二钱，白薇三钱，薏苡八分，丝瓜络五钱，粒滑石四钱，绵茵陈三钱，苇根五钱，北杏三钱，杷叶二钱半，白蔻仁八分。

医案二：张颜(再诊)，(舌色)淡而微有白薄浮苔，(脉象)左脉数，(证候)药后热退，第误进稀糜，恐今日午后解热复炽，暑湿病固以米食为最忌之品也。(说明)清热消食。陈任枚先生订方：青蒿二钱，土地骨三钱，白薇三钱，六曲二钱半，枳实二钱半，莲梗四钱，生薏苡五钱，炒栀皮二钱，连翘三钱。

医案三：李满，(舌色)白苔薄润，(脉象)浮而微数，(证候)恶寒发热，骨疼无汗，(说明)暑湿内伏，骤感新寒，拟辛凉宣通法。陈任枚先生订方：香薷钱半，薄荷一钱，滑石三钱，扁豆衣四钱，淡竹叶四钱，绵茵陈三钱，北杏三钱，杷叶三钱，竹茹三钱，莲梗五钱。

医案四：徐振，(舌色)苔白，中带微黄，(脉象)脉沉涩，重按带数，(证候)恶寒发热，头疼骨痛，(说明)拟辛凉淡渗宣通法。陈任枚先生订方：青蒿二钱，香薷二钱，绵陈二钱半，薄荷八分，滑石五钱，佩兰三钱，丝瓜络五钱，生薏苡八钱，枇杷叶三钱，石菖蒲二钱半。

医案五：何妹，舌色底鲜微有灰苔，脉象右关浮弦而数，证候腹痛，说明：湿热内郁，法宜宣通化浊。陈任枚先生订方：晚蚕砂五钱，大腹皮二钱半，白通草二钱，厚朴二钱半，川楝子二钱半，云苓四钱，薏苡仁五钱，大豆卷二钱半，绵茵陈三钱。

医案六：冯女，(舌色)苔染边鲜泽，(脉象)弦数，(证候)无汗，发热恶寒，呕吐，腹疼，肢节烦痛，(说明)伏暑，治宜清热解暑渗湿。陈任枚先生订方：香薷二钱，竹叶三钱，苇根五钱，扁豆衣四钱，滑石三钱，丝瓜络四钱，蚕沙二钱半，川连五分，苏叶四分。唯此案载1927年《中医杂志》第5期98页陈任枚先生订方。

儿科医案。张登(幼童)，(舌色)灰而微白，(脉象)右三部浮数，(证候)发热，呕吐，有汗，(说明)伏暑内发，拟辛凉淡渗。陈任枚先生订方：青蒿二钱，薄荷七分,滑石三钱,绵陈三钱,炒竹茹三钱,苇根四钱,北杏三钱,薏苡五钱,佩兰二钱半,枯芩二钱。

邹小儿(再诊),(舌色)微有白苔,(脉象)微数,(证候)药后热减,(说明)仍拟清热渗湿。陈任枚先生订方:滑石三钱,绵陈三钱,北杏三钱,青蒿钱半,白薇三钱,地骨二钱半,枯芩二钱,杷叶二钱半,通草二钱,元眼壳七枚。

张苓(女童),(舌色)润薄白苔,(脉象)微数,(证候)发热头痛,手足疲倦,无汗,(说明)伏暑挟湿,拟辛凉淡渗。陈任枚先生订方:青蒿二钱,白薇三钱,薄荷七分,生薏苡五钱,丝瓜络四钱,绵茵陈三钱,枯芩二钱,滑石三钱,苇根四钱。[14]74-79

四、近代岭南湿热流派诊治传染病肠伤寒的具体应用

传染病肠伤寒多属于中医温病"湿温"范畴,患者发热或高热持续不退,腹部不适或腹胀、腹泻或便秘,精神恍惚,表情淡漠呆滞,反应迟钝,重者可有谵妄,肝脾肿大,舌尖与舌边红苔厚腻(即所谓伤寒舌),相对缓脉。该病部分患者(20%~40%)皮肤出现淡红色小斑丘疹(玫瑰疹),主要分布于胸腹部,也可见于背部及四肢。白疹即水晶形汗疹(或称白痦)也常见,多发生于出汗较多者。民国岭南医家卢觉愚把肠伤寒翻译叫"肠窒扶斯",又名肠热病。

近代岭南诊治湿温病白疹专著,当数东莞陈渔洲《白疹秘钥》。陈渔洲(1893—1975),名泽梁,号藻潜,渔洲乃其字,东莞寮步人。出生于儒医世家,少年从父陈钟莲习医,曾学课于广州医学卫生社,1931年定居东莞茶山。是年,莞城举行首次中医考试,陈渔洲得第二名;县第四届中医考试,被聘为考试委员。擅长诊治时疫温病,各地慕名求医者众,自此医名日起。1937年著《白疹秘钥》一书,上下两卷,记述中医药治疗肠伤寒、湿温症并发皮肤白疹医案,现存东莞康寿堂药局铅印本,1册;2008年收入中国中医科学院曹洪欣主编《温病大成》(国家973专项)第五部,福建科学技术出版社出版。

陈渔洲《白疹秘钥》上卷,"白疹之治案·前期验案",计有白疹误用温燥用甘凉介类得效案、白疹出后潮热用甘温得效案、白疹未出用芳香透络甘凉生津得效案、白疹出后潮热痰嗽化湿滋阴除痰得效案、白疹方出狂妄痰嗽清热除痰育阴得效案、白疹未出大剂甘寒清解得效案、白疹自始至终宣化清解滋阴得效案、孕妇白疹痉瘛用甘凉透络苦寒熄风得效案、白疹热盛阴亏甘寒育阴得效案、白疹入营营卫两清育阴得效案、白疹出后神呆耳聋欲作痉厥育阴生津得效案、伤阴元虚夹毒红白疹案、伏暑元虚伤阴夹毒红白疹案、湿盛阴亏白疹案、伏暑阴亏白疹案等共15个医案。

下卷"后期验案"计有湿温误用升散转为阴亏白疹案、湿温阴亏白疹案、湿温阴亏白疹案、痰湿阴亏白疹案、阴亏出疹误用温补案、暑湿气液两虚白疹案、暑湿阴亏白疹案、产后湿温白疹案、湿温阴亏白疹案、湿温阴亏白疹案、气液两虚夹毒红白疹案、湿温夹毒阴亏白疹案、虚疹结胸夹毒案、阴阳两虚湿痰发疹案、赤痢白疹案、湿毒阴亏白疹案、湿毒阴亏白疹案、伏暑湿毒白疹案、伏暑阴亏白疹案、湿毒阴亏白疹案、春温白疹案、冬温白疹案、湿毒虚疹案、湿温夹毒白疹案、湿温白疹案、湿痰虚疹案、内风白疹案等共 27 个医案。末附儿子陈芝高治验案 3 则。全书合计医案 45 个。陈芝高按："白疹一症，家君每年治验，不下百余，今此书之案，只载四十余条者，因所治之症，多是乡下应诊，为日久矣，其案多散失无存，然大致与前相同者多，不过小有出入及先后次序之别耳。"[15]1855 肠热湿温何为白疹？陈渔洲《白疹秘钥》认为："今湿热内伏，仓廪失职，则舌苔黄白而腻。且肺主气，而司呼吸，今湿阻治节，相传失权，呼吸不调，于是所饮之水不得肺以布达，皆凝而为饮，饮邪上泛，则气逆痰多。内郁湿邪，无从宣泄，由经络而外达于肌肤，故发为白疹。"[15]1832 何以治疗？陈渔洲《白疹秘钥》主张，初发用轻清宣化透络之法；迫白疹出时，于法中减少宣化之品，加甘寒之味，滋其气液，以鼓白疹之外出；发疹期间主张育阴清化，夜中潮热，胸腹白疹，湿虽未化，阴液久亏，法主滋潜，兼参清化；后以甘淡养胃、和肝育阴补脾法调理。

五、近代岭南"瘟疫流派"（以防治鼠疫为主）传承关系的研究

近代中国南方鼠疫流行，岭南地区为鼠疫流行重灾区，死人无数。作为当时岭南抗击鼠疫的主流医学，岭南中医在防治鼠疫的过程中积累了丰富经验，涌现了一批防治鼠疫的专著。其中，吴宣崇《治鼠疫法》、罗汝兰《鼠疫汇编》、陈兆祥《急救鼠疫传染良方》、黎佩兰《时症良方释疑》、郑奋扬《鼠疫约编》、劳守慎《恶核良方释疑》、余伯陶《鼠疫抉微》、林庆铨《时疫辨》，及梁达樵《辨证求真》等九部鼠疫专著，虽其作者彼此之间大都并无直接的师承授受关系，但围绕鼠疫病专题创造性地回答了当时岭南地区烈性传染病防治的新问题，其学术观点高度相似，并展示出明显的学术传承脉络，形成一种民众高度参与的社会医疗实践活动。[16]

（一）时代背景

民国时期岭南名医陈任枚《温病学讲义》指出："大抵学术之变迁沿革，必随自然之趋势，以适合其环境所需要，乃足以创造学说，而卓然自成一家。医学何独不然？"[12]2 在当时鼠疫流行的背景下，通过鼠疫这一自然界的"天造之

模"，岭南中医得以在短时间内大量集中地诊治鼠疫，从而对其疾病表现、治疗、转归、预后等各方面均有深入认识，于理论研究及临床实践都卓有建树。

（二）地域因素

第三次世界鼠疫大流行开始于 18 世纪的中国云南省，继而又传入中国南方的广西、广东、海南、福建等地，在南方形成一条新的鼠疫流行带。"岭南各地鼠疫暴发流行的大致顺序为：1867—1892 年主要在廉州、高州、雷州、琼州；1894 年前后珠江三角洲流行严重。"[17] 各地医家接诊鼠疫患者的时间因各地鼠疫暴发流行时间不同而有先后之序，直接导致上述七部鼠疫著作的成书时间先后不同。1891 年《治鼠疫法》与《鼠疫汇编》分别成书于吴川、石城，即廉州、高州、雷州地区；《急救鼠疫传染良方》1894 年成书于番禺，《时症良方释疑》1901 年成书于肇庆，《恶核良方释疑》1903 年成书于南海，均地处珠江三角洲；《鼠疫约编》1901 年成书于福建福州；《鼠疫抉微》1910 年成书于江苏嘉定。

（三）理论渊源

鼠疫一症，前无所依，后无所仿。罗汝兰初闻鼠疫，遍阅方书，无对症者，"偶见《医林改错》一书，论道光元年，京师时疫，日死人无数，实由热毒中于血管，血壅不行。夫已壅不行，必然起肿，予始恍然焉。盖鼠疫一症，初起红肿，结核如瘰疬，或忽起于不自知，或突起于所共见，其溃者流瘀血，非热毒成瘀之明验乎？其甚者，热懵而毙，非热毒瘀血攻心所致乎？及观其方，专以治血为主，略兼解表，信能治此症矣！试之八人皆验，因录示人。"[18]10 由此可见，罗汝兰治鼠疫学术理论的渊源来自玉田王清任《医林改错》。

（四）核心医家吴宣崇、罗汝兰及其著作与学术观点

吴宣崇，字存甫，清末广东吴川人，著有《治鼠疫法》。《治鼠疫法》成书于光绪十七年（1891），今佚，其内容散见于《鼠疫汇编》等书中。其内容至少包括"原起""避法""治法""生药""各方"等内容。吴宣崇留意到鼠疫易感人群与其居处、生活习惯的关系，提出鼠疫病因乃"地气也，非天气也"，[18]30 并提出一系列防避方法。对其证治，认为"此症热毒在血分，必以凉血、解毒、泻热为主。"[18]35

罗汝兰，字芝园，清末广东石城人，著有《鼠疫汇编》。《鼠疫汇编》初刻于光绪十七年（1891）。罗汝兰初闻鼠疫，遍阅方书，无对症者，后偶见《医林改错》一书，始悟鼠疫乃"热毒成瘀"。[18]10 "（光绪）十七年（1891）冬，遇吴川友人吴子存甫于郡，出所辑《治鼠疫法》一编，予读而善之，遂与茂名许子经畬，论列此方，随症加药，嘱书其后，而附于诸君子之末，爰捐资付刻，以广其传。"是编就吴存甫原本增删，其首二方，统以大黄为主，初症必致邪内陷，故删之。其原起、避法、治法、生药、各方实有可采，故存之。其后不断增加内容，于光

绪十九年（1893）二刻，光绪二十年（1894）三刻，光绪二十一年（1895）四刻，光绪二十三年（1897）五刻。至五刻之"凡例"曰："吴本有疏漏处，参以己见，补原起论症，及禁忌、释疑二则，与陀村两年轻重治法，及各处轻重治案十二条。兹又汇集前四刻而次第之，并补原起论、各家脉论、症治论及已悟活法，采用古法俱见效者，添入数法，与琼、廉、雷治案共五条。"[18]13

罗汝兰认为鼠疫一病："热毒中血，血壅不行，实为病原"；病机为热毒迫血成瘀；治须"解血毒，清血热，活血瘀"，主方为《医林改错》活血解毒汤加减。同时对鼠疫的辨证、病情轻重的判别，都有极其详尽的论述。在此基础上运用三焦辨证，加减应用活血解毒汤治疗鼠疫。加减法相当全面，煎药法也按三焦分论，服药强调急追多服。对鼠疫的调治禁忌、预防也有所涉及，总以"四句要诀"为纲领："居要通风，卧勿粘地，药取清解，食戒热滞。"[18]4

吴宣崇《治鼠疫法》最早提出了凉血、解毒、泄热治疗鼠疫的学术观点，但原书已佚，且缺乏系统的理论阐释。罗汝兰《鼠疫汇编》继承吴宣崇观点并结合自身经验，全面、系统地论述了对鼠疫的认识，并提出了详尽的理法方药，使"解血毒、清血热、活血瘀"以治疗鼠疫的观点广为人知，直接促成了多部鼠疫著作的形成。因此，无论从学术成就还是影响力而论，罗汝兰的地位均高于吴宣崇。

（五）学术的传承与发挥

鼠疫著作的传承方式。中医学术的传承有家传、师承、私淑之分。私淑之关键在于文献传承，后人通过对前人著作的学习、注释，使前人的著作得以传承、推广；通过对前人学说的发挥、创新，使前人的学说得以凝练、提高。因此，文献传承是中医学术传承的一种形式，在某些特殊情况下尤显重要。鼠疫作为一种烈性传染病，其传染之速之广，在当时的社会发展条件下，即使某一医家治之有效，也缺乏通过家传或师承的形式培养足够学生以奔赴各地疫区治疗患者的可能。在这种特殊背景下，文献传承发挥了巨大作用。《鼠疫汇编》成书以后，征之有验，故在疫区广为流传，各地医家以不同形式传承《鼠疫汇编》，在此过程中注重对其学说的梳理，凝练其学术观点，根据地域不同在其基础上实现对其理论的升华、创新，使其理论更具临床普适性。在《鼠疫汇编》的直接影响下，至少有下列五部鼠疫著作相继面世。

1. 陈兆祥《急救鼠疫传染良方》 陈兆祥，字春畋，清末广东番禺人，著有《急救鼠疫传染良方》，成书于光绪甲午年（1894）。其序曰："复得友人以治鼠疫一书见示，乃光绪庚寅、辛卯高州府各处患疫，备载经验良方。所云'先疫鼠，后疫人'，与瘰疬起于四肢，焦热发于遍体，核与目下时症适相符合，确凿可据，信而有征。原书间有讹舛，兹详加校阅，速用活板印成，俾览者知所趋避，对症施医。"[19]1 该书内容包括吴宣崇的"鼠疫原起""避法第一""医法第二",两首以大黄为主的熟药方以及"吴宣崇再记"等内容,并见汝兰运用解毒活血汤的相关论述,及一些验方。但陈兆祥未明确指出"治鼠疫一书"为何书。考书中"芝园志"一段有"又疑当归助血毒,抑知去瘀必须活血,尤宜生血,然用于凉血解毒剂中,尤不敢多用,制方者未尝无揆度也"[19]1一句,出自《鼠疫汇编·释疑说》:"又疑当归助血毒,抑知去瘀必须活血,尤宜生血,然用于凉血解毒剂中,犹不多用,制方者未尝无斟酌也。"[18]21可知"释疑说"一文首见于《鼠疫汇编》光绪二十年(1894)三刻。故陈兆祥所见"治鼠疫一书"应为《鼠疫汇编》三刻。但《急救鼠疫传染良方》所载两首以大黄为主的熟药方以及"吴宣崇再记",《鼠疫汇编》中均无收录,故不排除陈兆祥也见过吴宣崇《治鼠疫法》原书的可能性。陈兆祥此书主要采集吴宣崇、罗汝兰相关论述而成,便于实用,传承并推广了吴宣崇、罗汝兰的学说,惜缺乏自身见解。

2. 黎佩兰《时症良方释疑》 黎佩兰,字咏陔,清末广东肇庆人,著有《时症良方释疑》。《时症良方释疑》成书于光绪辛丑年(1901)。黄兴鹗《序》曰:"肇城数年来患时症,遭劫颇惨……高州派来《鼠疫汇编》一书……我邑孝廉黎咏陔先生悯此浩劫,曾将《汇编》悉心研究,笃信无疑……因见原书繁重,忽迫之际,苦难卒读,乃撮其症要,并施治诸法,分列层次,兼附医案,使人易晓易从。"[20]5-6黎佩兰继承《鼠疫汇编》之理法方药,结合自身经验,分"鼠疫方释疑""辨症""治法""方药""加减法""论买药""服药法""居处衣服饮食""思患预防""医案"十方面论述鼠疫,较之《鼠疫汇编》,此书条例清晰,便于实用。

黎佩兰赞同罗汝兰"热毒"说:疫之中人,由热毒所感。此症系由热毒炼血成瘀所致,虽有轻重迟速之分,必须用药追化血管之瘀,乃为对症。治宜解瘀、清热、凉血。方选活血解毒汤,并强调:"此方传自高州,救活已经千万。平日留心细看,临事方保无患。见症急用大剂,切忌温补燥散。"[20]1对临证加减法、煎药法、服药法均从罗汝兰之法,在此基础上有所补充,如:增加对妇女胎前、产后的用药加减法;煎药以长流水为宜;利用药渣,将数剂药渣煮水,使病者洗抹,以宣通毛窍,解散瘀滞。

3. 郑奋扬《鼠疫约编》 郑奋扬,字肖岩,清末福建福州人,著有《鼠疫约编》。《鼠疫约编》成书于光绪二十七年(1901)。郑奋扬自序曰:"光绪十七年,粤东鼠疫流行,石城罗芝园广文以加减解毒活血汤为纲领……辑成《鼠疫汇编》……辛丑岁自夏徂秋,吾省城乡内外鼠死而疫作,为数年来最盛。余五月初首得李雨山刊本,如获至宝……惟原书从历年经验汇纂而成,其间羼入杂症生药与乩方,微嫌喧宾夺主,恐阅者旁皇眩惑,罔决适从,故割爱删去。且编次间有重复处,有倒置处,爰不揣谫陋,厘为八篇,名之曰《鼠疫约编》。"[21]518

《鼠疫约编》在罗汝兰《鼠疫汇编》基础上具体进行下列编次:"编次间有倒

置处，有重复处，兹刻次第移缀，一以贯之。……原书药品，有从方言者……有从别名者……有从俗字者……恐流传误会，不识者索解末由，反至误事，兹刻悉为更正。方药不用无人识，原书所列生药方……皆粤东生草别名，现时福州考究未确，恐误采误用，反见贻害，故割爱不录。原书所列治法有三千余字，皆阅历有得之言，千锤百炼而出，非细心体会，未易遵行。故不揣谫陋，略分章节，逐条发明，俾阅者心目了然，无所顾虑。……原书服药既以加减解毒活血汤为主方，以治鼠疫发核。此外如霍乱吐泻、发痧羊毛瘟、大头瘟等症，以及乩方杂症，概行删去，以还庐山面目。是刻药方，另登本方加减解毒活血汤，附以方论，为是书提纲，其余经验各方，附列篇末以备考证。……是刻厘为八篇，一曰探源，二曰避疫，三曰病情，四曰辨脉，五曰提纲，六曰治法，七曰医案，八曰验方，俾阅者穷源溯流，了如指掌。原书所列治法，无症不备，无药不灵，惟毒核溃烂，尚缺方药，兹刻补入排脓、生肌、收口、外敷、内托各方，以臻完璧。医案篇末附拙案，为征信起见，非敢夸功逞技，故并索同志刘君蔚立各附数案，俾患是病者，放胆服药，不为旁人蛊惑，又可见福州成效可稽耳。"[21]520

郑奋扬通过重新梳理《鼠疫汇编》的内容，传承了《鼠疫汇编》的学术思想，并注重闽省地域差异。《鼠疫约编》共有"郑注"44条，按语47段，并增加避疫方法、溃烂治法等内容，通过加"注"、加"按"的形式阐述其对《鼠疫汇编》的理解与发挥。

4. 劳守慎《恶核良方释疑》 劳守慎，字朗心，清末广东南海人，著有《济众录》《经验杂方》，两书均收录《恶核良方释疑》。《恶核良方释疑》成书于光绪二十九年（1903）。腺鼠疫的淋巴结肿大谓之"恶核"。书中《重刻良方序略》曰："自芝园氏《鼠疫汇编》行于世，而治疫有法；自咏陔氏《良方释疑》行于世，而信守《鼠疫汇编》以治疫者尤有法。《良方释疑》者，《鼠疫汇编》之羽翼，《鼠疫汇编》之慈航宝筏，可以扩张芝园氏之苦心，发明芝园氏之微恉，读而易晓，晓而易用，用而易效，济世寿世，两得之焉。曩者鄙人尝录其方，撮其要，托诸盈尺之纸，盈千之字，分赠有心世界之人，而其后纷纷印送，为数不下百十万张。是其为用之广，收功之速，奏效之神，可不必烦言以求解。兹特采《释疑》一卷，附以芝园先生序论，合而梓之。若是者，何也？盖如此而后无美不臻云。"[22]

该书采集《时症良方释疑》与《鼠疫汇编》相关论述而成，其对鼠疫的论述缺乏自身创见。该书加入对"标蛇"一症的论述，简单介绍了标蛇与鼠疫的鉴别，及标蛇的治法，此则为《时症良方释疑》与《鼠疫汇编》所未载。

5. 林庆铨、区德森《时疫辨》 林庆铨，名衡甫，一名药叟，福建侯官人，占籍广东，曾任新会巡检。光绪戊戌年（1898）集成《时疫辨》，九阅寒暑，本有 8 卷，先择 4 卷付梓，遇到困难。其序言曰："幸得子静先生（注：区德森，字子静，新会人，著《疫论》，通治痧症疫核）逐条参订，加以眉笺。先生治疫之道，最为精详，其所诣直造叶、吴之室。余所见治疫如先生者，不作第二人视。"[23]2 可见，《时疫辨》一书，是林庆铨与区德森共同合作著述。

《时疫辨》论鼠疫来由："今之鼠疫将作，鼠必先死，鼠死目突而赤，顷刻有蛆，臭秽莫近，触其气者立毙。此症始于同治年间。先由安南、而广西、雷廉、吴川，次年梅菉、黄坡，及信宜、东镇、高州，城相继而行。至光绪十七年后，广州各属，及香港、澳门诸埠头，流毒相继，广州城厢内外，死以十万计。癸巳，福州亦以万计。……疫病城市多，而乡居少，或由城市得病归，染其家者，嗣后瘰疬又变为焦热、衄血、疔疮、黑斑诸症。见有死鼠，则尽室以行，或巢寄山林，或舟浮水面，多服解毒泻热之品。获免甚众。越端午，细询中疫之家，此地气，非天气也。同一邑也，城市者死，山林免焉。同一宅也，泥地黑湿者死，铺砖筑灰者免焉；暗室蔽风者死，居厅居楼者免焉。况一宅中，婢女孩儿多死，以其坐卧贴地，且赤足踏地；妇人次之，男子静居者又次之，以其寡出不散步也。且疫作时，其宅倍热，气从地升，有如喷烟，触之则头晕目赤，心燥急，移坐凉风乃苏。当时为气所蔽，懵然不觉，邻人来视者，辄见热气自足而胫而股，逼至胸膛喉舌间，间则病作矣。"[23]4-5 对鼠疫之辨证，借用吴瑭三焦辨证方法，立变法八门。书中摘录吴宣崇关于"避法"的论述，又录罗汝兰传方，并表赞同。

6. 余伯陶《鼠疫抉微》 余德埙，字伯陶，清末江苏嘉定人，著有《鼠疫抉微》。《鼠疫抉微》成书于宣统二年（1910）。余德埙《自序》曰："吴川吴君始辑《鼠疫治法》，暨岭南罗君增订之《鼠疫汇编》，入闽郑君厘定之《鼠疫约编》，其良方善法，固已经验于闽粤间。然窃谓三江人士之体质及天时地候，与闽粤悬殊，而疗治之方，亦不得不斟酌损益而变通之。爰是不揣固陋，参以辩论，逐节按注，名曰《鼠疫抉微》。"[24]1《例言》曰："加减解毒活血汤，专治鼠疫，而是编即为鼠疫专书，其余一切泛治各疫良方，概不搀入。……原书引用古方而不及详载者，是编概行补入，并按方系以论说，附列辨误一条、考证一条，兼择万国药方数则，借资互览。旧刻《约编》原有八篇，兹特删繁就简，分作四篇：一曰病情，二曰治法，三曰药方，四曰医案。"[24]1-2 余德埙在重新编次前人论述的基础上加按语 46 条，阐述了他对某些问题的注释、发挥、自身经验及不同意见，强调地域差异。

7. 梁达樵《辨证求真》 梁龙章，字达樵，广东南海人，清末岭南医家。少有大志，未冠即从戎，后读书临证三十年，精擅医学，治疫救人，于光绪乙未年（1895）、丙申年（1896）受聘于省佛明善堂，戊戌年（1898）受聘述善堂，辛丑（1901）受聘于爱育、广济、崇正善堂、城西方便医院，甲辰年（1904）就聘顺德冲鹤督诊疫症，"历年存活不下十万之多"。[25]28 清光绪乙巳年（1905）著《辨证求真》广州十八甫维新印务局刊本，1册。

《辨证求真》一书分两部分，上部是梁氏根据易理、运气推演疫疬，及解释组方原则，包括《省城十二甫梁仁心斋参考大易数理内经运气时症方论》及《省城十二甫梁仁心斋急救时症方义》两项内容。下部是梁氏《辨证求真》，分为医议、辨证、求真三部分，认为鼠疫乃伏气为病，由五脏秽浊，毒气伏气而起。

清光绪三十一年（1905）梁龙章来香港东华医院："今年香港东华疫院特聘余往就席，因与西医、东华善长讨论疫症。"[25]28 梁龙章认为：鼠疫疫症"不必剖也"（不必手术），西医有割即愈，有割即毙，是必审辨病情。中医诊治鼠疫亦需辨证，梁龙章举了两个治验医案说明：东华疫院，区宽，年十六岁，髀核（腹股沟淋巴结）大如槟榔，用化核法令穿，流脓血数碗，以清凉解毒辟秽而愈。麦植恩，年二十四岁，髀核（腹股沟淋巴结）大如榄核，用化核法令穿，流血水无多，以辛温解毒辟秽而愈。梁龙章总结曰："同一样疫核之证，一以清凉，一以辛温之品，可见不能以一定之药水治之也。"[25]29 梁龙章著《辨证求真》，记述了他来香港东华医院诊治鼠疫传染病的医疗活动。

梁氏书中所创治疫之方最著名为"辟秽驱毒饮"，该方在书中出现两次，药物组成不尽相同，第一处出现药物为：西牛黄、人中黄、九节菖蒲、靛叶、忍冬蕊、野郁金。第二次出现则上方易忍冬蕊为银花露水，加旱寥凋竹、西藏红花。另梁氏药物预防平安不染疾良法亦值得一提："平时那用九节菖蒲二分、银花蕊六钱，煎水一盅，先服三分之一，将三分之二入蜜糖再服可也。何以先服再服，内有法道存焉。先服菖蒲、银花，乃通内窍而辟秽。又嫌菖蒲过燥，不能多服，加入蜜糖再服，润燥解毒。若三味同服，又嫌蜜糖腻住秽浊，不能辟疫。是以一立法贵乎精。良方名银蜜平安饮，可无疫症传染也。"[25]19

除此以外，民国年间福建李健颐《鼠疫新篇》与《鼠疫治疗全书》、江苏泰兴杨如侯《温病讲义》、台山伍连德《鼠疫概论》等，在论述烈性传染病鼠疫证时都有不同程度引述罗汝兰《鼠疫汇编》学术观点。

（六）分析与讨论

"一个学术流派的形成和发展，其所关注的主题必须具有一致性或基本稳定性，否则，难以不断发展完善，也不会形成学派。不同的学者有着相同或相似的学术思想，是识别学术流派的最重要特征。学术著作是反映学术流派学术思想的最好载体，是学术流派得以继承和发展的必由之路。"[4]8

上述九位医家及其著作中，罗汝兰《鼠疫汇编》处于核心地位。其学术观点以文献传承的形式影响了多位医家，其研究主题均为中医诊治鼠疫，并有高度相似的学术观点与临床经验，其学术思想一脉相承，在当时中医治疗鼠疫领域独树一帜。九位医家均有鼠疫专著传世，均在《鼠疫汇编》的理论基础上有所发挥。据此提出"近代岭南罗氏疫病流派"名称，理由有四：一者，现代已无鼠疫大流行，该流派仅存在于"近代"这一特定时期；二者，该流派虽传至闽、苏，但根源于岭南；三者，该流派以罗汝兰为核心医家；四者，该流派以"疫病"中鼠疫这一特定病种为研究主题。

该流派的学术观点依靠文献传承的形式得以流传、发展，文献传承的重要性在此过程中表现得淋漓尽致。也从一个侧面证明文献传承是中医学术传播重要载体，也是研究近代岭南瘟疫病学术流派发展重要素材。虽然当代几无鼠疫大流行，但是，"千万不要以为烈性传染病瘟疫已成历史，千万不要以为借鉴历史经验无足轻重。我们希望它已成历史，更希望无需借鉴古人经验，但我们必须重视历史经验与教训的系统总结，即使当代用不着，将此历史宝典束之高阁，也是我们中华民族为子孙保留遗产的光荣传统。"[26]5 而事实上，当代 2002 年冬发源于广东的急性非典型肺炎，后被世界卫生组织命名为严重急性呼吸综合征（severe acute respiratory syndrome，SARS）的新型急性传染病，瘟疫蔓延至全国 26 省、市、自治区乃至世界 32 个国家地区，导致 8 437 人感染与 813 人死亡的灾难，就给我们补上了生动的一课。为纪念罗氏对岭南医学瘟疫病防治所作贡献，2006 年广东省中医药博物馆把其肖像铭刻在广州大学城广州中医药大学"岭南名医壁"上，供后人瞻仰。

第三节　岭南医家防治霍乱等疫病专著及对牛痘接种术传播贡献

一、岭南医家对霍乱为主的瘟毒病证防治

流行性霍乱于 1820 年从国外传入珠江口和潮汕一带，至 1911 年止，岭南共出现 34 年次，68 县次的霍乱流行。[27]35 霍乱流行于我省沿海各县及水乡地带，顺德钟贻庭（字炳深）撰写《瘟毒霍乱约辨》，是书论治瘟毒、霍乱（吐泻转筋肠绞痧）、瘹痧、火疗四大时疫，首有南海区震识序："钟贻庭先生究心岐黄之术，学有本源，而于时症一端尤所斤斤注意，用是本平日心得，参酌病源，分订良方，撮为《瘟毒霍乱约辨》一书，俾世之摻是术者有所遵循，得以随症选用。"[28] 是书刊行于光绪二十年，佛山金玉楼藏版，线装书一册不分卷，存广州儿童医院方淳兰医生处。据文献记载防治霍乱病专著还有：中山林梓祥《霍乱经验良方》，刊于光绪戊子年（1888），一册。阳江林贤辅《霍乱良方》，成书于清光绪十四年（1888）其序文中曰：比年以来，每多霍乱急证。[29]

又据《阳江县志》："清光绪以前，旧县志无霍乱病名的记载，而有明嘉靖十二年（1533）、明嘉靖二十七年（1548）、明万历三十七年（1609）和清康熙五十年（1711）、清康熙五十三年（1714）、清道光元年（1821）阳江有"大疫"的记述。民国时期，阳江时有霍乱流行，每几年一次，多以沿海地区的对岸、儒垌、沙扒、溪头、闸坡等地为甚。据历史资料不完全统计，民国二十八年（1939）发病 87 例、死亡 22 例；民国二十九年发病 31 例，死亡 1 例；民国 30 年发病 43 例。实际上患病及死亡人数大大超过此数。民国三十至三十二年，阳江连续 3 年霍乱大流行，县城和沿海地区最为严重，死亡人数无法统计，对岸大村 3 年中共死亡 260 人，甚至有全家死绝者。"[30]

南海人劳守慎《附录经验杂方》收录治瘟疫方"雷击散"，专治瘟疫，并治忽然腹痛，手足厥冷，面色青黑，并上吐下泻，霍乱，以及一切痧症。道光元年，江南各省软脚瘟盛行，照此方治之，神效无比。药物组成：牙皂、北细辛各三钱半，朱砂、明雄各二钱半，藿香三钱，枯矾、白芷各一钱，桔梗、防风、木香、贯众、陈皮、苏薄荷、法夏、甘草各二钱，共研极细末。拧瓶中，勿泄气，随带身边，凡遇急症，取二三分，吹入鼻中，再用一二钱，姜汤冲下，服后，安卧片时，汗出而愈。又收录"辟瘟诸方"，立春后，庚子日，煮蔓菁汁（即诸葛菜），不拘多少，举家老少温服，可免时疫。又方，六月六日，采马齿苋（往生草药店有得买）晒干收藏，于元旦日煮熟，醋盐腌食，一年可免时疫。[31]

林庆铨《时疫辨》转脚瘟，脚后跟转前面，周身筋缩，便死，用核桃壳半边，满新粪贴头顶，外用火艾炙七寸，忽有青筋胀起如箸粗，要将处处用针放出毒血，内药，用蓬术、三棱、羌黄、乌药、青皮、宽筋藤、丝瓜络、沙参、生地、郁金、莱菔子、木瓜、楂肉。新会区德森在眉批注解：痧症、霍乱、吐泻症、火疗发癫，唇肿舌肿，口烂喉病，用之皆有神功。[32]

民国年间岭南名医邓梦觉，民国十四年（1925）从香港拜番禺名医陈庆保为师学成后返回广州，执业于广州市河南蒙圣上街。河南是水网交织地带，湿热夹杂病症者多，时遇"干霍乱"（又名肠绞痧）流行，症见腹痛如绞，欲吐不能吐，欲泻不能泻，甚为痛苦。邓梦觉治此病证，予温病家王孟英蚕矢汤，每每一剂便愈。[33]

二、近代岭南防治瘟疫病专著

（一）李守中《时疫核标蛇症治法》

《时疫核标蛇症治法》一书为岭南传染病外治法专书，此书付梓者则为顺德高超愚，而作者为李守中，生平籍贯无从考证。然据高氏序言中可认为，李守中当属粤人，并擅用外治法："友人李君守中，伊得湖南唐君所传治核及标蛇各法，后复得闽中汪君、里人范君各法，于是治是症每多见效。"[34] 故此书使用的治疗时疫核症的方法均为针刺、刺络、拔罐、敷药等外治法,时疫核症据书中注解为"此症本名为鼠疬,因症系感地毒而成,故将有是症出,鼠多先死故也,外省人呼为疬子症。"[34]2 是处李守中云"外省人呼为疬子症",当推断李守中为粤籍医家。李氏将书托付给顺德高超愚,高氏有感外治法于核症、标蛇治疗的重要性,及为早解除病家苦痛以提高粤中医生治疗这些疾病的水平,不敢私密,特将书出版,正如序中所说:"近年时疫核症为多,初起时不甚辛苦,故人多玩视之,及其发作则势甚危急,欲觅医士,未得其人,而病者已逝;或虽延医,药未服而症已变,盖购药而煎,多延时刻。故药不合,则不能再延他医也。若用外治,则法捷而效速,且鲜误治之弊,再服内症之药,则病易除,故挽回者甚多也。若病初起,则内外并治,症虽险恶,而治者亦不致手慌足乱也。"[34]1

全书分 4 个部分:时疫核症治法、标蛇症治法、附录各经验良方、医案。现举书中治疗时疫核症为例,李氏认为:"时疫之核,必生于颈边、腋间、腿罅数处,间有在耳下者。染此症者多发烧热,头必刺痛,或心翳脚倦,不速治之最易伤人。"治疗上分刺络、拔罐、敷药三步:①刺络:以中食二指将核之皮面钳红(钳时须屈中食二指之节方可),然后取玻璃针尖刺之,约刺数下即可(不用深刺,见微有血出便合)。②拔罐:须先预备小竹筒一个(形如米筒,口阔约一寸三四分即合),大铜钱一文,用纸包之,捻成一马蹄形(马蹄即荸荠,此粤人之俗呼也),以油湿其蒂,待刺见血后,急用火燃着其蒂,置于核上,然后以竹筒之口,将火盖紧,用手扶住,毋令泄气,于是将核内之血吸出,约片刻即可启筒(启筒之法用一指在筒边按之,则筒内之气泄出,其筒自脱)。③敷药:将血拭去,用熊胆开好酒搽之,留刺口不搽,使核之毒气从此泄出也。再用敷核散搽之(散方见于后),干则再搽,务令常湿乃妙。[34]2

(二)黄炜元与《辩疫真机》

黄炜元,字晖史,广东大埔人,自幼习儒学医,殚数十年之精,后为光绪嘉应州举人,业医 20 余载,应聘行医于潮州。时各处疫症流行,黄氏虽举人出身,却无意官场,即立方救治,著《辩疫真机》,全书共 26 页,内有两种字体,大字为论述主体,小字是对论述的注解及补充,收载《医学寻源》一书中。民国甲寅年(1914)新刻板罗大同序点评此书体例时说:"乃系卢子杰翁,听各处疫症时行,问黄晖史先生所辩答者,详症立方,其后师徒再论其症,以求之真"。书名《辩疫真机》,罗氏解释是黄氏师徒:"测天时之运气,分地利南北之各异,辨人体气血之殊形,深奥其机之旨,故名之曰《辩疫真机》。"[35]1 同时罗氏也指出此书与同时期的治疗鼠疫方书的不同点:"数载瘟疫流行,触目寒心,方有百千,收效者鲜,惟此书,其义精、其意明、其理详、其方纯,经验多人,不但耳闻,亦尝目见先生济世之本怀,良不可没也。"[35]1

《辨疫真机》一卷分三部分,第一部分主要探讨疫病理论及诊断要点,包括疫症原因论、河图物理之应、启善后七绝歌十首、时行疫症引、门下士进质、疫脉、脉色、辨舌、症候、药症须知、未染前知、前知方、主东宜明、铜人部位正面图、侧身图。第二部分为效验良方,共有十七首。第三部分为黄氏师徒问答部分,包括:有时症纷纷用泻者几多何如、运气之谈、俗戒谷气何如、传染一家有相继者若何、卫生歌、四言简章、风俗歌、师徒对答气运岁春亢阳疾疠方八个内容。

对于疫证的真机,黄氏引用《内经》中"冬伤于寒,春必温病"的观点,认为"自壬辰冬,大霜雪经过南方……故春变病为温"。[35]19 从外邪入经的角度说,则为热毒由少阳直入少阴厥阴,所以证见头晕,精神恍惚,不思饮食,猝然昏倒,微恶寒,振振发热;从气血的角度论,则是营血为邪热所伤造成的营卫不和,营血燥凝,所以证见痘疹、瘰疬。因为疫证之病机,有邪中与内伤两个方面。攻邪与补正,当时众说纷纭。其中确有以温散、凉泻为务者,误治而死者颇多。本证系由少阳经而入三阴。少阳半表半里,发、下不得;少阴经亦有汗、吐、下"三禁"。所以该证不能攻只能"和"。门人陈晴波曰:"予听此言,勃然兴起曰:'诚哉!吾先生之言医也,神乎技矣!'兹特为录之,使后人之有广识焉。"[35]21-22

疫之"真机"既已辨明,作者遂提出自己的治疗原则,即书中所言:"用猛烈之剂不如用醇和之药,惟得其当耳。……余专用血药以荡涤其邪秽,和之,调之,消之,解之。"[35]21 本书的方论部分共列治疫方十七首。其中外敷方冲和散一首。其余十六首为内服方,分别是:姜黄地丁汤(统治方,治疫疬初起)、甘桔二冬加寄奴汤(翳风穴方)、蒲公三花汤(极泉穴方)、葳蕤益芍茯苓汤(鸠尾穴方)、巴戟寄生汤(急脉穴方)、凌霄寄生汤(阴廉穴方)、滋肾补水汤(五里穴方)、巴戟芍苓汤(环跳穴方)、阴柔汤(京门穴方)、继柔汤(日月穴方)、滋润金水汤(治颈肿疬方)、阳和汤、镇慌汤、甘桔紫白汤(治恶疗方)、加皮反本汤(治肿硬汤)、消癓豆壳散。该部分贯穿着作者独创之以斑疹、瘰疬所发部位辨治鼠疫的治疗思想。在现代诊断学框架内中,腋下、颈部、颌下、腹股沟的淋巴结肿大是鼠疫等传染性感染性疾病的常见症状。而黄氏不但明晰该症状,更结合中医经络腧穴理论,以穴位标记淋巴结肿大部位分为"翳风""极泉""鸠尾""急脉""阴廉泉""五里""环跳""京门""日月"九个证型,分别施以九种不同的方剂,可以说是作者黄炜元的一大创造。

三、邱熺《引痘略》对牛痘接种术传播贡献

(一)敢为人先接种牛痘术

邱熺(1774—1851),字浩川,广东南海人。据其自述种痘经历云:"嘉庆

181

十年四月，由小吕宋舟载婴儿，递传其种，以至澳门。予时操业在澳，闻其事不劳而效甚大也。适予未出天花，身试果验。泊行之家人戚友，亦无不验者。于是洋行好善诸公，以予悉此属，于会馆专司其事，历十数寒暑，凡问途接踵而至者，累百盈千，无有损失"。[36]406

从邱熺自序可知，他在接种牛痘后不久身试果验，便学习了接种术，并为他的家人和朋友种痘，十数寒暑接踵累百盈千，未曾有失。邱熺素不知医，懂得种痘医疗技术，应是从洋医皮尔逊那里学习的。皮尔逊，英国东印度公司外科医生当时在澳门行医。皮尔逊在一份报告里说：为了使牛痘传播更加广泛，我采取了最好的方式，我已经培训了几个中国人，教他们种痘的细节，他们在我的监督下为人种痘，同样也在其他地方为人种痘。邱熺应是这几个中国人之一，其他几个中国学生为梁国炽、张尧和谭国。[37]

又据道光《南海县志》卷44载："牛痘之方，英咭利蕃商哆琳哎，于嘉庆十年（1805）携至粤东……时洋行商人郑崇谦绎刊《种痘奇书》一卷，募人习之。同时习者数人：梁辉、邱熺、张尧、谭国，而粤人未大信，其种逐失传。迨十五年（1810），蕃商刺佛由小吕宋（菲律宾）载十小儿传其种至，洋行商人伍敦元、潘有度、卢观恒，合捐数千金于洋行会馆，属邱、谭两人传种之。"[38]

邱熺从事牛痘术的传种后，声名远播，当时权贵如曾国荃（1824—1890，晚清湘军重要将领）、阮元（1764—1849，字伯元，号芸台，两广总督）等均延请其入署施种，曾国荃并赠"勿药有喜"匾额一块。阮元在邱熺为其裔孙种痘之后书赠诗曰："阿芙蓉毒流中国，力禁犹愁禁未全，若把此丹传各省，稍将儿寿补人年。"[39]诗中将"阿芙蓉"（鸦片）与"丹"（丹苗，即牛痘苗）并论，感慨同为洋物，功过何殊！这一评论颇有影响，不少人称是天道循环，算是把洋烟鸦片的劫数抵过了。邱熺从事种痘事业近半个世纪，并希望为父母者深信勿疑，与同志者广为传布。咸丰元年（1851），邱熺去世。邱熺有子邱昶，亦继承乃父施痘之业，1818年开始便在广州种痘局为人种痘。邱熺晚年时，邱昶受邀入京传种痘术，以父年迈欲辞，邱熺坚决让邱昶北上，"昶因敬谨从命，抵都设局凡十阅月，种婴孩数百人，授徒五人，以是传之京师。"[40]牛痘术终于得到了世人的认可，牛痘术由粤省遍传国中，邱熺毕生努力终其如所愿。

（二）《引痘略》与种痘术传播范围

邱熺著《引痘略》传世，其在各地出版的过程也就成为研究牛痘术传播过程的资料。如后人所言，牛痘之传各省，虽不能尽悉其年月，然据邱氏所著《引痘略》各序，可稍知其梗概。大致是先由广东乳源人廖凤池传入邻省湖南，后曾望颜传入京师，颜叙功传入福建，包祥麟传苏皖，刘子方传江西，陈北崖传四川等。顺德温汝适曰：是以人传人，如火之传薪，无不应手而愈，其方活人无算,活婴之妙术,而能百不失一者耶。[36]400

引进种牛痘术适当我国天花猖獗之时,各地纷纷响应,反复翻刻《种痘奇书》与《引痘略》,并多次派人来粤学习,社会贤达捐资,举办牛痘局,引痘苗回乡,广施其术。据靳士英统计:①福建,邓旒携黄梅园于嘉庆间来粤从邱熺、汪崇德学习,回闽于邵武邓家祠堂设牛痘房种痘,并于1834年撰刊《保赤指南车》。道光间,南海颜叙功宦闽,聘邱熺徒陈碧山携乳妇襁婴童来穗引痘,回闽沿途接种。②京师,1828年香山曾望颜翰林编修在米市胡同南海会馆建京师种痘公局,痘苗由邱熺提供,其徒陈碧山接种,干苗多次失败,活苗成功后广为引种,并校刊《引痘略》《种痘奇书》广为传播;痘师郭尚先撰有《京师种痘局条约》,似是种痘常规要求。③湖南,李瞻山延请在粤北乳源种痘的廖凤池赴相邻的湖南宜彰种痘,传播斯术。④江西,新昌熊乙燃于1835年亲睹湖南痘师种痘,遂在家乡设痘局,引进痘苗,其弟延廷与痘师专施引种;并刻《引痘略》广为传播。江西痘师刘子堃又由新昌传至奉新。⑤四川,陈煦侨寓扬州,于1837年传牛痘法入蜀。国际传播也很广泛。1820年俄国派医生来华学习,德国传教士罗存德于1846—1862年据中文本《种痘奇书》,重译带回欧洲。朝鲜丁告镛1828年来华,得《新种痘奇书详悉》,后撰《时种通论》,首先试种牛痘;池永锡推广牛痘接种,于1885年撰刊《牛痘新法说》。日本种痘早期传自中国。1847年伊藤圭介训点校刊《种痘奇书》;1847年小山肆成校刊《引痘略》,1849年又插入假名,以《引痘新法全书附录》之名出版。[41]

(三)邱熺《引痘略》引用传统中医文化对种痘技术阐释

接种牛痘术作为一种新的预防医学技术传入中国,如何使国人接受?邱熺成功之处是引用中国传统中医文化对新技术作出阐释。

何谓"引痘"?天花一症,中医传统认为是"胎毒"感染"时行"而致。而种痘施于未病之先,乃引毒达表,使胎毒去除故能不再发病。邱熺指出:痘之为毒,受于先天,感于时气,散于经络,分配五脏。种痘的关键便是引毒外透,他的著作取名为《引痘略》,正是基于此种认识。与传统鼻苗法人痘接种术比较,鼻苗法是先使所种之痘传遍五脏,由主鼻窍之肺传至心,再至脾,至肝,至肾,而肾主骨,痘毒藏骨髓之内,感苗气而发,其毒自骨髓依次达于筋、肌肉、血脉、皮毛,这样,苗气必历五脏层递而入,内毒亦必历五脏层递而出,达到解毒之效,但有其危险性。而牛痘术则比上法优良。一方面,牛痘毒性比人痘低。邱熺指出:牛之患痘必轻,以之传人必然无害。另一方面,邱熺认为牛痘接种于臂上,比用鼻吸更安全。他把上臂种牛痘之处定位为消泺、清冷渊二穴,邱熺指出:二穴部位,乃手少阳三焦经也。三焦者,人身最关要之府。……得其关要之处引之,直从皮毛、血脉、肌肉、筋络,同时直传而入,使纵有胎毒深藏于肾,亦自然同时引系而出。如引路然,引诸坦途,则无颠跞之患;如引丝然,引其端者,则无纷乱之忧。"故凡种痘,皆用引法,而引毒从皮毛、血脉、肌肉、筋骨同时而出,则牛痘为最捷也。"[36]408-415

与人痘相比,牛痘因为把握了三焦经这"关要之府",三焦通,则内外左右上下皆通,所以有其快捷安全的优越性。这里邱熺应用了经络学说来阐述牛痘接种部位的优越性,说法虽然缺乏现代医学实验依据,但对于当时国人理解和接受牛痘术非常有帮助。邱熺把西方的"种痘"概念转向中医传统理论的"引痘"方向,故将书名定为《引痘略》,而不是"英吉利国种痘奇书"。相信凡是有临证实践经验的中医师,都会认同这是一种吸收新知的好办法。邱熺种痘时强调男左女右,男孩应该先接种左手臂,女孩应该先接种右手臂,反映了中国的传统文化观念易于为民众接受。故邱熺《引痘略·序》中说:"牛痘之理,原包于种痘诸法之中。虽种之法有不同,而其为善方引导于外则一也"。[36]400使人相信种牛痘的理论起源于中国,尽管它来自西洋,但是其本质理论在中国是一直存在的。

(四)痘苗的来源和纯净技术的摸索

邱熺在种痘实践中又发现,牛痘法全在养苗,此苗始自外洋,嗣后以人传人,贵在连绵不绝。养苗关键在于痘苗的来源和纯净技术,邱氏摸索出两种传种的方法:

一是靠人身接种后出痘的痘浆为种代代相传。他将来接种的婴儿分为八日一批,每次接种后大概八日左右浆满,下次即在上一批接过种的婴儿中,挑选无疮癫、凛病、胎毒、皮肤血热疮积等疾病者,选择其所出色若珍珠宝光之痘作为佳苗,取浆直接种于下一批婴孩身上,如此循环不绝。而为了保持来种痘的婴儿不间断,在洋行商人资助下,邱熺设"果金"送给种痘小儿,以之作为"留浆养苗"之费,这样既方便贫家种痘,又吸引更多人前来,保证了疫苗得有源源不断的供应。

其二,是由于取鲜浆法难以传播更远,他探索可用"佳苗之靥",密封后可以留十日半月;并发明了"干苗法",即将浆苗干后封藏,可留三两日。这二者,应该是参考了中国原有人痘术的留种方法得出来的,其结果大大推动了牛痘的传播。例如在京传痘的曾望颜,就是因读邱氏著作知道干浆可用,遂索诸粤,寄至,在京师设局传开的。后来更有人研究了直接取牛痘法:"凡见小牛乳旁,有小蓝颗,形如疹样,即系牛出天花,送信牛痘公司,自有医士来取牛浆,传种婴儿肘上。"[42]

(五)接种牛痘后的中医护理及并发症中医药处方

牛痘接种得当,是安全的,但中间也有一些具体问题,需要注意。邱熺就种痘后的护理及注意事项作了论述,如接种的时机、辨别真痘与假痘等。并就种痘后出现的一些情况，从中医角度提出了防护方法。

例如种痘后，痘历经五脏发出，间有夜睡略惊搐，略烦躁者，主心经也；有略多眼眵者，主肝经也；有略作渴，略作闷呕及泄泻者，主脾经也；有略咳嗽及喷嚏者，主肺经也。有夜睡龁牙者，主肾经也。这些都是毒发的正常征兆，无需服药。

中医认为素体胎毒不仅是天花的病根，也是易发疹的因素。如胎毒过盛，种痘引发未清，将来出疹时必密，也有出痘后即出麻疹的，要注意以药表解，以免加重患儿负担。又如种痘处感染，臂上痘痂之旁红肿者，宜用豆心渣（即豆腐渣）或三豆散、紫花地丁芙蓉膏，四围敷之，留顶勿敷，使毒由顶出。应该说，这些防治方法都是中医对牛痘术的临床经验丰富。

邱熺《引痘略》还记述中医防治接种牛痘后出现并发症的有效方药，例如：

治痘损破脓水不止，用绵茧散：取出蚕蛾茧不拘多少，将生明矾为末填入茧内，烧煅成灰，研为细末掺之，其水自干。或用甘草水浸过，其灰俟干，复研为末掺之，其性更醇。又方：每茧入明矾五分，其矾一两，加配陀僧五钱，白芷一钱为末，以蜜调敷。卷舒散：绿豆一两，茶叶五钱，雄黄三分，冰片二分，共为细末。如痘干，用芙蓉花油或腊梅花油开搽。若痘湿，则用末掺之。

治痘溃烂，灰草散、白龙散、豆灰散（黄豆烧灰研为细末掺之）。

治痘溃烂流血不止，败毒散。

治痘破成坑不能合口，生肌散：黄连二钱，黄柏二钱，甘草三钱，以上俱生用。地骨皮二钱，五倍子二钱，苦矾二钱，共为细末掺之。

治痘后诸疮，金华散：黄连，黄柏，黄芩，黄丹，大黄，以上生用，轻粉各等分，麝香少许，共为细末，疮干则用猪油调敷，疮湿则掺之。

治痘疔，拔毒散：雄黄，轻粉共为细末，用胭脂水调敷。

治痘风癣，黄豆衣壳煎水洗之自散。

治余毒红肿（凡敷药皆留顶勿敷，使其毒由顶出，以下皆同。）三豆散：绿豆，黑小豆，赤小豆共为末，调醋敷之，或以七夕水调敷。又方：用豆心渣敷患处。又方：日嚼烂白豆敷之。又方：用紫花地丁捣烂外敷，任无名肿毒无有不退。芙蓉膏：用芙蓉花，或叶、或皮、或根俱可（花更佳），黄荆子等分，共捣烂，用鸡蛋白调敷两三次立效。必胜膏：马齿苋捣汁，猪膏，蜜糖共熬膏敷之。如意膏：南星八钱，半夏一两，大黄一两，以上俱生用，白芷五钱，郁金五钱，姜黄五钱，苍术五钱，共为末，用醋调敷。又方：黄豆，姜葱，共捣敷之亦消。

上述方药，即使是今天，对于防治传染性感染性发疹性疾病仍然有临床指导意义。

第四节　当代岭南名医诊治温病学术经验及理论探索与传承

当代岭南医家诊治温病学术经验体现在运用温病理论学说对具体的传染病,如流行性感冒、流行性脑脊髓膜炎、乙型脑炎、白喉、肠伤寒、破伤风、痢疾、急性肝炎、登革热、禽流感、急性非典型肺炎等,进行防治取得良好临床疗效,并逐渐形成"岭南温病湿热证治"学术团队。

一、郭梅峰、刘赤选、黄省三、刘仕昌等名老中医诊治温病学术经验整理

（一）郭梅峰

郭梅峰(1879—1970),别名芬,原籍江西新城人。广东省名老中医。其先祖亦业医,梅峰15岁从父学医,并拜名中医张惠农为师,随其在广行善堂助理诊症,19岁独立就任崇实善堂医席,业余兼学西医,就读于两粤西医学校3年。斯时新军兵士患脚气、肠热死亡甚众,督宪招考医生,梅峰被录取为军医长,任职8年。后在广州越华路自办诊所,医名大噪。向以"医学救人"为怀,存心济世,对受苦大众往往不收诊金,甚至出钱为其配药。他常说"但愿人皆健,何愁我独贫",视人病如己病,待病人如亲人,处方后叮嘱病患,吩咐煎煮服法,饮食调理,一丝不苟,从事中医临床72年。[43]129

1. 论温病与热病、外感与内伤关系　郭梅峰认为:温病不同于热病,其义人多弗察。所以要认识"温病之真面目"。考《灵》《素》微意,及数十年之临证体验,而知发热有自外来之热,有自内作之热,病源不同,治法实不可以或混。外来之热,起于临时;内作之热,蕴于悠久。临时者可攻下,久蕴者阴竭不可攻下。《黄帝内经》有冬春二字,喻病之非暂,亦即明示此病治法,以甘凉养阴为主。如伤寒中风,本无内热,但因风寒外感之故,病在经络,不在脏腑,阳盛而后传阳之腑,亦可为热病,是热由外来,视与温病之热,自内发者不同,更视温病之表里皆热者不同也。

郭梅峰进而分析外感与内伤关系:温病虽病因外感,而根源内伤;感在经络,而伤在脏腑。故病在三阳,即内连三阳之腑;病在三阴,即内连三阴之脏。在脏在腑,但热无寒,以其原有内热,因表邪而里发也。六日经尽,则脏腑、经络、表里皆热,故三阴三阳、五脏六腑皆受病,治法不能杂以丝毫之辛温。经谓"冬伤于寒,春必温病",此人元气当不太虚,只缘冬日不善养阳,冒寒浴冷,表寒虽不得内侵,而卫阳亦不得外散,内蕴灼阴,至春日感冒而病发,如是轻

者宜用凉散清络,稍重者宜用酌加清泄,治不差谬,热去而元自复矣。经又谓"藏于精者,春不温病",亦即"冬不藏精,春必病温",此人以欲竭其精,耗散其阴气,阳强不能密,而阴日虚,至春日阳盛而病发。如是则轻者宜用清热和阴,重者宜用甘寒养阴,治稍差谬,阴气孤绝而死。

郭梅峰结论:前者主因于外感,后者因于内伤,虽皆蕴热而发,病有轻重之异,学者不可不潜心体察也。[44]140

2. 论温病治疗大法及其用药　郭梅峰曰:夫温病大法,初起发热,治以辛凉;三日后热仍不解,转用甘凉为主,但始终均参以芳香透解为法。如麻疹,如肠热,必须频饮流质,如饮米汤、粥水、稀牛奶之类,并戒荤油,且不可以滋腻留邪,不轻以花旗参补气而助邪,又不可以麦冬清心火而增相火之烈。温邪在三阳肠胃如火如荼,下利腹痛,宜频频用药与米汤相间饮服,日夜不辍。邪已达厥阴,更宜重用生地以救阴。至于羚羊角权宜而之,犀角则不可,以君火忌灭也。绝不用麻黄、升麻、荆芥以伤阴,连翘、紫草红花以伤元。

又曰:治温大法,其要义有二。一是不可耗竭内液,宜服甘凉生津之品,当禁发表及清心。二是不可助长邪热,宜服粥水、牛奶、蛋黄等以扶胃气,当禁淀粉、脂肪、蛋白质之厚味者,如是则津日长,而热日消,元日胜而神自强矣。又何至由二阳温热(肠热肺炎),而致厥阴之危险哉(肠穿脑脱)。梅峰此等治法,可谓活人无算。

郭梅峰治疗温病,以甘凉养阴为大法,按初起或发热多日时间顺序用药为:苇茎、白薇、小环钗、石斛、茅根、小生地,糯稻根等药,五日温成取小生地为君药,退热以白薇代连翘之苦;又以橙汁、杨桃汁等五果为助,又多饮水分流质,药与流质(白粥、米汤等)频频间服,成败在于此举。

郭梅峰提出"肝胆为发温之源",故用钩藤、杭菊花、蝉花乃至羚羊、竹叶清平肝木。又认为"肠胃为成温之薮(巢穴)",故戒面,饮以米汤流质,药用谷芽、麦芽,但不用神曲等燥剂。强调不用荆、防、麻、桂辛温燥剂表散,防耗液伤阴,改以南豆花等花类芳香透解,以花类代薄荷之散。近人杨干潜把郭老此法定名为"梅峰温病方"。组成:小生地四钱,茅根七钱,南豆花二钱,生麦芽四钱(孕妇、乳妇不用),甘草一钱半,糯稻根须四钱(洗去泥),莲子肉(去芯)四钱,杭菊花二钱,金蝉花三钱,白薇草一钱,小环钗三钱,橙一个揸冲汁(或雪梨汁、杨桃汁)。此方加减治疗登革热、伤寒病(肠热症)、麻疹、肺炎、恙虫病、病毒性脑炎等,发热较久,有伤阴的病症,均取得满意效果。[44]144-145

3. 学术传承　郭梅峰 1956 年参加广州中医学院筹备工作并聘为顾问,1962 年出席广东省名老中医大会,收广州中医学院首届毕业生杨干潜、女儿郭燕文为徒,杨干潜日后为广东省名中医。据学术著作郭燕文《梅峰医学》招小江序曰:"我于 1975 年有缘师从杨干潜先生,自知才疏学浅,而行医者视人命关天,岂容有万一之差池,幸得《梅峰医学》(当时仅有手抄传本)指引,令医术大有长进。后弃医从商,自谓'以医学为入世之门,以商业为报国之道'。至今虽报国尚未得道,然入世却也潇洒快活,鲜有烦恼。可见即使非医者习之,亦可取修身养性之功。人谓'半部《论语》可治天下',我称'半部《梅学》可平我身'。"

　　郭老在学术上发皇古义,坚持中医特色,热心中医教育事业,名贯穗城几十年,培育了岭南学派一批人才,《羊城晚报》登载了他带徒的相片,现在美国和加拿大都有他的学生。吴粤昌《岭南医征略》赞誉郭老为岭南学派四大名医之一,其后又在《试论岭南医家用药特色》一文中指出:"杨鹤龄、郭梅峰、吕楚白、吕安卿等四大名家,他们的影响很大,与陈伯坛、黎庇留、易巨荪、谭星缘几个伤寒大师,都能各有其本色,而杨郭二吕的用药,更奠定岭南医派的形成。以持论与治绩方面来看。无疑开创了岭南医家的新风气,也推动了祖国医药的发展,实有一定的贡献和深远的意义。"[43]130 有关研究郭梅峰学术经验论文很多,如王首"郭梅峰和中汤治疗岭南地区小儿胃肠型感冒 30 例临床观察",杨干潜、郭燕文"郭梅峰老中医的学术思想及医疗经验"等,均以文献传承郭梅峰学术经验。

　　(二)刘赤选

　　刘赤选(1897—1979),广东顺德人,广东省名老中医,著名温病学派医家。父亲刘彤献是邑中有名的庠生。16 岁起即在顺德永善医院随师学习,22 岁任顺德联安、志明两学校教员兼校医,25 岁经考试院(广州卫生局)检核合格成为注册中医师,在广州西关十八甫冼基西开设诊所,善治发热病、咳嗽症。1930 年起从事中医教学工作,曾先后担任广东中医药专门学校、广州汉兴国医学校、广东省中医进修学校、广州中医学院教师工作。曾任广州中医学院伤寒、温病学教研组主任、内科教授以及广州中医学院教务处处长,被选为第三届全国人民代表大会代表,第五届中国人民政治协商会议全国委员会委员等职。著述有《温病学讲义》《伤寒论讲义》《教学临症实用伤寒论》《刘赤选医案医话选》等。

　　1. 温病治疗要点在气分,注重岭南湿热病防治　刘赤选于 20 世纪 30 年代编撰广东中医药专门学校《温病学讲义》下册,分为两篇,第二篇、第三篇均为治疗。第二篇共有三章,第一章卫病治疗,第二章肺病治疗,第三章气病治疗。每章首论"证治提纲"。第一章,卫病治疗。证治提纲:卫受温邪,发热、恶寒,脉浮数,无汗者,当用辛凉轻剂,汗而解之。第二章,肺病治疗。证治提纲:肺受温邪,咳嗽,恶风,身热,头痛,舌白或黄,脉数,寸大者,当用辛凉之剂,轻清疏解。第三章,气病治疗。占全书 2/3 篇幅,刘赤选重视卫病传变入气分、或肺病其邪逆传心包。阐述气病的证候传变及其诊治用药,曰:"气分受温，发热而渴，不恶寒。舌苔白，或黄，溺色亦黄，脉浮、洪、数者，当通阳、救阴，其邪若留连于三焦，或内结于胸腹肠胃，仍属气分病者，随证变法，以治疗之。"[45]66第三篇，第一章营病治疗、第二章心病治疗、第三章血病治疗、第四章脾病治疗、第五篇肝病治疗、第六篇肾病治疗。每章首论述"证治提纲"。

刘赤选气分病共列述40条。如第1条：伏热证治。温热病，身热，头痛，口苦，咽干，舌苔黄，脉数，或下利者，黄芩汤主之。第2条：伏热兼寒。温热病，如上条证，不下利，若呕者，黄芩加半夏生姜汤主之。第3条至第12是阐述兼夹症治疗，如第4条：伏热夹痰，伏热内发，误用补涩，证见肢冷畏寒，口涌涎沫，二便涩少，神气不爽，脉象沉滞、模糊者，用黄芩、黄连、枳实、橘皮、栀子、豆豉、桔梗、杏仁、贝母、郁金、竹茹、紫菀、通草、莱菔汁等类，舒展气机，行痰降热。第6条：伏热兼风。风温病，身灼热，口大渴，咳嗽，烦闷，谵语如梦语，脉弦数，干呕者，当用羚羊、贝母、连翘、石斛、知母、花粉、栀子、竹茹、枇杷叶之属，泄热和阴。

气分病证治条文17~23条论述湿温：湿温险证。湿热病，倦怠，肢酸，胸闷，腹胀，颐肿，咽痛，口渴，身黄，小便赤，大便闭，或发斑、疹、疮、疡，舌苔淡白，或厚腻，或干黄者，宜甘露消毒丹主之。湿热变病。湿聚热蒸，蕴于经络，寒战热炽，骨骱烦疼，舌水灰滞，面目萎黄，病变湿痹，宣痹汤主之。第24条开始论述，病传三焦。凡气分之邪，流连三焦，则胸胁满闷，小便不利，当察其或暑，或温，兼湿、兼痰，随病议药，以施治疗，然得战汗，转疟，乃为佳境。又曰：温热险病。湿温兼疠疫，病势极险，初起寒战，继以壮热，日晡益甚，头痛身疼，舌上白苔，如积粉布满无隙，其脉不浮不沉而数者，吴氏达原饮主之。肠胃热结。热病，发痉，撮空，神昏，笑妄，舌苔干黄、起刺、或转黑色，闭便，腹胀者，实热结于肠胃，宜用承气汤下之。肠胃湿热。湿热证，腹中胀痛，舌苔灰黄，宜用小承气汤。加槟榔、青皮、元明粉、生首乌等，轻而下之。[45]86-95

条文第40，刘赤选最后总结曰：病势传变，凡风温、暑湿、燥热诸病，数日后，邪不内结胸腹肠胃，而心烦恶热，舌苔黄白，舌质绛色，脉弦数者，气病传营也，当从营病中求其治法。

2. 温病治疗遵循卫、气、营、血传变规律，并结合五脏辨证　刘赤选对温病的治疗仍然采用叶天士卫气营血的辨证论治原则，并将五脏分别加插入其中。在第二篇的第一章卫病治疗（注：旧线状本与现行的民国中医药学校系列教材点校本不同之处在"篇、章、节"的改动），证治提纲：卫受温邪，发热、恶寒、脉浮数、无汗者，当用辛凉轻剂，汗而解之。第二章肺病治疗，证治提纲：肺受温邪，咳嗽、恶风、身热、头痛，舌白或黄，脉数、寸大者，当用辛凉之剂，轻清疏解。第三章气病治疗，证治提纲：气分受温，发热而渴，不恶寒，舌苔白，或黄，溺色亦黄，脉浮、洪、数者，当通阳、救阴，其邪若留连于三焦，或内结于胸腹肠胃，仍属气分病者，随证变法，以治疗之。

第三篇的第一章，是营病治疗，证治提纲：营分受温，发热夜甚，睡寐不安，烦躁舌绛，或瘀点隐隐，脉数急者，当凉血透热，转出气分而解。第二章心病治疗，证治提纲：营热内陷心包，神昏肢厥，谵语舌蹇者，急以解毒、通神，开其内闭。第三章血病治疗，证治提纲：温病，舌质深绛，或紫、或黑、神昏、谵语、狂躁不得寐，脉象急疾，或沈伏者，热伤血也，当凉血散血。第四章脾病治疗，证治提纲：热久伤脾，左胁下痛，面、目及皮肤，色黄，身体困倦不交，口淡、不喜食，或腹中胀痛，泄泻者，当采渗湿、清热、食血、运脾等法，为以治疗。第五章肝病治疗，证治提纲：肝经伏热，灼液生风，风火相扇，痉、厥、麻、痹、惊、狂，或消渴、呕恶、吐蛔者，宜用降火、息风、养阴、潜阳，以为主治。第六章肾病治疗，证治提纲：肾经受热，火炎阴亏，耳聋、咽喉痛、腰痛、胻酸，或两足肿者，宜泻火滋阴。

刘赤选对卫分（肺）治疗方药：肺主气，属卫，肺病，则卫与气俱伤，卫病可汗，气病可清，卫、气兼病，辛凉之剂，轻清疏解，最为合法，章虚谷释叶氏用辛凉轻剂之义云：温邪为阳，宜轻散，倘重剂大汗，而伤津液，反化燥火，则难治矣。此深得肺受温热治疗之正法欤，辛凉轻剂，桑菊饮主之。按冬秋二令，空气中之含水成分，较春夏为少，其气干燥，再加非时之煖，袭入肺脏，所病则为冬温，风热带燥也，此方以桑菊为君，芳香清洁，有清解风温之功，而无劫津燥肺之弊，与银翘散之散热逐秽，其效微有不同者也。刘赤选认为肺卫兼证也常见，如兼湿证治，三仁汤主之。甚者伏热险病，肺病发热，脉浮大而芤，汗大出，微喘，甚至鼻孔扇者，白虎加人参汤主之。

刘赤选重视对气分病在第1.温病治疗要点在气分，注重岭南湿热病防治已作简述。需要补充的是温邪热入营血（心病）治疗、脾病治疗、肝病治疗、肾病治疗。

营病治疗证治提纲：营分受温，发热夜甚，睡寐不安，烦躁舌绛，或瘀点隐隐，脉数急者，当凉血透热，转出气分而解。无论其为外感传入，与伏邪内发，皆当以凉血透热，转达归气，方为正治。营热则脉管焦枯，舌部组织，见不润之形也，至语言瞻视，皆神经之所主宰，神经受热毒薰蒸，则语无伦次，故频发谵妄之言，视觉疲倦，故欲睡不睡，目常开不闭，或喜闭不开也，生地、麦冬，滋阴化热，犀角、紫草，解毒清营，合竹叶心、连翘、郁金，达邪出于气分之外，而病自除矣。

心病治疗证治提纲：营热内陷心包，神昏肢厥，谵语舌蹇者，急以解毒、通神，开其内闭。此温邪逆传心包。故凡内外脉管受病，即为邪入于营，营与血最为贴近，营病较血病为浅，然营一受病，血液难免池鱼之殃，其见证发热夜甚者,血管被热薰蒸,阴分为病,故夜甚于昼也,又血以养神,营热蒸血,则血热而神不安,哉至于睡寐不宁,烦闷躁扰也,若夫舌绛发癍,与脉之急数,则因血液借脉管有序之缩张,以助其还流,今血管受热,一缩一张,皆加急速,而血液之流行,因以亢进,脉管遂病充血,所以形之于舌则色绛,见之于肤则发癍,征之于脉则急数也,学者知此,可以识营分之病,而施治疗。

血病治疗证治提纲:温病,舌质深绛,或紫、或黑、神昏、谵语、狂躁不得寐,脉象急疾,或沈伏者,热伤血也,当凉血散血。邪入于血,就恐耗血,血动,直须凉血,散血。盖凉血所以清灼阴之热,散血所以通内痹之邪,否则血被灼而致焦,邪因痹而为瘀,险症迭生矣。常见有这几种证型:热邪深伏血分,证见夜热早凉,热退无汗、脉数,左盛,能食形瘦者,青蒿鳖甲汤主之。温热险病,壮热烦渴,舌焦红,或缩,发斑疹,胸痞自利,神昏、痉、厥者,或吐、衄、便、溺、血,或汗血者,宜大剂犀角、羚羊、生地、元参、银花露、紫草、金汁、鲜菖蒲等味,解毒救阴。热毒深入血分,犀角地黄汤主之。温热坏病,伏热误用温散、旬日不解,神昏谵妄,肢搐耳聋,舌黑、唇焦、囊缩、溺滴、胸部发癍,其脉细数而促者,宜大剂洋参、元参、生地、天冬、麦冬、知母、黄柏、楝子、石斛、白芍、甘草、木通、银花、犀角、菖蒲等类,连次急投。

脾病治疗(应归入气分)证治提纲:热久伤脾,左胁下痛,面、目及皮肤,色黄,身体困倦不交,口淡、不喜食,或腹中胀痛,泄泻者,当采渗湿、清热、食血、运脾等法,为以治疗。

肝病治疗证治提纲:肝经伏热,灼液生风,风火相扇,痉、厥、麻、痹、惊、狂,或消渴、呕恶、吐蛔者,宜用降火、息风、养阴、潜阳,以为主治。

肾病治疗,刘赤选认为:盖以肾为阴中之至阴,热病至此,非真阴衰竭,则亢阳莫制,泻火以其燔,滋阴以溉其枯耳。阴火内炽、耳聋精脱者者,宜加减复脉汤。温病后,发水肿,脉躁疾者,宜加减复脉汤,加冬瓜皮、泽泻、生薏苡之属。温病兼燥,下利、咽痛、胸满、心烦者,猪肤汤主之。温病第三篇之书末为"险坏证治"。温病,发热、溺赤、便黑、腰腿痛如刀割、脉细、数、苔黑、燥者,阴亏伏热也,宜西洋参、麦冬、生地、犀角、银花、楝实、石斛、知母、甘草、竹沥、蔗汁等类,大剂投之。刘赤选说明:此为阴精亏损,伏热内攻,险而坏之病也,所用诸药,有滋阴解毒之功,可退热、止痛,然必大剂频服,至黑苔转绛,舌燥转润,方有生机。

3. 组创茵陈白薇汤及其用药经验　治暑湿及湿温久热不退、午后热甚,身重肢倦,脘痞纳呆,头胀如裹,便烂尿黄,脉濡缓而苔白腻微黄。遵"或透风于热外,或渗湿于热下"之意,立清热利湿为主,佐以芳香化湿之法,自创茵陈白薇汤(土茵陈 24g,白薇 12g,黄芩 12g,南豆衣 10g,生苡仁 30g,茯苓 12g,藿香 12g,佩兰 10g)临床退热效果显著。该方选芳香微苦之土茵陈,既能透湿中之热，又能渗热中之湿，较绵茵陈之清热利湿，其透解之力更胜。配白薇透热外出，利湿热，退伏热。黄芩清泄里热，南豆衣清热利湿。再配芳香化湿之藿香、佩兰，健脾渗湿之茯苓、苡米，透热渗湿而不伤中，诸药合用，共奏清热利湿之效。[46]

治疗肺炎，刘赤选认为肺炎多属温病"风温"范围，由肺家伏热或温邪上受，首先犯肺，痰热壅肺，失于肃降，气逆喘咳，而出现四个病期：发热恶寒期、痰火郁热期、热伤津气期、衰脱期。如痰火郁热，可用苇茎汤加味：苇茎、苡米、桃仁、贝母、冬瓜仁、竺黄精、竹沥、丝瓜络、北杏、枇杷叶、旋覆花、瓜蒌壳等。痰胶难出，用珍珠末、牛黄末、川贝末各一克冲服。

刘赤选在治疗外感时病，多用时方，如常以新加香薷饮合清络饮治疗暑湿初起发热头身痛，用桑杏汤治疗秋燥咳嗽，用王氏连朴饮治疗暑湿吐泻，用三仁汤治疗湿温泄泻等，每以时方法活灵巧取胜。又广东地处南方，病者多素体阴虚，加之邪热可化燥伤阴；或在治疗上过用辛燥之品，耗伤胃阴，治用叶桂之酸甘养胃阴法。

4. 学术传承　刘赤选学术传儿子刘亦选，广东省名中医。幼年开始随父刘赤选学习中医。1955 年 8 月毕业于广东省中医药专科学校。据刘亦选回忆："父亲（刘赤选）从青少年时代就熟读《史记》《唐诗三百首》《古文观止》《论语》《孟子》《大学》《中庸》等书，不少篇章都能默背，成年后他在当地私塾任语文教员。在教书之余，刻苦自学中医，十载春秋，从未间歇，后终于学有所成。当时他每遇族中人有病，就热情给予治理。而且乡间凡有修桥补路之事，只要力所能及，也都乐于慷慨解囊相助，因此深受乡里群众拥戴。渐渐地周围群众有病，也常常登门求医，他是来者不拒，对每个人尽心尽力，遂致声名鹊起。1922 年，父亲迁居广州市开设诊所，正式悬壶济世，并先后在广州各中医院校讲授伤寒、温病等课程。"[47]

近人张晓红撰写《刘赤选教授〈温病知要〉手稿述略》一文颇具学术价值；陆乃器撰写《刘赤选温病学术梗概——为悼念刘赤选老师而作》、何国良撰写《遣方有道，用药精当——刘赤选教授处方用药经验简介》等，均以文献传承方式传播刘赤选学术经验。

刘亦选学术传杨忠奇。杨忠奇总结刘亦选临床辨证的经验，刘氏强调在八纲辨证的指导下重视脏腑辨证。如治疗冠心病，刘亦选认为"心本乎肾"，本病多发生于中年之后，其人肾气自衰，肾脏对五脏功能的促进作用开始减退，五脏之间功能的协调平衡被打乱，痰、瘀等病理产物在体内逐渐形成，以至壅滞心脉，便成胸痹心痛之症，提出冠心病"其位在心，其本在肾"，治宜补肾通心，有"四通""四补"之法。对原发性高血压的治疗，刘亦选认为其病机为水不涵木，病位在肝，其本在肾，对肾精不足、阴阳两虚型的原发性高血压采用自拟育阴助阳方,从治肾入手以治肝,疗效显著。后人整理有《刘亦选教授五脏病证辨治经验》《冠心病临床治验》著述等。

(三)黄省三

黄省三(1882—1965),名思省,广东番禺人。广东省名老中医。父亲黄紫轩,是一位有名的乡村医生。1955年应当时广东省委书记陶铸同志邀请,从香港回国内,任教于中山医学院,任广州中医学院筹备委员会副主任委员。黄氏为人至孝,每天早晨必向母亲问安。他的代表作《流行性感冒实验新疗法》封面背页,印有"谨以此书之成纪念先父紫轩公、先母卫太君之教育深恩"。

流行性感冒中医认识,黄氏认为:"流行性感冒,一名风温,为吾国古代已有之疾病,且属急性传染病之较为多见者。"[48]2 黄氏吸取现代医学新知,又认为:"流行性感冒,系由滤过性病毒所致之急性传染病,一经暴发,蔓延极速,或为小流行,或为大流行。起病骤然,有高热、衰弱、全身酸痛、结合膜充血、呼吸道黏膜急性炎症诸现象。单纯病症,恒可于短期间内自行痊愈,但常因诱致续发性肺部传染,以致情形严重而颇多死亡者,尤以大流行时为甚。"[48]1

黄氏把流行性感冒大致分三型,即无并发病之单纯型流行性感冒、有并发病之单纯型流行性感冒、肺炎型流行性感冒,并附治方五首。他在疗法篇提到:"本病尚无特效疗法,著者经长期之研究,利用我国药品之饶多,实验之丰富,选药配方,制成本病有效之方剂,因此种药剂全无毒性,并无副作用,决不致有不良反应,故当时虽未经化学分析,及细菌学之试验,即以此种方剂临床实施,现在经四十年临床之实验,得获满意效果。察其治疗之经过,显见此等方剂具有抗生素的作用,或植物性杀菌素的作用,故能将该病原体歼灭及中和菌毒,以收原因治疗之效。"[48]66

方一"黄氏流行性感冒有效汤方"药物组成如下:连翘壳、牛蒡子、栀子皮、瓜蒌皮、冬桑叶、瓜蒌根、杭甘菊花、薄荷叶。对于该方的效用及使用注意,黄氏认为:本方对于病毒性流行性感冒及流行性感冒杆菌之感染,可收原因治疗之效,于本病之第一病日用之,在三日、四日间治愈者,达90%的病例。其效用不只能早期解热,及缩短本病之经过,且能预防各种合并症之发生,治愈后可无贻后遗症,并对患者之精神体力可获短期恢复。

但已有续发性传染而发生肺炎、支气管炎、脑膜炎、脓性肋膜炎等合并病者,则此方不能适用,当以方二"黄氏黄芩竹叶汤方"(条黄芩、鲜竹叶、连翘壳、牛蒡子、栀子皮、瓜蒌皮、冬桑叶、瓜蒌根、杭甘菊花、薄荷叶);或方三"黄氏玄参竹叶汤方"(玄参、鲜竹叶、连翘壳、牛蒡子、栀子皮、瓜蒌皮、瓜蒌根、桑根白皮、牡丹皮、鲜菊叶、青蒿、薄荷叶)及其他适当之方剂治之。如已并发心肌衰弱者,则当以方四"黄氏强心有效汤方"(西洋参、麦冬、炙甘草、大枣肉)。流感热退后咳嗽者甚多,则用方五"黄氏贝母紫菀汤方"黄氏贝母紫菀汤方:(川贝母、紫菀、小瓜蒌仁、瓜蒌皮、冬瓜仁、北杏仁、薄荷梗、生甘草)以善其后。

黄省三对传染病中医药防治很重视,他认为自近世病原细菌学发达以来,更于病因学开一新纪元,吾人自当接受新知,加以研究,以期发扬光大。先后出版医论医著有:《流行性感冒实验新疗法》《白喉病药物新疗法》《肺结核实验新疗法》《伤寒实验新疗法》《痢疾实验新疗法(原虫性及细菌性)》《疟疾实验新疗法》《双球菌性肺炎实验新疗法》《流行性脑脊髓膜炎实验新疗法》《霍乱实验新疗法》《猩红热及麻疹实验新疗法》,以及《急性阑尾炎药物新疗法》《分枝睾吸虫疗法之研究》《慢性血管球性肾炎及慢性细尿管上皮变性之实验新疗法》等,上述大部分都与传染病与流行感染性疾病有关。

(四)刘仕昌

刘仕昌(1914—2007),广东省惠州市人,出生于中医世家。广东省名老中医,广州中医药大学终身教授。参加1934年惠阳县第一届考试录取中医生,1935年广州市卫生局第六届考试录取中医生,1938年毕业于广东中医药专门学校。返回惠州,开设诊所,兼任惠阳开明中医学校教师(岭南名医陈钦余任校长)。1957年调入广州中医学院任教,历任温病教研室主任。主要论著"温病昏谵证治""叶天士学术思想及对后世医学的影响",《温病选读》《刘仕昌学术经验集》《中医临床家刘仕昌》,彭胜权、钟嘉熙等人总结其学术精华如下:

1. 将温病辨治理论系统化 刘仕昌认为,温病学是我国历代医学家在长期的临床工作中总结出来的一门临床学科。其主要理论"卫气营血""三焦"辨证学说,长期有效地指导临床实践,在我国传染病及感染性疾病的防治中起着重要作用。但是,应当指出,这些理论并非完美无缺。从临床运用较广的卫气营血辨证来看,虽然说理比较清楚,层次比较分明,临床容易掌握运用。但其结合脏腑不够密切,且缺少温病后期许多证治内容。三焦辨证理论虽然在上述问题上补充了卫气营血辨证的不足,但阶段性不明确。如同样的上焦病,可有病初的肺卫证,又有气分的肺热壅盛证,甚至热入心包证也归于上焦病,如用上焦病治疗原则"治上焦如羽",用轻清宣透的方法,则只能用于邪在肺卫者,而不适用于肺热壅盛,更不可用于热入心包了。长期以来,临床医生辨证时便各取所需,容易造成紊乱,且没有统一的辨证标准,科研工作亦难于开展,势必影响温病学术理论的发展。刘仕昌带领温病教研室全体老师,结合临床及教学经验,进行反复讨论,最后确立了以卫气营血辨证为基本纲领,并将三焦辨证密切结合脏腑的优点补充进去,将下焦病(温病后期证治)补充进血分证中,认为下焦病实质是阴精受损,精血同源,关系密切,故可将其归于血分证的虚热证。这样卫气营血辨证理论便更加完善、更加实用了。卫分证主要反映邪在肺卫,为温病的初起阶段;气分证范围较广,温病尚未入营分之前的各脏腑生理功能紊乱所表现出来的证候，均可归于气分范畴，主要的证型如肺热壅盛、热在胸膈、热郁于胆、邪入三焦、湿热困脾、胃热炽盛，胃肠热结、小肠热盛、热迫膀胱等。营分证主要为热灼营阴，热入心包；血分证除包括实热证之热盛迫血，瘀热内阻等新补充的虚热证如热伤真阴、虚风内动等；最后可发展为阴竭阳脱。如此将以前的卫气营血辨证、三焦辨证的优点集于一身，使温病辨证理论更加完善，适应临床，更利于温病科研工作。应用这一理论指导教学及临床、科研工作，效果极好，很受欢迎，实为温病辨证理论之一大发展。[49]358

2. 倡导"岭南温病"学说概念并进行实践探索研究　刘仕昌根据岭南地区气候、环境以及人体体质、饮食习惯等，认为本地区温病的发生、病因病机及其证治等具有一定的特异性，并在临床实践中总结了丰富的经验。岭南地区气候炎热，四季淫雨，湿热特甚，加上人体阴虚内热者多，脾胃湿困者多，故岭南温病具有明显的热象偏盛、易伤气津和多兼湿困的特点，患者往往表现为虚实夹杂，湿热胶结的矛盾状态，治疗应以清热解毒、顾护气津、化湿运脾等，做到祛邪不伤正、扶正而不恋邪、化湿而不助热、清热而不伤脾。多年来刘老和彭胜权两位温病学科带头人，带领教研室老师及历届研究生，本着继承和发扬温病学的宗旨，围绕岭南温病进行多侧面、多层次、多学科的临床与实践研究，取得了重大成果。对"岭南温病学说"的形成与发展做出了卓越的贡献，是岭南温病的主要倡导者。其学术思想对岭南一带，港、澳、台等地区以及东南亚各国具有重要的指导意义，具有极好的社会及经济效益前景。

如用药轻清，就是刘仕昌治疗温病的特点之一。轻药亦能治大病，如果不是基本功过硬、经验丰富、自信心强者是很难做到的。刘仕昌曰：善医者，在于用药恰到好处。辨证不准，心中无数者，用药势必杂乱无章；辨证准确则能对症下药，往往能事半功倍。曾治一2岁小孩，平素羸弱多病，因肺炎发热，体温未及39℃即出现惊厥、抽搐，经西医抗菌、镇静及中药紫雪等治疗，仍发热，时见抽搐。后请刘老会诊，见舌干少津，脉细而数。刘老诊为风温。但因病孩平素身体羸弱，复感风热病邪，最易引动肝风，为虚实夹杂之证。予银花、连翘、菊花、钩藤、僵蚕、牛蒡子、浙贝母、黄芩各6g，蝉蜕3g，甘草2g。轻清疏风透邪、熄风止痉。另加西洋参6g炖服，补益津气。3剂过后发热减退，抽搐已止。上方加减调治2周而愈。药虽平淡，皆因对证，故能获良效。又如刘老自拟验方茵芩苡仁汤（茵陈、黄芩、生苡仁、北杏仁、茯苓、泽泻、银花、枳壳、厚朴），药味不超10种，多平淡轻清之品，于温病热证，多能使湿热胶结之邪逐渐透解分消。临床灵活加减运用，效果良好。[49]360

3. 学术传承　刘仕昌90岁时与教研室同仁共议岭南温病事项，赋诗一首留为纪念:"岭南温病话岭南,南北东西处处探,潜心究理通今古,雅论新猷句句斟。世有上医医国风,先觉觉民事理通,与时俱进争朝夕,歌声遍地笑谈中。"把"岭南温病"作为教研室建设方向,先后培养硕士毕业生16名,博士毕业生8名。在2003年抗严重急性呼吸综合征(SARS)斗争中,90岁高龄的刘仕昌临危不惧,运用中医温病学理论,充分发挥中医药优势,冒着被疾病感染的危险带领弟子到其医院的隔离病区会诊病人。广州中医药大学第一附属医院2003年2—5月间共收治"非典"病人43例,实现零死亡率、零院内感染、零患者后遗症,刘仕昌功不可没,这是岭南温病学术流派对社会民众的贡献。刘仕昌学术传承人有钟嘉熙、林培政、王新华(广州医科大学校长)等,均为博士研究生导师,参与全国名老中医刘仕昌传承工作室项目建设。

二、邓铁涛关于"创建包括发热性、传染性、感染性疾病的发热病学"理论主张

(一)"伤寒孕育温病、温病发展伤寒"

中华人民共和国成立之初,卫生防疫条件较差,传染病流行仍然猖獗,抗生素依赖进口价格昂贵。邓铁涛(1916—2019),广东开平人,20世纪50年代撰写《温病学说的发生与成长》(《中医杂志》1955年第5期)、《试论温病的卫气营血和三焦》(《江西中医药》1955年第8期)、《吴鞠通〈温病条辨〉读后》(《广东中医》1957年第3期),反映其学术底蕴。邓铁涛根据历史唯物主义的观点及临床现实,深入探讨伤寒和温病的异同,认为温病脱胎于伤寒而不同于伤寒,两者是继承与发展之关系;伤寒与温病的学说和方法同样是我国医学宝贵的遗产,认为温病学说是侧枝旁流、微不足道的观点是不对的,抹煞《伤寒论》的价值,全盘否定伤寒派的理法方药同样是错误的;应当根据时代的需求,以科学的方法对两者进行研究与运用。

(二)除外感发热还有内伤之发热之"发热病学"主张

1972年,邓铁涛又撰写"外感发热病辨证刍议",从历史发展的过程、病因、病机、辨证、实践等方面,系统论证了统一寒温辨证的必然性、可行性,并提供了外感发热病的辨证提纲方案。其主要观点有:①外感病从六经辨证到卫气营血辨证是一分二的过程,由合到分是一个发展。自清至民国,有些著作吸收温病的法与方而名之以"伤寒",是分而又合。今天我们把伤寒与温病学说统一起来,名之为"外感病学",这种由分到合也是一个发展。②病因方面,吴瑭的三原理论(气候与环境、人体内在因素、致病物质)、外感六淫均可通用,是统一寒温辨证的基础。③六经辨证、卫气营血辨证和三焦辨证,异中有同,皆欠完备,必须求同存异将三者综合起来。④强调辨证与辨病相结合,

若是瘟疫更应结合西医传染病方面的辨病。并列出外感发热病辨证提纲。[50]

邓铁涛依据"发热原因待查"是当代临床常用诊断,提出传染性感染性疾病可以用外感发热辨证论治。但论发热,除外感发热一大类之外,还有内伤之发热,这是中医学一大特色,西医学至今未有,而中医领先的伟大成就。"甘温除大热"之说倡于金元时代,距今已六七百年了,许多中医怀有瑰宝而不自知,这是非常可叹的事啊!引进西医的分析科学方法进行辨病,在准确辨病的基础上,按中医寒温辨证的理论与方法,进行辨证,实行辨证—辨病—辨证之方法,从而摸索出各个病证的规律,写成包括发热性、传染性、感染性疾病的《发热病学》。[51]

(三)论中医诊治非典型肺炎临证实践

邓铁涛从 20 世纪 50 年代起,诊治的发热性急性传染病有乙型脑炎、急性黄疸肝炎、流行性脑脊髓膜炎、流行性感冒等,但最有影响力的是 2003 年 5 月 1 日邓铁涛发表学术论著"论中医诊治非典型肺炎"。根据广东省中医院收治非典型肺炎(严重急性呼吸综合征,SARS)患者 112 例的临床观察和初步总结,邓铁涛认为该病属于中医学春温湿热疫病的范畴,病机以湿热蕴毒,阻遏中上二焦,并易耗气夹瘀,甚则内闭喘脱为特点,可以定名为"春温病伏湿之证"。[52]3 并成功救诊治非典患者。

病例一邓某,女,33 岁,医务人员,2003 年 1 月 25 日入院。X 线胸片示:右下肺少许模糊阴影。西医诊断:右下肺炎(非典型肺炎)。中医诊断:春温伏湿。治宜清凉解毒,透热达邪。处方:青蒿(后下)、黄芩各 15g,大青叶 20g,板蓝根 30g,柴胡、法半夏、浙贝母、紫菀、天竺黄各 12g,枳壳、苦杏仁各 10g,炙甘草 6g。每天 1 剂,水煎服配合清开灵静脉滴注加强清热。西药则投以泰能、稳可信。1 月 27 日二诊:仍发热,热势上升,以夜间及午后为甚(体温 38.6℃),肢体困倦,纳食减少。实验室检查:白细胞计数(WBC)2.9×10^9/L,中性粒细胞占比 57%,血小板计数(BPC)90×10^9/L。X 线胸片示:右下肺感染病灶明显扩大,大片灶。证属湿热蕴毒,阻遏中上二焦。治宜清热解毒达邪,解表宣肺化湿。处方:炙麻黄 8g,石膏(先煎)、薏苡仁各 20g,苦杏仁、甘草、柴胡、黄芩、法半夏、竹茹、桑枝各 10g,白茅根、前胡各 15g,滑石 18g,藿香、佩兰各 6g。1 月 28 日三诊:热势仍未遏止,反有上升之势(体温 39.2℃),症状未减,疲倦加重,舌淡红,苔薄白,脉濡细。双肺呼吸音粗,肺底闻及少许湿啰音。实验室检查:WBC 2.5×10^9/L,中性粒细胞占比 50%,BPC 67×10^9/L。此属湿热蕴毒,毒势盛,并易耗气夹瘀,毒瘀互结。治宜加重清热凉血解毒,化瘀软坚散结,少佐益气之品。原方继续服用,加服安宫牛黄丸,并加用仙方活命饮,加服西洋参(另炖服)10g。处方:金银花 30g,浙贝母、赤芍、五爪龙各 15g,陈皮 3g,虎杖 20g,皂角刺、白芷、穿山甲(先煎)、防风各 12g,乳香、没药、升麻、当归各 6g，连翘 18g。西药则停用泰能、稳可信，改用可乐必妥、复达欣。至 1 月 30 日，因应用可乐必妥后出现头晕，故停用所有抗生素，停用后头晕等症状减轻，体温降至 37.5℃。1 月 31 日四诊：体温降至正常，但神疲乏力、头晕，偶有咳嗽，白黏痰，无口干，舌淡、苔薄白腻，脉濡细。复查：WBC 2.3×10⁹/L，中性粒细胞占比 50%，红细胞计数（RBC）3.12×10¹²/L，血红蛋白（Hb）97g/L，BPC 90×10⁹/L。X 线胸片示：病灶增多，密影。热势已退，胸片虽病灶增多，强弩之末势也，此乃正虚邪恋，治当清热养阴，扶正透邪，此时舌苔呈现白腻，为伏湿外达之象，治疗上并重视化湿、活血。处方：炙麻黄 8g，苦杏仁、甘草、桑枝、黄芩、法半夏、竹茹各 10g，白茅根、麦冬各 15g，薏苡仁、太子参、五味子各 20g，藿香、佩兰各 6g。仍加服仙方活命饮方，并加大补气而性温和之五爪龙至 30g；热势已退，停用清开灵，改以参麦注射液益气生津。2 月 4 日五诊：已无发热，乏力，偶咳嗽，未闻及干湿啰音，舌淡、苔厚微腻，脉濡细。X 线胸片示：炎症有所吸收。实验室检查：WBC 2.4×10⁹/L，中性粒细胞占比 48%，RBC 3.62×10¹²/L，Hb 131g/L，BPC 191×10⁹/L。病势渐衰，但湿性缠绵，如油入面，且易伤气，又易夹瘀为患，治宜清热利湿，益气活血。处方：苦杏仁、桃仁、神曲各 12g，甘草、青皮、当归、橘红各 6g，苍术 9g，五爪龙 30g，太子参 20g，升麻、白术、麦冬各 10g；加服：太子参 15g，土茯苓、薏苡仁各 30g，茯苓 12g，枳壳 6g，陈皮 3g，威灵仙 20g，苦杏仁 10g，苍术 9g，大枣 3 枚。2 月 8 日六诊：自觉身轻体爽，舌苔腻转淡，脉细。实验室检查：WBC 6.5×10⁹/L，中性粒细胞占比 46%，RBC 3.62×10¹²/L，Hb 131g/L，BPC 161×10⁹/L。2 月 12 日 X 线胸片示：右肺炎症全部吸收。守方加萆薢 20g，运脾除湿。治愈出院。[52]4-5 该病例由邱仕君、邹旭整理。

三、当代岭南温病临床、实验研究探索与传承

当代对岭南温病临床与实验深入研究并积极倡导实践者当数彭胜权。彭胜权（1939—　　），江西波阳人，出身医学世家，曾祖父于 1850 年由云南迁居江西樟树，五代行医。广州中医药大学温病学首席教授，博士研究生导师，广东省名中医。自 1986 年起，提出温病学科应以研究岭南温病学说为方向，并躬身实践进行探索。彭胜权认为："岭南温病是研究岭南地区自然气候、地理环境、人群体质对该地区温病发生、发展的影响和防治规律的一门学术流派，简称岭南温病湿热证"。[53]11 彭胜权提出的"岭南温病湿热证"，学术内涵包括文献整理与调研、临床研究病种诊治与疗效两方面。

（一）文献整理与调研

彭胜权系统整理了自清代以来岭南何梦瑶等 26 位著名医家关于温病的论述，1991 年彭胜权主编出版了《岭南温病研究与临床》一书，标志着"岭南温

病学说"作为一门学术体系的形成,开创了岭南温病学的临床与实验紧密结合之先例。1996年彭胜权、林培政、钟嘉熙、史志云等又系统总结岭南温病学说创始人刘仕昌的学术思想,出版专著《刘仕昌学术经验集》,岭南温病自刘赤选、刘仕昌以来三代名医群体奠定学术流派基础。

从1982年起对华南地区地理气候及人群体质调查,以探讨岭南温病发病特点。结果表明气候对疾病证治的影响具有较普遍意义,对于温病的发生、发展变化及治疗用药,都具有直接的指导作用。调查还认为温邪包含有气象及生物致病因素两内容,岭南温病发病受该地区气候特点影响,与温病学发源地之华东江浙一带的温病,证治有别。岭南人群体质调查认为岭南人湿热质、阴虚质、气阴两虚质多见;阴虚体质与温病病理变化及证候有关系。岭南气候四季不分,温病全年可发,不拘四时;临床证候多夹湿邪;病程中气分证候表现突出。

(二)临床研究病种、诊治与疗效

主要包括湿热、暑湿(上呼吸道感染)、登革热、昏谵(病毒脑)、外感咳嗽(流感)、急性非典型肺炎(SARS)及乙肝等病证。试举登革热、昏谵(病毒脑)、急性非典型肺炎(SARS)为例说明。

登革热以及并发出现的登革出血热(疫疹)是感受疫疠毒邪而发生的急性热病。用清气凉血为治则的登革清1号方治疗58例气血两燔型登革热患者,设治疗组和对照组,两组样本均数具有显著性差异。登革清1号方不论在退热时间,还是提高血小板数方面,效果均优于激素治疗组。

温病昏谵证候(病毒脑)的出现,结合广东地理气候环境,研究认为热、风、湿和痰是其发生的主要原因。临床上分热扰心包型、湿蒙心包型、邪闭心脑型、阴竭阳脱型。治疗上提出清热祛邪、化湿泄浊、开窍醒神和扶正固脱等法则。该研究对40例弥漫型散发性脑炎进行治疗,设治疗组(20例)、对照组(20例),两组疗效经统计处理,有显著性差别,治疗组优于对照组。

应用岭南温病理论防治急性非典型肺炎(SARS),根据岭南地理和气候特点,提出广东SARS的中医病因为风热挟湿,治疗应注重疏风清热祛湿,在气分以清热解毒、宣肺平喘为主,对岭南地区中医药防治SARS起到指导性作用。本学科专家院外会诊38例,除1例病情太重死亡外,其余37例均治愈。广州中医药大学第一附属医院收治73例SARS患者全部临床治愈出院,平均住院时间为10.14天。跟踪调查表明,均无明显后遗不良反应。无一例院内感染,无一例死亡病例。充分体现了岭南温病理论的临床和社会价值,中医药治疗病毒性感染性疾病具有广谱杀灭或抑制作用,并且有能够调节人体免疫功能、用药相对安全、临床疗效好等特点,对突发热病的防治有积极应用意义。[53]14

（三）实验研究佐证岭南温病湿热证机理

从 1987 年开始，彭胜权指导王新华等一批学者在温病湿热证动物模型复制、湿热证实验指标的探索等方面进行研究，力求用微观方法加深对宏观现象的认识。小结认为：①湿热证的动物模型复制。采用湿热环境、肥甘饮食、生物致病因子（内毒素或病毒）联合作用可造成比较稳定的温病湿热证模型。②温病湿热证机制为多因素所致，如湿热动物模型血浆细菌内毒素（ETX）明显升高、炎症因子导致全身炎症反应综合证、核因子的表达水平升高、水通道蛋白失衡与湿的量化有关等。[53]15-16 岭南温病湿热证机理有时不是依靠实验室数理方差数据说明的，研究者们也认识到临床是检验疗效唯一标准，岭南温病湿热证微观研究要为临床疗效服务，才能使清热祛湿类方药在临床更好应用。

（四）学术传承

1. 院校传承典型代表　当代我国中医学教育主要以高等院校教育为主。有学者认为"传承了几千年的'师徒授受'和'家传'方式嬗变为单一的院校培养模式，是导致中医学术流派特色日趋淡化，甚至逐渐湮没和消亡的外因。"[4]27 尽管院校教育对中医学术传承有诸多弊端，但以此一概而论，抹杀院校教育在中医学术传承中的作用也难免有以偏概全之嫌。当今岭南温病学术院校传承的主力是广州中医药大学第一附属医院温病学教研室，以教研室为研究团队所构建的岭南温病学术传承，在整合资源及研究方向的稳定性等方面，具有无可比拟的优势。因此，院校传承是岭南温病学术传承主流方式。当代岭南温病第一代创始人为刘赤选、刘仕昌省名老中医，第二代为彭胜权，第三代为林培政、钟嘉熙、史志云、李惠德、黄彩平，第四代为王新华、沈强、张朝曦。据不完全统计：温病教研室有全国名师经验继承人 3 人，广东省名老中医 2 人，广东省名中医 2 人，迄今为止已招收研究生（含国外）173 人。"中医药防治重大传染病的研究" 2008 年被广东省"211 工程"三期重点学科建设项目立项，资助经费 1 911 万元；作为研究单位重点成员的合作项目"基于中医经典理论传承创新的防治重大疾病研究" 2010 年被教育部国家特色重点学科项目立项，资助经费 1 050 万元。彭胜权学术继承人有吴智兵等。[50]653 吴智兵，博士研究生导师，现为广州中医药大学温病教研室主任、临床经典研究所副所长，与刘亚敏、林兴栋等为岭南温病流派第五代传承人。

2. 家族传承　家传是中医学术史上一种常见的学术传承形式。它通过幼承家训，子承父业，代代相传。应该说，家传是中医学术传承方式中最能完整保持其学术特色的方式。在岭南地区，有文献可考、以辨治温病知名者主要有东莞陈氏世家与广州郭氏世家。

东莞陈氏世家，有文献可考者可追溯至清末陈钟莲。该世家声名最隆者为陈钟莲之子陈渔洲，其著作《白疹秘钥》，从肠伤寒湿温论治白疹。陈渔洲之子陈芝高一生行医逾 70 年。陈氏三代所遗留学术著作均以温病学见长，为岭南湿热流派的代表。

广州郭氏世家，有文献可考者最早为郭梅峰，亦三世医学。郭梅峰 15 岁从父学医，并拜名中医张惠农为师；郭梅峰以其温病学术经验极具岭南特色而闻名；其女郭燕文、女婿杨干潜也以医名世，学术传承人整理有"平和为贵，药喜甘淡的杨干潜"著述存世。

3. 文献传承　温病岭南文献传承普遍，岭南医家对中原温病学术的传承模式即此类型，他们虽未能当面拜江浙温病名医为师，但以他们的著作指导实践，丰富中医温病学说理论内容，如"近代岭南罗氏疫病流派"。研究近现代岭南郭梅峰、刘赤选、黄省三、刘仕昌等名老中医诊治温病学术经验论文很多，研究者有的不是他们的嫡系家传、入室研究生弟子，而是通过研读他们论著后用于指导临证实践取得成果，撰写论文以文献传承方式传播弘扬了岭南温病名家的学说主张。

参 考 文 献

[1] 任应秋. 论温热学派 [J]. 广东医学，1963（2）：3-7.

[2] 谢观. 中国医学源流论 [M]. 福州：福建科学技术出版社，2003.

[3] 邓铁涛. 邓铁涛医集 [M]. 北京：人民卫生出版社，1995.

[4] 中医学术流派研究课题组. 争鸣与创新：中医学术流派研究 [M]. 北京：华夏出版社，2011.

[5] 南京中医学院. 温病学 [M]. 上海：上海科学技术出版社，1979：5.

[6] 广州医学求益社. 广州医学求益社课卷 [M]. 石印本. 广州：广州十七甫怀远驿关东雅，1908（光绪三十四年）：1.

[7] 黄子天，刘小斌. 岭南温病学术源流 [J]. 中华中医药杂志，2015，30（5）：1585-1588.

[8] 梁鼎芬. 番禺县续志 [M]. 刻本. 1931（民国二十年）：18.

[9] 潘兰坪. 叶案括要 [M]. 木刻本. 1874（清同治甲戌年）.

[10] 潘名熊. 评琴书屋医略 [M]. 广州：广东科技出版社，2011.

[11] 董事会选举校长. 中医杂志 [J]. 广州：广东中医药专门学校，1927（5）：26.

[12] 陈任枚. 温病学讲义 [M]. 广州：广东中医药专门学校，线装铅印本，1929.

[13] 吴瑭. 温病条辨 [M]. 北京：人民卫生出版社，2005：98.

[14] 陈任枚先生订方 [J]. 中医杂志. 广州：广东中医药专门学校，1927（3）：74-76.

[15] 曹洪欣. 温病大成：第五部 [M]. 福州：福建科学技术出版社，2008.

[16] 黄子天，刘小斌. 近代七部防治鼠疫专著传承关系的研究 [J]. 中医文献杂志，2013，31（10）：32-36.

[17] 赖文，李永宸. 岭南瘟疫史 [M]. 广州，广东人民出版社，2004：305-309.

[18] 罗汝兰. 鼠疫汇编 [M]. 广州：广东科技出版社，2008.

[19] 陈兆祥. 急救鼠疫传染良方 [M]. 沪北吴云记书局印本，1894（光绪甲午年）.

[20] 黎佩兰. 时症良方释疑 [M]. 广州：广东科技出版社，2008.

[21] 郑肖岩. 鼠疫约编 [M]// 裘庆元. 珍本医书集成：第二册. 北京：中国中医药出版社，1999.

[22] 劳守慎. 恶核良方释疑 [M]// 劳守慎. 经验杂方. 刻本. 广州：宏经阁，1903（光绪二十九年）：2.

[23] 林庆铨. 时疫辨 [M]. 刻本. 广州：宏经阁，1901（光绪二十七年）.

[24] 余伯陶. 鼠疫抉微 [M]// 曹炳章. 中国医学大成（十七）. 上海：上海科学技术出版社，1990.

[25] 梁龙章. 辩证求真 [M]. 广州：广东科技出版社，2009.

[26] 赖文，李永宸. 岭南瘟疫史 [M]. 广州，广东人民出版社，2004：李经纬序.

[27] 李永宸，赖文. 岭南医家对流行性霍乱病因病机和辨治的认识 [J]. 广州中医药大学学报，2005（1）：62-65.

[28] 钟贻庭. 瘟毒霍乱约辨 [M]. 佛山：金玉楼藏版：（1894）：1.

[29] 刘小斌. 广东中医育英才 [M]. 广州：广东省卫生厅中医处，1988：30.

[30] 阳江市地方志编纂委员会. 阳江县志 [M]. 广州：广东人民出版社，2000：938.

[31] 劳守慎. 附录经验杂方 [M]. 刻本. 广州：宏经阁，1901（光绪二十七年）：2.

[32] 林庆铨. 时疫辨 [M]. 刻本. 广州：宏经阁，1901（光绪二十七年）：4.

[33] 邓铁涛卷 [M]// 张镜源. 中华中医昆仑：第 8 集. 北京：中国中医药出版社，2012：6.

[34] 李守中. 时疫核标蛇症治法 [M]. 石印本. 广州：羊城十七甫澄天阁，1909（宣统元年）.

[35] 黄炜元. 辩疫真机 [M]. 天生馆刻本影印本. 广州：广东科技出版社，2009.

[36] 邱熺. 引痘略. [M]//《续修四库全书》编纂委员会，复旦大学图书馆古籍部. 续修四库全书. 上海：上海古籍出版社，2003：406.

[37] 董少新. 论邱熺与牛痘在华之传播 [J]. 广东社会科学，2007（1）：134-140.

[38] 伍尚. 南海县志 [M]. 1835（清道光十五年）：3.

[39] 梁培基. 阮元赠邱熺诗手 [J]. 医学卫生报，1908（光绪三十四年）（6）：1.

[40] 邱熺. 牛痘新法全书 [M]. 木刻本. 广州：宏道堂，1895（光绪乙未年）：邱昶序.

[41] 靳士英，靳朴. 岭南医药启示录（十）[J]. 现代医院，2007（10）：66-67，157-158.

[42] 王淳甫. 增补引痘略：收买牛痘 [M]// 张琰. 新辑中西痘科全书. 石印本. 上海：上海书局，1906（光绪丙午年）：3.

[43] 杨干潜，郭燕文，招小江. 梅峰医学，精髓永存 [M]// 政协广东省委员会办公厅，政协广东省委员会文化和文史资料委员会，广东省中医药学会. 岭南中医药名家. 广州：广东科技出版社，2010.

[44] 郭燕文. 梅峰医学 [G]. 广东省名中医杨干潜整理，1994：140.

[45] 刘赤选. 温病学讲义：下册 [M]. 铅印本. 广州：广东中医药专门学校，1929：66.

[46] 广东省中医药管理局，广州中医学院温病教研室. 岭南温病研究与临床 [M]. 广州：广

东高等教育出版社, 1991: 45.

[47] 杨忠奇. 仁术家传, 与时俱进的刘亦选 [M]// 政协广东省委员会办公厅, 政协广东省委员会文化和文史资料委员会, 广东省中医药学会. 岭南中医药名家. 广州: 广东科技出版社, 2010: 502.

[48] 黄省三. 流行性感冒实验新疗法 [M]. 香港: 黄崇本堂, 1951.

[49] 彭胜权, 钟嘉熙. 岭南温病名家刘仕昌 [M]// 政协广东省委员会办公厅, 政协广东省委员会文化和文史资料委员会, 广东省中医药学会. 岭南中医药名家. 广州: 广东科技出版社, 2010: 358.

[50] 邓铁涛. 学说探讨与临证 [M]. 广州: 广东科技出版社, 1981: 61.

[51] 邓铁涛. 温病专题讲座　第十二讲　展望 [J]. 新中医, 1990(11): 41-42.

[52] 邓铁涛. 论中医诊治非典型肺炎 [J]. 新中医, 2003(6): 3-5.

[53] 彭胜权, 林培政, 曾征伦等. 岭南温病研究回顾与展望 [G]. 广东省中医学术流派与岭南中医药文化论坛论文集. 广州: 广东省中医药局, 2011.

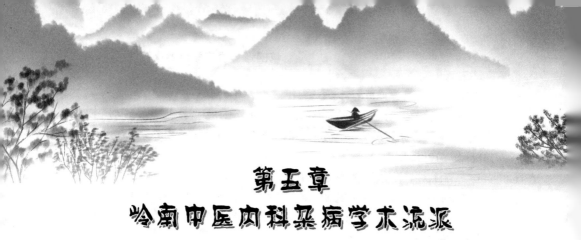

第五章
岭南中医内科杂病学术流派

  中医"内科"之名，出自明代薛己《内科摘要》，这是我国中医学术史上第一部以"内科"命名的医籍。而中医《金匮要略》《临证指南医案》部分内容已可归属于中医内科，金元四大家的学术争鸣实际上也以内科内容为主。如河间学派，以河北河间著名医家刘完素为代表，以阐述火热病机、善治火热病证而著称于世，成为主火论、寒凉派的开山之祖。河间之学传张从正，又为之一变，变"火"字为"邪"字，张从正法宗刘完素，用药多寒凉，治法以攻邪为主，遂成为攻邪派的祖师。罗知悌得刘完素之学，弟子朱震亨沿袭其说，尤重相火为病，大倡"阳有余阴不足论"，治疗强调滋阴降火，开后世滋阴一派的先河，擅长杂病的诊治，后世谓之"杂病用丹溪"，是完素之学传至南方江浙震亨已渐变矣。

  又如易水学派，以河北易州张元素为代表，创立脏腑寒热虚实辨证学说，弟子李杲青出于蓝而胜于蓝，独重脾胃，学术成就超出老师，成为金元四大家之一，创立脾胃学说。其后经弟子门人及私淑者不断发挥，在脏腑病机和辨证治疗方面取得了巨大成就，汇成了著名的易水学派。明代在脾胃学说的基础上发展，形成探讨肾和命门的温补学派，代表医家有薛己、孙一奎、赵献可、张介宾、李中梓等。有基于此，如果说本书前面所述的第一章岭南医方、第二章岭南草药、第三章岭南伤寒、第四章岭南温病流派也是以现代内科为主要内容的话，那么临床其余各科学术流派则详见本书第六、第七、第八、第九、第十章。

  至民国年间，谢观，字利恒，著《中国医学源流论》，提出以名医作为代表命名学派，分为刘河间学派、李东垣学派、张景岳学派、薛立斋学派、赵献可学派等。其于"张景岳学派"条目曰："继东垣而起者为景岳，景岳之学，既攻河间、丹溪，亦攻东垣。东垣曰：相火为元气之贼。景岳则云：相火为元气之本。一以补阳为主，后来医家，不分内伤外感，动云补正，补正则所以祛邪，实景岳有以开之。又时引《易》理以言医，较之但言运气者，尤为诞谩。然所著《景岳全书》，网罗诸科，僭称谟典，几有包括一切之概，医家之崇奉其说者亦颇多。

(《景岳全书》,曰传忠录,曰脉神章,曰伤寒典,曰杂证谟,曰妇人规,曰小儿则,曰痘证诠,曰外科钤,曰本草正,曰新方八阵,曰古方八阵,曰妇人小儿痘疹外科方,凡六十四卷。)"[1]

第一节 岭南内科杂病学术流派争鸣背景

以上谢观《中国医学源流论》提到的"张景岳学派"对清初岭南医学内科学术争鸣影响很大,下试以述之。

一、《景岳全书》与岭南医学

张介宾原非粤人,字会卿,号景岳,别号通一子,乃明代著名医学大家,有"医门之柱石"美誉。祖籍四川绵竹,因先世于明初以军功得授绍兴卫指挥,遂定居会溪(今浙江绍兴)。早年随父游于京师,从名医金英(梦石)学医。壮岁从戎,身处幕府,游历北方。后回乡专心医学,从事临床及著述。潜心研究《黄帝内经》,历30年,"以《灵枢》启《素问》之微,《素问》发《灵枢》之秘",将两书合纂,以类分门,详加注释,成《类经》32卷,并撰有《类经图翼》15卷、《类经附翼》4卷。晚年总结前人学说及自己毕生经验,编辑成《景岳全书》,凡64卷,计百万余言。广州已故名老中医吴粤昌将其收录入《岭南医征略》,谓《景岳全书》曾在粤刊印传世,清康熙五十二年癸巳(1713),查礼南于广州刊《景岳全书》本,则对粤省医学之影响甚大,有此关系故收录之。吴老先生认为《景岳全书》对粤省医学甚大,所见甚是,惜未有更详细的说明。

《景岳全书》成书后张介宾去世,原稿于清康熙三十九年庚辰(1700),由其外孙林日蔚带到广州,经广东布政使鲁超(号谦庵)主持,刊行于世,这是《景岳全书》的始刊本,或称"鲁本"。10年后,即康熙四十九年庚寅(1710),两广转运使贾棠(青南)因其流传不广,乃重加翻刻,这就是贾棠本,简称"贾本"。又越三载,康熙五十二年癸巳(1713),查礼南再次在广东锓版摹发,简称"查本"。从此,《景岳全书》得以大行于世。中华人民共和国成立后,1959年上海科学技术出版社出版《景岳全书》影印查本传本体系的"岳峙楼本"。[2]

《景岳全书》于清代在广东刊刻3次,其产生的影响是不可估量的。查现存的历代岭南医学书籍,类似《景岳全书》这样综合性大型医学全书,清代以前未见。有则自《景岳全书》粤省刊行始,一批清初岭南医家也仿照其成书体例,著写了一批以内科为主要内容的综合性医学全书,为此展开学术争鸣。这是金元医家张元素、李杲脏腑病机及脾胃学说,明清医家薛己、孙一奎、赵献可、张介宾脾肾(肾命)学说,与刘完素火热学说、朱震亨相火学说等不同医学流派之争论在南方的延续。

明代岭南儒家讲学之风甚盛,有白沙之学、甘泉之学、弼唐之学等儒学流派;清初兴文字狱,故考史之风盛行,讲学转移至官府书院,但仍有前明之遗风。广东学政李调元、惠士奇,史学大家钱大昕等著名学者,乃清代大儒,督学广东,风气为之一新。中原内地,儒家之门户分于宋,医家之门户分于金元;岭南边陲,儒学讨论分于明,医学讨论分于清。著名中医学家邓铁涛在题为"万里云天万里路"的自传中提到:"金元时期我国医学的争鸣亦与那个时代哲学上的争论有直接和间接的关系。《四库全书总目提要》说得简要而又深刻'儒之分始于宋,医之分始于金元。'把儒与医前后并论是有根据的。"邓氏之言也是对清初岭南医学学术争鸣背景的最好总结。

二、明清岭南理学思想争论

岭南理学,自唐代赵德先生始。赵先生者,唐代韩愈治潮时开办府学,聘请本地乡贤赵德先生担任教授,称赵德能知先王之道,论说亟排异端而宗孔氏者也,故赵德数为最先。屈大均《广东新语·潘序》:"粤东为天南奥区(腹地深处),人文自宋而开,至明乃大盛。"[3] 学自陈献章、王守仁二人出。陈、王二人,一出生粤籍本土,一为入粤名士,两人开创学术新风。

陈献章(1428—1500),字公甫,号石斋,广东新会人,后迁居江门白沙村,世人多称之为陈白沙,著述收入《白沙子全集》。清代屈大均《广东新语·学语》:"明兴,白沙氏起,以濂、雒之学为宗,于是东粤理学大昌。说者谓孔门以孟氏为见知,周先生则闻而知之者,程伯子周之见知,白沙则周之闻而知之者。孔孟之学在濂溪,而濂溪之学在白沙。非仅一邦之幸,其言是也。"[3]306 后人谓"白沙之学",乃岭南对宋元理学传播,这是对陈白沙很高的评价,不仅是广东一邦之幸,而学术更有裨益于岭外。

陈白沙学术传湛若水。湛若水(1466—1560),字元明,号甘泉,广东增城甘泉都人,学者称为甘泉先生,明弘治十八年(1505)进士,曾任翰林院编修,历任南京礼部、吏部、兵部尚书,有《甘泉学案》存世。湛若水学术主张贵疑重思,学贵思疑,思则得之,思辨解疑。湛若水与大理学家王守仁交谊甚深,王守仁非常佩服若水甘泉先生,谓"晚得友于甘泉湛子而后吾之志益坚"。两人以讲学相应和,然互相驳难,各不相下,故后人又有"王湛之学"说。[4] 增城新塘镇甘泉小学立有湛若水塑像纪念这位南粤先贤。

王守仁(1472—1529),原名云,更名守仁,字伯安,号阳明,浙江余姚人。在家乡四明山阳明中筑室,修身自学,人称阳明先生。15岁随父游,出关外纵观山川形势,有经略四方之大志,暇好骑射兵事,28岁中进士。王守仁入粤是在明正德年间,时兵部尚书王琼推举守仁任右佥都御使,巡抚赣南、粤东平乱,正德十三年(1518)功成上疏朝廷,在粤设置和平县,此后和平县建制一直至今。王守仁心学流行达150年之久，在岭南影响较大的地区是粤东。正德九年（1514），潮州人士薛侃在南京师事王守仁，薛侃后中进士回潮州，嘉靖年间与儿子薛宗铠、揭阳进士吴继乔前往广西苍梧、江西赣南听王守仁讲学，王阳明学说遂在潮州传播。王守仁去世后，薛侃父子在潮州桑浦山麓中离山建阳明寺，办宗山书院，学习弟子达100多人。逝世后明隆庆帝才追赠他为新建侯，谥文成，其著述收入《王文成公全书》。

陈献章、湛若水、王守仁三人，是明代岭南地区对有宋以来程、朱理学提出创新学说者。然明代岭南思想家中，在学术上尊奉朱子，为朱熹护法者又有陈建、黄佐。陈建（1497—1567），号清澜，广东东莞人，著述《学蔀通辨》。学术主张务实而无失，实干不尚空谈。涵养、致知、力行三者关系，主张既涵养又须致知，既致知又须力行。黄佐（1490—1566），字才伯，号泰泉，广东香山人，著名经史学家，明正德十五年（1520）进士，次年选庶吉士，嘉靖三十九年（1560）纂修《广东通志》。黄佐学术上以程、朱为宗，惟理气之说独持一论。嘉靖初曾拜候王守仁，讨论知行合一之旨，数相辨难，守仁称其直。著述《泰泉学案》，收入黄宗羲《明儒学案·诸儒学案》。

其后又有庞弼唐，名嵩，字振卿，南海人，讲学于新泉书院。弼唐曰：阳明之所谓知，即朱子之所谓物；朱子之所以格物，即阳明之所以致知，两说本不相悖。庞弼唐与湛若水讨论天理之说，谓"良知莫非天理，天理莫非良知，原无二旨"，先生圣儒，不言而躬行。庞弼唐又与陈唐山、林艾陵、刘素予、黄莱轩、岑蒲谷、邝五岭、何古林、霍勉衷为天山讲易之会。当时，甘泉、阳明二家弟子，各执其师之说，互有异同。自弼唐为之会通，而浙、广二宗，皆于弼唐悦而诚服。岭南明代儒家讲学之风甚盛，何古林则讲学于广州诃林，薛中离则讲学于潮州金山，黄佐讲学于羊城白云。又有钟叔辉讲学于宝潭，杨肖斋、叶允中讲学于归善，叶绚斋讲学于罗浮，王青萝讲学于粤秀。学生门人，史载陈献章白沙弟子一百余六人，湛若水甘泉及门弟子四千余人。[3]310

古之理学家，今之思想家。理学家多为名儒，哲理思维活跃，议论纵横宏阔，有传世之作。《四库全书总目提要·子部医家类》：儒之门户分于宋，医之门户分于金元。儒、医两者之关系，儒家在前，医家在后，宋代先是有对儒学产生不同的学派，然后才有金元四大家学术争鸣。而岭南儒家门户之分，应该是在明代，而医学之争鸣则在清初。受明代医学理论大家张介宾《景岳全书》影响，产生惠阳刘渊《医学纂要》、平远谢完卿《会经阐义》、嘉应黄岩《医学精要》等以内科内容为主的综合性医著，其著述人乃儒而通医者，继承自金元明清以来温补脾胃肾命理论学说；而南海何梦瑶《医碥》、南海郭元峰《脉如》，亦儒而通医，两人针砭时弊，在岭南地区发扬刘完素、朱震亨火热学说理论。

第二节　岭南温补脾胃肾命与火热学说理论争鸣

明清医学特点，一是围绕医学理论与宋金元医家学说及其医疗经验，延续了不同学术流派的学术争论；同时还表现在对内科病证诊治的总结与内科综合性医著的空前增多，如风、劳（痨）、盅（鼓）、膈内科四大证的概念，就在明清时期形成。

一、岭南私淑张景岳学派者：谢完卿、刘渊、黄岩、黄焞元

（一）谢完卿与《会经阐义》

1. 生平著述　谢完卿（1706—？），名国宝，广东平远县人。谢氏先君，因善病而通医学，精究方术，为人诊治，以《内经》为宗主，故多著奇效。完卿少时有志于举子业，勤读经籍子史，好写文章诗词，尤长于诗学，且工于翰墨，未遑及医学，后患赢疾，药碗不离，始取《灵枢》《素问》两经读之，茫然莫得其解目，悔先君子在日，未曾亲为指授，嗟何及矣！谢氏又曰："医之有轩岐，犹儒之有孔孟也。盖修己治人之理，非孔孟之书无由入；养生却病之方，舍轩岐之书则无据。"[5]1

雍正丙午年（1726），谢完卿就试潮州，受知于大学使惠公士奇（惠士奇，字天牧，康熙进士，1724年督学粤省，时任广东学政）。惠士奇夸谢氏得人之盛，批平远榜后曰：文风鼎盛。谢元卿丙寅（1746）岁试第二，丁卯年（1747）科试榜首，嗣以廪员恩选入贡。乾隆年间梅州廖毓中为谢氏撰《完卿先生传》，曰："谢子者，余同年友也，与余星居两邑，初故不相识，岁丙午就试潮州，谢子受知于学使惠公，余亦以是科获幸。……始识谢子其人者，问其年甫十八，又与余同庚。……谢子生平，书不甚苦读，潇洒自如；及为文，洋洋洒洒，自成一家言。……轻财利，重然诺，最厌世氛，杜门谢客，常曰：吾姓名不为人所识，吾幸矣。……更精究岐黄，活人甚众，从不受酬，一如乃父风。"[5]2

谢氏生平察脉审证，先辨阴阳虚实，洞见脏腑症结，用药百无爽一，良医之名，远溢江闽。学术上以张介宾为宗榜，认为"岐黄为医家之鼻祖，景岳为医家之少宗……岐黄之书，引而未发，得景岳而始明"。族人谢海潮叙曰："其寝馈于景岳一书者久矣。笔著《会经阐义》，念余卷以景岳为宗，傍搜众说，逐节分类而疏解之。有彼此互异者，特出真见以折衷之。靡不贯彻《内经》，明若观火，是岐黄之业得景岳而传，景岳之美得先生而著。是书之用，有益于人生，岂不重哉！"[5]2

《会经阐义》21卷，约40万字。卷一阴阳、经脏、妇人，卷二脉法，卷三病机，卷四治要，卷五本草上，卷六本草下，卷七伤寒，卷八中风、非风、厥逆、痉证、伤风、风痹、汗证，卷九瘟疫、疟疾、瘴气、寒热、暑证、火证、虚损，卷十劳倦内伤、关格、饮食、脾胃、眩运、怔忡惊恐、不寐、三消干渴、咳嗽、喘促、呃逆，卷十一郁证、呕吐、霍乱、恶心嗳气、吞酸、反胃、噎膈、嘈杂、肿胀、癫狂痴呆、诸虫，卷十二积聚、痞满、泄泻、痢疾、心肠痛、胁痛、腰痛、头痛，卷十三面病、口舌、眼目、耳证、鼻病、声暗、咽喉、齿牙、遗精、浊证、淋证、遗溺、癃闭、秘结，卷十四血证、痰饮、湿证、黄疸、脚气、痿证、阳痿、疝气、脱肛，卷十五妇人九证、经脉、胎孕、产育、产后、带浊遗淋、乳病、子嗣、癥瘕、前阴，卷十六八略引、八阵古方目录、妇人古方目录、古方补阵，卷十七古方和阵，卷十八古方攻阵、散阵，卷十九古方寒阵，卷二十古方热阵、固阵，卷二十一古方因阵、妇人方。书末附眼目方、耳鼻方、面口舌方、齿牙方、咽喉方、诸毒方、杂方等。

《会经阐义》与《景岳全书》相参比较，《景岳全书》卷1~3传忠录，卷4~6脉神章，卷7~8伤寒典，卷9~37杂证谟，卷38~47妇人规、小儿则、痘疹诠、外科钤，卷48~49本草正，卷50~64新方八略、新方八阵、古方八阵、外科方。其在编写体例上有相似之处。《景岳全书》卷帙浩繁，凡64卷，100余万言，而《会经阐义》仅40万字左右，约为前者1/3。然谢氏执简驭繁，取舍合理，详略恰当，如原书绝大部分的内科病症、张介宾的重要论述及所制方剂等均无一遗漏；于文章具体处则句斟字酌，尊原著，发己见，表其隐者，详其略者，补其缺者。正如谢完卿在自序中所言："有句法参差者，化而裁之；有文理散漫者，会而融之；有前贤之合道者，兼而收之；有义蕴之未备者，忝而补之；而又句栉字短，比引伸触类而疏通之"。[5]2 可见《会经阐义》是谢氏在对景岳学说的继承基础上编纂而成，首言阴阳经脏，次述诊要本草，再论伤寒杂病，末附古方八阵。与百万余言《景岳全书》相比，《会经阐义》40万字能够抓住要点，详略得当，这也是岭南医家著述特点。

2. 仿景岳传忠录，论医首重阴阳　谢氏《会经阐义》论医首重阴阳，开篇即仿照张介宾《传忠录》之论述：诊病施治，必须先审阴阳。医道虽繁，可一言以蔽之曰：阴阳而已。脉有阴阳，药有阴阳。阴根于阳，阳根于阴也。天地造化之机，阴阳而已。宜平不宜偏，宜交不宜分。水，阴也，其性就下，故宜使之上；火，阳也，其性炎上，故宜使之下。水上火下，名之曰交。交则为既济，不交则为未济。交者，生之象；不交者，死之象也。故大旱物不生，火偏盛也；大涝物亦不生，水偏盛也。照之以阳光，濡之以雨露。水火和平，物将蕃滋，自然之理。人身之水火，即阴阳也，即气血也，即气血也。无阳则阴无以生，无阴则阳无以化。从阳以引阴，从阴以引阳。各求其属，而穷其根。如阳气下陷者,用味薄气轻之品,若柴胡、升麻之类,举而扬之,使地道左旋,而升于九天之上;阴气不降者,用肃杀清利之物,若瞿麦、扁蓄之类,抑而降之,使天道右旋,而入于九地之下是也。

谢氏认为人身除有形之阴阳,即气血、脏腑、寒热外,尚有无形之阴阳,即元阴元阳,此二者,藏于命门两肾之间,乃生机所系。谢氏曰:"凡人之阴阳,人但知以气血、脏腑、寒热为言,此特后天有形之阴阳耳。至若先天真一之气,无形之阴阳,藏于命门两肾之间,阳曰元阳,阴曰元阴。生气通天,惟赖乎此。经曰,得神者昌,失神者亡。即此之谓。今之医只知有形之邪气,不知无形之元气。夫有形者,迹也,盛衰昭著,体认无难;无形者,神也,变幻倏忽,挽回非易。故经曰:粗守形,上守神。嗟乎,又安得有通神明而见无形者,与之共谈斯道哉。"[5]3

谢氏继而又论:阴阳本同一气也,阴阳既水火也,宜平不宜偏,宜交不宜分。然另一方面,阴阳互根虽是固然之理,更重要的内涵则是阳统乎阴,生死之本,全在阳气。所以保生首重元阳,所谓"生从乎阳,阳不宜消;死从乎阴,阴不宜长""阳长则阴消,阳退则阴长;阳来则物生,阳去则物死"。"故气血俱要,而补气尤在补血之先。阴阳并需,而养阳又在养阴之上。是非重火而轻水,不如是不得其平也。"[5]4

自刘完素阐发火热病机,力主寒凉清热以后,朱震亨提出了"阳常有余,阴常不足"及"气有余便是火"的重要论点,并以大补阴丸、四物汤加知柏作为降火滋阴之剂。嗣后,医林习用寒凉。刘、朱之说本为纠正《太平惠民和剂局方》辛热时弊,为治疗实热及湿热相火为病而设,故必然有其侧重与局限。张介宾则认为时医受病之源,实河间创之,而丹溪成之,欲清其流,必澄其源,展开了对刘、朱学说的批评。谢氏是岭南地区继承张介宾学术思想的医家,他有感于刘完素、朱震亨之滋阴寒凉之弊盛行于世,致使俗医多惑于一偏之说,积习不悟,莫不汲汲于滋阴,战战于补阳,故书中反复强调温补元阳之重要性,以为保生重命者鉴也。

阴阳为八纲辨证之纲领,但在表里寒热虚实六者中,孰者为重?谢氏认为虚实二字重要:虚实二字,总贯乎前之四者,尤为紧要,当辨也。例如在"命门之阴虚,乃真水之不足"的论述中,就提到了凡治火者,分为实热之火,虚热之火。实热之火,可以寒胜,可以水折,宜用苦寒之剂;虚热之火,只因其无水,不可以寒胜,宜用甘平之剂。实热者用药如景岳先生抽薪饮,徙薪饮之类。所谓热者,寒之也。虚热者用药如景岳先生一阴、二阴、三阴、四阴煎,或六味地黄丸之类,补水以配火,使阴阳和平,而病自可愈。[5]6

3. 提出"经脏"概念,注重调补脾肾,尤重命门 谢氏《会经阐义》有"经脏类"一篇,经脏二字,同期医书少见。经脏,即经脉脏腑,谢氏论述非常精辟。谢氏首叙经脉，包括其分类、具体循行、循行特点等；次论脏腑，其与形体官窍的关系及五脏六腑之功能。而脏腑之功能，又以脾肾为重点；脾肾之中，又以命门为重点。论肾命之篇幅约占经脏类之四分之一，亦可见谢氏对肾命之重视。

谢氏论脾胃，结合李杲劳倦内伤说，引张介宾原文语："内伤饮食劳役者，心肺之气先损，为热所伤，热既伤气，四肢无力以动，故口鼻中皆短气少气"，谢氏则改为"内伤饮食劳役者，盖由胃气不升，元气不至，无以滋养，故四肢无力以动。"[5]5-7 结合李东垣之脾胃学说，似以谢氏之修注更为确切，易于理解。又如，张介宾原文语："以饥时脏气馁，劳时腠理开，腠理开则邪易感，脏气馁则邪易入，所以饥饱劳倦不慎者，多令人为头痛发热恶寒等证。"而谢完卿将上文化裁为"以饥脏气馁，劳时腠理开，寒邪乘虚而入，而为头痛发热恶寒等证。"以"寒邪乘虚而入"区区六字概括其意，言简而意赅。且本条文下紧接着又道："虽曰此由内伤，而实有外感；虽有外感，而实以内伤。"[5]6-8 结合此"寒邪乘虚而入"六字，即可知因寒邪致外感，虚则为内伤，外感与内伤两者相关联。内伤劳倦者，容易招致外感；外感之邪入侵，又加重内伤劳倦。

谢氏论肾命，从张介宾的主要著述中，摘录有关篇章，如《景岳全书》中"命门余义"及《类经附翼》"三焦包络命门辨"等，进行梳理，按照命门概念、生理功能、病理变化等分门条列如下。

命门概念：命门者，精神之所舍也，先天立命之门户也。命门居两肾之间，元阴、元阳皆藏于此，乃化生精气之元神也。谢氏延续张介宾肾命理论主张：命门位置在两肾之中，命门之火是十二官功能活动的原动力，为生命之根本。故命门者，为水火之腑，为阴阳之宅，为精气之海，为生死之窦。若命门亏损，则五脏六腑皆失所恃，而阴阳病变，无所不至。[5]17

命门生理功能：命门有生气，为乾元不息之机也，为水中之火，先天真一之气。凡水火之功，缺一不可。命门之火，谓之元气；命门之水，谓之元精。肾为先天，阴阳之制化，肾有两枚，左肾属水，曰元阴，右肾属火，曰元阳。命门藏精化气，兼具水火，为性命之本。命门藏于坎中，此气自下而上，与后天胃气相接而化。命门中之元阴、元阳，是滋养形体，和调营卫，维持脏腑生理功能的动力和源泉，而十二脏的功能活动都是真阴之用的体现。如以命门与脾胃的关系为例，虽然脾胃为灌注之本，得后天之气，但命门为生化之源，得先天之气，其间有本末先后之分，故命门元气为脾胃之母。

命门病理变化。命门之阳虚：由真火之不足也。真火不足者，则为真寒之症，其脉必沉迟虚细，或微弱无神，或浮洪豁大，按之如无。凡火亏于下者，必阳虚于上，或为神气之昏，或为动履之困倦。其有头目眩晕，而七窍偏废者，有咽喉哽咽，而呕恶气短者，皆上焦之阳虚也；有饮食不化，而吞酸反胃者,有痞满隔塞,水泛为痰者,皆中焦之阳虚也;有清浊不分,而肠鸣滑泄者,有阳痿精寒,而脐腹多痛者,皆下焦之阳虚也。又或畏寒洒洒者,以火脏之阳虚不能制水也;或拘挛痛痹者,以水藏之阳虚不能荣筋也;或寒嗽虚喘,身凉自汗者,以金脏之阳虚,不能保肺也;或精遗血泄,二便失禁,腰脊如折,骨痛之极者,以水脏之阳虚,精髓内竭。凡此皆阳不足以胜阴,病在阴中之火也。[5]17-19

命门之阴虚:乃真水之不足也。真水之不足者,乃阴不足以制阳,其脉必细数弦动,故其为病,则为烦躁咳嗽,或为骨蒸口干,或为咳血吐血,或为淋浊遗泄,或为盗汗、咽干等证,此与格阳之证,又自不同。盖格阳之火,由于阴盛,故火无所归,必以甘温桂附之类,以引之归源。若真水不足者,乃由于阴虚,故邪火偏胜,发为火热,然虽是火热,亦非实热之比。盖实热之火其来暴,而必有感触之故;虚热之火其来徐,而必有积损之因。[5]19

谢氏以上数节论述,实际上是对张介宾真阴之象、真阴之脏、真阴之用、真阴之病、真阴之治理论的重要发挥。正如谢氏所云,发明命门之义,或言阳虚,或言阴虚,阳虚者宜补火,阴虚者宜补水,制为左归右归等方,用六味八味之意,而不用六味八味之方,景岳学说其中神奇妙用,不能尽述者也。

4. 临证方剂应用仿景岳八阵方略　张介宾处方用药,如同排兵布阵,有军事医学思想。《景岳全书》分列新方八阵与古方八阵论述方剂,而谢元卿《会经阐义》则将这两篇合而为一,统为八阵,每阵首列张介宾新方,次列古之名方,对于张介宾之方悉数囊括,古方则节录之,兼添新方,如清宁膏、红豆丸等,均未见于《景岳全书》。

谢氏八阵方略谓:"余因选古方之得宜者,共若干首,列为八阵,此其中有心得焉,有经验焉,有补古之未备焉。凡各方之下,多附加减之法,及分两之数,俱有出入不一者,正以见方之不可执也。然用方之意,则犹有说焉,夫意贵圆通,用嫌执滞,则其要也。若但圆无主,则乱杂生,而无不可矣。不知疑似间自有一定不移之道,此圆通中不可无执持也。若执一不反,则偏拗生,而动相左矣。不知倏忽间,每多三因难测之变,此执持中不可无圆活也。圆活宜从三思,执持须有定见。既能执持,又能圆活,其能方能圆之人乎,而人其为谁哉?"[5]6

八阵者,曰补、曰和、曰攻、曰散、曰寒、曰热、曰固、曰因。

一补略。补方之剂,补其虚也。凡气虚者,宜补其上,人参、黄芪之属是也;精虚者,宜补其下,熟地、枸杞之属是也;阳虚者,宜补而兼暖,桂、附、干姜之属是也;阴虚者,宜补而兼清,门冬、芍药、生地之属是也。

二和略。和方之制,和之为义广矣,亦犹土兼四气,其于补泻寒凉之用,无所不及,务在调平元气,不失中和之为贵也。凡前所论,论其略耳,而书不尽言,言不尽意,能因类而广之,则存乎其人矣,不知此义,又何和剂之足云。

三攻略。攻方之制,攻其实也。治宜用攻,必其邪之甚者也,其若实邪果甚,自当攻药相宜,不必杂之补剂。盖实不兼攻,若但略加甘滞,便相牵制。虚不嫌补,但若略加消耗,偏觉相妨。然实而误补,不过增病,病增者可解;虚而误攻,必先脱元,元脱者无治矣。是皆攻法之要也。其或虚中有实,实中有虚,此又当酌其权宜,不在急宜攻、急宜补者之例。虽然,凡用攻之法,所以除凶剪暴也,亦犹乱世之兵,必不可无。然惟必不得已乃可用之,若或有疑,宁加详慎。盖攻虽去邪,无弗伤气,受益者四,受损者六。故攻之一法,实自古仁人所深忌者,正恐其成之难,败之易耳。倘若任意不思,则其人可知矣。

四散略。用散者,散表证也。观仲景,太阳证用麻黄汤,阳明证用升麻葛根汤,少阳证用小柴胡汤。此散表之准绳也。后世宗之,而复不能用之,在不得其意耳。盖麻黄之气,峻利而勇,凡太阳经阴邪在表者,寒毒既深,非此不达,故制用此方。非谓太阳经药必须麻黄也。

五寒略。寒方之制,为清火也,为除热也。夫火有阴阳,热分上下。据古方书,咸谓黄连清心,黄芩清肺,石斛、芍药清脾,龙胆清肝,黄柏清肾。今之用者,多守此法,是亦胶柱法也。大凡寒凉之物皆能泻火,岂有凉此而不能凉彼者,但当分其轻清重浊,性力微甚。用得其宜则善矣。

六热略。热方之制,为除寒也。夫寒之为病,有寒邪犯于肌表者,有生冷伤于脾胃者,有阴寒中于脏腑者,此皆外来之寒。去从所来,则其治也,是皆人所易知者。至于本来之寒,生于无形无响之间,初无所感,莫测其因。人之病此者最多,人之知此者最少。果何谓哉?观丹溪曰:气有余便是火。余续之曰:气不足便是寒。夫今人之气有余者,能十中之几。其有或因禀受,或因丧败,以致阳气不足者,多见寒从中生,而阳衰之病,无所不致。矧庸医多有不识,每以假热为真火,因复毙于无形无响者,又不知其几许也。故惟高明见道之士,常以阳衰根本为忧,此热方之不可不预也。

七固阵。固方之制,固其泄也。如久嗽为喘,而气泄于上者,宜固其肺;久遗成淋,而精脱于下者,宜固其肾;小水不禁者,宜固其膀胱;大便不禁者,宜固其肠脏;汗泄不止者,宜固其皮毛;血泄不止者,宜固其营卫;凡因寒而泄者,当固之以热;因热而泄者,当固之以寒。总之在上者,在表者,皆宜固气,气主在肺也;在下者,在里者,皆宜固精,精主在肾也。然虚者可固,实者不可固;久者可固,暴者不可固。当固不固,则沧海亦将竭;不当固而固,则闭门延寇也。二者俱当详酌之。

八因阵。因方之制,因其可因者也。凡病有相同者,皆可按证而用之,是谓因方。如痈毒之起,肿可敷也。蛇虫之患,毒可解也。汤火伤其肌肤,热可散也。跌打伤其筋骨,断可续也。凡此之类,皆因证而可药者也。

谢氏编纂《会经阐义》,绝非简单地对《景岳全书》重抄一遍了事。统观全书,虽十之八九为张介宾论述,亦无一篇与《景岳全书》完全相同者。张介宾生平之著述甚丰,同一论述常散见于所著各书,需合而观之,乃得以窥其全豹。是以《会经阐义》中,谢完卿通常将张介宾之论述几篇合为一篇,或将本篇移至他处,或摘录多篇中观点相同之文句,略加修改,或加以按语,使上下贯通,合而成新篇。就以八阵方略为例,谢氏谓:药不执方,合宜而用,此方之不必有也;方以立法,法以制宜,此方之不可无也。夫方之善者,得其宜也;得其宜者,可为法也。方之不善者,失其宜也;失其宜者,可为鉴也。古方新方,列为八阵,强调治则治法重要性,诠释临证组方用药原则,是岭南谢氏对景岳学说的传承与发展。

5. 学术传承　谢完卿《会经阐义》发岐黄、张介宾之所未发,以为寿世金针,为医与为相同功,治人与治国等效。谢氏学术传后裔族人谢海潮、谢泰恒、谢宝馨、谢林儌、谢任臧,医士姚锡祺、姚万禧等。至民国十八年(1929)潮安太平马路梁斫轮承印铅印本,萧熙先生(已故广东名医,著名医史文献学家)藏书。后学族裔敬题诗词,录其一二读之以增趣闻。

其一曰:

悟道曾经阅岁华,洞明医术号颛家;居心惯种延年草,到眼忻开益寿花;
橘井同芳人艳羡,杏林媲美世争夸;太和春满青囊贮,国手高才信不差。

其二曰:

良相同功素表扬,仁心济世业岐黄;奇方起死屡经验,妙诀回生独擅长;
药捣云中传逸向,丹烧月窟誉余香;医宗共仰遗篇在,披卷分明发宝光。

当代学者研究谢完卿《会经阐义》者,有陈俊榕“清代岭南医家谢完卿临证诊疗特色探讨”、张长民“潮汕医著丛考”、罗元恺“点注《妇人规》”。其中以广州中医药大学第三附属医院陈俊榕发表在《中国中医基础医学杂志》2017年第7期“清代岭南医家谢完卿《会经阐义》学术思想述评”一文影响较大。

(二)刘渊与《医学纂要》

1. 生平著作　刘渊,字圣泉,号伏龙山人,广东惠阳人,生当康熙至乾隆年间。年少时曾习武使弓马,后弃去专攻医术,可谓是先武后文,文武兼才,“以医名南中三十年”,其所诊治喜用温补峻厉之剂。乾隆丁巳年(1737),刘渊自惠州抵至广州,遇广东布政使王恕方伯(注:方伯,谓一方之长,明清时代用作布政使的习惯称呼。王恕,进士出身,四川人。)及徐惠。徐惠为官初至岭南,寒暑之疾一时作焉,病热几殆,精神恍惚,气怯胆惊,众医束手。刘渊亲为诊脉订方,药三服而病已愈,由是名声大振。乾隆四年(1739),刘渊著《医学纂要》,广东布政使王恕为之鉴定并作序曰:“惠阳刘生渊,以医名南中三十年矣,其所诊治,喜用温补峻厉之剂,始或怪而笑之,久未见其失一也。其所著曰《医学纂要》者,颇合于兵家处女、脱兔之旨,故以御寇之说告之。昔归太仆赠医士张云厓（注：明归有光作《赠医士张云厓序》）云：云厓，世为武弁（弁，音变，帽子；武弁，武冠，代指武官），而自轩岐以来，百七十九家之言，靡不洞彻，谈论滚滚，治人死生立效。刘生，少曾习武，使弓马，今已弃去。而其为医，亦张目，好大言，所言辄验；其著书，又能探其要，以活人。则震川所谓百七十九家之言，其已略见于此欤！其得其要者欤！其亦云厓之匹欤！惜吾文不足以传之也。"[6]

　　王恕作为广东一省行政长官，为刘渊写序，认为《医学纂要》颇合于兵家处女、脱兔之旨，以军事行动隐蔽、迅速比喻其临证用药特点。描述刘渊个性，其为医，"亦张目"（意为瞪大眼睛，愤怒貌），此王恕为说明刘渊虽弃武行医，亦不改其武人本色。其著书，则震川（震川，是归有光，即"归太仆"之别号），赞誉他与古代医士张云厓不相上下，治人死生立效。也许是少年尚武之由，处事果断，好大言高谈阔论，为人豪爽豁达。王恕又自谦不能为刘渊写好传记序言，谓"惜吾文不足以传之也"。由此可见，《医学纂要》成书之时，刘渊已功成名就，医业已成，在岭南地区颇有影响。

　　刘渊《医学纂要》按照《易》乾卦卦辞分为乾、元、亨、利、贞、吉六集。第一集《乾集·心法灵机》，含《内经撮要》上、下，辨论证治歌诀。《内经撮要》仿张介宾《类经》体例，摘要分类为：脏腑有相合、五脏异藏、五病、五乱、五伤、五脏有余不足、阳络伤则血外溢、阴络伤则血内溢、肠胃寒热为病、脾病而四肢不用、风寒湿杂合为痹等。第二集《元集·风寒类似》，分为中风伤寒、十种类伤寒。中风伤寒主要是对中风等内伤杂病防治，十种类伤寒主要是对外感热病防治。第三集《亨集·灵机条辨》，分为痢证治论、杂症条辨两部分。其中痢证治论专门阐述痢证病因病机、证候及其并发症防治，杂症条辨包括肿胀等内科病症 27 个。第四集《利集·灵机条辨》，分为血证、杂症、妇科摘要三部分。血证，引经据典专门阐述其病因病机、证候及其防治；杂症，包括痰证、咳嗽、喘证、虚损等内科病症 18 个；妇科摘要，包括经脉论、月经病、妊娠病、产前产后病等。第五集《贞集·灵机条辨》，分为幼科症治、痘疹条辨。幼科症治，包括初诞法辨、断脐法、胎热、锁口脐风、急惊风证等 41 论（证）。痘疹条辨，专门论述儿科水痘、麻疹等发疹性传染病论治。第六集《吉集·汤方活法》，把方剂仿照《景岳全书》体例分为补、散、寒、热、和、攻六阵。所谓补阵，即补益之方剂，如四君子汤等；散阵，即发散之方剂，如麻黄汤等；寒阵，即清热泻火方剂，如黄连解毒汤等；热阵，即温里回阳之方剂，如四逆汤等；和阵，即调和表里之方剂，如藿香正气散等；攻阵，即攻积泻下之方剂，如大承气汤等。每阵方剂，又有古方与新方之区别。古方者，即官方；新方者，即己平日应验之方，共收集古方及新方 331 首。《医学纂要》属岭南大部头医著，约计四十五万字。

2. 仿《类经》例对脏腑理论阐述 刘渊《医学纂要》卷首"乾集·心法灵机"《内经撮要》,仿张景岳《类经》例,阐述脏腑理论,并作简明扼要的说明。如对脏腑相合理论:"脏腑有相合,三焦曰孤腑。《灵》:肺合大肠,大肠者,传道之腑;心合小肠,小肠者,受盛之腑;肝合胆,胆者,中精之腑;脾合胃,胃者,五谷之腑;肾合膀胱,膀胱者,津液之腑也,少阴属肾,肾上连肺,故将两脏。三焦者,中渎之腑也,水道出焉,属膀胱,是孤之腑也。是六腑之所与合者。"[7]12其出处源自于张介宾《类经·三卷·脏象类》"脏腑有相合,三焦曰孤腑"。

脏腑有相合,五脏有互含。刘渊继而又曰:"五脏异藏,虚实异病。《灵》:肝藏血,血舍魂。肝气虚则恐,实则怒。脾藏营,营舍意。脾气虚则四肢不用,五脏不安;实则腹胀,经溲不利。心藏脉,脉舍神。心气虚则悲,实则笑不休。肺藏气,气舍魄。肺气虚则鼻塞不利,少气;实则喘喝,胸盈仰息。肾藏精,精舍志。肾气虚则厥;实则胀,五脏不安。必审五脏之病形,以知其气之虚实,谨而调之也。"[7]13刘渊的"五脏异藏",是对张介宾"五脏互藏"理论的发挥,即每一脏异藏(互藏)其他五脏之气,五脏之气也可通于一脏。这是后世岭南名医邓铁涛"五脏相关"理论的学术源泉之一。

3. 对肾命理论的阐发 张介宾《景岳全书·传忠录》有辨河间9条、辨丹溪9条、论时医31条。张介宾曰:"时医受病之源,实河间创之,而丹溪成之,"[8]并说"欲清其流,必澄其源",展开对刘、朱之说的批评。提出了"阳非有余,阴本不足"的观点,倡导温补脾肾理论,并与肾命学说联系紧密。如在《类经附翼·求正录》"故命门者,为水火之府,为阴阳之宅,为精气之海,为生死之窦。若命门亏损,则五脏六腑皆失所恃,而阴阳病变,无所不至。"[9]

刘渊《医学纂要》也有专篇论述命门:两肾之间,一点真阳,名曰命门,相火之位,为坎之象。盖人秉生之机,即在此命门。一点相火,为人身之至宝,化生之源,无不出此。蒸糟粕,熏脾胃,化津液,润五脏,悦颜色,无非此火。若肾无此火,则无以作强,而伎巧不出焉;膀胱无此火,则三焦之气不化,而水道不行;脾胃无此火,则不能蒸腐水谷,而五味不出;肝胆无此火,则将军无决断,而谋虑不出;大小肠无此火,则变化不行,而二便闭;心无此火,则神明昏,而万事不能应矣。故命门为一身巩固之关。……然命门为元气之根,为水火之宅。五脏之阴气,非此不能滋;五脏之阳气,非此不能发。[7]18这是刘渊对张介宾肾命学说的发挥,也是他喜用温补峻厉之剂,久未见其失一的理论依据。

4. 杂病论治本于脾肾 刘渊《医学纂要》杂病论治内容收载宋元以降医家计10余家,而以《景岳全书》内容最多,理论上、方药上均仿效取用,部分加有按语。试以中风、痰病为例以说明。

中风病因,刘渊认为:风病本于脾肾之虚。引张介宾语:"非风等证,其病为强直掉眩之类,皆肝邪风木之化也,其为四肢不用,痰涎壅盛者,皆胃败脾虚之候也。然肝邪之见,本由脾肾之虚。使脾胃不虚,则肝木虽强,必无乘脾之患;使肾水不虚,则肝木得养,又何有强直之虞?故凡治卒倒昏沉等证,若无痰气阻塞,必须以大剂参、附峻补脾肾元阳,以先其急,随用地黄、当归、枸杞之类,填补真阴,以培其本。"刘渊同时认为中风属于内伤病,阴阳亏衰,"阳衰则气去,故神志昏乱;阴亏则形坏,故肢体废弛。此病者多在四旬之外,正以其渐伤渐败而至此,则其非外感而实由内伤可知也。"[7]92

痰证病因,刘渊认为:"痰本脾肾之虚。凡非风之多痰者,悉由中虚而然。夫痰即水也,其本在肾,其标在脾。在肾者,以水不归源,水泛为痰也;在脾者,以饮食不化,土不制水也。不观之强壮之人,任其多饮多食,随食随化,未见其为痰也。惟不能食者,反能生痰,此以脾虚不化,停蓄为痰也。故凡病虚劳者,其痰必多,而病至垂危,其痰益甚,正以脾气愈虚则全不能化,而水液尽为痰也。可见天下之实痰无几,而痰之宜伐者亦无几。故治痰者,必当温脾强肾,以治痰之本,使根本渐充,则痰将不治而自去矣。"[7]100

刘渊注重脾胃,认为风湿痰南北皆有,本于脾胃。引张景岳语:"非风等证,岂皆热病?即云为痰,又岂无寒痰?而丹溪所言,何以痰即生热、热即生风也?且非风则已,是风则南北俱有。若云东南寒少,未必杀人则可;若云风少,则不可也。非痰则已,是痰亦南北俱有。若水土之外湿,东南虽多;而乳酪之内湿,则西北尤多也。盖痰之为物,虽为湿动,然脾健则无,脾弱则有,脾强则甚。是可见因病而后生痰,非因痰而后生病也。治失其本,而欲望病愈者,未之有也。"[7]99

刘渊临证补益脾肾主要方药,除张介宾左、右归饮外,还有九味养营煎(新方),治真阴精血亏损,腰膝筋骨酸疼,不能屈伸证。八味补元饮(新方),治男妇气血衰弱,阴虚血躁,津液枯涸,潮热日汗。十全补元饮(新方),即八珍补元饮加黄芪三钱、北味一钱。阿胶建中汤(新方),治脾经血躁,虚烦嘈杂之证。八仙归肾丸(新方),治真阴不足,肾气不固,精窍滑泄,腰膝酸软证。保元肾气丸(新方),治真阳不足,肾元不固,漏精滑泄,腰酸膝软证。益肾丸(新方),治肾气不足,真阴衰弱,膝软腰疼,四肢无力痿弱证。扶元益气丹(新方),治肾阳不足,下元虚冷,久无子息,命门火衰,不能生土,胸膈饱闷,吞酸呕恶,反胃吐食,腹脐膨胀,柔绵作痛,滑泄泻痢,腰疼膝软,小水自遗,虚淋寒疝,肢节痹痛等证。参茸固本丸(新方),治元阳衰冷,精寒溺浊,腰膝酸疼,小水淋沥证。斑龙地黄丸(新方),治元阳不足,精寒阳痿,腰膝酸软无力之证。都气丸,治肾水不足,虚火上炎,发热作渴,口疮,咽喉疼痛证。固精地黄丸(新方),治元阳衰弱,气虚不能提固,遗精滑泄等证。鹿茸固本丸(新方),治下元虚弱,腰膝酸软之证。十神固肾丸(新方),治脾泄、肾泄、泻痢日久不止、虚寒滑泄、休息痢。固肾丸（新方），治脾肾虚弱，久泄泻痢不止，并休息痢证。鹿茸丸，治真阴不足，腰膝酸软，下元痿弱，喘咳之证。枸杞丸，治真阴不足，肾虚精滑之证。[7]114-118

刘渊个人经历与张介宾相似，先武后文，融军事之理于医学之中；刘渊学术风格用药峻厉，长于温补，与张景岳主张治疗用药"本贵精专，尤宜勇敢"，反对庞杂同出一辙；刘渊、张介宾二人，善用温补，不囿温补，圆机变通，临证苦心，自有活法之用，自然奇方之外有奇方，学者能会仲景意，则亦今之仲景也。

5. 学术传承 刘渊《医学纂要》凡例曰："是书编，阅览古今医书，咀嚼其骨髓，溶化其津液，凝为脂膏精华，使后之学者，以为传授心法。古今医书甚多，业医者未免有浩繁之叹，予不揣鄙陋，编辑篇句，歌诀冠于首卷，使业医者，易为记诵之学。"[7]9 可见刘渊编写是书，是辑录《黄帝内经》《伤寒论》《金匮要略》等经典以及张介宾著述，同时又是一本授徒读本，使业医者，易为记诵之学。刘氏医术传儿子刘文辉（彩章）、刘文光（德华）、刘文耀（仪昭），弟弟刘起熊（兆举），女婿任其信（有恒）、门人莫圣祜（帝宠）。

当代学者研究刘渊《医学纂要》者，有赖畴点校刘渊《医学纂要》，1999 年中国中医药出版社出版，2014 年广东科技出版社影印清乾隆四年（1739）翰宝楼刻本出版；邱仕君"清代岭南医家刘渊学术思想评析"，发表于《中国中医基础医学杂志》2000 年第 11 期；韩宇霞"岭南医家刘渊《医学纂要》妇产科学术特点"，发表于《新中医》2015 年第 10 期；凌天和"《医学纂要》治咳学术思想探析"，发表于《山东中医药大学学报》2017 年第 1 期等。至 2018 年检索中国知网"刘渊《医学纂要》"条目，找到 58 条结果，也反映刘渊《医学纂要》文献传承有一定广泛性。

（三）黄岩《医学精要》内科部分论述

1. 生平著述 黄岩，字耐庵，一字峻寿，又名花溪逸士，嘉应（今广东省梅州）桃源堡人，光绪《嘉应州志·艺文志》有其传，谓生平淡于名利，习儒喜好为诗，撰有《岭南荔枝咏》《花溪文集、诗集》《岭南逸史》。又兼读医学嗜岐黄书，凡《灵枢》、《素问》、金元医家著述及薛已医案、《景岳全书》，无不精研，深得其秘旨，遂以医名于世。著述《医学精要》，因患眼疾晚年撰写《眼科纂要》，两书均现存。

黄岩《医学精要》全书 8 卷，卷一药要须知、药反须知、药畏须知、劣性须知、解药须知、脏腑须知等。卷二医学小引，引张介宾语：宁医十男子，莫医一妇人，又曰宁医十妇人，莫医一小儿，甚言其难也。卷三阐述癫痫、伤食、疳积、咳嗽、疟证、霍乱、呕吐、泄泻、痢证等病症。卷四、五、六、七为内科，分别阐述心痛、胃脘、胁痛、腹痛、虫痛、腰痛、疝气、痛风、色风肿证、腹胀、渴证、三消、汗证、夜啼、不寐、遗梦、黄疸、暗证、呆笑、哮喘、头痛、耳证、目证、口证、舌证、齿牙、咳血、吐血、鼻证、衄血、小便、大便、手足、瘰疬等。卷八痘科。多部目录学著作中，黄岩《医学精要》归属于儿科书籍，可能只看序"尝考诸书痘为小儿胎毒"，而忽视了读法："病之为小儿妇人所独有者，不过几种，其诸杂证，固未尝岐也。……其余杂证，更不分男妇老幼，一同论治。"[10]2

2. 阴阳为医道之纲领，虚实乃医中之关键 黄岩重视八纲辨证，仿《景岳全书·传忠录》阴阳篇例，引张介宾语曰："医道虽繁，可以一言蔽之，曰阴阳而已。故证有阴阳，脉有阴阳，药有阴阳，至于阴中复有阳，阳中复有阴，疑似之间，最宜确辨。一有差谬，必致攻补倒施，杀人于刀圭矣。故是编于此二者尤加缕析。（如在气在血，虚微虚甚，热微热甚，格阳戴阳之类。）学者最宜详认。"[10]3

黄岩认为，八纲之中，阴阳虽为医道之纲领，阴阳者固宜尤加缕析。然"表里寒热虚实，乃医中之关键，能明乎此，万病如指诸掌矣。以表言之，则风寒暑湿燥火，感于外者也。以里言之，则七情劳欲饮食，伤于内者也。寒者，阴类，有内寒，有外寒。热者，阳类，有内热，有外热。虚者正气不足，实者邪气有余。然六者之中，又惟虚实二字，最为紧要。"

虚实二字如何重要？黄岩又进一步论述："虚实二者，无地不有。虽《内经·五常大政》有云：东南方，阳也，阳者，其精降而下。西北方，阴也，阴者，其精奉而上。阴精所奉其人寿，阳精所降其人夭。西北之气，散而寒之，东南之气，收而温之，之说。不过言其常耳。至其变，西北亦有宜收而温者，东南亦有宜散而寒者。但宜温宜寒，必须确辨。如果确见其寒，即温之。确见其热，即清之。不可拘也。乃世之庸妄，谓南为火位，其人多热，必不宜补；北为水位，其人多寒，必不宜清。悖圣言矣。不知南虽火位，于卦为离，离者中虚，岂尽可泻乎？北虽水位，于卦为坎，坎者中满，岂尽可补乎？"

"虚实二者，无证不有，如《内经》云，肝气热则胆泄口苦，又曰胆虚气上溢，而口为之苦。即口苦之有寒热，其他可知矣，故有里热极，而身表反如沐者；有外热极，而腹中反无火者；有头痛如破，舌黑如炭，小便如血，喉肿喉痛，目红面赤，脉洪鼓指，而为脾肾大虚者；有大便泻水，小便遗滑，饮食呕，恶寒覆衣，寸关无脉，而为脾胃大实者。中皆详辨，最宜深察。"

"虚实二者，又当分何脏何腑，在气在血。酌选对证之药，单刀直入，方不至伐人无辜，而奏功亦易。世之庸劣，经脏不明，阴阳莫辨，见发热即猜为实，而芩连知柏，大黄蒙石，随手摭拾，任意轻投。遇脱竭稍疑为寒，则黄芪、附子、熟地、人参，阴阳不分，糊涂乱用，以致轻者变重，重者速死，且不自悔悟，而谓其人之数已终也，嗟乎！庸医多，杀人亦多，可胜悼哉。"[10]5

可见黄岩对八纲辨证的解释，重在虚实二字，他认为虚实证之鉴别很重要，阴阳表里寒热证均可有虚、实证之分，东南西北中各地亦有虚、实证之见，脏腑气血又当分虚在何脏、实在何腑、或在气分、或在血分,选对症之药,单刀直入,方不至伐人无辜,而奏功亦易。

3. 重视药性脉理断症,善辨苗窍声音颜色　黄岩《医学精要》《眼科纂要》两部医学著作,都把药性论述放在篇首。认为"病有万变,治各有药",用药如用兵,药之不精,如兵之不练,有志斯道者,宜细玩熟玩焉。脉理断症,即中医之诊断。黄岩认为:有诸内必形诸外,脏腑之苗窍、声音、颜色,须知由乎流以探乎源。如面分五部,各有所属:天庭心也,左腮肝也,右腮肺也,口唇上下肾也,而阳明胃经,夹口环唇交鼻绕目。此处皮下隐隐有青蓝色者,脾胃虚损,肝木乘之,虽有惊搐,必宜救脾(理中汤加柴胡之类),若复祛风化痰,清肺泄脾,必杀人矣。

黄岩强调,为医之道,先识脏腑,脏腑何以识? 以眼科为例,黄岩认为按五轮八廓,"五轮之位皆实而可据,八廓之位皆虚而难凭。虽古来有关元、水谷、会阴、胞阳、清净、传送、津液、养化等名,然考其所论症治,仍不外五脏也,徒多名目以滋惑乱。今概不录,惟录五轮,分五脏,配五行,使简而可认,庶初学习之易以为功。"因此,黄岩治疗眼病十分重视肝肾二脏的协同作用,以补肾泻肝,清热除湿作为治疗原则。黄岩认为:"是虽五脏各有部位,然论其所主,则瞳仁之关系重焉。何以言之? 夫目者,肝之外候也。肝属木,肾属水,水能生木,子肝母肾也,有子母而能相离者哉? 故肝肾之气充,则精彩光明;肝肾之气乏,则昏蒙眩晕。"提出"凡病目者,非火有余,则水不足耳,但宜辨其虚实可矣。"[11]治疗上倡导肝有泻而无补,肾有补而无泻,因症制方,泻肝有清肝汤、泻肝汤、通利丸、大通丸等,补肾则以清心养荣汤、益肾丸为主。

4. 学术传承　黄岩于嘉庆甲子年(1804)设塾授徒,业医者数人,《医学精要》一书即为其授徒教本。清道光壬午年(1822),时任翰林院检讨温葆淳,请假旋里,复来粤访旧寓族兄思堂,拜候黄岩,见案头《医学精要》四卷,因询问族兄,云即故里黄岩先生授徒著本也。温葆淳于广州五仙寓所为是书作序:"今黄先生上体好生为心,列证附方,备咏案验,精义入神,简言居要,可传可法。……夫桥道茶浆之设施,世称无量之功德,然所及犹有限。是编也,梓知不胫千里,江湖陬壤,家置袖珍,咸叨利济,则不朽之三。"凡例首语曰:"故凡几纂辑,皆前贤精粹及余所心得,语简而意赅,义精而词显,字斟句酌,韵畅声谐,可歌可讽。有志斯道者,宜尽读之,熟读之,久则心与理融,自能出神入化。"[10]3 学术传儿子黄绍官、黄淮官、黄善官、黄晋官等。

(四)黄炜元《医学寻源》

除了上述谢完卿《会经阐义》、刘渊《医学纂要》、黄岩《医学精要》外,受《景岳全书》影响还有大埔黄炜元《医学寻源》。张介宾《类经附翼·医易义》曰:"易者,易也,具阴阳动静之妙;医者,意也,合阴阳消长之机。虽阴阳已备于《内经》，而变化莫大乎《周易》。故曰天人一理者，一此阴阳也；医易同源者，同此变化也。"[12]清代岭南医家对医学易学之关系作较深刻探讨者，乃黄炜元《医学寻源》，系岭南现存关于医学易学关系著述之一。

1. 认同张景岳医易同源说　黄炜元，字晖史，广东大埔人，自幼习儒学医，为光绪嘉应州举人。著《医学寻源》5卷，成书于宣统元年（1909）春天。现存有民国三年（1914）天生馆木刻本，5册，线装书。黄炜元儒医出身，认为学医者，先明何以为学也？但寻其源，以穷究到底而已。夫源之远者，流自长，医之源发于何自，说者曰：自易来也。黄氏认同张介宾医源于易，医学原理皆统于易学，其中之奥妙，非读书临证，不可以言明白，掌握医学之源流，则可以驾轻车而就熟路。《医学寻源》卷之一画太极河洛八卦阴阳图，五行生克干支纳音图，四时生旺藏府经络图，五运六气并脉歌诀，均以天人感应立论。然中医学有别于易学，它是根据自己临床的需要而逐步形成一个体系的，故卷之二论经络法窍，列十二经络脉症药表、气血表里六淫论、伤寒病症赋、太阴朔望纳甲五行挂药等。卷之三论药性，包括药性总义增补赋、分类药性治法。卷之四长沙杂症汤头歌括。卷之五时方歌括、辩疫真机，并附症论医案，均以临证实用为原则。潮州府学罗光蔚为之作序曰："黄君医学，医之实学也，曰寻源，能寻医之本源也。汤头药性，寒热温平，不惮再三布告；春秋冬夏，佐使君臣，不辞反复推详。费尽孤诣苦心，而欲与世同好，补天地之缺陷者，此也符天地之生成者，此也德懋懋官，功懋懋赏。有目者当如何共赏也。成此书不知几经数十寒暑，阅此书亦必千回百转，大费精神，卓哉！"[13]1

黄炜元《医学寻源》理论具体对疾病防治的经验，体现在第五卷《辩疫真机》并附症论医案中（详见本书第四章温病学派岭南流派）。黄炜元医学验方来源，正如潮州府学罗光蔚所言："其得之祖传者半，得之揣摩者半"。[13]3即祖传医学有一半，其实践揣摩总结也有一半。黄氏《医学寻源》理论并不泥古，而是救人于水火，以致"当时列门额颂者，不可以指数计知。"[13]4就是说黄氏以岐黄医术救治了很多危重病人，以致日后登门致谢者不可计数。

2. 仿张景岳《类经图翼》阐述医易同源　黄炜元《医学寻源》仿张景岳《类经图翼》，书中有"混沌图""太极图""河图""洛书""先天八卦""后天八卦""伏羲八卦次序""伏羲八卦变六十四卦阴阳图""八八六十四卦中外阴阳两图""六十四卦合廿四节气方位图""二十四气昼夜日永日短之图""月令中星图""先后天八卦应人形图""节气应人经络图""五行生成数图""五行生克图""天干五行图""地支五行图""五行相生""五行相克"等章节图说，引入易学理论解释人体经络、气血、五脏六腑、病症深浅、用药须知、辨治大法。黄氏曰："余自授黄岐《素问》，刻刻以济人利物为务，深究乎经络条贯之源，熟察乎血脉流通之理，天之有春，有夏，有秋，有冬，人即有寒，有暑，有虚，有实。其心肝肾脾肺命，六宫所主，皆由六气而成，所以得其生生不已者，富贵寿考福祉康宁，皆天命有德，莫之为而为，莫之致而致者也，下此则有刚者、柔者、强者、弱者。故天之时有不同，人之气亦有不同。烈风猛雨，一时拔木偃禾者，天之暴疾也；头晕目眩，一时废食忘飨者，人之虐疾也。天无惠日祥云和风甘雨以补之，无以成其为天；人无奇方妙药瑞草灵芝以益之，亦无以成其为人。"[13]7

形而上者谓之道，形而下者谓之器，易学理论必验之于人。具体就医学实践而言，黄氏在著述中逐一加以阐明。例如"人身督脉任脉手足经脉应洛书先天八卦图论"篇，黄氏注释："人为三才之一，位居天地之中，本与天地相肖，则所谓河图、洛书、八卦，其理自与人身相通。易所谓近取身，乾首、坤腹、震足、巽股、坎耳、离目、艮手、兑口，粗举其大略耳。卦之所以应乎人身者，岂仅以形体粗迹比拟耶？人身有督脉，从下体二阴之间，过尾闾，循背脊而上，至巅顶，下鼻抵人中，止于唇之上；有任脉，从前阴循腹而上，至于口唇之下，此二脉即人身之乾坤，亦即九、一二数之相表里。督统一身之阳，任统一身之阴，不惟人有之，鸟兽虫鱼皆有之，即果实之类亦有此卦。其脉行于足，自然之理，千古未经人道也。"[13]18

又例如人体五脏六腑，黄氏注释曰："河图十数，正应天干，亦配藏府，甲胆、乙肝、丙小肠、丁心、戊胃、己脾、庚大肠、辛肺、壬膀胱、癸肾。五藏五府，不能尽也，乃画为八卦，则乾坤之外，有六子焉？河图变为洛书，则九一之外，有四六、三七、二八之六位焉，则五藏有六府，以三焦为孤府也。六府亦有六藏，以心包络为之配也。此阴阳五行之变化甚奇，而不知其无奇也。八卦、洛书早呈其象，人不自察耳。五行宜各专其一，而火则有二，一为君火，一为相火。以卦配之，君火离也，相火震也。震是阳木，而何以为相火。火无体，以木为体也。心包络、三焦，皆相火之藏府，故属之震八之位。"[13]20 即易有阴阳，医亦有阴阳，医之阴阳，不讲心肝肾肺脾命，不可以言医。

3. 秉承天人一体的临证理论主张　黄炜元《医学寻源》秉承天人一体、医易同源理论思维，分析天地之盈虚消长系于易，人之悔吝吉凶亦系于易。易也者，所以明天地之道，宰生人之权者也。若易理不精，曷足以知盈虚消长；易理不晓，曷足以通悔吝吉凶。黄炜元曰："神农百草，卢扁千方，流及至今，真传渺渺，庸医杀人，托名渔利，所在皆然，何足道哉。君子曰：彼不知医也。彼不知医，即不知易也。夫人亦始乾坤而后六子，自八卦定位，先天出其中，后天出其中。而河图、洛书姑无论，戴九履一，左三右七，二四为肩，六八为足，又天一地二，天三地四，天五地六，天七地八，天九地十，无非发明乾坤八卦之以为寒暑虚实之确证也。"又曰："余观古今言医之书，连篇累牍，不下千万卷，有如汗牛充栋，今人披阅，目忙手乱，无路可寻。余特为按易之阴阳次序，以得其寒暑虚实之源，简括易明，寻源易得。其书所以有可以遵从者，余则累辑以存之，使人不失其本也。其书所无其症，所罕出者，余则裨补以发明之。勿使寒者但知其寒，误医以益其寒；暑者但知其暑，误医以益其暑；其如虚者，不知血虚生热；实者，不知气实生寒，虚实混淆。韩子云：所谓以之昌阳引年而欲进其希苓也。噫！可甚慨哉！余是书之出，体易之精，究易之蕴。不敢背乎阴阳，不敢违乎寒暑。而五脏六腑，皆本乎五运六气，君臣佐使，一一括乎寒热温平，体用并备。俾人人易明易晓者也，原其名曰《医学寻源》，未知有当于世否耶？"[13]5-6

二、岭南尊信刘朱学说者与景岳学派争鸣：南海何梦瑶与郭元峰

如上所述，《景岳全书》清代三次在广东刊印，对粤省医学发展影响甚大，岭南也出现了《会经阐义》《医学纂要》《医学精要》等大型综合性以内科内容为主的医学全书。张介宾属于易水学派或者说是温补学派的医家，他最初崇尚朱震亨，后转而折服于张元素、李杲益气补脾诸说，倡"阳非有余，阴本不足"论和肾命学说，所谓"天之大宝，只此一丸红日；人之大宝；只此一息真阳"。其临床代表方剂为"左右归"，他自制左归丸、右归丸以培两肾之元阴、元阳；又制左归饮、右归饮，以疗命门之阴衰阳胜及阳衰阴胜者。但景岳学说的盛行，也使岭南出现了滥用温补辛热药物的偏向，并由此引起学术上争鸣。不敢苟同景岳学派与之争鸣者（后世谓之"补偏救弊"者），有南海何梦瑶与郭元峰，他们两人尊信刘（完素）朱（震亨）学说。

何梦瑶在乾隆戊午年（1738）为郭元峰《脉如》写序言曰："予友郭子元峰，本邑名诸生，能医，尊刘（完素）朱（震亨），与余议合。……览其所为《脉论》，又尊信刘朱，与近日宗张景岳者明昧有别。吾欲取以为法，因以辞弁其首曰：热药之烈崐冈焚，神焦鬼烂无逃门，谁辨紫朱判玉珉，众盲相引昭皆昏。"[14]1何梦瑶在这里指出，郭元峰所著的《脉如》，与近日宗张介宾者明昧有别。乾隆十六年（1751），何梦瑶著《医碥》，其自序曰："方今《景岳全书》盛行，桂、附之烈，等于崐冈，子作焦头烂额客数矣。人咸谓，子非医病，实医医。是书出，其时医之药石欤？'碥'当作'砭'。"[15]自序何梦瑶这段话说得很清楚，由于《景岳全书》盛行，有的人滥用桂枝、附子，我写《医碥》这部书的目的，不是医病，而是"医医"，在于纠正医疗上滥用桂枝、附子温补这种偏向，"碥"也可以当"砭"解释，即针砭时弊的意思。行文紧接介绍南海名医郭元峰、何梦瑶与景岳学派之学术争鸣。

（一）郭元峰与《脉如》《伤寒论》

1. 生平著述 郭元峰，名治，元峰为其字，南海人，贡生出身，生当清代

康熙乾隆年间。其先人郭冠匦，名标，乡邑名儒，廪贡生员，为官粤西，历署武宣县及柳州、象州知州，卓有政声，自冠匦伯祖而下六传，皆补邑博士弟子员，世其书香不绝。元峰之学，得之庭训，自幼习儒学医，"读书过目辄不忘，壮岁为邑名诸生，其为文镕经铸史，气象峥嵘，识学过人远甚。"[14]1又据同治《广东通志·郭治传》记载，其精于医术，曾用熏蒸外治法治愈一例清远县水肿病人，名声大噪。公著有《脉如》《伤寒论》《药性别》《医约》各一卷，惟《脉如》《伤寒论》见存云。笔者调研，郭元峰现存著述，确是《脉如》《伤寒论》两书。

郭元峰学术上不主张温补。乾隆丙子（1756）冬，山西庄有信公（乾隆壬戌进士，翰林院编修）在粤患郁热病，延粤中诸名医，多未奏效。诸医以公官途鞅掌，积劳成疾，率投补剂，罔效。后延郭元峰诊治，令服西瓜荸荠汤，公伴许之，而不服。翌日，元峰询知，因书补方授公，而暗嘱其家人以前汤进，病脱然去。可见郭元峰学术上不主张桂枝、附子温补，而是用西瓜荸荠汤治疗庄有信郁热病，且又熟悉心理疗法，明开补方授公，暗嘱其家人进西瓜、荸荠（粤语"马蹄"）等清凉之品取效。庄有信自此亦与郭元峰结交为友，后为《脉如》一书写序。可谓"良相良医，昔贤并重，以相操救世之权，医擅救人之术也。"[14]2

2. 阐述中医脉学原理与临证实践结合之重要　郭元峰《脉如》开篇即论中医脉学之原理："脉者，血之府，精气之源，神之用，水谷为宗。盖脉不自行，随五脏元真变化于经隧之间，显见于气口阴阳之蕴也。自轩岐以下，《难经》、仲景始约言其要，迨晋王叔和以脉鸣时，撰有《脉经》，可为周详明切矣。……宋庞安常始得经旨，而有人迎、气口之分。……崔紫虚之《四言脉法》、滑伯仁之《诊家枢要》、李言闻之《四诊发明》立论元奥，李频湖之《脉学》《奇经》解释精详，皆有功于后学，允为当世之指南者也。医而知此，何病不瘳？故脉不明则无以别证，证不别则无以施治，脉岂可以不辨乎？夫曰浮，曰沉，曰迟，曰数，曰滑，曰涩，曰虚，曰实，曰长，曰短，曰洪，曰细，曰弦，曰紧，曰芤，曰濡，曰微，曰弱，曰伏，曰动，曰促，曰结，曰牢，曰革，曰缓，曰散，曰代，曰疾，此二十八脉者，乃脉之大纲也。"[14]2

郭元峰论中医脉学之原理，除引述《黄帝内经》曰"营行脉中，卫行脉外""肺朝百脉"等语外，对28种脉象均给予形、势、位、主病的论述，继承前人脉之阴阳分类法，将二十八脉以阴阳属性加以归类。又根据自己实践经验，认为："人面五官无异，及细察之千人万人，从未有一雷同者。此则二十八脉之形象，全在乎活泼变通，慎勿按图索骥，以失病机可也。"

郭元峰诊脉细察之千人万人，认为脉象从未有一雷同者，何也？"有部位不容混淆者，有彼此相类者，有疑似难辨者，有真假相混者，有有胃气、无胃气、胃气少之辨者，有从四时、反四时者，有与证相反相合者，有一病而兼见数脉者。有杂投舛剂，致脏气不定，脉随变幻者；有确守良药，证无进退，脉不转移者。有人病而脉不病,脉病而人不病者。有脉不转移,而良剂稍辍便见虚陷者。有老少衰旺之不同者,有新病久病之宜忌者,有寿夭吉凶预定者,有纯阴纯阳之偏禀者,有形体之相反相应者,有合问闻望而兼诊者,有僧尼、寡妇、室女、童男之异常人者,有贫贱富贵、正人奸人、六气七情之各殊者。有无脉者,又有真脏脉、奇经脉、太素脉、天和脉、四塞脉、六甲脉、六气脉、人迎脉、关格脉、妊娠脉、五逆六绝七独脉。皆应详辨精确,服膺弗失,一遇诊按,吉凶生死,了了指下矣,庶神而明乎?"[14]2-3

郭元峰总结曰:"余念古良医治疾,未有不先诊脉,自轩岐已然。……微茫呼吸之间,而生死系焉。……愚以为,医不明脉,固无以治病,而不明真假疑似之脉,又无以别脉,不明真假疑似之脉,又无以别元气之虚实,而洞明生死吉凶之大要也。脉岂仅治疾云乎哉?"[14]3

3. 提出"如脉"的概念,以辨别真假疑似之脉　郭元峰《脉如》一书,"脉如"二字作如何解释?近人马小兰研究认为:《脉如》专门列举出真假疑似之脉,明确提出"如脉"之名,深入辨析脉象之真假疑似及其主病,这实际上是一种辨证的思维方法,它使医者不仅要注意脉在一般病理情况下的形象及主病,更要注意类似相同的"如脉"异常变化,或特殊情况下的脉象表现及主病,,也使辨证思想在中医诊断学领域得到了更进一步的贯彻。[16]

《脉如》的如脉类,多是正脉脉象兼上其他脉象,因此在一些诊断学书籍中被列为"相兼脉"范畴,多处引用它的如脉主病作为"兼脉主病"的内容。《脉如》对真假疑似脉的辨析及其主病对后世学者确实有一定的影响,它大大丰富了中医脉学的内容,在中医诊断学领域理应有它的一席之地,在启发中医者的思维认识上有着深刻的意义。

郭元峰《脉如》,将真假疑似之脉特称为"如脉",共论述了13种脉象的如脉类脉象及主病,它们是:数、浮、沉、迟、滑、实、弦、洪、细、长、紧、伏、促等脉。数脉主热,然脉数非皆热,郭元峰就举数脉为例,对"如"字进行解释:"来如弹石者,其至坚强,营之太过也;去如数者,动止疾促,营之不及也。盖数本属热,而此真阴亏损之脉,亦必急数。然愈数则愈虚,愈虚则愈数,而非阳强实热之数,故不曰数,而曰如数,则辨析之意深矣。此而一差,生死反掌。愚以为,何独数脉有相似者,即浮、沉、迟、缓、滑、涩、洪、实、弦、紧诸脉,亦皆有相似也。又非惟脉然也,至证如疟、如痰、如喘、如风、如淋等病,设非素娴审辨,临事最撼心目,故庸浅者只知现在,精妙者疑似独明,为医之难,正此关头矣。吾故曰:脉故易辨,如数之脉则最难辨也。"[14]10

脉理精微,其体难辨,在心易了,指下难明。用"如"比喻难辨之脉,反映临证数候俱现时之复杂脉象,最恰当不过。郭氏认为脉有真假疑似,其诊断关乎人之生死,不可不细心诊察,重点讨论了"如数脉"者,包括数而不鼓、数大而虚、细疾若数、沉弦细数、駃脉等的脉象、主病及预后，并引用徐东皋、《濒湖脉学》、《黄帝内经》之文来论述脉理、主病、治疗，以及如数脉与数脉的区别。但郭氏仍恐如数脉之辨别未详，因而又将通一子（张介宾别号）"数脉有阴有阳"及西池先生（何梦瑶）之说列于文后，来论证如数脉主病，批驳"数皆热脉"之偏见。最后作者又以按语形式，引用《诊宗三昧》之文进一步论述脉数非皆热之理。郭氏为辨别如数脉与数脉之不同，旁征博引，可谓煞费苦心，从中可以看出郭氏著书的目的，理解"脉如"之涵义。郭元峰临证体会"脉不单生"，即临床脉象出现的相关性。他说："察病之法，先单按以知各经隐曲，次总按以决虚实生死。然脉有单按浮，总按沉者；有总按浮，而单按沉者，迟数亦然。要之，审决虚实，惟总按可凭。况脉不单生，必曰浮而弦，浮而数，沉而紧，沉而细之类，其大纲不出浮、沉、迟、数、滑、涩以别之，而其气类可推矣。"[14]15

4. 提出伤寒乃四方四时之证，大抵合并病居多　郭元峰与何梦瑶两人都是岭南地区尊信刘（完素）、朱（震亨）学说议合者，都著有伤寒方面的学术论著。郭元峰《伤寒论》极少仲景原文，是打着仲景旗号而从暗中转移的岭南火热论学派医家。例如伤寒的概念，郭元峰认为："是伤寒者，乃包括四方四时、阴阳表里而统言之也。"[17]6 可见郭氏之伤寒，包括四方四时、阴阳表里之证。四方四时之证，仅就岭南炎方而言，包括作者在著述中所述的感冒、死证、病后诸证、结胸、烦躁、发狂、蓄血、呃逆、发黄、自利、协热下利、傍漏、呕吐、发喘、咳嗽、余热咳嗽、发颐、钩胁腹满、腹痛、头汗、热入血室、动气、筋惕肉瞤、寻衣摸床、似疟、狐惑、百合、阴阳易、癥瘕、直中阴经、传经热证、宿疾、坏证、发斑、阴阳厥附蛔厥、谵语郑声、衄血、虚证、战汗、温病、暑病、风湿、劳力伤寒、小便、死证等。

伤寒的合并病。郭元峰临证诊治伤寒病，发现合并病居多，他说："虽然余自临证以来，初未见有单经挨次相传者，亦未见有表证悉罢只存里证者，必欲依经如式求证，则未见有如式之病，而方治可相符者，所以令人疑惑，愈难下手，是在不知合病、并病之义耳，况又加以失治误治之变，症百出哉。今之伤寒，大抵合、并病居多，识得此意，头绪井然矣。"[17]10 郭氏不愧岭南临床家，告诫读者今之伤寒，大抵合、并病居多，加以失治误治之变证百出，欲按仲景书依经如式求证，则未见有如式之病，有方治可相符者。所以，郭氏将伤寒六经本证，及合病、并病列于前，且一病之中，又分攻补两途，以便业是科者之得心应手，而伤寒毫无遗义也。

临证用药，治疗非时感冒，初起头痛，恶寒法热，身骨痛腰强，有似发冷者，可用败毒散疏之。若渴加干葛八分，痰加半夏六分，内热加黄芩六分。如服药身热退，不呕为不传经。倘至日晡潮热，微寒，可用柴葛双解饮；胸胀加枳壳、桔梗各五分，去芍、葛；有寒热加草果、常山各五分，去芍、葛；如夜热加生地一钱，赤芍八分，有寒仍加草果；如泻利加四、苓各八分。凡伤寒已经汗下而脉尚洪数，两目如火，烦热狂叫欲走者，三黄石膏汤主之。[17]35 注重岭南地势与人群体质，以清解、清凉之法及药物诊治伤寒时病；注意伤寒时病之合、并病兼夹症，灵活处方，师古之法，而不泥古人之方，不失古人之意，是郭元峰《伤寒论》学术精髓。

5. 学术传承 郭元峰医学传孙子郭敬辉、郭锶开，侄孙郭悦千、郭翰千，其家族中以医术济世者还有郭麟标、郭麟书等。清末民初岭南著名学者黄任恒（1876—1953），早年就读于广州越华书院，尤精研广东文献史料研究，于庚午年（1930）七月为郭元峰《伤寒论》跋书曰："此书专论伤寒之证治，辨析颇详。"[17]153 当代学者研究郭元峰者，有马小兰"岭南医家郭元峰《脉如》学术思想研究"，为2002年广州中医药大学硕士学位论文。沈创鹏等"清代岭南伤寒名家郭元峰《伤寒论》学术思想概略"，发表在《辽宁中医药大学学报》2012年第2期。广东科技出版社2009年影印出版郭元峰《脉如》《伤寒论》。

（二）岭南名医何梦瑶与《医碥》

1. 生平著述 何梦瑶（1693—1764），字报之，号西池，晚年自号研农，南海人。岭南著名医家。自幼聪颖，十岁能文，十三工诗。康熙辛丑年（1721）遇长州天牧惠公（惠士奇，康熙年间进士）督学广东，于广州九耀官署（今广州教育路南方戏院）检考郡邑诸生。惠士奇倡导经学，粤人师从研习者众，何氏为"入室第子，亲受业焉"，与南海劳考兴、吴世忠、顺德罗天尺、苏珥、陈世和、陈海六及番禺吴秋等一时并起，故有"惠门八子"之称。[18] 雍正甲辰年（1724），惠士奇再督粤学，何梦瑶文名籍甚，举优行特免何梦瑶检试，且曰："何生文行并优，吾所素悉"，并赞誉何梦瑶为"南海明珠"，[15]1 这当然是很高的评价，但就他以后对岭南医学所作的贡献来看，实当之无愧。

雍正己酉（1729）科试，选拔策询水利，何梦瑶以医喻，娓娓且千言，深得赏识，拨贡旋领。庚戌年（1730）科试联捷，荣登进士榜，时年38岁。官历广西义宁、阳朔、岑溪、思恩县宰，奉天辽阳州牧。何梦瑶为官造福一方，据道光《南海县志》卷三十九《列传八·何梦瑶》载，他治狱明慎，宿弊革除，六任州县，刁悍敛迹，有神君之称；他博学多通，任岑溪县宰修撰地方志书，又创办书院义学，师生修脯膏火田自何氏始；他关心民众疾苦，思恩县发生瘟疫，即立方救疗，多所全活；他为官清廉，二十年仍两袖清风，不名一钱，归而悬壶自给。但若论何氏一生之贡献，则在于医而不在于政。

何梦瑶著作等身，现存者计有：

《医碥》7卷。为何氏宦游粤西服官辽左时所著，成书于乾隆十六年（1751），现存有乾隆年间同文堂刊本，6册；1918年两广图书馆刊本，7册。1982年上海科学技术出社据同文堂刊本排印本，邓铁涛、徐复霖点注；1994年人民卫生出版社有邓铁涛、刘纪莎点校本出版。《医碥》是何梦瑶医学代表作,目前研究何氏学术思想主要以此为读本。2018年1月,广东科技出版社出版由郑洪、陈李校注的《〈医碥〉全本校注与研究》,为国家古籍整理出版规划项目。

《人子须知》4卷。何梦瑶遗稿,佛山僧互禅校订。卷一为四诊韵语,卷二为方剂,卷三、卷四为方剂临证运用及药物。为人子者,不可以不知医,知医者远而寿世,近而事亲,故是书名曰《人子须知》。儿子何之蛟写书序云:"先君解组投林,舌耕糊口,取号砚农,教人以敦行为先,不尚文藻。尝曰:仁为万善之本,孝乃为人之基。……惟医述一端,行之可以济人,言之可以寿世。……读者四诊明,方药备,从此深造,调阴阳,起夭折,远而寿世,近而事亲,欲仁得仁,宁外是乎?爰是目之曰《人子须知》。"[19] 现存光绪乙酉年(1885)佛山福禄大街华文局刊本,2册。

《三科辑要》2卷。三科者,婴科、痘科、妇科。书首番禺后学潘湛森序曰:"梦瑶何君,夙耽经史,兼擅岐黄。昔尝著《医碥》一书,其根究病源,常有深透数重之见,其辩论杂症,更有不遗毫末之思。洵足见触类旁通,法无不备矣。而其于婴科、痘科、妇科,尤为研精殚思,批郤导窾。因辨证订方,辑成两卷,所载病情脉象,分条折缕,穷流塞源,实足补古人所未备。"[20] 现存有光绪十二年(1886),2册。至1918年两广图书馆将婴科、痘科、妇科分别修订为《幼科良方》《痘疹良方》《妇科良方》,上三书均不分卷,内容与《三科辑要》之婴科、痘科、妇科同,但夹注小字改用括号。

《伤寒论近言》7卷,反映何梦瑶对伤寒外感热病的学术观点。清乾隆二十四年己卯(1759)乐只堂刻本,至民国十六年(1927)广东中医药专门学校出版的《中医杂志》第3、第4期载部分内容。教导主任廖伯鲁按语曰:"报之先生为吾粤名儒,学术行谊详载志乘,惟阮《通志》叙先生医学著述,未列《伤寒论近言》,可见当日已鲜流传,嗣闻版毁于火,传本更希。兹从卢朋著君藏本录出,庶先哲微言不至湮没云尔。"[21]1

《追痨仙方》上下2卷。是书又名《内科仙方》,何梦瑶据宋刻本亲手影写,加以绘图,虽有某些臆测成分,但已说明痨病由痨虫感染所致。现存1918年两广图书馆刊本,1册。

《神效脚气方》4卷。脚气为岭南地方病,何氏特以研究,著成是书后即归道山(逝世)。现存1918年两广图书馆刊本,2册。

《医方全书》12册。1918年两广图书馆刊行。全书汇合何氏六部医著,第一至第七册为内科《医碥》,第八册《幼科良方》,第九册《妇科良方》《追痨仙方》,第十册《痘疹良方》,第十一至第十二册《神效脚气方》。全书首有两广图书馆主人序言:"何公报之为粤东医界古今第一国手,其所著医书,悉根据南方之地势、南方人之体质,调剂与北方不同,立方与北带亦异。故南带之人民效用其方法,无不百发百中,服其剂无不奏效如神。"[22] 可见近代岭南医界特别推崇何氏医学。

《皇极经世易知》8 卷。古代哲学易学类书籍,何梦瑶乾隆癸未年(1763)在广州越华书院讲席使用书稿,未及刊行,后由南海孔继让、番禺唐良臣、香山黄培芳细加校订,整理刊行。现存有咸丰九年(1859)滚雪楼刊本,4 册。

《算迪》8 卷。古代算术书籍,乾隆癸酉年(1753)成书。何梦瑶对西历、平弧、三角、八线等法亦有研究,扬州江藩叙:"藩昔年即知此书,嘉庆二十五年来粤东访求不可得。道光元年六月,会文学勉士于友人处得之,吴考廉石华将付剞劂。近日为此学者知法之已然,不知立法之所以然,若何君可谓知立法之所以然者,岂人云亦云哉。藩昔年即知此书,嘉庆二十五年来粤东访求不可得。道光元年六月,会文学勉士于友人处得之,吴考廉石华将付剞劂。"[23] 可见何氏重视西方早期传入之数学等科学技术文化知识。现存有1935 年商务印书馆刊本,收入王云五主编《丛书集成》;道光二十五年(1845)南海伍氏刊本,8 册。

《庚和录》2 卷。古代音乐声学书籍。乾隆辛未年(1751)成书。何梦瑶谓,理与器并著也,命名《庚和录》。书首福增格(字赞咸,号松岩,曾为江宁将军,喜好琴,著《酌雅斋诗余》1 卷,此词则刻于粤东)序曰:"兹官广州,得交越华山长何君报之,博雅好古之士也。留心乐律。……工琴,老而好学,非空疏者可比。此书简而明,足为后学指南,读者由此而窥乐律之奥,则上古元音可得而续。"[24] 伍崇曜刊刻《粤雅堂丛书》190 余种 1 347 卷,谭莹校勘编订,何梦瑶《算迪》《庚和录》即收录于内。

《匊芳园诗钞》8 卷。古代文学书籍,乾隆壬申年(1752)成书。刊印有番禺崔锟士、广府陈简在、南海罗鼎臣、广府李家树、南海龚天牧、从化李德敬等 47 位受业门人姓名。诗钞卷一煤尾集,卷二鸿雪集,卷三学制集,卷四南仪集,卷五寒坡集,卷六鹤野集,卷七悬车集,卷八诗余。现存有乾隆壬申年(1752)刊本,1 册。

《岑溪县志》4 卷。古代历史学书籍。乾隆四年(1739)何氏任岑溪县令时修撰。自谦谓"待罪岑溪将四载矣,行将调去,念无以遗我父老子弟。自夏迄冬,书成凡四卷,遗我父老兄弟,幸共正之。"现存有 1967 年台北文成出版社刊本,1 册。

此外,何梦瑶著述还有《绀山医案》《针灸吹云》《三角辑要》《移橙余话》《比例尺解》《紫棉楼乐府》《罗浮梦暖》《秋旬金钱隘纪闻》《庄子故》《肇庆府志》《制义怵除》《胡金竹梅花四体诗笺》《大沙古迹诗》《金合匊芳园诗续钞》等,地方志均有载其书目,惜笔者未见闻。

何梦瑶医学推崇河间丹溪之说,但于寒温攻补无所偏倚,而其代表作《医碥》则以金坛王肯堂《证治准绳》为蓝本，有学者认为可与之相媲美。[25] 何氏对中医理论、外感热病与传染病、内科杂病、妇科、儿科以及方剂药物等均有很深造诣，试以分述。

2. 倡导刘完素火热学说，阐述杂病用丹溪理论　何梦瑶生于广东，久居南方。岭南地卑土薄，气候炎热，春夏淫雨，秋冬无雪，火热为病广泛，既有外感发热者，亦有内伤发热者。何梦瑶《医碥》卷一即有"发热"专篇："发热者，热之发现于肌表也。凡病多发热，热生于火，火本于气，丹溪谓气有余便是火，其义可见，其理不外气乖与气郁二端。"[15]38 何梦瑶运用脏腑经络学说，将临证所见各种火热证象进行研究分析，归类为气乖与气郁二端。

气乖发热有三：阳亢发热、阴虚发热、阳虚发热。而气郁发热有七：风寒郁热、饮食郁热、为痰饮郁热、为瘀血郁热、为水湿郁热、为肝气郁热、为脾气郁热。何梦瑶在南方发挥了刘完素"六气皆从火化""五志过极皆为热病"理论学说，认为气乖阴阳平衡失调可以引起发热；气郁即风寒邪气久郁可以化热、饮食失调胃肠积滞可以郁热、痰饮有形之邪可以郁热、为瘀血集聚体内可以郁热、水湿停滞脏腑肌肤可以郁热、肝胆湿热化黄可以气郁热、脾虚内伤元气不足可以郁热。

为阐述内伤发热与外感发热，批评张介宾诸公不达其旨，极力谰诋刘朱学说。何梦瑶《医碥》卷二又作专篇论"火"，认为："凡病多属火。丹溪谓气有余便是火，此一火也，治宜清凉。气不足亦郁而成火，东垣所谓阳虚发热也，又一火也，治宜甘温以补其气，少加甘寒以泻其火。外感暑热燥气，增助内气成热，此一火也，治宜辛润清凉。外感风寒湿气，闭郁表气成热，亦一火也，治宜辛温发散。内伤饮食辛热之物，致火得热益炽，此一火也，宜以苦寒之剂消导之。内伤饮食生冷之物，致火被遏愈怒，又一火也，治宜辛热之剂消导之。肾水虚，致令下焦之火上炎，此一火也，治宜六味（见虚损），壮水以制阳光。肾阴盛，逼其浮游之火上升，又一火也，治宜八味（见虚损），益火以消阴翳。又凡动皆属火，醉饱火起于胃，大怒火起于肝，悲哀火起于肺，房劳火起于肾，五脏火炽，心火自焚。种种已散见于各篇中，而发热篇更详，细阅自见。夫人非寒则热，非实则虚耳。今寒热虚实皆能生火，然则凡病多属火，河间、丹溪之言，岂不信哉？"[15]111-112

何梦瑶接着批评张介宾辈："而张景岳辈不达其旨，极力谰诋，亦已过矣。或曰：虚火既不可用寒凉，是有火之名，无火之实，故景岳诸公直谓之非火，子何訾之乎？曰：虚火不可用寒凉，谓苦寒之味耳，若甘寒之品，何可废乎？盖虚火有二：其一可用温热，如内寒外热，下寒上热等证是也，目为非火犹可也；其一宜用甘寒，水虚火炎者是也，目为非实火则可，竟目为非火，可乎？至如滞下、消渴、吞酸、虫痼等证，明明属热者，亦概目为非火，且反谓之为寒，真菽麦不辨者矣。彼意以为必目之为非火，而后人不敢用寒凉，不知立论失实，徒起后人之疑也。"[15]112

针对当时岭南某些医家滥用桂枝、附子倾向，何梦瑶论"火"专篇又曰："桂、附引火归元，此为下寒上热者言之。若水涸火炎之证，上下皆热，不知用此引火引归何处。今日医者动用桂、附，动云引火归元，杀人如麻，可叹也。""或谓上世人所禀厚实，可任攻伐；晚近人所禀薄弱，止宜温补，谬也。丹溪去景岳不过二百余年，如果禀赋强弱相悬如是，将数千百年而后，人皆变为阴鬼乎？"[15]112何梦瑶针砭时弊，认为滥用桂枝、附子，杀人如麻，令人叹息，丹溪离景岳不过二百余年，世人体质禀赋总不至于那么强弱相悬殊吧？

杂病用丹溪，何梦瑶表现在以下四个方面。一是赞同朱证"气有余便是火"的学术观点，认为热分脏腑经络、热分三焦、热分昼夜气血、热分虚实，根据病位不同可分别选用泻白散、凉膈散、白虎汤、地骨皮散、黄芩一物煎、丹溪清金丸、黄连泻心汤、导赤散之类治之。治疗火热诸证用药，何梦瑶对肺脏较为重视，肺主气，气有余便是火，黄芩一物煎、丹溪清金丸泻肺中血分之火，泻白散泻肺中气分之火。

二是发挥朱震亨"百病中多有兼痰者"。何梦瑶曰："凡病有形者是痰，无形者是火。如红肿结块，或痛或不痛，皆形也，痰也。（原文夹注小字略）但痛不肿者，无形也，火也。又谓胀痛是湿火，筋缩痛是燥火。又谓火证睡觉，忽腰背重滞，转觉不便，隆冬薄衣不冷，非壮盛，食时有涕无痰，不食时有痰无涕。弱证，左侧睡则心左坠一响，右侧睡则心右坠一响。心中滴滴当当响，（火气搏击心血作响。）头眩耳鸣。"[15]113何梦瑶治疗痰火方法：心火，黄连、生地黄、木通。小肠火，木通。肝火，柴胡，片芩佐之。胆火，龙胆草。脾火，白芍。胃火，石膏。肺火，黄芩，桑皮佐之。大肠火，子芩。肾、膀胱火，知母、黄柏。凡用知、柏、芩、连等寒药，少加枳壳行之，否则凝滞。又寒凉药不可久服，致伤脾胃，不救。三焦火，山栀。上中二焦火，连翘。虚火，姜皮、竹叶、麦冬、童便、生甘草、生姜缓之散之，或参、芪等补之。实火热甚，黄芩、黄连、山栀、黄柏。宜下者，芒硝、大黄。血虚发热，当归、生熟地。无根之火，游行作热，六味丸加元参，作汤服。气如火从脚下起入腹，十不救一，六味加肉桂（五钱）作汤。外用附子末，津调涂涌泉穴，引火下行。

三是阐释朱震亨"人生诸病多生于郁"，何梦瑶曰："郁者，滞而不通之义。百病皆生于郁，人若气血流通，病安从作？一有拂郁，当升不升，当降不降，当化不化，或郁于气，或郁于血，病斯作矣。凡脉见沉、伏、结、促、弦、涩，气色青滞，意思不舒，胸胁胀痛，呕吐酸苦者是也。治法，《经》言：木郁达之，火郁发之，土郁夺之，金郁泄之，水郁折之。解者以吐训达，以汗训发，以下训夺，以解表、利小便训泄，以制其冲逆训折，大概如此，不必泥定。"[15]113何梦瑶认同丹溪分六郁，气、血、湿、火、食、痰也。故制越鞠丸，以香附理气，抚芎行血，苍术开湿，栀子治火，神曲消食，痰郁加贝母。而大要以理气为主，盖气滞则血亦滞，而饮食不行，痰湿停积，郁而成火。气行则数者皆行，故所重在气，不易之理也。何梦瑶总结曰："按百病皆生于郁，与凡病皆属火，及风为百病之长，三句总只一理。盖郁未有不为火者也，火未有不由郁者也，（浓酒浓味，房劳损阴，以致火炎，似无关于郁，然亦必由不能运散乃然耳。）而郁而不舒则皆肝木之病矣。故曰知其要者，一言而终。"[15]113

　　四是关于朱震亨《格致余论》"夏月伏阴在内论"解读，与张景岳学派有不同看法。朱丹溪认为：世言夏月伏阴在内，此阴字有虚之义，若作阴冷看，其误甚矣。"若于夏月火令之时，妄投温热，宁免实实虚虚之患乎？"[26]意思是夏月火令之时，以伏阴作阴冷看，妄投温热之剂，怎么可以避免使实者更实、虚者更虚之忧患呢？其后张介宾《景岳全书》作"夏月伏阴续论"，认为丹溪特为此论而反乖其义，"若以阴冷二字为误，而夏月禁用温热，此则余所不服也"。何梦瑶赞同朱震亨学术主张，批评张介宾："丹溪谓夏月炎暑盛行，人身内外皆热，其说甚的。乃张景岳谓，夏月伏阴，人身外热内寒，冬至伏阳，人身外寒内热。以夏至阴生，地上热而井水寒，冬至阳生，地上寒而井水温为证。其说似是而非。"[15]20何梦瑶立论依据是："人身之气，与天地通，固从天时而变，亦随地势而移。既有东西南北之殊，岂无上下高深之别。人之身固在地上也，非在地中也。设夏时而身处井中，则不特内寒，即外亦寒矣。尚得如其说谓外热内寒耶？然则置身地上，不特外热，即内亦热，自可反观而见矣。试观浮瓜沉李，咽水饮冰，未尝畏冷，其情可见。冬月能如是乎？或曰：夏月汗多，汗多则亡阳，阳亡则阴生于内，谓之伏阴，非欤？曰：夏月汗多，是人皆然，岂皆亡阳乎？不过虚其津液耳。津液虚即阴虚，阴虚则阳愈炽，观小便之短而赤可知。不滋金水，而补火土，吾见其惑也。曰：古人于暑证，多用热剂，非欤？曰：此因证转虚寒乃然，不可一概混施也。问：夏月阳气外泄，冬月阳气内藏，非欤？曰：阳外泄则汗出而内涸，故清润之品为宜；气内敛则化水而阴滋，故温热之剂可任。观夏月渴而小便短赤，冬月不渴而小便清长，则阳外泄者之内非冷，阳内藏者之中非热，不辨自明矣。"[15]21

　　3. 发热瘟疫传染病防治理论主张　发热是瘟疫传染病的主要特点，何梦瑶在广西思恩县有亲自参加防治瘟疫传染病的医疗实践，立方救疗，多所全活。何梦瑶《医碥》卷二"瘟疫病论"，认为瘟疫不同于伤寒，是特异的致病物质侵袭人体而致病，他说："瘟疫非伤寒也，世医误以为伤寒矣。伤寒感天地之常气，此感天地之厉气也。邪自口鼻入，内不客脏腑，外不客经，舍于伏脊之内，去表不远，附近于胃，乃表里分界，是为半表半里，《针经》所谓横连膜原是也。"[15]71何梦瑶传承了明代吴有性《温疫论》学术主张，在疫区诊治瘟疫病的过程中,对瘟疫病的汗、斑、苔、脉的变化及临床意义都作了详尽的研究和记载。治疗方面何氏主张立法应重在"逐邪",他详细介绍了瘟疫病的汗法、下法、下后变证、兼证、妇人小儿瘟疫、瘟疫后遗症,对如何使用白虎、举斑、黄龙等汤证,从临床症状、辨证要点到立法用药都作了分析和阐述,其中有许多内容至今仍有价值,确实是经验阅历之谈。何梦瑶《医碥》收录治瘟病备用诸方:天行大头,发热头项肿,或喉痹肿痛,芩连消毒汤;时行风瘟,寒热,身头痛,咳嗽,神术散;感冒声哑,(是浪子瘟),败毒散;一乡人皆感冒咳嗽,(亦是瘟),用败毒散;一乡人多发热内热,逐瘟汤;岚瘴溪毒中人,病发则迷困躁狂,或声哑,(此败血毒涎乘脾也),玄妙散;肿头伤寒,玄黄辟瘟丹;虾蟆瘟,类伤寒,身生脓泡疹子,防风通圣散等。

何梦瑶《医碥》卷二论"春温":"温,春阳之气也,时至春而阳气发动。人应之,身中之阳气亦发动。一遇风寒外袭,闭其腠理,此气不得升发,即郁而为热,与冬月伤风寒发热无异。而有恶寒、不恶寒之分者,以冬时阳气潜藏,表阳虚,故怯寒;春月阳气升发,表阳盛,故不怯寒也。……春月阳盛,宜用辛凉。仲景麻黄汤止为冬月伤寒立法,不可混施于此证也。"[15]69 何梦瑶认为春温病是春月阳盛,宜用辛凉,仲景麻黄汤止为冬月伤寒立法,不可混施于此证。何梦瑶继而曰:"风温即春温之重者"。[15]69 "发汗已,身灼热者,名风温。风温为病,脉阴阳俱浮,自汗出,身重,多眠睡,鼻息必鼾,语言难出。若被下者,直视,失溲;若被火者,微发黄色,剧则如惊痫,时瘛疭。大抵风温忌汗,亦不宜下,尤不宜火,当用双解散去麻黄,加桂枝、石膏。(余谓桂枝不必加也。)……温热证误下不妨,误汗则殆。硝、黄可用则用之,可不用则去之,是在临证斟酌耳。风温汗太多脉虚者,桂枝汤(见伤湿)合人参白虎汤。(见发热)温病兼暑证,名温毒,治法不出上条。湿温即温病挟湿者,其证:身重、胸满、多汗、两胫冷,白虎汤加苍术、茯苓。"[15]70

而瘟疫者,何氏认为:"冬伤寒,夏伤暑,春温秋燥,长夏湿,皆当时之气为病也。至若《序例》之所云冬温、夏寒疫,则非时之气为病也,亦曰天行病。至于温疫,则又天行邪气之至毒者,邪多从口鼻吸入,非必有风寒侵其皮肤也。邪入乱正,拂郁烦扰,行运失常而发为热,热自内出,表证见焉,及其壅盛于外,不能泄越,里复郁炽,内证见焉。所感者,至厉之气,则病气亦复至毒,尸气更复秽恶,宜其易于传染也。其所以盛于春夏者,以春夏之气,升浮温热,邪气与之蒸浮,充满弥纶,无处可避也。"[27]3 以上何氏对瘟疫之论述,丰富了吴有性《温疫论》,对江浙医家温病学术理论又有所发展,是研究岭南瘟疫热病学说的重要原创资料。

4. 论述脏腑,提出五脏配五行　何梦瑶学术上重视中医基础理论,《医碥》开篇首论脏腑,用简括之笔叙述五脏六腑生理功能及其解剖位置,说得具体清楚而大致不差,二三百年前能作如此描述实属难得。而更重要的是,其对五脏与五行的关系,对五脏之间互相关联性的认识,论述非常精辟,为历代医家少有。

究竟是五行配五脏还是五脏配五行? 一般以五行配五脏,以五行指导脏腑,历代医书首论阴阳五行然后将五脏归属于五行之中,即使是今天之中医基础理论教材亦先论五行学说,然后再述脏腑学说,用五行归类五脏。而何梦瑶提出"五脏配五行八卦说",[15]3认为心、肺、脾、肝、肾为五脏,五脏配五行八卦(阴阳),心肺位居膈上,心属火为卦为离,肺位尤高故属乾金,肝肾位下,肝于象为木,肾为黄泉之分属坎水,脾脏居中,为上下升降之枢纽。肾水上升,由肝木之吸引;心火下降,由肺金之敛抑;脾为行运其气于上下左右,尤土之布化于四时,此乃五脏配五行之关系。

五脏五行之中,何梦瑶又认为"惟水火之用为独专"。[15]4 五脏五行之中,何梦瑶又认为"水火说""命门说"重要。人身中润泽之气,即水也;温暖之气,即火也。水得火,则气常温而不至于寒;火得水,则形常润而不至于槁。气血者,水火之大纲也,然水火乃先天之先天,血气为先天之后天。一有偏胜,其致自饮食者,调之甚易;其禀于胎气者,治之甚难,故先天为重。然不以畏难而废治,全赖饮食以救弊补偏,故后天为要也。[15]4-6何氏的这段论述,也从侧面回答了未尝饮食之胎儿,其血液从何而来的问题。"盖言胃中水谷之清气,借脾运化成血,故曰化生于脾。然儿在胎中,未尝饮食,先已有血,可见血为先天之水,不过借后天为长养,非全靠后天也。"[15]25何氏能够把人体五脏、五行、气血融合为一体,论述水火先天后天关系,不愧为古代高明中医理论家。

关于五脏生克,何梦瑶有独到见解:"五脏生克,须实从气机病情讲明,若徒作五行套语,茫然不知的,实多致错误。"[15]6何梦瑶发挥了五脏互含、五行互藏学术论点,如水能克火又能养火,金能生水,水亦生金等五脏互相影响。何梦瑶认为:"五脏互相关涉。"[15]9他说:"赵氏(赵献可)之说甚有理,诚能触类引伸,则五脏互相关系之故,无不了然矣。赵氏又论五行各有五,其说颇凿。予谓五脏无一脏无血液,是皆有水也。无一脏无气,是皆有火也。无一脏不发生,是皆有木也。无一脏不藏敛,是皆有金也。有气、有血、有发、有敛,是无一脏不平和,则皆有土也。知五脏各具五行,则其互相关涉之故,愈推愈觉无穷,而生克之妙不愈可见哉?"[15]9何梦瑶提出"五脏互相关涉",中医五脏生克的关系,不能单纯依靠五行生克推衍,而必须从临证经验中总结;五脏相生之气机,五脏相克之病情,若徒作五行套语,可能导致临床错误。何梦瑶能够认识到哲学抽象的五行观念、五行性能不能合理说明脏腑功能,五行关系不能很好地反映实践中发现的五脏系统之间的关联性。因此,五脏互相关涉,是何氏学术经验之一。

内科疑难杂病诊治经验丰富,整部《医碥》卷一至卷四,均以"杂症"命名。论述岭南常见内科杂病,如脚气病、中湿、虫证、中毒、痨病、虚损、黄疸、中风、积聚、痹痛等,临证范围涉及妇科、儿科、方剂药物应用领域,不一一细述。

5. 学术传承与影响　何梦瑶对岭南医学文化所作的贡献是巨大的,广东人民为纪念这位"粤东医界古今第一国手",在可以鸟瞰广州市的越秀山顶镇海楼广州历史博物馆内,以及广州中医药大学广东省中医药博物馆岭南名医壁上,尊放着他的肖像及《医碥》木刻本与雕像,供后人瞻仰。

（1）何梦瑶医学教育活动:何梦瑶曾主任广州粤秀书院、越华书院、肇庆端溪书院讲席,热心教育,留意医学,学生众多,遍布范围甚广,医术影响深远,见图5-1。

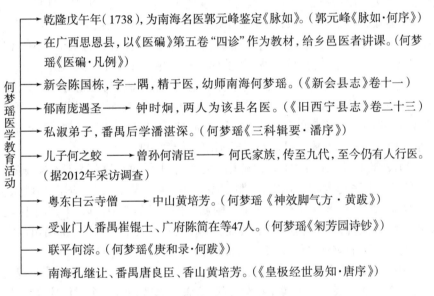

图5-1　何梦瑶医学教育活动图

（2）何梦瑶医学传承对后世影响:"何梦瑶后人九代至今仍然有人行医"。这是2012年7月1日笔者田野访谈得到资料,当时西樵大沙村何春华村长,带领西樵南海中学关祥、南海广东省中西医结合医院李俊雄、广州中医药大学基础医学院院长郑洪等数人,来到何梦瑶故居南海西樵大沙村考察。大沙村一片平原,村前有一条河,河面宽阔约二百米,清切的流水缓慢南流入珠江。防洪堤坝可行驶汽车。采访75岁村民何福贵:"云津堡即现大沙村(《清史稿》谓何梦瑶南海云津堡人),何梦瑶故居在大沙村振明里,过去有'何大夫祠',祠堂门前雕刻立坐两个石狮子,祠堂前空地耸立双旗杆,旗杆可以扯起两个大红灯笼。何梦瑶后人九代至今仍然有人行医。清末民初大沙村商贸繁荣,有4个码头,42个店铺位,大沙村历史遗迹毁于'文革'。"

何梦瑶《医碥》继1982年邓铁涛、徐复霖据乾隆同文堂本点注,上海科学技术出版社出版后,1994年邓铁涛、刘纪莎按照二类中医古籍繁体字竖排本点校,由人民卫生出版社出版。2015年何梦瑶《医碥》又作为国家中医古籍整理丛书重刊。这是对何梦瑶学术重要文献传承。2012年广东科技出版社据清乾隆二十四年(1759)乐只堂刻本影印出版何梦瑶《伤寒论近言》。以何梦瑶学术思想、临证经验为题材的硕博研究生论文有:王伟彪《岭南名医何梦瑶学术思想之研究——对火热证辨证论治的学术探讨》(硕士)、王崇存《岭南医家何梦瑶〈伤寒论近言〉残本整理及相关研究》(硕士)、荀铁军《何梦瑶研究》(博士,收入王明荪主编《古代历史文化研究辑刊 十编:第22册》,2013年台北花木兰文化出版社出版)、王国为《何梦瑶生平与学术思想研究》(博士)等。检索中国知网"何梦瑶"条目,至2018年5月找到154条结果",如徐复霖《从〈医碥〉看何梦瑶的学术经验》、刘小斌《何梦瑶生平及著作考》、张志斌《何梦瑶〈医碥〉的岭南特色》、吕平波《何梦瑶对气血生成来源的学术见解》、邱立新《何梦瑶论治中风病的特色》、马小兰《浅论何梦瑶〈医碥〉之脉学成就》、李宝峰《〈医碥〉论痰思想初探》、荀铁军《〈医碥〉与〈证治准绳〉的渊源》、张丽君与李君《何梦瑶瘟疫治疗的特色》、黄子天《何梦瑶〈伤寒论近言〉对〈伤寒论〉的传承与研究》等。何梦瑶可谓跻身于国家级行列的岭南名医。

2012年10月20至21日,"岭南中医药学术研讨会暨何梦瑶《医碥》讲习班"在广州中医药大学与南海西樵两地召开。来自暨南大学、华南师范大学、南方医科大学、广州中医药大学第一附属医院、广东省中医院、广州中医药大学第三附属医院、广东省第二中医院、广东省中西医结合医院、佛山市南海区第四人民医院的400多位专家、学者以及研究生同学参加会议。

"中医学派师承相传的发展关系,往往可以持续几代人,甚至延续跨越几个时代。"[28]何梦瑶医学传承属于持续几代人、甚至延续跨越几个时代的这种模式。

第三节　民国时期岭南内科杂病名医著述及学术经验传承

岭南中医"内科杂病"之名称,最早见民国时期中医学校教材,南海陈汝来主编的广东中医药专门学校《内科杂病学讲义》;而清末三水黄恩荣撰写的《洄溪医案唐人法》,阐述内科各种病证医案,是一部在全国范围内有影响的著作;卢朋著《四圣心源提要》遥承山东黄元御《四圣心源》属于岭南补土派著述,一并归于内科杂病类。

一、陈汝来《内科杂病学讲义》与文献传承

民国初年,随着中医学校教育创办,临床各学科讲义出现。陈汝来《内科杂病学讲义》是 20 世纪 20 年代末广东中医药专门学校教材之一,线装书,共 5 册。陈汝来,字惠言,出生于 1869 年,卒年不详,广东南海人,庠生出身,1908 年学课于广州医学求益社,撰写医学论文经常名列于前,负责改阅下一期同人课艺。1924 年执教于广东中医药专门学校,编撰教材有《生理学讲义》(中医各家关于人体生理经典学说)和《形体生理学》《儿科学讲义》《内科杂病学讲义》。其堂兄陈汝器(1874—?),字羽起,监生出身,广州医学求益社同人,广东中医药专门学校教师。两人中医基础理论涵养较深,经典原文娴熟,许多卷篇均可一字不漏背诵,讲述中医生理、病理着重注解《黄帝内经》《难经》原文。

(一)对张仲景《金匮要略》分章编述

陈汝来认为仲景《金匮要略》从"痉湿暍病脉证治第二"至"呕吐哕下利病脉证治第十七",都属于中医内科范畴,故《内科杂病学讲义》按照《金匮要略》病脉证治次序模式编撰。陈汝来《内科杂病学讲义》是岭南地区中医院校教育明确提出"内科"学科名称的教材。

第一章痉湿暍病脉证治、第二章百合狐惑阴阳毒病证治、第三章疟病脉证治,收载于《内科杂病学讲义》第一册。

第四章中风历节病脉证治、第五章血痹虚劳病脉证治,收载于第二册。

第六章肺痿肺痈咳嗽病脉证治、第七章奔豚惊悸火邪病脉证治、第八章胸痹心痛短气病脉证治、第九章腹满寒疝病脉证治(附狐疝转筋蛔虫)、第十章五脏风寒积聚病脉证治(附宿食),收载于《内科杂病学讲义》第三册。

第十一章痰饮咳嗽病脉证治、第十二章消渴癃淋病脉证治、第十三章水气病脉证治,收载于《内科杂病学讲义》第四册。

第十四章黄疸病脉证治、第十五章诸血病脉证治和第十六章呕吐哕下利病脉证治(附噎膈关格秘结),收载于《内科杂病学讲义》第五册。

(二)辑录历代文献,注解《金匮》内科诸证病脉证治

陈汝来把《金匮要略》内科病脉证治分解为 16 章 28 个病证,首次明确内科杂病范围,对每章之病证又再细化分解,根据自己临证经验选择性地辑录历代医家临床文献进行注释,体现民国早期中医内科教材"以经注经"的特点。

1. 痉病脉证治　内容包括:《金匮要略》论痉病十条,附吴鞠通论痉一条、一甲复脉汤、二甲复脉汤、三甲复脉汤、小定风珠、大定风珠、附《千金》论痉一条、小续命汤应用,《原病式》论痉二条,喻嘉言论痉一条,以及海藏神术汤、海藏白术汤、海藏白术汤加药法、羚羊角散、麦门冬散、石膏散、牛黄散应用,

陈远公论痉一条，竹叶石膏汤、清胃汤应用，费晋卿论痉一条以及赤芍连翘散、白术薏仁汤应用。

内科痉证，陈汝来综述古人之说：阴痉曰柔痉，阳痉曰刚痉。亢则害，承乃制，故湿过极，则反兼风化制之。……刚痉脉宜紧弦，柔痉脉宜浮弦，就此见此两脉，仍不得谓之痉。紧弦是太阳之桂枝麻黄附子汤症，浮弦发热恶寒总是太阳温症。以用汤论，亦麻杏甘石汤症。陈汝来主张南方应用清热化湿凉血祛风药物治疗痉证，引费伯雄语曰："《金匮》有痉湿暍之训，后贤推而广之，立方甚多，醇驳互见。盖伤寒有痉病，时邪亦有痉病，而时邪之痉，与伤寒痉，又复不同，三气之痉，只须究其致病之由。或由风热，或由暑热，或由湿热，见证治证，直截了当。若牵涉伤寒之痉，较量比例，虽繁称博引，更令人滋惑矣。且三气为病，非有沉寒痼冷，如冬月伤寒之比，若拘执太阳篇中之痉病，动辄麻黄桂枝，何异抱薪救火乎。兹特举证与前，列方于后，使阅者了然释然。刚痉者，头痛项强，手足搐逆，甚则角弓反张，发热，无汗，此风热盛也。热伤营血，筋脉暴缩，风入经络，肢节拘挛，风热合而为病，赤芍连翘散（赤芍一钱，连翘、葛根各二钱，花粉三钱，豆豉、防风、薄荷各一钱，独活、甘草各四分，经霜桑叶二十张，水煎服）主之。柔痉者，身体重着，肢节拘挛，有汗而热。暑热为天之气，其来甚速，其去亦甚速。体重筋挛，乃热邪为湿所留，故有汗而热不退也，白术苡仁汤（白术、茅术、赤芍、薄荷各一钱，苡仁八钱，茯苓、花粉各三钱，当归、连翘各一钱五分，甘草四分，鲜荷叶一角，水煎服）主之。"[29]9-11

2. 湿病脉证治　包括《金匮》论湿五条，附录瓜蒂散、麻黄加术汤、麻杏薏甘汤、防己黄芪汤、桂枝附子汤、白术附子汤、甘草附子汤，附《千金方》论湿一条、泻热汤、治脾热方应用，《活人书》论湿温一条，以及白虎加苍术汤、茵陈五苓散应用，《宣明论》论湿一条，桂枝甘露饮应用，东垣论湿一条，以及除风湿羌活汤应用，丹溪二妙散应用。

陈汝来引述《黄帝内经》言谓：犯湿病原有上下之分，有曰伤于风者上先受之，伤于湿者下先受之。若只犯风病，是身半以下未病而未至一身尽疼也；若只犯湿病，是身半以下病而未一身尽疼也。此节首句曰风湿相搏，即风湿交合为病。风犯其身上，湿犯其身下。上下身和方得谓之一身，故曰一身尽疼。陈汝来强调："病湿者，多自热生，而热气尚多，以为兼证，当云湿热。"[29]22

3. 暍病脉证治　暍（音耶），中暑。内容包括《金匮》论暑一条，白虎加人参汤、一物瓜蒂汤应用，附陈修园论暑一条，《活人书》论暑二条，橘皮汤、五苓散应用，《宣明论》论暑一条，人参散、益元散、凉膈散应用，《脾胃论》论暑三条，生脉饮、大顺散、清暑益气汤应用，《伤寒心镜》论暑一条，双解散、防风通圣散应用，以及节庵三黄石膏汤、香薷饮、枇杷叶散、冷香饮子、大黄龙丸、水胡芦丸等临证应用。

陈汝来认为暍病属于暑热耗气伤津,引述《医宗金鉴》注曰:汗出、恶寒、身热而渴,颇似太阳温病,但温病无恶寒,以热从里生,故虽汗出而不恶寒。中暍暑邪由表而入,故汗出而恶寒也。(按暑病由口鼻而入,口气通于胃,热蕴胃中,迫其津液外出于皮毛,故汗出。其恶寒者,乃汗出表虚使然。非由邪气在表也。)究之于渴,温热之渴,初病不过欲饮,中暍之渴,初病即大引饮也。用白虎加人参汤主之者。盖以益气为主,清暑热次之也。李彣曰:热伤气,气泄则汗出,气虚则恶寒,热蒸肌腠则发热,热伤津液则作渴。[29]24

4. 百合病脉证治　包括《金匮》论百合病二条,百合知母汤、百合滑石代赭汤、百合鸡子汤、百合地黄汤、百合洗方、瓜蒌牡蛎散、百合滑石散应用。

5. 狐惑病脉证治　包括《金匮》论狐惑病二条,以及甘草泻心汤、苦参汤、雄黄熏法、赤豆当归散应用,附《病源》论狐惑一条,以及《肘后》治虫方、深师桃皮汤、黄连犀角汤、麝香散、张文仲猪胆苦酒汤、《活人书》雄黄锐散等临床文献记述。

6. 阴阳毒病脉证治　包括《金匮》论阴阳毒一条,升麻鳖甲汤、升麻鳖甲汤去雄黄蜀椒应用,附董氏《医笈》论阴阳毒一条,利痰方应用,《病源》论阳毒一条,《肘后》黑膏、《小品》葛根橘皮汤、《古今录验》黄连橘皮汤、备急黑奴丸应用,《活人书》论阳毒一条,水渍法,又论阴毒三条,葶苈苦酒汤方、阳毒升麻汤、大黄散、黑奴丸方、阴毒甘草汤方、白术散、附子散、正阳散、肉桂散、回阳丹、返阴丹方附灸法、天雄散、正元散、退阴散、葱熨法临床文献记述。

7. 疟病脉证治　包括《金匮》论疟二条,鳖甲煎丸、白虎加桂枝汤、蜀漆散、附《外台》牡蛎散、柴胡去半夏加瓜蒌根汤、柴胡桂姜汤应用,《千金》论五脏胃腑疟六条,又论瘴疟一条,以及乌梅丸、恒山栀子汤、恒山甘草丸、恒山秫米汤、恒山香豉汤、藜芦丸应用、鲮鲤汤方应用,《备急方》论瘴疟一条,大黄汤、常山丸、《救急》疗疟方、《近效》木香犀角丸、玉枢丹、大五补汤、羊肉臛、《易简》四兽饮,东垣论五脏疟五条,张子和论疟一条,王孟英论疟一条等临床文献记述。

8. 中风病脉证治　包括《金匮论》论中风三条,侯氏黑散、风引汤、防己地黄汤、头风摩散应用,附《千金》论风六条,附河间六经加减及灸法,大续命汤、地黄煎应用,又论风痱一条,《古今录验》续命汤、三黄汤、《近效》术附汤应用,《保命集》论风一条,三化汤方、大秦艽汤、愈风汤、四白丹、二丹丸应用,《宣明论》论诸风八条,以及解风散、当归汤、青龙散、神圣散、大川芎丸、秘方茶酒调散、石膏散、白术散、大豆蔻丸、胃风汤应用,《儒门事亲》论风一条,丹溪论风三条,以及独圣散、稀涎散、口眼㖞斜外治方、通天散、诃子散应用,熊叔陵论风二条、又论必有证七条、又论或有或无证十七条、又论难愈易愈证五条,加味玉女煎、涤痰汤、清心散、白矾散、急救稀涎散、开关散、蒸偏枯法、风瘫贴法、治舌本强三法,转舌膏,戴氏论风一条,活络丹、大活络丹、补五还阳汤、《宣明》地黄饮子应用。

陈汝来对中风偏瘫认识结合近代西方医学新知:初起猝发,必昏不知人。风中于左则病在左,风中于右则病在右,此偏枯之中风也。若口眼㖞斜则不然,中左者口必㖞右,中右者口必㖞左。所以然者,中左则左边卫气不用,而经脉弛缓不收,右边卫气独用,而经脉牵引拘急,故必㖞右,其中右者仿此。凡用针治㖞斜病者自应行缪刺之法,缪刺者病在左则刺右,病在右则刺左。[29]75

9. 历节脚气病脉证治 包括《金匮》论历节五条,桂枝芍药知母汤、乌头汤、矾石汤、崔氏八味丸应用。附《千金》论脚气四条,越婢汤、第一竹沥汤、第二大竹沥汤、第三竹沥汤、风引汤、大鳖甲汤、八风散方、紫雪、《近效》桑条煎应用,苏恭论脚气一条,崔氏侧子酒、半夏汤、鸡鸣散应用,《三因方》论脚气十二条,麻黄佐经汤、大黄佐经汤、荷叶藁本汤、半夏佐经汤、大粉神秘佐经汤、加味败毒散、六物附子汤、八味丸、神应养真丹、抱龙丸、十全丹、大犀角散、逐毒汤、苏子汤、胜骏丸应用,《丹溪心法》论脚气证治一条,当归拈痛汤、舟车丸、除湿丹、东垣开结导引饮丸、五积散、东垣羌活导滞汤、健步丸、独活寄生汤应用,又论治法敷法灸法二条,吴茱萸汤、蜀椒蘸脚法应用,何氏《医碥》论酒风脚一条,控涎丹、漏芦洗方应用,又论脚气淋洗按揉二条、团鱼煎及善后法。

陈汝来对何梦瑶"酒风脚"记述如下:"岭南人嗜酒者,每多此病,名酒风脚。由酒之湿热伤脾,不能运化……治此鲜有效者。盖利湿清热易,而去结痰难也。"[29]101

10. 痿病脉证治 《金匮要略》本无,陈汝来补充。内容包括《三因方》论述"痿躄"、五痿证候"等,加味四斤丸应用,强调其治法在养阳明与冲脉。王启玄论脚痿二条,上丹、卫生汤、中丹、下丹、虎潜丸、思仙续断丸应用,《脾胃论》论痿厥病一条及清燥汤应用,《宣明论》论筋痿一条及秘真丸应用。

11. 血痹病脉证治 包括《金匮》论血痹一条,黄芪桂枝五物汤应用,附《宣明论》论痹六条,防风汤、茯苓汤、茯苓川芎汤、肾着汤、木香丸、升麻汤应用,《圣济总录》论痹六条,薏苡仁汤、防风汤、茯神汤、赤茯苓汤、犀角散、黄芪丸、大半夏汤、麻黄汤、法曲丸、杏仁丸、当归汤、远志丸、白附子丸应用。

有读者在书中加眉批:病在阳者名曰风,病在阴者名曰痹,或遍身或四肢挛急而痛,或有不痛者入于骨则重而不举者为骨痹;入于血则凝而不流者为血痹;入于筋则曲而不伸者为筋痹;入于肉则肌肉不仁者为肉痹;入于皮则病在皮肤毛者为皮痹。盖筋骨皮肉间得邪则气缓故虽痹而不痛。然痹之为病,每个以时遇之。如冬气在骨遇三气故成骨痹,夏气在脉遇三气故成脉痹,季夏气在肉遇三气故成肉痹,秋气在皮遇三气故成皮痹。皆各以主时受之。

大抵掣因多寒,肿因多湿,汗因多风,风胜之脉必浮,寒胜之脉必涩,湿胜之脉必缓,三痹各有所胜,治法用药则以胜者为主。

12.虚劳病脉证治　包括《金匮》论虚劳病十条,桂枝加龙骨牡蛎汤、天雄散、小建中汤、黄芪建中汤、肾气丸、方见脚气、薯蓣丸、酸枣汤、大黄䗪虫丸、附《千金翼》炙甘草汤应用,《三因方》论五劳一条,猪膏方、虎骨酒、泄热汤、定心汤、半夏汤、茱萸膏、引气汤、人参厚朴汤、栀子汤、五加皮汤应用,又论六极一条,犀角地黄汤、乌麻酒、地黄汤、防风丸、石南散、大黄芪汤、前胡汤、钟乳散、竹叶汤、磁石丸、三黄丸、麋角丸应用,又论七伤二条、七气汤、大七气汤应用。

陈汝来于《金匮》"极虚亦为劳"语夹注自己学术见解:"虚劳必起于内热,终于骨蒸,有热者十有八九,其一二虚寒者,必邪热先见,而其后日久,随正气俱衰也。"[29]113

13.劳瘵传尸病脉证治　《金匮要略》本无,陈汝来补充。包括《肘后》獭肝散临床文献记述,《圣济总录》论虚劳骨蒸一条,黄连丸、麦门冬汤、乌梅丸、枳壳丸、黄芪丸、青蒿丸应用,又论传尸劳病一条,麝香散、茯神汤、黑虎丸、四时加减青蒿丸应用,《三因方》论传尸劳蒸一条,神授散、润神散、苏合香丸应用。

劳瘵传尸,一门相染,民国时期多指痨虫肺病即肺痨,陈汝来提倡用"四时加减青蒿丸",治男子女人一切劳疾骨蒸病。

14.肺痿肺痈咳嗽病脉证治　包括现代中医内科学肺系疾病的咳嗽、肺痿、肺痈、哮病、喘病、肺胀等六个病证,上述病证常由于感冒诱发加重。陈汝来十分重视该节编写,引述包括《金匮》论肺痈肺痿上气四条,甘草干姜汤、射干麻黄汤、皂荚丸、厚朴麻黄汤、泽漆汤、麦门冬汤、葶苈大枣泻肺汤、桔梗汤附如圣丸、越婢加半夏汤、小青龙加石膏汤应用,附《外台》炙甘草汤、《千金》甘草汤、《外台》甘草露、《千金》生姜甘草汤、《千金》桂枝去芍药加皂荚汤、《外台》桔梗白散、《千金》苇茎汤、《外台》芦根饮子、《圣济总录》论肺痿一条,黄连丸、麦门冬汤,葛可久保和汤、保真汤、太平丸、沉香消化丸、润肺膏,钱仲阳阿胶补肺散、琼玉膏、清燥救肺汤临床文献记述。

15.奔豚病和惊悸火邪病脉证治　包括现代中医内科学心系疾病的心悸、怔忡、惊厥、奔豚气等四个病证。陈汝来综述的病脉证治包括《金匮》论惊发二条,奔豚汤、桂枝加桂汤、苓桂甘枣汤应用,附《肘后》吴茱生姜汤、《圣惠》李根吴萸汤、《广济》槟榔散。《金匮》论惊悸一条,半夏麻黄丸、桂枝去芍药加蜀漆龙牡救逆汤应用,附《本事方》论惊悸一条,真珠母丸、独活汤应用,《丹溪心法》论惊悸一条,戴氏论怔忡二条,养心汤、宁志丸、朱雀丸、加味四七汤、朱砂安神丸、定志丸、温胆汤、归脾汤临床文献记述。

陈汝来解释"火邪者,桂枝去芍药,加蜀漆、牡蛎龙骨救逆汤主之。"引用尤在泾语曰:"此但举'火邪'二字,而不详其证,按《伤寒论》云,伤寒脉浮,医以火迫劫之,亡阳必惊狂,起卧不安。……仲景此条,殆为惊悸下血备其证欤。桂枝汤去芍药之酸,加蜀漆之辛,盖欲使火气与风邪,一时并散,而无少有滞留。治心悸、怔忡者,陈汝来收录温胆汤曰:"治心胆怯,怔忡易惊"。[29]152

16. 胸痹心痛短气病脉证治 包括《金匮》论胸痹短气二条,瓜蒌薤白白酒汤、瓜蒌薤白半夏汤、枳实薤白桂枝汤、人参汤、茯苓杏仁甘草汤、橘枳生姜汤、薏苡附子散、桂枝生姜枳实汤、乌头赤石脂丸应用,附《千金》论九痛一条,九痛丹、《广济》雷丸鹤虱散应用。

有读者在胸痹心痛短气病脉证治此章书中加眉批:"寸为阳,尺为阴。关位上半合于阳,本乎天者,亲上也;下半合于阴,本乎地者,亲下也。不及为阳微,指寸,言关亦未尝不微也。太过为阴弦,指尺,言关亦未尝不弦也。阴阳又指浮沉,言阳微以轻举得之,阴弦以重按得之。若寸脉轻举而微,重按而弦,是阴邪上乘阳位,阴愈盛而阳愈衰也。若尺脉轻举而微,重按而弦,是阳气不化,其阳愈衰而阴愈盛也。"

17. 腹满寒疝病脉证治 包括:《金匮》论腹满痛八条,厚朴七物汤、附子粳米汤、厚朴三物汤、大柴胡汤、大建中汤、大黄附子汤、赤丸、大乌头煎、当归生姜羊肉汤、乌头桂枝汤应用,附《外台》柴胡桂枝汤、《外台》走马汤临床文献记述。

治疗寒疝病用当归生姜羊肉汤恰当。有读者在腹满寒疝病脉证治此章书中加眉批:"寒为阴邪遍腹中,阳气遂为阴邪所压,故其病名为寒疝也。但腹中部位脾主之,病原责在脾,自应宜以理中或理中加附子吴萸川椒治之为是。今不用理中辈而转用当归生姜羊肉汤,吾知其治不在脾而在肝也。肝脉上通于胁肋,病即是肝,理何以急是筋脉。血失所养,急缩不伸。肝主筋,所以此节腹病因不在脾而在肝也。且肝主藏血,血虚故用当归,此汤之用当归尤为治肝之依据。

18. 疝气病脉证治 包括《金匮》论狐疝一条,蜘蛛散应用,附《儒门事亲》论疝八条,导水丸、禹功散、通经散、猪肾散应用,《三因方》论疝二条,仓卒散、葱白散、失笑散、苦楝丸、补肾汤临床文献记述。

19. 转筋病脉证治 包括《金匮》论转筋一条,鸡屎白散、附松节散临床文献记述。

20. 蛔虫病脉证治 包括《金匮》论蛔虫一条,甘草粉蜜汤、乌梅丸应用,附《病源》论九虫一条,《集验》贯众丸、《删繁》前胡汤、茱萸根汤、麦门冬五膈下气丸、《千金》贯众散、鸡子蜡丸、雷丸橘皮丸应用,《病源》论蛔虫一条,《广济》榴根粥,《病源》论寸白虫一条与《广济》石榴汤临床文献记述。

21. 五脏风寒病脉证治 《金匮》原文为"五脏风寒积聚病脉证并治",陈汝来将其分解，首先是《金匮》论五脏风寒十二条，附《三因方》论五脏寒热二条，泻肝汤、泻胆汤、补肝汤、温胆汤、泻心汤、清脉汤、茯苓补心汤、分气补心汤、温胆汤、清脾汤、平胃散、补脾汤、养胃汤、清肺汤、泻白汤、补肺汤、固肠汤、清源汤、泻脬汤、温肾散、补脬汤、清胆汤、润焦汤、益志汤、安中散临床文献记述。其次是将积聚分述于五脏。

肝积病脉证治。包括《金匮》论肝着一条，旋覆花汤应用，附《三因方》论肝积一条、肥气丸临床文献记述。

心积及癫狂病脉证治。包括《金匮》论心伤二条，附《三因方》论心积一条及伏梁丸应用，《病源》论风狂一条，《千金》苦参丸、深师人参汤、铁精散、铁精茯神丸、控涎丹、王隐君滚痰丸、牛黄清心丸、辰砂散、济世丸、《保命》当归承气汤、辰砂丸、《元珠》经验三方、丸药方、抱龙丸、《保命》牛黄膏临床文献记述。

脾积病脉证治。包括《金匮》论脾约一条及麻子仁丸应用，附《三因方》论脾积一条、痞气丸临床文献记述。

肺积病脉证治。包括《三因方》论肺积一条及息贲汤临床文献记述。

肾积病脉证治。包括《金匮》论肾着一条及甘姜苓术汤应用，附《三因方》论肾积一条。

六聚病脉证治。包括《金匮》论积聚三条，附《三因方》论六聚二条，散聚汤、化气散、左金丸临床文献记述。

宿食病脉证治。包括《金匮》论宿食三条，瓜蒂散应用，附《三因》所论宿食二条、曲术丸、如神木香丸临床文献记述。

22. 痰饮咳嗽病脉证治　包括《金匮》论痰饮十六条，苓桂术甘汤、肾气丸、甘遂半夏汤、十枣汤、大青龙汤、小青龙汤、木防己汤、木防己去石膏加茯苓芒硝汤、泽泻汤、厚朴大黄汤、葶苈大枣泻肺汤、小半夏汤、己椒苈黄丸、小半夏加茯苓汤、五苓散、桂苓五味甘草汤、苓甘五味姜辛汤、苓甘五味姜辛加半夏汤、苓甘五味加姜辛半夏杏仁汤、苓甘五味姜辛半杏加大黄汤应用，附《脉经》论痰饮三条，王隐君滚痰丸、化痰丸、黑锡丹应用，《此事难知》急验脏腑咳嗽一条。

23. 消渴癃淋病脉证治　包括《金匮》论消渴二条及肾气丸、五苓散、文蛤散应用，附《病源》论消渴一条，《千金》论消渴一条，麦门冬丸、猪肚丸应用，《病源》论内消一条，《古今录验》论消渴一条，铅丹散、花苁蓉丸、煮散、填骨煎临床文献记述，《三因方》论消渴一条，珍珠丸、苁蓉丸、石子荠苨汤、黄连猪肚丸、古瓦丸、玄兔丸、猪脊汤、乌梅木瓜汤、澄源丹、梅花汤、忍冬丸应用，《保命》集验三消一条，人参石膏汤、顺气散、大黄甘草饮子、茴香散、八味丸、珍珠粉丸应用。以上为消渴病。

《金匮》论淋病三条，瓜蒌瞿麦丸、蒲灰散、滑石白鱼散、茯苓戎盐汤、白虎加人参汤、猪苓汤应用,附《病源》论淋病二条,《范汪》延命散、《必效》疗五淋方、《范汪》鳖甲散、《古今录验》疗石淋及诸淋方、《千金》疗气淋方、《古今录验》滑石散、《广济方》、《古今录验》石苇散、延年干地黄丸、茅根饮子临床文献记述,《病源》论血淋一条,《广济》鸡苏饮子、《千金》疗血淋方临床文献记述,陈修园论癃闭病一条,滋肾丸、补中益气汤、五淋散、草薢分清饮应用,《病源》论小便不禁一条,《病源》论小便数一条,黄连丸、集验方应用,《病源》论尿床一条,《千金》疗尿床方,《病源》论胞转一条,等临床文献记述。

24. 水气病并胀病脉证治 包括肾系水肿、臌胀等病证。《金匮》论水气二十一条,越婢加术汤、防己茯苓汤、甘草麻黄汤、麻黄附子汤、杏子汤、蒲灰散应用,又论黄汗二条,芪桂芍酒汤、桂枝加黄芪汤、桂枝去芍药加麻辛附汤、枳术汤附枳术丸应用,附《病源》论水气四条,十肿丸、补药方、《千金》麻子汤、《范汪》大槟榔丸、崔氏香薷膏丸、《千金》中军候黑丸、治小肠水方、治大肠水方、治膀胱石水方、猪肾汤、治面肿小便涩心腹肿满方、治大腹水肿气息不通方、徐王煮散临床文献记述,《宣明》论水肿二条,犀角汤、葶苈丸、三化神祐丸、疏凿饮子、秘方、五皮散、消河饼、导水饼临床文献记述,丹溪论胀八条,孙东宿论胀满一条,壮原汤、大正气汤、木香顺气汤、平肝饮子、紫苏饮子、鸡矢醴、人参芎归丸、见睍丸、禹余粮丸、导气丸、大安丸、鸡金散、青附金丹临床文献记述。

蛊胀脉证治。包括《普济本事方》论蛊病一条,积块丸、紫金丹临床文献记述。

25. 黄疸病脉证治 包括《金匮》论黄疸十四条,茵陈蒿汤、硝石矾石散、栀子大黄汤、桂枝加黄芪汤、猪膏发煎、茵陈五苓散、大黄硝石汤、小半夏汤、柴胡汤、小建中汤、附瓜蒂散、《千金》麻黄醇酒汤应用,《伤寒微旨论》论黄病三条,茵陈茯苓汤、茵陈橘皮汤、小茵陈汤、茵陈四逆汤、茵陈附子汤、茵陈茱萸汤应用。

26. 诸血病脉证治 《金匮要略》原文为"惊悸吐衄下血胸满瘀血病脉证治第十六",陈汝来调整为血病脉证治。内容包括《金匮》论血病十条,柏叶汤、黄土汤、泻心汤应用,附《圣济总录》论吐血三条,羚羊角散、阿胶散、藕汁散、竹茹汤、绵胶散、地黄饮、补肺白花煎应用,又论呕血一条,伏龙肝汤、泽兰汤应用,又论唾血一条,紫菀散、前胡汤、矾石丸应用,又论舌血一条,升麻汤、寸金散应用,又论血汗一条,人参汤、如圣散应用,又论衄血一条,伏龙肝汤、蒲黄散、贴背膏、茅花汤应用,又论大衄一条,远志汤、南天竺饮、苦参汤、葛可久十灰散、花蕊石散、独参汤、白凤膏、十珍丸、《千金》地黄汤、犀角地黄汤、四生丸、滋血润肠汤、《外台》竹茹酒、黑锡丸临床文献记述。

27. 呕吐哕及噎膈关格病脉证治 包括脾系呕吐、反胃、嗳气、噎嗝、关格等病证。《金匮》论呕吐哕七条，吴茱萸汤、半夏泻心汤、黄芩加生姜半夏汤、小半夏汤、猪苓散、四逆汤、小柴胡汤、大半夏汤、大黄甘草汤、茯苓泽泻汤、文蛤散、半夏干姜散、生姜半夏汤、橘皮汤、橘皮竹茹汤应用，附《古今录验》论噎一条，顾氏《医镜》论噎膈一条，参乳利膈汤、再造丸、加减大黄䗪虫丸、加减旋覆代赭汤、人参利膈丸、槟黄丸、万应膏、喻嘉言论关格二条、进退黄连汤、崔氏八味丸、资液救焚汤临床文献记述。

28. 下利及秘结病脉证治　包括脾系腹泻、下利（痢疾、肠风下血）、大便秘结等病证。《金匮》论下利十二条，桂枝汤、大承气汤、小承气汤、桃花汤、白头翁汤、栀子豉汤、通脉四逆汤、紫参汤、诃黎勒散应用，附《千金翼》小承气汤、《外台》黄芩汤、四神丸、保和丸、洁古大黄煎、芍药汤、白术黄芩汤、茜根汤、葛根汤、陈米汤、泽漆汤、王太史治痢奇方、参连汤、《斗门》秘传方、驻车丸临床文献记述，顾氏《医镜》论秘结一条，六一顺气汤、养阴清热润燥汤、象胆丸、生地蜜油饮、橘杏汤、养血祛风润燥汤、八味加苁蓉丸临床文献记述。

（三）文献传承

中山市中医院陈少藩对陈汝来主编广东中医药专门学校《内科杂病学讲义》进行系统研究，认为陈汝来通过编写教材命名内科杂病的名称，其蓝本虽仍以张仲景《金匮要略》为主，但采用分章编述、原文注解、参以己见的方式编撰，把《金匮要略》内科病分解为 16 章 28 个病证（实际上为 46 个内科病证），反映民国中医内科临床教学特点，以经典著作为根本，引述前人文献进行解读，结合教师临证诊治经验的教学特色与模式。[30]

广州中医药大学郑洪、陈李整理了陈汝来《内科杂病学讲义》，2017 年 1 月由上海科学技术出版社出版，整理说明里附录有陈汝来（字惠言）内科治验医案，印证《内科杂病学讲义》学术观点。如："吾乡谈某，在港业打金匠，年未三十，患遗泄。月凡八九至，食少肌削。循至阳事不举。服六味地黄丸及滋肾丸、天王补心丹之类，如以水投石。至年余始邀予诊，其脉弦大无力，舌中净苔满布，黄白滑腻。询知其胸胁痞满，决为痰饮弥漫，当用吐法，拟用栝蒌薤白汤。加续随子、川贝母、郁金、苦楝、丹参等药吐之。座有伊戚，略讲医药，以方中不用肾经药，疑为不切于病。予曰：此即《内经》所谓治病必求于本也。倘止遗之药能中病，则此证愈已久矣，何尚延至今日耶？请先详明气水之根源，及此证之原因，则知引方之妙用矣。《经》曰：肾者主水，受五脏六腑之精而藏之。夫精何以化？化于水谷之液也。精既由水谷而化，藏之精囊，复由肾气之贯输，由脊骨髓以上通于脑，内注于脏腑，外濡于百骸，此肾所以为作强之官也。且也精囊中之精液，既得水谷之津液补充，则化而为气，而上主于肺，化而为血，而上主诸心。心肺复贯输血气，以下蒸动于肾。《难经》所谓肾间动气，十二经之根本，呼吸之门。又曰：呼出心与肺，吸入肾与肝者也。

如是则脏腑调和,百病不作矣。今试再言此证之原因:病者既业金匠,且勤于厥职。金匠之作工,必用铜管吹火,以为镕金之用。此时气上而不下,则气道约,气一蕴结而水不行,久之则为停痰宿水。痰饮既聚于中焦,则心肺之气,不能下交于肝肾,而肝肾虚,此遗泄之大原因也。况胸胁痞满,舌苔滑腻,尤为蓄饮之确据乎。彼大叹服。如方服之,果吐出停痰,几及盆许。次日复诊,胸胁已畅,舌苔亦薄,食已知味,以加味二陈汤调理旬日而遗竟止,再以小陷胸汤料合封髓丹为丸,早晚吞服,逾月诸证不复作。"[31]

二、黄恩荣《洄溪医案唐人法》与学术传承

(一)生平著述

黄恩荣(1859—1938),字干南,广东三水人。出生于医学世家。关于其出生年月,番禺张锡麟民国二十二年(1933)为黄恩荣《洄溪医案唐人法》写序时曰:"吾友黄干南居之先生,世业岐黄,少工举业,壮游燕、汴、吴、越、晚而归老于家,以医济世。今年七有四,尝自撰寿联。"[32]1 即1933年黄恩荣74岁。

黄恩荣是佛山名医黄殿中次子,幼承家学,勤奋攻读,清光绪十七年(1891)辛卯科中举人,光绪二十一年(1895)赴京会试,与邑人梁知鉴等10人在有名的"公车上书"上签名,主张变法图强。后授职法部主事,宣统年间兼任民政部医官,治病用药卓有成效,声名远扬。清室某亲王慕名与之结交,把王府珍藏的宫廷"阴阳膏"秘方赐赠给他,该秘方后来经黄恩荣剂型改进,成为近世闻名的"摩腰膏"。黄恩荣两度弃官,辛亥革命后,南归广州,于广州市下九西路、汉民北路(今北京北路)分别开设黄干南药行,并在香港设分销店。除摩腰膏外,还炼制各种丸散,行销中外,驰名数十载。其间,著书立说,将唐代孙思邈《千金方》重新整理,编著成《唐千金类方》27卷,其序言曰:"昔柯韵伯之注《伤寒论》也,分经以类证。徐洄溪之纂《伤寒论》也,随证以类方。类证则以证为主,而方附之;类方则以方为主,而证附之。一则举纲而张目,一则从流以溯源。义例虽殊,其便于通检一也。"[32]1 可见黄恩荣编《唐千金类方》目的,是仿柯韵伯分经以类证、徐洄溪随证以类方,以便于临证检索。所以黄恩荣继而解释:"《千金要方》,备急方也,观其自序,谓诸方浩博,忽遇仓卒,求检至难,比得方讫,疾已不救。悲夫,欲求救急,莫如类方。不揣固陋,窃取史迁整齐故事之义,每方标举一义,每义分列各方,其始按义以检方,其继审方以知义,群言鳞集,附案尾加,眼光定而后手法明,界限清而后寻检易,理固宜焉。"[32]1

黄恩荣还认为:"仲景之学,至唐而一变,思邈于开皇、咸亨间,虽独树一派,渊源亦本长沙,麻黄、桂枝、干姜、附子,摇笔即下,论者以为汉唐家法,皆尚温补。不知古今异方,南北异治,国运既变,病亦随之转移。近数百年,大江以南,叶、薛、缪三家,温病湿热,内伤虚劳,医方流传,备前人所未备,沾溉

后人不少。"[32]1 黄恩荣是大江以南叶桂、薛雪、缪希雍学说的赞同者，因此近年中国中医科学院主编出版之《温病大成》第五部，收录黄恩荣著述于其中。

20世纪30年代，黄恩荣在岭南乃至国内享有盛名。时中央国医馆发起人赖际熙、黄焯南、潘茂林、邹尧常等，撰文曰："干南黄孝廉，博通群籍，以中医之长，辟西医之沦，学有渊源。前著《唐千·金类方》二十七卷，由上海千顷堂书局影印，以编帙浩繁，尚未竣事。人人渴望兹先将《洄溪医案唐人法》二卷发刊以公诸世。洄溪徐氏生平学说举世宗仰，此本探奇讨秘，古方新法，深切著明，一经开读，益人神智不少，为医学实习第一门径。用特介绍同人各手一编，相与考求，以为诊断临床之一助。"[32]1 又有医界同人张学华、朱汝珍、吴道镕、黄诰、汪兆镛、梁致广等，撰文曰："干南黄孝廉，博通医籍，著有《干庐丛书》数十种，《唐千金类方》二十七卷，最为海内名家推许。上海千顷堂书局影印行将出版。近更纂《洄溪医案唐人法》二卷，以为《千金方》之羽翼，通彻深微神秘，独得其中，参以西医学说，辨异证同，关系国医科学前途甚钜。"[32]1 黄恩荣著作有《唐千金类方》，现存1933年上海千顷堂书局石印本；《洄溪医案唐人法》，笔者仅见民国二十二年癸酉（1933）木刻本。

（二）《洄溪医案唐人法》学术特点

洄溪乃清代吴江名医徐大椿晚年号，徐大椿，字灵胎，原名大业，出身望族。祖父徐釚，参加《明史》纂修，父亲徐养浩，浏览群书，益耽于学。黄恩荣亦出生于医学世家，自祖父黄积昌起地方乡志有载。徐大椿著《洄溪医案》，自言喜用唐人方。黄恩荣曰："余少览徐氏洄溪所著书，深服其议论，以为学问理解，贯穿古今，澄思众虑，每有疑义，一经疏析，洞若神明，及读医案一编，手法眼光，且惊且喜。"[32]1 黄氏读《洄溪医案》后，认为洄溪善用之神术，源出自唐人搜集之奇方，因此著述《洄溪医案唐人法》，"疑义既伸，秘方尽泄，亦读洄溪书者所乐闻也"。

1. 临证依据唐代孙思邈《千金方》理法方药　黄恩荣认为，仲景之学至唐为之一变，思邈于开皇、咸亨间，独开一派，《千金方》渊源亦本于长沙，是为经方派之后。故《洄溪医案唐人法》内科病证，首先依据唐代孙思邈治验法则，试以中风为例。

中风，口眼㖞斜，噤不能言。黄恩荣引孙思邈《千金》论述病因病机：脾脉络胃侠咽，连舌本，散舌下，心之别脉系舌本，心脾二脏，受风邪，故舌强不得语，多死。三阳之筋，并络入颔颊，夹于口，诸阳为风邪所客，则筋急，故口噤不能言，未必便死。舌强与口噤，均不能言，故不能言者有二候，而入脏与入脉，证候亦微别，人所不知。中风，贼风乘后方空虚而来（语本《内经》《难经》），故谓之虚邪。其来虚，其入实，外不得泄，内不得通，邪无出路，与风乘虚入，指人身之虚不同。

《千金》论中风,夫诸急卒病多是风,猝仆、口噤、目闭、四肢瘫痪,故中风属危候。风行必燥热盛生痰,凡治此证,必兼驱风、消痰,方有出路。《千金》诸风门,附风寒风热两候。风寒方用酒,风热方用汤,如心风虚热,生麦冬汁、枸杞根白皮、荆竹沥汁、生姜、参、苓、甘、杏、石膏、黄芩,恍惚烦闷,合栀仁、香豉。惊邪恐惧,合牛黄、龙齿。肾风积热,麦冬、葳蕤、地骨皮、丹皮、泽泻、生地汁,纳蜜及姜汁,甘寒生津,痰火风兼治,深合经旨。

黄恩荣《洄溪医案唐人法·中风》引《备急千金要方》卷第八《诸风·风痹第五》:"又按:《千金》风痹第五有四竹沥汤,皆以竹沥为主,方下凡风多热,常宜服荆竹沥、生姜汁三味。又谓竹沥饮子(竹沥、生葛汁、生姜汁)患热风者必先用此制其热毒,甚者加石膏、黄芩、羚羊角。洄溪谓此通经络之方。"[32]2-3《千金》中风,有小续命,皆用麻黄桂枝汤,佐附子、黄芩、防己,或归、术、黄芩、防风。谓有一状相似,即急服,不必问。

黄恩荣又谓《千金》诸风有酒方,无膏方,盖主风冷而言,本案所中主风热,不宜酒而宜膏。腿膝未健,手臂犹麻,中风已过,痰火未清,为立膏方。内服驱风,舒经活血。《千金翼》,生地黄汁、竹沥各一升,独活三两,成方,外摩。《千金》风毒脚气,野葛膏、卫候青膏、曲鱼膏,诸法可选用。[32]3黄恩荣认为南方中风,多生热,不宜酒而宜膏,故立膏方,其摩腰膏原为治疗风证百病之长的制剂。

2. 对徐大椿《洄溪医案》的阐述发挥　黄恩荣大段引述徐大椿《洄溪医案》原文,试以中风为例。首个医案,黄氏全文引述徐氏语:蔚门金姓,早立门首,卒遇恶风,口眼㖞斜,噤不能言。医用人参、桂、附诸品,此近日时医治风证不祧之方也。趣余视之,其形如尸,面赤气粗,目瞪脉大,处以祛风消痰清火之剂。其家许以重资,留数日。余曰:我非行道之人,可货取也。固请。余曰:与其误药以死,莫若服此三剂,醒而能食,不服药可也。后月余,至余家拜谢。问之,果服三剂而起,竟不敢服他药。惟腿膝未健,手臂犹麻,为立膏方而全愈。此正《内经》所谓"虚邪贼风"也。以辛热刚燥治之固非,以补阴滋腻治之亦谬,治以辛凉,佐以甘温,《内经》有明训也。

徐大椿《洄溪医案》中风,还有运使王公叙揆案、张由庵刘松岑案、西门外汪姓案、东山席以万案、叔子静案等。黄恩荣基本全文引述徐大椿《洄溪医案》中风章节的内容,但对中风病案的按语,却有其独到之处。

运使王公叙揆,向手足麻木而痰多,体态丰腴,又善饮啖,痰流经脉,一日忽昏厥遗尿,口噤手拳,痰声如锯,皆属危证。徐大椿以小续命汤去桂附,加生军一钱为末,三剂而有声,五剂而能言,后以消痰养血之药调之一月后,步履如初。黄恩荣按:三汤之病,邪在于经,用石膏;邪在于腑,用大黄。《千金》小续命,用黄芩、防己。大续命,西州续命,大续命散,用石膏。痰火充实,诸窍皆闭,无不加大黄者。

张由巷刘松岑,素好饮,结酒友终年聚饮,时年四十,除夕,向店沽酒称银,手震称坠,而身亦仆地,口噤不知人。黄恩荣按语:口噤不知人,总属风痰闭塞,机窍不灵,非急与芳香宣窍解毒,必壅塞,致危。局方至宝丹,犀角、玳瑁、牛黄,神物通灵;琥珀、雄黄、朱砂、金箔,金石震坠;麝香、龙脑、安息,芳香走窜,深入关窍。顽痰恶风邪有出路,足补《千金》所未备。

黄恩荣论述中风后遗症颇为详细:"中风善后办法,风胜者驱风养血;痰多者消痰养血,甘凉温柔濡润通补,最为合法。"[32]5如半身不遂,中风已过之疾,邪客半身,入深真气去,则偏枯,病名偏风。又如风痱,黄恩荣认为痿亦风痱之一证。半身不遂,病偏于手脚;痿证,病偏腰脚。左右上下之别,近患此证颇多。富贵高年尤甚,日久失治,遂成痼疾。《千金》名猥退风。巢源风猥退者,四肢不收,身体疼痛,肌肉虚满,骨节懈怠,腰脚缓弱,不自知觉,呈废用性萎缩。用药则补肾为多,以肾为筋骨之总司,金刚丸、虎骨四斤丸、虎潜丸,养其精血,逐其风痰,佐以大活络丹,通其经络,大略无误。约而言之,有太阴,有阳明,有少阴,皆与厥阴有连合,关系病情殊多混杂,兹更分别言之,以便临床之诊察焉。

3. 医学衷中参西,补充实用治法 近代黄恩荣曾任民政部医官,西方医学对他产生影响,《洄溪医案唐人法》对此有认识:"西医重解剖,必明其病灶之所在,体质之实验,故以病状定病名,如肺结核、脑膜炎、子宫膜炎等,就其脏器之变动名之。"[32]1仍然以中风为例。黄恩荣曰:近世以中风为脑出血病,人之灵机在脑,脑中血管开裂,则血压脑髓,即见头昏猝仆,周身抽搐,口眼㖞斜等证。如见鼻息大声,痰涎涌出,其病灶在脑髓之皮质部,乃肺脏之神经失其功用。肢体瘫痪,或麻木痹痛,其病灶在内囊之后部,乃神经失动作之功用。或不知痹痛冷热,其病灶在内囊之最后部,乃神经失知觉之功用。此但详于组织脏器之解剖变化,而略于所以发生症状之理由。其治疗诸法,亦无把握。科学虽重实质,而医理终凭经验。显微必资光镜,而诊断端在临床。《千金》之治法如此,洄溪之师承亦如此。后贤聚讼,可以少息矣。[32]3

黄恩荣的这段话分析非常客观,科学虽重实质,而医理终凭经验。西医学虽然详于组织脏器之解剖变化,但略于所以发生症状之理由,其治疗诸法,亦无把握。而中医可以古说参证,《千金》之治法如此,洄溪之师承亦如此,我黄恩荣之《洄溪医案唐人法》更是如此。

徐大椿《洄溪医案》有"刖足伤寒"案。徐案云:"嘉善黄姓,外感而兼郁热,乱投药石,继用补剂,邪留经络,无从而出,下注于足,两胫红肿大痛,气逆冲心,呼号不已。"[33]徐氏认为"此所谓刖足伤寒也,足将落矣"。急用外治之法熏之、蒸之,以提毒散瘀,又用丸散内消其痰火,并化其毒涎,从大便出,而以辛凉之煎剂,托其未透之邪,三日而安。黄恩荣肯定徐大椿外科成就,按语补充:近更发明爱克斯光线、手术器具,于外科有莫大之应用。

黄恩荣还有著作《唐千金类方》,民国年间刊本,广州中医药大学黄吉棠藏有此书,有待发掘。

（三）学术传承

黄恩荣出生于医学世家,可谓之三世医学。祖父黄积昌,有善行,精医,原籍三水,后迁居佛山,每暑天设肆煎药茗饮路人。父亲黄殿中,字慎堂,业益精,所制丸药,收效速,合乎卫生,存活甚众,乃设分肆于粤、港、津、沪,中外皆知有黄慎堂名。民国《佛山忠义乡志》载黄殿中:"性任侠,常学技击于潘某,潘死,为之丧葬,赡其妻子,岁以为常。崇儒重道,恒以重币聘名宿教子,长恩湛、季恩永、恩元,皆以案元进学;次恩荣,举人,刑部主事,民政部医官,多得力于庭训,著有医案及治验书数十卷,藏于家,卒年七十七,以恩荣贵封中宪大夫。恩铭精金石篆刻,有藤花盦印谱,早卒。"[34] 黄恩荣两度弃官,辛亥革命后,南归广州行医办学。民国己未年(1919),与原广医学求益社社长南海黎棣初(字元望)创办广州医药实学馆,前后六年,学生毕业考试,成就颇众。黄恩荣曰:"顾以中西过渡时代,迄无统一善本教科书,拟广集图书,招罗贤后,为中医药革新之模范。因循未就,以至于今。"[32]2 广州医学求益社创始人黎棣初回忆:干南之言曰,大匠诲人,必以规矩。统一教科书者,中医革新之规矩也;学校毕业者,毕统一教科书之业也。教科为学校之母,余与干南办学有年,均锐志于统一教科书者,绠短汲深,心劳力绌,然终冀国医药有革新完成之一日。[32]2

黄恩荣儿子黄悌君(1903—1970),1919 年入广州医药实学馆学习两年,后又在中法韬美医院(现广州医科大学附属第一医院)、上海东南医科大学学习西医,注重对中国药物学的研究。历任华南国医学院、广东光汉中医专门学校教师,广东省政府卫生处技士等职。中华人民共和国成立后曾任广东省血吸虫病防治所医师,广州中医学院教师等职,专长中药材炮制以及制剂研究,晚年把祖传秘方"摩腰膏"献出给广州中医学院附属医院,临床使用者众。黄悌君编著教材有《药物学讲义》《中医诊断学》《中医中级简明诊断学》等。

三、卢朋著《四圣心源提要》与学术传承

（一）生平著述

卢朋著(1876—1939),名雄飞,广东新会人,贡生出身,优秀中医理论家。自 1905 年起,先后在两广师范、广州中学、南海中学、番禺中学、东莞师范、潮州旅省中学等八所学校任教算术数学,积累了丰富的教学经验。除文、史、哲各科素有研究之外,对医尤为喜爱,为以后的儒而通医,从事中医临床及中医

教学,奠定了基础。

1912年,卢朋著辞去各校之教职,在广州市惠爱路(现中山五路)流水井开设卢仁术堂,名噪一时。卢氏收藏大量中医书籍,时任广东中医药专门学校教导主任廖伯鲁(南海人)称赞说:"朋著兄家藏书最富,皓首穷经,寒暑靡缀,儒医之称,洵无间然"。[35]1

卢氏经10余年的精勤研读,加之临床实践体会,学术水平迅速提高,形成了自己独特的学术思想。因其早年在广东教育界颇有盛名,于广东中医药专门学校创办之初,即被首任校长卢乃潼(广东近代著名教育学家暨中医学教育家)慧眼识中,聘请为该校教师,并主编教材讲义。

卢朋著先后为中医学校编写了8种教材:《医学通论讲义》《医学史讲义》《医学源流讲义》《医学常识讲义》《方剂学讲义》《药物学讲义》《本草学讲义》《法医学讲义》。除编写教材之外,尚有医著作两本:《四圣心源提要》《哮喘经验谈》。连同早年撰写的《算学讲义》《算余心得初集》等,共计著述12种,现均见存。其中医著述博采众说,撷取各家之长,并十分注重中医基础知识的培养。他认为中医基础知识要宽广宏博,专业水平才能出类拔萃。即先宜杂博,后方可专纯。"杂则多,多则博,博则泛收各家之说,足以集思广益而无穷""专则纯,纯则精,精则自成一家之言,足以特立独特而不败。"[36]

言之无文,行而不远。卢朋著文采奕奕,笔下生辉,其编撰之讲义获得好评而传播。1929年5月,在上海召开了有全国九所中医学校参加的中医统一教材编写会议,卢朋著被推选为全国中医教材编委会委员。1931年3月,他又与陈任枚等11人代表广东中医药界出席南京"中央国医馆"成立大会,任名誉理事,回广东后即向粤港中医药界报告出席大会经过,谓此次会议到达者300余人,吾粤代表偕同各地同人请行政院定出考试国医之规程,使国医既有出身之路,即国药有中兴之望。

卢朋著著述虽多,但能够反映他临证学术经验者,乃1932年编撰之《四圣心源提要》,其与清代山东名医黄元御《四圣心源》学术有一脉相承联系。

(二)《四圣心源》与《四圣心源提要》关系

卢朋著对清代山东名医黄元御《四圣心源》进行深入研究。黄元御乃尊经派的代表人物,乾隆皇帝的御医,提出"培植中气,扶阳抑阴"学术主张。四圣者,黄帝、岐伯、越人、仲景,四圣之书,谓四圣之心传。然人亡代革,薪火无传。黄元御运以精思,达以卓论,抉天人之秘奥,阐顺逆之精微,正如清代欧阳兆熊为其写序曰:"其源不尽出自医家,而自唐以后,谈医者莫之能及,二千年不传之绝学,至是始得其真。"[37]

黄元御《四圣心源》作于乾隆十四年己巳(1749)二月,成书于乾隆十八年癸酉(1753),是一部以论述临床病证为主,且与基础理论紧密结合的综合性医籍。全书十卷,约十万字。卢朋著读《四圣心源》,受张维屏启发。张维屏,号南山,祖籍浙江山阴,生于广州番禺清水壕,有《张南山全集》。卢朋著曰:"张南山先生自言学医四十年,得黄元御书,始通长沙之学,又题《伤寒悬解》曰'千秋一个黄坤载'(黄元御,字坤载)。"卢朋著又说:"余读黄氏书屡矣,屡读而屡置之以不解。故昨复取而读之,不解犹昔。因思天下无不可解之理,第用力未久,不能豁然贯通耳,乃读而不置。于是向所不解者,今始渐解。算术之推算也,数数而算之,无一公式以通之也。惟代数则有公式以通之,不必数数而算之也。黄氏之医术,一以贯之,殆犹代数式欤。"[35]1

卢朋著认为,黄氏之医术,犹如代数之有公式方程,可以一以贯之。然而黄氏医术以清代名医吴达最能领会,最能推广。吴达,字东旸,江苏江阴人,著《医学求是》附医案一卷。卢朋著曰:"昔人云:学我者死,不得黄氏之真解而学之,斯死矣;得黄氏之真解而学之,斯不死矣。《四圣心源》黄氏之精撰也,不于此而提其要,于何提之? 既云提要,非备录也。又取东旸之医案,提其要而附录之。"[35]1卢朋著在岭南发扬了黄元御"培植中气,扶阳抑阴"主张,认为固本培元,补脾益肾是岭南地区治疗慢性内科杂病重要理论学说。

现存的卢朋著《四圣心源提要》为铅印本线装,一册,民国二十一年(1932)九月刊印,封面为任子贞题,约2.6万字,选取了《四圣心源》卷四至卷七,共43个病证作提要述评,以便后学之研究。南海廖伯鲁序曰:"我国医学,沈晦久矣! 世风日降,异说沸腾,《素》《灵》微言,不绝如缕。此非学术之失传,由于发扬光大者之无其人也。朋著兄固长于文辞者,愿共勖之。"[35]1《四圣心源提要》之刊行与《四圣心源》的成书相距亦179年矣。

(三)《四圣心源提要》学术成就

《四圣心源提要》选取《四圣心源》中的43种病证为:中气、阴虚、阳虚、阴脱、阳脱、神惊、精遗、气滞、气积、血瘀、衄血、吐血、便血、溺血、气鼓、水胀、噎膈、反胃、消渴、癫狂、痰饮、咳嗽、肺痈、腹痛、腰痛、奔豚、瘕疝、积聚、蛔虫、便坚、泄利、痢疾、淋沥、中风、历节、痉病、湿病、黄疸、暍病、霍乱、疟疾、伤风、齁喘等。每种病证之后,均附有方药1~2首。全书共有65首方药,其中汤剂57首、散剂6首、丸剂2首。1982年笔者采访卢朋著儿子卢启正医师,把撰写待发表的"卢朋著小传"请卢启正医师审核,一代名医学术经验不至湮没,卢启正医师很高兴当即赠送《四圣心源提要》并叮嘱好好研读,说当时中医专校学生崇拜卢朋著甚多,其中读《四圣心源提要》得益者不少。以后笔者研究生廖吉娜对卢朋著《四圣心源提要》学术经验进行整理,评述如下。[38]

1. 对脏腑功能的论述尤其重视中气脾胃　卢朋著《四圣心源提要》开篇引述黄元御《四圣心源·中气》原文:"脾为己土,以太阴而主升。胃为戊土,以阳明而主降。升降之权,则在阴阳之交,是谓中气。胃主受盛,脾主消化,中气旺则胃降而善纳。脾升而善磨，水谷腐熟，精气滋生，所以无病。脾升则肾肝亦升，故水木不郁。胃降则心肺亦降，故金火不滞。火降则水不下寒，水升则火不上热。平人下温而上清者，以中气之善运也。中气衰则升降窒，肾水下寒而精病，心火上炎而神病，肝木左郁而血病，肺金右滞而气病。神病则惊怯而不宁，精病则遗泄而不秘，血病则凝瘀而不流，气病则痞塞而不宣。四维之病，悉因于中气。"[35]2 卢朋著评述：泄水补火，扶阳抑阴，使中气轮转，清浊复位。却病延年之法，莫妙于此矣。

由是可见，卢朋著非常重视中气即脾胃的生理功能，以中气脾胃的气机升降来阐释脾胃的正常生理功能，认为脾胃的气机和气化的升降正常，是维持人身的生理功能正常的关键所在。在《四圣心源提要》中，对于杂病的论治和用药非常重视中气升降脾胃气机，恢复脾胃的正常升降功能。此外，黄氏认为人脾胃虚寒者十之八九，而实热者十之一二，用药喜温补、温散，而恶寒凉损伤脾胃。卢氏遵循了黄氏对于脾胃寒热的学术观点，用药多避寒凉而多用温热之品。虽地处岭南之地，仍不渝此道，不同于时方派之喜用清轻寒凉之品，且临床疗效卓著，独具特色。

卢朋著认为中气即脾胃的功能失常是引起虚证劳伤主要原因。如阴虚证，卢朋著引述黄元御《四圣心源·阴虚》原文："水为阴，而阴生于肺胃，胃逆而肺金不敛，君相升泄，则心液消亡，而阴无生化之原。"卢朋著曰故病阴虚。是宜降肺胃以助收藏，未可徒滋心液也。临证治以地魄汤，处方组成：炙甘草二钱，半夏三钱，麦冬三钱去心，芍药三钱，五味子一钱（研），元参三钱，牡蛎三钱（煅、研），煎大半杯，温服。方解曰：麦冬、芍药双清君相之火，半夏、五味降摄肺胃之逆，元参清金而益水，牡蛎敛神而藏精。若热伤肺气，不能化水，则用人参、黄芪。益气生水，以培阴精之原，此补阴之法也。又如阳虚证，卢朋著引用黄元御语曰：火为阳，而阳升于肝脾，脾陷而肝木不生，温气颓败，则阳无生化之原。脾陷之根，因于土湿。土湿之由，原于水寒。是宜升肝脾以助生长，不止徒温肾气也。临证治以天魂汤，处方组成：甘草二钱，桂枝三钱，茯苓三钱，干姜三钱，人参三钱，附子三钱，煎大半碗，温服。方解曰：甘草、茯苓培土而泻湿，干姜、附子暖脾而温肾，人参、桂枝达木而扶阳。若肝血虚弱，不能生火，则用归、地、首乌以培阳神之原。以火清则神发，血者，神魂之母也。[35]5

提要不等于摘抄，卢朋著《四圣心源提要》以自己医案及黄元御医案，印证顾护中气脾胃理论的重要性。如卢明著百硕室医案之"补中益气运脾化湿法治中湿案"。英铎朝之子，年十四岁，数年来常觉膝头麻痹。时痹时痛，治后时发时止，继则每日皆然，晨起后头晕，晕后腹当脐痛。大便日三四行，虽非溏泄，亦欠健硬。胃气如常，夜间梦寐烦燥，晚饭后微恶寒，脉重按无力。此乃脾伤于湿，故大便数行而欠键硬，痛在当脐；脾湿则阳难入阴，故梦寐不安；相火随风木上升，故头晕；晒而阳气衰，故晚间恶寒；湿气下流，故膝间痹痛。疏方：黄芪、白术、丹皮、薏仁、海风藤、远志、杜仲、木瓜、牡蛎。服方三帖，诸症悉去，但大便尚未如常，处方如前，重用白术而愈。例如神惊（惊悸）：神发于心而交于肾，则神清而不摇。神不交精，是生惊悸。其原由于胆胃之不降。胃土不降，相火失根。虚浮惊怯，神宇不宁。大凡脾胃寒湿，无不有惊悸之证。惊悸不愈，必生奔豚积块。此中气亏损，阴盛阳虚之病也。[35]3 继而附录黄元御《素灵微蕴》医案：陈梦周患作酸嗳气，头晕耳鸣，春季膈热火升，头痛手麻，惊悸不寐善忘，左乳下跳动不息。服燥土疏木之药，饱食甘寝。但胸有火块，游移上下左右，时时冲击微动，心跳未已。此缘土湿不运，阳气莫藏，脾土郁陷，抑遏乙木，不得发扬，故瘀生酸味。甲木上逆，浊气升塞，故头晕而耳鸣，甚则壅遏而头痛也。四肢秉气于胃，脾病不能为胃行气于四肢，故拘急而生麻。甲木不能顺降，根本下拔。胆气虚飘则善惊。乙木不能直升，枝叶上郁，肝气振摇则善悸。胃土不降，金郁于右，卫不入阴，阳泄而失藏，浮动无归，故不能寐。神不归精，肾精驰走，不能藏往则善忘。胃气既逆，肺无降路，宗气不能下行，横冲于虚里，则左乳下跳动。此与心下之悸，异委同源。木不得直升，则动在心下；金不得顺降，动在乳下。甲木失根，火泄水寒，是以膝冷。相火逆升，是以膈热。甲木冲击，是以胸动。肺气逆行，横塞肩脊，故作痛。壅瘀头面，故作肿。肺气郁升，收令不遂，皮毛疏泄，感袭风寒，则生喷嚏。肝气不达，而时欲发舒，故当脐而跳，筋脉亦动，胆气上溢则口苦。春阳上升，则地下之阴多，故午后阴升而膝冷。秋阳下降，则地下之阳多，故鸡鸣阴降而膝冷。寒水侮土，中气愈滞，故膝冷则痛作。湿旺脾郁，饮食不化，故过啖则胀。中气不转，胸腹闷塞，故上嗳而下泄。阳衰土湿，再以薄粥助之，故气滞痰生。得之日晚湿旺之时，故痰涎愈多，治法惟宜燥土。土旺则清上温下，升左降右，稍助其推迁，而诸病俱消失。惊悸诊治用金鼎汤，处方组成：甘草二钱、茯苓三钱、半夏三钱、桂枝三钱、芍药三钱、龙骨二钱、牡蛎三钱。煎大半碗，温服。方解以半夏降胃气以助心气下交于肾，以桂枝、芍药调理营卫交泰阴阳，且桂枝以疏木，芍药以敛胆，肝木梳则胆火自降，以甘草、茯苓渗泄脾湿以升脾气，从而助胃气之下降，以龙骨、牡蛎之重镇以收敛神气下交癸水，如此则心神不浮，肾水不凝，脾升胃降，神惊自平。[35]3-4

2. 对外感热病治疗仍然注意顾护中气脾胃　外感暑病。岭南之地多暑热，故卢氏对于暑病的论述颇详："暍病者，暑热而感风寒也。盛暑汗流，元气蒸泄，披清风而浴寒水。元府骤闭，里热不宣，故发热恶寒，口渴齿燥，身重而疼痛，脉细而芤迟也。法当补耗散之元气，而不至于助火，清烦郁之暑热，而不至于伐阳，清金而泄热，益气而生津，无如仲景人参白虎之为善也。"[35]25 由于暑多挟湿，故在治疗暑病的时候，卢氏主张多加渗湿之品，如茯苓、苡仁、滑石等品以清上渗下,消除湿邪。同时由于暑病多为内有火热,外有风寒郁闭,故在治疗暑病的同时应加入少量的散表之品,以开泄表气,使体内暑热有开泄之路。卢氏多用浮萍解表,因浮萍性辛温而不大热,能解表而不助热,故常用之。但卢朋著仍然强调清金而泄热,益气而生津,无如仲景人参白虎之为善也,即以人参白虎汤为首选。

伤风。卢氏认为伤风是由于"中虚而外感"[35]27,其发病机理是阳衰土湿,中脘不运,胃土常逆,肺金失降。强调脾气不足,水湿停滞导致肺气和胃气不降,外感风寒邪气则郁闭皮毛腠理,遂生此病。故治疗伤风用紫苏姜苓汤,宜泄肺而开皮毛,理中而泄湿郁。用药以苏叶、生姜开散表邪,甘草、茯苓渗泄脾湿、半夏以降胃气并可消水湿,干姜、砂仁温中开郁以助散表,橘皮以消痰。如此则表气开,湿消而郁散,气通而水调。

霍乱。岭南水乡多发。卢氏曰:霍乱者,饮食寒冷而感风寒也。其吐者,胃气之上逆,其泄者,脾气之下陷。胃土之逆者,胆木之上逼也;脾土之陷者,肝木之下侵也。肝胆主筋,水寒土湿,木气不荣,是以转筋。外有寒热表证,宜以麻、桂发之,而温以理中、四逆之辈。若其不能吐泄,腹痛欲死,可用大黄、附子,温药下之。是以仲景立法,率主理中、四逆,变通理中、四逆之意,则病有尽而法无穷矣。倘泥时令,而用清凉,是粗工之下者也。方用桂苓理中汤,药物组成:人参一钱,茯苓二钱,甘草二钱,干姜三钱,桂枝三钱,白术三钱,砂仁二钱,生姜三钱。煎大半杯,温服。吐不止加半夏,泄不止加肉蔻,外有寒热表证加麻黄,转筋痛剧加附子、泽泻。朋著按:亦有热证,参观王孟英《霍乱论》。[35]26

肺系咳嗽多由外感诱发,卢朋著对咳嗽的治疗,认为"咳嗽者,肺胃之病也。胃气上逆,肺无降路,雾气埋塞,故痰涎淫生,呼吸壅碍,则咳嗽发作。其多发于秋冬者,风寒外闭,里气愈郁故也。而胃之所以不降,全缘阳明之阳虚"。[35]12用药以半夏降胃气而开痰结,干姜温土气而化痰湿,以茯苓、甘草理脾泄湿,行脾土健升之职以助胃气降下之能,五味子敛肺气,细辛以温散肺卫。如此则胃降而肺敛,脾升而痰湿开化,咳嗽自止。可见,其注重脏腑阴阳升降之理,联系脏腑之间的相互关系,而用药深谙脏腑升降之理,阴阳敛降之道,出神入化。

从卢朋著医案的用药上也可以看出卢氏在治疗外感杂病的过程中,非常重视人体气机升降,尤其是中气脾胃升降在治疗外感杂病中的作用。据《中医杂志·本校赠诊所医草》所载:卢氏曾治一姓邓妇人,此人咳嗽头晕,口干而淡,欲食,舌苔略白,脉象弦滑。卢朋著辨证为肺热而兼血少之证。处方中除用贝母、冬花、桑叶以除肺热,桔梗以开肺中郁火,首乌以养血之外,还根据中焦脾胃为人体气机升降枢纽,肺气郁火内壅,肺气不降缘于胃气上逆之理,用半夏以降胃气,枳壳宽中气。

3. 内伤杂病的治疗特色,注重对人体的阳气养护　卢朋著对外感内伤杂病的治疗特色除了顾护脾胃外,还有一点就是注重对人体的阳气养护,也可以认为他是岭南提倡扶阳学术主张代表医家之一。《四圣心源提要》重视人体的阳气,源自于黄元御学术基础上。黄氏深悟《黄帝内经》之旨,仲景之精髓,在治疗杂病的过程中,非常注重人体的阳气养护。阴阳互根互用,而是阳为君,阴为相,阳气对阴具有统领的作用,阴在阳的主导下发挥功能。所以以"扶阳抑阴"为论治杂病的宗旨,喜用干姜、附子、桂枝等温热之品,以补充人体的阳气。若见阴不足,也在滋阴的基础上加入温热扶阳之品。阴气上升之权在于脾,若脾气不升而反降,则精血等人体的正常物质降发生脱失而形成阴脱。在用药方面,《四圣心源提要》采用"乌肝汤",方中以茯苓、甘草培土渗湿,桂枝、芍药以调整营卫,以人参、干姜、附子以温养人体阳气,只用一味制首乌来滋阴。此方中大多数药物为温热性质,而养阴的药物只占很小一部分。

《四圣心源提要》在运用温热药物治疗杂病时,多从调理脾胃入手,论治杂病时重视人体阳气的养护,在用药时善用温热之品。如治疗遗精中用砂仁、附子暖水行郁,治疗气积中用干姜、砂仁以温中散寒,治疗便血用附子、白术以培土散寒等。认为每一味药物虽然具备各自四气五味的特性,但是特定的药物往往对特定的脏腑有着特殊的作用。如茯苓与甘草相伍主要入脾经而健脾渗湿,半夏入胃经而降胃气,柏叶入肺经而凉降、敛肺、止血,桂枝入肝经而疏肝气等等。

清代山东著名医家黄元御临证力主扶阳抑阴,崇尚脾土,毕生重视人体生理阳气重要性,可谓特色鲜明。而岭南卢朋著《四圣心源提要》是在黄元御《四圣心源》的基础上进行删增而成的一部注重临床实用性的医学著作,其中大部分内容保留了《四圣心源》的原貌。它传承了黄元御人与自然的统一观及人体自身的统一观,论治内伤杂病重视脾胃中气在诊疗中的重要作用,处方用药继承了黄氏关于扶阳抑阴的学术思想,善用温热之品,在岭南医家中别具一格。

正如南海廖景曾引古语"言之无文,行而不远"评述卢朋著《四圣心源提要》所言:凡百学术,必赖文辞以发明,方能信今而传后,矧(音沈,况且)医学之深奥而繁博者乎?……黄氏学问精深,益为景仰。盖儒者习医,有渊源,有条理,由博返约,提要钩元。……《四圣心源》一书,将黄帝、岐伯、秦越人、张仲景之遗著融会而贯通之,以明显清晰之词,达深奥繁博之旨。……朋著兄固长于文辞者,愿共勖(音序,勉励)之。[35]1

(四)学术传承

卢朋著亦三世医学,儿子卢启正是广州市传染病医院名老中医,孙子也是中医师。广东是全国研究脾胃学说起步最早省份,广州中医药大学脾胃研究所全国著名,脾胃病科也有研究生研究卢朋著学术经验,如2012级硕士研究生张伟娇"岭南医家卢朋著脾胃病论治的研究";2007级硕士研究生廖吉娜"近代岭南名医卢朋著《四圣心源提要》研究"等。笔者在调研中发现,能够较好传承卢朋著"培植中气,扶阳抑阴"学术主张,应用固本培元,补脾益肾诊治慢性内科杂病的是广东中医药专门学校第二届毕业生黄俊伟名老中医。

黄俊伟(1906—1996),广东宝安人,深港地区名医。出身于书香之家,父亲黄为农(文存)早年于本村出资办学,后担任宝安县城中学校长。平素留心医学,喜好研读岐黄之书,探究中医养生延年益寿之术。黄俊伟从小受儒家文化教养,6岁离乡别井,入读广州番禺小学寄宿,毕业后入读广州广雅中学,1925年受父亲之命考取广东中医药专门学校,1930年毕业,为该校第二届毕业生,开始在澳门、香港、深圳地区行医。

当时广东中医药专门学校任教老师乃岭南医林之佼佼者,如温病学家陈任枚、刘赤选,骨伤科管季耀、管霈民,内科诊法梁翰芬,杂病名家陈汝来,以及理论家卢朋著(以其编写教材著述多闻名)。黄俊伟受卢朋著学术影响最深,日后经常与儿子黄善根医师提及卢朋著理论学说,诠释《四圣心源提要》固本培元,以脾胃为中心论治各种慢性杂病学术主张,提出固本培元调理身体以防病治病的重要性。认为《黄帝内经》曰治病必求其本,肾为先天之本,脾为后天之本,固本,即注重脾肾并兼顾五脏六腑。培元,元者元气,元气又名真气,真气者,所受于天,与谷气并而充身也。元气是由先天之精(肾)及后天之精(脾胃)运化水谷精微而化生。何以培植中气?李杲曰:真气又名元气,乃先身之精气也,非胃气不能滋(滋养培育)之;何以扶阳抑阴?张介宾曰:天之大宝只此一丸红日,人之大宝只此一息真阳。因此治病必须固护阳气,以固本为治病防病第一要务。

黄俊伟学术传儿子香港黄善根医师,著述有《黄俊伟医案》,并于1985年研制成固本丸系列。黄善根医师女儿黄欣欣获广州中医药大学医学博士学位,亦是香港注册医师,如今已经将固本丸系列发展成为香港注册中成药,该药深受香港及深圳内地患者喜爱。黄善根医师及女儿黄欣欣医学博士研制"吉星堂固本系列"中药制剂,适合各种慢性疾病经久不愈者,多为元气亏损,病灶深入,无力康复,或平素体质虚弱,反复发病所致,系列包括益胃固本丸、久咳固本丸、鼻渊固本丸、安神固本丸、风痛固本丸等五种。

例如益胃固本丸,黄氏认为益胃健脾乃固本宗旨,尤其适合于慢性消化道疾病治疗。一般胃药都是治标制酸为主。益胃固本丸增强脾胃肠道动力,强化脾胃升降功能。药方组成为红参(吉林参)、茯神、白术、白芍、大黄、厚朴、肉桂、青黛、珍珠末、春砂仁等。具有益肾健脾、疏肝和胃、祛风利湿、行气导滞、制酸止痛、消痞除满功效，临证适用于多种胃肠道不适的证候，常见如胃痛、脘腹胀满、肠鸣泄泻、泛酸、呕吐反胃、纳呆、便秘或便溏等。又如久咳固本丸，黄氏认为久咳肺脾肾俱虚，固本培元，重建脏腑防病机能。药物组成主要有西洋参、麦冬、五味子、仙鹤草、百部、功劳叶、核桃肉、川贝母、百合、款冬花等，具有益气养阴、生津润肺、理气和中、健脾开胃、纳气归肾功效，临证适应于外感或内伤久咳不愈者，如反复咳嗽、干咳声嘶、呼吸气短、咯痰不利、咽喉干燥、纳少神疲、甚或痰中带血、潮热等。再如安神固本丸，黄氏认为睡眠障碍是现代社会影响人体生理功能失调的常见病症，需要协助重建睡眠功能。而西药易使人成瘾，需研制有效辅助睡眠不会成瘾的中药制剂。安神固本是重要组方原则，药物组成主要有酸枣仁、夜交藤、麦冬、白芍、知母、合欢皮、五味子、黄连、肉桂、珍珠末、女贞子等。具有调理气血、养肝和胃、安神定志、清热除烦功效，临证适用于神志不宁、心神恍惚、惊悸多梦、烦躁失眠、急躁易怒、忧郁紧张、头晕目眩之不寐证。

粤港地区慢性鼻炎患者不少，对此黄氏研制鼻渊固本丸，以传统方玉屏风散为基础，药物组成主要有黄芪、防风、白术、大黄、何首乌、苍耳子（炒）、辛夷花、灵芝等，具有益气固表、祛风通窍、清热解毒、泻火消肿、养阴益肾功效，临证适用于鼻炎（鼻症）反复不愈者，鼻痒喷嚏、鼻塞、鼻液倒流、嗅觉不灵、时流清涕或浊涕、甚则前额头痛等，对多种急、慢性鼻患标本兼顾，患者重复使用不会有耐药性。关节肢体疼痛、躯干头颈不适，也是困扰粤港成年人群证候之一，对此黄氏研制风痛固本丸。西药止痛多伤胃肠，黄氏认为不伤脾胃、协调脏腑、强健筋骨、舒缓痹痛是组方原则，药物组成主要有黄芪、防风、丹参、大黄、白芍、伸筋草、三七、杜仲、天麻、桑寄生等，具有祛风除湿、养血通络、活血化瘀、补益肝肾、止痹痛、利关节、舒经脉、强筋骨功效。临证适用于风寒湿痹诸痛证、头风痛经久不愈者、四肢麻木、关节屈伸不利、头痛如锥刺、畏寒及妇人产后风等。黄氏临证也常用岭南草药，如治疗肾病血尿素氮、肌酐高者加用马鞭草，清代岭南名医何克谏《生草药性备要》载，马鞭草能去脏毒分清浊，与益肾药同用相得益彰。又如治疗流感用岭南草药金盏银盘，民国南海名医萧步丹《岭南采药录》载，此药又名黄花母、虾箝草，黄氏认为金盏银盘功效疏表清热解毒，临证治疗治流感、咽喉肿痛。

黄俊伟学术传承于余杏林医师及广东省名中医陈福如（1940—　）。陈福如著《医学探微》，是书附录有《怀念中医大师——黄俊伟》一文，摘录如下：

我有幸与黄老并肩工作10年有余，首先在1970—1974年，与黄老共同主持多期《西医学习中医班》和《中医函大班》，其间跟随黄老的中医查房，聆听其谆谆教诲。1975年春年近70的黄老满怀激情，积极参与筹办宝安县中医院（深圳市中医院前身），出谋献策，鼎力支持后辈，为发展中医事业做出重大贡献。

黄老中医师是一位精诚的中医学家。他1930年毕业于广东中医药专科学校。当时在广东乃至全国像他这样通过高等教育培养的中医人才是屈指可数，他是名副其实的中医老前辈。他孜孜不倦地研读《黄帝内经》《金匮要略》《伤寒论》《温病条辨》以及诸子百家的名著与医案，这是造就他成为中医之大家的根本。黄老中医师的学术是有源之水、有根之木，他的成才之路，是中医学子学习的典范。

黄老中医师又是一位经验丰富的临床家。他从医60余年，治愈数以万计的病例，积累了极其丰富的宝贵经验。他的丰富临床经验，不仅令中医界为之钦佩，也使西医从中相信中医的疗效。因此，不少西医把难治性疾病介绍给黄老中医治疗，每获佳效，例如他治疗乙型脑炎、麻疹合并肺炎、肺心病等，出奇制胜，深受中西医的服膺。他一直把提高临床疗效作为中医的生命线，重视临床实践、认真总结，积累了极其丰富的宝贵经验，这种精神是难能可贵的。古人云"熟读王叔和，不如临证多"，是从另一侧面领悟黄老中医成才之路，给我后辈之启迪良多。

黄老中医师又是一位杰出的中医教育家。他深知中医要发展，关键在于培养中医人才；中医在社会上要有地位，关键在于学术水平。因此，他在上世纪50年代开始就积极地进行中医带徒、中医专科教育、中医函大教育等，培养了一大批中医人才，其中不少人成了中医的技术骨干。这种弘扬学术、惠泽后人、造福苍生之仁心仁术，值得我辈崇敬，也是中医界的追求。[39]

第四节　中华人民共和国成立后岭南内科名医诊治杂病学术经验及传承

一、当代岭南名医群体及遴选依据

学界认为：中华人民共和国成立后，当代岭南名医堪称广东省范围内学术造诣高深，同时受国内同行公认的知名中医，许多是广东省中医药学科带头人或领军人物或大师级学者。具体收录标准，主要为1962年、1978年广东省人民政府授予两批广东省名老中医称号者；1993年、2000年广东省人民政府授予两批广东省名中医称号者；自1992年起两部（卫生部、人事部）一局（国家中医药局）开展老中医药专家、学术经验继承人工作的三批指导老师。[40]

2012年10月，国家中医药管理局发布《国际中医药管理局办公室关于开展中医学术流派传承工作室建设项目申报工作的通知》（国中医药办人教函〔2012〕170号）：中医学术流派是中医学在长期历史发展过程中形成的具有独特学术思想或学术主张及独到临床诊疗技艺，有清晰的学术传承脉络和一定

历史影响与公认度的学术派别。为贯彻实施《医药卫生中长期人才发展规划
（2011—2020）》和《中医药事业发展"十二五"规划》关于加强中医学术流派传
承工作的有关要求，我局拟在全国遴选一批疗效显著、特色鲜明、优势突出的
中医学术流派传承工作室（简称"流派工作室"），组织实施中医学术流派传承
工作室建设项目。其中遴选流派条件为：该流派至目前的代表性传承人已传
承三代以上并有明确传承脉络；具有流派学术思想和学术观点；具有独特的
流派临床诊疗技术和显著的临床疗效；流派临床诊疗技术仍广泛服务和应用
于临床；在申报所在地区乃至全国范围内具有广泛影响和良好声誉；拥有仍
活跃在中医药临床一线、在行业内具有代表性和影响力、积极开展流派学术
传承和诊疗活动、能承担"流派工作室"建设任务的代表性传承人或主要传承
人。而代表性传承人条件为：具有丰富的临床经验和独特的技能技艺，以家
传或师承等形式全面、系统掌握并传承、应用和推广本流派学术思想、诊疗技
艺、特色用药达 15 年以上；在本流派及行业内被公认为具有代表性和影响力；
能积极开展流派学术传承与推广活动，愿意培养流派传承后继人才。主要传
承人条件：通过家传或师承学习本流派学术思想和临床技术达 5 年以上，被代
表性传承人及本流派所公认；较系统掌握本流派主要学术思想、诊疗技艺，并
能熟练应用于临床；具备中医执业医师资格，从事中医药临床工作 10 年以上；
在政府举办的中医、民族医机构工作的，需受聘中医高级专业技术职称 5 年以
上；在非政府举办的中医、民族医机构工作的，需受聘中医中级专业技术职称
5 年以上。

　　名医群体是学术流派基础，21 世纪初国家中医药管理局逐步在各地建立
全国名老中医传承工作室建设项目，其中广东省"全国名老中医传承工作室建
设项目专家名单"共 49 人：2010 年 9 人：国医大师邓铁涛、"十五""十一五"名
老中医传承项目专家何炎燊、刘仕昌、邱健行、丘和明、禤国维、周岱翰、陈全
新、靳瑞。2011 年广东省 10 人：李丽芸、黄春林、邱志楠、陈镜合、劳绍贤、陈
纪藩、刘庆思、陈宝田、骆继杰、沈英森。2012 年广东省 12 人：余绍源、刘伟
胜、蔡炳勤、林毅、周福生、彭胜权、许鑫梅、张家维、吴维城、王孟庸、陈渭良、
何世东。2013 年广东省 8 人：刘茂才、罗笑容、欧阳惠卿、陈基长、吕雄、李顺
民、老昌辉、刘敏如。2014 年广东省 10 人：赖新生、洪钦国、张梅芳、王伯章、
邹志为、刘英杰、缪灿铭、梁宏正、欧阳汝忠、胡焕章。2016 年"全国名老中
医药专家传承工作室建设项目专家名单"广东省 10 人：王清海、王士贞、崔学教、
王小云、杨霓芝、郭程湘、邓晋丰、吕志平、李伟居、谭峰。鉴于内科名医人数
众多，仅能举隅其中有重大影响、学术传承三代百年以上目前尚有鲜活体态存
在的省地市内科代表者 3 人：国医大师邓铁涛（代表性传承人邓中光）、东莞市
何炎燊（代表性传承人刘石坚）、肇庆市梁剑波（代表性传承人梁宏正）如下。

二、邓铁涛诊治内科杂病学术经验及传承

（一）简介

邓铁涛（1916—2019），原名锡才，广东开平人，国医大师，现代著名中医学家。广州中医药大学终身教授，博士研究生导师。曾任中华全国中医学会常务理事，现任中国中医药学会终身理事。1932年就读于广东中医药专门学校，1938年正式从事中医医疗工作。在长达70多年的医疗、教学、科研生涯中，积累了丰富经验，临床擅长诊治心血管疾病如冠心病、高血压，神经肌肉疾病如重症肌无力，消化系统疾病如胃病、慢性肝炎、肝硬化，及其他疑难杂症如红斑狼疮等。学术上融古贯今，提出对中医学发展富有影响的理论，包括五脏相关学说、气血痰瘀相关学说，并在脾胃学说继承与发扬、中医诊法与教材建设、寒温融合中医热病理论、岭南地域医学研究等领域有所贡献。为表彰邓铁涛对中医药学术事业发展作出的贡献，1978年广东省人民政府授予他"广东省名老中医"称号，1990年成为首批享受国务院政府特殊津贴专家，1993年获广东省"南粤杰出教师特等奖"，1994年获"全国继承老中医药专家学术经验指导老师"荣誉证书，2001年获香港浸会大学授予的名誉博士学位。邓老古稀之年仍奋斗不息，积极建言献策。2001年国家中医药管理局在北京人民大会堂举行"全国著名老中医邓铁涛教授学术思想研讨会"，影响深远。2005年国家科技部聘任他为国家重点基础研究发展计划（973计划）"中医基础理论整理与创新研究"项目首席科学家，2007年评选为国家级非物质文化遗产传统医药"中医诊法"项目代表性传承人，2009年被国家人力资源和社会保障部、卫生部、国家中医药管理局评为"国医大师"。2017年荣获北京中医药大学首届"岐黄奖"（中医类一人为邓铁涛，中药类一人为屠呦呦），2019年8月获中共中央、国务院、中央军委颁发的"庆祝中华人民共和国成立70周年"纪念章，2019年9月被人力资源社会保障部、国家卫生健康委员会、国家中医药管理局追授"全国中医药杰出贡献奖"，2021年6月29日纪念中国共产党建党百年被中共中央追授"全国优秀共产党员"。

（二）家学渊源及传承谱系

1. 家学渊源 1916年农历十月十一，邓铁涛出生于一个中医家庭，远祖祖籍河南省。祖父邓耀潮，于广州天福堂药材行从事中药业。父亲邓梦觉，近代岭南地区有名的温病医家，生于清光绪十二年（1886）。民国八年（1919）秋，番禺名医陈庆保在香港办中医夜学馆，邓梦觉闻讯即前往，于民国壬戌年（1922）五月，正式就业于陈庆保门下。

邓梦觉学医，首习《黄帝内经》《难经》中的基本理论，以《疡医大全》第一至第五卷"内经纂要"为读本，方剂则以其师所编之手抄本为读本，临床各科

则以跟师及自学为主。三年苦读，始有所成。番禺陈庆保乃近代岭南伤寒名医，与新会陈伯坛、顺德黎庇留等人齐名。邓梦觉就业于其门下，读《伤寒明理论》，似应为伤寒派医家，但广州地区的中医老前辈回忆邓梦觉时总是说他为温病名医，善用温病时方，邓铁涛对这一疑问作了以下的回答：

"应该说先父在学术上于伤寒温病无所偏，且先学伤寒，后学温病。广州地处华南，热病为多，故处理病人常需运用温病的理法方药。广州医家之门诊量，一般伤寒家日诊十人左右，而一般温病家日诊二三十左右。先父的确治愈无数染疫热病患者，如果说，清代主张清热养阴去湿治疗发热性流行性感染性疾病的医家都可归入温病派的话，他对这方面十分重视，可能因此而得名。"[41]

邓梦觉先学伤寒，后习温病，主要读淮阴吴瑭《温病条辨》，同时对王士雄及唐宗海的著作相当重视，同代人则比较崇敬张锡纯先生。清末民初之际，广州有惠济仓，乃赈灾机构，在惠福路盐运西街一带，刊印淮阴吴瑭《温病条辨》一函四册。邓梦觉取之细细披读，并云熟读此书在南方可以为医。友人遵嘱，果如其言。友人之一乃岭南妇儿科名医郭耀卿，郭氏其后又成为邓铁涛临证老师，可见中医之学术，总有一脉相承联系。

民国十四年（1925），邓梦觉从香港返回广州，执业于广州市河南蒙圣上街。广州河南名，据黄任恒《番禺河南小志》记载：河南之得名自乎始，谓源于杨孚移栽的河南洛阳松柏，人以为珠江以南，故为河南，非也。河南是水网交织地带，湿热夹杂病症者多，时遇"干霍乱"（又名肠绞痧）流行，症见腹痛如绞，欲吐不能吐，欲泻不能泻，甚为痛苦。邓梦觉治此病证，予温病家王士雄蚕矢汤，每每一剂便愈。

邓梦觉在广州执业期间，治愈无数疑难病症，其中不少是危急重病，此为邓铁涛亲眼目睹，这对他日后立志继承父业，研习岐黄之术产生很大影响。

邓梦觉有友名冼栈，患"缠喉风"，喉痛甚，晨起发病即从香港返穗，九时到达，当时喉间肿大已不能语言，用笔自诉其苦状。邓梦觉即处以《重楼玉钥》之"金钥匙"喉散方，到药铺配制，约十时许散成吹喉，半小时一次，吹后吐出痰涎甚多，下午一时服汤药，至三时已能发声，晚上喉痛大减。翌日返港继续吹喉，服药两剂而愈。

又曾救治教师黄某某之妻，产后腹痛，西医用吗啡治疗数天，药到痛止，过后又发，邓梦觉处以《金匮要略》经方枳实芍药散（散剂），两日痛止而愈。

以上是喉科、妇科治验案，邓梦觉究竟专长何科？邓铁涛说：过去执业行医，重视看"证"，例如痛证，各科都可以出现疼痛证候，邓梦觉以自制常备之五灵止痛散治疗，保一方平安；虽有分科，但不同于今天内科不看外科病，经、带病转妇科，14岁以下归儿科，而是要综合处理各科的疑难病症。

又曾深夜出诊一阴缩症,患者行房而阴器内缩。即命其家人从厨中取胡椒粉以酒调服,下焦温暖而愈。邓氏侄儿小便癃闭半日许,下腹胀甚,邓梦觉即用安南(越南)肉桂心五分(1.5g)泡水服,服后不到10分钟小便通畅。此两例皆以温药温肾取胜。

邓梦觉毕生以岐黄术济世,几十岁了,还把背诵《黄帝内经》作为一种乐趣。民国二十九年(1940),邓梦觉卒于香港,前后行医数十年。邓铁涛自幼受家庭医学熏陶,目睹中医药能为人们解除疾苦,即有志于继承父业,走中医药学道路。

2. 传承谱系(图5-2,表5-1)

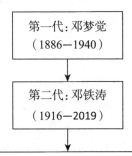

图5-2 邓铁涛学术传承谱系图

表5-1 邓铁涛学术传承表

研究方向	主要相关人员
邓铁涛学术经验整理研究	靳士英,劳绍贤,梁德任,李杰芬,刘小斌,赵立诚,李贵芬,邱仕君,邓中炎,刘友章,杨伊凡,冯崇廉,张世平,李顺民,邓中光,李南夷,肖会泉,唐铁军,赵益业,徐云生,郑洪,杨利,吴焕林,邹旭,曹东义
五脏相关理论	郑洪,刘小斌,邱仕君,徐志伟,吴焕林
脾胃学说继承与发扬	劳绍贤,靳士英,刘友章,邓中光,刘凤斌,邱向红
心血管病诊治	吴焕林,邹旭,张敏州,阮新民,方显明,王清海,吴伟康,吴伟

续表

研究方向	主要相关人员
神经肌肉病诊治	邓中光,刘小斌,邱仕君,刘凤斌,刘友章
医史各家	刘小斌,邱仕君,李剑,郑洪,靳士英
岭南医学	刘小斌,郑洪,靳士英,冼建春,冯崇廉
中医诊断学	靳士英,陈群,邓中光,吴伟
养生康寿治未病	陈瑞芳,郑洪,邹旭,吴焕林

以上图 5-2、表 5-1 的绘制,是根据《国家中医药管理局办公室关于开展中医学术流派传承工作室建设项目申报工作的通知》(国中医药办人教函〔2012〕170 号)学术流派遴选条件有关要求:代表性传承人要求具有丰富的临床经验和独特的技能技艺,以家传或师承等形式全面、系统掌握并传承、应用和推广本流派学术思想、诊疗技艺、特色用药随师 15 年以上,在本流派及行业内被公认为具有代表性和影响力;能积极开展流派学术传承与推广活动,愿意培养流派传承后继人才。主要传承人要求通过家传或师承学习本流派学术思想和临床技术达 5 年以上,被代表性传承人及本流派所公认,较系统掌握本流派主要学术思想、诊疗技艺,并能熟练应用于临床,具备中医执业医师资格,从事中医药临床工作 10 年以上,在政府举办的中医、民族医机构工作的,需受聘中医高级专业技术职称 5 年以上,在非政府举办的中医、民族医机构工作的,需受聘中医中级专业技术职称 5 年以上。合作传承是指年龄相接近资深专家,境外学者有"合作传承人"称谓,在非物质文化遗产研究中即为"共同继承及传播人"。代表性传承人与主要传承人都具有承担传承项目条件,但由于年龄关系项目一般由主要传承人承担。在岭南邓氏内科学术流派中,不少人已经成为广东省名中医,如劳绍贤、赵立诚、邓中光、邹旭、李顺民、王清海、冯崇廉、吴伟、刘凤斌等,他们源自于老师的学术经验并加以发展,将逐步组建自己的国家级名医工作室,形成邓氏学派支流。

(三)岭南邓氏学派主要传承人员分析

传承谱系传承人中有证书者,以入门先后序列为:靳士英、劳绍贤、邓中光、邱仕君、刘小斌、吴焕林、邹旭、吴伟康、张敏州、阮新民、吴伟、刘凤斌、陈群、冼建春、陈瑞芳。

1. 靳士英与劳绍贤　靳士英(1927—　　)男,吉林省长春人,家传中医,1948 年毕业于长春大学医学院,后参加中国人民解放军,历任广州军医学校校长,解放军 157 医院院长,主任医师,广州中医药大学客座教授。享受国务院政府特殊津贴。1959—1962 年,广州中医学院第二届西学中高研班,邓铁涛任班主任,靳士英为高研班主席兼学习委员。高研班在完成三个学期的基础理论学习之后,邓铁涛专门设计了一个学期的临床科研阶段,率领高研班81名学生前往解放军157医院,共同研究"脾胃学说",历时5个月。邓铁涛与靳士英把高研班同学分成多个科研小组分配到相关各科室与医院科室骨干医师相结合,最后总结了28篇论文,相继发表在1962年《广东中医》上。当时全国各地都举办了西医离职学习中医班,但是都未设计由专职班主任带教进行科研实习的阶段。广州中医学院高研班这种通过集体研究"脾胃学说"理论科研课题,对学员科研能力的提高起到了非常良好的作用。脾胃学说通过研究得到发展提高:对内伤杂病特别是消耗性疾病重视补脾、健脾、实脾、调理脾胃;对虚损痨证重视升阳益气;对内伤发热善用甘温除大热法;对萎缩性胃炎善用濡养胃阴之法。[42] 靳士英说,师从邓铁涛学习,辅助邓老著书,在于邓老学术人格的魅力,自己也得到较全面的锻炼。靳士英1959年师从邓铁涛,被誉为"军中大弟子"。现年已90岁高龄的靳士英在中医诊断学、针灸学、中西医内科临床、中草药、医学史以及大型辞书组织编写方面颇有建树,发表论文近200篇,著作30余部,如《新编中医学概要》《舌脉诊法的基础研究》《针灸穴位挂图》《实用针灸穴位手册》,其中《实用头针穴线手册》有中、英、德、法、西文本,全球发行。晚年编著《岭南医药启示录》《〈南方草木状〉释析》《图说针灸经络穴位》等书。2012年11月,靳士英为"国医大师邓铁涛教授学术经验研修班"讲课时说:"在我80岁时,邓师要我同他共建'振兴中医百岁工程',要求我老有所为,迄今五年,师徒经常交流心得。……我深感自己已85岁,还有96岁高龄的邓师的教导、督促、鼓励、关怀,实为人生一大幸事。"[43] 靳士英是国内著名中西医结合专家,境外学者对年龄相接近资深专家有"合作传承人"称谓。非物质文化遗产研究也提及"共同继承人和传播人"(joint inheritor and disseminator)。靳士英学术传承于儿子靳朴,学生刘淑婷。

劳绍贤(1937—),男,湖南长沙人,广州中医药大学教授,主任医师,博士研究生导师,广东省名中医,第四批全国名老中医专家学术继承人指导老师,享受国务院政府特殊津贴。劳绍贤为1962年广州中医学院首届毕业生,同年9月3日至9月7日,在广州东方宾馆召开由中共广东省委书记区梦觉主持的"继承名老中医学术座谈会",会上授予郭梅峰等72人"广东省名老中医"称号(注:此为广东省第一批名老中医,第二批在1978年授予),劳绍贤会上正式拜名老中医邓铁涛为师,故邓铁涛常说劳绍贤是大弟子。劳绍贤也出身医药世家,其父劳端生(字永泰)毕业于湖南国医专科学校,后悬壶济世,并被族人公推为家族"劳九芝堂"负责人,主持药店经营兼施药济生。劳端生为人勤勉,甘居人下,自挽联"火化了残骸,解脱必然还五运;盖棺方定论,平生不虑指千夫"。[44] 劳绍贤继承家学为长沙"劳九芝堂"第十代传人,尊敬师长,感谢邓铁涛如父亲般的培养教诲,先后参加医史各家学说、中医内科的教学与临床工作,奠定了扎实的中医理论与临床基础。在跟师学习的过程中,劳绍贤对金元医家李杲的脾胃学说产生了浓厚的兴趣,土爱稼穑,是为厚德,以厚土为已任,一以贯之,奠定了他毕生研究的方向。历任脾胃研究室主任、脾胃研究所副所长。研制"和胃片""胃热清""胃炎消""肠炎灵"等中药制剂,著作有《胃癌癌前病变基础与临床》《劳绍贤医学文选》《劳绍贤中医脾胃病学术经验集》,《劳氏验方集萃》(内部资料)、《脾胃学说研究》(内部资料)等。"劳绍贤中医诊疗学术经验研究"2011年成为全国名老中医传承工作室建设项目之一。

学术传承人胡玲(1962—　),女,广州中医药大学教授、博士研究生导师,广州中医药大学脾胃研究所所长,主要从事脾胃虚实病证辨治规律及其病理本质研究,临床尤其在诊治具有岭南特色脾胃湿热证、疲劳综合征、便秘、复发性口疮、溃疡性结肠炎和胃癌癌前病变等有独到见解,并逐步形成学术团队,可以认为是岭南邓氏内科学派重要分支。

2. 邓中光、邱仕君、刘小斌　他们三人在学术流派创始人邓铁涛身边工作超过15年,研究的方向、内容、论文著述始终与流派创始人邓铁涛有关,可视为代表性传承人,试述如下。

邓中光(1947—　),男,广州中医药大学第一附属医院主任医师,广东省名中医,邓铁涛次子。1974年起从师于父,1990年全国开展首批全国名老中医药专家学术经验继承工作,被遴选为邓铁涛的学术继承人,1994年完满出师。2011年任国家中医药管理局"国医大师邓铁涛传承工作室"建设项目负责人,组织协调项目组全体参与者传承创新了名老中医学术经验,2015年该项目以"优秀"通过验收。主编《邓铁涛新医话》,2014年由中国医药科技出版社出版。

邱仕君(1955—　),女,广州中医药大学教授,主任医师,广州中医药大学邓铁涛研究所副所长,广东新南方中医药研究院院长。历任广州中医药大学研究生处处长、教务处处长。1982年考取邓铁涛的硕士研究生,1985年毕业后长期师从邓铁涛并协助老师完成系列学术论著。1990年被遴选为全国首批老中医药专家邓铁涛的学术继承人,1994年获国家人事部、卫生部、中医药管理局联合颁发的出师证书。主编《邓铁涛医案与研究》,2004年由人民卫生出版社出版;《邓铁涛用药心得十讲》,2012年由中国医药科技出版社出版。

刘小斌(1951—　),男,广州中医药大学教授、主任医师,博士研究生导师,邓铁涛研究所副所长,享受国务院政府特殊津贴。1979年考取邓铁涛的硕士研究生,1982年毕业留校,人事处师培科安排给邓老作为师资培养,师从邓铁涛40年。经邓铁涛认可颁发证书确认其为学术继承人。受邓老嘱托撰写《中华中医昆仑·邓铁涛卷》，主编《国医大师邓铁涛》，2011年由中国医药科技出版社出版。

3. 主要传承人　要求随师5年以上，对学术流派创始人的学术经验在某个领域或诊疗技能在某个亮点继承发扬诠释创新者。经邓铁涛认可并颁发证书者共有以下10人：吴焕林（第三批全国老中医药专家学术经验继承工作指导老师邓铁涛学术继承人）、邹旭（广东省名中医、第三批全国老中医药专家学术经验继承工作指导老师邓铁涛学术继承人）、吴伟康（西医博导，第三批全国老中医药专家学术经验继承工作指导老师邓铁涛学术继承人）、张敏州（西医博士研究生导师）、阮新民（西医博士研究生导师）、吴伟（广东省名中医）、刘凤斌（广东省名中医）、陈群（国家级教学名师）、冼建春、陈瑞芳等，他们均为博士或硕士研究生导师，其培养之研究生已经参加临床、教学、科研工作，经遴选者可以成为"后备传承人"，形成岭南邓氏学术流派第四代。

在上述主要传承人中，吴伟康、张敏州、阮新民三人均为西医学博士研究生导师。吴伟、刘凤斌于2010年经邓铁涛认可，由广州中医药大学邓铁涛研究所颁发证书确认其为学术继承人，分别传承邓氏内科心血管疾病、消化系统疾病学术经验。陈群确定为邓铁涛中医诊法传承人，冼建春确定为邓铁涛岭南中草药研究传承人，陈瑞芳传承邓铁涛养生保健"治未病"学术经验，他们都将成为岭南邓氏内科学派重要分支。根据《国家中医药管理局办公室关于开展中医学术流派传承工作室建设项目申报工作的通知》（国中医药办人教函〔2012〕170号）学术流派遴选条件项目的要求，主要传承人同样具有申报与承担中医学术流派传承工作室项目负责人资格。

4. 研究生教育　研究生与导师有着天然桥梁关系，经国家研究生统考被邓铁涛录取为研究生者可视为登门入室弟子。据统计共有41人（硕士博士连续者算其一），按入学顺序，硕士研究生分别是：1978级梁德任、李杰芬，1979级刘小斌、肖衍初、丁有钦、蔡桂英，1982级邱仕君，1984级刘友章、邱向红，1985级方显明、王清海、杨伊凡、郭桃美、王伟彪、李敏，1986级李剑、冯崇廉、廖青、张英民、陈立典，1987级朱晓光，1988级粟俊、1989级李金龙、陈鸿能、王平（1989级三人为新加坡籍）。博士研究生分别是：1987级张世平，1988级李顺民，1989级何绪屏，1992级李南夷，1995级肖会泉、唐铁军，1996级赵益业，1998级徐云生，1999级郑洪、杨利，2001级涂瑶生，2002级非医攻博唐飞舟、非医攻博曲清文，2003级徐志伟，2004级杜少辉，2006级胡碧玲（加拿大籍）博士后。在邓铁涛培养的研究生中，目前所知者有李顺民、王清海、冯崇廉已评选为广东省名中医，建立名老中医传承工作室，学说观点沿着老师的思路加以发展创新，他们也可能成为岭南邓氏内科学派分支。

5. 私淑门人　学术流派师承，有嫡系亲属子女授业及入室弟子相传，而不能忽视的是私淑门人对名医学术传播。如何界定"私淑门人"目前未有统一标准。在研究中体会：私淑弟子是指虽未能当面拜师，未经学派的代表人物的躬亲指点，但自学其著作而追随弘扬其理论学说并指导工作临证实践。私淑传承多以文献传承方式，有穿越时空，延续、跨越几代人的特点。如彭炜在送给邓铁涛的著作内封页题"私淑弟子彭炜"。又如广东省中医院原院长吕玉波首先在中医院系统落实邓铁涛倡导的"大温课，拜名师"之举。再如广州中医药大学第一附属医院原党委书记古展群主持邓铁涛"国医大师庭"建造，及邓铁涛研究所组织架构落实等。

私淑传承者也有西医，如河北省石家庄第一医院西医乞国艳临证应用邓铁涛治疗重症肌无力的理法方药，邓铁涛欣然为之命笔题词"河北省重症肌无力医院"。某一名医群体的临证经验及学术观点往往是在其无意的医疗活动与学术探讨中传承的，而其临证经验及学术观点是否足够形成一个学术流派，则需要后人（多为著名学者）对其进行总结评价与凝练。如刘子晴进行"邓铁涛学术理论文献传播复杂网络构建及文本主题分析"研究，以邓铁涛"五脏相关"为主题词，以布尔逻辑"OR"连接，进行题名、摘要、关键词的联合精确检索，时间限定为1961—2015年，最终得到有效文献910篇。[45]

（四）学术经验特色及传承

学术经验可以分为"学术思想"与"临床经验"两部分。学术思想包括"五脏相关学说""寒温统一辨证论""气血痰瘀相关""临床史观"；临床经验包括"补脾益损，重用黄芪治疗重症肌无力""点舌法抢救出现昏迷、吞咽反射消失的危重病人"，以及临床经验方如珍凤汤、胶七散等，擅治病种包括重症肌无力、冠心病、高血压、肝胃病等。[46] 存世之作有《学说探讨与临证》《耕耘集》《邓铁涛医集》《中医近代史》《邓铁涛医学文集》《中医五脏相关学说研究：从五行到五脏相关》《中国百年百名中医临床家丛书·邓铁涛》等。

1. 五脏相关学说　用五脏相关学说发展中医五行学说。什么是中医五脏相关？如何从五行发展过来？与目前藏象理论、脏腑病机有何异同？围绕当代中医学术界讨论的焦点问题，邓铁涛及学术传承人与众多学者开展理论探讨、临床调研、实验研究3个领域工作。

（1）理论探讨与梳理：五脏相关，首见于邓铁涛发表于1961年《广东中医》第4期的《如何研究整理祖国医学遗产》一文："研究本来是一个扬弃的过程，它包括取与舍两方面。……以研究五行学说为例，我们可以定两种题目：①五脏相关学说，②五行学说的局限性。"邓铁涛认为选择前者比较好，可以把祖国医学精华部分提炼出来，合理解释神经与五行在机体内谁起主导作用的问题。其后又先后在《光明日报》1962年11月16日"哲学"版第367期发表《中医五行学说的辩证法因素》一文；1963年《广东中医》第3期发表邓铁涛的谈话《什么是祖国医学理论的核心》; 1975 年发表《再论中医五行学说的辩证法因素》(载《学说探讨与临证》, 1981 年, 广东科技出版社出版); 1988 年在《广州中医学院学报》第 2 期发表《略论五脏相关取代五行学说》。"取代" 有扬弃的含义, 弘扬中医五脏科学内核, 舍弃五行循环机械模式, 解决中医五行名实不符, 内容与形式不统一的矛盾, 并回答了什么是五脏相关。即是指在人体大系统中, 心、肝、脾、肺、肾及其相应的组织器官, 分别组成五个脏腑系统, 在本脏腑系统内部、脏腑系统与脏腑系统之间、脏腑系统与自然界社会之间, 存在着多维联系。简而言之曰——五脏相关。

梳理中医五脏系统相互关联, 如《黄帝内经》"五脏相通"、敦煌遗书《辅行诀》"五行互含"、唐代孙思邈 "五脏旁通"、明代李梴 "五脏穿凿"、明代张介宾 "五行互藏"、清代陈士铎 "五行颠倒"、清代何梦瑶 "五脏互相关涉" 等。古代医家为了体现 "五脏系统相互关联" 的思想, 曾借用了哲学中的阴阳学说、五行学说以及其他相关观念来进行说理。但随着医学学术的发展, 抽象的哲学观念已不能完全反映具体的实践经验。尤其是应用最广的五行学说, 不能很好地反映实践中发现的五脏系统之间的关联性。后世医家不断发挥出五行互藏、五脏穿凿等理论, 试图增强对医学实践的解释能力, 但因受限于五行哲学的基本结构, 仍不能完全容纳实践中总结的脏腑关系。五行问题还成为近现代以来中医科学性之争的焦点。邓铁涛在梳理中医五行学说以及其他理论的基础上, 提出应超越古代 "假哲理以言医道" 的思维方式, 建立从医学角度体现五脏关联性的应用理论模型。

中医五脏相关是基于中医理论基础而形成的研究中医五脏系统生理功能、病理变化特点及其相互关系, 并指导临证实践的理论学说。其内涵也包括了脏腑学说、经络学说、气血精津学说等内容。五脏相关理论继承传统中医注重关联的特点, 以 "五脏相关" 来统率各种学说, 更加鲜明地体现中医学的整体观念。其科学内涵, 邓铁涛用 "三个层次" 表述: ①五脏系统内部的关联, 即五脏的功能系统观; ②五脏系统之间的关联, 即五脏之间的联系观; ③系统与外部环境的关联, 即天人相应的整体观。[47]102-146

（2）临床调研举隅

1）五脏相关第一个层次是人体五脏系统内部的关联: 五脏各子系统中的组成要素存在层次性, 脏是中心, 然后是腑、形体、官窍、情志、津液等, 这些层次不断进行着信息、能量、物质的交流, 存在系统内部的相关性。系统内部的相关性主要可归纳为两类模式, 一种是五脏与六腑之间表里关联, 一种是脏腑与形体、官窍、气血津液和精神情志等构成整体关联。这样一个多层级功能结构体现了中医学对人体系统复杂性的认识, 也隐含着对五脏功能子系统的非线性特征的启示。因此, 对肝、心、脾、肺、肾五脏机能子系统中任何一子系统的研究，都可以认为是属于五脏相关的范畴，如脾主肌肉、肾主骨的研究，试举"肾主骨"案例以说明。

肾主骨就是肾与形体官窍层次的关系。课题组对社区 162 名绝经妇女进行横断面调查，其中有 63 名骨质疏松症（经椎体骨密度扫描确诊）虚证患者，辨证组合情况如下：仅有 9.5%（6/63）为单肾虚的单脏证；93.7%（59/63）肾虚合并他脏虚证的多脏证，其中与心虚证并见最多，即与心虚证相关的肾心虚 12 例、肾肝心虚 18 例、肾脾心虚 2 例、肾肺心虚 2 例、肾肝脾心虚 2 例、肾肝肺心虚 10 例、肾肝脾肺心虚 1 例，合计 47 例，占 74.6%（47/63），其次是肝虚占 58.7%（37/63）。63 名骨质疏松症中老年妇女虚证辨证组合情况见表 5-2。

表 5-2　63 名骨质疏松症中老年妇女虚证辨证组合情况

证候组合	频数	频率 /%	累计频率 /%
肾虚	6	6	9.5
肾肝虚	5	7.9	17.5
肾脾虚	2	3.2	20.6
肾心虚	12	19.0	39.7
肾肺虚	2	3.2	42.9
肾肝心虚	18	28.6	71.4
肾脾心虚	2	3.2	74.6
肾肺心虚	2	3.2	77.8
肾肝脾心虚	2	3.2	81.0
肾肝脾肺虚	1	1.6	82.5
肾肝肺心虚	10	15.9	98.4
肾肝脾肺心虚	1	1.6	100
合计	63	100.00	

多脏证者中 41.91%（57/136）和单脏证者中 26.09%（6/23）符合骨质疏松诊断；多脏证者中 46.32%（63/162）和单脏证者中 60.87%（14/23）符合骨量减少诊断；多脏证者中 11.77%（16/136）和单脏证者中 13.04%（3/23）的腰椎骨密度尚在正常范围。尽管多脏证者和单脏证者均属绝经后骨质疏松（PMOP）发病的高危人群，腰椎骨密度的检测结果亦提示两组受调查者普遍存在腰椎骨量丢失的病理改变，但多脏证者和单脏证者比较，二者骨量减少程度不同。多脏证者中符合骨质疏松诊断的患者人数明显高于骨密度尚在正常范围的人数（$P < 0.05$）；而单脏证者中符合骨质疏松诊断的患者人数与骨密度尚在正

常范围的人数无统计学差异（$P > 0.05$）。进一步对证候组合多寡与腰椎骨密度变化进行分析，结果表明证候组合越复杂，涉及病变的脏腑越多，腰椎骨密度值越低。该研究意义在于，现行临床辨证标准实际上是基于单脏证的主要证候表现，并不反映疾病以多脏证为主时其相关证候的组合排列规律及其辨证诊断价。补肾中药治疗骨质疏松症有良好疗效，印证中医"肾主骨"理论。论文"用 meta 分析对比植物药治疗与激素治疗绝经后骨流失的效果及安全性"发表国际骨质疏松学会《国际骨质疏松杂志》2007 年第 4 期，被 SCI 收录，影响因子 3.893。

2）五脏相关第二个层次是五脏系统之间的关联：指肝、心、脾、肺、肾为中心的五个机能子系统之间存在的相关性。在五行配五脏的理论中，五脏生克的依据就是五行的生克，是一种代入公式求解性的应用。但五脏相关学说认为，脏与脏的关联是通过相应的渠道实现的，这些渠道主要指中医的阳阳、气血、精、津液和经络等。五脏在各自影响和参与（促进、抑制或协同）这些活动时，发生紧密的联系。因此，五脏的相互关联性，就可以通过阴、阳、气、血、津、精等精微物质或人体某些生理病理机制来得到阐明，例如心脾相关与心力衰竭中医临床证候调研。

心脾相关是广东省中医院心血管专科对于五脏相关理论开始研究时进行分解的一种方法。证候调研参照 2002 年卫生部发布《中药新药临床研究指导原则》中的心力衰竭（下简称心衰）诊断标准，以及国家技术监督局 1997 年发布的《中华人民共和国国家标准》中《中医临床诊疗术语：证候部分》的要求，对 413 例诊断为心衰的患者，采取临床病例直接观察法进行信息采集。频数统计结果：所有心衰患者病位均在心，占 100%，涉及两脏以上占 97.8%，其中涉及心脾两脏 378 例（91.5%），涉及心肾两脏 184 例（44.6%），涉及心肺两脏 131 例（31.7%），涉及心肝两脏 27 例（6.5%）；涉及三脏以上 163 例，占 39.5%，其中涉及心脾肾三脏 86 例（20.8%），涉及心肺肾三脏 51 例（12.3%），涉及心肺脾三脏 42 例（10.2%）；涉及四脏以上 24 例，占 5.8%；涉及五脏 8 例（1.9%）。结果提示：心衰病位不单单在心，而是涉及心、脾、肾、肺、肝五脏。其中与心脾关系最为密切，其次为肾，再次为肺。

研究中有学者提问"两两相关"的相关度（系数）值的问题。课题组采用结构方程模型等多元统计方法，对心衰患者五脏相互之间的定量关系分析结果：从直接效应（通径系数）来看，心对脾、脾对肺、肺对肾、肾对肝、肝对脾、脾对肾的直接效应（通径系数）分别为 0.060 6、0.070 3、-0.070 3、0.070 4、0.127 4、-0.099 9。除了肝对脾的直接效应达到 0.1，其他效应均较弱，但统计学上有意义。提示：一脏通过其他脏对另一脏的间接效应较弱。说明疾病相关性是客观存在的，在慢性心力衰竭中，虽然病位证候要素以心脾相关为主，但同时还与肝脾、肺脾、脾肾、肺肾、肝肾相关。心脾相关与心血管疾病只是说明在某个阶段、某个证型，如心力衰竭分期、分级，病情相对稳定病位证候要素以心脾两脏为主，而不稳定心衰病位证候要素则涉及多个脏器，这是五脏相关的主次之分。

或问实验结果说明，肝脾相关性更强，此处为何为心脾相关性？心衰患者多有基础性心脏疾病如冠心病，本实验流调患者为冠心病（经冠脉造影确诊）居多，冠心病早期心衰，病位涉及肝脾。肝郁脾虚，肝失疏泄，脾不健运，从而导致精微物质输布失调，聚集成痰，血脉从而瘀阻，而中期、晚期的冠心病患者以心脾为主，涉及多脏。邓铁涛理论主张是"五脏相关，脾为核心或脾为基础"，临证采用"调脾护心"方药有较好的疗效。故专家意见"流调研究需吸收医学统计学与数据挖掘专门人员参与设计与数据处理。证候调研结果与治法方药不一致时应考虑以邓铁涛教授学术见解为主的协调方法。"

正如邓铁涛所说："从临证实践探讨五脏病证之间关系，五脏相关就不是两脏联系这么简单认识。中国文化根源是《易》，易者变也，疾病是动态变化的。在疾病发生传变的过程中，不仅是两两相关，而是三脏甚至多脏系统之间的相关，有一证与多脏相关，一病与多脏相关。五行不能离开五脏，五脏又不能单独存在，而五脏相关能较好地从理论上解决这一难题。"[47]113

3）五脏相关第三个层次是五脏系统的外关联：即人体五脏系统与外部环境的关联，即所谓天人相应的整体观。课题组对 100 例重症肌无力患者与 100 例健康人构建生存质量（PRO）量表理论模型进行比较研究，经由专家重要性评分、离散度分析、因子分析、逐步回归分析、判别分析和内部一致性分析等方法，筛选出条目 52 条，组成正式重症肌无力患者生存质量（MG-PRO）量表，量表因素包含除药物干预以外的其他因素，如外界环境、社会环境、精神心理等相关因素的影响，统计分析经 t 检验分析结果显示，在生理领域，$t=8.592$，$P < 0.001$；在社会环境方面，$t=10.695$，$P < 0.001$；在治疗领域，$t=10.607$，$P < 0.001$；在心理领域，$t=6.626$，$P < 0.001$。结果均有明显差异性。

以上 3 个层次，分别体现为五脏系统内部的关联；系统之间的关联的即五脏联系观；系统与外部环境的关联即天人合一整体观。按这 3 个层次的原则来整理中医五脏关联的历史文献，去除其哲理化的表述，则既能保留中医学说的基本内涵，又能形成新的逻辑层次，成为对历代有关五脏关联性的各种理论的知识整合。

课题组还通过临床调研，建立冠心病、心衰、重症肌无力、慢性阻塞性肺疾病、肌萎缩侧索硬化症、肝硬化、肺心病、小儿紫癜等 8 个病种，共 3 162 例证候流行病学调查研究信息资料数据库，结果显示疾病的相关性是客观存在的。临床病证有一证与多脏相关，有一病与多脏相关。邓铁涛说："事实上，近二三十年来,我一直在用'五脏相关学说'指导临床实践,对于杂病的辨证论治尤其如此。例如冠心病的辨证论治、重症肌无力的辨证论治。"五脏相关,可解释疾病主症及各种并发症与兼夹症;脾为基础,是临床用药的落脚点。心脾相关,体现为调脾护心防治冠心病;肺脾相关,体现为补脾益肺防治慢阻肺;肝脾相关,体现为实脾防治慢性肝胃病;脾肾相关,体现为补益脾肾防治虚损病。

（3）实验研究探讨微观物质基础,佐证中医五脏相关之理:名医验方乃其毕生临床经验结晶,方药的实验研究可否证实中医五脏相关之理?课题组按照项目专家组建议,运用现代科学技术手段和方法,通过对名老中医验方"强肌健力饮"的实验研究,佐证中医五脏相关既是功能上的相关,也可能有微观物质基础相互影响的相关,举隅如下。

例如脾肾相关实验研究,分为 3 个组成部分:第一,复制脾虚证小鼠动物模型的脾脏、肾脏、肝脏、心肌组织均出现质量、核糖核酸（RNA）含量及组织形态学改变;脾虚证动物随着造模时间的延长,性激素睾酮（T）、雌二醇（E_2）:出现了与肾虚证相同的变化,表明动物证型转化与病机改变也有中医"五脏所伤,穷必及肾"的病理过程。第二,本实验创建了脾肾两虚复合证动物模型,即前期采用大黄复制脾虚模型,后期在脾虚基础上采用氢化可的松复制肾虚模型,更有助于探求脾肾相关的微观物质基础。研究发现三碘甲状原氨酸（T_3）、甲状腺素（T_4）、环磷酸腺苷（cAMP）、环磷酸鸟苷（cGMP）、T、E_2 这类物质在脾虚、肾虚证中均有改变,其比值发生改变可能是脾虚向肾虚转化最先涉及的病理因素,这类物质可能是脾肾相关的物质基础之一。第三,强肌健力饮及其君药黄芪对脾虚、肾虚大鼠的调控效应研究。观察强肌健力方对脾虚大鼠胸腺、脾脏细胞增殖细胞核抗原（PCNA）及胸腺细胞表面诱导凋亡的分子（FAS）表达的影响,君药黄芪在强肌健力方中的作用。强肌健力方防治脾肾两虚的机制可能是由于在大量黄芪与其他药物配伍应用时,有效成分发生了变化,从而能够改善垂体、胸腺等脏器的功能,使机体得到恢复。[47]141

又例如关于肺脾肾虚型重症肌无力患者血清蛋白质代谢组学的变化研究,对由于呼吸肌极度疲劳无法维持正常呼吸功能,需要使用呼吸机辅助治疗,并经中医辨证属于肺脾肾虚型为主的重症肌无力患者进行血清中蛋白质图谱和多肽图谱进行比较,寻找有明显差异性表达的蛋白,并对差异表达的蛋白进行双向电泳鉴别。通过液相 - 傅里叶变换质谱联用仪（LC-FTMS）分析结果显示,42 例重症肌无力病人与 16 例健康人血清样品比较,重症肌无力患者血清中有 18 个表达不同的蛋白点。这些有差异的蛋白点经酶消化后用基质辅助激光解析电离飞行时间质谱（MALDI-TOF-MS）进行鉴定和美国生物技术信息中心建立的信息储存和处理系统（NCBI）数据库的比对，结果发现，这18个蛋白点分别属于6种不同的蛋白质。其中，4种蛋白质（α_2巨球蛋白，凝溶胶前体蛋白，血红素结合前体蛋白，免疫球蛋白重链恒定区$\gamma 1$）在重症肌无力患者的血清中表达降低，而结合珠蛋白和结合珠蛋白前体蛋白这2种蛋白质在重症肌无力患者的血清中表达则升高。对比治疗前后患者的双向电泳结果发现，在患者血清中表达发生改变的蛋白质在治疗后却没有明显的改变。这说明，这些蛋白质在重症肌无力患者的发病过程中发挥着很重要的作用，可以用来作为区分患者和正常人的检测指标，但是不能用来评价药物的疗效。

除了运用双向电泳技术对患者血清中大分子蛋白质的变化进行检测以外，还用液相色谱柱（RPC18）的磁珠将重症肌无力患者治疗前后血清中的多肽提取出来，然后通过MALDI-TOF-MS和傅里叶变换质谱（FTMS）技术对正常人以及治疗前后患者血清中质子数/电荷数比值（m/z）在700至4 000之间的多肽进行了比较鉴定。在正常人、重症肌无力患者治疗前后的3组血清中，一共检测到近250条m/z在700至4 000之间的肽。将这些肽的MALDI TOF图谱输入到MarkerView™ 1.2软件中，对这些肽段的表达量进行分析比对并进行统计学检验（t检验），结果发现了19条变化异常的肽（$P < 0.05$）。蛋白数据库的搜寻比对结果显示，这19条肽分别属于6种不同的蛋白质。与正常人比较，在重症肌无力患者血清中有17条肽降低，包括a-纤维蛋白原前体蛋白的8条片段（m/z分别为905.452、1020.516、1077.550、1206.605、1263.575、1350.655、1465.701和2931.280），补体C3f的4条片段（m/z分别为1777.922、1865.019、1934.125和2021.128），补体C4b的2条片段（m/z分别为1625.975和1739.931），以及赖氨酸缓激肽Ⅱ、纤维蛋白连接酶和凝血酶原中的各1条肽（m/z分别为904.682、2602.337、1389.686）。

比较治疗前后患者的血清，发现有7条肽的表达量在治疗后发生了变化。其中，a-纤维蛋白原前体蛋白的片段m/z1020.516和补体C3f的片段m/z1865.019、2021.128在治疗后表达升高。说明a-纤维蛋白原前体蛋白和补体C3f不仅参与疾病的发生，并对治疗药物有反应，提示这3条片段（m/z分别为1020.516、1865.019、2021.128）可能在疾病诊断和治疗评价方面都有指示性作用。实验研究中新发现的这18个表达不同的蛋白点、新发现的19条变化异常的肽以及这19条肽分别属于的6种不同的蛋白，可能是呼吸肌极度疲劳、以肺脾肾虚型为主的重症肌无力患者的物质基础之一。上述研究部分内容被美国科学引文索引SCI网络版SCIE收录，影响因子：4.505。[48]

（4）中医五脏相关理论研究前景

1）与传统五行学说比较：继承传统五行学说合理内核，创新五脏相关理论,这是它们的辩证关系。五脏相关是对传统五行学说的继承与发展,其不同点有三:一是五行源出于古代,而五脏相关提出于现代,五行属于哲学范畴,各行业均可引用,而五脏相关仅属于医学理论,适合于中医;二是五行生克有术数推演成分,而五脏相关强调临证实践优先;三是五行之间的关系机械循环、平面对等,而五脏相关依据不同病证有主次(层次)之分。因此,五行、五脏两者关系在学术发展进程中逐渐发生主客互易,带有哲学性质的五行观念与中医五脏的对应关系始终是有限度的。古代哲学含义的五行不能全面、合理地说明脏腑功能,而中医以五脏为中心的人体观、诊治观随着实践不断丰富,最终在五行与五脏这一对关系中,逐渐发生变异,以五脏配五行,这就是实践对理论的反作用。因此,五脏相关学说是运用现代语言阐述诠释古代中医五行学说的一种方式,可以认为五脏相关学说是不断发展的传统五行学说的现代版,五脏相关能够更加准确的表达五行、五脏的关系,从五行到五脏相关正是适应了现代科学学观念和中医临床实践发展的变革。

2)与中基教材藏象学说脏腑病机比较:中基教材藏象学说与脏腑病机,其理论来源有临床观察、哲理推导、取类比附和易理丹道等不同方面。而五脏相关是建立在历代文献梳理、现代临床及实验研究基础上,可以解决中医理论阐释多源的问题,实际上是对现代中基教材内容的细化与补充。

中医学理论体系的构成,包括中医基础理论、中医应用理论两大理论范畴。[49]中基教材属于中医基础理论范畴。而五脏相关属于中医应用理论的一部分,它介于基础与临床之间,横跨了两个层次,即理论层次与实践层次,研究的对象有其具体性与特殊性,因此它能够发挥其他理论学说难以发挥的独特作用和学术魅力。邓铁涛说:五脏的关系,不是依靠书斋里五行相生相克推导出来的关系,而是中医在长期临床实践中总结出来的关系。五脏相关在临证是客观存在的,临床医生每天都在应用这一方法与思维诊治各种病证,但正如古人所说"百姓日用而不知"。因此,五脏相关是名老中医对临证复杂证候诊治的高度概括总结。

3)五脏相关理论研究的前瞻性:从五行到五脏相关,中医学术的发展经过漫长的历史沉淀,才形成今天丰富多彩的理论学说以及各种实用有效的诊疗技能。邓铁涛多次强调:要把我们研究放在世界医学的平台上。五脏相关是一种理论指导而不是框架模式,是中医方法论,是中医宏观主流医学的体现。中医五脏相关学说研究,具有理、法、方、药齐备的特点。理,理论学说,即五脏相关;法,诊治法则(原则),如诊治冠心病可调脾护心,诊治慢阻肺可以补脾胃以益肺,诊治重症肌无力可以强肌健力、补脾益损;方药,通过实践发现一个方,继而又发现方中之重点药物。21世纪医学发展面临诸多新的考验,如人类疾病谱的改变,生态环境的破坏,老年社会的到来,社会各阶层对医疗保健的不同需求。医学发展需要整体系统关联的理念,而中医五脏相关理论的提出以及解释与研究,正是顺应了时代的发展,它将引领中医理论基础的研究走到学术前沿。

2. 气血痰瘀相关与心血管疾病诊治 气血与痰瘀关系探讨,也是邓铁涛学术思想的重要支撑点。气血的关系,邓铁涛读清代王清任《医林改错》,谓接受其革新之精神,但未接受其"改错"之成果,已如前述。邓铁涛认为王清任的贡献不在于解剖而在治疗学,王氏有关活血逐瘀的方子,以气血为治病要诀而不偏执,实源自《黄帝内经》气血之论,所谓"血脉和利,精神乃居"。"治病之要诀,在明白气血,无论外感内伤,要知初病伤人何物,不能伤脏腑,不能伤筋骨,不能伤皮肉,所伤者无非气血。"这是王氏对中医气血理论贡献。

邓铁涛据王氏所论,认为血脉和利,必"气"亦和利。血实者宜决之,就是导之下流如决江河;气虚者宜掣引之,正是王氏重用黄芪之所本。邓铁涛遥承王氏补气之法治疗疑难病症,如补中益气汤重用黄芪120g,治疗脾胃虚损之重症肌无力,屡用屡验,也是对前人学术经验的发挥。血瘀证如何形成的?邓铁涛认为气虚、气滞均可以致瘀,通过补气、理气可以祛瘀,祛瘀未必非攻伐之品不可,强调补气消瘀方法治疗气虚血瘀证型的各种疑难疾病,是邓铁涛临证特色。

王氏《医林改错》有气血理论及补气祛瘀治法,但未有论及"痰"的问题,痰与瘀的关系怎样?针对这一学术难题,邓铁涛作了回答:"痰瘀相关。"痰与瘀都是中医学中有其独特之处的一种理论与临证依据,两者既是病理性产物的同时,又可以成为致病因素,痰多能瘀脉,聚瘀可凝痰,临证用药,祛瘀可考虑除痰,除痰宜结合化瘀,或痰瘀同治,邓氏温胆汤就是气血痰瘀相关理论学说具体物化。试举"邓氏温胆汤诊治心血管疾病气虚痰浊证学术传承及临证应用"为例。

(1)学术源流及药物组成与功效主治:考"温胆汤"名出自唐代名医孙思邈《备急千金要方》卷十二《胆虚寒篇》[50],古方药物组成为:陈皮、法夏、竹茹、枳实、茯苓、甘草。至宋代陈言《三因极一病证方论·惊悸证治》开始定型。岭南在元代已经使用温胆汤,释继洪《岭南卫生方》曰:"治心胆虚怯,触事易惊,或梦寐不祥,或异象眩惑,遂致心惊胆慑,气郁生涎,涎与气搏,变生诸证,或短气悸乏,或复自汗,或四肢浮肿,饮食无味,心虚烦闷,坐卧不安,悉能主之。"[51]

古时岭南之地,山川盘郁,气候炎热潮湿,人多汗流浃背,气随汗出,多气虚而面黄瘦弱。清·屈大均《广东新语》曰:"岭南濒海之郡,土薄地卑,阳燠之气常泄,阴湿之气常蒸。阳泄,故人气往往上壅,腠理苦疏,汗常浃背,当夏时多饮凉冽,至秋冬必发疟疾。盖由寒气入脾,脾属土,主信,故发恒不爽期也。阴蒸,故晨夕雾昏,春夏雨淫,人民多中瘴湿,间发流毒,则头面四肢,倏然瘴痒,医以流气药攻之,每每不效。"[52]可见湿热气虚或汗多气阴不足是岭南人群体质特点之一。

邓铁涛重视文献传承,倡导"古说参证",即基于前人的经验学说而继承发扬之。从20世纪60年代开始研究中医"痰证"与"痰瘀相关"与心血管疾病防治的关系。痰湿、痰浊、痰瘀相关是岭南地区多种内科杂病,尤其是心血管疾病主要病因病机,而温胆汤在实践中是治疗心血管病痰证患者主方之一,故邓氏改进为"邓氏温胆汤"应用于临床。

邓氏温胆汤药物组成及功效主治用法:竹茹10g,枳壳6g,橘红6g,法夏或胆星10g,茯苓15g,甘草6g,党参30g(或太子参30g,或人参10g,或丹参15g)。邓氏温胆汤必加参(或党参,或太子参,或人参另炖,或丹参),故又名"温胆加参汤"。功效益气除痰,主治气虚痰浊证。用净水750ml,煎煮为200ml;复渣用净水500ml,煎煮为200ml。

邓氏温胆汤在古方温胆汤上,将枳实改为枳壳,陈皮改为橘红,法夏多改用胆星或两者同用。临证时必加党参(或太子参,或人参,或丹参),并与石斛(适应粤地人群气阴不足体质)、薏苡仁(应对岭南炎热潮湿环境)同用。

(2)邓氏温胆汤益气除痰主治气虚痰浊证的学术传承:邓氏温胆汤主治气虚痰浊证。如:冠心病一般都有心阳(气)不足或心阴(血)不足证候。在气与血这一对矛盾中,气往往是主导方面,所谓"气为血帅"。心阳(气)或心阴(血)内虚是本病内因,痰与瘀构成冠心病继续发展的外因,故为本虚标实之证。心阳(气)虚临证常见,可用温胆汤加党参,若阳气虚衰者选用独参汤。邓老以益气除痰佐以化瘀的方药治疗冠心病100例,总有效率达95%,其后撰写《冠心病的辨证论治》一文,发表于《中华内科杂志》1977年第1期,影响于我国中西医学界。

以益气除痰为主要功效的邓氏温胆汤,诊治心血管疾病气虚痰浊证,在其后的临床研究与实验研究中得到学术传承。20世纪80年代,丁有钦进行"心血管病痰证患者血液流变性的初步研究"[53],发现心血管疾病痰证患者的血浆黏度比、甘油三酯、β脂蛋白和血沉方程K值的异常增高,出现的血液流变学的改变,可能是中医所说的"痰"的物质基础之一。方显明(第四批全国老中医药专家学术经验继承工作指导老师)以邓氏温胆汤再加益气除痰方药对52例冠心病患者进行临床疗效观察,结果痰浊组患者总有效率为87.5%,非痰证为86.7%,提示益气除痰法治疗冠心病,无论是痰证患者还是非痰证患者均有一定疗效。[54]其后又继续研究"益气化痰逐瘀"治法,创制了"益气通脉饮1号、2号"以及"益心脉颗粒",临床用于治疗冠心病痰瘀患者20余年。

丁有钦、方显明都是邓铁涛的研究生，现已经是博士研究生导师。

邓铁涛另一研究生王清海（广东省名中医），对邓氏温胆汤益气除痰法治疗原发性高血压进行研究与临床应用，研制专门治疗气虚痰浊型高血压的中药"血压健胶囊"。[55]认为原发性高血压的中医病名可以考虑用"脉胀"表述，脉胀是"营卫"的病变，也就是气血的病变，气血运行失常为逆，营卫气血留止而不行，则为脉胀。其中"气"不能正常运行，是引起脉胀的主因。高血压的气虚痰浊证型的患者在不断增多，这类高血压患者多属中老年人，或者高血压的中后期。[56]

20世纪末，冠状动脉搭桥手术被广泛应用于心血管外科领域。但如何提高手术安全度减少手术并发症，保证手术后长期稳定的疗效，提高术后生存质量，又成为现代医学研究的课题。1999年，邓老与学术传承人吴焕林、邹旭、阮新民、张敏州一起探讨冠心病冠状动脉搭桥围手术期的中医理论与中药治疗问题，每周到广东省中医院加州心脏中心查房一次。至2004年10月共进行114例临床研究。结果显示：手术后，两组临床症状均较术前有显著的改善，自术后2个月开始，试验组在常规治疗基础上，中药以邓氏冠心方为主方：党参、田七、法夏、茯苓等，随证加减，自术前7天开始服用中药，每日1剂，至观察终点。对照组根据病情于相应的强心、利尿、抗感染、抗凝等常规治疗。试验组症状计分总分显著优于对照组。随着治疗时间的延长，两组的差别越来越明显。至试验终点，试验组多数症状的改善情况如心悸、乏力、肢冷等症状上，均显著优于对照组。临床疗效统计，两组临床疗效随术后时间的延长而逐渐增高。结论认为冠状动脉搭桥手术后病位主要在心脾两脏，调脾护心为防治基本原则。[57]据此结论研制成中药新药"邓老冠心胶囊"，此药益气除痰、活血通脉，治疗冠心病心脾气虚痰瘀阻络证，并形成科室诊疗方案，在全省推广应用。"冠心病心脾证治研究"研究获2007年度广东省科学技术进步奖二等奖；邓老冠心方（参橘胶囊的临床及产业化开发研究）获国家科技部"重大新药创制"专项"十一五"计划"创新药物研究开发"项目资助。

吴伟康，中山大学西医博导，拜邓老为师。其认为邓氏通冠胶囊是邓铁涛防治冠心病（胸痹）"痰瘀相关"理论之物化，此药在临床上治疗冠心病（胸痹）等取得了很好的疗效，并对其作用机理进行探讨，采用垂体后叶素（Pit）复制小鼠心肌缺血模型，评价了邓氏通冠胶囊Ⅰ号的抗心肌缺血的效应，并从NO-NOS-mRNANOS（一氧化氮-氧化氮合酶-一氧化氮合酶信使核糖核酸）的角度探讨了邓氏通冠胶囊的抗心肌缺血作用的分子机制。结果表明邓氏通冠胶囊用药组可以明显改善Pit引起的心电图T波的升高（$P < 0.05$），即邓氏通冠胶囊具有抗心肌缺血的作用。[58]

关于"痰证"或"痰瘀相关"诊断,邓老提倡在诊断方法上试行"五诊十纲"。五诊即在传统四诊基础上加"查",八纲加"已未"(已病、未病)。学术继承人吴伟对邓铁涛"五诊十纲"中医诊治心血管疾病临床新思维进行诠释,认为四诊八纲仍然是中医辨病辨证的基本方法,而"五诊"是现代中医心血管辨病辨证方法的拓展与延伸,"查"诊技术可以为抽象资料实现量化提供依据。[59] 而痰瘀相关就其病理机制而言,痰是瘀的初级阶段,瘀是痰进一步发展。其诊断与疗效评定的指标可以参考实验室"查"的结果。

(3)邓氏温胆汤临证使用指征及药物加减:传承寓含着发扬,诠释也是一种创新。邓氏温胆汤治痰证,笔者体会其临证指征为:①中老年人常见的高血压、冠心病、心律失常、中风、眩晕、震颤麻痹、动脉硬化,习惯性便秘,中医辨证为气虚痰浊者。②精神科疾病,如焦虑症、忧郁症、失眠不寐、精神异常等。③肥胖症、脂肪肝患者,肥胖人多痰湿。④外感咳嗽痰涎多,但不宜用感冒药者。⑤成年人诊断不明的疑难病症,舌苔腻者,或舌暗,脉弦者。痰病多怪、怪病多痰。

邓氏温胆汤临证可作以下加减:

南方人气(阴)虚湿热者,加太子参 20g、石斛 15g、薏苡仁 30g,益气养阴祛湿;心血管疾病,加五爪龙 30g(入气分)、鸡血藤 30g(入血分)、五味子 6g、麦冬 10g;脑血管疾病、高血压,加天麻 10g、白术 15g、钩藤 10g、白蒺藜 10g、生牡蛎 30g 或石决明 30g;精神科疾病,加夜交藤 20g、酸枣仁 20g、五味子 6g、钩藤 10g、石决明 30g;血脂高,加山楂 30g、玄参 10g、丹参 15g;甲状腺功能亢进症,加山慈菇 15g、玄参 10g、浙贝母 15g、百合 20g;动脉硬化、脉弦,加丹参 15g、土鳖虫 6g;肢体疼痛,加威灵仙 20g、老桑枝 30g、杜仲 15g、川续断 10g;大便秘结,枳壳易枳实,加玄参 15g、肉苁蓉 15g;尿酸高,加薏苡仁 30g、玉米须 30g、白茅根 30g;血糖高,加怀山药 30~60g、玉米须 30g、黄芪 30g、白术 15g;舌质暗,加入丹参 15g、生三七 10g、路路通 20g;舌苔腻,加入川萆薢 15g、白术 15g、薏苡仁 20g;有外感,加豨莶草 15g、千层纸 10g、玄参 10g;等等。

兹举两个医案印证邓氏温胆汤临证应用。

例一,冠心病高脂血症治验案。刘某,女,59 岁,2005 年 9 月 19 日初诊。症见头晕头重如裹,四肢沉重,全身紧绷 1 个月,患者形体肥胖,气短懒言,询问既往有冠心病史。即查血脂五项:标本类别为血清;标本状态为脂血;总胆固醇(CHOL):8.53mmol/L(参考值:2.6~5.2mmol/L);甘油三酯(TG):10.55mmol/L(参考值:0.34~1.70mmol/L)。患者血样标本状态呈"脂血",甘油三酯值 10.55mmol/L,高于参考值 1.70mmol/L 近 10 倍。诊断高脂血症,中医辨证为气虚痰湿型。按照患者要求"纯中药治疗",不开西药降血脂。中医处方:邓氏温胆汤加太子参 20g、山楂 30g、怀山药 30g、桑螵蛸 10g、杜仲 15g。7 剂,每日 1 剂,水煎

2次分服。

二诊：患者自诉服药后大便通畅，精神好转，头重如裹减轻。效不更方，再服七剂，加石斛15g，薏苡仁30g。至10月5日三诊，复查血脂五项：标本类别为血清；总胆固醇（CHOL）：5.39mmol/L（参考值：2.6~5.2mmol/L）；甘油三酯（TG）：2.08mmol/L（参考值：0.34~1.70mmol/L）。此时脂血标本状态已消失，总胆固醇（CHOL）5.39mmol/L、甘油三酯（TG）2.08mmol/L，已接近正常值。而患者除头晕头重、四肢沉重、全身紧绷症状减轻外，原有胸闷痛症状也很少发作。随访八年至今，患者健在可正常工作生活。

例二，冠心病心律失常治验案。董某，男，72岁。心律失常病史20年，常因室性期前收缩发作晕厥。2000年7月4日因过度激动，自觉心脏跳一停一，胸闷不适，胸前区颤抖，急诊求治。心电图示频发室性期前收缩四联律，血糖17.3mmol/L。西医诊断为：①冠心病，心律失常频发室性期前收缩，心功能Ⅲ级；②2型糖尿病；③肺部感染；④多发性胆结石症。

入院第2天查房症见：疲乏，面色晦暗，心悸，胸闷，活动后气促，消谷善饥，口干欲饮，微咳，舌胖淡暗，苔薄白腻，脉浮滑。邓老辨证病位在心，证属"气虚痰瘀阻络"。中医的证不能概括西医的多种疾病，但是可以出现在西医不同疾病的某一特定阶段。处方：竹茹10g，枳壳6g，橘红6g，胆星10g，云苓20g，太子参30g，豨莶草12g，丹参15g，北芪30g，怀山药60g，玉米须30g，甘草5g。4剂，每日1剂，水煎2次分服。服3剂后，即诉无明显心悸胸闷，消谷善饥明显减轻。5天后的动态心电图示偶发室性期前收缩（单发室性期前收缩90个）。继续服用原方2周，上症消失，听诊无期前收缩，血糖6.83mmol/L，带药出院，随访5年，病情稳定。本案例若单纯从西医角度讲，同一患者有多种疾病，治疗时相对独立，甚至毫不相干；而中医整体观念，脏腑经络相通，对某一疾病的控制，有助于另一疾病的治疗，达到整体阴阳平衡恢复健康目的。这就是邓老一条中药处方可以兼顾西医四个诊断的道理。

按：以上2例，均为邓氏温胆汤"痰证"治验案。例一高脂血症，患者不愿意服用降血脂药，恐引起肌酶升高，要求单纯中医药治疗，经辨证为肥胖痰湿证以邓氏温胆汤治疗取效。例二为冠心病心律失常治验案，患者同时兼有2型糖尿病、肺部感染、多发性胆结石症，邓老在会诊时是应用"五脏相关"理论分析病因病机的，邓氏温胆汤一方可治西医四种病，其机理在于此。笔者曾经请教邓老内科心律失常脉结代为何不用仲景炙甘草汤？邓老曰：炙甘草汤是用于热病后，《伤寒论》177条说"伤寒脉结代，心动悸，炙甘草汤主之"，指出伤寒外感热病后用，故吴瑭《温病条辨》在热病后期用炙甘草汤。临床体会内科杂病心律失常脉结代，用邓氏温胆汤效果好。

（4）结语：元代王珪以创制"滚痰丸"鸣于医林，当代邓老也以擅长应用温胆加参汤著名于世。邓老运用邓氏温胆加参汤治疗气虚痰浊证的学术经验,经过邓老及其学术传承人长期的临床实践,逐渐形成独具特色的理论主张与用药风格,研究的广度与深度不断拓展,扩大了邓氏温胆汤的临床普适性。邓氏温胆汤体现了中医理法方药俱全的特点,先后成为"十五"国家科技攻关计划课题子课题"邓铁涛学术思想经验总结与研究"、国家科技部"十一五"支撑计划课题"冠心病血运重建后中医综合干预的临床研究"的研究内容;邓老及其学术团队基于此,发明专利"一种治疗冠心病的中药组合物及其制备方法"(专利号 CN101041019)等;阮新民、吴焕林《实用中医痰证学研究》[60]、张敏州《邓铁涛论治冠心病》[61]、王清海《高血压中西医结合研究与临床》[62]等著作,均基于邓氏温胆汤治疗气虚痰浊证学术经验,其针对不同病证进行深入论述,从不同侧面展示了邓老学术经验在师徒传承中与时俱进的临床价值与学术魅力。此外尚有众多私淑传承者,虽然未能得到邓老亲身指点,但以文献传承方式发扬邓氏温胆汤学术经验。如:以"邓铁涛温胆汤"在中国知网进行全文检索(2015 年 3 月 30 日),检索结果 555 条,其中大部分作者并非邓老学术传承人,以此可见邓氏温胆汤的学术影响,反映邓氏温胆汤治疗气虚痰浊心血管病证学术经验,造福病患、贡献社会的意义。

3. 邓铁涛诊治重症肌无力学术经验整理及传承

(1)中医对重症肌无力认识:中医虽无重症肌无力之病名,但邓铁涛认为也可以"古说参证"。如眼睑下垂,中医古籍有"睑废""睑垂覆目"记载;四肢无力,《素问·痿论》"脾病而四肢不用";吞咽困难,中医谓之"饮食不下",病因是"肾者,胃之关也";呼吸困难,近代名医张锡纯曰"胸中大气下陷,气短不足以息,或努力呼吸,有似气喘,或气息将停,危在顷刻,升陷汤主之"。邓铁涛说:诊治这个病(重症肌无力)老师有两位,李杲与王清任。李杲认为劳者温之,损者益之,创立补中益气汤治脾胃虚损病。补中益气汤曰"须用黄芪最多",黄芪量究竟可以用多少? 王清任《医林改错》黄芪重用 120g。

邓铁涛根据其临床特点及中医的理论认识,将重症肌无力归属为"脾胃虚损"病,具体可以结合现代医学临床分型,分别用"睑废""痿证"和"大气下陷"进行辨证。一般来说,成人眼肌型及少年型多属"睑废"范围;成人重症肌无力轻度及中度全身型、迟发重症型、伴肌萎缩型多属"痿证"范围;成人重度激进型属"大气下陷"证范围。[63]根据重症肌无力临床分型多、并发症多的特点,邓铁涛用"脾胃虚损,五脏相关"概括。"脾胃虚损"出自金元李杲《兰室秘藏·脾胃虚损论》"是真气元气败坏,促人之寿"。真气者,所受于天,与谷气并而充身也。真气又名元气,乃先身之精气也,非胃气不能滋之。真气元气败坏,其病属于疑难乃至危重之病。其病因病机示意图见图 5-3。

脾胃虚损

先天不足 ⎫
⎬ 脾胃气虚—积虚成损—肌肉失养 ⎧ 眼睑下垂（上睑属脾）
后天失调 ⎭ ⎨ 四肢无力（脾主四肢肌肉）
⎩ 吞咽困难（肾为胃关，胃主受纳）

五脏相关

延及五脏 ⎧ 肝血不足，肾精亏损——复视、斜视、眼睑闭合不全
⎪ 损及肺肾——构音不清、声音嘶哑、饮水反呛、呼吸气短
⎪ 脾虚及肾——咀嚼乏力、颈软头倾、躯干全身无力
⎨ 心血不足——表情呆滞、心悸、失眠
⎪ 肝郁痰结——情绪不稳、烦躁不安、甲亢
⎪ 肺门纵隔胸腺——胸腺肥大甚至肿瘤
⎪ 胸中大气下陷——呼吸困难、危象出现
⎩ 激素及免疫抑制剂副作用——肝肾及代谢损害

图5-3 重症肌无力病因病机示意图

重症肌无力治疗中药。邓铁涛研制有3种制剂，即强肌健力饮、强肌健力胶囊、强肌健力合剂。

强肌健力饮，药物组成主要有黄芪、五爪龙、党参、白术、当归、升麻、柴胡、陈皮、甘草等。功效强肌健力，补脾益损，主治脾胃虚损（或虚弱、气虚）型重症肌无力患者。

兼证的处理：兼肝血不足加山萸肉、枸杞子、首乌、黄精。兼肾虚加菟丝子、桑椹子，阳虚明显加巴戟天、肉苁蓉、淫羊藿；阴虚明显加山萸肉，或加服六味地黄丸。兼心血不足加熟枣仁、夜交藤。兼胃阴虚，党参易太子参，加石斛、金钗。兼湿（服激素者）加薏苡仁、茯苓。服用免疫抑制剂，加白茅根、谷芽。兼痰加浙贝母。兼外邪一般用轻剂之补中益气汤，酌加豨莶草、桑叶、千层纸、浙贝母等。胸腺增生胸腺瘤术后加八月扎、山慈菇。不愿服激素者加紫河车。并真菌感染加珍珠草。儿童加独脚金。白色素斑加桑白皮、合欢皮。

强肌健力胶囊，功效：补脾益气，强肌健力。主治：重症肌无力等神经肌肉疾病，症见眼睑下垂，复视斜视，四肢无力，气短体倦，咀嚼乏力，吞咽困难，饮水反呛，或肌肉萎缩等。规格：0.5g×36粒/瓶。用法与用量：口服，成人一次4~6粒，一日3次，小儿酌减。粤药制字Z20070849，制药单位广州中医药大学第一附属医院。

强肌健力合剂。原为口服液，适合吞咽困难患者，较其他固体制剂易于吞服，在危象抢救中使用。功效：补脾益损，强肌健力。主治：脾胃虚损之重症肌无力，症见眼睑下垂、复视斜视、四肢无力、气短体倦、咀嚼乏力、吞咽困难、饮水反呛或肌肉萎缩等。规格：250ml/瓶。用法用量：摇匀后口服，一次10ml，

一日3次。粤药制字Z20160003,制药单位广州中医药大学第一附属医院。

（2）邓铁涛学术经验传承：名医、名科、名院,名老中医邓铁涛诊治重症肌无力学术经验辐射周边,全国各地及国外患者慕名而来广州中医药大学第一附属医院就诊,统计数字有5 000人以上（截至2011年）,大量临床资料积累为争取国家科研项目奠定基础。邓铁涛学术继承人邓中光（邓老儿子、广东省名中医）、刘小斌、邱仕君,以及脾胃肌肉病科主任刘凤斌、杨晓军等一批后来者,通过承担国家科技部"十一五"科技支撑计划项目"中医药治疗重症肌无力的临床评价研究",以及国家重点基础研究发展计划（973计划）项目"中医五脏相关理论继承与创新研究"与其他省部级课题,对名老中医学术经验进行诠释：

1）重症肌无力证候流行病学调研及数据挖掘：收集2006年7月至2010年7月就诊于广州中医药大学第一附属医院、广东省中医院门诊及住院患者共751例,采用临床直接观察方法,建立完整档案和追踪记录。利用Microsoft Excel 2003,建立数据库,用统计软件SPSS 13.0进行统计分析,采用SQL Server数据挖掘软件,运用Naive Bayes算法。数据挖掘结果提示：各重症肌无力（MG）分型中Ⅰ型以脾受累为主,可累及肝;ⅡA型以脾受累为主,可累及肾;ⅡB型以脾肾受累为主,可累及肺;Ⅲ型以脾肺肾受累为主,可累及心;Ⅳ型以脾肺肾受累为主,可累及心。综合上述结果表明,病情越轻,涉及脏腑越少;而病情越重,证候表现越复杂,涉及病变的脏腑越多。

2）中医药治疗重症肌无力的临床评价研究：建立病区专科门诊满足来自全国各地重症肌无力患者的诊治需求,辐射面广。"十一五"科技支撑计划项目"中医药治疗重症肌无力的临床评价研究",以强肌健力颗粒治疗ⅡB型重症肌无力临床疗效观察。纳入98例患者,按照随机的方法分别进行两组药物治疗和一组安慰剂对照。通过卡方检验,得到治疗两组资料在基本情况方面均没有统计学意义。治疗周期三个月,治疗措施,采用患者纳组前基本治疗加补中益气汤为主的中药为脾胃气虚1组、加补中益气汤合补肾药物的中药为脾胃气虚2组和安慰剂治疗。两组药物均以强肌健力颗粒命名,实行盲法对照。治疗疗程为三个月。临床评价指标：重症肌无力的肌无力评分,中华生存质量量表和重症肌无力生存质量（PRO）量表的评价。

脾胃气虚1组和安慰剂比较：使用非参数方法比较治疗后两组的疗效差异有统计学意义,中华生存质量评价t检验结果表明,治疗后3个月,神、形、情三大领域之间的差别具有统计学意义;重症肌无力PRO评价量表,除了治疗领域,其他领域如生理领域、心理领域和社会领域生命质量（QOL）得分差别在两组患者之间都有统计学意义,从得分情况看,可知治疗组效果优于对照组。

脾胃气虚 2 组和安慰剂比较：使用非参数方法比较治疗后两组的疗效差异有统计学意义，中华生存质量评价 t 检验结果表明，治疗后 3 个月，神、形、情三大领域之间的差别具有统计学意义；重症肌无力 PRO 评价量表，治疗领域、生理领域、心理领域和社会领域 QOL 得分差别在两组患者之间都有统计学意义，从得分情况看，可知治疗组效果优于对照组。

3）重症肌无力危象抢救研究：重症肌无力治疗与危象抢救至今仍然是世界性难题。本研究收录自 2005 年 7 月至 2010 年 7 月入住广州中医药大学第一附属医院病房的重症肌无力危象患者 135 例，以姓名、性别、年龄、入院时间、住院号、分型、病程、诱发原因及并发症、抢救措施、转归、抢救次数、涉及脏腑等 12 个项目保存资料，形成资料简表。所收集的病例中，第一次抢救病例为 101 例，占 74.8%；第二次抢救病例为 17 例，占 12.6%；第三次抢救病例为 10 例，占 7.4%；第四次抢救病例为 3 例，第五次抢救为 2 例，第六次抢救为 2 例。危象发生时，患者呼吸困难，吞咽不下，往往需要使用呼吸机辅助呼吸，装置胃管鼻饲食物、药物。因此，中药制剂必须药专力宏，避免汤剂煎煮容量过大导致水分在胃肠潴留或堵塞胃管。首次抢救病例全部脱险无一例死亡，最终结果共有死亡 8 例（3 例家属放弃），病死率 5.9%。危象抢救死亡率与现有文献报道的 18.75% 相比大大降低。

自 2011 年起，广州中医药大学第一附属医院胸外科开展微创手术胸腺摘除治疗重症肌无力，重点对胸腺瘤病理检查结果属于 B2、B3 型患者术后中医药干预，该型复发转移概率高、病死率高，已经成为亟需解决的临床难题。[64]

笔者认为，名医学术思想及诊疗经验与学术流派形成的研究是有关联的，学术流派是在学术研究过程中完善的，也是由后人去凝练总结经验、思想而上升为学术流派的。邓铁涛是当代名医，在岭南乃至全国都是有影响的代表性人物，有百万字传世之作；有鲜明学术思想和理论主张，如"五脏相关"学说，以及精湛临床诊疗技艺；有家学渊源，有门人弟子，逐渐形成传承体系，集成名医群体，至今活跃在中医药临床一线。因此对邓铁涛学术思想及诊疗经验研究，应该是对邓铁涛学术群体研究，尤其是学生如何传承发扬老师学术经验的研究，这体现学术传承魅力。

三、何炎燊诊治内科杂病学术经验及传承

（一）生平简介

何炎燊（1922—2020），广东省东莞市人，广东省名老中医，主任医师，第一批全国老中医药专家学术经验传承工作指导老师，现任东莞市中医院名誉院长，享受国务院政府特殊津贴专家。逝世时因新冠肺炎疫情，未能举行遗体告别。

何炎燊主任医师（下尊称"何老"）出生于小商人家庭，9 岁起从宿儒李仲台求学 5 年。仲台乃前清秀才，善于识人，见何老言谈举止，文质彬彬，性格温和，引用北宋范仲淹"不为良相，当为良医"语开导："良相确是非凡人物，但古往今来，连清官循吏都寥若晨星。而千千万万在宦海中沉浮者，无非是争名夺利之辈，虽显赫一时，却无补于世，到头来，还是与草木同腐而已。医虽小技，然能拯危济急，利世便民。人生在世，必须以利济苍生为己任，有所作为，才不枉此生。"[65]213

听君一席话，胜读十年书。李仲台老师话语使何老树立了要做济世良医的理想。抗战时期，何老刚考入高中，日寇侵占华南，莞城沦陷。何老丧父、破产、失学，一家四口，饥寒交迫。他只好在家开设私塾，靠微薄的收入过着清贫生活。但他要做良医的理想始终不渝。白天要教书，惟有在夜深人静的时候，刻苦自学中医。这样"三更灯火五更鸡"，苦熬了几年。民国三十年（1941）秋，暑湿热疫流行，他把甘露消毒丹免费赠送给患者，疗效卓著，何老的医名也逐渐为人所知。民国三十一年（1942）春节，他便挂起"儒医"的招牌。这一年，何老才 21 岁，自此以医术问世。他在诊证桌上书写一对联："愿掬仁心布仁术，懒为良相作良医"。把范仲淹的"不"字改为"懒"字，这是他淡泊名利，存心济世的具体表达。就是说只愿做一个有仁心仁术的医生，有大官做也懒得做了。其后 80 多年的人生历程，他确实如此。[66]25

中华人民共和国成立之初，医疗卫生条件较差，传染病流行，东莞中医人才奇缺，远远不能满足病患需求。何老于此日夕忧心忡忡，不断地思考培养学徒方法。他将那时的五所中医学院的教材选其简要者，编成讲义。约请县内有教学能力的中医，担任一些课程，剩下来的课程，何老自己包起来。学徒每天下午集中上课 3 小时，学习基本理论，上午则分散到各中医诊室，从师诊病。书本上学到的理论在从师诊病中不断得到验证，既深入脑筋，又得以应用。1960 年，国务院文教办公室主任张际春莅粤视察，在广东省卫生厅何俊才厅长的陪同下，来莞视察中医学徒班。他对何老这种培养中医人才的方法给予充分肯定，并请何老写了一篇经验体会，在《健康报》发表，借以推广。还说："学徒结业出师后，可以和中医学院毕业生比一比临床疗效嘛。"此后，中医学徒班便能顺利地办下去。1962—1965 年，第二届招收 30 人。"文化大革命"期间，何老身困牛棚，学徒班停办了好几年。1973—1976 年何老又主持办第三届，招收 60 人，1976—1979 年再办第四届，招收 50 人。现在，学徒们已进入中老年，大部分成为东莞市各医疗机构的骨干。[66]30

1965 年 1 月，东莞县中医院成立。何老主持病房工作先后共 20 年。这20 年间，都和中西医一起带教查房，先后培养出中医、中西医结合人才 250 多人，治愈无数疑难病证，解决了众多临床难题。主要著述有《竹头木屑集》《何炎燊医案集》《何炎燊临证试效方》《何炎燊临证试效方：增补修订本》等。

（二）学术思想与临证经验

1. **诊治外感热病伤寒温病融汇论**　从中医学术发展史的角度看，温病学说是伤寒学说的发展和补充，应融合而不应对立。何老精研伤寒温病数十年，既融会贯通，又有所创新。如1959年东莞流感大流行，患者多出现外寒夹内热的大青龙汤证。何老体察其时是夏末秋初，酷热复兼淫雨，乃遵仲景法但不泥其方，用人参败毒散重加石膏，有立竿见影之效，一月间治愈700多例。何老又遥传叶桂"温邪热变最速"学说，治风温病早期，不仅用辛凉解表又兼清里热。还选用明清温补派医家张介宾的"正柴胡饮"，乃变桂枝汤辛温解表为辛平解表之法，加入银花、连翘之辛凉，栀子、黄芩苦寒清热，名为"撤热柴胡饮"，疗效远较银翘散、桑菊饮诸方为优。这是何老既继承又创新的范例。[67]459

诊治传染性流行性感染性发热疾病，何老创立"加味清瘟败毒饮"，药物组成：羚羊角5g，玳瑁10g，生地30g，丹皮15g，赤芍15g，石膏30~90g，知母15g，甘草5g，黄连10g，黄芩15g，栀子15g，竹叶12g，麦冬15g，玄参30g。功效：两清气血，泻火解毒。主治：伤寒温暑，热邪从气分内传营血，壮热昏狂，吐衄，发斑发疹，舌绛。加减法：脉实，舌苔黄厚燥，便秘者，加大黄12g（水浸后下）。神昏僵厥者，加菖蒲、郁金各10g，和服牛黄丸或至宝丹1枚。神昏狂躁者，和服紫雪1瓶。吐衄，发斑疹者，加红条紫草15g，金银花20g，白茅根30g。

何老此方乃古方化裁为复方，即合白虎汤、犀角地黄汤、清心凉膈散三方为一，再加黄连、玄参。"清瘟败毒饮"原为清代桐城余霖治暑热疫症名方，何老创立"加味清瘟败毒饮"，理论源自叶桂"温邪上受，首先犯肺，逆传心包"语。清心凉膈散，疏透上焦邪热，治肺者也；气分炽热，病在胃家，仲景白虎汤清阳明大热，治胃者也；热邪传变迅速，内陷心包营血，犀角地黄汤合玄参、黄连清营凉血，治心者也。此方药味多，剂量大，通彻内外，扫荡心肺胃之无形邪热，有力挽狂澜之功。清心凉膈散之用桔梗，取其为舟楫之官，病初起邪在卫气者宜之，现邪热内陷，故去之，改用麦冬，既可清心，又能滋液。若脉滑实有力，舌苔黄厚而燥，便秘者，应加入大黄，虽非便秘，而滞下溏黄臭秽者，亦可加入，乃釜底抽薪之法。又，牛黄丸、至宝丹、紫雪被视为治温病之"三宝"。三宝之中，安宫牛黄丸长于清心开窍生神，至宝丹长于辟秽镇痉，紫雪长于泻火解毒。当权衡病势，选择使用。何老鉴于犀角不再作为药物使用，近人主张用大量水牛角代替，何老及其弟子门人每将羚羊角代替犀角，效果满意。羚羊角产于我国西北各省、自治区，兼入心肺两经，虽然其主要作用在于凉肝熄风，但亦有镇心神、清心火之效，比用水牛角为可靠。[68]21-22

2. **诊治危急重症主张行霸道诊治**　何老治急病主张行霸道，须用猛峻之剂，才能力挽狂澜拯危救危。曾用大剂吴茱萸汤治愈寒邪上逆的头目暴痛；

用丁蔻附桂理中汤治愈婴幼儿慢脾风危症。而他更擅用下法治愈多种内科急症。他认为，下法不仅是泻热通便，还可使邪势鸱张者得制，气机逆乱者得降，阴阳失调者得平。又如诊治中风阳闭危症，风淫火炽极甚，欲熄其风，必须清火，欲消其火，必须降逆。他用防风通圣散重用硝黄，峻下之后，血之与气并走于上者得以降潜，风火得以渐戢，病即转危为安。[67]460创立的加味防风通圣散药物组成：防风12g，荆芥12g，麻黄5g，薄荷3g（后下），大黄15g（后下），芒硝15g（和服），赤芍15g，归须12g，川芎9g，栀子15g，连翘15g，黄芩15g，甘草5g，滑石30g，寒水石30g，石膏30g，天竺黄12g，安宫牛黄丸1~2枚（和服），竹沥一盅冲服。能吞咽者，少量频灌，不能吞咽者鼻饲给药。主治中风阳闭，猝然昏仆，痰潮息鼾，面赤烦躁，口噤失语，项强肢痉，遗溺便秘，脉弦劲，舌绛苔厚。此乃何老古方化裁，理论源自于王泰林《环溪草堂医案》治血之与气并走于上中风医案方。肝病最杂而治法最广，王泰林所治之"肝病"包括现代医学脑卒中急症等。何老认为中风阳闭危症，痉盛神昏，内风多由火出，欲熄其风，必须清火，欲清其火，必须镇逆。王旭高提出"镇逆"一法，确有真知灼见。其仿《金匮要略》风引汤，取石药慓悍滑疾，以平其旋动之威，法亦可取。惜其除去至为关键之药物大黄，又杂以生地阿胶等物，则不甚妥切。虽然此病之本，多因肾虚水不涵木，肝阳偏亢，阳化内风所致；但已发展到风火交炽，痰涎壅盛，神明蒙蔽，三焦壅塞不通之危候，再进一步，则目瞀口开，手撒肢凉，面青汗出，外脱立至，便难挽救。故胶地育阴，介属潜阳，只可防治大厥未发之前，或闭开厥回，风火渐戢之后。此际气旺则火动而风生，标症急，急当治标，正如叶天士所谓"折其上腾之威，使清空诸窍，毋使浊痰壮火蒙蔽，乃暂药权衡也"。[69]5

何老治中风急证，用刘河间防风通圣散为主方加味。此方疏风透表，泻火通腑，宣通气血，是表里上下三焦同治之法，确能迅折风火上炎之势而拨乱反正。惟方中涤痰之力不足，故去白术之守补，桔梗之升提，加寒水石之沉降，取风引汤义，则降逆作用更强。又加天竺黄、竹沥及安宫牛黄丸（至宝丹亦可）以涤痰清心，苏神，整体大用，屡收良效。其门人把何老验方整理为歌诀：防风通圣大黄硝，荆芥麻黄栀芍翘。甘桔芎归膏滑石，薄荷芩术力偏饶。竺黄寒水除术桔，化入牛黄丸共调。[68]137

何老诊治乙型脑炎，认为病属暑温。何老读前贤叶桂、余霖皆说暑温忌下，近年石家庄治乙脑经验亦反对下法。何老认为：夏暑发自阳明，岂有始终在经，而不入腑之理？且六经实热总清阳明，他用凉膈散加清心平肝之品，畅下之后，营热肝风亦随之而解。多年来，他治愈的乙脑都无后遗症。何老善用上述刘完素防风通圣散加减，通腑泻火之中兼能疏风活血，加上牛黄、至宝之通窍苏神，临床用此经验治疗多例均效。在内科急症发病过程的某个特点阶段,用下法治疗可以收取邪热者得挫,阳热亢者得制,气机逆乱者得平的效果。可知在病情危急之际,要迅速遏止病情发展,须用峻猛的下法。此外,何老治疗急性肾衰、钩端螺旋体病、肺炎、胆囊炎、荨麻疹等病,用下法也取得显效,大大扩展下法的临床应用。[68]135-137

3. 诊治慢性内科杂病主张行王道施治　治慢病,何老主张行王道,须用和缓之法,勿求近功。他治慢病的特色有二:一是推广育阴潜阳法。许多疾病在发展过程中常出现阴阳失调的病机,其中又以阴虚阳亢这一类型为多。何老采用《温病条辨》下焦篇的育阴潜阳法一、二、三甲复脉汤为基础,随症加减化裁,治疗内科的中风后遗症、高血压、眩晕、神经衰弱、癫痫;妇科的崩漏、不孕、围绝经期综合征;儿科的多动症、智力障碍等都收良效,大大推广了育阴潜阳法的应用。

《素问·生气通天论》"阴平阳秘,精神乃治"是何老学术思想的理论基础。现代社会生活节奏快,人多烦劳,烦劳则张,暗耗真阴日多。何老推崇朱震亨的"人身阴常不足",但对"阳常有余"则有自己的见解。如果人身之阳真是有余,按《黄帝内经》的"去其有余"之理,就应该用苦寒清泄之药物,以泻其有余之阳。然而何老认为"阳常有余"是与"阴常不足"相对而言。阴虚到一定程度,阴阳之间失去平衡,就会出现"阳亢"的现象,并非真的有余。若滥用苦寒清泄以损其阳,必将导致阴阳两虚。故由阴虚导致的阳亢,只能"潜",故由阴虚导致的阳亢,只宜潜降。明清以后,"静药填阴,介属潜阳"之法,渐被医家重视。如吴鞠通治下焦温病久羁的三甲复脉汤与张山雷治类中肝阳化风的石决明、珍珠母等。何老更进一步扩展此法,治疗内、妇、儿各科的许多病种,如乙型脑炎、肺炎、中风后遗症、溃疡病出血、癫痫、高血压、眩晕、头痛、痿症、血小板减少性紫癜、崩漏、围绝经期综合征、小儿多动症等,都获满意的疗效。

其二是健脾养胃有真诠。何老治病一贯重视扶持脾胃。他融汇李杲、叶桂诸家学说,结合自己临床体会,形成一套具有特色的脾胃理论:①温脾阳不忘祛湿。脾为阴土,喜燥恶湿,脾阳虚者,则湿从内生。善用建中汤、理中汤等温脾阳之方,并佐以辛温祛湿之药,如苍术、砂仁、白蔻仁等,可增强疗效。②补脾气须佐平肝。五行生克中,木克土最常见。脾气虚之人,肝木极易克犯,故运用补脾益气之方,如参苓白术散等,加入四逆散平肝,最为稳妥。③养胃阴须佐泄降。胃阴不足者,治宜甘凉濡润,如麦门冬汤,此为常法。然"胃宜降则和",故应加入泄降之品,如温胆汤,则周流无滞,疗效始著。故曰"甘柔"与"通降"乃治胃大法。④主裁万物安胎产。何老治先兆流产及习惯性流产,用补中益气汤以升举脾元,再加桑寄生、杜仲、菟丝子等维系胞宫,皆应手得效。⑤疏补佐运利小儿。小儿脾常不足,患脾胃病多是虚实错杂。叶桂《幼科要略》[成书于清乾隆十一年(1746),后经周学海补注增订]提出用"疏补佐运"之法,但未出方。何老采用明代缪希雍(字仲醇)《先醒斋医学广笔记》资生丸九补九消之意,加减化裁,为东莞市中医院院研制成"健脾开胃饮"口服液。[67]461功效健脾开胃,消食止泻,调和脏腑,滋养荣卫,主治脾胃虚弱,食不运化,脘腹胀满,面黄肌瘦,大便溏泄;胃有虚热,不能食,常觉饱闷,面黄赤,身常恶热,大便燥结。

4. 古方今用巧化裁,述而不作创新方 何老遵循孔子"述而不作"之训,极少自拟新方。他熟练地运用古代名方200多首,但不生搬硬套,而是通过精细辨证,加减化裁,虽是一两味之差,却有得心应手之妙。例如,喻昌之清燥救肺汤,原治秋燥病,何老运用此方治慢性肺心病急性发作,认为此乃温邪逗发,肺气心营,化源将绝之危病。用火麻仁代替原方中之胡麻,取其养脾胃之意;再加川贝、竺黄涤热痰。应手取效。何老采用《临证指南医案》治喘胀方"枇杷叶煎"治疗肾炎水肿,加夏枯草降血压,白茅根消血尿,疗效较叶氏原方为优。妇科病若素体阴虚,烦劳阳升,或纵欲火动,脉细数,阴中干燥者,何老常用《傅青主女科》之养精种玉汤(熟地黄、当归、白芍、山茱萸)加杜仲、续断、麦冬、石斛治之,亦屡收捷效。[67]459

又如《东垣试效方》有普济消毒饮,治大头瘟天行,身半之上,天之气也,邪热客于心肺之间,上冲头面,而为肿坚。何老古方化裁为"加味普济消毒饮"。药物组成:升麻6g,柴胡10g,黄芩15g,黄连6g,连翘15g,僵蚕10g,薄荷5g(后下),桔梗10g,玄参15g,板蓝根15g,甘草5g,牛蒡子15g,陈皮5g,白花蛇舌草30g。功效:清热解毒,疏风消肿。主治:瘟疫病,发热,恶寒,头、面、颐、咽喉肿痛。加减法:原方有马勃,此药苦涩难入口,现改用白花蛇舌草,清热解毒之功更佳。如颌下、颈项淋巴结肿大结核,加浙贝母15g,夏枯草20g。何老曰:此方以芩、连清心肺之邪热。颐部、面部乃少阳、阳明经脉分布之处,故用升麻、柴胡疏散本经之邪。配以清热解毒、轻扬上行之品,治大头瘟病颇合。我常用此方加减,治痄腮咽喉肿痛有效。[68]15

再如化裁"叶氏降压方"(古方),药物组成:石斛15g,橘红5g,蒺藜20g,秦皮15g,草决明20g,桑叶15g,钩藤15g(后下),白芍20g。功效:苦降辛泄,平肝熄风。主治:原发性高血压由于肝阳亢升,头痛,眩晕,筋脉掣痛,环唇麻木,心烦易怒。加减法:头痛甚,或颈项拘痛者,加葛根15g,蔓荆子10g。头目混混不清,目泪,眵多者,加菊花10g,夏枯草15g。虚阳上冒,火升面赤烘热,心悸咽干,舌红苔燥者,加龟甲25g、生地20g、天冬12g。眩晕旋转如坐舟中者,加天麻12g、石决明30g。里热盛,懊恼不安,口苦,舌苔黄者加黄芩12g、栀子10g,热甚者加羚羊角5g。痰多脘闷呕逆者,加竹茹15g、半夏10g、瓜蒌仁10g。此方见于叶桂《临证指南医案·中风门》治某姬一案,此案前后共18诊,历时3年,是《临证指南医案》诸案中之最完整者。第一诊记述:"某妪……平昔怒劳忧思,以致五志气火交并于上……唇舌麻木,肢节如痿,固为中厥之萌。"叶氏宗河间"内火召风"之说。用本方"苦降辛泄,少佐微酸""折其上腾之威,使清空诸窍,毋使浊痰壮火蒙蔽,乃暂药之权衡也"。亦即急则治标之义。按案云:"前议苦辛酸降一法,肝风胃阳已折其上引之威,是诸症亦觉小愈。"[69]6 可知此方投剂即效。20世纪50年代,何老已用叶氏此方(药量较原方为大)加味,治原发性高血压由于风火升腾莫制,头痛岑岑,眩晕如坐舟中,面赤唇麻,手足掣痛,口苦心烦,脉弦或劲者,常获良效。虽曰治标,但无不良副作用。停药后病复发再用,疗效依然。而血压不高者服之,血压却不下降,此是中医方药双向调节可贵之处。[68]27-28

(三)学术传承

何老先后主办四届中医学徒班,一届中医赤医班,两届西医学习中医班,为230余人讲授中医基础理论与临证经验,其中以师带徒方式学术传承人主要有以下几位:

1. 刘石坚　1940年4月出生,男,广东省东莞市人,中共党员,主任医师,东莞市第二届中医学徒班学员,1961年入读东莞县中医学徒班跟随省名老中医何炎燊学医4年,于1965年经考试合格出师为中医师。1991年2月被选定为第一届全国继承老中医药专家学术经验学术继承人,再跟何炎燊学医3年,1994年4月经专家鉴定以优异成绩出师。并于2004年被选为第三批全国继承名老中医药专家学术经验指导老师。东莞市流传着这么一句佳语:在第一届全国老中医药专家师承大会上,刘石坚是何老的徒弟;而在第三届全国继承老中医药经验的师承大会,刘石坚却是以导师身份接收徒弟。[70]667

刘石坚先后共7年跟随了省名老中医何炎燊主任学医中医,何老治学严谨、临证实践认真细心,据理用药、治病不拘一格,对于弟子要求严格。在他的教育和熏陶之下,刘石坚全面地继承了何老的学术思想及临床经验,如何老擅长化裁古方和验方,刘石坚把名方和验方摘录下来,把报纸上的各名家发表的经方、验方剪辑收集成册,以供临床参考,为我所用。例如他用吴瑭的三甲复脉汤加减治疗妇女月经崩漏证、血小板减少证、痿证;用朱震亨的越鞠丸治疗腹部手术后的肠粘连;用路正志的乌梅败酱散加减治愈各种急慢性肠炎。他用民间验方黄皮树寄生治疗小儿慢性消化不良(疳证),用珍珠草合剂治疗小儿急性肾炎,收到良好的效果。这些都是他广集医籍、济览百家、兼收并蓄、取其清华、灵活运用、治病不拘一格的证例。他很佩服叶桂,运用叶氏的养胃阴、养脾阴法治疗很多慢性胃炎,均获良效。但他不同意叶氏的"柴胡劫肝阴""葛根竭胃汁"之说,他用柴葛治疗多种温病,都很应手,没有出现过叶氏所说的不良反应。随着临床中的不断摸索和经验积累,他的学术思想虽然是继承何老,但他也敢于向何老的某些理论方法提出不同学术见解,例如何老治疗儿科疾病慎用消导法，认为消导法恐伤小儿元气及脾胃，但他认为当今社会物质丰富，独生子女居多，父母对子女溺爱有加，于是营养品叠进，汽水、雪糕、零食、美式快餐常不离口，致使孩子饮食积滞脾胃，脾胃受损，致诸病丛生，他运用消导法治疗多种小儿疾患多见良效，这是他讲中医理论与人文结合、灵活变通、与时俱进的极好佐证。[70]668

　　刘石坚擅长运用活血化瘀法治疗多种妇科疾病，认为妇人以血为本，气为血帅，气行则血行，气滞则血滞，气旺则血旺，所以治疗妇科病以调气血为先。如治疗子宫内膜异位症以桃仁、丹参、四物汤活血化瘀为主，三棱、莪术、泽兰行气为臣，炒三甲善走血络消癥为佐，延胡、川楝子行气止痛为使，诸药合用常收良效。又如治疗崩漏，认为崩漏一证多属血热、气虚、肝肾虚、肝气郁结等因素所致。阴虚阳搏谓之崩，崩以理气、降火、升提，漏宜滋阴、养气、养血或兼制火。这是治崩漏之常法，若因气滞血瘀而引起的崩漏即应用活血化瘀法。因为胞宫瘀血内阻、气机不畅，新血不得归经，活血化瘀就能推陈纳新，使瘀血去而新血归经，崩漏即自止。此外运用活血化瘀法治疗痛经证、子宫肌痛证、乳腺增生证，亦获良效。

　　再如治疗咳嗽，他认为咳嗽是一个病症，视其简单，治其则复杂，五脏六腑之病皆能咳。俗话说"入门听咳嗽，医生眉头皱"。他积 40 多年经验总结出治咳十五法：疏散风寒，宣通肺气法；疏散风热，宣肺止咳法；清肺润燥，疏风清热；温润肺燥，疏风止咳；解热泻肺，涤痰止咳；清肝泻火，凉肺止咳；清咽利喉，化痰止咳；清肃肺胃，止咳利水；疏风脱敏，解毒清肺；和中消积，祛痰止咳；健运脾胃，祛痰止咳；降气平喘，祛痰止咳；温化寒痰，降气止咳；敛肺宁心，养阴止咳；滋肾纳气，补肺定喘。[70]669 从临床角度诠释《素问》"五脏六腑皆令人咳"经典语句。刘石坚学术经验传承人是刘慧卿副主任医师，也是东莞何氏内科第三代后备传承人。

　　2. 马凤彬　马凤彬，女，1956 年 9 月出生。东莞市第三届中医学徒班学员，东莞市中医院主任医师，广州中医药大学教授，硕士研究生导师。跟随何老学习时间最长者，早在学徒班毕业时，东莞中医院陈程院长嘱咐马凤彬："全面继承何炎燊的学术思想，协助何炎燊整理临床经验。"[65]271 历任的院长一直把马凤彬放在何炎燊身边工作，马凤彬在何老身边工作 34 年之久，传承何老学术经验，协助何老整理出版《常用方歌阐释》《竹头木屑集》《何炎燊临证试效方》《双乐室医集》《何炎燊医案集》等著述。主持广东省中医药管理局"中医名家何炎燊临证经验及学术思想研究"课题并获 1998 年度广东省中医药科技进步奖一等奖；主持 2005 年国家"十五"科技计划项目"何炎燊名老中医学术思想、经验传承研究"课题，2007 年通过国家中医药管理局组织项目验收，评审结果"优秀"，承担国家级重大项目对于一个地市级医院是相当不容易的。

马凤彬现为广州中医药大学硕士研究生指导老师,2011 年指导硕士研究生殷楚芬毕业,学位论文《马凤彬主任医师治疗支气管哮喘临证经验整理》。

何老入门弟子行医在当地成名者还有:王柏康,东莞市第二届中医学徒班学员,副主任医师;陈文翰:东莞市第二届中医学徒班学员,副主任医师;周炽辉,东莞市第二届中医学徒班学员,1980 年迁居香港行医;叶立昌,东莞市第三届中医学徒班学员,东莞市中医院主治医师,编纂《何炎燊临证试效方》增补修订本;尹成旺,1974 年跟师学习,主治医师。何老对入门弟子教育培养要求,一是要多读书,中医学术是靠读书得来的,哪些书先读,哪些书后读,哪些书要精读,哪些书只要略读,哪些书作为浏览和参考,列成一表。二是多记录,学徒读书一定要手眼并用,把书中的要点和精辟的论述,分门别类地记录下来,并注明出处,纸卡片记录的方法仍然是一件“法宝”。三是多提问,何老善于解惑,对学徒有问必答,而更重要的是,他还常对学徒作启发式提问。四是多给予临床技能操作机会。何老从医 60 多年,积累了丰富的临床经验和渊博的学识,但从不自秘,常言:学如积薪,后来居上,理固然也。”[66]29-30

四、梁剑波诊治内科杂病学术经验及传承

(一)生平简介

梁剑波属医学世家。梁剑波(1920—2003),字宇澄,号海观,广东省肇庆市人,广东省名老中医、主任医师,广州中医学院教授。祖籍新会,近代著名思想家梁启超是其祖辈。梁剑波家中三代业医,祖父梁爵臣、父亲梁凤鸣乃端州名医。端州即今之肇庆,清代中叶曾是两广总督所在地,历史悠久的岭南名郡,西江流域政治中心,又是远古岭南土著文化的发祥地之一。“白城烟水无双地,六代风幡自一天”说的就是这块人杰地灵的风水宝地。[71]6

据梁宏正、孙晓生撰写著述:梁剑波 1920 年 9 月 12 日,出生于肇庆市下瑶南安里,6 岁的时候,父亲梁凤鸣送他到高要县远近闻名的陈景初专家馆童蒙开笔,陈景初老塾师已年过七旬,向以“设帐授徒”为生,诗词歌赋无一不精,当地人士多以子女能受业于其门下为荣。经陈老师的精心调教,一年后梁剑波早已把《三字经》《幼学琼林》等背得滚瓜烂熟,进而开始学习《庄子》《左传》《古文观止》等国学典籍,这为他日后从医打下了良好的古文基础。古人云“有文事者必有武备”,为了强健梁剑波身体,父亲梁凤鸣又将他送到当地林永基师傅门下习武。林永基是洪熙官第四传弟子,因其父当年曾得梁爵臣施医赠药,妙手回春,故对梁剑波传授尽心尽力。就这样,梁剑波白天习文,夜晚打拳,学业日丰,身体壮实。此时,梁凤鸣开始有意识地教他读写《医学实在易》《药性赋》《汤头歌诀》之类的医学启蒙书籍。父亲庭训甚严,不仅要求梁剑波熟读,且要求在很短时间内背诵。逐渐医书越读越多,梁剑波对

医学更日有所悟。时梁凤鸣医馆门庭若市,户限为穿,梁剑波开始坐在父亲身边,代抄处方。梁凤鸣认为医生的儿子不能单凭祖辈的声望去行医,并且认为业医必先识药,遂将梁剑波送往其姑父陈慕卿开设的永福堂药店学徒。并为梁剑波择好了几位良师,何桐生老医师即是其中之一,梁剑波领略了何老伤寒经方的应用之妙。李耀堂老医师也是其中一位,梁剑波学会了李老湿温病的治疗经验。梁剑波又执弟子礼,拜访素负盛名的名医潘南乔。在那里,潘老师为其抽丝剥茧,详解《黄帝内经》之理,对梁剑波日后临证启发良多。[71]9

　　1942 年,22 岁的梁剑波考取了由高要县中医师公会颁发的开业证书,在家乡开始了悬壶济世的生涯。梁剑波既有家学渊源,更注重自身学养进取,他上溯经典而下窥各家学说,故基础扎实,临证理法方药运用自如,医术神妙。20 世纪 50 年代初进修西医于中山医学院,后又就学广州中医学院师资班,兼收并蓄,学贯中西,且勤于实践、精益求精。行医近 60 载,对内妇儿科积累了丰富临床经验,且对慢病快治的研究独具心得,尤以发热、中风、癫痫、血证、红斑性狼疮、虚劳、慢肾综合症、乙型肝炎、肝硬化、慢性胃炎、地中海贫血、贝赫切特综合征、妇女月经失调、不孕症、带下、崩漏、子宫内膜异位症、乳腺增生症、小儿百日咳、夏季热、疳积、慢性荨麻疹、暗疮等病见长。其学识之渊博,非笔墨所能曲尽其妙。治病多见奇效,立起沉疴,故门庭若市。海内外求医者络绎不绝。素以仁爱为怀,济困扶危,医德高尚,妇孺老少有口皆碑。中华人民共和国成立后,历任肇庆中医院院长、肇庆市副市长、肇庆市政协副主席。1988 年获省政府授予的"科技突出贡献专家"称号,并被卫生部授予"全国卫生文明建设先进工作者"称号;1991 年获国务院颁发的政府特殊津贴;1991 年被国家人事部、卫生部、中医药管理局确定为首批继承老中医药专家学术经验指导老师。他不仅是著名的医生,还是广东省作家协会会员,中华诗词学会广东分会常务理事,中国书法家协会会员,中国美术家协会会员,安徽黄山画院国画山水系顾问,是岭南的大儒名医。曾治某领导家属病痛,为了培养其乐观的心态,赠诗一首:"难得才遇两相期,叵奈曾罹是与非。青史卷中无曲笔,人民心上有丰碑。达观养得灵根在,欢笑随缘事物宜。喜见晚晴霞彩耀,寿而康健乐天机。"92 岁高龄某领导游抵珠海,专门延请梁剑波叙旧并顺便诊病。宾客相见,言谈甚欢。梁剑波即席填一首词以表达心情:"国事关心甘跋涉,心中常念人民,调查研究作南巡。忠贞元老志,革命仰星辰。九二高龄公健壮,笑谈文采经纶,有缘晋谒揖清芬。添筹增海屋,寿过百年春。"代表著作《医学津梁》《医述》《中医学概要》《中医学讲义》《公众诊所》《儿科百例》《妇科菁萃》《内科临床实用治则荟萃》《中医学简明史》,文艺著作出版有《梁剑波散文集》《梁剑波诗词选》《梁剑波书画金石选集》等专著行世。梁剑波曾作诗述怀:"旷世有灵遗爱达,好将霖雨被苍生。"[72]419-424

（二）学术思想与临证经验

梁剑波主任医师（下尊称"梁师"）从医 40 余载,学术逐步自成风格,乍看似无奇特,而实冶百家于一炉,处处体现中医特色。

1. 贵整体,尤重脾胃　梁师对李杲《脾胃论》《内外伤辨惑论》等名著研习颇深,对《黄帝内经》及前贤们有关脾胃的论述亦甚有心得。其在临证治疗方面,崇尚脾胃学说,认为脾胃健运则水谷能化,水湿能运,从而正气得助,邪气自无由入,正如李东垣所说"历观诸篇而参考之,则元气之充足,皆由脾胃之气无所伤,而后能滋养元气。若胃气之本弱,饮食自倍,则脾胃之气既伤,而元气亦不能充,而诸病之所由生也"。[73] 因而在临床方面,对内科杂病尤其是慢性病的调治,梁老擅长从脾胃着手。因脾为中土,又为后天之本,李东垣主张"治肝、心、肺、肾,有余不足,或补或泻,惟益脾胃之药为切"不无道理,故治杂证者,宜以脾胃为主。梁老还采用隔一隔二之治法,以肝病为例,根据心为脾之母,补心即以补脾,补脾以护肝,可谓独运匠心。[71]49

（1）肝病证治培脾土:梁师根据心为脾之母,补心即可以补脾,补脾即所以养肝的理论,运用养心健脾法治疗中心性视网膜炎。本病中医传统习惯多从肝肾论治,他认为补土可益母（心血）,脾旺则肝木无以乘之故安,肝血旺则能视。如广州客运司机李某某患视瞻昏渺,视力减退（左眼 0.2,右眼 0.4）,视直如曲,某医院确诊中心性视网膜脉络膜炎,遂停驾驶职务。梁老不选杞菊地黄汤,而尝用归脾汤,四剂症状改善。19 天后视力测验左眼 0.8,右眼 1.0,宗前法再进 20 帖,2 个月后症状全失,视力恢复,继续担任驾驶工作,追访年余未见复发。肇庆农机厂工人陈某某,患慢性传染性肝炎约 10 年,肝痛明显,经护肝疗法屡治未效,梁老也拟扶土抑木之法,施以归脾汤加五味子,改木香为沉香,10 剂肝痛止,胃纳增。服药 74 剂,肝功能复查 4 次均正常,随访数年未见复发。梁师对宋代名医严用和所创归脾汤甚为赞赏,但木香一味略嫌辛燥,故常去之,酸枣仁遇缺药时,恒代以五味子,广泛应用于内科虚劳、儿科疳积、妇科崩漏等证,并以之治愈多例消化性溃疡并发出血。[72]421

（2）运脾祛湿消水肿:肾病治脾,梁师运用脾胃理论指导治疗慢性肾炎水肿病证是为临床精髓之一。明代李中梓《医宗必读·水肿胀满》曰:"盖脾土主运行,肺金主气化,肾水主五液,凡五气所化之液,悉属于肾,五液所行之气,悉属于肺。转输二脏,以制水生金者,悉属于脾。"[74] 据此梁师认为水肿的关键在于脾,脾主运化水湿,为后天之本和气血生化之源,脾虚则无以运化水谷精微,反聚水湿,五脏六腑失养,水湿留而成水肿,若水湿停于脾胃更碍脾之运化,影响消化功能。因此,他在辨治水肿时,着重调理脾胃,固护后天,使气血精微化源充足,一方面可以改善机体的营养状况,充养先天之本,使正气来复,肾虚诸证向愈;另一方面,脾气健旺,得以运化水湿,使水肿之症易除,遣方时喜用参苓白术散加猪苓、泽泻、白通草、蛤蚧、益母草,取其健脾益气利湿之功,每能获良好效果。如患者温某,女,38岁,两年前出现尿少、浮肿、疲乏、气短、腰酸、食欲不振,尿蛋白(+++),血压偏高,舌淡红,苔白,脉弦。梁剑波诊此乃脾肾两虚,水湿内停,治宜健脾补肾,化湿利水,处方:①党参、茯苓、白术、山药、薏苡仁、炒扁豆各15g,桔梗、猪苓、泽泻、白通草各12g,陈皮5g,蛤蚧1只,益母草30g,清水煎服。②高丽参10g,泽泻15g,灯心草5扎,清水炖服。服药16剂后,腰酸、疲乏、气短显著好转,浮肿减轻,舌脉同前,按原方续服7剂,症状消失,尿常规检查正常。[71]51

（3）痫证健脾竟全功:梁师擅长诊治痫证,在家传验方基础上,结合现代医学的分型,通过长时间临证实践研究,总结出一套较为成功的治疗经验。他一反临床中医传统分型方法,而采用癫痫大发作、小发作、局限性发作、精神运动性发作以及发作后调摄的分类施治方法,使辨病与辨证互参,界限明确,取长补短,更有利于临床取效。梁师概括癫痫的病因为:肾不足,则水不涵木,木动则生风,风动则挟木势而害土,土病则聚液而成痰,痰并于心则为痫痉。痫病的发生虽与心肝脾肾有关,但与脾的关系最为密切。尤其小儿痫证,更是如此。原因是痰既为癫痫的病因,又是病理产物。而各种病因引起的脾胃损伤,均会导致脾胃功能失调,水液运化失常,而蕴湿生痰,酿成发病内因。由于痰为本病发生的先导因素。故治疗时先予化痰熄风开窍以治标,待抽搐控制后,即改用参苓白术散、陈夏六君子汤等方剂以健脾祛痰、培土抑木作为巩固调理之方。因本病患者每多有纳呆厌食,胸闷痰多症状,越是反复发作,越难复原,故只有调治脾胃,升清降浊,既可杜绝生痰之源,又可抑肝木熄风以防抽搐发作。他据经验总结出"祛痰、涤热、镇惊、健脾、宁神"的十字治疗法则来治疗痫证,每能奏效。他常告诫痫证的患者经发作期治疗后,须防间歇期再发,并根据"痫证必经年竣补,才保无虞"的经验,建议痫证的患者在控制病情之后,仍须坚持服药6-12个月以上,使体质改善,荣卫周流,而疾病乃得根治。对常服抗癫痫西药的患者,在用中药治疗的同时,不宜立即停服西药,而应逐渐减量,或服维持量,最后过渡到完全改用中药治疗。小儿痫证患者,多见食欲不佳,面色无华,心烦吵闹;宜健脾益气,和胃化浊,兼以清心凉肝;方选参苓白术散或六君子汤加黄连、川贝母、钩藤、白芍等。成人多有记忆力减退、失眠多梦、腰酸便干,可予滋阴宁神汤或左归丸等以滋养肝肾、益阴安神,巩固疗效,亦即缓图其本的涵义。[71]53

（4）哮喘证治重脾胃:梁师对哮喘的辨治有独到之处,哮喘在发作时,急宜解痉定喘,以控制发作,常喜用定喘汤合小陷胸汤,哮喘久延,不仅肺脏受损,亦常累及脾肾,脾为肺之母,肺虚则子盗母气而致脾虚,按虚则补母之法,宜补脾为治,并以此杜绝生痰之源。具体治法如下:

重症哮喘或哮喘持续状态,且体质尚好者,可投以皂荚丸:皂荚6g、黑白丑头末各3g,紫菀、甘草、桑白皮、石菖蒲、法半夏各6g,胆南星5g,百部10g,上药共为极细末,蜜为小丸。每服30丸,每日2次,开水送服。本方对久哮不已有一定疗效。梁老治疗哮喘发作或因新感引动伏邪者,还常喜用《医学心悟》的止嗽散合小陷胸汤为基础方,取其温润和平,不寒不热,既无攻击过当之虞,大有启门驱贼之势,是以客邪易散,肺气安宁,故为新久哮喘咳嗽咸宜之便方。

缓解期实脾消痰:喘控制后,可实行扶正治疗,根据《金匮要略》"四季脾旺不受邪"指导思想,梁老常以参苓白术散,或陈夏六君子汤、金水六君子煎加蛤蚧、海马、款冬花、苏子等以培土生金,实脾益肺。此外,还当注意虚中有实的情况,即脾虚湿自内生,聚为痰浊,上溃于肺。故治疗时除实脾以杜绝生痰之源外,还应补虚不忘实,补而不壅;扶正不碍邪,滋而不腻。补中兼疏,方有利于提高扶正固本方药的效果,如长服六君子汤者,可合用降气消食疏泄痰湿的三子养亲汤加紫菀、款冬花等。

巩固期理虚固肾:梁师认为虚而致喘,当责之肺肾二经,治疗之大法,虚者补之以甘温。肺虚所致哮喘,以平素短气,语言乏力,并见自汗或畏风为辨证要点。治以自拟方虚喘宁肺汤:白芍、黄芪、人参、甘草、茯苓、当归、五味子、阿胶、法半夏、沉香。本方对哮喘兼面目周围浮肿者,有一定疗效。哮喘若因于肾虚,以平素动则喘促、气不接续,肢冷浮肿为辨证要点,治宜温肾壮阳,纳气平喘。予加味人参蛤蚧散:人参10g,蛤蚧2对,五味子、补骨脂、沉香、石菖蒲各30g,核桃肉60g,春砂仁25g,白术30g,黄芪45g,泽泻60g,细辛20g,炙甘草15g。制法:除人参、沉香外,余均以盐水润湿,蒸研为散剂,瓶贮。每次6g,开水送服。此症平素若发,亦可用苏子降气汤加蛤蚧、海马、紫河车治之。上述诸药均为血肉有情之品,温补肾阳,填补奇督,培体内精血,祛痰凝之滞,内则温煦脏腑,外而止咳平喘,豁痰化饮。对于肺肾两虚的哮喘,取效较捷。故他治疗虚喘时常喜用之。[71]54

(5)癥瘕癌肿顾胃气:梁师认为中医中药治疗恶性肿瘤癌病有很大的潜力,用药尤其注重提高患者体质内因正气,决定本病的发展演变和转归。而体质是以脾胃为根本,因为他比较推崇程国彭《医学心悟》之说:"治积聚者,当按初、中、末之三法焉。邪气初客,积聚未坚,宜直消之,而后和之。若积聚日久,邪盛正虚,法从中治,须以补泻相兼为用。若块消及半,便从末治,即住攻击之药,但和中养胃,导达经脉,俾荣卫流通。而块自消矣。"[75]梁师在消化系统常见肿瘤的治疗方法拟方选药方面,积累了不少成功的经验。医者诊治恶性肿瘤应竭尽全力,以照顾患者一分生机,以中药提高患者免疫力以达到带病延年的目的。梁老临床观察到凡经化疗或放疗后的癌症患者,多有"土衰"症状,如纳呆,口干咽燥,肢肿等。故应注意用中药调理阴阳,健运脾胃,保养阴津。有胃气则生,无胃气则死,强调有一分胃气,便有一分生机。常运用花旗参、冬虫夏草、黄芪、白术、党参、女贞子、旱莲草、玉竹、山药、莲子和养胃汤、沙参麦冬汤、参苓白术散等方药以补土养阴,扶正生津,增强患者机体免疫功能,改善消化道症状,使其迅速恢复体质,以配合西医抗癌治疗。经过中医积极的辨证治疗,可以使一些重危癌症患者转危为安,延长患者的生存期和生存质量。

肿瘤除病因治疗外,解除患者疼痛具有重要临床意义,因其可改善患者精神状态,增强患者战胜癌症的信心。梁老认为肿瘤患者的痛主要缘于各种原因导致的气滞血瘀,经络阻滞。所谓不通则痛,或虚不胜痛,治疗大法是宣通止痛。临床上重用健脾益气药以防痛抗痛,用活血祛瘀、软坚化痰药以宣通,行气降气药以止痛,并喜用虫类药以加强其镇痛效果,常能取得较为满意的效果,且一般无成瘾性。使用抗癌中成药虽是中医药治疗肿瘤的优点,但应用时仍应注意辨证施治。如治疗胃癌、甲状腺肿瘤、淋巴恶性肿瘤等喜兼用犀黄丸、小金丹等解毒镇痛的中成药。治疗肺癌、肝癌喜欢用扶正的花旗参、丹参、三七常规炖服,合增强免疫功能的六味地黄丸、陈夏六君丸等。此外,他还重视辨病下应用民间中草药单方治疗肿瘤,认为单方具有疗效肯定,简单易行,效专力宏,经济廉便的特点。[71]61

2. 求本源,长于辨证　梁师在临床上取得较显著疗效,除熟谙医理外,还和他精于辨证有关。他的许多著作都体现了辨证施治的特色。如在《发热辨治的经验谈》一文中就将内伤发热总结为阴虚火旺发热,气血亏虚发热、肝郁化火发热、肾虚火不归元发热、瘀血内结发热、痈毒发热六大证型,治疗时必须注意阴阳、虚实、内外、寒热的互相转化。原则上要掌握下列几点:就是小便的清赤,口中的燥润,舌苔的厚薄,一一问个明白,就不致有误差了。又认为大部分疾病的开端或预后都以发热来显示病程和生理、病理现象,并为诊断和治疗提供了辨证的依据。同时在辨证方面要多掌握前人对发热的见解和诊治经验,以供临床辨证参考。

(1)辨证求因,循因索源:梁师赞同张介宾《景岳全书·求本论》"起病之因,便是病本"[76]37见解,临床上寻找致病原因,以求制定的治疗措施切中肯綮(音肯庆,骨肉相连之处,喻指最重要关键)。如诊治肇庆女工梁某,其产后患舞蹈病甚严重,四肢及眼颤动不休,摇头转颈,弄嘴伸舌,不由自主。检查血沉40mm/h,抗"O"试验1 250单位。经数医以为产后血虚生风,投八珍、人参养营汤无效。其面色虽然苍白,但舌红干而苔薄黄,脉弦细而数。梁师认为阴静阳躁,风胜则动,病由产后耗血较多,使肝无血可藏,又突受热邪乘肝虚而入侵,遂成肝风内动之症。应遵叶氏"养肝之体,清肝之用"为法,以羚羊钩藤汤治之,并重用丝瓜络 60g 以上,取其入络为先导以解热邪,一剂效显,守方连服 22 剂沉疴遂去。[73]420 又一中学男教师吴某某,低热 9 个月,自觉手心烘热,体温 37.4~37.8℃,且多发每于午后 3 时许,眩晕耳鸣,烦躁易怒,面色潮红,腰酸,夜尿三四次,唇红舌绛苔薄,脉弦数。西医检查无特殊发现,某医院诊为低热原因待查。以抗生素和抗结核药试验治疗无效。梁师认为此乃肾阴虚导致肝阳虚的虚热,遂依《景岳全书·虚损》"病之虚损,变态不同……凡治此者,但当培其不足,不可伐其有余"[76]245 之说,用知柏地黄汤加龟甲、牡蛎滋水清肝、育阴潜阳,12 剂而愈。同期,肇庆仪表厂女工李某某,功能失调性子宫出血愈后,每于午后低热,进行性消瘦,口干,眩晕心悸,神疲乏力,唇色淡白无华,舌光红,脉细数。梁师认为属喻昌《医门法律》中血虚发热证,治以养血为主,兼清虚热,予圣愈汤加减,14 剂而收效。[72]421

（2）谨守病机,各司其属:梁师认为运用中医理论进行辨证,当谨守病机,既不悖于前贤理论,又要有所分析创新,凡治病要各司其属,令其调达,以致和平。中医的各种辨证均以脏腑辨证为核心。无论何病,寻因溯源,最终均落实到脏腑,所以临床辨证当以脏腑辨证为先。他著有《内经病机十九条释义及临床经验》一篇,见解独特,仅举其所论"诸寒收引,皆属于肾"条以说明。梁师认为因寒主收引,固然属肾经为主,亦有属于寒凝肝经而引起收引的疾病,又不可一概而归属于肾,否则胶柱鼓瑟,拘于成法,可导致辨证治疗错误。治疗冠心病心绞痛,他根据多年临床经验总结归纳出辨证论治、芳香温通、宣痹通阳、补肾扶正、活血化瘀及含黄体酮类中草药应用等 6 个途径,并且强调:"采用辨证论治的原则,重视每一个病人的各种证候表现进行治疗。在治疗中,遇到冠心病合并有明显胃肠道症状,可以辨心脾气虚型。根据中医脏腑相关,心胃(脾)同治的原则,进行辨证施治,有的用香砂六君汤,有的用参苓白术散,有的用温胆汤加瓜蒌、薤白、枳实等加减,不但心绞痛减轻了,而且胃肠道症状也好转,心电图有明显改善。因此说辨证施治的途径至为重要,且其他的途径,也都是在辨证论治的基础上产生的。"[71]57

又如治疗郁证,梁师认为郁证的产生,总由七情所伤导致肝气郁结,心神失常,脾失健运,脏腑阴阳气血失调,五脏失养而诸病乃出。病变多涉及肝、心、脾三脏,而又从脏腑阴阳失衡进而演变成"气、血、痰、食、湿、火"六郁之证。《素问·六元正纪大论》首先提出"木郁达之,火郁发之,土郁夺之,金郁泄之,水郁折之"的治则,至今仍具有临床指导意义。郁证在儿童期到老年的任何阶段都可发病,尤以青春期、孕期、产后、术后,以及更年期等为多见。所以在诊断上必须全面诊察,了解病人的境遇,综合分析。在治疗上则应当分辨脏腑虚实。实证多见郁证早期,可出现郁而聚热化火,生湿生痰,多病在肝、心、脾、肺四脏;虚证则多见于郁证后期,可出现血虚,多病在心、肾两脏。

此外，还有久郁致瘀的虚实夹杂证。梁师根据前人经验和临床实践观察，即使郁证病情复杂，处方用药也较中肯。其中"舒肝理气，补益心脾"八字是治郁的基本法则。具体辨治方法如下：分早期实证，后期虚证，久郁致瘀虚实夹杂证的治疗。上述各证病情缓解之后，必须予以巩固治疗，可用养神补心丹。处方：党参、茯苓、远志、炒枣仁、五味子、炙甘草、石菖蒲、当归、黄连、柏子仁、珍珠母、川贝母、桔梗、煅龙齿、莲子，众药共为极细末，炼蜜为丸如绿豆大，朱砂为衣。每次6~10g，开水送服。此外，对郁证的治疗，辨证要准，然后守方长期服则效果自见。同时除药物使用外，还应结合精神、心理上的治疗，以臻全功。[71]56

（3）奇难杂病，洞察病机：梁师诊治奇难杂病，注意洞察病机，分析疾病的标本缓急与先后主次。如辨治慢性再生障碍性贫血，他认为本病多与脾肾两脏之损伤有关。精、血之生成，有赖于脾肾。脾统血为后天之本，气血生化之源，脾气健运则气血生化有源；肾精充足则髓有所养，肾藏精主骨生髓，精血可以互相转化。慢性再生障碍性贫血由于脾肾虚损，气血化生无源而致气血虚损不足。梁老立培补脾肾，益气生血之法，用人参养荣汤加鹿角胶、菟丝子、补骨脂、山药，坚持久服，疗效颇佳。

又如类风湿性关节炎属于中医痹证范畴，梁师认为本证之发生病理机制，正气不足、营卫气血失调为其内因，风寒之邪为其外因，风寒之邪搏结肌肉、经络、筋脉及关节，导致局部气血运行受阻，经脉不通，而成痹证，日久则骨骼也受其害，致关节变形，屈伸不利。其运用温阳蠲痹汤治疗，是以祛风散寒、养血通络止痛作为治疗原则，此方由当归补血汤合阳和汤加川乌、乳香、没药、浙贝母组成。方中熟地黄、当归大补气血；黄芪补益阳气、鹿角胶强筋壮骨；炮姜炭温中散寒，肉桂入营温通血脉，麻黄达卫散寒，协同姜、桂，使气血宣通；川乌、乳香、没药活血镇痛、行瘀消肿；浙贝母祛痰散结，甘草协和诸药，合而成之。可见其对古方协同作用属性理解，运用得心应手。至于风热型的类风湿性关节炎，其常喜用加味四妙散（黄柏、苍术、薏苡仁、炒牛膝、银花、桑枝、丝瓜络、萆薢、泽泻、延胡索、甘草）治疗，效果也甚佳。患者周某，男，42岁。1991年4月20日初诊。自诉起病半年多，四肢关节肿痛，腰部时痛，痛处固定，遇寒更甚，皮色不变，下肢漫肿、屈伸困难。曾在当地治疗未效。血常规检查显示：白细胞计数 11×10^9/L，中性粒细胞计数 5.9×10^9/L，血沉35mm/h；血尿酸714μmol/L。X线平片显示：四肢关节软骨破坏，关节腔交窄，关节面不规则。舌淡苔白，脉弦紧。审察此证属于寒痹，乃寒邪偏胜，气血为邪所闭，不得通行。治宜祛风散寒，养血通络止痛。用温阳蠲痹汤，连服7剂，四肢关节痛减。1周后复诊，照上方服21剂，半月后再来复诊，症状全部消失，复查RF（类风湿因子）、ESR（血沉）正常，停药3个月后未见复发。[71]59

3. 力创新,承前启后

(1)广立法,擅遣奇方:梁师立法处方,知常达变。所谓常者,乃按中医一般规律处理常见、多发病证;所谓变者,乃对付疑难、少见特殊病例,要根据实际采取变通的办法,即"以变应变""活法活用",或一法独用,或多法并施,遣奇方以制胜。他不但精于医且专于药,青年时期曾当过四年药工,对中药品种性能、配伍炮制均了如指掌,加之博采众方,不拘一格,故熟能生巧。强调固定之方不能治万变之病,在辨证论治中,既要有前贤经验成方,又要善于变通,根据自身临证体会得出新的见解,并认为医不创新,不能适应时代要求,医学则无所发展。他倡导"方亦不可执一,必要中病为度"。只要切合疾病,方剂均可应用,并在实践中总结出很多行之有效的自拟方。治疗冠心病,他常用的方剂有经方的炙甘草汤、四逆汤、枳实薤白桂枝汤,有时方的生脉散、参附汤、血府逐淤汤、人参养营汤、蠲饮六神汤、地黄饮子,有验方与自创方如加味建瓴汤、养阴通痹汤、乌药丹参饮、理气导缺汤,有中成药冠心苏合香丸等。此外,他运用民间草药组成菊梅合剂代替银翘散、桑菊饮,自订新型感冒片、上清糖浆、四黄片、消滞宁泻片、复方黄芩片、参菊白芍晶、紫背天葵露等施用于门诊常见病,取得满意疗效,有的已为药厂所采用。梁师既重药疗,亦重食疗,对慢性肾炎患者常告以用赤豆鲤鱼汤、椰子炖鸡汤、花生猪蹄汤;对小儿脾虚者常告食怀山芡实苡米黄芪粥。[71]59

梁师创立举元建瓴法治疗老年性眩晕。举元建瓴法是他在张锡纯《医学衷中参西录》建瓴法和张介宾《景岳全书》举元法基础上创新的治疗老年性眩晕病独辟蹊径之法。本方具有燮理升降,调和气血,圆融五脏,各得其宜,阴阳互根,各适其位的特点。梁氏举元建瓴汤由黄芪、怀牛膝、升麻、代赭石、石决明、生地黄、白芍、山药、丹参组成,功能止晕定眩,益气濡脑,镇潜熄风,调节血压。具体加减法:兼耳聋项强,本法加葛根、白蒺藜;若头重如裹,胸闷恶心,加法半夏、天麻;若面红目赤,烦怒口苦,加菊花、钩藤;若腰酸膝软,加龟甲、山茱萸以补阴,杜仲、蛤蚧以助阳;严重的如见半身似有动作不遂,或指梢麻木,或语言一时性不利,又当急以本法加龙骨、牡蛎、鳖甲、阿胶以滋阴熄风,以防中风之虞。他还强调高龄眩晕一证,在具体运用举元建瓴汤时,仍应本辨证加减为先。临床上反对以偏概全,务应抓住眩晕症状与各种因素内在联系,使之恢复新的动态平衡,达到预期治疗目的。[72]422

(2)贯中西,兼收并蓄:梁师中医学术造诣高深,现代医学知识也颇熟悉,对中医能与现代医学衔接上的理论和见解也作了细致比对和融汇。如中风、风痱、风懿与脑血管意外,消渴与糖尿病,辨治互参。但病机上从不牵强附会,而是实事求是地反映西医辨病、中医辨证,适宜使用何种方药。他认为只有这样才能学习现代医学理论,又不至埋没中医治疗经验。对冠心病心绞痛,他归纳出 6 条治疗途径,其中一条是"含黄酮类中草药应用"。对白细胞减少症,他分别使用补气益血的人参养营汤、滋养肝肾的左归饮、温补脾肾的仙鹿补髓汤进行探治,并体会到鹿茸加入人参养营汤中内服,结合少量多次输血,有一定疗效。他还强调中西结合,在病机上不能牵强附会,而应实事求是反映西医辨病与中医辨证的关系,才能相得益彰。如治系统性红斑狼疮,高热不退时用黄芪鳖甲汤或黄芪三石汤。又如消渴与糖尿病辨治互参,糖尿病中医之特点,久之阴损及阳,导致肾阳亦虚,治疗上强调固本,固本尤重补肾。因此治疗多以益气生津为主,常喜用生脉散,处方为花旗参 10g、麦冬 15g、五味子 3g。若出现大渴多饮,舌上赤裂,主张用润肺兼清胃热的方法,选用二冬汤(天冬 15g,天花粉 15g,黄芩 15g,知母 12g,荷叶 12g,麦冬 15g,甘草 5g,生晒参 10g)或人参白虎汤(太子参 15g,生石膏 30g,知母 12g,甘草 10g,粳米 15g)。若血糖检查正常,而出现大渴引饮不止,烦热,食后即觉饥饿,脉大滑实,舌质绛红,又主张以降其心火为法,选用甘露饮加味治之(生地黄 15g,熟地黄 15g,茵陈 15g,枳壳 12g,杷叶 15g,石斛 12g,甘草 10g,天冬 15g,麦冬 15g,水牛角 10g,牡丹皮 12g)。若烦渴、引饮、饮一溲二,小便浑浊如膏,耳轮焦干,此又属于肾消范围,常运用六味丸加生脉散(山茱萸 15g,生地黄 15g,山药 15g,牡丹皮 12g,茯苓 15g,人参 15g,五味子 10g,麦冬 15g)。若渴欲引饮,不能多饮,这是中气虚寒,寒水上迫,浮游之火升腾所致,临证使用,理中丸送服八味丸。若消渴日久,出现肾阳虚的症状时,治疗当以补肾固本为主,则又选用还少丹加桑螵蛸、益智仁,均获良好效果。[71]67 梁师学验俱丰却非常谦逊也有涵养,亲笔题词装裱字画赠与邓铁涛并尊称老师:"诗酒琴棋客,风卷雪月天,有名闲富贵,无事小神仙。"用小字夹注:"此宋人名句也,走笔书以遣怀。铁涛老师涵丈。戊寅之冬十一月。宇澄梁剑波左书。"

(三)学术传承

梁师医术精湛,求医者治无虚日;梁师扶掖后学,求学者踵门如市。从 20 世纪 50 年代起他开始带徒,尤其在 1991 年被聘任为全国首批名老中医药专家学术经验继承工作指导老师后,更是不遗余力,培养学术经验继承人,多年来带出不少名中医,在中医人才培养上可以说是"昔日杏林育新苗,今日桃李已芬芳"。[71]370

1. 梁宏正　出生于 1948 年,男,梁剑波长子,毕业于广州中医药大学,主任医师,广东省名中医,广州中医药大学兼职教授,首批全国老中医药专家学术经验继承工作指导老师梁剑波学术继承人。现任肇庆市中医院梁剑波学术研究中心主任,肇庆市疑难杂病医疗中心主任、广东省中医肾病医疗中心主任、国家中医药管理局"十一五"全国规划重点肾病专科建设单位主任,肇庆市中医药学会副会长,肇庆市中西医结合学会常务理事,肇庆市中西医结合肾病专业委员会主任委员,肇庆市科技专家库专家,肇庆市医药卫生专家委员会委员,肇庆市医学会医疗事故技术鉴定专业库成员。

梁宏正从事医、教、研工作 40 余年,学有专长,术有专攻。临床经验丰富,治疗独具特色。擅长治疗中医内科疑难杂病,如癫痫、哮喘、郁证、肝病、水肿、癥瘕等。研制痫得安丸、益肾涤浊丸等多种中成药,获得良好疗效。主持"梁剑波学术思想辨证论治方法研究"获 1998 年度广东省中医药科技进步奖一等奖,主要著作有《随诊余墨》《梁剑波学术研究》(广东省肇庆市卫生局内部资料)《中国百年百名中医临床家丛书——梁剑波》。创立肇庆市中医院梁剑波学术研究中心。

梁宏正主任既接受高等中医院校教育,又长期随父侍诊,深聆教诲,得医学家传,是岭南端州梁氏(剑波)医学代表性传承人。曾与何语华撰文"耕耘 50 载,医学撷菁华"凝练总结了父亲毕生学术成就,体现而自成风格,子有父风,亦大儒名医。读梁宏正主编《岭南中医药名家梁剑波》一书,博涉各家学说,撷取众长,医术医德医风造福社会各界,其"薪火相传"一节颇有特色,描述岭南端州梁氏(剑波)学术流派有世医家教、名师亲授、院校毕业、师徒并驾、父子名医与伉俪联袂者,引述如下。

2. 梁守端、梁葡生 梁守端,出生于 1946 年,女,梁剑波长女,教授,主任医师,现任美国长城针灸中医院长,美国世界中医药学针灸协会第一副会长。梁葡生为梁守端丈夫,出生于澳门,1965 年于广州中医药大学毕业,教授,主任医师,医学博士,现任美国华美总商会会长、美国澳门海外联谊会会长、美国世界中医药学针灸协会会长,2015 年 9 月受中国政府邀请作为美籍华人代表出席在北京天安门广场举行的抗日战争胜利 70 周年纪念大会。梁葡生伉俪为联袂传承梁师学术经验者。梁守端精于诊治妇科中的经痛、崩漏、不孕症、习惯性流产等病症,擅长运用《黄帝内经》《医宗金鉴》《金匮要略》《傅青主女经》等经典名著中精华,结合临床的辨证施治,创造出自己独特的"调阳明、固冲任、益肝肾、养心脾、补中气"十五字诀的治疗原则,效验良多。此外,潜心钻研《灵枢》《难经》《针灸甲乙经》《备急千金要方》等经典名著,根据经络规律,创立"无痛针刺手法"和"六针疗症菁萃"的针灸大法,选穴精准,疗效甚佳,受到业内人士和广大患者的一致称赞,在美国南加州大洛杉矶地区有"无痛神针"之美誉。学术传承梁昶、李凤馨等 15 名。

3. 梁宏康 出生于 1952 年,女,梁剑波次女。现任肇庆市中医院梁剑波学术研究中心副主任医师,肇庆市中医药学会理事,广州中医药大学兼职讲师。自幼随父习医,师承其学术思想经验,整理名老中医学术思想经验,逐步成为学有专长、术有专攻的专家。从事医、教、研工作 30 余年,临床经验丰富,治疗独具特色。擅长治疗中医内科疑难杂症,如肝病、癫痫、郁证、哮喘、腹痛、癥痕等，应用中药治疗西医红斑狼疮、慢性肾炎、冠心病、及妇科月经病、子宫肌瘤、不孕症、围绝经期综合征等，疗效显著。编著出版《梁剑波学术研究》《随诊余墨》等著作。学术传承梁恪、赵韵清。

4. 梁宏佐、孙晓生　梁宏佐，出生于1958年，女，梁剑波五女，硕士，经济师。肇庆市政协委员，广东省女企业家协会理事，肇庆市女企业家协会副会长；中国书画收藏家协会会员，广东省书法家协会会员，肇庆市书法家协会副主席。1997—2001年曾在广州中医药大学工作，著作《鸿儒——我的父亲梁剑波》，2019年花城出版社出版。孙晓生为梁宏佐丈夫，出生于1956年，男，广东揭阳人，梁剑波女婿。广州中医药大学原副校长，教授，博士研究生导师，博士后合作导师，第六批全国老中医药专家学术经验继承工作指导老师，广东省养生专业委员会主任委员，国家中医药管理局中医学术流派传承推广基地常务副主任，国务院政府特殊津贴专家。代表著作《药苑荟萃》《孙晓生中医养生文丛》等。培养研究生博士后3名，博士研究生25名。孙晓生、梁宏佐伉俪传承梁剑波学术经验，撰写"大儒名医梁剑波""论岭南医学研究要素及其时空维度"等著名学术论文，提出岭南医学研究的三要素：服务对象为岭南人群，服务主体为岭南医家，服务手段为岭南医药；以及岭南医学研究的时间维度和空间维度涉及历史、文化、地域特征、气候环境等。[77]该文对指导开展研究岭南医学研究具有深远的历史和现实意义，并对岭南医学"补土派"的现状及如何开展深入研究有独到见解。学术传承孙沅芷。

另外，梁剑波亲属梁宏健、梁宏慧、邝学超也是医生，行医在外。

5. 周瑞珍　出生于1949年，女，主任医师。1973年广州中医药大学毕业后从事医教研工作，1991年被遴选为全国老中医药专家学术继承人，师承广东省名老中医梁剑波主任医师。历任肇庆市西区卫生院副院长、肇庆市中医院门诊副主任、中医肾病专科副主任等职。曾为广东省中医药学会亚健康专业委员会委员，肇庆市中医药学会理事，肇庆市中医药卫生专家委员会委员，肇庆市医学会医疗事故技术鉴定专家库成员，广州中医药大学、暨南大学医学院兼职副教授。参与编著《梁剑波学术研究》《随诊余墨》等书，从事临床工作30多年，除对内科常见病、多发病诊治积累丰富经验外，对一些疑难杂病进行辨证诊治，也取得了满意的疗效，如头晕、风湿病、乙型肝炎、肝癌、肝硬化、肾病、咳嗽、慢性支气管炎等颇有研究。

6. 孔令深　出生于1943年，男，20世纪60年代师从梁剑波，现为中医副主任医师，肇庆市华佗医院党支部书记，肇庆市中医药学会常务理事，端州针灸学会会长，广东省针灸学会常务理事，广州中医药大学兼职副教授。1998年被肇庆市政府授予"肇庆市名中医"称号。

7. 邓汉华　出生于1943年，男，师从梁剑波，现为副主任医师，肇庆市华佗医院门诊部主任,端州区卫生系统医疗技术专家组成员,肇庆市中医药学会、端州中医药学会常务理事,肇庆市科技专家库专家,广州中医药大学兼职副教授。1998年被肇庆市政府授予"肇庆市名中医"称号。

8. 姚述贵　出生于1943年,男,主治中医师,20世纪60年代师从梁剑波,现为香港屯门中医诊所医生。

9. 岑兴良　出生于1944年,男,20世纪60年代师从梁师,原任肇庆市华佗医院院长,现为肇庆市华佗医院副主任医师,广州中医药大学兼职副教授,肇庆市中医药学会副会长,肇庆市端州区中医药学会会长。1998年被肇庆市政府授予"肇庆市名中医"称号。

10. 李铿阳　出生于1945年,男,主治中医师,20世纪70年代师从梁剑波,现为澳大利亚悉尼中医诊所医生。

11. 吴社泉　出生于1963年,男,广东省开平市人,主任医师。广东省名中医。1984年毕业于广州中医学院医疗系,后一直在肇庆市中医院内科从事临床工作。1993年开始跟随名老中医梁剑波学习,同年创办梁剑波学术研究中心(病区),现任梁剑波学术研究中心副主任,与梁宏正主编《梁剑波教授疑难病经验方临床应用》,2015年由广东科技出版社出版,是岭南端州梁氏(剑波)学术流派主要传承人。

吴社泉主任医师在名师的教导及个人的努力下,中医造诣不断加深,在传承梁氏学术经验基础上逐渐有所发展创新:借古通今,中西汇通;遵循大法,因人施治;祛邪有度,注重正气。对各种肾脏疾病、肝病、风湿病、中风等有独到的见解。运用温阳益气、活血行水法治疗肾病综合征;一体化治疗慢性肾功能衰竭;通淋泄浊、益气温肾法治疗肾结石;健脾益气、活血柔肝法治疗肝硬化;扶正软坚、攻补兼施治疗肿瘤;寒热并用、活血蠲痹法治疗类风湿性关节炎;清热解毒、凉血养阴法治疗系统性红斑狼疮,均获较满意效果。尤其是对肾病(慢性肾衰)的中医治疗造诣颇深,认为慢性肾衰竭是多种疾病在肾脏末期表现,肾气衰竭、湿毒潴留、虚实错杂的病证,属于中医关格、虚劳、癃闭、肾风等范围。病机的关键在于肾功能的虚损,使机体在代谢废物及调节方面出现紊乱。病机的要点是"衰"与"毒",前者为本,后者为标。"衰"可以分为肾阴衰与肾阳衰;"毒"包括湿热毒、寒湿毒和瘀浊毒。本虚以脾肾气虚、气阴两虚尤多见,晚期则常表现阴阳衰竭。邪实主要有湿浊、湿热、水湿、血瘀等证。治则虽不离扶正祛邪,但仍需根据正虚邪实的孰轻孰重各有侧重。由于病情缠绵,并易急变,故辨证宜详审,权衡其主客,药随证转,因证制宜。不拘于一方一法,始终是以辨证论治为纲领,根据病情不断变化而进行临床诊治。并要采取配合口服、静注、灌肠、食疗、泡脚、浸药浴、结肠透析等多途径一体化的综合治疗,方能较好地提高临床疗效。

吴社泉主任医师诊治慢性肾衰一是扶正固本，二是把握轻重缓急，安排治疗次第。慢性肾衰虽主病位在肾脏，但其病机关键是本虚标实，临床表现复杂多变，常以湿、浊、毒、瘀的病理贯穿病程始终。如诊治肾性高血压者，以阴虚阳亢、肝风内扰为主；糖尿病肾衰以气阴亏虚，瘀血阻络为主；而狼疮性肾衰则以阴虚内热，热毒内郁为甚等。体现法中有法，相互兼容，以求达到治疗目的。[78]107

吴社泉主任医师还根据梁师及其医院其他名医临证经验，整理研制一批确有疗效的医院制剂：愈风养荣丸、青春宝膏滋、肾炎固本丸、通淋利湿合剂、参芪健脾糖浆、益气启脾丸等。如肾炎固本丸，药物组方：芡实、淫羊藿、菟丝子、金樱子、熟地黄、人参、泽兰、黄芪、白术、泽泻、茯苓。功效：温肾，益气，健脾，利水降浊祛瘀。主治：用于慢性肾炎、慢性肾衰竭、肾病综合征属脾肾两虚者。[78]117

岭南端州梁氏学术流派，从清代梁爵臣第一代起始，至民国梁凤鸣第二代，中华人民共和国成立后梁剑波第三代，梁宏正第四代，其后传承人有梁孟亚、吴社泉等7人为第五代，学术延绵于岭南医林。

"种杏成林凤愿酬，百人日诊病多瘳。众言我易施方药，自笑身如转磨牛。落日飞车驰远道，归途斜月照高楼。想因为了浮生债，年过古稀未敢休。"[71]40这是梁剑波老师生前写就的一首自律诗，以之缅怀。2016年12月，梁宏正、孙晓生著《端州梁氏杂病世家》，由广东科技出版社出版，为国家出版基金、十二五国家重点图书出版规划项目，是对岭南梁氏内科杂病学术思想及诊治经验与传承的最好总结。

参 考 文 献

[1] 谢观. 中国医学源流论[M]. 福州：福建科技出版社，2003：42.

[2] 成都中医学院《景岳全书》整理小组. 景岳全书校勘整理工作计划[G]. 卫生部中医司. 中医古籍整理出版情况简报，1985（4）：21.

[3] 屈大均. 广东新语[M]. 北京：中华书局，1985.

[4] 李小松，陈泽弘. 历代入粤名人[M]. 广州：广东人民出版社，1994：360.

[5] 谢元卿. 会经阐义[M]. 铅印本. 潮州：潮安太平马路梁研轮承印，1929（民国十八年）.

[6] 刘渊. 医学纂要[M]. 刻本. 广州：福文堂，1857（咸丰丁巳年）：王恕序.

[7] 刘渊. 医学纂要[M]. 北京：中国中医药出版社，1999.

[8] 张景岳. 景岳全书精选[M]. 北京：科学技术文献出版社，1996：64.

[9] 张介宾. 类经图翼　附：类经附翼[M]. 北京：人民卫生出版社，1980：439.

[10] 黄岩. 医学精要[M]. 刻本. 广州：双门底（永汉路）登云阁，1867（同治六年）.

[11] 黄岩. 眼科纂要[M]. 刻本. 居士魏翼斋，1914（民国三年）：9.

[12] 张景岳. 类经图翼　附: 类经附翼 [M]. 北京: 人民卫生出版社, 1980: 390.

[13] 黄晖史. 医学寻源 [M]. 刻本. 广州: 天生馆, 1914(民国三年).

[14] 郭元峰. 脉如 [M]. 刻本. 洗沂, 1827(道光丁亥年).

[15] 何梦瑶. 医碥 [M]. 上海: 上海科学技术出版社, 1982.

[16] 马小兰. 岭南医家郭元峰《脉如》学术思想研究 [D]. 广州: 广州中医药大学, 2002: 26.

[17] 郭元峰. 伤寒论 [M]. 广州: 广东科技出版社, 2009.

[18] 卷四百八十五: 列传二百七十二: 何梦瑶 // 赵尔巽等. 清史稿. 北京: 中华书局, 1977: 13375.

[19] 何梦瑶. 人子须知 [M]. 刻本. 佛山: 福禄大街华文局, 1885(光绪乙酉年): 1.

[20] 何梦瑶. 三科辑要 [M]. 刻本. 广州: 双门底拾芥园, 1886(光绪十二年): 1.

[21] 何梦瑶. 伤寒论近言 [J]. 中医杂志. 1926(民国十五年)(3): 1.

[22] 两广图书馆主人. 医方全书 [M]. 刻本. 广州: 两广图书馆, 1918: 1.

[23] 何梦瑶. 算迪 [M]. 上海: 商务印书馆, 1935: 江序.

[24] 何梦瑶. 庚和录 [M]. 刻本. 南海: 伍氏, 1850(道光三十年): 福序.

[25] 田文敬. 简评何梦瑶之《医碥》[J]. 中国中医基础医学杂志, 2006, 12(6): 479-480.

[26] 朱震亨. 格致余论 [M]. 天津: 天津科学技术出版社, 2000: 11.

[27] 何梦瑶. 伤寒论近言 [J]. 中医杂志, 1927(4).

[28] 胡国华, 罗颂平. 全国中医妇科流派研究 [M]. 北京: 人民卫生出版社, 2012: 王永炎序.

[29] 陈汝来. 内科杂病学讲义 [M]. 广州: 广东中医药专门学校, 1929.

[30] 刘小斌, 郑洪. 岭南医学史: 中 [M]. 广州: 广东科技出版社, 2012: 326.

[31] 陈汝来. 内科杂病学讲义 [M] // 邓铁涛. 民国广东中医药专门学校中医讲义系列: 内科类. 上海: 上海科学技术出版社, 2017: 4.

[32] 黄恩荣. 涧溪医案唐人法 [M]. 刻本. 1933(民国二十二年癸酉).

[33] 徐灵胎. 徐灵胎医学全书 [M]. 太原: 山西科学技术出版社, 2004: 735.

[34] 冼宝干. 佛山忠义乡志: 第九册 [M]. 刻本. 1926(民国十五年丙寅): 15.

[35] 卢朋著. 四圣心源提要 [M]. 铅印本. 1932(民国二十一年九月).

[36] 卢朋著. 发刊词 [J]. 广东医药杂志, 1926(1): 1.

[37] 欧阳兆熊. 黄氏医书序 [M] // 黄元御. 黄元御医学全书. 北京: 中国中医药出版社, 1999: 1115.

[38] 廖吉娜. 近代岭南名医卢朋著《四圣心源提要》研究 [D]. 广州: 广州中医药大学, 2007.

[39] 陈福如. 医学探微 [M]. 深圳: 海天出版社, 2013: 240-241.

[40] 政协广东省委员会办公厅, 政协广东省委员会文化和文史资料委员会, 广东省中医药学会. 岭南中医药名家 [M]. 广州: 广东科技出版社, 2010: 6.

[41] 邓铁涛. 邓铁涛医集 [M]. 北京: 人民卫生出版社, 1995: 246.

[42] 靳士英. 对邓铁涛教授学术成就的认识 [J]. 湖北民族学院学报(医学版), 2005: 37.

[43] 古展群. 国医大师邓铁涛教授学术经验研修班讲义 [G]. 广州：广州中医药大学第一附属医院，2012：8.

[44] 胡玲，杨俭勤. 志慕长沙，心怀厚土的劳绍贤 [M]// 政协广东省委员会办公厅，政协广东省委员会文化和文史资料委员会，广东省中医药学会. 岭南中医药名家. 广州：广东科技出版社，2010.

[45] 刘子晴. 邓铁涛学术理论文献传播复杂网络构建及文本主题分析 [D]. 广州：广州中医药大学，2017：24.

[46] 邓铁涛国医大师传承工作室 [M]// 国家中医药管理局. 全国名老中医药专家传承工作室建设成果概览：第一辑. 北京：中国中医药出版社，2016：129.

[47] 邓铁涛，吴弥漫. 中医基本理论 [M]. 2 版. 北京：科学出版社，2015.

[48] Lu YH，Wang CM，Chen ZX，et al. Serum metabolomics for the diagnosis and classification of myasthenia gravis[J]. Metabolomics，2012，8（4）：704-713.

[49] 潘桂娟. 中医学理论体系框架结构之研讨 [J]，中国中医基础医学杂志，2005，（7）：481-483.

[50] 张印生. 孙思邈医学全书 [M]. 北京：中国中医药出版社，2009：226.

[51] 释继洪. 岭南卫生方 [M]. 北京：中国古籍出版社，1983：104.

[52] 屈大均. 广东新语 [M]. 北京：中华书局，1985：8-9.

[53] 丁有钦. 心血管病痰证患者血液流变性的初步研究 [D]. 广州：广州中医学院，1982.

[54] 方显明. 益气除痰法对冠心病的临床疗效及其血液流变性影响的初步研究 [D]. 广州：广州中医学院，1988.

[55] 王清海，卢桂梅，李爱华等. 血压健胶囊治疗气虚痰浊型高血压的临床研究 [J]. 新中医，1998（1）：35-36，63.

[56] 王清海. 论高血压的中医概念与病名 [J]. 中华中医药学刊，2008（11）：2321-2323.

[57] 阮新民，吴焕林. 调脾护心法治疗冠心病冠状动脉搭桥围手术期的临床研究 [M]// 吴焕林. 心脾相关论与心血管疾病. 北京：人民卫生出版社，2004：128-154.

[58] 陈俊林，吴伟康，韩玉莲等. 邓氏通冠胶囊改善缺血心肌供血的时效量效关系及 NO 机制研究 [J]. 广州中医药大学学报，2007，24（4）：301-305.

[59] 吴伟，王创畅，邓铁涛. "五诊十纲"中医临床新思维探讨 [J]. 中医杂志，2014，55（6）：455-457.

[60] 阮新民、吴焕林. 实用中医痰证学研究 [M]. 北京：中国中医药出版社，2009.

[61] 张敏州. 邓铁涛论治冠心病 [M]. 北京：科学出版社，2012.

[62] 王清海. 高血压中西医结合研究与临床 [M]. 北京：人民卫生出版社，2013.

[63] 邓铁涛. 邓铁涛医集 [M]. 北京：人民卫生出版社，1995：63.

[64] 刘小斌. 国医大师邓铁涛治疗重症肌无力临床经验及传承. 首届全国中医内科流派高层论坛 [G]. 合肥：安徽中医药大学，2015：9.

[65] 郑志文. 旗峰莞水大岐黄：聚焦东莞市中医院 [M]. 广州：广东科技出版社，2010.

[66] 刘石坚. 岭南中医药名家何炎燊 [M]. 广州：广东科技出版社，2009.

[67] 马凤彬. 愿掬仁心布仁术, 懒为良相作良医的何炎燊 [M]// 政协广东省委员会办公厅, 政协广东省委员会文化和文史资料委员会, 广东省中医药学会. 岭南中医药名家. 广州：广东科技出版社，2010：459.

[68] 叶立昌, 马凤彬. 何炎燊临证试效方：增补修订本 [M]. 广州：羊城晚报出版社，2010.

[69] 叶天士. 临证指南医案 [M]. 北京：人民卫生出版社，2006.

[70] 广东省政协文化和文史资料委员会整理. 擅长化裁经方和验方的刘石坚 [M]// 政协广东省委员会办公厅, 政协广东省委员会文化和文史资料委员会, 广东省中医药学会. 岭南中医药名家. 广州：广东科技出版社，2010.

[71] 梁宏正. 岭南中医药名家梁剑波 [M]. 广州：广东科技出版社，2010.

[72] 孙晓生, 梁宏正. 大儒名医梁剑波 [M]// 政协广东省委员会办公厅, 政协广东省委员会文化和文史资料委员会, 广东省中医药学会. 岭南中医药名家. 广州：广东科技出版社，2010.

[73] 张年顺. 李东垣医学全书 [M]. 北京：中国中医药出版社，2013：32-33.

[74] 李中梓. 医宗必读 [M]. 天津：天津科学技术出版社，1999：246.

[75] 程国彭. 医学心悟 [M]. 北京：中国中医药出版社，1996：152.

[76] 张景岳. 景岳全书精选 [M]北京：科学技术文献出版社，1996.

[77] 孙晓生. 论岭南医学研究要素及其时空维度 [J]. 广州中医药大学学报，2011，28（6）：648-650.

[78] 吴社泉, 梁宏正. 浅谈慢性肾衰的中医治疗（会议专题学术讲座）. 广东省中医药学会. 岭南医学学术研讨会 [G]. 广州：岭南医学专业委员会，2015：107.

第六章
岭南中医骨伤科、外科与
肿瘤科学术流派

岭南中医骨伤外科起源很早。据 2014 年出版的《石峡遗址——1973—1978 年考古发掘报告》：石峡遗址共有四大期文化遗存：第一期文化遗存属新时期世代晚期前段；第二期文化遗存——石峡文化属新石器时代晚期后段；第三期文化遗存的早期相当中原地区夏代或夏商之际，中期相当中原地区商代中期，晚期相当商代晚期至西周初；第四期文化遗存年代为西周晚期至春秋早期。石峡遗址向人们揭示了广东境内距今 6 000 年至 2 700 年前古代居民生活、生产活动的地理环境。[1]2011 年笔者现场调研记录：在广东省曲江县马坝人石峡遗址，包括三个时期的不同文化遗存，即石峡文化层、夏商时期文化层以及夏商至西周时期以菱纹陶为代表的青铜器时代文化层。遗址内发现有房址、灰坑、陶窑、墓葬等遗存，出土有各种石器、陶器、骨器、玉器等遗物 3 000 余件。原始社会人兽杂处，环境险恶，人们在寻找食物及与野兽搏斗中，经常会遭到伤害，部落间厮杀格斗造成的伤痛也经常发生，古人通过外用一些植物、泥土或液体外敷创口，或用手按压或辅以木头器械固定伤处，逐渐发现一些骨伤外科疾病防治的方法和药物。

有文献可征者为晋代葛洪《肘后备急方》卷五，治痈疽妬乳诸毒肿方第三十六、治卒发丹火恶毒疮方第三十八、治瘑癣疥漆疮诸恶疮方第三十九、治卒得癞皮毛变黑方第四十、治卒得虫鼠诸瘘方第四十一、治卒阴肿痛颓卵方第四十二，以及卷六治面疱发秃身臭心惛鄙丑方第四十九等。据近人刘绪银考证，葛洪记述骨伤外科病症有闭合性创伤、开放性创伤，如熊虎爪牙所伤、狂犬病（猘犬所咬毒）、蛇伤（蝮蚖众蛇所螫）、马咬伤、青蜂所螫、蜈蚣蜘蛛所螫、蛋螫、蝎所螫、中蛊毒、中溪毒、沙虱毒、自缢、溺水、疝气、食物中毒、药物中毒等。[2]

而岭南骨伤外科学术流派出现是在清末民初，粤省骨伤科名医有蔡忠、管镇乾、李干才、梁财信、何竹林等,并有其学术传人。近代百年,岭南中医骨伤科素有优良传统,其以精确的理伤手法、独特的固定方法与行之有效的伤科药剂著称于世。当代第二批国医大师禤国维(皮肤科)、第三批国医大师周岱翰(肿瘤科)都归类于此章。

第一节 蔡忠骨伤医学流派

一、蔡忠与跌打万花油

(一)蔡忠

又名高佬忠,原籍雷州半岛海康县人,少年师从戏班武师新锦,尽得其师武技医术奥秘,为新锦得意高足。据伍阳仁先生回忆,新锦原为少林派洪熙官之曾徒孙,遭清廷忌,隐姓埋名逃往佛山琼花会馆避难,以少林武技传于梨园子弟,久而为清廷逻者侦知,难再立足,乃逃往海外,蔡忠亦随之。蔡忠在新加坡创制跌打刀伤万花油,与南海九江人关剑泉合作,以卖武方式销售,日久稍有积蓄,夜宿客店为匪盗窃,蔡在睡眠朦胧中觉醒,执盗匪胸用力一掷,盗匪立毙。命案已发,蔡忠只好复返广州,时已民初,在西关丛秀南(今梯云路)设跌打正骨医馆,号名"普生园",每日求诊者络绎不绝,为民国初年广州西关一带有名骨伤科医生。广东骨伤科名医大都武打出身,故武林、医林历史上有着"医武同源"一说。

(二)跌打万花油

蔡忠创制之"跌打万花油",对治疗骨折、脱位、刀伤、火伤等有卓效,该药油医治跌打刀伤在粤港澳南洋一带已有半个多世纪的历史,疗效确切,久用不衰,至今仍十分畅销。跌打万花油药方成分:野菊花、乌药、水翁花、徐长卿、大蒜、马齿苋、葱、金银花叶、黑老虎、威灵仙、木棉皮、土细辛、葛花、声色草、伸筋藤、蛇床子、铁包金、倒扣草、苏木、大黄、山白芷、朱砂根、过塘蛇、九节茶、地耳草、一点红、两面针、泽兰、红花、谷精草、土田七、木棉花、鸭脚艾、防风、侧柏叶、马钱子、大风艾、腊梅花、墨旱莲、九层塔、柳枝、栀子、蓖麻子、三棱(制)、辣蓼、莪术(制)、大风子(仁)、荷叶、卷柏、蔓荆子、皂角、白芷、骨碎补、桃仁、牡丹皮、川芎(制)、化橘红、青皮、陈皮、白及、黄连、赤芍、蒲黄、苍耳子、生天南星、紫草茸、白胡椒、香附(制)、肉豆蔻、砂仁、紫草、羌活、草豆蔻、独活、干姜、荜茇、白胶香、冰片、薄荷油、松节油、水杨酸甲酯、樟脑油、桉油、丁香罗勒油、茴香油、桂皮油。辅料为植物油。性状:本品为棕红色的澄清油状液体,气芳香。功能主治:消肿散瘀,舒筋活络止痛。用于治疗跌打损伤,扭伤,轻度水火烫伤。其组成药物不少是岭南地方草药,如马齿苋、黑老虎、木棉皮、铁包金、一点红、两面针等。

　　蔡忠没有著述存世，但他对骨伤科外治手法与内治经验，通过后人发扬光大。孙子蔡荣，就总结出外治十三法（敷贴、掺药、涂搽、洗涤、熏淋、热熨、药线、针灸、火罐、针拨复位、牵引、手术和理伤手法——拔伸、旋转、屈伸、分骨、折顶、回旋、捺正、挤压、按摩推拿、理筋、分筋、弹筋、拨络）；伤科内治十法（攻下逐瘀、行气活血、接骨续损、调营清热、托里排脓、舒筋活血、镇惊安神、通窍宣闭、软坚散结、补虚益损）等。

二、蔡女

　　蔡忠又以其武技及医术传子女媳妇。蔡女艺高人胆大，不肯屈服于码头恶势力，一人力敌恶霸及其喽啰，打到对方落花流水，报纸披露轰动粤港，人遂知女英雄原来是蔡忠医生之女，咸谓蔡忠虎父无犬女云。蔡女嫁20世纪20年代粤剧名男花旦肖丽湘为妻。蔡忠儿子早逝，儿媳妇梁敦娴，广东海康人，民国年间广州注册骨伤科医师，任职广东航空军校校医，广东妇女生活互助社医师。

三、孙子蔡荣

　　蔡荣（1921—1980），别名其生，广东省名老中医。1947年蔡荣毕业于江西中正大学中文系，回家与母、弟一同操持丛秀南的跌打骨科医馆业务工作，后又在岭南诊所、南华中医联合诊所任骨伤科医师。1958年，受聘任教于广州中医学院，1978年评定为副教授。历任广州中医学院外伤科教研室副主任、伤科教研室主任、教务处副处长，广东省第四届政协委员。主编《中国医学百科全书·中医骨伤科学》、全国高等医药院校试用教材《中医伤科学》，论著《从伸直型肱骨髁上骨折病例的追踪观察探讨》《骨折对位与功能恢复问题》《伤科内治八法及其临床运用》《脑震荡后遗眩晕》《骨折迟缓愈合》《六味地黄汤在骨科临床上的运用》《颈椎综合征》《股骨颈迟缓愈合》《骨折缺血性坏死》《胸肋骨痹》《脾胃与肾命》等。

　　蔡荣在脏腑学说的基础上，结合伤科的特点，总结出伤科的脏腑、经络、皮肉、筋骨、气血、精津病机理论。他认为：人体受外因作用或内因影响而发生伤病时，局部皮肉、筋骨组织的损害每能导致脏腑、经络、气血和津液的功能失调，因而一系列症状随之发生。骨关节损伤和疾病多由皮肉筋骨病损而引起经络阻塞、气血凝滞、津液亏耗或瘀血邪毒由表入里，导致脏腑不和；亦可由于脏腑不和由里达表，引起经络、气血、精津病变，导致皮肉筋骨病损。[3]426

　　由于蔡荣对伤科病机有独特的见解，因而逐步形成一套颇有伤科特色的辨证论治原则,他把局部诊断与八纲辨证、脏腑经络辨证、卫气营血辨证等结合起来,以四诊八纲为依据,以中医内治八法为基础,总结出伤科内治十法(攻下逐瘀、行气活血、接骨续损、调营清热、托里排脓、舒筋活血、镇惊安神、通窍宣闭、软坚散结、补虚益损)和外治十三法(敷贴、掺药、涂搽、洗涤、熏淋、热熨、药线、针灸、火罐、针拨复位、牵引、手术和理伤手法——拔伸、旋转、屈伸、分骨、折顶、回旋、捺正、挤压、按摩推拿、理筋、分筋、弹筋、拨络)。[3]427
而在骨伤科临证运用中,重视脾胃、肾与命门。谈到该理论在骨伤科中的运用时,他有这样的体会:"气血之化生源于脾肾,肾藏精生髓而充骨,既为人身先、后天之本、则气血、筋骨损伤每能导致脾肾功能失调。《正体类要》主治大法,阐明损伤连及脏腑,与脾胃、肾命息息相关。骨科运用脾胃、肾命辨治,临证颇为广泛,脾统血主肌肉,肾主骨生髓,一般损伤后期,可因创伤失血过多,伤口肉芽不长,骨折迟缓愈合,关节习惯脱位,骨质增生或退行改变,慢性肾虚腰痛等病症。尤其损伤后期,多见脾虚、肾虚或脾肾两虚证候,常用补脾、补肾或脾肾兼补法。跌打损伤症,虽气血凝滞而为患,但体有强弱、证有虚实、患有轻重、病有新久,其先后缓急,须知所标本,方能善治无误。若一见有瘀血,动辄破血逐瘀,滥投桃、红、大黄;或以苦寒克伐,妄用芩、连、知、柏,气血得寒则凝,致虚者益虚,滞者益滞,瘀患不运去而元气已伤,实非徒事逐瘀克伐所能收功"。[3]428

四、主要后学传人

蔡荣招收第一个研究生为刘金文(现为广东省中医院教授、主任医师、广东省名中医),刘文金尚未毕业蔡荣病逝,由岑泽波代为导师助其完成学业。女儿蔡丽容在广州中医学院工作,惜未能从医。蔡荣主要后学传人有曾昭铎、张恃达、陈基长(广东省名中医)、何振辉、黄关亮、何晃中、彭汉士(第三代),其中黄关亮义不容辞写下了《跌打万花油传人、骨科圣手蔡荣》一文,收载于政协广东省委员会办公厅编写的《岭南中医药名家》,为后人研究岭南蔡氏骨科留下珍贵资料。近有黄枫(第四代)整理发掘蔡荣在20世纪七八十年代于广州中医药大学第一附属医院骨科病房查房时留下的医案处方及其诊疗手法,继往圣之绝学亦功不可没。

第二节 管镇乾及管氏骨伤医学世家

近代岭南管氏骨伤医学世家,是指佛山管镇乾、管季耀、管霈民祖孙三代骨伤名医,及其后人管铭生等人的学术流派。

一、创始人管镇乾

管镇乾，字金墀，祖籍江苏武进。其父管德裕，武林出身："德裕公，系出少林，夙娴技击，通医学，精内功，点脉救伤，咸称神手。"[4]1 管镇乾投身行伍，道光至咸丰年间在军队任军医二品衔，精于跌打刀伤，后流寓粤省大埔，同治年间寄居佛山开设医馆，故以占籍。光绪元年（1875）四月，飓风打塌房屋，人多伤毙；光绪四年（1878）三月，佛镇城西大风施后继以火灾，死伤尤惨；光绪十一年（1885）四月，佛山火药局被焚，附近房屋倾跌，压伤无数。管镇乾三度抢险赴救，治愈外伤、烧伤患者无数，遂以名声大噪。管镇乾卒年72，当地民众为纪念他拯溺救焚不受酬金的崇高医德医术，建造忠义祠牌坊，《南海县续志》为其立传。

二、管炎威《伤科讲义》

管炎威，号季耀，继承父亲管镇乾医术，且精通文理，能把骨伤经验上升为理论，著有《伤科讲义》《救护学讲义》等存世，历任广东中医药专门学校教师、广东中医院骨科主任，是民国时期全国有影响的骨伤科名医。

民国十八年（1929）七月，全国医药团体联合会在上海召开中医学校教材编撰会议，是时正值余云岫"废止旧医以扫除医事卫生之障碍案"，引发全国"3·17"中医风潮，中医界处此存亡绝续之秋，自以整理学说广植人材为当务之急，而中医学校实为整理学说广植人材之府。当时中医学校程度参差，教材庞杂，苦无统一之学程标准，因此必须组织编制学程委员会，以资探讨研究。出席会议的广东中医药专门学校校长陈任枚，把管季耀编撰《伤科讲义》陈述于席间，诸委员于管氏所编《伤科讲义》交口啧啧称赞不绝，谓："各地此项人才，若凤毛麟角，纵有之，不能秉笔作讲义。而管氏讲义，节目如此其详，资料如此其富，议论如此其精，辞意如此其达，真可传法。亟望管氏书流播，全国奉圭臬，庶惠疮痍而教普及也。"[4]3

《伤科讲义》现存可见版本两个，均为广东中医药专科学校刊行，其中版本1一套七册，铅印线装本，书中未见刊出年份的记载，《中国中医古籍总目》及《岭南医籍考》均载刊于1927年，中国中医研究院图书馆、广州中医药大学图书馆、广东省立中山图书馆有藏。版本2一套六册，铅印线装本，1929年广东中医药专科学校刊行，为在版本1的基础上修订印刷而成，为广州中医药大学中医医史文献学系图书室藏本，亦笔者读本。

1929年版《伤科讲义》分5卷，9个分目录，共约24万字。卷一、卷二论伤科之正治，卷三论伤科之杂治，卷四论伤科内症，卷五论脏腑受伤变症。伤科之正治，属于人体跌仆闪挫硬撞，或刀伤铳创，火灼汤油泡伤，外部自头上脑顶而至足趾,内部骨骼经络臟腑血脉部位;伤科之杂治,即孕妇受伤,产妇受伤的证治。

卷一分四篇。开篇第一章的"伤科总论"曰:跌打、炮火、刀伤,总名之曰伤科,实则应分为五类。如跌仆骨折、扭伤筋骨、跌破头颅、硬伤身体、擦破皮肉,曰跌伤,如拳打、足踢、棍殴、杖责、鞭笞、板夹,曰打伤,如炮子轰伤、枪弹打伤,曰炮伤,如火烧伤、开水泡伤,曰火伤,如刀斩、剑刺伤、锯鎅伤,曰刀伤。各伤之中,有急性伤,有慢性伤。管氏按病因对伤科病证进行分类,颇符合临床实际。第二章列举全身经脉穴位图,包括头前、头后、胸腹脊背部的经脉穴位、十四正经以及伤科险要穴位的分布图,第三至四章详细列举了全身各部位的骨骼,包括正面胸部、合面背部、两手、两足、全身、头部的正合面骨格图以及仰面、合面骨格致命与不致命部位图,另附一仰面合面骨格致命处歌。第五章为全身骨格图解,包括总图解及各部分图解,其中各部分图解又包括头面部、胸部、肩背部、腰臀部等部位的图解。第二篇主要论述了跌打损伤的诊治,包括跌打总论、入门看症法、诊症定方法、伤科宜兼外科说,以及救伤主要的治法,认为首以醒脑法、止血法、止痛法为主,并附有伤科的具体诊疗技术包括救伤、醒脑、止血、止痛治法以及霍乱绞肠痧、缢死、中砒霜、中洋烟毒、中电火毒、中百药毒、针刺入肉等急救治法,并列举了毒蛇、狗咬伤的治法。第三篇和第四篇是分部伤论,第三篇分述人体正面伤,主要论述头面部、乳部、心、腹、腋、胁等部位受伤的治法,第四篇分述人体背面各部损伤。基本体例是首先概述该部位解剖生理,然后分原因、症状、诊断、治疗、处方五个分项进行论述。

卷二分三篇。第一二篇描述四肢骨骼受伤。首提四肢骨总论、手术八法、器皿治疗论,然后分上肢和下肢各部位的损伤进行分述。第三篇讲述脏腑受伤治法,总论后分心脏、肺脏、肝脏、胆脏、脾脏、胃腑、肾脏、小肠腑、大肠腑、膀胱腑受伤治法进行分述。基本体例也首先概述该部位解剖生理经络,然后分原因、症状、诊断、治疗、处方五个分项进行论述。

卷三分二篇。主要讲述伤科杂治。第一篇讲述胎前产后受伤的不同证治,载有大量自制方剂及历代验方,并附有产后受伤致产门肿痛等各症选方。第二篇讲述刑杖伤治法、夹挟伤治法、蓄瘀引发的各种病症,包括血瘀蓄之原因治法总论,蓄瘀心痛、蓄瘀咳嗽、蓄瘀吐血、蓄瘀鼓胀、蓄瘀痿软、蓄瘀疝气、蓄瘀发黄、蓄瘀淋血、蓄瘀便血的证候表现、治法、方药。体例基本首载病因病机,然后分症状、诊断、治疗、处方论述。

卷四不分篇。分为两个章节。第一章主要阐述伤损内症,即由于伤损后蓄瘀亡血,引起的呼吸艰难,或局部疼痛,吐血,衄血等症。第二章讲述伤科源流、脉法、主治各方。

卷五分四篇。第一篇主要论述脏腑受伤变症。总论脏腑受伤变症治法后分述心脏、肺脏、肝脏、胆腑、脾脏、胃腑、肾脏、小肠腑、大肠腑、膀胱腑受伤变症治法及肺痨治法，附验方选录补遗。第二篇主要论述金疮。第三篇论汤火伤。

全书共拟自制方 252 首，如通关散、透甲逐瘀汤、软骨宽筋汤、止痛还魂丹等，引用多首验方，如千金解毒丸、官桂汤、李东垣的普济消毒饮等。《伤科讲义》重视骨科生理解剖及伤科秘方研制，书中共绘画人体骨骼图 7 幅，标明 166 件骨骼的古代及近代对应的名称（注：骨骼，原文作"骨格"，系指人的体格身材如骨格魁梧，今据解剖学科"骨骼"是指人体内坚硬的组织、人体由多块骨头组成而改），经脉穴位图 22 幅，并结合中医经脉穴位加以说明。书中还记述管氏许多伤科验方，如通关散、止痛还魂丹、止血散，万应消毒丸等，体现其丰富的骨外伤科临床经验。管炎威学术经验传儿子管霈民。

三、管霈民《外科讲义》《花柳科讲义》

管霈民（1893—1980），字泽球，广东省名老中医。自幼跟随祖父及父亲学习医术，熟读中医经典，精于中医理论辨证论治，对疮科、骨科尤为精通，历任广东中医药专门学校、广州汉兴中医学校外伤科教席，编写有《外科讲义》《花柳科讲义》等教材。中华人民共和国成立后在广州医学院第一附属医院从事中医医疗工作，尤重外治法研究，创出名方，制成药膏，留芳后代，造福桑梓。

中医外科的定义，管霈民认为："外科曰'疡医'。疡者，乃痈、疽、疮、毒、皮肤病统称之代名词也。《礼记》曰：'身有疡则浴。'考《周官·冢宰》：有疾医、疡医，内外之分，由来已久。然疾医以中士八人，疡医以下士八人，重内轻外，自古而然。况后世业疡医者，谨识之皮毛，为士大夫所轻，而内外科之分歧，益以远矣。按疡科虽发于外，实蕴于中。汉代华佗医外证仍多用诊脉；近世陶节庵、薛立斋、王肯堂、顾练江辈又力举疡医，沟而合之内外。以阴阳、五行、《内经》、巫祝之学，阐其病理；以三部九候，《难经》寸口之说审其病征。然后知外科之道，实与内科同源，奚可歧视？盖内科诊无形之病，须参以色诊以明了；外科医有形之疡，尤当切诊而分断。可见内外科均同一理。自古迄今，外科医书不下数十种，足见外科医学日精。今日之真正能疡医者，绝非不学无术之流所能滥竽，决不可仅以外科之范围宥之。其种种之局部变化，内外科亦同此病理，同此病征，即所谓'有诸内必形诸外，有诸外必蕴诸内'者，即是之谓也。读外科书者，幸无存内外畛域之见，而生轻视之心焉。"[5]1

《外科讲义》全书有 7 册，分 7 章，按照人体各部位从上至下排列。第一章为疮疡总论，第二章头项部疮疡，第三章胸腹肩部疮疡，第四章臑肘臂掌部疮疡，第五章背部疮疡，第六章下部疮疡，第七章疮疡发无定处。疡科总论，管氏先述"外科简称总名之曰疡科"，后以现代医学的语言定义疮疡为"疮者，即皮肤组织之一部分肿起，重则化脓溃烂是也；疡者，乃痈疽及皮肤病之通称"。然后从①"疮疡由发生而至成脓论"、②"疮疡之虚实辨"、③"疮疡阴阳之辨"、④"疮疡之脉法"、⑤"疮疡发热"、⑥"疮疡四肢厥冷"、⑦"疮疡胸痞"、⑧"疮疡呕吐"、⑨"疮疡诸方列"9个方面对疮疡的病因、病机、诊断以及常用方剂进行概述。[5]2

在各章分论中，管氏则从4个方面介绍不同部位各种外科疾病的症治，在"原因"部分介绍该病的病因病机；在"症状"部分介绍该病主要的局部症状和全身伴随症状；在"诊断"部分主要以阴阳为纲，结合局部症状，对该病进行辨证；在"治疗"部分则介绍该病不同证型、不同阶段的治疗，并辅以相关方剂的方名、组成和出处。以"头部疮疡"的第一节"百会疽"为例。在"原因"一节，作者着重从经络的角度阐发"百会疽"的病因病机，原文记载为："百会疽之发，由于膀胱经积热病也。盖泥丸属足太阳膀胱经，近于玉枕，乃督脉之络。肾经之气，由督脉而透玉枕，入于泥丸而化精，乃从额而降于玉茎。若肾经不足，而泥丸内涸，无精以养，乃化为火毒，疮痈由此而发生也。"[5]14 在"症状"一节中，作者则介绍百会疽的别名尚有"玉顶发"；发病部位为"巅顶正中，属督脉百会穴"；创伤形态为"初起形如粟米，渐肿根大如钱，甚则形如葡萄，坚硬如铁"；全身症状为"大渴，随饮随干，口苦唇焦，便秘烦躁，其痛如火燎"。[5]15

在"诊断"一节中，该书以阴阳为纲对百会痈的症状进行辨证分型，提出："巅顶红赤不黑，乃阳痈也，尚可治疗；若色紫而黑暗无光，神情闷乱，不知人事者，阴痈也，证属不治。"并分析阴痈难治的机理是"盖此证乃阴水竭而无以制阴火，脑既无阴，又加生痈，髓海煎熬甚矣"。[5]15

在"治疗"一节中，该书按照百会疽的病程，提出具体的治疗原则和方药："百会疽之初发，形如粟米，渐肿疼痛，疮根收束……此属阳虚热气实也。先服黄消解毒饮，加生军，如仍不泻，再服，以得泻二三次为度，以消火毒。次服五圣散，再次服蔓花汤，以滋肾水而清热毒。倘仍不消者，则加重仙方活命饮共六味地黄汤，服后饮酒一杯，助药上行。外敷冲和膏或敷消痈散，两足涌泉穴用蓖麻仁捣烂敷之，以泻火下行。若漫肿不榻，紫暗坚硬，隐痛根散，恶寒便泻，脉见细微，此属阳虚，宜服十全大补汤以温之。"[5]16 最后，则附以该病常用方剂的组成，用法和出处。

中医外科疮疡包括皮肤病、性病。管霈民编撰《花柳科讲义》曰："烟花队里，流毒最深；美人局中，伊谁勘破？三精成毒，万众咸知。……入其局者多贻后患，浅则达于膀胱精道之间，深则达至内肾精腑之里。一经失足，万毒缠身。或生鹅刺疳，或发鱼口毒，或生三角之虱，或起千层之疔，或白浊频流，或红云骤现。为贪花柳,致发杨梅,因一夕之欢娱,染百年之剧疾,抱数代遗传之憾。……寻花问柳,乐极生悲,祸福无门,惟人自召。如果对症发药,不啻为盗贼粮,治花柳之法愈神,则染花柳之毒愈烈,累其有恃无恐,愈弄愈凶,拼令纳垢藏污,不忧不惧。基斯论断,休施妙药妙方,听其自然,使之自作自受。然而医者,本具慈善心肠,应救颠连痛苦。且传染有直接、间接之分,受病者有先天、后天之别。若果不为施治,未免辜负间接传染之人。自抚貌躬,应体上天好生之德。用特博考群书,并将历代真传,今积数十年之经验,编成花柳专科,俾学者为之一助焉。"[6]1

《花柳科讲义》全书分为三部分。第一部分内含十章,第一章花柳症治总论,第二章白浊治法,第三章赤浊治法,第四章便浊治法,第五章精浊治法,第六章花柳白浊中西说之研究并治法,第七章白淫治法,第八章淋症治法,第九章血淋治法,第十章膏淋治法、另附花柳白浊症之原因。第二部分讲述各种疳证、便毒的症治。第三部分述梅毒、麻风、白癜风、白屑风、白驳风、紫癜风、干风、油风,及各种癣症的症治。

花柳症,管氏认为乃风流传染毒之总代名词也,因宿娼而得之,是为"风流病"。其患之者,小则形毁肤烂,害及个人;大则遗祸子孙,断绝宗嗣。为害之列,甚于洪水猛兽。花柳之证有三:一曰白浊,二曰软疳,三曰梅毒是也。按花柳毒为慢性传染,且有遗传之根性,治不得法,其病固然不减,其毒与日俱长,当以一人患病,祸及妻子,一方流毒,害遍全国。

杨梅疮,管氏认为该病"因感受天时不正之气而生,有因感受不洁妇人之毒气而发",病机为"多因脾肺肝肾之虚,毒则乘虚而进"。[6]50 其症状:"症见肿突红烂,状若杨梅,西北人名之曰天泡疮,东南人名之曰广疮。其毒之轻而小者,状若茱萸,又名茱萸疮;其毒重而大者,泛烂形如棉花,故名棉花疮。"[6]50 管氏分析,"此淫污之毒,由精泻之后,毒气从精道乘虚直透命门,以灌冲脉。"杨梅疮如初起无头痛,筋骨不作痛,小便不淋涩,疮干细者轻,已生;头面稀少,口角无疮,项下胸背虽多,谷道尚无者,可治;若初生疮发下疳,次生鱼口,筋骨疼痛,疮生红紫坚硬,手足遍生,形如热汤泼起泡状者,症实深也。所以外而皮毛,内而骨髓,凡冲脉所到之处,则无处不到。或未泄精而茎物摩擦,稍擦破其皮,梅毒即由血管侵入,其害最深。设初起时去毒不尽,或治失其宜,而随至腐烂,殒命者不少;或至二三十年之后,发其风毒,头烂鼻塌,四肢及隐幽之处,臭烂至不可收拾;或遗毒儿女,致患终身。

杨梅疮治疗:"杨梅疮之患者,每多讳疾忌医,或畏毒太深,急于收效,大用攻击峻利之药,多致邪毒未除,而元气先败。……凡治此病,不可专肆攻击,宜按法渐解其毒。"依据病程、证型分析症状并施治:"其疮初起而元气未伤,毒亦未甚,宜速用通利,使从小便利出其毒,以换肌消毒散为第一;或兼火邪,宜槐花饮;或禀气多弱者,宜托里消毒龟苓膏;……;如溃烂不收,最为险恶,宜五宝散、搜毒丹,并洗生柏二矾汤。"[6]51

管霜民也同样精于骨科,创制骨伤科膏贴,以达消肿止痛,促进骨折愈合的效果。现在广州医科大学附属第一医院,仍保留他的骨科名方,并在原方基础上加以现代工艺,使之使用方便,药效独到。目前临床使用的骨科一号膏和二号膏,便是在他的原方基础上变更而来,用于治疗临床上的跌打损伤、红肿热痛、功能障碍,深受海内外患者的一致好评。其中一号膏消肿止痛效果优良,二号膏对于慢性劳损有奇效。在疮科,他调配烧伤膏用以治疗患者,为广大患者解除疾苦。除此之外,还有许多其他外治正骨手法与伤科皮肤外科专药用于临床。骨伤正骨,善于望诊、触诊骨折患处而了解病人骨折情况,根据手下感觉判断病情十分准确,而 X 线检查只作为辅助诊断。手法复位轻巧、准确,动静结合,并用小夹板固定,通过内服、外敷治疗患者。对于跌打损伤、伤筋瘀肿,常采用手法治疗,灵活运用点、按、揉、摝、推、擦、拍、扳等手法,解除患者疼痛、屈伸不利、脱臼等痛苦。他认为正骨手法在软组织损伤、肌肉筋膜及关节疼痛导致的功能活动障碍中具有重要的作用,通过手法,可以促进经络、气血的运行,改善局部功能。手法切记勿粗暴,要有力、柔和、持久、深透,要用心去感悟,用手法去体现。内服药物提倡分时段辨证治疗,早期以活血化瘀为主,中期以养血生肌为主,后期应以补益肝肾为主,并及早进行功能锻炼以恢复关节功能。根据中医理论,他认为补肾可以补骨生髓,髓旺骨长,临床中常选用骨碎补、续断、生地、赤芍、土鳖虫等药,用药精炼,通常一方含 8~10 味,大多以六味地黄汤加减辨证施治。为制作精良药物,管氏把祖传制药工具奉献给单位,为中药的研制奠定基础。

管氏骨伤医学世家,包括后人管铭生(1914—1990),为广东省名老中医,以及广东省名中医邱健行(1941—　　)等人。

四、管铭生与邱健行学术传承

(一)广东省名老中医管铭生

管铭生(1914—1990),广东省佛山人,祖上三代均在佛山市执业中医,幼承庭训,师承其父管藻卿,1938 年毕业于广东保元中医专科学校,是继管镇乾,管炎威,管霜民之后第四代传人,撰有《医余随笔集》及论文 10 余篇,医学笔记数十万字,为佛山四大名医之一。管氏又以骨伤科最为驰名,故他亦继此业,且是治效显著。因而他除诊疗大量的内科疾病外,很多骨伤、疮痛患者上门,他们需要清创、敷药,成本较高,尽管正骨的手术费不收,他们大多拿不出一元几角,只好赊账,日积月累,也有五六百元之多了,值现在的过万元矣。还账者甚少,欠账却照诊,所以生意虽好,管老调湛江前仍是清贫持家、善心行医。医者父母之心，亦可见一斑也。[7]333

诊治一例两髋关节热痹奇痛证。患者余某，男，11岁，学生，1963年7月某日住院，住院号63861。入院前1个月患儿即呼两股剧痛，不能伸直，只能佝行（查无外伤史），症状逐渐加重，治之不效，终至完全不能行走。入院后体查：体温37.7℃，脉搏90次/min，呼吸20次/min。血象：白细胞计数14 500/mm³，中性粒细胞85%，血沉降80mm/h。经用西药抗风湿、止痛，效果不佳。中药用麻杏苡甘汤、黄芪防己汤等方药治疗，三天仍未奏效，遂邀管老会诊。初诊：患儿卧床，不得自转侧，腰骶关节压痛明显，仰卧时两足不能伸直及抬高，更不能自主蹲立。无骨折征，患肢亦未发现有局部瘀斑及肿块。家人与住院医生称：其在剧烈疼痛时可发现腰以下、膝以上之皮肤发红。家人代诉：其身热自汗，烦躁哭痛，每在午后更甚，食欲不振。大便干，小便黄，牙龈肿大，唇口红赤，舌苔黄而少津，舌中带有红点，脉弦洪略数。辨证：病为胃肠湿热，移于肌肉筋络之热痹症。治则：清热养阴，利湿蠲痹。处方：葛根黄芩黄连汤合增液汤加味：葛根、玄参各12g，白芍、生地、苡仁各15g，甘草、川黄连各5g，黄芩、白薇草、麦冬各9g。配2剂，日服1剂。二诊：药后当天晚上即痛减大半，是晚即能安睡，服至第2剂则痛苦若失。药已中病，仍按原方再服，可净肃邪热，滋液养筋。三诊：诸恙皆除，已恢复正常活动，以芍药甘草汤加黄芪等调治数天，行走自如。[7]335

（二）广东省名中医邱健行

邱健行（1941—　），广州番禺人，出身医学世家，1965年毕业于广州中医学院，主任医师、教授、博士研究生导师，第二、第三批全国老中医药专家学术经验继承工作指导老师，并已建立国家级名医传承工作室，其以内科见长，健行不息，推重脾胃学说。学术继承人吕雄、戈焰现亦为广东省第二中医院教授、主任医师。邱健行夫人管佩嫦乃管铭生女儿，因其岳丈管铭生关系列入为岭南骨伤科学术流派，就学科分类而言虽不甚精准，但其儿子邱剑鸣是广东省中医院骨科医师，假以时日亦可使管氏医学一脉相承。

第三节　李才干及李氏骨伤医学世家

一、创始人李才干

李才干（1832—1914），字子桢，佛山栅下茶基人，少有膂力，善好技击，为人豪爽，尚义轻利。金山寺僧智明和尚嘉其诚朴侠义，故收之为徒弟，以跌打医术授之。李才干为尚书李忠定公支裔，具有远识，勤学苦练，学有真传，设跌打馆于平政桥沙涌坊，名遂大著。然始终尚义轻利，不屑以小术居奇，遇两姓互殴致伤，势将械斗，乘其求医，出任调和，不致酿成斗祸，厥功最伟。凡乡绅素有资望者，延请立至，除药费外概不受谢，贫者或反有以助之。晚年迭遇灾赈，授例报捐同知，加捐道衔，赏戴花翎。民国十五年（1926）冼宝干撰《佛山忠义乡志》"卷十四·人物八"有《李才干传》。

李才干为人豪爽，尚义轻利，关心贫苦民众，据骨科前辈回忆，人力车夫容易扭伤手脚找李氏诊治从不收费，故在佛山交运工人中甚有基础，四乡凡到佛山求治跌打刀伤者，用人力车拉送至李才干医馆门下。李亦有求必应，对贫苦者赠医施药，对富室人家亦不索酬金，任凭封给。李才干医术传授儿子李广海，孙子李家达，二人均是省佛两地著名跌打伤科医师。

二、李广海创佛山中医院骨科

李广海（1894—1972），字澄波，佛山人，广东省名老中医。创佛山中医院骨科。李广海自幼勤奋好学，聪颖过人。7岁童蒙开笔，14岁时就随父临床学医，攻读《黄帝内经》《伤寒》《金匮要略》《神农本草经》等中医经典著作，又博览《正体类要》《伤科补要》《医宗金鉴》《血证论》等伤科专著，继承父亲李干才骨伤专业志向，成为民国时期省佛著名骨伤科圣手，创制的"李广海跌打酒""李广海滋补酒"远近驰名。

李广海同情革命，向往进步，抗日战争后期到解放战争初期，珠江纵队领导人郑少康曾多次介绍伤员到李广海处治疗枪伤，他都尽力给予治疗，还为行动不便的伤重病员上门诊治。他自创外敷加丹白药膏，疗效显著，对枪炮弹伤的治疗，或用手术取弹，或用药捻导引，或用丝线缝合伤口，或用拔毒生肌膏外敷，辨证施治。抗战时期，李氏采用这些方法治愈了很多被战火枪伤的病人。中华人民共和国成立后李广海历任佛山市中医院院长，佛山市人大代表，第三届佛山市政协副主席、广东省政协委员。[8]374

李广海擅长医治骨折筋伤、枪炮弹伤及烫火伤。例如对儿童肱骨髁上骨折的疗法：①即服珠珀散一钱止痛。②揉捏手法复位。③外敷驳骨膏。④两块夹板在内外两侧固定，用纱布托前臂，使肘关节成九十度角。起初隔天换药一次，六天后，每隔四天换药一次，注意检查患肢有无畸形，触诊注意骨折部有无稍大平滑之骨痂长成，骨折部有无骨突及凹陷，注意患肢能否高举，肘关节屈伸生理功能活动是否正常。

李广海运用小夹板固定治疗四肢骨干骨折及近关节骨折，提出小夹板加垫超一个关节固定，解决了固定与活动的矛盾；提出早期的练功活动能加速肢体功能的恢复；在骨折愈合方面，较早提出通过"纵轴挤压"能促进骨痂生长的理论。这些对目前骨折的治疗仍有重要的指导意义。例如过去成人肱骨干骨折的治疗时间须约38天，李广海采用新的正骨理伤手法平均为28天。

不但治疗时间缩短,而且患肢功能也较佳,如肩关节和肘关节的活动都比前者良好,甚至近达正常。

李广海认为,治病者,先要识其体相,知其部位,手法才能得心应手,运用自如。肱骨骨折早期活动能使血运加速恢复,骨赖血所生长,因而骨长亦会较快,同时由于在治疗中,肩关节及肘关节能经常地活动,使骨折去除夹板固定以后,关节功能活动不会有太大的限制,而且手臂的肌肉、筋络由于不断的活动,肢体的力量也不会有较大的减弱。主张骨折在固定期间可适当进行不影响固定关节的活动,但对肱骨骨折的固定,是没有给其全肢的活动,近年来采用本文的固定和活动方法,结果没有对骨折的固定造成影响,最后X线平片显示虽有移位,但亦能保持复位后的外线位置,在望诊和触诊上,肱骨骨折的上臂均尚正直,没有骨的隆凸及弯曲。故实有继续进行推广、观察的价值。[9]李氏伤科除在手法治疗独具特色外,还开发了多种伤科用药,如李广海跌打酒、李广海滋补酒、白药膏、驳骨散、生肌玉红膏、佛山伤科红药膏、外用伤科黄水、渭良伤科油等。

李广海的5个儿子均继承父业:佛山李家达、广州李家裕、香港李家刚、李家强、李家丰,形成佛-穗-港三地格局。此外,李广海医术还传弟子陈渭良、元日成、马镇松、陈柏森、吴永良、莫益汪、陈志维。李家达一直在佛山,成为佛山骨伤的主要代表,其儿子李国韶、外孙女谭泳音均承其业,尚有弟子陈逊文。陈渭良传有弟子钟广玲,现在佛山中医院。元日成传有弟子罗顺宁。李家裕从佛山迁广州,创广州西关李氏骨伤,医术传儿子李国准,此外还有弟子梁家伟、何锦添、陈少雄、老元飞、凌志平、张建平、李宇雄、谭超贤等。

三、李家达与李家裕学术传承

(一)李家达

李家达(1926—1990),14岁开始学医,在父亲李广海的悉心教导下,逐渐掌握高超的医术。例如对于"伤瘀"的治疗,主张早期先"大破"伤瘀血肿,认为"大破"才能"大立",后期则善用温补以和血。对体质虚弱的伤者,则主张"攻补兼施",并区分寒热虚实。对烫伤的治疗,分期诊治,早期以清热解毒法祛邪解毒;中期用清热育阴法以祛余毒,并育耗散之津;后期用育阴增液,固本培元。如治疗儿童肱骨髁上骨折,每每血运易受障碍,肿胀比任何骨折较速和严重,并易发生水疱,故最初用药应选用对皮肤不受刺激的药物,否则极易发生水疱甚至溃疡。受伤之后,若能处理得当,血运亦能恢复较快。从一些病例中的观察,当10余天后在触诊上无发现骨隆突及弯曲凹陷,而X线平片还有发现移位,他都没有给予再行手术,而结果运动功能可恢复正常,追踪X线平片已无移位发现,因而感到只要触诊上认为满意,虽X线检查有移位发现，亦无须再进行手法复位，免使多伤患部，延长治疗时期，及增多伤者痛苦。在治疗期中，最好能充分了解儿童性情，每每在学习运动期，发现有些儿童，须别人督促方愿进行运动，但有些儿童若被督促则反不愿动作，因此必须察其性情，对其家属指导使伤者学习运动的方法，使得伤处更早地恢复其原有功能。其治疗骨折有驳骨膏：田七一两、栀子一两、黄柏一两、乳香一两、龙骨一两、锦军一两、血竭五钱、红花一两、自然铜一两，共为末，用油开成膏外敷。[10]

李家达更继承了祖辈的高尚医德，他善于集各家流派精华于一体，走中西医结合的路，著有《中医正骨学》《骨折与脱位的治疗》，先后在全国、省地级刊物发表学术论著，成功研制具有清热解毒凉血、散淤止痛消肿功效的"佛山伤科红药膏"。后与陈渭良、马镇松、元日成共同研究总结的《肱骨外髁翻转移位骨折的闭合治疗》一文，刊登在《中华外科杂志》外文版，获1978年全国医学科学大会奖励。

（二）李家裕

李家裕（1926—2014），李广海第九子，曾于广州市十八甫北开医馆行医，开创广州西关李氏骨伤。幼承庭训，17岁开始随父李广海学习正骨医术，他不但继承了家传，并十分重视西学，对人体解剖学、生理学、生物力学均潜心学习。后入广州市卫生局举办的中医进修班第二班深造，1979年被授予广州市名老中医称号。曾任广州市荔湾区清平卫生院院长和荔湾区医院骨科主任。1954年参加编写《正骨学讲义》，1982年撰写了"肱骨髁上骨折治疗"的学术论文。2008年由其子李国准及同门弟子总结其经验，编成《西关正骨——李氏临症经验》。代表性传人：李国准、陈少雄、凌志平、梁家伟、老元飞、何锦添、张建平、李宇雄等。

第四节 梁财信、梁以庄伤科医学世家

一、创始人梁财信

梁财信（1763—1855），字玉山，光绪《广州府志·列传二十八·方技》作"梁才信"，为同一人。梁才信，南海澜石人，少负绝力，喜争斗。尝徒手与匪等搏，胜之。匪怀恨，翌日，挟利刃俟之，出不意，斫刺交下，身被十余创，将死。绅士责凶手医治。时有潘姓者，善治跌打伤，尽技救之，幸不死，遂与潘结为父子，受其学而益精之，为一时独步。有关姓者，少年负重，偶蹉跌，折其胫骨，痛极欲死，舁澜石就医。才信以手揣之，曰："骨碎矣，折可缚，碎不可缚也。"乃饮以麻药，使不知痛痒，以银刀剖其肉，钳去骨之碎者，随用锯截其口而齐之。命买一牂羊最大者，生截其脚骨，等其分寸大小，而代续之，乃敷以药，逾月遂能行。才信戒之曰："汝自后安行缓步，宁迂道远三里，勿跳沟求近一步。"如其言，至七十余乃卒。有少年，偶迷乱自宫其势者，求医治。才信见其不知痛楚，曰："此失魂者也。"使人于耳边唤之，逾时大哭，才信曰："可矣。"如法治之，立愈。又一孝廉，登梯下堕，以左手撑地，腕骨凸起，痛不堪呼。医视之，医曰易耳，敷以药，痛即止，而腕凸处不能平，手执持无力，阴雨时恒作酸楚。诣问故，曰："迟矣。当以手撑挂时骨接续处已偏侧，医家未将骨夹正，遽为止痛。今经时久，骨偏处已牢实，不能复原位矣。"其精妙多类此说者，谓才信于此事有神悟，非守秘方者能及也，子某能世其家学。

梁财信治胫骨粉碎性骨折病例，令患者饮以麻药，使其不知痛痒，用银刀剖其肉钳去骨之碎者，文献记载可信。取羊脚骨代续则存疑待考：异体组织具有抗原性，移入人体后能使病人产生免疫反应，《广州府志》的记载虽未能尽信，但梁财信能以手术治疗粉碎性开放性骨折确是事实。故佛山有"梁财信驳骨，鸡脚换鸭脚"之俗谚。

梁财信医术传儿子梁然光（由其兄梁财广过继）。梁然光，字桂长，号大川，亦擅长断伤续骨。孙子梁秉枢、梁秉端均世其业，后充广州府水陆提督军医。曾孙梁以庄、梁匡华民国年间任广东光汉中医专门学校教师，编著有《光汉中医专门学校伤科讲义》。

二、梁以庄、梁匡华《光汉中医专门学校伤科讲义》

《光汉中医专门学校伤科讲义》为民国时期广东光汉中医专门学校伤科讲义，编著者为南海澜石梁匡华、梁以庄。其绪言曰："跌打科，乃医学局部名称之一种，要其所得之病状，不外一个伤字。然就以伤字之解释，大约言之，应分五种，跌伤、打伤、炮伤、金伤、火伤。五种之中，则分筋、骨、血、肉四种。四种又分部位与脉络，单病与兼病、衰弱与健康，其如手术亦颇重要。因其附丽性深，而通变性亦甚重，故采其上工，则当经验富，阅历深。有富医一世，而病状未得目观者，以伤势之奇异，及化病之无常也。故本科之渊源系深，而复精于全科者，其所得之成绩必高人一等。然而本科虽为内外科之附庸品，其理深义奥，直与内外科并驾而驱。故研究中，非为一知半解，便可称能。就以敝本家言之，先高祖财信公，苦心孤诣，研究本科，积卅年，仍以学悉未足。会家禽一鸡，夜被鼠子噬去足一，先高祖易以鸭足，疗以方剂，后鸡果行动如常，与天然者无异，方敢问世。（事曾详载《南海邑志》）其内容知识经验可想而知。然当研究之法若何，夫天下间，不论辨理万事万物，务需明了路径，方可升堂入室。譬如航海家，如未明了航线，则泛棹中流，如何诞登彼岸。故本篇编辑大意，以学理为门径，以疗理为堂室，内容组织共分二章，但两章之组织，乃只适用于本科而已，其详细中，能与别科赘疣者，从略。"[11]1

《光汉中医专门学校伤科讲义》第一章学理,阐述头部、面部、颈部、肩部、上肢、下肢、躯干、盆骨等人体部位伤科学的解剖、生理、病理知识。第二章疗理,阐述面部、颜面、颈部、躯干、上肢、下肢、盆骨、阴囊、起居、饮食、伤格的诊疗原理。

伤科学理,梁氏按照病因,伤科疾病可分为跌、打、炮、金、火五种类型。并进一步解释,"跌"为坠伤,仆倒;"打"为棒伤,拳伤;"炮"为炸伤,码伤;"金"为刺伤,斩伤;"火"为烫伤、灼伤。[11]2 然后概述骨骼的形状、结构、功能及原理。其中有以中医学理阐发者,如介绍气血与骨骼色泽、形质、运动的关系时:"血,所以奉生,而周于性命者也,故人能目视,足步,掌握,指摄";也有以西医知识为基础者,如提到血液中有"红白二球,红球营养人体,白球抵御外毒";同时该书非常强调经络与伤科疾病的关系,"脉运,即经脉循行,本科所注意者,乃经脉循行及其与运动功能之关系。"故在"学理"的总论中详载了十二正经和奇经八脉的循行及其与人体运动功能的联系。[11]4

第二章"疗理",分为十一节,一至八节按照身体部位划分,讲述各部常见之伤科疾病。而第九节"起居",讲述伤科病人日常生活起居的注意事项,如注意御风寒、保持休息房间空气流通等等;第十节"饮食"则从肉、鱼、禽、果、粥、饮等多方面详列伤科病人所宜、所忌之食物。第十一节"伤格"则讲述了"伤格"——伤科病历的书写意义、规范和注意事项。

在"疗理"的总论中,作者首先概括伤科手术的类型为"正骨手术""包裹手术""夹扶手术""救护手术";然后分述各类型手术的基本介绍,如动作要领、适用情况;最后附以"手法释老"一节,着重介绍"摸法""接法""端法""提法""按摩法""推拿法"等中医传统外科手法。对于伤科常用的方剂,作者则概括为:"本科之方剂,分八种,曰还魂,曰止痛,曰扶元,曰祛瘀,曰排腐,曰生肌,曰滋养,曰清导。"[11]26

在"疗理"部分的分论中,针对某一部位的伤科疾患,作者则按照病机、病情深浅之不同分列,并在每证后详述其治疗手法、治疗原理、预后情况以及内外用方药。以"头部"一节为例,作者先强调头部伤患的特殊性,认为"夫头部乃人身中最重要之部位,故其受伤中,无论何部,当承认其或有危险发生,故在医生时期,受伤之病人,虽一击之微,未可一击而忽之也"。[11]26 然后按照病机、病情以及伴随症状的不同,将头部伤科疾病分为六个证型,分列其治疗原则和适用方剂,其原文记载:"①头部受伤,外骨皮未破,现有青肿者,外以跌打散瘀散敷之,内服跌打散瘀剂;②头部受伤,内骨已破……内外药如上外,益以散瘀止痛散;③头部受伤,窒息眩晕,复息,内服用还魂散,外施用嗅觉法;④头部受伤,复息后,精神恍惚,用安魂剂,但宜分内外因;⑤头部受伤,骨皮已破,流血外,以止血散敷之,内服熄风止血剂,但处方宜量轻;⑥头部火伤,肌肉起疱者,用消毒药外敷之,又宜用止痛消毒剂法。"[11]27 最后再附以上述方剂的组成和用法。反映了20世纪20年代中医伤科学理论及诊疗水平。

三、梁氏伤科传承

梁氏伤科创始人为梁财信,梁财信自己无子,其兄财广有四个儿子,以兰、桂、腾、芳命名。兰长和桂长过继给财信,也跟着学会了跌打,正式主诊。

为使后代更好地继承祖业,采取了文武并重的方针,学文以通医理,习武以助强身,不惜重金延聘通晓医书的名师宿儒指教,在读好四书五经的同时,学习中医名籍,同时聘请南北著名拳师教授武术。梁氏还严格规定,子孙在技术上未过关者,不得出医馆应诊。

梁氏长子兰长、次子桂长都继承父业成为跌打医生,兰长的长子锡芝、桂长的长子贯之,即梁氏的孙辈,由于受到良好的教育,通晓医理,使梁氏跌打医术有了进一步的提高。这一时期也是梁氏家族的全盛时期。到了清末,随着梁氏家庭成员的不断增多,再也不能局限于澜石当地了,于是从集中转向分散,梁财信医馆一下子遍及粤、港、澳各地,共计有19间。如锡芝的儿子(即梁氏曾孙)梁跃恒在佛山市的北胜街开设了梁财信医馆。民国以后,梁氏家族的后代多转向制药业。中华人民共和国成立后,佛山市成立了中医院。1959年,梁氏玄孙梁理平进入佛山市中医院工作,梁理平的女儿梁慕贞在佛山中医院骨科工作。药业于1956年公私合营归入佛山中药厂,梁财信跌打丸、梁财信跌打药酒都为港产,佛山中药厂持有商标,但并不生产。梁财信的祖铺挂牌行医自清嘉庆十年(1805)至今已150余年。

第五节　何竹林正骨医粹与骨伤科学术流派

一、何竹林正骨医粹

何竹林(1882—1972),原名厚德,字炳燊,广东南海九江人,出身医学世家,父亲何良显同治年间在粤悬壶,精武技及伤科医术,何氏伤科源流源属少林洪门,为近现代岭南骨伤科学术流派影响最大者。何竹林家族中六儿二女三媳妇,均以中医骨伤为业。何竹林是广东省名老中医,历任广东省中医院骨伤科主任,广州中医学院筹备委员会委员,广州市第一、二、三届政协委员等职,主编《中医骨伤科学讲义》。

何竹林经历传奇,8岁起即随广州光孝寺一少林派老和尚习武学医,18岁外出沿途卖药行医,由广州经南雄珠玑古道入江西,走湖北,访河南,抵北平,出关外直至哈尔滨,返粤时途经山东、江苏等地,时历三年,行程两万里。21岁在广州长寿路开设医馆,救治伤科病人无数,有"破腹穿肠能活命"美誉。[8]384助手岑泽波,广东省中医院原院长,整理有何竹林学术经验论文;儿子何应华主任医师及其门人李主江编撰《何竹林正骨医粹》,是对这位岭南骨伤名医学术经验系统之研究成果。以何竹林正骨手法为主的"广州西关正骨"项目,2009年成功申报为广东省第二批非物质文化遗产传承项目,李主江任负责人。

(一)何竹林之正骨理论学说

何竹林正骨手法有坚实理论基础,其医学讲稿第一篇"正骨手法述要"曰:正之谓何? 使之合度也。骨之不正,其状有五:一曰侧歪,二曰驾迭,三曰屈角,四曰旋转,五曰离延。五状见一,均须经手法正之,使其断者复续,陷者复起,碎者复完,突者复平,或正其斜,或完其阙。盖人体筋骨,气血煦濡,向具生机,故接骨者应如扶植树木,以顺其性意,是谓至治,比之单以器具从事于拘制者,相去甚远矣。此乃言中西正骨之别:西医接骨如木匠之接木,中医之驳骨如扶苗植树。这简单的比喻十分深刻,指出一动一静,一板一活,既形象又生动地道出中医正骨特色——中医多用手法,西医多用手术,中医手法为群众喜爱。

何氏继而谈手法辨证者,实合于眼法、口法、耳法、心法也。眼法为望,口法为问,耳法为闻,心法为导。望以目察,闻以耳占,问以言审,摸以指参,皆合乎手法之一用也。手法用于复位,为正骨之首务。观现今大多伤科医籍,均以正骨八法为主。八法者,摸、接、端、提、推、拿、按、摩也。摸者,用于诊断,即用手细细摸其所伤之处,以其细心之触摸诊断筋骨损伤部位病症。接者,谓使已断之骨合拢续接一处。端者,盖骨离其位必以手法端正之。提者,谓下陷之骨提出如旧也。接、端、提三法主要用于治骨。按者、摩者,盖为皮肤筋肉损伤而骨未断而设也。推者、拿者,或骨节间微有错落不合缝,或筋急纵伤,转摇不便利,运动不自如者,惟宜此法,以通经络气血也。可见推、拿、按、摩四法主要用于治筋。他说:"不懂理伤手法和夹缚固定就不是骨伤科医生。"在长期骨科临床实践中又总结理伤手法为触摸、牵引、端提、揉捏、旋转、屈伸、按摩、推拿八法。这是何竹林对中医正骨手法理论学说的发挥,是则手法者,诚正骨之首务哉。[12]27古今骨骼定名,更是体现何竹林精研中医伤科古籍文献并与现代解剖学结合的深厚功底。何氏曰:中国文化垂数千年,历代医家对病名、症状、方药以及骨骼名词多有其称号,单就骨骼称谓载诸典籍者不胜其数。自西洋医学传入我国,将我国自古有之解剖文字译之为现代解剖名词,今日中西共通,愚意以此定名,诚利于交流又不失原意也。[12]33

何氏分头颅部、躯干部、上肢部、下肢部对古今骨骼名称进行考定。如头颅部，考证注释了巅顶骨及天灵盖骨（顶骨）、凌云骨（额骨）、山角骨（额骨左上角，即颞骨）、天贵骨（额骨右上角，即颞骨）、睛明骨（眶骨）、中血堂（鼻腔中膈内犁骨等软骨）、后山骨（枕骨）、玉梁骨（耳门前方）、寿台骨（颞骨乳突）、颊车骨（牙床、下颌骨）、地阁骨（下颌骨）等16个部位。又如躯干部，考证注释了柱骨（颈椎）、旋台骨（第七颈椎）、脊椎及膂骨或背骨（胸椎）、腰骨（腰椎）、尻骨及尾骶骨（骶椎）、龟子骨（胸骨柄及体）、心坎骨及蔽心骨（胸骨剑突）、歧骨（7—10肋骨）、凫骨（11、12肋骨）等20个部位。再如四肢部，上肢部考证注释了缺盆骨及锁子骨（锁骨）、饭匙骨及琵琶骨（肩胛骨）、臑骨（肱骨）、肘骨（尺骨鹰嘴）、臂骨（桡、尺骨）、上力骨（腕骨）、驻骨及搦骨（掌骨）、助势骨及竹节骨（指骨），下肢部考证注释了髀枢（髋臼）、髀杵及大楗骨（股骨）、外辅骨（股骨头）、膝盖骨（髌骨）、小腿骨及臁胫骨（胫、腓骨）等30个部位。曰骨骼定名，古今如一，大众共通，有利于学术提高中西医结合之时。

（二）何竹林骨科之临证经验

《何竹林正骨医粹》医案选读，是何氏伤科临证经验的重要组成部分，采用以病统案、以案统论的方式，即通过整理何竹林擅长诊治之骨伤科病种，对具体的个案进行评述分析，其中"治验述要"为病案之精彩部分，起到画龙点睛的总结性作用。

医案选读，选择何氏曾治验的桡骨下端骨折、前臂骨折、肘部骨折、肱骨干骨折、手部骨折、股骨粗隆间粉碎性骨折、股骨干闭合性骨折、胫骨踝部粉碎性骨折、踝部骨折并半脱位、颞颌关节脱位、肘关节脱位、拇掌指关节脱位、肩关节脱位、胸腰椎体屈曲型压缩性骨折、颈椎病、腰椎间盘突出症、肩关节周围炎、类风湿性关节炎、膝关节创伤性滑膜炎等20个病种，每个病种以1~3个典型个案，体例为①诊断（附图）；②治疗，包括手法复位（附图）、固定方法（附图）、药物治疗，患者转归；③治验述要。

试以桡骨下端骨折病案为例。患者谢某，女，60岁，行走时滑跌，右手掌着地，顿觉腕部剧痛、畸形，手指活动障碍，X线检查：右桡骨远端粉碎性骨折。何氏接诊检查后诊断：a.桡骨下端粉碎性骨折（右侧）；b.下尺桡关节脱位（右侧）；c.尺骨茎突骨折（右侧）。

治疗。何氏手法复位附有两幅图，配以文字说明。图1：病人正坐，将伤肢前臂置于中立位，助手握其上段。……图2：触摸骨折端复位情况。……用拇指触摸检查桡骨远端的背侧及桡侧骨折端表面是否平正、下尺桡关节是否达到复位要求。小夹板外固定方法又附有两幅图，配以文字说。图1：掌、背侧压垫及夹板放置部位，掌侧板超腕关节；桡、尺侧压垫及夹板放置部位，桡侧板超腕关节。图2：患臂胸前悬吊，注意保持掌腕部中立、尺倾位。

药物治疗。按照三期辨证原则。患者转归，治疗七周，骨折愈合，功能恢复,随访半年,患肢情况良好。该案后按语为:右桡骨远端伸直型粉碎性骨折多发生于老年人,骨折常波及桡腕关节、桡尺关节。正骨手法要点是牵引力要足,用力协调柔韧,粉碎性骨折不能过于强求解剖复位,而是根据骨折移位情况辨证施术。夹板固定要点,多采用腕中立、尺偏位的超腕关节夹板固定,固定后3天内注意桡动脉搏动和手指活动、血运情况,避免上肢下垂。

　　上述个案整理其优点在于它的真实性、可操作性与提高性。真实性,医案印证,注明姓名、诊治时间、追访疗效转归;可操作性,正骨手法以及固定的方法,除文字表达外,图像十分重要,要求骨伤科医师具有美术绘画素质,以期取得良好教研效果;提高性,不单纯是病案资料堆积,总结治验述要,使后学者有先例可循。

(三)何竹林伤科专门用药及验方

　　《何竹林正骨医粹》还包括他的骨伤科验方,即何氏研制伤科专药。如骨伤科临床三期辨证立法处方分别为:骨一方,组成:红花、桃仁、当归各6g,赤芍、钩藤各10g,泽兰10g,骨碎补、生地黄、天花粉各15g,乳香3g。功效活血祛瘀,消肿定痛;主治骨折初期瘀血阻滞,经脉不通。骨二方,组成:当归10g,续断10g,熟地黄15g,土鳖虫6g,赤芍10g,骨碎补15g,自然铜10g(先煎),五加皮15g,千斤拔30g。功效养血和营,接骨续筋;主治筋骨折断的中期或后期,以及骨科杂症。骨三方,组成:党参、北芪、熟地黄、茯苓、狗脊、怀牛膝各15g,当归、补骨脂、续断各10g,桑寄生、千斤拔各30g。功效益气养血,调补肝肾,强壮筋骨。主治骨折修复缓慢、老年骨折及损伤后期各种虚证,以形体虚弱、筋肉萎缩、肢体乏力、关节不利为施治要点。

　　又如何氏伤科通脉散,研制于20世纪20年代,曾作为广东精武体育会常备急救药品,主要用于伤后瘀血阻滞,血行不畅所致诸痛。该药散在伤科七厘散的基础上加三七、延胡索、五灵脂、当归等药,使其药效能走能守,止痛之力更为确切持久;加入琥珀、天麻、熊胆、郁金等宁心安神、熄风解痉之药,使神安痛宁,以利稳定伤情。一直沿用至今,改为胶囊制剂。

　　外用药。何竹林分别研制有驳骨散(膏,外用药)、生肌膏(软膏,外用药)、跌打油(外用药)、百灵膏(硬膏,外用药)、金枪散(膏,外用药)、舒筋汤(外洗方)、皮炎外洗方等,其中跌打风湿药酒(外用药)值得介绍。

　　何氏跌打风湿药酒处方组成:三七、当归、威灵仙、羌活、五加皮、透骨消、大黄、栀子、防风、豨莶草、寮刁竹、九里香、独活、薄荷、忍冬藤、黄柏、伸筋草、海桐皮、泽兰、川续断、甘草各120g,骨碎补、白芷、木瓜各240g,樟脑480g,桃仁30g。该药酒的制作,将上药切细,蒸半小时,待温度降低,放进酒坛,加入50度米酒20kg,密封,浸泡3周,滤出药液即成。具有活血祛瘀,消肿定痛,祛风除湿,舒筋活络功效;治疗骨折,脱位,软组织扭挫伤,肌腱劳损,筋骨酸痛,风湿痹痛。外涂患处,或在施行理伤手法时配合使用,亦可棉纱浸湿外敷。

二、何竹林骨伤科学术流派

何氏行年九十,从医七十载,古人云欲为大医,先为大儒,医界先人每多重传统文化以修身,何氏不独为名医,亦为大儒之风范,《何竹林正骨医萃》中"诊余医话"第一篇即"记澄斋老人二三事"。澄斋老人乃近代名医谢观(1880—1950),字利恒晚年号澄斋,对何竹林学术形成有影响。谢观早岁来粤担任广州中学、两广师范(今华南师范大学)地理科教席。何氏回忆谢观讲学:每闻其演辞,语调抑扬,层次井然,地理学识,充塞胸次,对我国边际绝域、山川形势、河道源流如数家珍,是时广州地理教席大有非师不能飨众望。

(一)何竹林家族传承代表人物

何竹林的6个儿子,2个女儿,3个媳妇均以中医骨伤为业。长子何应华从小随父习武学医,曾两度接受高等中医系统教育,历任广州荔湾区中医院骨科主任、院长等职,创办了保持西关正骨特色的广州市荔湾区骨伤科医院。次子何超常主任医师任职于广东省中医院骨科。四子何应权,早年毕业于广州中医学院,继承父业,在母校任教,均是广州著名的骨科医生。其他儿女皆秉承医业为何氏的学术传人,在国外行医。

1. 何应华(1929—2003) 何竹林长子,历任荔湾区人民医院中医科副主任,荔湾区中医院骨伤科主任、副院长、院长等职。由何氏四徒(何应华、黄宪章、岑泽波、谭昌雄)撰写的《广东省中医骨伤名家何竹林》,配以幻灯片,1983年在全国中医骨伤手法经验交流会上受到学界高度评价。何应华先后撰写了《伤科内八法概论》《桡骨下端骨折的临床体会》《中医伤科提要》《何竹林正骨手法经验》《中西医结合治疗骨折(附156例)》等论文。2003年何应华主编的《何竹林正骨医粹》由广东科技出版社出版,荔湾区政府在广州白天鹅宾馆举行隆重发行仪式,岑泽波作了发言,认为《何竹林正骨医粹》可谓立言之作,发行仪式弘扬了一代骨伤科名医何竹林精神,是继承其毕生学术经验及对社会贡献的体现。。其医术的代表性传人有李主江、张友锋、陈国雄、张宜新、梁斌、李亮、彭健雄、麦家强、叶洪等。

2. 何超常(1932—) 男,何竹林次子,主任医师。1951—1952年在汉兴中医学校学习,后转入广东中医药专科学校,并于1955年毕业,同年被派往广东新兴县人民医院创立中医科,1958年调回广东省中医院骨伤科,在急症室工作24年(1958—1982)。1982年定居香港,先后担任香港中医师公会会立学校之骨科班、香港中医学会会立学校骨伤科教授；1994 年受聘为香港骨伤学会学术顾问、香港中医学会学术顾问；2000 年 1 月被全美国中医跌打伤科协会聘为名誉顾问，并由美国加州州长颁发证书。撰写《中医骨科整复脱臼手法经验》《骨伤科内治法的理法方药》等论文。对骨伤科并发内脏损伤处理积累丰富诊治经验，撰写《肋骨骨折合并肺炎病案》；在境外擅长诊治风湿痹症，撰写《论香港地区之风湿病治则》等论文。太太杨宝娟，1954—1962 年随何竹林学医，1962 年广州市首届中医学徒出师考试合格，长期从事骨伤科专业，1975 年到香港行医。门下弟子有邓成、陈德生、何兆贤、鲍刚强等。现在香港开办有何超常医馆。

3. 何应基（1936—　　） 何竹林第三子，副主任医师，1966 年毕业于广州中医学院，1996 年移民美国，在夏威夷开设诊所，并在夏威夷东方医学院任教，2000 年 7 月获东方医学院荣誉证书，并获美国东方医学院博士称号。何应基从医 40 余年，其中有 16 年一直追随父亲左右，协助父亲整理医学院和教学资料，曾撰写《中医方法治疗肱骨下端骨折》《手指损伤的治疗》等论文。为把何氏医学传诸于世，发扬光大，推广至世界各地，从 20 世纪 60 年代起即开始直接带徒，门下弟子有：梁炳新、张伟华、王国柱、谭奋森、何艳芬等。

4. 何应权（1938—　　） 何竹林第四子，广州中医药大学副教授。少年时代随父学习，1960 年进入广州中医学院，1966 年本科毕业，毕业后赴粤北工作。1989 年调回广州中医学院骨伤科教研室工作至今。撰写《何竹林正骨经验介绍》一文作辅助教材，写有《中西医结合治疗腰椎间盘脱出症》以及《外展夹板治疗第一拇指基底部骨折》等论文。何应权善于诊治四肢骨折、脱位、关节痛症、骨质增生、脊椎炎、腰椎间盘脱出症、坐骨神经痛、颈椎炎、肩周炎、急慢性骨髓炎。在运用何竹林理伤手法治疗各种软组织损伤及炼制何氏祖传膏、丹、丸、散方面颇有研究，授徒众多，何应泉徒弟多为本科班学员和广东省内外进修生与卫校学生等。

5. 何应衡（1949—　　） 何竹林第五子，秉承祖业，主持美国三藩市"何应衡跌打医馆"日常诊治工作，兼任美国跌打伤科协会副会长，广州荔湾区骨伤科医院顾问。自幼随父亲临证，操接骨上骱之手法，理、法、方、药深得其父真传。又参加广州骨科专业进修，博采众家之长，诊病疗伤，疗效显著。20 世纪 80 年代移居美国设办医馆，多次受到州长和三藩市长的嘉奖勉励。先后撰写了《何竹林伤科用药经验》《理伤手法的临床应用》等文。对伤后积瘀、关节僵硬，肩、颈、腰、背痛的治疗有独到的经验，敬业乐群的精神在海外广为传播。

6. 何应璋（1953—　　） 何竹林六子，自幼随父学医习武，1985 年于广州中医学院五年本科毕业，先后在广州中药大学附院、南方医院、荔湾区中医院、荔湾区骨伤科医院深造及工作。1996 年移民美国。1997—1999 年在美国西雅图"华州中医针灸联合诊所"工作。1999年创办"何应璋中医跌打医馆"，同年加入美国中医跌打伤科协会。撰写和发表《腰腿痛中医辨治经验》《活血化瘀在伤科的临床应用》《肱骨外科颈骨折的治验》《踝关节骨折的分型和治疗》等学术论文。学术上继承和发扬何竹林骨伤科经验，擅长于传统正骨和理伤手法。

（二）何竹林入室弟子及主要学术传承人

1. 岑泽波（1937—2009）　广东省南海县九江人，广东省名中医，骨伤科教授，享受国务院政府特殊津贴专家，岑泽波出身于南海六代中医世家，其医馆旧址为西关多宝路66号。1944年起随父亲岑达传学习中医和书法篆刻，1946年起，随父在南海县九江镇从事临床医疗。1956年高中毕业考入广州中医学院医疗系本科，1962年9月毕业留校，适逢第一届广东省名老中医座谈会在东方宾馆召开，由广东省委书记处书记区梦觉主持。会上岑泽波拜何竹林为师，据岑泽波回忆，何竹林亲切拉着他的手说，"波仔，我们师徒两人要把骨科诊疗技能发扬光大。"音容宛在。

岑泽波在骨伤科教研室从事教学、医疗、科研工作，历任讲师、副教授、教授、教研室主任、系主任、广州中医学院附属广东省中医院院长，教务处处长等职。讲课生动，语音清晰洪亮，工书画，粉笔板书描绘骨折及手法驳接图像栩栩如生。曾任广东省政协第五、六、七届常委，中华全国中医学会骨伤科学会副主任委员，广东省中医学会理事长，全国高等中医院校骨伤专业系列教材编辑委员会副主任委员，是全国高等中医院校五版教材《中医伤科学》主编、《中医正骨学》主编，《中医医学百科全书·中医骨伤科学》副主编。2000—2009年受聘为香港中文大学中医学院教授。

岑泽波传承并积极推广何竹林的临床经验，1985年参与指导由广东省中医院骨伤科和广州中医学院计算机中心共同承担的科研项目"岭南骨伤科名医诊疗系统"的研制，该系统是模拟岭南骨伤科名老中医何竹林、蔡荣等的临床辨证施治的思想，以特征判别为主辅以加权求和统计的辨证推理模式，对"四诊"收集到的病情资料进行辨证施治。具有编写病历，辨证分型，处方，开具医嘱和病历存档等多方面的功能。1986年初开始在广东省中医院骨伤科临床试用，共收集1 000例，每例患者处方均由岑泽波或黄宪章认可，对传承两位骨伤大家的学术起到一定的作用。[13] 科研成果"脊椎骨折的护理"获广东省科技进步奖二等奖，"何竹林风湿跌打霜"1982年由广州白云山制药厂研制，供广东省中医院骨科等4间医院临床使用，1983年10月通过临床鉴定，获1984年度广州市科学技术科技成果奖。发表的论文有《2319例肢体畸形分析》《中西医结合治疗脊髓灰质炎后遗股四头肌瘫痪88例（附39例随访分析）》《陈旧性骨折脱位的临床研究》等。

其主编的中医院校五版教材《中医伤科学》，1985年由上海科学技术出版社出版，首论伤科学发展简史，再依次详细论述损伤的分类和病因病机，辨证，治法，骨折，脱位，伤筋，损伤内证。该教材重印24次，在海内外影响极大。其后岑泽波又与朱云龙主编《中医正骨学》，1991年由人民卫生出版社出版，是书分骨折和脱位两大类，其中骨折又分骨折概论和上肢骨折、下肢骨折、躯干骨折，脱位分脱位概论、脱位各论。骨折概论详细论述骨折的病因病机、分类、诊断、并发症、愈合过程、影响愈合的因素、治疗原则、整复、固定、功能锻炼、辨证用药，畸形愈合、迟缓愈合和不愈合，开放骨折等；脱位概论则分述关节稳定性的维持，脱位的病因病机、分类、诊断、并发症和治疗。

岑氏弟子众多，代表性传人有：刘金文、庄洪、陈炳坤、汪青春、叶淦湖、罗忆、杨海韵、卢永棠、岑瀑啸、岑瀑涛、陈得生、李主江、梁祥波等。

2. 黄宪章（1931—　）　男，广东省新会人，广州中医药大学教授、主任医师。广东省名中医，广东省委保健医生，全国中医骨伤中心学术顾问。出生于五代中医世家，父黄子明是广东省疮疡外科名家。黄宪章自幼习医，1954年于广东中医药专科学校毕业，分配在广东省中医院骨伤科工作，为何竹林助手和弟子。20世纪60年代起，黄宪章即任广东省中医院骨科主任，在省粤港澳及全国有较高的声誉及学术地位，从1955年行医至今（2020年）65年，一直坚持在医疗、教学、科研第一线工作，参加全国高等中医院校骨伤专业系列教材编写工作。黄宪章既得父辈家传，又深得何竹林师授，擅长正骨手法。并师承尚天裕，在中西医结合治疗骨关节损伤方面有较深的造诣。临证擅长诊治腰椎间盘突出症、强直性脊柱炎、颈椎病等。有一老乡母女患腰椎间盘突出，通过网络挂号黄宪章的特需门诊，服用了一个药方7剂药，腰痛明显好转。患者通过挂号平台表达感谢："我非常感谢黄教授，希望黄教授的弟子们能继承黄教授的医德医术。"又有一从香港来找黄宪章求医的患者，其因颈椎病而导致右手神经痛，连续痛了半年，坐立不安，直至拿筷子吃饭也不能，看过黄教授后，饮了中药7天，有很大的改善，再复诊饮7天后，痛症已消失。香港求医患者留言说："黄教授确实医术高明！多谢你为我们这些患病的人解除痛苦！"

3. 罗广荫（1913—1988）　广东南海人，广州市名老中医，副主任医师。罗氏出身中医世家，其祖父罗尊初善治脚气，曾以"罗生记治脚气"专科悬壶于广州。罗广荫1934年毕业于广东中医药专科学校，在西关设馆行医。后师从岳父何竹林，精研跌打、风湿、软组织伤损诸症，对治疗风湿性关节炎、类风湿性关节炎、坐骨神经痛、足跟痛诸症经验甚丰，总结出"岭南之病，重视湿邪""寒热虚实，舌诊可辨""补虚之法，贵调脾胃""筋骨之病，重在柔肝"等临床见解。如诊治坐骨神经痛,罗氏认为虽有寒热之分,然南方地处温湿,属湿热者较多,治疗时勿使用过多辛燥祛风通络药,忌食温补燥热之品,如鲮鱼、炖猪筋等,应调节情志,勿使肝火内动,疼痛更甚。他善用自创的"土地骨方"治疗风湿性关节炎,多获良效,处方:地骨皮、猪苓、地胆头各15g,苍术、黄柏、独活各10g,桑枝30g,泽泻、威灵仙各12g。对久治不愈之痹症、腰椎间盘突出症,他善用虫类、藤类药物,提出"筋痹之病,重在柔肝",以加味芍药甘草汤柔肝养肝法治坐骨神经痛,处方:白芍、地骨皮、牡蛎、生地各20g,玄参25g,丹皮、甘草各10g,麦冬12g。[14]

罗氏代表性学术传人有女儿罗笑容(广东省名中医)、罗永佳(广东省名中医),以及罗漪梅、罗曼莉、杜宝妮、何应衡、何应璋、张少仲、黄雪友、李启镛、潘少卿、张宜新等。

三、李主江"西关正骨"学术凝练

李主江(1955—　　),男,岭南何氏骨伤科学术流派主要传承人,2003年协助何竹林长子何应华完成《何竹林正骨医粹》整理研究及出版工作,并在广州白天鹅宾馆举行首发仪式;2009年"广州西关正骨"申报广东省第二批非物质文化遗产项目成功,其后又在广州市文化公园、广州塔(小蛮腰)面向来自各地民众,以彰显广州西关正骨的学术精华与魅力;2014年1月在西关何竹林旧居举行拜师传承授徒仪式,获得省市文化厅、局一致好评。笔者作为评审专家之一见证这一历史时刻,并在会上发言:何氏骨伤科流派如孟子所云,得天下之英才而育之,三乐也。又谓李主江副主任医师身在基层医院,不畏艰险,筚路蓝缕,古人云"莫为之前,虽美不彰;莫为之后,虽盛不传"。没有前辈何竹林,岭南骨科精湛诊疗技术不能彰显;没有后辈李主江,岭南骨科精湛诊疗技术也不能发扬传颂。

李主江1984年毕业于广州中医学院,现任广州荔湾区骨伤科医院副主任医师、广州市优秀中青年中医骨干、《中国当代中西医结合骨科诊治学》编委、广东省非物质文化遗产传统医药项目西关正骨代表传承人,长期从事中西医结合治疗骨与关节损伤的临床工作。少小时居住于广州中医学院内,"文革"期间受家父李德明的介绍与在学院药圃劳动改造的何氏相识,接受何氏教诲,矢志于骨伤科事业。又经从事中药标本工作的母亲启蒙,16岁时已掌握100多种广东常用中草药的采摘和鉴别。1974年开始随广东省文史研究馆朱庸斋先生学习古典文学;1984年大学毕业后在住院部、急诊科、门诊部从事医疗工作;长期师从岑泽波,何应华,徐达传,周围,夏霆等老师。1999年经广州市荔湾区人民政府批准与名老中医何应华主任结成师徒,并在何应华主任指导下整理编撰《何竹林正骨医粹》,2003年8月由广东科技出版社出版。主要论著有

"改良 Steffee 钢板在腰骶椎内固定术中的应用解剖学""何应华治疗膝关节创伤性滑膜炎经验介绍""近代岭南伤科名家何竹林""226 例手外伤早期治疗的临床分析""单侧多功能外固定支架治疗胫腓骨开放性骨折（附 32 例报告）"等学术论文 20 篇，先后被《中国临床解剖学杂志》《中国骨伤》《新中医》等杂志全文刊登，参加编写《中国当代中西医结合骨科诊治学·骨外科分册》，1997 年由中国科技出版社出版。

何竹林先生是全国著名的中医骨伤科专家，亦是岭南伤科的代表人物。从医从教 70 年，是中医药教育界的一代宗师，已经形成岭南何氏骨伤科学术流派。除上述流派代表性传承人及主要传承人以外，何竹林一生为人豪爽慷慨，医术精湛，医德高尚，门下学生遍及海内外，数不胜数。例如张贻锟（1932—　）男，广州市人，1962 年毕业于广州中医学院，随何竹林先生学习正骨，在广东省中医院骨科工作 18 年。又如魏征（1921—　），男，江苏盐城人。1949 年毕业于上海国防医学院大学部医科，主任军医，任广州军区广州总医院专家组副组长，中国人民解放军第一军医大学（现为南方医科大学）客座教授，享受国务院政府特殊津贴。魏氏 1959 年结业于广东省西医学习中医班，师从何竹林先生学习中医骨伤，协助整理何竹林中医骨伤科经验，撰写"何竹林正骨经验"发表在 1962 年第 2 期《广东中医》杂志。再如莫子云（1939—　），男，广东省东莞人，自幼跟随何竹林先生习医，又得何应华、何超常、何应基等师兄从旁指导，获益良多，继承了何氏学术和治疗经验，1960 年在香港创办莫子云跌打医局。还有蔡润才（1937—　），男，广东省东莞人，1963 年广州中医学院毕业，分配到广州市中医医院，从事临床工作 20 年。1983 年到香港定居，在校期间得到何竹林老师悉心指导，参加外伤科教研组整理、拍摄何竹林骨伤科医疗经验专辑。

由李主江策划、署名广州荔湾区骨伤科医院编写的《岭南西关正骨》，2017 年获广州市宣传文化基金资助出版，是书系统梳理了何竹林、李广海、管霈民、黄耀燊、蔡荣、李佩弦、霍耀池、廖凌云、岑能等一批著名骨外伤科名家传承谱系，有名有姓，先后有序；发掘整理凝练了一批骨伤科名医的诊疗技艺特色、正骨心法理论、伤科治法备要、伤科验方名药（医院协定处方），以及诊治各种骨折、脱位、骨病、软组织损伤、外伤科杂症的手法。此书体现中医骨伤科优势特色，连接地气，适合民众医疗所需；可读性强，无浮夸不实之词。是书下篇专门撰写何竹林等十五位曾在广州西关行医的名家学术经验与传承，图文并茂，格高境大，气清意纯，读后使人感觉一代骨伤科名医音容宛在，永远值得后人怀念，是对岭南骨伤科学术流派重要文献传承载体。

第六节 黄耀燊外科学术流派与 国医大师禤国维

一、黄耀燊医学世家

黄耀燊(1915—1993),又名醒中,广东顺德人(一说南海里水大石沥美村),广东省名老中医,现代著名中医外科医家。黄耀燊出身中医世家,其父黄汉荣是广州地区有名的骨伤科专家。黄耀燊1934年毕业于广东中医药专门学校,任广东中医院医生,后受聘于广东顺德县乐从墟同仁医院,擅长跌打伤科,精通外治按摩手法。1939—1951年在省城执业,设医寓于广州梯云路曰"芝香馆"。黄氏医术高明且医德高尚,同人评曰:"黄君耀燊,婆心济世,着手皆春,且重义轻财,恤贫救苦,可谓擅岐黄之术而具菩萨之心者。"[15]

(一)学术精华

1. 疮疡证治 在对疮疡的治疗方面,黄耀燊善于视病证处方遣药,灵活运用消、托、补三大法则,力求速效。就内、外科鉴别辨证而言,总结出以下3点:①解表药,内科病常以恶寒为表证,用解表药物取效;外科疮疡初起,虽用表散之药,但其目的不在于发汗,而在于疏通经络以达到消肿散结的目的。②血分药,外科疗疮走黄与血分有关,在治法上除用清热解毒药外,需兼用活血、凉血药,使其消散;但内科表证,常忌血分药。此为两者用药之根本不同。③药量,外科与内科亦异,外科一般药量较重,否则不能驱除病邪。

2. 急腹症证治 20世纪70年代在开展中医诊治外科急腹症的临床研究中,黄耀燊总结,急腹症是六腑的病变,舌苔对病邪的反映很敏感,能反映出病邪的深浅,病情的轻重。尤其是急性阑尾炎患者的舌苔变化,可反映出治疗效果及病情的预后。他认为"舌苔一日未净,邪热一日未清",并指出,即使病人的自觉症状消失,只要舌苔不化,便极易复发,因此治疗必须彻底。尤其对一些难化的湿滞黏腻之邪,不能过早停药,可在清热解毒、活血化瘀、通里攻下的药物中适当佐以芳香化湿之品。对急性阑尾炎病变的后期,临床上常可碰到一些难于消散的包块。黄耀燊认为,这是本病初病在腑,久病入络之故。据此,他提出久则通络的治疗原则,在清热解毒的方药中选用有较强活血散瘀、软坚散结作用的药物,使难于消散的条索状硬结渐渐吸收。[16]372

又如对胆道系统感染和胆石症导致的黄疸,黄耀燊同样积累了丰富的经验。认为茵陈、大黄、栀子、黄柏、芒硝等为治黄要药。而本病常见寒热往来,大便秘结,为少阳、阳明俱病,故选用表里双解的大柴胡汤与上述药物配伍,分型论治,每获良效。如一女青年患胆囊炎胆石症 5 年,反复发作。本次发作右上腹肌紧张,胆囊区有明显的压痛及反跳痛,口苦、口渴,尿少黄浊,大便6 天未解。诊断为湿热型胆石症,给服湿热型胆石汤。第二天腹痛加剧,全腹硬满,高热不退,烦躁,寒战,全身晦黄,尿色如茶。此时患者已转入脓毒型,改投脓毒型胆石汤,药后 24 小时,大便通下,腹痛减轻,其他症状亦快然而失。一周内郁湿化热症状相继改善,并先后从大便排出指头大小之结石 5 颗,最大者为 2.2cm×1.5cm×1.3cm,后改用瘀滞胆石汤调治痊愈。黄耀燊认为,本病大多属里实热证,应以通为用。对病机为气滞血瘀,闭而热者,以下为主,以清为辅;热而闭者,则以清为主,以下为辅。胆性刚,喜疏泄,从而黄氏提出胆病无补法,应以通为补的观点,即使对久病或过服清利药物而致脾肾亏虚的病人,仍不能放弃舒肝利胆的药物。这一观点对临床显然有着重要的意义。[16]373

3. 危急疑难证治 黄耀燊对危重症及疑难病的医治亦具有丰富的经验。如 1976 年夏,一被银环蛇咬伤的男青年,昏迷 11 天,停止自主呼吸 30 天,不能进食,极度消瘦虚弱,并曾一度出现呼吸和泌尿系统的霉菌感染。虽采取许多救治措施而不见显效。黄耀燊应约会诊,他果断地应用大量藿香、葫芦茶等芳香化湿、辟秽化浊之品,使感染得到控制。后来,患者又出现肉眼血尿,黄耀燊分析认为,血尿与应用抗生素有关,于是果断停用,全用通利通淋、凉血止血的中药治疗。仅 3 天,血尿停止。继续用中药调理,终于把患者从死亡线上抢救回来。[16]374 该项研究获 1978 年全国科学大会奖。黄氏还致力于中医临床、教学、科研,治学严谨,博采众长,精通外伤、杂症、儿科。对疮疡、胆石症、颈、腰椎病以及蛇伤有独特研究。根据他的验方制成的"骨仙片"被收入《中华人民共和国药典》2015 年版一部,"双柏散"为广州中医药大学第一附属医院院内制剂,曾获广州市优质产品奖。1983 年他将验方"骨仙片"技术转让费 10 万元,全部捐赠给广州中医学院,为教职员工每人做了一套西装。老师们穿上该套西装时都开玩笑说,这是黄老给我们做的"骨仙西装"。

(二)学术传承

岭南黄氏中医外科流派起源于清末民初,黄耀燊的父亲黄汉荣悬壶广州,是当时广州地区负有盛名的中医骨伤科医家同时也是有名的伤寒派医家,当代学者认为黄汉荣为黄氏中医外科流派第一代传人。

黄氏中医外科流派创始人是黄耀燊,是为第二代。出身于中医世家,得其父黄汉荣家传。黄耀燊受刘赤选、陈任枚两位温病学老师影响,后来多使用温病学中的卫气营血辨证及岭南祛湿热之法来解决外科问题,尤其是对疮疡、急腹症的处理,疗效甚佳。梁翰芬擅长舌诊、脉诊,视为危重病人的必要诊察手段。黄耀燊后期诊治急腹症及许多外科危急重症如破伤风、蛇咬伤等,十分重视舌脉的变化,思路源于梁翰芬先生。学术上遥承明清外科"正宗派"

陈实功"内外并举,外重手术,内重脾胃"的思想,又敢于吸取西医新知,中西结合,确立"内外并举,尤重外治;内治之理,尤重托法"的鲜明学术主张。临床实践重视舌诊,创制有"双柏散""舒胆胶囊""骨仙片"等沿用至今。

崔学教、赖振添、郑泽棠是岭南黄氏中医外科流派第三代传承人的代表,在传承黄老学术经验方面起到了承前启后的作用,并在原有基础上进一步发展和创新。注重外科手术,强调中医疗法在围手术期的作用,创制了"通腑泻热合剂""胆道排石合剂""通淋排石合剂""消瘀化石合剂""益肾排石合剂""前列安栓"等院内制剂并广泛应用于临床。

池建安、赵先明、谢建兴、陈铭、陈育忠等在继承黄耀燊学术思想及崔学教、赖振添、郑泽棠学术理念的基础上,引进外科微创和快速康复理念,对传统中医药治疗外科疾病及促进术后康复的作用机理进行了深入细致的研究,为岭南黄氏中医外科的传承发展打下了坚实的基础,为第四代传承人(主要传承人)。王志刚、吴健瑜、卢蔚起、刘鸿郝蕾、张子敬、杨海淦、梁小兴等,为后备传承人。[17]41

当然,作为 20 世纪 70—80 年代协助黄耀燊工作成绩显著者为麦冠民(1978 年广东省人民政府授予"广东省中西医结合工作积极分子"荣誉称号)、林华森、赖振添(代表性传承人,撰写《著名中医外科学家黄耀燊》,载《岭南中医药名家》)、黄和世(儿子)、陈汉章、张曼华、黄燕庄(女儿)等。

二、国医大师禤国维

黄氏中医外科流派另一重要分支是广东省中医院禤国维,通过李红毅承担"岭南皮肤病学术流派传承工作室"(国家首批 64 家学术流派传承工作室项目,经费 200 万,广东三家,建设期间为 2013 年 1 月至 2016 年 11 月,已经通过实地验收)去实施体现。

禤国维(1937—　　),广东三水市人,广州中医药大学教授,主任医师,博士研究生导师,广东省名中医,享受国务院政府特殊津贴专家,人事部、卫生部及国家中医药管理局确定的第二、第三批全国老中医药专家学术经验继承工作指导老师,曾任广东省中医院副院长,现任广东省中医院皮肤病性病研究所所长,中华中医药学会皮肤科委员会顾问,中国中西医结合学会皮肤性病专业委员会顾问、广东省中医药学会终身理事、广东省中医药学会皮肤科专业委员会名誉主任委员、广东省中医药学会外科专业委员会名誉主任委员等职。在"岭南皮肤病学术流派传承工作室"建设期间,被国家人事部、卫计委、中医管理局遴选为全国第二批"国医大师"。

禤国维从小生活在有"中医街"之称的广州龙津东路,耳濡目染近代岭南名医风采,自幼对中医怀有一份特殊感情。1957 年广雅中学毕业后考取广州中医学院,"仗起死回生之能,有拯人膏肓之力"[18]553成为心中宏愿,1963 年大学毕业的禤国维服从组织需要分配到湖南中医学院第一附属医院,在湖南从事中医外科皮肤科教学、科研、临床工作 13 年,为日后的皮肤外科学术研究奠定了坚实基础。禤国维主要著述有《皮肤性病中医治疗全书》《中西医结合治疗皮肤病性病》《皮肤性病科专病中医临床诊治》《中医皮肤病临证精粹》《中医皮肤性病科治法锦囊》等。

（一）学术精华

1. 皮毛脏腑,经络相通;平调阴阳,治病之宗　中医皮肤外科病症,病位虽在表层肌肤腠理,而经络实相通其内在之脏腑,而肾为水火之脏,内寄肾阴肾阳,平调阴阳是治病之宗,调补肾阴肾阳是皮肤科疑难疾病治疗的重要方法。禤国维提出"阴阳之要,古今脉承,平调阴阳,治病之宗"的皮肤科疑难疾病治疗思想。治疗疾病,维持正常生理活动,就要"谨察阴阳所在而调之,以平为期",这种调节原理可以看作是控制论的负反馈调节。阴阳学说正是控制调节人体黑箱平衡的方法,可运用在诊断、辨证及治疗用药上,禤老认为补肾法是治疗疑难皮肤病的重要方法,许多皮肤病,尤其是一些难治性、顽固性皮肤病与肾的关系密切,大多为肾阴虚或肾阳虚,如能恰当运用补肾法,往往可使沉疴得愈。如治疗红斑狼疮皮损,他认为阴虚火旺、虚火上炎是贯穿全过程的主要病机,由此研制了滋阴清热狼疮胶囊(狼疮 2 号)、清热解毒狼疮胶囊(狼疮 1 号)、健脾益肾狼疮胶囊(狼疮 3 号)系列制剂,临床上配合类固醇激素治疗,总有效率达 91.6%。[18]554

2. 继承发展传统医学,尊古而不泥之于古　禤国维对中医古籍和历代名医家的学术思想、临床经验有较深的认识,在临床实践中注重中医传统治疗方法的使用,但尊古而不泥古。他认为对一些疾病病因病机的认识,不能长期停留在前人认识上,而应在前人认识的基础上结合当代的因素有所发挥和发展。如痤疮是多发于青少年面部的常见皮肤病,中医传统认为该病是由于肺胃血热上熏头面所致。禤老在长期的临床实践中,提出痤疮(粉刺)主要致病机理是肾阴不足,冲任失调,相火妄动。采取滋阴育肾,清热解毒,凉血活血之法,取得总有效率为 93% 的较好疗效。又如中医对脂溢性皮肤病多限于从风、湿、热、血虚辨治,禤老根据临床观察,发现此类疾病的发生与内分泌紊乱有关,要控制皮脂分泌过多,必须调整内环境,调整内分泌。认为本病以肾阴虚证多见,皮脂当属中医"精"的范畴,属肾所藏。肾阴不足,相火过旺,虚火上扰,迫精外溢肌肤、皮毛,则皮脂分泌增多,热蕴肌肤、皮毛则生痤疮、脱屑;热郁化风则皮肤瘙痒、脱发。根据这个病因病机,采用滋肾阴、清湿热的原则,采用加味二至丸平补肝肾、益阴血、安五脏、清湿热以治疗脂溢性皮肤病,取得了较好疗效。再如慢性荨麻疹,西医认为过敏是本病的主要问题,但过敏原往往难以找到。抗过敏,加强免疫抑制是西医治疗的重要环节。而中医采取辨证论治的整体观是提高疗效的关键,在治疗中选用符合辨证需要又有抗过敏作用的药物来组方,禤国维采用麻黄与牡蛎治风寒型慢性荨麻疹,麻黄辛温,具有疏散风寒、宜肺之效,又可疏风止痒,散邪透疹。牡蛎咸寒,质地重坠,具有重镇安神、平肝潜阳、收敛固涩、制酸止痛之功用。[18]555

3. 重视外治,认为外治法是提高中医皮肤病临床疗效的重要手段 禤国维认为中医皮肤病的外治法根据其治疗操作的方式及配合药物的情况可概括为药物外治法、针灸疗法和其他疗法三大类。药物外治法大致可归纳为薄贴法、围敷法、敷贴法、熏洗祛、掺药法、吹烘法、热烫法、烟熏法、湿敷法、摩擦法、擦洗法、浸渍法、涂擦法、蒸汽法、点涂法、移毒法等18法;针灸疗法大致可归纳为体针疗法、针刺疗法、割治疗法、梅花引疗法、三棱针疗法、穴位埋线疗法、放血疗法、艾灸疗法、拔罐疗法、磁穴疗法、发疱疗法等15法;其他疗法大致可归纳为波刺疗法、划痕疗法、开刀法等3种。如创立的"截根疗法"用于治疗顽固性的以肛门、外阴瘙痒症状为主的神经性皮炎。疥疮、圆癣、鸡眼等一般施以外治法就能治愈。

(二)学术传承

三因制宜,植根岭南。在中医学术发展的历史长河中,涌现出众多的中医名家和学术流派。皮肤病虽是临床常见病,但以往历代均无专著,亦无专门的皮肤科,中华人民共和国成立后才逐步从中医外科分出。对其病因病机、治法的研究才渐渐深入。禤国维在几十年潜心研究的基础上,逐步发展,形成了具有独特学术思路的岭南中医皮肤病学术流派。

禤国维十分尊重给他讲授过《中医外科学》的黄耀燊(下尊称黄老),认为黄老是岭南中医皮肤外科的第一人,在学术流派传承谱系上顶置于首。禤国维传承创新,将黄老学术经验发扬光大,成为国医大师,岭南中医皮肤病学术流派创始人;陈达灿(广东省名中医)、范瑞强、刘巧为代表性传承人;李红毅、卢传坚、刘爱民、吴晓霞、席建元、陆原等为主要传承人;后备传承人及其流派各地工作站负责人有吴元胜、欧阳卫权、查旭山、黄咏菁、刘炽、朱培成、陈信生、林颖、吴秀梅、刘峻峰、黄楚君、袁娟娜、邓家滢、阎玉红、梁家芬、朱明芳、陈其华、丁建国、张衍、陈国姿、王剑锋、郑永平等。[19]27

岭南中医皮肤病学术流派项目负责人李红毅凝练了这批名医群体中医诊治皮肤病的理论主张:黄耀燊提出"清热解毒,活血凉血治法,重视脾胃和肾"的学术思想;禤国维继承和发扬中医传统皮肤病学术精华,创新进取,根据岭南的体质特点进一步深化,形成了自己独特的学术思想——平调阴阳(理论明辨阴阳,立法调和阴阳,方药平衡阴阳),以补肾法、解毒法、调肝脾、祛湿法、外治法治疗皮肤病;陈达灿全面学习和继承禤老的学术思想和临床经验,擅用虫类药治疗多种疑难皮肤病,并归纳完善了特应性皮炎的中医病因病机,在禤国维诊疗顾护两本(脾肾)法治疗皮肤科疑难病症基础上,提出并系统阐述特应性皮炎的发病机理即心火脾虚是特应性皮炎的基本病机,脾虚证贯穿始终,创立和阐发"培土清心"法治疗特应性皮炎的临床经验;卢传坚在禤老从毒论治银屑病的基础上,提出"血瘀是银屑病的核心病机,从血瘀辨治银屑病";范瑞强在禤国维认为痤疮在于"肾阴阳天癸平衡失调,相火妄动",其标在"肺胃积热、血热瘀滞"的基础上进一步发展认为肝肾乙癸同源,肾阴不足,相火过旺,水不涵木,肝阴不足,肝经郁热痤疮发病新理论,提出用滋阴清肝消痤治疗痤疮;刘巧继承禤老的解毒法的基础上,认为毒邪蕴藏在普通食物、药物、动物、植物及自然界六气中,体质不耐,禀赋不足,毒邪入侵,聚集皮肤腠理而发病,认为发病特点有猛烈性、顽固性、火热性、传染性、依附性、特应性,提出解毒法、排毒法、抗毒法、以毒解毒法,根据毒邪治病学说,研制出清湿毒胶囊、清热毒胶囊、祛湿散、寒冰止痒散,并获得多个国家发明专利;刘爱民在禤老解毒、因地制宜、从脾治疗湿疹的基础上,提出"季节、脏腑、经络、部位四位一体辨证治疗湿疹"的新思路并逐渐归纳总结形成了新的证治体系。他们制定了岭南皮肤科常见病的诊疗方案及特色技术操作规程诊疗方案五个,分别是:湿疹(特应性皮炎)、带状疱疹、银屑病、系统性红斑狼疮、皮肤癣病,并每年对诊疗方案及临床路径进行优化;制定了特色技术操作规程10个:截根疗法,划痕疗法,中药吹烘疗法,梅花针疗法,穴位注射法,中药面膜疗法,自血疗法,液氮冷冻疗法,清天河水推拿手法,耳针疗法。[19]62

　　禤国维岭南中医皮肤外科学术流派辐射面广,带动广东各地中医院皮肤外科学术发展,如清远市中医院皮肤科在国医大师禤国维指导下,研制了一批院内制剂,丰富了皮肤科的外用制剂,提高临床疗效,目前已研制出金栗兰酊、入地金牛酊、消痤祛脂合剂、面部外敷洗剂等4种院内制剂,并应用于临床。金栗兰酊主要功用为活血化瘀、止痛消肿;主治银屑病、毛囊炎、痤疮、带状疱疹等炎症性皮肤病。入地金牛酊主要功用为活血化瘀、止痛消肿;主治疖病、甲沟炎等炎症性皮肤病。消痤祛脂合剂主要功用为清热解毒、消痤祛脂;主治痤疮、脂溢性皮炎、酒糟鼻、脂溢性脱发等皮肤病。面部外敷洗剂主要功用为清热解毒、消痤消斑;主治痤疮、脂溢性皮炎、酒糟鼻、黄褐斑、颜面部皮炎等颜面部皮肤病。

第七节　周岱翰与岭南中医肿瘤学术流派

一、创立岭南中医肿瘤学科

　　周岱翰(1941—　　),曾名周友智,广东汕头市人,广州中医药大学首席教授、主任医师、博士研究生导师。2017年遴选为第三批国医大师,历任中华中医药学会全国理事,中华中医药学会肿瘤分会名誉主任委员,广东省中医药学会肿瘤专业委员会主任委员,广东省中医肿瘤治疗中心主任。

周岱翰出身于医学世家,自幼受家庭熏陶,立志从医。据周岱翰回忆:父亲对中医西医完全持开放态度,可以自由选择,适逢1960年国家贯彻中医政策,支持报考中医院校,于是我在1960年考入广州中医学院医疗系。[20]周岱翰1966年在广州中医学院医疗专业毕业后被分配到一间地处农村的新办省级西医院。作为该院的第一个中医师,遂购置百草柜,开设中医科,日诊患者数十,也是在那个时候,他接触到了一些肿瘤病人。有些鼻咽癌颈部转移患者经过放射治疗后皮肤溃烂,痛苦不堪,用草药治疗后收到良好效果。这给了周岱翰用中医药诊治肿瘤的信心与决心。

如是一晃十年,这十年医院一线临床医疗工作实践对他来说实在太重要了。1976年因广东省继承名老中医学术经验需要,周岱翰调回广州中医学院师从广东省名老中医周子容、关济民学习,重新回到大学平台的周岱翰如鱼得水,开始了他深入探究中医防治诊治肿瘤的医、教、研生涯。

周岱翰认为中医学要在肿瘤研究方面取得进展,首先要有一个学术平台,即逐步建立中医肿瘤学科。这个学科,上能继承传统中医学历代名医,以及当代名医防治肿瘤的宝贵学术经验;下能通过现代科学研究,尤其是建立病区后大量收治各种恶性肿瘤患者临证实践,总结凝练中医关于肿瘤的理论学说,阐述中医防治肿瘤的作用机理。

周岱翰从1983年起连续3年举办"广东省中医治疗消化系统癌瘤专科班",并在广州中医药大学开办《中医肿瘤学》课程用于本科和研究生教育,主编《中医肿瘤学》讲义,并承担教育部二十一世纪新教材《中医肿瘤学》的主编。他的贡献在于界定中医肿瘤学与其他学科关联,认为中医肿瘤学是在中医理论指导下,研究各种肿瘤性疾病的病因病机、临床特点、辨证论治规律及预防康复保健等的一门临床学科。其学术内容涵盖肿瘤的中医病因学及发病学、中医四诊在肿瘤早期诊断及判断预后中的应用、中医肿瘤治则及治法研究、抗癌中药筛选及验证、中医肿瘤临床及中西医结合抗癌研究、癌症中医康复治疗、中医古籍的肿瘤文献理论研究等。中华全国中医药学会于1996年成立肿瘤分会,周岱翰当选为首届会长,肿瘤分会的成立是岭南中医也是当代中医肿瘤学术发展的里程碑。[21]678

二、以"带瘤生存"为中医诊治理念

周岱翰以中医学"整体观念""以人为本"的理论为指导,基于临床中部分癌病患者化疗后肿瘤暂时缩小,但身体虚弱致生存期缩短,而单纯服中药者瘤块缩小不明显却能长期生存的情况,提出"带瘤生存"是中医治癌特点之一,要把肿瘤当慢性病看待。临床疗效受制于不同的恶性肿瘤癌症,或每一种癌的不同病期和治疗必须有不同的治疗方案,建立中医肿瘤规范化治疗方案是确立中医症状、证候量化标准,及中医肿瘤疗效评定标准,这个过程是加强中医肿瘤学学科内涵建设的重要举措,有利于提高中医治疗肿瘤的疗效和整体学术水平。周岱翰在其承担的国家科技攻关课题中进行严谨的对照观察以验证其可靠性和可重复性,并反复思考"带瘤生存"中医理论特色与临证意义。

周岱翰临床治癌颇具特色,医技衷中参西,学识推陈致新,治疗肝癌强调清肝利胆,健脾益气;治疗肺癌首重解毒除痰消瘤,益气养阴补肺;治疗晚期癌瘤重在寓攻于补,虚中求实,主张土健以灌四旁,论治不忘补中;研究癌症食疗,推崇辨证配膳等具有中医特色的治疗大法。临证擅长辨病与辨证结合,内治与外治并用。放射线治疗是当前治癌手段的主要支柱之一,20 世纪 80 年代初周氏钻研温病学说,领悟温病病机与传变规律后提出放射线的中医药属性为"热邪、火毒",进而耗气伤阴。师古而不泥古,开拓温病学说在肿瘤临床应用的范例。大医孙思邈云:"医者,意也,善于用意,即为良医。"古代未有放射治疗和器官移植,今人的辨证论治就将面临放射损害和免疫排斥这些新的挑战。周氏对放射病应用温病学说论治,早期宜清热解毒,后期应益气养阴;通过总结器官移植后病人的舌脉证候和病机,提出供体器官植入受体在本质上等同"外邪入侵机体"的观点,人体的"正气"驱邪功能产生一系列的应答(排斥反应),机体正邪交争表现为湿浊、热毒乃至神昏的证候,西医使用抗排斥药后,抑制、扰乱了机体原有"正气"的驱邪功能,治疗思路是益气解毒来疏导、协调脏腑经络功能以逐渐"同化",接受供体器官,即重建使用抗排斥药后受影响的人体机能,从低级平衡达到新的平衡,即《黄帝内经》所说的"阴平阳秘"。周岱翰"带瘤生存"的理论是在长期实践基础上反复思考凝练出来的中医治癌理论主张,现已为中西医所接受,并作为患者的临床受益体现在肿瘤的疗效评价标准中。[21]679

三、治癌瘤中药制剂及验方举隅

1. 鹤蟾片　国药准字号中药制剂。药物组成:仙鹤草、干蟾皮、猫爪草、浙贝母、法半夏、天冬、人参、鱼腥草、葶苈子等。功效主治:益气除痰、解毒消积,治疗肺癌。

2. 固金磨积片　药物组成:人参、麦冬、绞股蓝、鱼腥草等。功效主治:固气益肺,祛瘀消癥,治疗肺癌。

3. 清金得生片　药物组成:西洋参、麦冬、绞股蓝、蟾酥、山慈菇等。功效主治：益气养阴、清肺解毒、扶正消瘤，治疗肺癌。

4. 参桃软肝丸　药物组成：生晒参、桃仁、冬虫夏草、仙鹤草、大黄、人工牛黄、蟾酥等。功效主治：健脾养肝、解毒祛瘀，软坚散结，治疗肝癌。

5. 解毒得生煎　药物组成：生大黄，黄柏，山栀子，蒲公英，金银花，红花，苦参等。功效主治：清肠解毒、凉血增液，治疗肠癌。

周岱翰临证灵活，如诊治肺癌自拟"益气除痰方"，药物组成党参、云苓、薏苡仁、生半夏、浙贝母、山慈菇、守宫、鱼腥草、仙鹤草、天冬。临证按肺郁痰瘀、脾虚痰湿、阴虚痰热、气阴两虚等分型辨证加减，煎汤剂，口服。

除药物治疗外，重视辨证施膳，药膳兼施，发展中医肿瘤食疗学。周岱翰依据岭南的地域、气候特点和居民重视食疗养生等特点，特别提倡研究癌症食疗，又说"养生没有千人一面的刻板规律"。重视中医"土健以灌四旁，论治不忘补中"的学术主张，出版了国内第一本中医肿瘤食疗专著《癌症的中医饮食调养》，开创中医肿瘤食疗学的先河，进一步丰富和完善了中医肿瘤食疗学体系。

四、周岱翰岭南中医肿瘤学术流派传承

（一）家传与跟师

家传，周岱翰出身于医学世家，幼承庭训，克绍箕裘，有志于医学。跟师，跟随广东省名老中医周子容。周子容（1894—1978），南海人，亦出身医学世家，其父、叔都是省城有名望中医。民国十年（1921）广州卫生局举行第一期中医师注册检考，周子容即以第三名录取。1924年广州医学卫生社改为广东光汉中医专门学校，周子容旋即入学，熟读医典，对朱震亨、李杲、雷丰的著作尤有钻研，并得粤港名医吕楚白指点，为光汉医校首届毕业生，留校任教师医师职。1976年周岱翰调回广州中医学院，又师从中药方剂教研室主任关济民（1909—1979），顺德人，世家业医，传至关氏已第六代，1932年毕业于广东中医药专门学校，受聘于广州陈李济（省城药业八行之一）执业。

（二）代表性传承人与主要传承人

1. 林丽珠（1962—　　）广东汕头人，广州中医药大学教授、主任医师，博士研究生导师，广东省名中医，享受国务院政府特殊津贴专家。中国共产党第十九次全国代表大会代表。现任广州中医药大学第一附属医院副院长，国家临床重点专科、全国中医肿瘤重点专科学术带头人，师从周岱翰学习15年以上，获"全国首届中医药传承高徒奖"，为周岱翰代表性传承人。

林丽珠20世纪90年代开始整理研究周岱翰学术经验，以1995年发表"解毒得生煎直肠给药治疗恶性肿瘤"为标志，其后在《全国名老中医药专家学术经验集》卷五总结了周岱翰学术经验，此后又发表《周岱翰教授治疗原发

性肝癌经验撷要》《周岱翰教授从痰辨治癌症经验介绍》等学术论文,凝练了富有岭南地域特色的"痰湿""湿毒"病因病机在肿瘤发病中的作用特点及其临证诊治。发表《周岱翰教授以中医温病学说辨治肿瘤放射病的经验》,拓展了温病学说在岭南中医肿瘤学术流派中的运用。[17]89 林丽珠共发表专业学术论文90多篇,主编或参编论著15部,主持国家自然科学基金面上项目"益气除痰法抗Lewis肺癌的机制:细胞增殖动力学和蛋白质组学研究"、国家"十五"攻关项目"提高肺癌中位生存期的治疗方案研究"、国家科技"十一五"支撑计划课题"老年非小细胞肺癌的中医药综合治疗方案研究"等重大课题。获2009年广东省科学技术进步奖二等奖、国家教育部"高等学校科学研究优秀成果奖(科学技术)"科技进步奖一等奖。

2. 张恩欣(1978—) 广州中医药大学第一附属医院副主任医师,广州中医药大学肿瘤研究所办公室主任,医教研阅历较广,曾挂职广东省兴宁市中医院副院长、国家中医药管理局医政司工作。师从周岱翰学习5年以上,作为主要传承人具备承担"岭南中医学术流派工作室负责人"资格。

张恩欣学术上致力于癌症的传统中医治疗、中西医结合康复、抗复发治疗。临证擅长中医药防治化放疗毒副反应、中西医结合提高患者生存质量的临床治疗,对古方小金丸、通关丸、葶苈大枣泻肺汤及毒性药物马钱子、蟾酥、细辛等运用有较深体会,能够发挥中医学的学术优势。倡导中西医多学科诊治(放化疗 + 中药汤剂 + 抗肿瘤中成药)肺癌、食管癌、胃癌、结直肠癌、乳腺癌、鼻咽癌、肝癌、子宫癌、卵巢癌、淋巴瘤、胰腺癌,以提高患者生活质量、延长生存时间。尤其是在中医药扶助人体正气、抑制癌瘤,联合最新分子靶向药物治疗各类恶性肿瘤有较深刻认识。

张恩欣自师从周岱翰学习后,诊治癌瘤水平迅速提升,先后整理发表了《周岱翰论治大肠癌经验》《周岱翰教授论治恶性肿瘤学术经验管窥》《周岱翰解毒治癌十法》《周岱翰教授运用'培土生金法'论治肺癌学术特色初探》《益气除痰方通过抑制Akt信号通路诱导顺铂耐药肺癌细胞凋亡的作用及分子机制研究》等学术论著,并协助周岱翰编写《中医肿瘤学》教材,负责"肿瘤科发展简史"部分撰写,描述中医肿瘤学术源起发展历程,为岭南中医肿瘤学术流派传承工作室建设奠定基础。

3. 王雄文(1971—) 广州中医药大学中西医结合主任医师,广州中医药大学第一附属医院二肿瘤科副主任,师从周岱翰学习,为主要传承人。王雄文1991年毕业于湖北中医学院,1997年硕士毕业于中山医科大学中西医结合脾胃临床专业,2003年博士毕业于第一军医大学肿瘤专业。擅长恶性肿瘤中西医结合治疗及微创介入治疗,负责省级课题一项、市级课题两项,广州市抗击非典个人三等功(2003)。公开发表《周岱翰教授应用温补法治疗肺癌经验介绍》等学术论文。

4. 刘展华(1965—　)　广东潮州人。广州中医药大学第一附属医院主任医师,医学博士,2011年博士论文《中医肿瘤学家周岱翰教授学术思想临床经验研究》。第四批全国老中医药专家学术经验继承工作指导老师周岱翰学术继承人(主要传承人),广东省中医药学会肿瘤专业委员会委员。现为中西医结合临床专业(肿瘤学)硕士研究生导师。长期从事肿瘤的中西医结合防治研究,尤在其肿瘤急症和肺癌、肝癌、大肠癌、妇科肿瘤中西医结合治疗方面有较丰富的临床经验。公开发表学术论文《周岱翰教授运用活血祛瘀法治疗恶性肿瘤的临床经验撷要》《浅谈周岱翰教授从脾胃学说论治肿瘤的临床经验》《周岱翰治疗恶性肿瘤验案3则》等。

周岱翰主要传承人还有蒋梅、郑心婷、陈汉锐、黄学武、李猛、王树堂、吴红洁、李穗晖等;后备传承人有关洁珊、翟林柱、陈壮忠、余玲、林洁涛、李佳殷、孙玲玲等,形成岭南中医诊治癌瘤病症人才梯队。[22]

参 考 文 献

[1] 广东省文物考古研究所,广东省博物馆,广东省韶关市曲江区博物馆. 石峡遗址——1973—1978年考古发掘报告[M]. 北京:文物出版社,2014:600-607.

[2] 刘绪银.《肘后救卒方》新解[M]. 北京:人民军医出版社,2010:219.

[3] 黄关亮. 跌打万花油传人、骨科圣手蔡荣[M]// 政协广东省委员会办公厅,政协广东省委员会文化和文史资料委员会,广东省中医药学会. 岭南中医药名家. 广州:广东科技出版社,2010.

[4] 管炎威. 伤科讲义[M]. 铅印本. 广州:广东中医药专科学校,1929.

[5] 管需民. 外科讲义[M]. 广州:广东中医药专门学校,1937.

[6] 管需民. 花柳科讲义[M]. 广州:广东中医药专门学校,1937.

[7] 管其健,管永基. 岭南管氏医学世家传承人管铭生[M]// 政协广东省委员会办公厅,政协广东省委员会文化和文史资料委员会,广东省中医药学会. 岭南中医药名家. 广州:广东科技出版社,2010.

[8] 刘小斌,郑洪. 岭南医学史:中[M]. 广州:广东科技出版社,2012.

[9] 李家达. 肱骨骨折早期活动的疗效[J]. 广东中医,1960,5(2):88-89.

[10] 李家达. 中医对儿童肱髁上骨折的疗法[J]. 广东中医,1959(9):392-393.

[11] 梁以庄,梁匡华. 光汉中医专门学校伤科讲义[M]. 广州:广东光汉中医专门学校,1924.

[12] 何应华,李主江. 何竹林正骨医粹[M]. 广州:广东科技出版社. 2003.

[13] 广州中医学院编. 1987年学术年会论文选编[G]. 广州:广州中医学院,1987:208-213.

[14] 罗永佳. 罗广荫老中医治瘰证经验简介[J]. 新中医,1993(3):5-7.

[15] 刘小斌, 陈凯佳. 岭南医学史: 下 [M]. 广州: 广东科技出版社, 2014: 370.

[16] 赖振添. 著名中医外科学家黄耀燊 [M]// 政协广东省委员会办公厅, 政协广东省委员会文化和文史资料委员会, 广东省中医药学会. 岭南中医药名家. 广州: 广东科技出版社, 2010.

[17] 广州中医药大学第一附属医院. 岭南中医学术流派成果展·黄氏中医外科流派 [G]. 广东: 广州, 2016.

[18] 广东省政协文化和文史资料委员会整理. 仗起死回生之能, 有拯人膏肓之力的褟国维 [M]// 政协广东省委员会办公厅, 政协广东省委员会文化和文史资料委员会, 广东省中医药学会. 岭南中医药名家. 广州: 广东科技出版社, 2010.

[19] 中医学术流派传承工作室建设项目验收总结报告. 李红毅. 岭南皮肤病学术流派传承工作室 [G]. 广州: 广东省中医院, 2016.

[20] 翁淑贤, 方宁. 周岱翰: 中医克癌岭南派 [N]. 广州日报, 2017-9-30 (A7).

[21] 李猛. 中医肿瘤学家周岱翰 [M]// 政协广东省委员会办公厅, 政协广东省委员会文化和文史资料委员会, 广东省中医药学会. 岭南中医药名家. 广州: 广东科技出版社, 2010.

[22] 广州中医药大学第一附属医院. 岭南中医学术流派成果展·岭南中医肿瘤学术流派 [G]. 广东: 广州, 2016: 89-100.

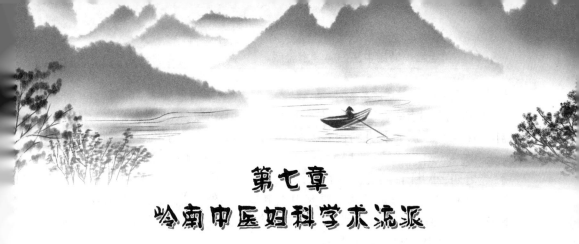

第七章
岭南中医妇科学术流派

辨章学术，考镜源流。古人认为要使学说得以彰明，文献目录的发掘整理汇编是第一步，故岭南妇科学术流派理论与经验亦可从历代岭南妇科文献研究开始，以彰明岭南妇科学术基础与近现代妇科流派之关系。

第一节　历代岭南妇科文献简介

一、葛洪《肘后备急方》

岭南现存妇科史料有文献可证者仍然是晋代葛洪《肘后备急方》，据2009年上海科学技术出版社出版《附广肘后方》，书名页题晋·葛洪原撰，梁·陶弘景补辑，金·杨用道补辑，胡冬裴汇辑，记载妊娠病、妊娠恶阻、妊娠伤寒、妊娠患疟，产后病、产后时行、产后中风、产后腹痛、产后下血、产后乳病、产后虚损等病证诊治方药。但上述内容为近人胡冬裴分别从《外台秘要》《医方类聚》《医心方》等有关葛洪《肘后方》文献汇辑录入，可作参考。而现存葛洪《肘后备急方》关于妇科最原始文献记载为女子带下与妇人难产后。

葛洪《肘后备急方》对带下病的论述："雀卵白，和天雄末、菟丝子末为丸，空心酒下五丸，主男子阴痿不起，女子带下，便溺不利，除疝瘕，决痈肿，续五脏气"。[1]124《肘后备急方》又曰："……妇人难产后，腹中绞痛，及恶露不止，痛中瘀血下，此六病，以一枚一杯酒研，温服之。带下，暴下，此二病，以栗汁研，温服之。䘌虫食齿，细削内孔中，立愈。其捣末筛，着疮上，甚生肌肉。"[1]226文献中记载了栗汁（栗子，果实取汁）温服可治疗带下、暴下。

二、明代盛端明《程斋医抄撮要》及文献传承

岭南妇科名著源自粤东潮汕盛端明《程斋医抄撮要》。盛氏家族原为饶平望族，其七世祖为海阳尹，所以迁居海阳（今广东潮安），盛家世代均好医方，

传到端明已为第十四世。

盛端明著述有《程斋医抄密本》,北京国家图书馆藏,以内科内容为主;《程斋医抄撮要》5卷,以妇儿科内容为主。《程斋医抄撮要》仿宋·陈自明《妇人大全良方》体例,卷之一,妇人门调经;卷之二,妇人门胎前;卷之三妇人门产后;卷之四,小儿门;卷之五,内伤门。程氏自谓"医抄",抄录《褚澄遗书》《产宝方》《妇人大全良方》《活法机要》《卫生宝鉴》《内外伤辨惑论》有关内容。而本书妇科内容在前三卷,有关妇科调经、胎前及产后病症等。当代学者王福强认为粤东蔡氏妇科缘起于盛端明。

（一）妇科调经

卷之一抄录调经,内容包括调养经脉、月经不调、经水紫黑色、经前经后作痛、经水过期、经水不及期、月经不通、闭经、崩漏、带下、白浊、无子以及脉法等,抄录内容临床非常实用。论调经脉,共有十三论,有论有方,按照妇女年龄从14岁起至52岁,经水断绝或复来等不同阶段,列小温经汤、加味八物汤、止经汤、四物调经汤、和经汤等辨证使用。按照妇女年龄不同时段论述与诊治月经病,是《程斋医抄撮要》学术特点。

（二）胎前十月胎形及调养方药

卷之二,胎前。内容包括按照时间顺序,描述"十月胎形"的画图及逐月养胎理法方药,颇具学术参考价值,兹因资料珍贵引入以存世。

十月胎形。

初月胎形。刘五妹曰:初月受胎,一点精华,如草上露珠凝,未有宫罗也,在裙户之所。郑玄庄云:裙户,是紧裙之处,未入腹内,其形或散或聚,如住月信报之。

罩胎散。如本妇禀气薄,及病后受者,须用此方。他者,只是气不和,通用安胎和气散,专调理怀胎一月满足,少妇害羞时,医家不识,误作阻经。此胎常有头晕恶心,不思饮食,六脉浮紧,可进此药。当归、白芍药各三钱,枳壳四钱,砂仁、川芎各二钱,甘草六分。上锉散为末,分作二大服。每服用水一盏半,煎至七分,空心温热服。渣再煎。

二月胎形。

二月胎形似花,崔氏云:其胎受一月满足以受血,近阴,形似桃花分枝叶,在母北极中,郑玄庄云:北极者,阴户六寸也,其胎入腹,未入衣裹。

安胎和气散。凡惯堕胎者,一月间须两服,保过五个月,则不用也。专治胎前二、三个月,多有人家,挑砖换石,移床补席,伤触胎气不安,虚弱之人多有此证,头晕眼花,恶心呕吐,不思饮食,宜进此药。藿香、陈皮、苍术、砂仁、黄芩、桔梗、益智仁各二钱,厚朴、陈枳壳各三钱,甘草、紫苏叶各一钱,小茴香炒,一钱半。上锉为散,分作二服。每服用水一盏半,煎七分,空早温服。

渣再煎。

三月胎形。

三月胎形似蚕茧。崔氏云：其月胎形渐渐长如蚕，一头大，一头小，其形渐渐欲圆，未入宫罗。刘五妹云：已至脐下，渐渐有裹其形，薄薄胞之。此三月胎形与二月俱同一症，一问虚弱，胎气不和，恶心呕吐，或触动胎气，兼秋天时气寒极热相兼所染。照前次第加减用之。有疟疾，加青皮、草果各二钱，不可用常山。有潮热不退，加黄芩、柴胡各三钱。有咳嗽，加杏仁、五味子各二钱。气喘急者，加沉香，另磨五分，和药服之。

四月胎形。

此月入宫罗之室。崔氏云：衣裹渐至丹田之所，食忌兔、獐、毒物。郑仲灵云：诸毒物食之伤胎，名食伤气不和是也。

活胎和气饮。专治胎前四、五个月，身体困倦，气急发热，饮食无味，贪睡头晕，四肢酸软，宜进此药。枳壳四钱，厚朴、香附各三钱，砂仁、苍术、陈皮去白，各二钱，苏叶，甘草九分，小茴香一钱半。上锉为散，分作三服。每服用水一盏半，煎至七分，空心温服。

五月胎形。

此月胎形男女分定。周寄云：令胎母前行，使人后唤之，左回头是男，右回头是女。男思酸，女思淡。入宫室之内，其胎稳安。

瘦胎饮。专治胎前五、六个月，胎娠困弱，令胎母腹重贪睡，饮食不知味，肚中膨胀，胎有些动。此药可进二、三服，养聚胎气精神。当归二钱，白芍药、益母草、枳壳各四钱，砂仁、香附子、益智各三钱，甘草一钱。上锉为散，分作三服。每服用水一盏半，煎至七分，空心温服。渣再煎。

六月胎形。

六月胎形，男动左，女动右。崔氏云：男魂降动其左，女魂降动于右。故在母脐中渐渐浮动，如鱼食水一般。

瘦胎饮。调治六个月胎妇，此乃多有瘦弱之妇，可服瘦胎饮一二服，护其胎母之苦。临产之时，令其胎自然气脉调和，易养易生，更无忧虑产之危。一有健壮之妇，免服其药，自然清爽。瘦胎饮，在前，一同。

七月胎形。

刘五妹云：此月胎形，男向左胁动，女向右边期。吕博《难经》曰：七月已定，亦有降生者成人，所以胎母行步艰难也。

知母补胎饮。调理胎前七、八月，胎重如石，行步艰难，脾胃虚弱，时有气急冲心，胸前胀满咳嗽，误饮热毒，所以胎气不安，名曰子悬证。知母、苏叶各二钱，枳壳四钱，益母草、黄芩、滑石、香附子各三钱，甘草。上锉为散，分作二服。每服用水一碗，煎至七分，空心温服。渣再煎。

八月胎形。

此月胎形毛发生。崔氏云：受胎八个月，始生胎发。令人心闷烦躁，思食不止。刘五妹云：食美味如食糠皮，令母困弱，胎气伤，脾胃不和也。

和气平胃散。专治胎前八、九个月，胎儿长发，以致胎母脾胃虚弱而不调和，温热相攻，五脏六腑不和，或变痢疾杂患之病，可服此药安胎和气也。厚朴、黄连、猪苓、泽泻、地榆各五钱，苍术、白芍药各二钱，柴胡二钱半，升麻、豆蔻各一钱五分，陈皮四钱，甘草一钱。上锉为散，分作三服。每服用水一盏半，煎至七分，空心温服。渣再煎。

九月胎形。

九月胎七精者，眼有光，鼻有气，耳有闻，口知味，各道俱全，方能转身，左右胁大动，胎母觉知忧闷矣。

保生如圣散。专治九月胎欲产期，忽然肚痛，先行其水，婴儿不降，为因胎前误食热毒之物，伤胎不顺，婴儿不降，宜服此药。益母草二两，大枳壳一两，当归四钱，弱者多用。砂仁二钱，陈艾一钱，益智仁三钱，去皮，白芍药四钱，甘草六分。上锉为散，分作二服。每服用水二碗，煎至一碗半，不拘时温热服。渣再煎服。不降产，活鲤鱼一尾，同药煎服，加醋一匙，乌金丸一丸。

十月胎形。

此月胎形满足，四肢开，骨鳞缝俱开，方许降生。刘五妹云：才方降生，莫令婴儿在地，恐其贼风冲吹婴儿。崔氏云：初生儿子，接抱辅裹，仔细慎谨，满月安平。

活水无忧散。专治十月已满，多因恋情内伤，或因患潮热之症，又兼胎前多吃热毒之物，瘀血相搏，七情怒气所伤，临产横逆之厄，仓忙不谨辄取，稳婆接时，触死胎儿在腹，不能所治。今备妙方防此之祸。济急不可轻传，但服一二贴，加乌金丸二颗，效如神。益母草二两，急性子、当归各四钱，陈枳壳一两，生地黄、苏叶、白芍药各二钱，肉桂、川芎、陈艾各一钱，甘草八分，鲤鱼一个。上各锉为散，分作二服。每服用水三碗，煎至二碗，临服之时，加入好醋一茶匙，每一碗和调乌金丸一颗。如其死胎不下，急取无根水再煎药渣，连服二服，救其性命，奥妙不可轻传。[2]40-57

（三）产后病症处理

卷之三，产后。内容包括产后将护、产后调理法、产后通用方以及各种产后病证的经验良方。产后将护法，认为才生产毕，不宜问是男是女，不得与酒。并对产后诸证如狂言乱语、产后发热、产后余血块在、疼痛、产后遍身浮肿、气急、泄泻、产后失声言不出、产后骨节四肢疼痛、产后小便紧涩不通、产后咳嗽痰涎多者、产后呕吐饮食不下、产后中风、产后忽然下血成片相似崩者等，阐述其机理并附以方药。如"产后忽然下血成片相似崩者，何也？答曰：

此证血气太虚,脾胃又弱,而致荣卫衰败,宜当和血理气。四物止经汤。"

各种产后病证,重视产后血晕证处理,有专门一节论述。认为产后血晕者由败血流入肝经,眼见黑花,头目旋晕,不能起立,甚致昏闷不省人事,谓之血晕。急于床前以醋沃之,得醋气可除血晕。下血多而晕者,但昏闷烦乱而已,当以补血清心药治之。庸医或作暗风、中风治之,病必难愈。产后血晕有清魂散、川芎汤、当归芍药汤、花蕊石散等药方可供选择。[2]74

三、清代何梦瑶《妇科良方》及文献传承

岭南名医何梦瑶学术成就主要在内科,妇科则以《医宗金鉴·妇科心法要诀》为蓝本,辑录有《妇科良方》,又名《妇科辑要》,分为经期、胎前、临产、产后、乳证、前阴诸证、种子论、诸方八门。是书先简述理论,然后分证细讲,最后汇集前人所用方剂,简洁明了,易于掌握。第一门经期,先简述月经生理,以及根据月经周期、经量、经色、经质进行辨证的要点,然后分述经行各证、经闭、崩漏、带下、痕癥疚癖疝痞血瘀血蛊等,共十九证。第二门胎前,先简述诊断妊娠的方法及孕期用药之注意事项,然后分述恶阻、胞阻、子肿、子烦、子悬、子痫、子嗽、子淋、子喑、转胞、激经、脏躁、胎不安欲堕、堕胎、子死腹中、子啼、胎兼痕癥、胎不长、鬼胎并附梦与鬼交,共二十证。第三门临产,先简述临产的诊断、造成难产的原因及待产方法,然后分述难产九证,即交骨不开、气血凝滞、横生侧生倒生、绊肩、坐碍、盘肠、胎衣不下、产门不闭、子宫脱出。第四门产后,先分述血晕、腹痛、小腹痛、胁痛、心胃痛、腰痛、遍身痛、头痛、恶露不绝、筋挛、气喘、浮肿、发热、寒热、汗、痉、抽搐、不语、衄血便血血崩、谵妄见鬼、渴、咳嗽、痢、疟、大便秘结、小便淋闭、小便不禁、血败成痈等二十八证,然后总述产后治法。第五门乳证,分述乳不行、乳涌、无儿食乳欲其消、乳痈、乳岩、妒乳、乳悬共七证。第六门前阴诸证,分述阴肿、阴中痛、阴痒、阴挺、阴疮、阴冷、阴吹、交接出血共八证。第七门种子论,先阐述何氏自己的见解,再引用前人之论述。第八门诸方,将前面所用之方剂按先后顺序汇总,说明方剂的药物组成、分量、制法、服法、宜忌等,便于查找运用。[3]

第二节　近代岭南妇科文献述评

一、何守愚《广嗣金丹》及文献传承

(一)生平及《广嗣金丹》内容简介

何守愚,字芥园,广东南海人,生卒年不详,约为清道光至光绪年间。性好善,著辑书甚富,于光绪十二年(1886)辑成《广嗣金丹》4卷。其自序曰:"是

书专言广嗣（嗣，后嗣，嗣续繁衍）之法，类分四门，曰种子、曰安胎、曰保产、曰福幼，各门中皆采昔贤格论与及前人妙法，经验良方分类纂入，传阅者一览了然，易于知所适从。"[4]何序何氏继而又曰："广摭遗词，旁搜秘录，采奇方于金匮，征福报于瑶篇，辑已经年，编成四种，条分缕析，由种子而穷究安胎，纲举目张，缘保产而尽祥福幼，题曰《广嗣金丹》。"[4]何序

　　《广嗣金丹》对历代中医妇产科文献辑录与引述详略得当，其以妇产科内容为主，兼收儿科学内容，并加以述评，对中医妇儿科知识在岭南地区的普及推广应用起到积极作用。卷一种子编，汇集文献 25 篇，包括感应篇说、朱乐圃说、张景岳先生说、褚尚书广嗣说、张顾堂先生节欲说、崇善堂种子说、孙念劬先生种子说、汤自铭种子论、兴善堂保元护命说、调经至言、钱二愚求嗣说、石天基种子心法六则、孙太初说、不可录说、黄正元说、李仲麟说、汪认庵说、徐元直说、吕嗣林说、静涵子说、种子刍言、求嗣得孕法、经闭不通治法、求福集说、延生种子戒期。卷二安胎编，汇集历代文献 12 篇，包括烈女传说、受胎成形论、陈修园妊孕脉法十则、石天基保胎心法八则、调理脾胃、常服条芩汤四则、达生编保胎要法十则、易简录语、产宝编语、保胎说、大全方说、转女为男。其内容涉及胎教，妊娠诊断、受孕后生活起居注意事项、受孕后饮食调护及药物治疗等。卷三保产编，汇集妇科文献 28 篇，包括石天基保产心法六则、临产六戒、辨认转胎正产证验六则、抱胸抵腰二则、服人参汤三则、服催生药二则、调理暑月生产二则、调理冬寒生产、力乏停住神效方、交骨不开神效方、临产要言十九则、临产救法十则、胞衣不下二则、胎死腹中三则，难产七因、产后八戒、产后症治七则、产后宜忌十一则、产后宜挤两乳、产后乳汁不通、产后恶露不止、产后血晕、产后中风、产后血晕血脱二症须辨、月空方位、辨闭脱二症、生产妙诀十六歌、稀痘法。卷四福幼编，汇集文献 52 篇，包括拭口秽法、洗儿法、断脐带法三则、裹脐法二则、哺儿说、吐泻症治、疮疾症治、腹痛症治、小儿惊风辨等，详细说明了新生儿的护理方法及小儿常见病的治疗。

　　从何氏辑录引述《广嗣金丹》之文献，可以发现其妇产科学术渊源于石天基之观点和亟斋居士《达生编》的内容。《广嗣金丹》例言曰："石天基保产心法及达生编各书备言保产之要，其法无有愈于此者矣，是编兼收并蓄，汇而录之。"[4]何序据考，石天基，名成金，号惺庵愚人，清代江苏扬州人，著有《养生镜》《长生秘诀》和《石成金医书六种》（即《举业蓓蕾》《长寿谱》《救命针》《食鉴本草》《食愈方》《秘传延寿单方》）。[5]108《广嗣金丹》引石天基之说有三处，种子编引石天基种子心法六则：一要回天、二要寡欲、三要选雌、四要疗治、五要知时、六要和窍；安胎编引石天基保胎心法八则：戒交媾、戒恼怒、戒安逸、戒暖热、戒猛药、戒厚味、戒惊怪、戒放纵；保产编引石天基保产心法六则：要释忧俱、要慎医药、要选稳婆、要知难产、要防胎晕、要备器用。

至于亟斋居士,也是清朝人,其姓名及生平里居未详,他"著有《达生编》一卷,刊于康熙五十四年乙未(1715),盛传于世。"[5]539《中国医籍考》所收录之《亟斋居士达生编》小引载:"康熙乙未天中节,亟斋居士记于南昌郡署之西堂"。[6] 由此推论他应该生活在康熙年间,可能是江西人。《广嗣金丹》安胎编及保产编引用《达生编》处较多,安胎编之"调理脾胃""常服条芩汤""保胎要法十则""保胎说"均来自《达生编》,说明了孕后调理方法、饮食的宜忌和一些孕妇常见病的治疗。保产编之"临产要言""胞衣不下""胎死腹中"及"产后症治"之一部分亦来自《达生编》,说明了待产方法,临产表现,难产原因、表现及一些简单的处理法。来自《达生编》的还有产后血晕、中风等的治疗,如"临产要言"云:"或曰……不知先误用力,以致横生倒产,有法治之否?曰,有。急令安睡,用大剂加味芎归汤服之,将手足缓缓托入,再睡一夜,自然生矣。"[4]卷三这段话出自亟斋居士《达生编》卷上《临产》。

(二)《广嗣金丹》文献传承

清代南海何守愚《广嗣金丹》作为岭南妇科学著述,引起近现代学者注意。1949 年苏寿琪先生在《广东文物特辑》发表"清代广东中医药文献",收集102 种广东中医药古籍目录,妇科学三本著述中就有何守愚《广嗣金丹》。沿着这一线索,1982 年笔者学位论文《广东中医教育史》简略录用其书名,1988 年广东省卫生厅全文刊印笔者学位论文,邓铁涛改名为《广东中医育英才》,第二章妇科学类收录何守愚《广嗣金丹》。

至 2001 年笔者与黄景泉主任医师共同指导研究生严峻峻完成硕士学位论文《岭南医家妇科学术源流及临证经验整理研究》,对何守愚《广嗣金丹》学术思想进行研究,概括为:

1. 种子要调经、寡欲、择时　何守愚认为妇人种子要注意养血调经、寡欲、择时。养血调经,女以血为主,今妇人无子者,皆由血少不足以摄精也,欲得子者必须补其阴血,方能有孕,补脾和胃血自生矣。何守愚认为妇女若能注意经期调摄,则不仅少病而且种子亦容易。

2. 保胎要慎举动、节饮食　慎举动,就是要防止跌仆伤及母子、纵欲伤胎或者过于安逸至气血不畅,如最忌登棚上梯,步险阻,以防跌损伤及母子。节饮食,即怀孕妇人脾胃尤为紧要,盖胎元全赖气血以养,气血又借脾胃饮食而生。怀孕至二三月、六七月饮食多不甘美,不妨少进香美,扶助胃气,凡新米新面,黏硬难消之物,极伤胎元,切宜谨戒。又认为妇女孕后只宜清淡,不宜肥浓,宜甘平,不宜辛热,青蔬白饭,亦能养人。母之所嗜,胎之所养,食如辛辣酸咸,椒姜蒜韭,烧酒大料等厚味,不知减节,多致难产毒儿。由此看来,这种饮食习惯比较适合岭南地区炎热潮湿的气候特点。

3. 正产与难产的鉴别及难产处理方法　正常分娩谓之正产,何守愚认为正产有五证：脐腹急痛，腰又重痛，极痛不已，此一证也；胎气下坠，腹尖一处，产门肿满，此二证也；粪门挺迸如欲大便之状，此三证也；眼中溜火，此四证也；将（即"浆"）破血来，儿顶正对产门，此五证也。五证具现，才是正产，此时产母方可用力，儿即生下。何守愚强调产前忍痛，切忌早临盆。此时第一要忍痛为主，不问是试痛是正产，忍住痛照常食饭、安睡，觉痛得极熟，自然易生。且试痛与正产亦要痛久，看其紧慢，方辨得清楚，千万不可轻易临盆坐草（古人生产用草褥垫床）。这些都是前人宝贵经验，仍然值得当今孕产妇们和接生人员借鉴。

转胞、弄胎、试月谓之难产。何守愚认为，凡腹虽痛，而腰不痛甚，或腰腹痛，而儿顶未曾正对产门，俱是转胎，不是正产，不可用力。凡足月忽然腹痛，或起或止，或一日二日，三五日，胎水已来，腹痛不止者，名曰弄胎，非正产也。又有一月前忽然腹痛，如欲即产，却又不产者，名曰试月，非正产也。在难产的处理上，何守愚阐明了交骨不开、力乏停住、横生（即肩先露）、倒产（即足先露）、碍产（即脐带绊肩）、偏产（即额先露）、坐产（即臀先露）、胞水早下（即胎膜早破）、胞衣不下、胎死腹中的处理方法。

4. 产后戒躺、戒厚味、戒交合　何守愚重视产后的护理调养，指出产后不要马上躺下，而应倚被静坐，以利瘀血排出。认为产闭须用绵软被褥，堆叠床头，上加软枕，扶产母上床坐一日一夜，方可卧下，切不可早卧，防瘀血停滞也，上床后，须令人以手从胸腹顺抹至脐下，令污血尽出，自无诸病，日须七八次，三日乃止，腿膝又须放开，不可伸足夹腿以致败血不出也。在饮食方面，何守愚认为产后脾胃虚弱，不宜就进食荤腥油腻之物。并指出：才产闭，脾胃虚弱，只宜熟米粥和红糖，频频少与，三日内，切不可食鱼肉鸡鸭，其糙硬蛋物尤不可食，迟吃荤腥油腻，不独产母安稳，且小儿食乳，腹亦充实。同时认为产后不可食咸味，因咸能止血少乳，且发嗽，若恶露未尽，早食咸酸之物，不独少乳，而且腹痛发寒热，六七日后方可少进咸味。对于产后交合，何守愚认为应在生产百日之后，因为这时气血才充足，谓"常见未满月交合者，不惟妇成大病，即夫亦多损"。[7]11-27

其后，《岭南医学史》（中册）、王小云和黄旭春著作《岭南中医妇科学术经验集成》、陈惠华2017年博士学位论文《岭南中医妇科医家诊治卵巢早衰病证文献资料及学术经验整理研究》、何承殷2017年博士学位论文《基于岭南地区文献研究探讨妇科常见病的食疗方法与规律》等论著中，有关岭南妇科学术经验内容都引述南海何守愚《广嗣金丹》内容。2017年韩宇霞承担《广州大典》项目，点校何守愚《广嗣金丹》等三部岭南妇科著作，发表"岭南医家何守愚《广嗣金丹》学术特点探析"，刊载于《中国中医药现代远程教育》2019年第5期。

二、吕楚白《重订妇科纂要讲义》及文献传承

吕楚白(1869—1942)，名绍珩，广东省鹤山县人，著名妇儿科医家。吕氏民国二年(1913)学课于在广州医学卫生社，1922年为广州卫生局注册中医师，历任广东光汉中医专科学校、广东中医专门学校教师，编撰教材有《妇科纂要讲义》《幼科要旨讲义》《内科纂要讲义》等。临证治病处方，善于把中药与地方草药合用，诊治病人以妇儿科为多，于月经病、带下病、崩中漏下、妊娠恶阻等病证有深厚造诣。认为学医之道，其本在乎望、闻、问、切以识病，其要在乎寒热虚实以处方，其中有至简至易之捷径，惟在得其要旨矣。故编之妇儿科教材，带有"纂要""要旨"两字。

(一)《重订妇科纂要讲义》学术经验

《重订妇科纂要讲义》首列妇科总论，简述了经、带、胎、产等病的病机与治则。然后分五门即调经门、经闭门、崩漏门、带下门和不孕门，重点论述月经病、带下病、不孕症。

1. 妇科总论，论述设立专科之必要　吕楚白《重订妇科纂要讲义》总论首曰："尝思妇人一科，本与男子同，其不同者，经带胎产耳。何以古称难治，而另立专科乎？盖妇人经带胎产，苟非专心研究，处方倍觉其难，就令医学湛深，辨证亦非容易，无怪乎古人另立专科也。"[8]1 妇人专科，诊治病症乃经、带、胎、产。吕楚白继而曰："妇人一科，首重调经，假令经候失调，变生百病，经脉或多或少，或后或先，或阳气乘阴，或阴气乘阳，倘一概治之，服药多不奏效。"至于带下诸病，直先明带脉之所由生，然后治之乃当。至于胎、产病症，吕楚白认为："妊娠无病，宜服舒肝扶脾养血清热之品；有病当以安胎顺气为先，或某经病兼某经药为治。若外感四气，内伤七情，而成他病，治法与男子同，但妊娠有病，动胎下胎之药，切须审详矣。"[8]2 产后则如何？吕楚白继而言之："妇人新产后，必须闭目静坐养神，不可遽然倒睡，当以手从心胸至脐下，左右摩擦，俾恶露下行，以免血晕之患。饮食不宜腻滞，腻滞恐瘀血不去，而新血难生。洗面濯足，宜避风寒，惟恐招风受湿，疾病随之而起，睡卧不宜独宿，免受虚惊，惊则神气散乱，变症多端。服药必须谨慎，新产宜用热童便少许饮之，或用生化汤煎服，不至瘀血动心。产后用药，凉剂不可轻投，辛热亦不宜过服，斯时血气空虚，用凉剂恐生脏寒，而附桂干姜，气味辛热，若脏腑无寒，何处消受。理应和平调治，方为合法。如或有偏寒偏热之证，又须活法治之，不可胶执也。是妇人经带胎产诸病，不过大略言之耳，除经带胎产之外，又有杂病多端，倘欲知其详细，必须分而言之，其治法乃明。"[8]2

2. 调经门，治妇人经病，当以理气为先，而后调血　自宋代陈自明《妇人良方》提出妇人以血为本，调经治血为先，以后妇科专著大都以此为旨归。而

吕楚白与之传统观点略有不同，他认为治妇人经病当以理气为主："治妇人经病，当以理气为先，而后调血，然经脉之所主，在于心肝脾三经，何则。心生血，肝藏血，脾统血也，凡伤心伤肝伤脾，均为经脉之病，而经脉之色，固可以辨虚实，尤可以审寒热。如血浓而多者，血之盛也；血淡而少者，血之衰也；至于紫赤鲜红，浓而成片者，是新血妄行，每因内热；紫而兼黑，或散或沉者，是真气内损，多因虚寒；或如屋漏水，如败酱色，又皆紫黑之变相。总而言之，治妇人病，故以调经为第一要务也，而调经之至要，贵以理气为主。经云：百病皆生于气。所谓气者，喜怒忧思悲恐惊也。盖人身之气，血随之而行，气稍停滞，血亦因之停滞，血停滞而经候必不调，经不调，则百病丛生也。故曰：治妇人经病，当以理气为先矣。"[8]3

3. 经闭门，证分十型，为妇科血滞血枯之患　吕楚白简述闭经的病因、病理和治疗原则，然后分述肝气郁结经闭、心血虚损经闭、脾胃虚弱经闭、阴虚潮热咳嗽吐血经闭、胃热消渴经闭、脂痰凝滞血海经闭、年未老而天癸绝、寒气客于血室血凝经闭、肝脾损伤经闭及室女经闭的病机、治法、方药，方后有按语解释组方用意。其"月事不利论"云："闻尝月事不利，更有甚于不调者，为妇科中最难治也。……假令月事将行之际，被外邪六淫所袭，内遇七情有伤，或伤生冷等物，为痰为瘀，凝积血海之中，血脉因之而滞也，故曰血滞；或月事既行之后，劳役过度，醉饱入房，与及食物燥热，以至火动，邪盛必至精虚，血脉从此而枯也，故曰血枯。若月事不利者，血滞与血枯不同，血滞者可以通之，血枯者不能通之。"[8]21

4. 崩漏门，本乎一证，总因血病，阴虚阳搏，冲任二脉虚损　崩漏门论崩漏之病机、治则，然后分述血崩心痛、怒气伤肝崩漏、肝脾虚损崩漏、脾胃虚弱血崩、老妇血崩、孕妇性交血崩、经行性交崩漏、冲任气伤血崩、血海热盛血崩和跌仆受伤血崩的病机、治疗方药，方后有按语解释组方用意。其"崩漏总论"云："尝思妇人一科，调理者诚非易也，今试执崩漏一证言之。……崩漏之病，本乎一证，总因血病，其实由冲任二脉虚损，不能互相滋养所致也。内经云：阳络伤则血外溢，阴络伤则血内溢。故凡阳搏必属阴虚，络伤必至血溢。知斯二者，则崩漏之义及治疗之法，思过半矣。"[8]35 吕楚白论述崩漏之病机后，列出治则及治法要点："惟是阴虚之证，营气必伤，而五脏之阴，亦必受病。如病在肝脏，魂伤则血不能藏；病在心脏，神伤则血无所主；病在脾脏，意伤则血不能统；病在肺脏，气伤则血无所从；病在肾脏，志伤则真阴不能固。所谓五脏皆有阴虚，五脏皆有阳搏，故病阴虚者，单以脏气受伤，血因之而失守；病阳搏者，兼以火居阴分，血得热而妄行。治法宜审脏气，察阴阳，有火者察其经而清之养之，无火者求其脏而培之补之，此不易之良法也。"[8]37

5. 带下门，分述13种带下病的治法方药　带下门首先论带下之病机治法，其"带下总论"云："冲任督三脉同起而异行，一源而三歧，皆络带脉，所以冲任督三脉，以带脉束之。因余经上下往来，遗热于带脉之间，血积日久不流，火则从金之化，金曰从革而为白，乘少腹间冤热，白物滑溢，随溲而下，延绵不已，始则赤而甚则白也。《内经》曰：少腹冤热，溲出白液。冤者郁滞也，病非本经，为他经郁滞而成此疾也。"[8]59

　　然后分述脾虚受湿白带下、肝经湿热青带下、肝脾两郁赤带下、任脉湿热黄带下、胃热黑带下、肾经虚寒黑带下、痰湿流注胞中带下、劳伤冲任带下赤白、脾虚肾冷带下日久不止、孕妇带下、产妇虚寒带下赤白、室女带下、白浊白淫等13种带下病的治法方药，每一方后有按语解释组方之意。如脾虚受湿白带下，宜用加味异功散：土炒白术一两，泡苍术三钱，人参二钱，茯苓五钱，炙甘草一钱，陈皮五分，山药一两，柴胡一钱，棕炭五钱，傅氏白带汤亦可用。吕楚白善以外治沐浴熏洗治带下病，如肾经虚寒黑带下，用"加减茱萸浴汤方"：吴茱萸（汤泡）一两，杜仲（盐水炒）一两，五味子一两，青蒿叶一两，茴香五钱，木香五钱，丁香五钱。上锉如麻豆大每用五钱，以生绢袋载之，水三大碗，煎数滚，乘热熏下部，通身淋浴，早晚熏洗。纳阴户药宜用"坐药龙盐膏"：龙骨二钱，黄盐（炒）二钱，制川乌钱半，木香钱半，丁香钱半，厚朴三钱，良姜一钱，茴香二钱，全蝎五只，当归尾二钱，红豆二钱，延胡索五钱，酒防己二钱，木通一钱，肉桂二钱，枯矾五分。上为细末，蜜丸弹子大，绵裹纳阴户中，觉脐下暖为度。服丸药宜用酒煮当归丸。

　　6. 不孕门，分述妇女不孕症6个证型治法方药　不孕门，吕楚白把妇女不孕症分为6个证型。首先叙述妇女受胎的生理及论述受胎后之摄生重要性，以及不孕的病因病机，然后才分述胞胎寒冷不孕、骨蒸夜热不孕、肥胖不孕、少腹拘急不孕、带脉下坠不孕、便涩腹胀脚肿不孕等六种不孕症的治法方药，每方后有按语解释组用意。其"妇女不孕论"曰："闻尝不孕之证，人共知经脉不调所致也。然有时不尽因经脉不调者，果何所因乎。今试择其要者言之。或因胞胎寒冷，心肾之火衰微；或因骨髓如焚，胞胎因之过热；有因身体肥胖，脂痰遮隔子宫；有因脾胃气虚，带脉心至拘急；有因带脉下坠，胞胎难于受精；有因便涩肿胀，膀胱不能化气。若此者，每难于受孕也，能勿分别研究哉。"[8]70

　　如胞胎寒冷不孕，吕楚白以"加减温胞汤方"治之，方药组成：破故纸（盐水炒）八钱，天雄（火炮）五钱，杜仲（盐水炒）五钱，肉桂心七分，白术（土炒）一两，人参三钱，菟丝子（盐水炒）五钱，巴戟肉（盐水炒）一钱，胡芦巴五钱，益智仁（煨）五钱。水煎服。若以汤为丸，肉桂改用一钱半。吕楚白按语：按此方之妙，在于温补心肾……心肾之火既生，则胞胎之寒自去，胞胎之寒去，则欲受孕而无难。故此方用破故纸补相火以通君火，暖血室以壮元阳。炮天雄温经络以逐风寒,补命火而祛寒冷。又有杜仲温补肝肾,治腰膝筋骨之酸疼,肉桂气厚纯阳,补命门相火之不足。由是用白术之苦能燥湿,生津液,且利小肠,甘可补脾,进饮食,亦除劳倦。人参明眼目,宁心神,且兼益智,补脾土,固中气,及能生金。菟丝子平补三阴,温而不燥,巴戟肉甘温入肾,强阴益精。再加胡芦巴治肾脏虚冷,阳气不能归元。益智仁疗胞室冰寒,兼补心肾之火,配合成方,恰可治胞胎寒冷,不能受孕之症。或改汤为丸,早晚吞服,尤能摄精。断不至有伯道无儿之叹也。[8]76

(二)吕楚白《重订妇科纂要讲义》文献传承

1975年广东省医药研究所中医研究室编写《广州近代老中医医案医话选编》,共收入潘兰坪、程康圃、易巨荪、陈伯坛、黎庇留、吕楚白、吕安卿、杨鹤龄等8位已故广州近代名医论著摘要资料。吕楚白是近代广州八位已故名医之一,整理者总结他妇科善用花类药物。一般花类药物气味芳香,能舒解陈郁之气。而岭南妇女多气阴两虚体质,用柴胡等疏肝之品容易辛燥劫阴,如果取其法而换其药,用花类如素馨花药物解郁,则郁气得舒而阴液不伤。收录了吕楚白治妊娠呕吐一例,以明其用花之法:"某孕妇,不欲饮食,呕吐黄水,乃由肝风壅滞脾胃,胎气因而受困扰。治宜宣导肝胃,健脾暖胃。方用桑寄生五钱,海桐皮三钱,素馨花二钱,槟榔花五钱,白芍五钱,肉蔻花二钱,乌豆衣三钱,制香附三钱,川厚朴一钱,炒白术三钱。"[9]该案例为后来学者多引述。

2017年1月广州中医药大学黄永秋点注吕楚白《重订妇科纂要讲义》,上海科学技术出版社出版。对吕楚白《重订妇科纂要讲义》传承研究有特点者为广州中医药大学2014届博士杨绮婷学位论文"岭南名医吕楚白《妇科纂要讲义》学术经验整理研究"。考证现存两个版本:一是民国时期广东光汉中医专门学校铅印线装本,目录有上、下2册,仅见存上册。二是民国时期广东中医药专门学校铅印线装本,书名《重订妇科纂要讲义》,亦仅存上册。内容首"总论",后依次为"调经门""闭经门""崩漏门""带下门""不孕门"。两书内容大致相同,仅见个别字词出入,未见大幅增删。杨绮婷并整理了吕楚白妇科学术经验特点:

一是注重经典,学继前贤。吕氏既对《黄帝内经》《难经》有较深入的研究,引用《内》《难》经典文字来阐述妇女之生理病理之现象,也对历代妇科名医名著如《傅青主女科》有深入的研究。如论治月经先期,参照《傅青主女科》"经水先期"诊治方法:"妇人有先期经来者,其经甚多,人以为血热之极也,谁知是肾中水火太旺乎!夫火太旺则血热,水太旺则血多,此有余之病,非不足之症也。……然而火不可任其有余,而水断不可使之不足。治之法但少清其热,不必泄其水也。方用清经散……又有先期经来,只一二点者,人以为血热之极也,谁知肾中火旺而阴水亏乎。……治之法不必泄火,只专补水,水既足,而火自消矣……方用两地汤。"[10]

二是对前人妇科验方的应用与发挥。吕楚白论述妇科经、带、胎、产病症能够突出重点,在传承前人验方基础上加味药物,扩大方剂临证应用范畴,并有自己按语对处方进行解读及临证体会经验。吕楚白的验方都带"加味"二字,既有在前贤基础上加减药物,也有自拟方药之意;或注有"尤可用也,经验"等字句。杨绮婷博士整理了吕氏诊治病证中带有"加味"的方剂,如加味清经汤方、加味温经汤方、加味温脐化湿汤方、加味顺经汤、加减逍遥散方、加减温胞汤方、加减逍遥散方、加味四物汤方、加味两地汤、加味柏仁泽兰汤、加味易黄汤方、加味玉烛散、自拟宽带汤方等13个方子。如妇科常用的加减四物汤方:土炒白术五钱,酒炒白芍三钱,大熟地三钱,厚杜仲(盐水炒)五钱,桑螵蛸(盐水炒)五钱,西固当归(砂仁末炒)三钱,棕炭五钱,荆芥炭二钱,川续断(盐水炒)五钱,米炒北芪三钱。水煎温服。吕楚白按:此方白术有补脾之功,白芍为平肝之用,熟地、杜仲,能补肾而滋水,棕炭、荆芥,能止血以熄风,西固当归为补血之用,桑螵蛸有暖肾之功,续断舒肝肾亦可祛风,黄芪补脾土且能固气。此方经余加减,屡次奏功,故录之,实为学者研究耳。[11]24

三、谢泽霖《妇科学讲义》及文献传承

谢泽霖(?—1958),民国时期广东医家,尤擅长妇科,南海县狮山乡人。民国八年(1919)他就读于广东医学实习馆,肄业后在广州西关悬壶执业。民国十三年(1924)广东中医药专门学校创办,他受聘于该校教职,编撰教材《妇科学讲义》2册。中华人民共和国成立以后,谢泽霖继续从事中医临床和教学工作,曾任广州市第一人民医院中医科主任。1956年广州中医学院成立,谢泽霖为筹备委员会委员之一。

谢泽霖《妇科学讲义》是广东中医药专门学校最早使用的教材,1924年开始编撰应用于教学,刊印于民国十八年(1929)三月,现存广东中医药专门学校印刷部铅印线装本。是书以汇集前人妇产科精辟论述为主,很少夹杂自己的见解,上穷《黄帝内经》、仲景之言,下至张介宾、傅山等明清诸家之论,凡是妇科精要契理之说,临床确有实效之方,均摘而录之。其绪言说明了编写此书的目的及资料来源:妇人与男子"病证既异,斯治法悬殊,非有专书,何由研究?此《金匮》所以特言妇人病脉证治也。自兹而降,代有发明,各具专长,瑕瑜互见,或偏攻偏补,墨守一家,或主寒主热,坚执己见。如此者,只可以备参考,不可以作规模,兹集诸家学说,弃瑕录瑜,务求证候备而治法详,意理深而词旨显,俾学者按图索骥,固可半事而倍功,忘筌得鱼,亦可超神而入化矣。"[12]1 全书分为经事门、胎孕门、产子门、杂治门四大篇。

（一）谢泽霖《妇科学讲义》学术经验

1. 重视冲任与脾胃肝经调治　在论述妇人生理时，谢泽霖比较重视冲任脾胃。他认为妇人之月经来源于饮食，由脾胃所化生，而冲为血海，任主胞胎，女子二七任通冲盛，脾胃健旺，血有余则注于冲脉而为经水，怀孕时亦赖脾胃化生之血荫胎，产后脾胃健旺则乳汁丰富。他在讲义"经源"中引用了《素问》、褚澄、程若水、徐大椿等人的论述来说明此观点：《素问》曰：女子二七而天癸至，任脉通，太冲脉盛，月事以时下。褚橙曰：饮食五味，养髓骨肌肤毛发，男子为阳，阳中必有阴，阴中之数八，故一八而阳精升，二八而阳精溢。女子为阴，阴中必有阳，阳中之数七，故一七而阴血升，二七而阴血溢，皆饮食五味之实秀也。程若水曰：妇人经水与乳，俱由脾胃所生。《素问·经脉别论》云，食气入胃，其清纯之气归于心，入于脉，变赤而为血；血有余，则注于冲而为经水。……冲为血海，任主胞胎……阴阳和合而成孕，则其血皆移荫于胎矣。胎既产，则胃中清纯津液之气归于肺，朝于脉，流入乳房，变白为乳，是禀肺金之色也。或儿不自哺，则阳明之窍不通，其胃中津液仍归于脉，变赤而复为月水矣。徐大椿曰：冲任脉皆起胞中，上循脊里，为经脉之海，此皆血之所从生，而胎之所由系。[12]2

治疗湿盛带下，谢泽霖善于从调理脾胃肝入手。他认为脾虚则湿盛，脾气下陷而为白带，只要补脾胃加疏肝，脾胃恢复其受纳健运之职，则湿自消，带自愈。他引用《傅青主女科》完带汤语："夫白带乃湿盛而火衰，肝郁而气弱，则脾气受伤，湿土之气下陷，是以脾精不守，不能化营血以为经水，反变为白滑之物，由阴门直下，欲自禁而不可得也。治法宜大补脾胃之气，稍佐以舒肝之品，使风木不闭塞于地中，则地气自升腾于天上，脾气健而湿气消，自无白带之患矣。"[12]91

2. 阴虚火旺、痰湿壅滞是常见证型　粤港乃岭南中心地域，炎热潮湿，人多阴虚体质、脾湿体质，谢泽霖长期在粤港行医，编撰讲义的时候也注意到了这点，论治妇科疾病总是注意到阴虚火旺、痰湿壅滞的证型。

比如论闭经的证治，谢泽霖就引用了朱震亨的论述来阐明闭经有阴虚火旺、亦有积痰壅闭。"朱丹溪曰：有积痰下流于胞门，闭塞不行，用厚朴二陈汤；又有痰多占住血海，因而不下者，痰多血虚，南星、苍术、黄连、川芎末丸；有肥人脂满者，导痰汤加川芎、黄连，不用地黄，泥膈故也。"[12]9 又如论崩漏，谢泽霖认为阴虚火旺之崩漏，应于补阴之中行止崩之法，他引傅山之语曰："妇人有一时血崩，两目黑暗，昏晕在地，不省人事者，人莫不谓火盛动血也。然此火非实火，乃虚火耳。世人一见血崩，往往用止涩之品，虽能取效于一时，但不用补阴之药，则虚火易于冲击，恐随止随发，以致经年累月不能痊愈者有之。是止崩之药不可独用，必须于补阴之中行止崩之法。"[12]22 他认为崩漏亦有因胸中涎郁者,引朱震亨语曰:"有涎郁胸中,清气不升,故经脉壅遏而降下。非开涎不足以行气,非气升则血不能归隧道。其证或腹满如孕,或脐腹疼痛,或血结成片,或血出则快,止则闷,或脐上动。治宜开结痰,行滞气,消污血。"[12]21

再如论不孕症的治疗,谢泽霖认为有血虚不孕,此阴虚火旺不能受孕,治宜大补肾水而平肝木;又有湿盛不孕,治宜健脾化痰。他引傅山语曰:"妇人有瘦怯身躯,久不孕育,一交男子,即卧病终朝……此阴虚火旺不能受孕,即偶尔受孕,必致逼干男子之精,随种而随消者有之。治法必须大补肾水而平肝木,水旺则血旺,血旺则火消。""妇人有身躯肥胖,痰涎甚多,不能受孕,是湿盛之故也。……非外邪,乃脾土之内病也。……治法必须以泄水化痰为主。然徒泄水化痰而不急补脾胃之气,则阳气不旺,湿痰虽去,人先病矣,乌望其茹而不吐乎。"[12]31 可见,谢泽霖治疗妇科疾病是比较擅用滋阴化痰疗法的。

3. 临产戒早用力　在与李近圣合编的《妇科学讲义》中,谢泽霖于第三篇经事门,增加了"临产举隅"一节,阐明了自己对临产的一些观点。他认为妇人生产是自然之事,不能因为希望胎儿快点离身,而过早用力,否则会导致难产。他说:"妇人怀胎,十月满足,自然生产,如瓜熟蒂落,本无足怪者。苟人能依其自然之理,则断无难产之可言。……不过妇人临产,每怀恐惧之心,又不耐痛苦,急欲离身,用力过早,及妄服催生等药,又有富贵之家,过于安逸,以致气滞而胎不转者,种种之原因足以成种种之变症矣。殊不若临产有六字真言:一睡二忍痛三慢临盆。苟能守此六字以待时机,及至胎气顿陷,脐腹痛极,且腰间重痛,谷道挺并,继之浆破血出,此为正产之候,略用力一送,儿子遂生,何难之有?乃妇人未明此理,倒行逆施,自寻苦恼,良可慨也。"[12]无页码又引程钟龄曰:凡新产女子,其脏气坚固,胞胎紧实,八月宜服保生无忧汤一二剂,临产再服一二剂,撑开道路,则儿易生。复有用力太早,以致浆水先行,或连日不产,劳倦神疲,中气不续,宜服加味八珍汤,以助其力;若多胎产妇,更宜预服此药。复有华佗顺生丹,须俟临产腰腹齐痛时,再与一二丸,用佛手散煎汤送下。

(二)谢泽霖《妇科学讲义》文献传承

谢泽霖《妇科学讲义》内容分载于当代沈英森主编《岭南中医》,刘小斌、郑洪主编《岭南医学史》(中册),王小云主编《岭南中医妇科学术经验集成》等著作中。2017年1月广州中医药大学韩宇霞点注谢泽霖《妇科学讲义》,由上海科学技术出版社出版。邓霭静2014年博士学位论文"中医诊治带下病学术源流探讨及文献整理研究"中引述谢泽霖《妇科学讲义》有关带下病内容。

广州中医药大学2017届博士杨绮婷综合以上著作对谢泽霖与吕楚白进行比较,认为谢泽霖与吕楚白均为是岭南妇科名医家及教育家,其讲义作为第一代妇科教学专著,实在对中医传承及临床有重要的影响力。

1. 文献保存与临床理论支撑学术价值　吕楚白与谢泽霖所编著的《妇科纂要讲义》及《妇科学讲义》均以中医经典为蓝本,大量引用及参考《黄帝内经》《难经》《傅青主女科》及历代中医典籍有关生理、病理、病证、诊法、治法方药观点类编而成,传承前人学术观点,具有文献参考价值。

2. 内容结构特色比较　吕楚白《妇科纂要讲义》仅存上册叙述了经、带、胎、产等病的病机与治则,然后分五门即调经门、闭经门、崩漏门、带下门和胎前胎后门,重点论述月经病、带下病、不孕症。而谢泽霖《妇科学讲义》分为经事门、胎孕门、产子门、杂治门四大篇。第一篇经事门论述了月经生理以及20种常见月经病的病因、病机、治法方药。第二篇胎孕门阐明了成胎的原理、种子方法、10种不孕症的治疗、妊娠诊断、妊娠禁用药物,以及孕期调护与安胎的22种方法。第三篇产子门主要阐述了临产调护的方法、临产的诊断、难产六证的处理、催产的方法、产后62种临床证候的诊治。第四篇杂治门论述了32种妇科杂病的病机、证治。包括了前阴病、带下病、癥瘕等妇科常见病。可见谢泽霖《妇科学讲义》编撰教材内容较为全面适合教学,而吕楚白《妇科纂要讲义》有个人独特经验但缺妇科杂病,可能是目前无法找到下册缺漏之缘故。

3. 谢泽霖著述以文献引述为主,而吕楚白则加入个人经验按语　谢泽霖的《妇科学讲议》及吕楚白《妇科纂要讲义》撰写方法大体有三:典籍条文引述、名家注解及方药、按语点拨。谢泽霖现存的《妇科学讲义》甚少按语部分,以引述为主,保留前人学术原貌,是一种述作式编写方法,适合课堂教学使用。而吕楚白论述妇科经、带、胎、产病症能够突出重点,在传承前人验方基础上加味药物,扩大临证应用范畴并对处方进行解读,并有自己按语及其体会经验,所以近代岭南中医界特别推崇吕楚白,把他列入近代广州地区八大名医之一。[11]41

延及至晚清近代百年,随着岭南妇科临床水平不断提高,中医妇科文献也在增加,略计有:《理产至宝》一册,清代南海朱泽扬撰,刊印于同治八年(1869),专以论述妇科经、带、胎、产诸症,以及种子、急救等。《妇科秘方》一册,清代番禺陈起荣撰,刊印于同治癸酉年(1873),是书即《竹林寺女科》重修订本。《保坤金丹》一册,岭南云隐山人撰,刊印于光绪十八年(1892)。《妇科辑要略论》,清代高要郑海鲲撰。《妇科微旨》,清代南海萧绍端撰,萧绍端即岭南草药学医家萧步丹祖父。《保产备要》,清代南海冯秉枢撰,一说南海劳潼撰,待考。《广嗣篇》,清代顺德潘景旸撰。《妇科便览》一卷,清代中山汤宸槐撰。《保产金丹》四卷,清代神泉(惠来县)刘文华撰等。

第三节　潮汕妇科名医蔡仰高医学世家

潮汕是粤东名医辈出地区,潮汕人对家乡文化有特殊感情,中医药在当地有深厚基础。历史上宋代刘昉《幼幼新书》、明代盛端明《程斋医抄撮要》就是潮汕地区在全国有影响的名医名著,近现代又以潮汕澄海程洋岗村蔡氏医学世家著名。2020年10月12日下午,正在广东考察的中央领导同志来到潮州古城,看商铺、问物价,同当地群众亲切交流,了解历史文化街区保护和复商复市等情况,评价潮州文化是岭南文化组成部分。

一、蔡仰高学术经验整理研究

蔡仰高(1891—1984),广东省澄海人,广东省名老中医。青年时期随"卫生馆"蔡祝南学医,并随胞兄蔡献猷坐堂侍诊。历任汕头市中医医院副院长、汕头市中医研究委员会主任委员及中华全国中医学会广东分会理事,广东省及汕头市政协委员、人大代表。毫不自密,将祖传13代妇科秘方献给国家,受到周恩来总理的亲切接见。蔡老治学严谨,学通古今,活用历代妇科名方。他关心下一代中医成长,晚年不顾年老及工作繁忙,坚持总结一生临床所得,结合多年带徒学习中医基础理论的经验,亲自写出《带下病论治》《妊娠脉法和妊娠病疗法》《中医脉诊经验》三书供后学参考。[13]182

(一)妇科疾病治疗经验

蔡仰高女儿蔡佩云在蔡仰高92岁时写下《老中医蔡仰高诊治妇科病经验》一文发表于1984年第6期《新中医》杂志,摘录如下:

1. 月经病　经行腹剧痛而血量不多的用加味四物汤(台乌、蒲黄、当归、白芍、熟地、五灵脂各10g,延胡、川芎、炙甘草各6g);如痛不剧者,可用白酒50ml煮沸加入红糖一匙煮溶候温服,一次即见效。血枯闭经用调经养营汤(当归4.5g,川芎、陈皮各2.1g,熟地、香附各3g,生地、丹皮各1.5g,丹参、白术各2.4g,红花0.9g,延胡1.8g,砂仁0.6g)。月经过多,量多者为崩,少者为漏,多因脾虚不摄,久则多损冲任,常用补中固经汤(猪母稔、紫珠草、牛大力、岗稔、祈艾绒、醋炒赤石脂各15g,升麻8g),或用加味补中益气汤(炙黄芪、党参、白术、当归、阿胶、黑莲房、赤石脂各10g,升麻、柴胡、陈皮、炙甘草各6g,生姜3片,大枣3枚)。月经不调用补血调经丸(高丽参、鹿茸各15g,党参150g,炒白术、白芍、陈皮、醋柴胡、远志、怀山药、菟丝子、续断、香附、防风、椿根皮各108g,炒杜仲、茯苓、祈艾各129g,炙甘草、炒阿胶珠各90g,炙黄芪144g,熟地、当归各240g,升麻、麦冬各72g,广木香30g,枸杞子48g,益母草480g,黑荆芥84g,川木瓜75g,煅龙骨、煅牡蛎各60g),以上诸药用米酒湿透,蒸熟,捣烂晒干,研为细末,炼蜜为小丸如绿豆大。每日早晚空腹各服一次,每次9g,饭汤送下,多服有效。

2. 带下病　新患多偏于湿盛,脾虚受阻,久病则责诸肾亏致任脉带脉失固。偏于湿盛者,用扶脾胜湿汤(五指毛桃根、金钟根即牛大力、金樱根各15g,白饭草即火炭母30g)。脾虚受湿者常用完带汤加味(党参、白术、茯苓、续断、桑寄生、菟丝子、车前子、炙甘草各10g,怀山药15g,陈皮6g)。任带脉失固者常用家传秘验白带丸,并治月经愆期,久不产育(西洋参、远志、广木香、枸杞子、煅牡蛎各30g,茯苓、炙黄芪、醋炒祈艾、炒黑杜仲各72g,土炒白术、白芍、香附、柴胡、续断、防风、菟丝子、陈皮各54g,熟地132g,当归120g,炙甘草、炒黑荆芥各45g,怀山药84g,炒阿胶珠、煅禹余粮、煅阳起石、党参、白蔹、金樱肉各60g,麦冬、椿根皮、鸡冠花、川木瓜、升麻、煅龙骨各36g,北鹿茸15g),以上诸药用米酒湿透,蒸一夜后晒干研为细末,炼蜜为小丸如绿豆大。每次6g,每日早晚空腹各服一次,饭汤或开水送下。一般总量服至180~300g。按:本方为蔡老家传方,蔡老在临床实践中去杞子、菟丝子、麦冬、怀山药、川木瓜、柴胡、防风、荆芥、广木香、香附、陈皮、炙黄芪、鹿茸、白芍、白蔹、金樱、煅余粮、煅阳起石,加芡实、桑寄生,西洋参改为高丽参,易名为平肝补肾丸。外用蛇床子汤煎洗阴道,治疗白带久流不止者。

3. 胎孕病　妊娠恶阻,常用和中健胃,顺气开阻的香砂六君子加味(党参、白术、茯苓、法半夏、柿蒂各10g,炙甘草、陈皮、木香、砂仁、姜汁炒竹茹各6g,生姜3g,大枣3枚)。胎动不安多由气血虚弱,常用加味补中益气汤(见前)再加棕炭、续断、菟丝子。习惯性流产常用保胎丸(党参、熟地、当归各150g,土炒白术、续断、炒黑杜仲各90g,川芎、姜制厚朴各15g,醋制祈艾75g,枸杞子、菟丝子、酒制黄芩、砂仁、炒黑荆芥各30g,炙甘草45g,炙黄芪、炒阿胶珠各60g,升麻18g),上药用米酒湿透一夜,蒸熟,捣烂,晒干,研细末,炼蜜为小丸如绿豆大。每次6g,每日早晚各服一次,空腹开水送服。胎死不下用加味平胃散(加味为朴硝、冬葵子)。妊娠逾期未产用催产方(四物汤加炙龟甲、血余炭)。

4. 产后病　恶露缠绵不断用加味补中益气汤(加味为阿胶、棕炭、赤石脂)。产后小便不通,多为产时耗伤气血,病情多虚少实,常用补中益气汤加车前子、茯苓、泽泻。

5. 其他　幼儿离奶方(黑山栀、明雄黄各5g,正朱砂、轻粉各1.7g),用乳汁调涂幼儿眉毛中,男左女右,每一小时涂一次,涂至药完为止,大约经过四次后,幼儿即不思食乳,但对其他饮食如常。治外阴瘙痒方(蛇床子、苦参各15g,荆芥、川椒、朴硝各9g,白矾6g),水三碗煎沸10分钟后,先熏后取适量温洗外阴后弃去,换用新液再洗阴道。每日早晚各洗一次。[14]

（二）脉诊经验

蔡氏认为学脉之法，首先要读脉书，读熟王叔和《脉经》，李时珍《濒湖脉学》。不仅要熟读，还要烂读，然后才可以谈切脉的道理。其次重体会，脉书上所指示的脉诊，方法诀窍很多，但都只是一个大概，是一些规矩。良匠授人以规矩准绳，不能使人巧。所以学习脉学和锻炼脉诊，主要是全靠自己去体会，才能够领悟它，和不断地发现它。

蔡氏强调辨脉法则，包括脉学的基本精神、平人及病时脉法、据脉诊断与治疗等。如常脉和病脉不同，以缓为平，以独为病。独是什么？独就是不同。脉有三部，两手六部；如五部同等，一部不同，那便是病。所谓不同，是独大、独小、独虚、独实。察平人之脉可知性情及寿夭。如脉数疾的，则性情急躁；脉柔顺和缓的，则人亦和蔼；人长脉短，为大损；人短脉长，也是一种大损；平人脉长，为长寿之征。而病脉以独为判，如芤脉多预示大出血，独见于肺脉，则肺出血；见于胃关，则为胃溃疡；在中下焦部分，那就指示着中下焦有出血，男子则为大肠出血（肠风），女子则为子宫出血。

蔡氏尤其重视妇人脉学。如月经之脉，妇人无外感症象，而脉状有点数疾，不是滑，此极可能是月经刚刚来潮的症状；月经来时，脉有时快有时慢，即是带点促状，或者沉细，表示有经期腹痛；如果六脉细小，或微带涩状，是月经后期或经闭不通；脉波稍疾，常是月经先期；也有脉不快而先期的，这属于体虚；而脉虚细尺部无力，见于色欲不节，或月经先期，经时量多。

又如妇科毒瘤之脉：蔡老曾根据一女人"脉左尺在搏动时，数至之中，有一至像勾端刺指"成功诊断其左腹肿物。再如妊娠之脉：妊娠一至三月，左寸浮大，即经所称"手少阴动甚者，妊子也"。心脉浮大，亦主有孕。有孕三到四月，尺部必滑疾。按之滑疾而散的，为三月。但疾而不散，怀孕必五月以上。此外诊断有孕的方法，是孕妇多见精神衰退，因食欲不振，或患呕吐而脉象不病，或脉比平常更有力，这是人病而脉不病，也可以认出她是有孕的。[13]184

（三）验方略介

近人冯怡慧等研究认为：蔡氏妇科的家系传承，可使祖业在蔡氏宗族内代代相传，甚少或是几乎无外姓族人可以传得衣钵。蔡氏各代传人的行医经验、学术思想传播范围狭窄，传承方式较为封闭。每一代传人在熟读熟记前人记录的辨证、用药、组方等经验总结后，结合自身行医体会，形成能有效治愈妇科疾病的治疗特色与学术思想；不是蔡氏宗族的人或不是各代传人的弟子难以学习其秘方秘法。[15]这一观点从侧面反映古代家族名方"秘而不传"现象。近现代蔡仰高把他诊治妇科病的验方公布于世，其14代传人蔡纯臣也把他的"却病延年丸""保胎庆安丸"公开发表于杂志。

1. 补中固经汤　药物组成：紫珠草一两，猪母稔五钱，绿升麻二钱半，赤石脂五钱,岗稔根五钱,牛大力五钱,祈艾三钱。功效主治:月经不调、先兆流产、产后恶露不绝、崩漏,等等。一般服药 3~6 剂即可见效,最多者为 9 剂。临床疗效:共治疗 400 例月经不调等妇科病,其中属血虚月经不调者 290 例,痊愈 284 例,显效 6 例;放环后月经过多者 47 例,痊愈 45 例,显效 2 例;结扎后月经过多者 16 例,痊愈 14 例,显效 2 例;产后恶露不绝者 20 例,痊愈 17 例,显效 3 例;先兆流产者 21 例,痊愈 17 例,显效 4 例;崩漏者 6 例,痊愈 4 例,显效 2 例。体会:①应用中草药治疗妇科病,在中药处方中加入一两乃至几味岭南草药,经临床观察对体质虚弱的患者仍然适用,进一步提高了我们对中草药治疗各种疾病的信心和决心。②补中固经汤,具有药物组成简单、药源足、花钱少、疗效显著、药性平和、无副作用的优点。易掌握应用,有利于农村合作医疗制的巩固和发展。已列入国家药典。

2. 半夏洋参汤　药物组成:姜半夏 9g、茯苓 9g、大枣 9g、生姜 3g、西洋参 9g、伏龙肝 15g、姜柿蒂 15g、陈皮 4.5g,水煎服。功效主治:健脾和中,益胃生津。主治妊娠剧吐,尤以脾胃虚弱,食入即吐,胃阴受损者为宜。

辨证加减:脾胃虚甚加人参;中脘痞塞加枳壳;饮食停滞加木香、砂仁、佩兰等;纳呆食少加厚朴、苏梗。临床疗效:蔡小荪等应用本方治疗 50 例患者,其中仅服药 1 剂而中断治疗者 4 例,占 8%,均作无效计。痊愈 36 例,占 72%;好转 10 例,占 20%。总有效率为 92%。

按语:妊娠呕吐多见于脾胃素虚者,而脾胃虚弱又可引起痰浊内停,但久吐剧吐又可导致伤津脱液。蔡氏用姜半夏、茯苓、陈皮及姜枣以健脾和中,化痰渗湿;又以伏龙肝、姜柿蒂降逆止呕;复以西洋参一味,以生津液,护胃阴,更显本方特点。[13]184

二、蔡氏医学世家传承脉络

蔡仲高于清光绪辛卯(1891)年出生于澄海程洋岗村。程洋岗,也称"大梁岗",潮汕谐音"大娘巾",北宋初建村,有千多年村史,后是著名侨乡、瓷乡。有"七多",即古街、古榕、古寺、祠堂、书斋、文人、医人多,也是妇科名医辈出的宝地。其中蔡氏世代精研中医妇科,可考证者,明隆庆元年(1567)蔡敏斋(1520—1595)行医邑里,传有"敏斋公素精岐黄,为士林所重"之誉。[16]其子蔡九敏,清顺治二年(1645)时 59 岁,继承祖医,编著妇科难症医籍,传授后世,并遵验方精制宁坤丸、补血丸、落白丸、调经丸等妇科良药。蔡九敏孙蔡俊心(1662—1734)承祖传杏林业绩,于清康熙二十六年(1687)在家乡程洋岗创"蔡氏卫生馆"。蔡俊心儿子蔡石麟,医术高超,分别于清乾隆 56 年(1791)获澄海协镇都督林起凤特赐"龙宫发秘"金字牌匾;清嘉庆 15 年(1810)获澄海知县周家俊授予"学通灵素"漆金匾额。清康熙年间,蔡文耀长子及三子后裔为主体的医学世家"宁静斋"和"卫生馆"形成，两个民间祖传医术医药世系，皆以妇科专擅，留有家传秘方秘籍，家传秘本大同而各有偏胜，族人持方秘制药丸，世称"大娘巾妇科药丸"。清代同治年间，其后代传人蔡熙亮到潮州府城佘府街144号（即现在的西马路128号）设"大娘巾蔡氏卫生馆"，医名更著。民国期间，裔孙蔡良璧名满潮城。蔡良璧鉴于药丸历代相传，有不法之徒假冒"大娘巾"名号，在民国年间向当时政府申请注册商标，全称是"大娘巾蔡氏卫生馆蔡良璧祖传妇科药丸"。[16]

中华人民共和国成立之初，蔡氏医学既得授家传中医妇科学，又接受现代医药院校系统学习，善于运用中西医结合临床诊断治疗，辨证施治，疗效卓著，深受好评。蔡氏妇科医学世家自明代蔡敏斋起传承至今近500年。由于蔡仰高是"宁静斋"传人，业成后赴汕头市执业行医，德高望重医术精湛，广东省名老中医，是列于首。其后来者有：

（一）蔡纯臣

蔡纯臣（1915—1994），程洋岗中医妇科宁静斋第13代传人，1927—1932年便从师学医，1933年开始悬壶济世，历任莲下地段医院业务院长、澄海市中医医院名誉院长，汕头市名老中医。

蔡纯臣临证尤重脾肾，擅长调冲任治妇人疾患。认为妇人之为病，与冲任关系最为密切。冲为血海，任主胞胎，脾主运化统血，肾主藏精生殖，妇女胎前、产生、经带诸疾与脾肾息息相关，治疗也多以调理脾肾而建功。如治疗习惯性流产，自拟"保胎庆安丸"，药物组成多为补益脾肾之品：红参、炙黄芪、桑寄生、熟地黄、白芍、艾叶、阿胶、杜仲、菟丝子、续断、山药各30g，黄芩、当归、炙甘草各15g，川芎、砂仁各10g。以上药物按量研末蜜丸，每丸10g，每日早、晚各服1丸，从怀孕3个月开始服药，至5~6个月或服至足月。此方大补元气，健脾补肾，养阴血，固冲任，少佐以清热理气。古今医者一般认为安胎不宜用当归、川芎，但蔡氏认为在补气固冲任药中，少佐当归、川芎不致动血流产，反可作为药引，使之入胞宫，可获得满意效果。又治妊娠羊水过多，蔡氏认为此病属脾肾气虚，脾阳不足，肾气不化致水液潴留，充于胞内，治以补脾肾、助运化，用四君合茯苓导水汤而奏效迅速。又如治妇女血崩证用自拟定崩救急汤（高丽参、麦冬、五味子、黄芪、当归、白芍、阿胶、黑地榆、仙鹤草等）抢救血崩重证患者。[17]9

蔡氏用生化汤加减治愈不少产后疑难重症，并认为妇人产后恶露宜下行为顺，若恶露不通则病变多端。如败血瘀阻于胞中则引起儿枕病；败血冲心则昏狂妄语；败血冲肺则气喘汗多，口唇紫绀；败血冲胃则腹胀呕吐，烦躁不安；败血冲脑则晕仆不省人事；瘀血上逆则引起吐衄；郁滞肌肤可引起浮肿；停滞关节经络则骨节疼痛；入侵腠理则寒热往来。治疗应以温运活血，化瘀生新为主。方用生化汤合失笑散去炮干姜,随症加入延胡索、山楂、泽兰、益母草、郁金、石菖蒲、远志、琥珀、牛膝、童便等。[17]10

（二）蔡友清

蔡友清(1950—　),蔡纯臣之子,程洋岗中医妇科宁静斋第14代传人,家传与院校教育结合,毕业于澄海卫校,任职于澄海市中医院。擅长于治疗不孕不育及子宫肌瘤,医疗效益显著,在群众中有较高信誉,被人们称为当代"送子观音"。著述有"论调经的关键在于促使排卵""多囊性卵巢综合征的成因及中医疗法""高泌乳素血症的成因及中医疗法""癥疾气滞血瘀初探"等。现居汕头澄城,门诊量日日超百人以上。

（三）蔡佩云、蔡妙珊

蔡佩云是蔡仰高女儿,在蔡老92岁时写下《老中医蔡仰高诊治妇科病经验》一文发表于1984年第6期《新中医》杂志,通过文献传承了蔡仰高宝贵学术经验,使之不至湮没。

蔡妙珊是蔡纯臣女儿,蔡仰高的侄女,广东省名中医,虽为内科病专家,但亦精通中医妇科。整理研究蔡纯臣学术经验,1998年撰写《蔡纯臣老中医学术思想及临床经验简介》发表于《新中医》杂志第10期,传承了父亲蔡纯臣治病防病,尤重脾肾,先天之本在肾,后天之本在脾;脾有阴阳,肾分水火,宜平不宜偏,宜交不宜分;人之生长、发育、衰老、病死,无不与脾肾息息相关的学术经验。

蔡妙珊凝练蔡氏学术思想源流源于岐黄,承师仲景,精研温病学说,师古而不泥古,不论经方时方,有分用也有合用,灵活变化治愈大量常见病、多发病。蔡氏家族名医经常在配方中选用当地新鲜草药体现岭南特色,同时也取得较好疗效。如常用六月雪、白花蛇舌草、蛇针草、猫毛草、鱼腥草、黄花仔、梅肉草、溪黄草、猪肝菜、苦地胆、败酱草等60多种新鲜草药治疗急性肠胃炎、支气管炎、肝炎、盆腔炎等多种疾病,如自拟茵陈五草汤(茵陈、大黄、溪黄草、车前草、鸡骨草、猫毛草、金钱草)治疗急性黄疸型肝炎和某些胆结石并感染等引起的湿热黄疸,疗效甚佳。如用蒲公英、鱼腥草、败酱草、白花蛇舌草等配合辨证用药治疗妇女急性盆腔炎;人仁草、叶下珠、旱莲草、小蓟、仙鹤草等治疗泌感或肾炎引起血尿;梅肉草、黄花仔、凤尾草、马齿苋等治疗湿热痢疾均获良效。青草药妙在新鲜,疗效倍加,且价廉,副作用少,属于天然植物,具有独特的优越性。[17]10

（四）蔡璧煌

民国蔡良璧另有传人蔡瑞凯,1938年往泰国,因其"胎前产后药"疗效显著,从而医名大震,远近求医者众。其医术传于其子蔡璧煌。蔡璧煌继承父业,考入泰国古医草药学院,将中泰医术融为一体,成为泰国名医,日平均诊量 160 人。他还被旅泰华人推选为泰国中医总会副理事长、泰国中医药协会副主席、泰国联华药业公会常务理事兼医学学术股长、泰国澄海同乡会常务理事。泰国中医总会成立时，泰国皇家特派员为该会副理事长蔡壁煌加冕，以示隆重，并任命其为泰皇御医会主席。[16]

（五）蔡琳森、蔡仪所、蔡英翰

中华人民共和国成立以后，大娘巾"卫生馆""宁静斋"新秀迭起，名医荟萃，较有医望的有蔡叔颜、蔡植三、蔡励岳、蔡晋英、蔡妙珊、蔡国藩、蔡友清、蔡友泽、蔡健生、蔡沛生等等。现仍然在"大娘巾卫生馆"（西马路 128 号）职业者乃蔡氏第 14、第 15 代裔孙蔡琳森、蔡仪所传承。卫生馆第 14 代传人（焕庭公孙）蔡英翰先生，今仍在程洋岗坐诊，门庭若市，遐迩闻名。

（六）文献传承者

近有冯怡慧、刘新玉、赵颖等人撰文"岭南文化与岭南蔡氏、罗氏妇科学术流派"，阐述总结了蔡氏妇科学术成就及其影响：蔡氏是程洋岗的大姓，在程洋岗有众多从事中医妇科的医者，他们在长期的从医过程中，逐步形成了具有本土特色的程洋岗中医妇科派系，体现了宗族传承、家族传承的特点。其中，以蔡仰高家族为代表的蔡氏中医妇科在程洋岗中医妇科派系中独树一帜，并延续、发展至今。[15]218

而对蔡氏妇科学术源流描述精确而又有人文气息者，应数王福强、蔡亿华、冼建春采风小组撰写的"大娘巾妇科传奇"，引述部分以飨读者：

"程洋冈乡位于广东省汕头市澄海区东北十五华里（7.5km）莲下镇，位于韩江干流之江海交汇处。韩江出海口冲积形成的一条如梁高岗，古人称凤山岗，亦名小虎丘，村人称为大梁岗，潮汕谐音为'大娘巾'，唐朝以前系韩江出海口岛屿，唐宋时成为海上丝绸之路的重要口岸。属潮州海阳县，明归属饶平县，嘉靖四十二年（1563）归澄海县管辖。这里人才荟萃，名医辈出，其中'蔡氏祖传妇科'传承了近五百余年，为南粤妇科世家之翘楚。

程洋岗蔡氏为宋朝端明学士大书法家蔡襄的六世孙，潮州知州蔡规甫之后，世居澄海西门里，其后裔孙蔡文耀在明洪武年间定居程洋岗，以儒传家，子孙昌盛，族人蔡时徵（1520—1595），名敏斋，字孚远（原名君远），明嘉靖四十三年（1564）为礼部儒学，越年由礼部儒学至南京府知事，其间得授医学秘籍。并于隆庆元年（1567）行医邑里，传有"敏斋公素精岐黄，为士林所重"之誉。从明中期后的近百年间，蔡氏族中有多人业医，世代相传，形成儒医世家，享誉粤东及东南亚地区。清康熙年间，蔡文耀长子及三子后裔为主体的医学世家'宁静斋'和'卫生馆'形成，两个民间祖传医术医药世系，皆以妇科专擅，留有家传秘方秘籍，家传秘本大同而各有偏胜。族人持方秘制药丸，世称'大娘巾妇科药'丸。……

采风组走进千年古村，苍苔满壁，古榕翳日，茶香酽酽，古风淳淳，坐下，礼茶，一个个名医故事，从他们口中缓缓道出，数百年风雨，医祖蔡敏斋、二世蔡肇胤等先辈纪事乡间，宁静斋、四德堂、杏春园、仰和堂遗迹犹存，其后裔或医或商或耕或读，谈起先人医事，犹觉自豪。是夜，我们拜访了宁静斋传人蔡友清先生，他早年随父学医，在澄海中医院妇科工作四十余年，退休后在自家'嗣宝斋'行医。他热情而好客，并把家传十余代的手抄秘笈拿出，正本清源，娓娓讲述三百余年家族从医趣事，并对当代中医传承教育、丸散膏丹制作临床使用，如何与医事法规衔接提出探讨。……第二天早上，我们来到卫生馆传人蔡英翰的医寓参访，他取出家中珍藏秘笈，抖落尘灰，一页页讲述先人行医制药往事，谈到'文革'，百感交集，他的眼角已见湿润……蔡英翰祖传中医妇科诊所斜对面，一家写着"杏春园"的诊所，吸引着我们走进去。杏春园的主人蔡礼斌，父祖皆为卫生馆嫡传，他从箱底取出了珍藏"蔡族家谱"给我们欣赏，他的高祖蔡云松不仅精于医学，而且对村中文史掌故和书法深有研究，隽秀的蝇头小楷，记录着蔡氏一脉的传承。'卫生馆'的老匾，家中炮制药丸的金刚杵，清晰的'蔡族族谱'，络绎而来的女子，淡淡的药香，构成了大娘巾神奇的画面：远山如黛，人影如潮，莲阳河水自西向东流入大海，一批批潮人从这里启程，带着梦想出海闯荡，足迹遍及南洋。大娘巾药丸也随着潮人名扬海外。千年的古村演绎出的悲欢离合，就如一颗颗药丸：酸甜苦辣咸，识得其中味，便是人生的真香。"[16]

近读王福强、蔡友清，冼建春主编《粤东蔡氏女科世家：大娘巾妇科》，广东科技出版社 2016 年 12 月出版，为"十二五国家重点图书出版基金规划项目"，内容更加详细。总结其世家史略源流，肇创于明，发展于清，兴盛于今。王福强认为粤东蔡氏女科源自于明代潮汕名医盛端明著述中有关妇科内容，笔者也有同感，于是在《粤东蔡氏女科世家：大娘巾妇科》扉页写下"本书乃具有原创价值的当代妇科学术流派专著"之句。

第四节　近现代岭南罗氏妇科学术流派

罗元恺是我国著名中医教育家、中医临床家、中医妇科大家，从事中医医疗、教学 60 余年，擅长内、妇、儿科，尤精于妇科。他有几个"首批第一位"："文革"结束后，1977 年大学恢复教授职称评审后我国第一位中医教授；1978 年我国首批中医硕士研究生导师以及 1985 年首批博士研究生导师；我国首批享受国务院政府特殊津贴待遇的中医专家；1991 年被遴选为全国首批老中医药专家学术经验继承工作指导老师。罗元恺被称誉为当代"杏林妇科泰斗"，2012 年 11 月国家中医药管理局公布第一批全国中医学术流派传承工作室建设单位共 64 家,其中广东三家,岭南罗氏妇科流派传承工作室(负责人罗颂平)为其一,2016 年 11 月以"优秀"成绩高评分通过实地验收。

一、罗元恺简介

罗元恺(1914—1995),字世弘,广东南海西樵人,出生于儒医世家。其父棣华公,乃晚清儒生,以儒通医,悬壶于南海、广州等地。曾参加过北伐。善治热病,对温病颇有研究,晚年在广州洪德路开设医馆。罗元恺幼承庭训,诵读方书,随父侍诊,立志以医为业。及长,于 1930 年考入广东中医药专门学校,1935 年毕业,并考取广州市中医师执照,开始其行医生涯。1949 年就任广东中医药专科学校校长,1951 年兼广东中医院院长,其后兼任广东省中医进修学校副校长。1956 年参与筹办广州中医学院,1977 年成为国内第一位中医教授。1962 年和 1978 年被广东省人民政府授予"广东省名老中医"荣誉称号。1979—1982 年任广州中医学院副院长(无正院长,毕业证书、学位证书盖罗元恺印鉴),主管教学和研究生工作,并兼任国务院学位评定委员会第一届学科评议组成员,是首批获中医硕士、博士学位授予权的研究生导师。1983 年由卫生部任命为该院顾问。是第五、六、七届全国人大代表。1995 年 2 月逝世,享年 81 岁。

罗元恺人品极佳,为人廉洁,广东中医药专门学校的校董会很信任他,将学校交给他管理。中华人民共和国成立后,为了学校的运作,他亲自到香港校董会总部取回 4 万元港币并如数交给学校使用。当时,学校用这笔资金购买了一台大客车、一台小车、一台电影机,用大客车接送教师、学生见习和实习,用电影机放电影给师生看;同时,改建操场地面,减小因场地不良而使学生运动时受伤的概率。由于电影机很大,后来成为政府的公共财物,从学校取走,服务更多的公众。当广州中医学院创办时,罗元恺亲身投入筹办学院工作,出谋划策;同时,将广东中医药专门学校的办学资产,原有师资等宝贵财富一并带领到新成立的广州中医学院,为中华人民共和国新办高等中医教育立下了汗马功劳。他以充分的办学资产支持广州中医学院开办,以优质的中医教育师资支持高等中医教育的创办,奠定了广州中医学院教师队伍人才储备根基。[18]1

罗元恺(以下称罗氏)勤于研习医经,毕生致力于临床,并潜心于中医教学和科研。在学术上受陈自明《妇人大全良方》、张介宾《妇人规》和傅山《傅青主女科》等名家医著的影响,注重脾肾和气血,调理冲任,还融合了岭南温病学派养阴保津的学术观点,形成自己的学术风格。对月经不调、崩漏、闭经、痛经、滑胎、不孕以及围绝经期综合征、子宫内膜异位症、子宫肌瘤等有丰富经验。创制了补肾安胎的"滋肾育胎丸"和活血止痛的"田七痛经胶囊",曾获1983年卫生部科技成果奖乙等奖,1986年广州市科委成果奖三等奖。指导研究生探讨"月经周期的调节及其与月相的关系"获1987年国家中医药管理局科技进步奖乙等奖;指导研究"免疫性自然流产与免疫性不孕的中医治疗"获1997年广东省科技进步奖二等奖。著有《罗元恺医著选》《罗元恺论医集》《罗元恺女科述要》等专集,点注张介宾妇科专著《妇人规》,主编《实用中医妇科学》、全国高等医药院校统编教材《中医儿科学》第一、二版,以及《中医妇科学》第五版、《高等中医院校教学参考丛书·中医妇科学》。[18]14-15

二、罗元恺学术经验与成就

1. 学术渊源,本于医经　罗氏对《黄帝内经》《金匮要略》等中医经典著作颇有研究。《黄帝内经》奠定了中医学理论的基础。而阴阳学说更是贯穿于中医的解剖、生理、病理、诊法和治法等各个环节。罗氏认为,阴阳学说是中医理论的核心和纲领。它不仅具有哲学的含义,还有着更为丰富的科学内涵。具体体现在脏腑、经络、诊法、辨证和治法方药等各个方面,是指导中医临证思维的总纲,是辨证论治中的两分法。故诊病首先要分清阴阳,以定病位所在之脏腑,然后分辨表里、寒热、虚实,再根据阴阳失调的情况定出治则,通过药物配伍或针灸取穴补泻,以调摄阴阳,使之达到阴平阳秘的状态。因此,习中医者不可不知阴阳之理。早于1957年著述《祖国医学的阴阳五行学说》,提出"阴阳学说,可说是祖国医学的核心",近有学者潘毅撰文认为:该文发表于1957年,在20世纪60年代初那场大争论之前,或许引领了关于中医理论体系核心的思考。罗元恺关于阴阳学说的诸多论述,不但反映出罗老对阴阳学说源与流的熟习与深刻理解,更显示出其深厚的国学底蕴,可见大临床家必是大理论家、思想家。[18]44

《黄帝内经》对生命起源和人体生理也有颇为精辟的认识。《灵枢》有"两神相搏,合而成形,常先身生,是谓精"的论述,准确而形象地描述了孕育的机理。而《素问·上古天真论》中有关女子和男子从幼年至老年的生长、发育、衰老过程的论述,以及对肾气、天癸、冲任在发育与生殖方面作用的阐述,一直被视为中医生殖生理的经典理论。罗氏根据前人的理论,结合现代医学的观点,指出"天癸"应是与生殖有关的内分泌激素,并提出肾-天癸-冲任-子宫轴的概念,认为是女性性周期调节的核心。他曾著《论肾与生殖》《肾气、天癸、冲任的探讨及其与妇科的关系》等文阐述其观点。对妇科学术界影响颇大。[19]342

《金匮要略》妇人病三篇,是现存最早的妇产科专篇。文字虽简略,但内容包括经、带、胎、产诸疾和妇人杂病,有证有方,并且注意对病证的鉴别,对后世妇产科的发展颇有指导意义。罗氏早年曾担任《金匮要略》课的教学,晚年也曾给广州、北京的研究生和全国妇科师资班讲授妇人病三篇,并整理了"《金匮要略》妇人病注释"一文。他对《金匮要略》条文的注释,一方面注意文字的推敲,勘正错简,不作强释;一方面参考历代注家的释义,并以临床为依据,汇入己见。仲景的著作较注重风寒、血瘀的病机,方药多偏于温热,而条文中症状甚简略,说理也甚扼要,故常需从方测证。如不加详析,用之不确,则有违仲景原旨。如妊娠病篇之胶艾汤证,证候为妊娠下血而兼腹中痛。方中用艾叶、阿胶,配川芎、当归、地黄、芍药、甘草,药性温热而行血,只适用于虚寒证之胎动不安。故罗氏在注释中指出:"惟川芎、当归虽有补血之功,但其性辛温,走窜动血,特别体属阴虚或兼有血热者不宜用,否则足以助长其出血。"[19]343罗元恺进而提出可用寿胎丸合四君子汤加制首乌治之,以收补气固肾安胎之效,补充了此条的内容。

2. **重视脾肾气血,善于调经助孕安胎**　在妇科理论方面,罗氏较推崇张介宾、陈自明的学术观点,注重脾肾和气血。肾藏精,主生殖,为先天之本;脾司运化,脾胃互为表里,主升降,为后天之本,气血生化之源。而女子之经、孕、产、乳皆以血为用,故妇科疾病,当以调理脾肾气血为主。

陈自明《妇人大全良方》是现存较早的妇科专著。对妇科病的病因较注重风冷和劳伤,认为劳伤血气,或寒气客于胞内,损伤冲任之脉,是妇产科疾病的主要因素。治法常用调补气血和温经活血。其"加减四物汤"和"良方温经汤"等流传至今,仍常用于临床。罗氏认为,冲任损伤是妇产科疾病的主要病机。各种病因均可直接或间接影响冲任而致妇科疾患。调理冲任之法,重在调理肾、肝、脾和精、气、血,而调理气血的关键,在于使气血充盈,并流动畅顺,切忌郁滞。陈氏补血活血之法,正体现了补血而不腻滞,活血而不伤正之妙着。

张介宾是明代医学大家。虽不以妇科名闻于世,但其妇科专著《妇人规》是理论性较强,内容全面而系统的医籍。他重视阴阳之理,善用温补,着重肾与命门,注意维护元阴元阳。妇科方面注重冲任、脾肾与阴血。罗氏特别欣赏景张介宾的名言:"善补阳者,必于阴中求阳,则阳得阴助,而生化无穷;善补阴者,必于阳中求阴,则阴得阳升,而泉源不竭。"罗氏深谙调经种子之道,认为肾主先天、脾主后天,二者共为精气血之本,故与生殖有关的虚证,多责诸脾肾。他提出妇科的主要病机是冲任损伤,而调理冲任就在于调理肾肝脾的观点,以上观点体现在他撰述的《补肾法的探讨和对一些常见病的运用》《调补肾阴肾阳对妇科病的作用》《脾胃学说与妇科的关系》等论著中。罗元恺根据阴阳相配的原则,创制了补肾健脾安胎以治疗胎漏、胎动不安和滑胎的"滋肾育胎丸",补肾养血以治疗虚证月经病、不孕症之"促排卵汤",指导拟定健脾补肾并重以治疗免疫应答低下之反复流产的"助孕3号方",并进行临床与实验研究。[19]343

《傅青主女科》是清代较著名的妇科医著,病因病机方面较注重肾肝脾和气血的损伤,尤其强调房劳所伤与妇科病的关系,如崩漏、带下病、小产、产后血崩、不孕症等,均可因房事不节所致。傅山著述文体新颖,语言较为通俗,方药多为新创,且方便实用,如定经汤、固本止崩汤、完带汤、生化汤等,罗元恺不但常用于临床,并加以研究和发挥。[19]343

3. 瘀血与妇产科疾病关系的研究　罗元恺对活血化瘀的治法亦颇有研究。认为妇科证候主要是虚实两类,虚证以肾虚、脾虚为多,实证以气滞、血瘀或痰湿为主,尤以血瘀最为常见。女性以血为主,妇女的经、孕、产、乳等生理特点,无不与血的盛衰或畅滞有密切关系。瘀血内留,则痛经、闭经、崩漏、月经不调、癥瘕包块等病均可发生。又妇人血旺才能摄精成孕,妊娠以后需要血以养胎直至正常分娩;产时血气旺盛,则胎儿容易娩出,也不致耗血过多,产后恶露也正常排出而自止;哺乳期血气旺盛,则乳汁充沛而分泌正常。孕产期内有瘀阻,则可致胎漏,或产时大量出血,或产后腹痛、恶露不绝等;哺乳期血气壅阻,可成乳痈,故血瘀成为妇产科常见的病因之一。血瘀在妇产科的主要见症:疼痛、癥瘕肿块、出血、发热、精神神经症状、月经不调和闭经。罗元恺认为,血瘀的诊断,除上述几种见症可供参考外,在望诊、切诊、触诊等方面还有其特点:①面色多紫暗甚或黧黑。②唇舌暗红青紫或有瘀斑。③如属月经异常者,经色多紫黑,经质多稠浓,或有较明显的血块。④皮肤干燥而色紫无华,甚或肌肤甲错。⑤腹部按之可触及硬实的痞块,且疼痛拒按。⑥脉沉弦或沉涩。罗氏善用活血化瘀之法治疗痛经、癥瘕及输卵管阻塞(瘀阻胞络型)之不孕症。创制了治疗痛经的田七痛经胶囊、治疗子宫肌瘤等癥瘕积聚的橘荔散结丸、治疗子宫内膜异位症的罗氏内异方,指导拟定治疗免疫性不孕症的助孕1号、助孕2号方等,以上药物都是活血化瘀理论学说指导妇科临证的成功体现。[19]344

三、罗元恺中医教育思想及其贡献

罗元恺又是近现代著名中医教育家,近读廖雅琪著《中医教育家罗元恺教育思想研究》一书颇受启发,正如廖雅琪所言:研究罗元恺学术思想及临床经验者为数众多,罗元恺作为公认的中医教育家知其者多,而研究罗元恺教育思想者甚少。[20] 罗元恺有从教师到校长的教育阅历,其中医教育思想源自于他在广东中医药专门学校的教育实践与思考。罗元恺教育思想理论主张及其实践成果,是岭南妇科学术流派传承的重要内容之一。廖雅琪填补了在这方面空白。

中华人民共和国成立之初,中医教育仍属私立,举办艰难,罗元恺于1949—1953年任广东中医药专科学校校长,是最后一位任校长职的(1954—1955年兼任广东省中医进修学校副校长）。这一时期正是中医教育界多事之秋，中南卫生部1950年6月曾对广东中医药专科学校教学大纲草案作出"勿需培养新中医"批示。对此，罗元恺在《广东中医药》杂志上先后发表了《今日的中医药》《中医教育的路向》《本校发展计划纲要》等论著。1950年12月中央卫生部徐诵明处长及中南卫生部有关工作人员来到广州，专门就广东中医学校和中医教育问题座谈。罗元恺向徐处长递交了有关意见书："我校之所以称为中医药专科学校，其与一般医科学院及医学专门学校最大不同点，就是着重中药的研究及中医临床治病经验的传授，其余一般基础科学及医药上科学的理论是完全与其他医科学院相同的。"[21]

罗元恺认为中医教育的路向："不应仅限于私人办理的中医学校准其存在，政府应该和其他的专科教育一样，直接的积极的领导或协助其发展。""有些人以为一个国家里现有医科学院又复有中医学校，这不是形成两个医学教育系统吗，怀疑中医学校的存在，是会影响医学教育的体制，这种观念，不免教条主义。我们对于一种教育，主要是看其是否适合当前社会国家的需要，是否符合广大人民的需要，如果是符合需要的话，则制度不是无可改变或灵活运用的，否则就根本不应该存在"。[22]

关于中医学术科学性问题，罗元恺在《今日的中医药》一文中写道："凡用一种方术，足以去除此种生理上的故障（病理），而恢复其为常态者，便是医学。是则凡具有此种必然效果的医药学术，其中说理或有不甚详尽的地方，但不能遂谓其不科学，因为此种必然的疗效，其中已经是合乎科学原理的了。"[23]罗元恺校长主持重编教材时认为："除尽量保留中医固有之精要理论及良方外，并参以新医之学理解释及治疗方法，俾学生对于各该科中西医药之学问都能有认识"，并希望本次重编之教材"不特为我校之教本，更可供给全国选作教材，及各同业之参考书籍。"[24]这批教材不仅收录了当时学界对传统中医理论及现代医学的认识，而且为1956年全国四所中医院校成立后一版教材编写奠定基础。

至20世纪70年代末至80年代初，国家卫生部任命罗元恺为广州中医学院副院长（无正院长）。他说："中医教学工作，是党的教育事业的一部分。忠诚党的教育事业，这是对中医教育工作者的要求。医务人员大多喜欢做诊疗工作而不愿意教学。有人认为教学是输出，没有什么收获，而诊疗则可以积累临证经验，是一种收益。其实这是一种错误的认识，古人言'教学相长'。在中医教学的过程中，教师应研习与课程相关的资料，必然对医学领域的理论会有更多的了解，这对一个医务工作者来说，也是一种长进，是很有好处的。况且从事医学的人，有培育下一代的责任，要振兴中医事业，必须从中医教育事业着手。从事中医教学，是一项光荣的任务。"[25]罗元恺注重人才培养，这是后来岭南罗氏妇科学术流派形成的根本。如罗老诗赋："八十春秋瞬息过，杏林建树愧无多。喜看桃李花如锦，名医辈出胜叔和。"

笔者30多年前为完成学位论文，曾两次在广州惠福路扁担巷家居拜访罗元恺，深受教诲。问：广东中医药专门学校校训"上医医国，先觉觉民"意思？罗老答曰："《国语》：上医医国，其次疾人，固医官也。治理国家与治病救人都是同样崇高伟大的。不为良相，当作良医，从政与为医，同样是为了解除人民之疾苦。故以良医比作良相。'先觉觉民'，使先知觉后知，使先觉觉后觉。从事中医教育老师及年轻医学生，天民之先觉者也，要有社会担当责任与勇气，从事医学科学研究的信心与毅力。"又问：罗老您1934年创办《克明医刊》，何谓"克明"？答曰：取《尚书》"克明俊德"语命名，"克明"者能够胜任之意，"俊德"乃贤明有德之士。"

罗老的话至今犹在耳畔，他就是一个能够胜任中医药学术事业大任的贤明有德之士。唐孟浩然《与诸子登岘山》凭吊岘首山的羊公碑："人事有代谢，往来成古今。江山留胜迹，我辈复登临。水落鱼梁浅，天寒梦泽深。羊公碑尚在，读罢泪沾襟。"是说朝代的更替，人事的变迁，是非常巨大的；然而羊公碑却还屹立在岘首山上，令人敬仰。睹物思人，羊公碑尚在，罗元恺永远令人敬仰，留下学术名著永世留芳。

四、岭南罗氏妇科学术流派传承

在纪念罗元恺百年诞辰文集里，有国医大师邓铁涛撰写的一篇"教育家、临床家、中医妇科大家"代序，"罗元恺也是家庭教育专家，把女儿教育好，培养成学贯中西、传承中医的接班人，成为中医妇科学的学科带头人、名中医，是罗元恺一辈子的重要成就之一。作为中医教育家，罗元恺不仅把众多的中医学生教育好，培养成为国家有用之才，而且将自己的孩子培养成才，让她传承岭南中医妇科，发展现代中医妇科，功莫大焉！"[18] 罗元恺把女儿教育好，让她传承岭南中医妇科，他的女儿就是罗颂平，国家中医药管理局公布第一批全国中医学术流派传承工作室"岭南罗氏妇科流派传承工作室"负责人。

（一）梳理岭南罗氏妇科传承脉络

按照《国家中医药管理局办公室关于开展中医学术流派传承工作室建设项目申报工作的通知》（国中医药办人教函〔2012〕170号）中学术流派遴选条件要求，岭南罗氏妇科学术流派传承非常清晰。第一代罗棣华，岭南罗氏妇科创始人；第二代罗元恺，岭南罗氏妇科学术杰出有成就者，既得家传亦系统接受近代中医院校教育；第三代罗颂平、张玉珍，岭南罗氏妇科代表性传承人；第四代曾诚、朱玲、赵颖、廖慧慧、史云，岭南罗氏妇科主要传承人；第五代郜洁、曹蕾、曾蕾、罗颂慧、郑泳霞、刘昱磊、陈启亮、吴钦兰、钟伟兰、罗曼茵,岭南罗氏妇科后备传承人。第一代罗棣华、第二代罗元恺学术成就已如前述,以下分述岭南罗氏妇科代表性传承人罗颂平、张玉珍。

1. 罗颂平(1957—　　) 女,广州中医药大学教授、主任医师,博士研究生导师,广东省名中医,广东省珠江学者特聘教授,享受国务院政府特殊津贴专家。现任广州中医药大学第一附属医院妇产科主任,国务院学位委员会第五、六届中医学、中药学学科组成员,中华中医药学会妇科分会主任委员,中国免疫学会生殖免疫学分会副主任委员,教育部重点学科中医妇科学学科带头人,国家级精品课程负责人,国家级教学团队负责人,全国中医学中药学专业学位研究生教学指导委员会委员,广东省学位委员会学科组成员,广东省中医药学会常务理事兼妇科专业委员会主任委员,广东省政协常委,广东省教育厅"中医女性生殖调节与安全性研究重点实验室"负责人,广东省第七批非物质文化遗产"岭南罗氏妇科诊法"代表性传承人。

罗颂平出身于岭南中医世家,父亲就是中医妇科大家暨教育家罗元恺。罗颂平与她父亲一样,既得家传亦系统接受现代中医院校教育。1991—1994 年作为全国首批名老中医学术继承工作罗元恺的学术继承人,获得出师证书。2002—2005 年师从欧阳惠卿攻读博士学位。主要从事中医药调经、助孕、安胎的临床研究,主编"十二五"规划教材《中医妇科学》,荣获广东省高校教学名师、南粤优秀教师、全国模范教师、国家人事部有突出贡献的中青年专家、全国百名杰出女中医师等称号。

罗颂平运用文献、临床、实验研究三者结合的方式,解读弘扬罗元恺学术经验。文献研究包括罗氏妇科流派发展渊源挖掘整理,罗元恺对中医阴阳五行学说论述、对肾与生殖及天癸和冲任关系探讨、对运用中医肾阴肾阳理论在妇科临证的指导、对活血化瘀法在妇产科的应用、对古代妇科名著名家理论学说的评述,这是整理研究名老中医学术思想不可缺少的先行性基础工作。临床研究包括总结提炼罗元恺对妇科月经病、带下病、女性生殖道炎症、妊娠病、产后病、乳病、妇科杂病的中医认识及诊治过程的理法方药,采用以病统论、以论统案、以案统话,即将罗老擅长诊治之病种与相关精彩的医论、医案、医话系统连贯评述,出版专著如《罗元恺妇科经验集》《中华中医昆仑·罗元恺卷》《全国中医妇科流派研究》《罗元恺中医教育大家杏林妇科泰斗》等,影响深远,学术辐射面广。实验研究始终把握对罗元恺学术经验进行科学解读正确方向,对罗元恺经验方"滋肾育胎丸""田七痛经散""橘荔散结丸""助孕丸"进行开发,使名老中医经验方研制成为中药新药,造福患者。罗元恺诊治妇科优势病种的学术经验,经过她们努力,逐渐上了一个层次,用现代科学技术方法初步阐明其发病机理与药效靶点,据统计在"岭南罗氏妇科流派传承工作室"建设期间,科研孵化出国家自然科学基金项目 4 项,省部级课题 11 项,厅局级课题 2 项。真正做到了"罗元恺把女儿教育好让她传承岭南中医妇科学"（国医大师邓铁涛语）。

2. 张玉珍（1944—　　）　女，广东兴宁人，广州中医药大学教授、主任医师，博士研究生导师，享受国务院政府特殊津贴的专家，国家级重点学科广州中医药大学妇科学术带头人之一，岭南罗氏妇科代表性传承人。几十年坚持临床、教学、科研一线工作，有深厚中医妇科理论知识和丰富临床经验，主持总结罗元恺经验方"滋肾育胎丸""田七痛经胶囊"，参加不孕不育的临床研究以及教学研究，继承和发扬罗元恺的学术理论和经验，擅长以中医药为主治疗月经病、反复自然流产、不孕症以及卵巢早衰。深受各地患者的信赖和好评，在广大患者中享有较高的信誉。先后获得了多项省、部级科研成果和奖励，荣获"省优秀中医药工作者"，大学的"优秀教师""优秀科技工作者"之称号。先后公开发表学术论文 30 多篇，出版专著 20 部，其中主编中医妇科专著 4 部，例如"十五"国家级规划教材、新世纪全国高等中医药院校规划教材《中医妇科学》《中医妇科学习题集》，先后培养国内外硕、博士研究生 27 名。

罗颂平与张玉珍又培养出 5 位主要传承人，曾诚、朱玲、赵颖、廖慧慧、史云；5 位主要传承人又培养出 10 位后备传承人，郜洁、曹蕾、曾蕾、罗颂慧、郑泳霞、刘昱磊、陈启亮、吴钦兰、钟伟兰、罗曼茵。她们在广东省内及香港共建立 6 个流派传承分工作站，分别是深圳市妇幼保健院、台山市中医院、深圳市宝安区沙井人民医院、中山市中医院、广州市番禺区何贤纪念医院、香港岭南罗氏中医工作站。中医学术需要传承，国家倡导建立优秀文化传承体系，岭南罗氏妇科就是这一优秀文化传承体系的组成部分。学术流派师承传授的发展往往持续几代人即养成几代名医，中医学术流派是名医群体，他们的存在与发展对社会民众健康作出贡献。

（二）凝练岭南罗氏妇科理论学说

岭南罗氏妇科宗金元易水学派，注重肾与命门，强调先天之本。岭南多湿，易损伤脾阳，故亦注重脾胃，顾护后天之本。形成脾肾并重，先天与后天兼顾的学术特色。同时又受明清温病学派的影响，注重真阴之调护，反对过用辛燥。妇人以血为本，血属阴，妇科临证顾护真阴，固本培元调冲任。妇人常不足于血，阴虚之证尤为常见，故须时时顾护真阴。岭南常见气阴两虚之证，虚不受补，惟有平衡阴阳，益气养阴，固本培元，调摄冲任，方可奏效。

1. 首提中医妇科生殖轴　1982 年全国首届中医妇科学术研讨会上，罗元恺首次提出"肾 - 天癸 - 冲任 - 子宫轴"学说，此轴为女性生殖功能与调节其病理状态的核心，以此构建中医药调经、助孕、安胎的基本思路。并创制中药新药"滋肾育胎丸"和"田七痛经胶囊"。

2. 注重脾肾并重，气血调和　罗氏妇科在理论方面，较推崇张介宾、陈自明的观点，注重脾肾并重，气血调和。"调经之要，贵在补脾肾以资血之源，养肾气以安血之室"。罗元恺认为肾主先天，脾主后天，二者共为精血之本。张玉珍侍诊罗元恺侧"抄方"20 年，体会老师关于冲为血海调节气血，任主胞胎主肾生殖机能的含义，调理冲任落实于具体脏腑就在于调理肾、肝、脾。

3. 顾护真阴，固本之道　岭南地处湿热之地，尤以长夏天气多变，闷热潮湿。故体质多见阴虚、气虚。罗氏妇科推崇固本培元调冲任，妇人阴血易耗，岭南湿热偏盛，用药以平为期，调和阴阳，勿伤阴津。罗元恺提出了热病护阴三法：间接护阴、直街护阴、综合护阴。

4. 行气散结，轻可去实毋伤正　罗氏妇科认为岭南人偏于柔弱，体质以气虚、阴虚多见，纵有癥瘕顽疾，当以行气活血，软坚散结为主，以免耗伤正气。[26]7-8

（三）总结岭南罗氏妇科临证诊疗用药特色

1. 化湿清热，祛邪宁血治经带　岭南有漫长的海岸线与大片的湿地，易于滋生湿毒、热毒之邪，经、带之疾及妇科杂病常由感染邪毒，热入血室而致。善用清热凉血，化湿除秽，解毒杀虫等治法，治疗湿热、湿毒、热毒所致的带下病、热入血室、产后发热等。

2. 行气活血，散结软坚除癥瘕　岭南人偏于纤瘦，虚实夹杂多，纯实者少。痰湿、气滞、痰瘀互结以致癥瘕者，病程长，多本虚标实。治疗邪实之证，亦需时时顾及正气。用药温和，少用峻烈攻下之剂，治以行气、化痰、活血、软坚、散结之法。

3. 创制岭南妇科四季膏方并推广　口服药膏的记载最早见于葛洪《肘后备急方》，但由于岭南炎热、潮湿，膏方的保存与使用受到影响。罗氏妇科根据岭南妇女的体质与病证特点，因地因时制宜，结合南药的用药特色，为病人制备个体化膏方，并逐渐形成妇科膏方系列。岭南罗氏妇科四季膏方使用岭南特有之广藿香、新会陈皮、化州橘红等化湿、理气、祛痰药，选用德庆巴戟、肇庆芡实、粤北五指毛桃等南药，以及西洋参、沙参、玉竹、石斛等补虚药制作而成。目前研制有调经助孕膏方（荤膏），消癥、化痰膏方（无糖素膏），术后膏方（素膏）等，可供病患一年四季选用。

（四）建立岭南罗氏妇科病案资料库及制定优势病种诊疗方案

岭南罗氏妇科流派工作室开展收集、整理代表性传承人医案的工作，并初步建立起临床医案资料库。在医院的名医特诊区设罗氏妇科流派诊室，由代表性传承人罗颂平、张玉珍作为带教教师，指导广州中医药大学第一附属医院 5 名主要传承人以及各工作站的传承人。传承人通过跟师学习、独立临床实践、理论学习的形式，研究诊治与用药规律，掌握指导老师的学术经验和技术专长，收集优势病种诊疗过程的原始资料，整理医案，初步建立流派临床医案资料库。

目前收集罗颂平医案共 823 份,病种有自然流产、不孕症、多囊卵巢综合征、卵巢早衰等,利用中医传承辅助计算机系统对医案进行深入挖掘,并总结证治规律。收集及整理张玉珍医案共 621 份,病种有卵巢早衰、多囊卵巢综合征、不孕症、子宫内膜异位症、盆腔炎、崩漏、经期延长、月经过少等。主要传承人已按任务书要求,结合指导老师(代表性传承人)的学术经验,每年完成 1 000 字以上的学习心得或临床经验整理(月记),并完成能反映指导老师临床经验和专长的体现疾病诊疗全过程的临床医案总结 15 份。目前已发表上述继承、总结指导老师学术思想和技术专长的论文。

岭南罗氏妇科流派工作室已建立具有流派特色的优势病种诊疗方案 5 个,结合流派学术思想,提炼出胎漏、胎动不安与滑胎、痛经、子宫肌瘤、输卵管炎性不孕症 5 种疾病的辨证论治要点,其能体现出岭南地域特色诊疗技术,并向分布省内各地的分工作站加以推广。各分工作站认真学习诊疗方案及诊疗技术,在病房和门诊积极推广应用,临床使用率 ≥ 50%,提高了临床疗效。

(五)出版岭南罗氏妇科学术专著及发表论文

目前已挖掘整理及出版的书籍有:流派传人传记 2 部,代表著作 8 部,流派文献 1 部。目前已发表的论文有 69 篇,其中发表在核心期刊的论文 43 篇,建设期间发表 SCI 论文 3 篇。上述论著的公开发表,辐射面大,在国内外妇科学术界产生深远影响,使名老中医学术经验整理研究水平跨越上新的台阶。[26]9-11 目前"岭南罗氏妇科"已成功申报成为广州市第六批、广东省第七批非物质文化遗产项目,罗颂平确立为代表性传承人。

第五节　当代岭南中医妇科学术流派工作室

罗元恺桃李满天下,他的学生佼佼者甚多,能够达到建立国家级名中医工作室有李丽芸、欧阳惠卿,也可以认为是岭南罗氏妇科学术流派重要分支。

一、当代岭南中医妇科名家李丽芸学术经验传承

(一)生平简介

李丽芸(1934—2021),女,广东鹤山人,1954 年毕业于广东中医药专科学校,现为广州中医药大学教授,广东省中医院主任导师,广东省名中医,第二、第三、第五批全国老中医药专家学术经验继承工作指导老师。著述有《中医临床新编》(妇科部分)和《不孕症中西医结合治疗》等,主持国家中医药管理局课题"复方毛冬青液保留灌肠治疗慢性盆腔炎的临床与实验研究",获 1996 年中医药科技进步奖二等奖。

（二）学术经验

临证擅长不孕症、带下病（女性生殖器炎症）、月经病的诊治，对妇科常见病、多发病及疑难病均有独到见解。如治疗多囊卵巢综合征，表现为月经稀发周期推后者，重视补益肾阳。表现为痤疮、脱毛、肥胖，治宜利水渗湿。B超显示卵巢卵泡数量多或体积大者，为气损无力推动血行，故留而为血瘀之证，治宜活血化瘀。由于多囊卵巢综合征临床证候复杂，故李丽芸结合岭南地区湿热的气候特点，通常在重视补益药的基础上，善用活血化瘀药及利水渗湿药。[27]20临床上重视岭南道地药材的使用，根据岭南的地域特点及妇科疾病特点，李氏特别重视春砂仁及巴戟天的应用。春砂仁辛散温通，化湿醒脾、行气温中之效佳，为醒脾调胃要药。岭南地区多湿气，患者多有湿气困脾之症，因此砂仁是符合岭南地域气候特点的。而且砂仁有行气和中止呕之效，对岭南妊娠恶阻患者为一良药。巴戟天甘、辛、温，既能补肾助阳，又能益精血，为补肾药剂。《景岳全书》中赞育丸中巴戟天是主药，可用于肾阳虚弱之阳痿不育、宫冷不孕者。[27]27

（三）学术传承

根据徐珉指导硕士研究生梁韵茹研究结果：李丽芸师从妇科名家罗元恺，并在罗氏妇科的基础上，悉心研究历代医学论著，融汇古今，博采百家，根据岭南地区的人群体质特点及发病情况，总结内服验方及外治法，在临床实践中反复验证，自成独具一格的岭南妇科疾病诊治思维。学术继承人有黄健玲、黎小斌、徐珉等，并已经有相当的学术成就与创新。李丽芸亲炙罗元恺，无论是在用药上还是学术思想上，均师承于罗元恺，然而在罗元恺学术思想上又有进一步的创新与发展。[27]42

二、当代岭南中医妇科名家欧阳惠卿学术经验传承

（一）生平简介

欧阳惠卿（1939— ），广东开平人，1965年毕业于广州中医学院，现为广州中医药大学教授，主任医师，博士研究生导师，广东省名中医，全国名中医，第三批全国老中医药专家学术经验继承工作指导老师，是继罗元恺之后广州中医药大学中医妇科学的第二代学科带头人。长期致力于中医妇科的教学、医疗和科研工作，1978年创建妇科实验室，将中医传统理论与现代科学相结合，勇于开拓，在长期医疗实践中积累了丰富的临床经验，擅长治疗月经病、子宫内膜异位症和不孕症。早年从事补肾法治疗功能性子宫出血病和女性不孕症的研究，近年在此基础上进一步研究子宫内膜异位症引起的月经不调与不孕症的发病机理和中药治疗。代表著述有《欧阳惠卿教授辨治不孕症经验》《罗氏内异方治疗子宫内膜异位症的临床观察》《宫血饮治疗崩漏117例疗效

观察》等，主编 21 世纪课程教材《中医妇科学》《实用中医妇科学》等。[28]640

（二）学术经验

1. 重视"肾主生殖" 这点传承了岭南罗氏妇科学术经验，认为肾为先天之本，主藏精气，为人体生长、发育、生殖的根本。冲任之本在肾，肾通过经络与子宫相连。肾精、肾气及肾中阴阳的盛衰对子宫的生理病理活动有重要影响，随着人体的生长，脏腑渐充，肾气乃盛，从而促使肾所藏之元阴化生天癸，在后天之精的充养下，到了二七之年，则天癸至，并促使月经出现。肾在月经产生的过程中起主导作用。在"肾主生殖"的理论指导下，欧阳惠卿运用补肾中药在调经、止血、安胎、种子等方面取得显著的临床疗效，早期的实验研究也揭示了补肾中药对下丘脑 - 垂体 - 卵巢性腺轴功能的调节作用。

阐述"肾虚血瘀"学术内涵。例如中医之"崩漏"，欧阳氏认为，无排卵性功能失调性子宫出血，就其临床表现而言，多属中医之"崩漏"范畴。通过对本病的长期观察和研究，发现肾虚、冲任不固是崩漏发生的根本原因，而血瘀则贯穿其病变的始终。创造了补肾活血的宫血饮，方用补骨脂、川续断、山茱萸、党参、白术、甘草、蒲黄、三七、茜草、乌贼骨、白花蛇舌草、马齿苋等药。全方化瘀止血以塞流，补肾益气而澄源，寓攻于补，使逐瘀而不伤正，补肾而不留瘀。用于治疗肾虚血瘀型崩漏，研究结果表明其疗效优于西药治疗组，尤其在改善临床证候方面有显著优势，体现了中医学整体观念和辨证论治的特点。[28]641

2. 倡导辨病辨证相结合 欧阳惠卿重视中医基础理论，师古而不泥古，借鉴现代医学发展中医理论。她认为证与病，两者有着密切的关系。如中医诊断为不孕症的病人，月经正常，又没有明显症状。单纯以中医辨病有时难于确定不孕的原因，若通过西医辅助检查，可以明确不孕是由排卵障碍、输卵管阻塞，或生殖免疫性因素所引起，中医治疗可从该病的病因病理入手，参合中医学理论，分析病因病机，从而进行针对性的辨证治疗，取得更好的效果。所以，中医妇科疾病的诊断应参照传统的宏观辨病与辨证和宏观与微观相结合的辨病与辨证等多种诊断方法，才能使妇科病的诊断更趋完善，更好地指导辨证治疗。

如子宫内膜异位症，需要借助西医学诊断，根据临床表现，本病可归属于中医学痛经、癥瘕、不孕、月经不调等范畴。欧阳惠卿认为，由于各种因素导致冲任损伤及胞宫的藏泄功能异常，出现月经期经血虽有所泻，但不循常道而行，导致"离经之血"蓄积盆腔而成瘀血，血瘀日久又可形成癥瘕。瘀血作为本病的主要致病因素可导致各种临床症状的发生。治疗子宫内膜异位证，以调理冲任气血为主。常用药物有：土鳖虫、蜈蚣、大黄、五灵脂、蒲黄、台乌、木香、延胡、香附、黄芪、白术等。

又如慢性盆腔炎，中医古籍无盆腔炎之名，根据其临床特点，可散见于热入血室、带下病、经病疼痛、妇人腹痛、癥瘕、不孕等病证中。病因病机，多为邪热余毒与冲任之气血相搏结，凝聚日久，耗伤气血，虚实错杂。欧阳惠卿治以行气活血为主，常用药物如：丹参、赤芍、毛冬青、枳壳、香附、川朴。兼湿热者，酌加生薏苡仁、虎杖、蒲公英、败酱草、车前草、黄柏；腹痛明显者，加川楝子、乌药、木香、延胡；腰痛者，加狗脊、杜仲、续断、细辛；输卵管不通则酌加王不留行、水蛭、桂枝、炒穿山甲、路路通。欧阳惠卿在临证时，还常常以中药保留灌肠、热敷下腹部，使药物直达病所，提高局部药物浓度，改善血液循环。此外，还配合理疗、针灸等方法综合治疗，以提高疗效。[28]642

（三）学术传承

根据"广州中医药大学第一附属医院名老中医工作室·欧阳惠卿"提供资料：欧阳惠卿学术传承人为许丽绵、李坤寅、黄洁明。

许丽绵（1961—　），女，广东揭阳人，现任广州中医药大学教授、主任医师，博士研究生导师，全国名老中医专家欧阳惠卿传承工作室负责人，主要研究方向为不孕症、生殖道炎症、自然流产。后备传承人为曹蕾、冯倩怡。

李坤寅（1962—　），男，广东汕尾人，医学博士，现为广州中医药大学教授、主任医师、博士研究生导师，历任大学人事处处长、第三附属医院院长。具有丰富临床经验及诊治妇科危急疑难重症的能力和较强的教研能力，对中医药治疗月经病（痛经、功能失调性子宫出血等）、子宫肿瘤、妇科杂病（围绝经期综合征等）等有较深入研究。后备传承人为关永格。

黄洁明（1976—），副主任医师，医学博士，从事中西医结合妇科临床、教学、科研工作 14 年，为欧阳惠卿广州中医药大学第一附属医院"医院杏林传承"继承人。[29]

参 考 文 献

[1] 葛洪. 肘后备急方 [M]. 天津：天津科学技术出版社，2000.

[2] 盛端明. 程斋医抄撮要 [M]// 郑金生. 海外回归中医善本古籍丛书：第六册. 北京：人民卫生出版社，2003.

[3] 刘小斌，郑洪，靳士英. 岭南医学史：上 [M]. 广州：广东科技出版社，2010：359.

[4] 何守愚. 广嗣金丹 [M]. 刻本. 佛山：天禄阁，1896（光绪二十二年）.

[5] 李云. 中医人名辞典 [M]. 北京：国际文化出版公司，1988.

[6] 丹波元胤. 中国医籍考 [M]. 北京：人民卫生出版社，1983：985.

[7] 严峻峻. 岭南中医妇科学术源流探讨 [D]. 广州：广州中医药大学，2001：11-27.

[8] 吕楚白. 重订妇科纂要讲义 [M]. 广州：广东光汉中医专科学校印刷部印，民国年间.

[9] 广东省医药卫生研究所中医研究室. 广州近代老中医医案医话选编 [M]. 广州：广东科

技出版社，1978：90.

[10] 傅山. 傅青主男女科 [M]. 北京：中国中医药出版社，1992：20-21.

[11] 杨绮婷. 岭南名医吕楚白《妇科纂要讲义》学术经验整理研究 [D]. 广州：广州中医药大学，2017：24.

[12] 谢泽霖. 妇科学讲义 [M]. 广州：广东中医药专门学校，1929：1.

[13] 蔡佩云，余洁英. "带下"名医蔡仰高 [M]// 政协广东省委员会办公厅，政协广东省委员会文化和文史资料委员会，广东省中医药学会. 岭南中医药名家. 广州：广东科技出版社，2010.

[14] 蔡佩云. 老中医蔡仰高诊治妇科病经验 [J]. 新中医，1984（6）：7-8.

[15] 冯怡慧，刘新玉，赵颖. 岭南文化与岭南蔡氏、罗氏妇科学术流派 [J]. 广州中医药大学学报，2012，29（2）：217-220.

[16] 王福强，蔡亿华，冼建春. 大娘巾妇科传奇 [G]. 广东：广州，培基堂主，2016.

[17] 蔡妙珊. 蔡纯臣老中医学术思想及临床经验简介 [J]. 新中医. 1998（10）：3-5.

[18] 罗颂平. 罗元恺中医教育大家杏林妇科泰斗 [M]. 广州：南方日报出版社，2014：1.

[19] 第一批全国中医妇科流派学术研讨会资料汇编 [G]. 广州：广州中医药大学第一附属医院，2013：80-87.

[20] 廖雅琪. 中医教育家罗元恺教育思想研究 [M]. 北京：人民卫生出版社，2014：16.

[21] 私立广东中医药专科学校1950年度上学期工作计划 [J]. 广东中医药，1950（总2）：1.

[22] 罗元恺. 中医教育的路向 [J]. 广东中医药，1952（7）：15.

[23] 罗元恺. 今日的中医药 [J]. 广东中医药，1950（总1）：3.

[24] 罗元恺. 本校发展计划纲要 [J]. 广东中医药，1950（总1）：44.

[25] 罗颂平，张玉珍. 罗元恺妇科经验集 [M]. 上海：上海科学技术出版社，2005：259.

[26] 广州中医药大学第一附属医院. 岭南罗氏妇科流派工作室总结报告 [G]. 2016：7-8.

[27] 梁韵茹. 当代岭南中医妇科名家李丽芸教授学术传承脉络研究 [D]. 广州：广州中医药大学，2014.

[28] 许丽绵. 中西结合、勇于开拓的岭南妇科名家欧阳惠卿 [M]// 政协广东省委员会办公厅，政协广东省委员会文化和文史资料委员会，广东省中医药学会. 岭南中医药名家. 广州：广东科技出版社，2010.

[29] 广州中医药大学第一附属医院名老中医工作室. 欧阳惠卿 [G]. 广州中医药大学第一附属医院，2015.

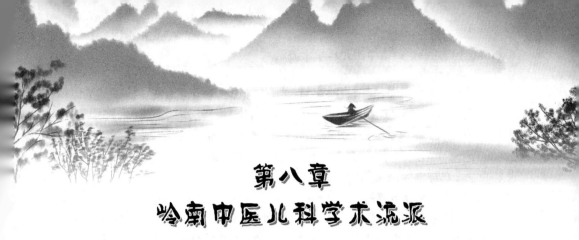

第八章
岭南中医儿科学术流派

岭南儿科，素有优良传统。早在宋代，潮州刘昉著《幼幼新书》，为我国儿科学之巨著，早已为医界所熟悉。清代有罗浮陈复正著《幼幼集成》，目录及内容提要为《清史稿》收载。及至近代，高明程康圃《儿科秘要》、大埔杨鹤龄《儿科经验述要》，亦是名重一时的儿科医家医著，后人把程、杨二氏著作称誉为"岭南儿科双璧"。[1] 现代则以广东省名老中医杜明昭学术流派传承工作室、黎炳南岭南黎氏儿科学术流派、岭南文氏儿科学术流派工作室为代表。

第一节　清代及以前岭南儿科名著

一、刘昉与《幼幼新书》

（一）刘昉生平

刘昉（1080—1150），赐名旦，字方明，宋代海阳县（今广东省潮州市）人，中山靖王后裔。有关其生年，近人刘成英考证：刘昉约生于北宋徽宗大观二年（1108），家族世代书香，为官者众。其父刘允，字厚中，潮州唐宋八贤之一，绍圣四年（1097）进士正奏第三甲，曾任程乡知县和化州、桂州知州，清洁廉明，博学多才，于经史百家，以至天文地理、医卜之书，莫不皆贯。弟刘景，曾任台州、南雄知县。刘允兼通医学，撰《刘氏家传方》，刘昉参与编写。刘昉素好方书，是以有后来编撰《幼幼新书》之举。[2]15 又因他三帅潭州，位至龙图阁学士，故后人称之为"刘帅""刘龙图"。

刘昉虽然跻身仕途，但素好岐黄，镇抚之暇，犹喜方书，注重幼科，任职期间，有感于小儿之疾苦，不只世无良医，也无全书，以致夭折者难以胜计，决心编纂一部内容完备的儿科全书。在处理政务之余，命下属全面收集整理古今儿科方论，用收集来的资料将其父所传《刘氏家传方》加以充实，编撰了大型儿科专著《幼幼新书》。编成三十八卷时，刘昉得了重疾而不起，在病榻之上仍念念不忘《幼幼新书》。据当时主管学事的湘潭县尉李庚记述:"越一年而书始成,惜乎,公未及见而疾不起。公临终顾谓庚曰:《幼幼新书》未有序引,向来欲自为之,今不遑及矣,子其为我成之。"[3]1 李庚深受感动,欣然应允写序,《幼幼新书》于绍兴二十年(1150)出版问世,成为我国历史上一部有影响力的儿科巨著,刘昉也因该书的流传而青史垂名。

(二)学术内容与成就

1. 集宋及以前儿科学术之大成 《幼幼新书》综引宋代及以前儿科方论,书中所有引用条目均标出处,极具文献价值。《幼幼新书》共引用医学文献10 096条,引用文献条目最多者为《太平圣惠方》,达2 324条,上二书占引用文献总条目的1/3。其所引书目,有前代方书10种,近世方书40种,士大夫家藏25种,具目者75种。其中,古佚医籍就有63种,对研究宋以前儿科学术有重要价值。[4]例如关于论面诊法,所引"庄氏家传方"要求,医生"凡察儿气色,先定自己神色,勿令散乱。儿初睡起及啼声未绝,未可察视[3]44,可谓经验之谈。引《汉东王先生论》云:十岁前,观气色"面如青纱盖定"[3]44 是凶兆,惊风身热夜啼可见耳前黑、鼻干燥眼睛吊、睛无光肾绝等,都是有益于临床的资料。

2. 各科诊治悉具,图文并茂 从求子、受胎、胎教、初生、禀赋直至儿科各种病证的病源、病候、诊治俱全。《幼幼新书》全书40卷,1982年中医古籍出版社影印本前言说明此书有667门,2005年李志庸主编《钱乙刘昉医学全书》校注本统计为547门。卷1~卷3综述求端探本、方书叙例,病源形色,卷4~卷6为形初保育,初生有病,禀受诸疾;卷7~卷12为蒸忤啼哭,惊疾潮发,惊风急慢,惊病噤病,痫论候法,五痫异治;卷13~卷18为胎风中风,身热等病,伤寒变动,咳嗽诸病,寒热疟瘅,斑疹麻痘;卷19~卷22为诸热痰涎,虚热蒸疸,诸寒羸瘦,癥瘕积聚;卷23~卷26为五疳辨治,无辜疳,诸疳异证,诸疳余证;卷27~卷29为吐哕霍乱,泄泻羸肿,滞痢赤白;卷30~卷32为血疾淋痔,三虫癞疝,水痰鬼疰;卷33~卷34为眼目耳鼻,口唇喉齿;卷35~卷39为一切丹毒,痈疽瘰疬,疮㾦疥癣,头疮冻痱,鲠刺虫毒;卷40为论药叙方。内容图文并茂,如指纹、面诊、四花灸均有插图,易于了解。

3. 论述小儿指纹诊法古今文献并举 儿科又称"哑科",问诊比较困难,加上小儿就诊时啼哭吵闹,影响闻诊、切诊,因此望诊在儿科诊断学上显得特别重要。《幼幼新书》在现存儿科专著中最早提出诊三关指纹,主张三岁以内小儿以观察指纹代替切脉,记述有虎口三关指纹察验法,该诊法一直沿用至今。如论三关锦纹,此系小儿指纹诊法,此书所辑的三关诊法资料详尽,共引8种文献,首次论述了这一儿科独特的诊断法,所引最早文献为唐代王超《仙人水镜图决》,其余均为宋人著作,有关风关一脉见初得病,气关二脉见病渐深,命关三脉过者死等理论,已为后世所沿用。可以纵横对比,了解医家认识发展变化的规律。

（三）《幼幼新书》文献传承

《幼幼新书》所引文献不少出自《刘氏家传方》，后者是刘允和刘昉父子二人积累下来的经验方。而《幼幼新书》现传世的主要为明万历十四年（1586）吴陈履端刻本。明嘉靖万历间，陈积田、陈履端父子以《幼幼新书》"心保赤子，具本、具末、具变，悉中肯綮"，但"板经兵火，亡失已久"，于是广为搜寻，经多年或购得，或传抄，"始获睹全帙，深慰天幸，且笔且读，领其要略"，"欲从本书传布而广济之，载易寒暑，删繁理乱，裁初本十之三，稿凡四易。"[5]394 并手自缮写付梓，1982 年中医古籍出版社据此影印出版。该影印本不足之处是刘昉原著有被删减。日本丹波氏曾发现一未加删改抄本，据称"此刘氏真本也。明万历间一妄男子肆意删改之，弇州王氏序而传焉，以故原书晦尚矣。幸家君借完帙于秘府，乃明人墨书，每卷首尾有二印，曰中山世裔，曰和阳刘氏奕世儒医，岂夫方明氏之后欤？"[5]393 该本现藏日本宫内厅书陵部。1987 年人民卫生出版社出版了点校本，即以日本宫内厅藏本为底本，又参考他本及其他医书补充脱漏及佚文，共有论 1207 条，方 7633 首，灸法 204 条，较接近该书原貌。

2005 年中国中医药出版社出版《钱乙刘昉医学全书》，主编李志庸，主校李建宇等八位学者，收集当代对刘昉《幼幼新书》研究论文题录 12 篇，并撰写"刘昉学术思想研究"后记，是对刘昉学术思想研究较为全面的文献传承。广州中医药大学医史文献学科 2011 年组织研究生前往刘昉故居潮州考察，余泱川博士撰写调研报告。刘昉逝世后安葬于他为官之地潭州，在他的家乡潮州尚有两处衣冠冢，一处在今潮安县登塘的凤地山，另一处在潮州市笔架山后。现在潮州市东津仍有刘昉的后裔，他们还保存有他的遗像。虽然他没有能够看到该书的出版就与世长辞，但可以告慰刘昉的是经后人整理保存，《幼幼新书》已经成为我国历史上一部有影响的儿科巨著，在岭南医学儿科学研究上有着重要学术地位。

二、陈复正与《幼幼集成》

（一）生平简介

陈复正，生卒年不详，但有 1736—1795、1690—1751 两说，出自中国传统文化网及中华典藏网。字飞霞，惠州府（今广东惠阳县）人，自幼天资聪颖，然禀亏多病，于医药知识留心学习，探究天人理数之书，并向往道士修炼能延年益寿。后入罗浮山当道士，拜长际天师为师，随侍尘坐，修习医道气功和炼丹术。后以道士身份竹杖芒鞋、飘笠云游，行踪几乎遍及半个中国，凭借自己的医药技能济世惠民，治病救人。所到之处，不论绅衿士庶、名公巨卿，还是平民百姓，甚则至贱至微者，都一视同仁，随缘施治。深感人类之中唯小儿稚弱可爱，尤须护持，曰："胎婴柔嫩之姿，乍离母腹，如水上沤、风前烛，防护稍疏，立见殇夭。"[6]19 精研儿科，在历时 40 余年的医疗实践中，所治婴幼儿以万计。感于当时儿科著作的缺憾和儿科医界诊治惊风弊端，悉心搜集前人的儿科著作，结合自己临床实践，存其精要，辨其是非，于乾隆十五年（1750）辑订《幼幼集成》。

（二）《幼幼集成》学术成就

全书 6 卷，卷一主论幼儿禀赋养护、治疗，论述了胎儿自母腹起，一直到出生后各种养护之法，包括方药治疗及婴儿火功之法，叙述了小儿指纹、脉法、面部形色等四诊内容及小儿简切辨证；卷二重论"惊风辟妄"，指出世人妄以伤寒为惊风，以惊风之法治痉之误，并另立"误搐、类搐、非搐"之门以别之；卷三、卷四论小儿常见病如咳喘、诸疳、呕吐、黄疸及痘疹疮疡等病之证治、入方，复以经验简便方并外治法附于方后；卷五、卷六取万氏痘麻歌赋，并详细删节润色，诠释发微。

1. 论小儿胎养重视元气护养 《幼幼集成》中专立"禀赋""护胎"篇，并放置在第一卷之首，足见陈氏十分重视优生胎养和元气护养，强调人们应当选择体质健壮和精神愉快的良好时机孕育胎儿，如果在体质和精神状态欠佳的状况下受孕，多易致胎元不固。他说："凡此耗本伤元，胚胎之植，安保其深根固蒂也？"[6]1 即父母腑脏的元气充足与否直接影响胎儿的体质，所谓"胎弱者，禀受于气之不足也。子于父母，一体而分，而禀受不可不察。如禀肺气为皮毛，肺气不足，则皮薄怯寒，毛发不生；禀心气为血脉，心气不足，则血不华色，面无光采；受脾气为肉，脾气不足，则肌肉不生，手足如削；受肝气为筋，肝气不足，则筋不束骨，机关不利；受肾气为骨，肾气不足，则骨节软弱，久不能行。此皆胎禀之病，随其脏气而求之。"[6]67

陈氏临证时时强调保元护正、慎施攻伐的观点，如《幼幼集成》卷一有"勿轻服药"专篇，"初诞之儿，未可轻药。盖无情草木，气味不纯，原非娇嫩者所宜"。认为饮食调摄，不药自愈是最好的治法，曰"凡有微疾，不用仓忙，但令乳母严戒油腻荤酒，能得乳汁清和，一二日间，不药自愈。"[6]50

2. 重视调养小儿脾胃 元气禀于先天，而靠后天脾胃培养。小儿由于其脏腑娇嫩，形气未充，在其生长发育过程中有赖于脾胃后天之本不断化生气血而滋养之。陈氏指出："大凡小儿原气完固，脾胃素强者，多食不伤，过时不饥。若儿先因本气不足，脾胃素亏者，多食易伤"[6]172 提出脾胃功能强弱与否是影响小儿疾病产生与康复的关键。

小儿脾胃调养，陈氏强调婴儿时期应提倡哺乳为主，认为母乳对婴儿来讲，其营养等各方面的作用，是其他食物所不能替代的。他说："盖乳房为胃经所主，饮食入胃，腐化精微而为荣血，贮于冲脉，冲脉载以上行，遂变赤为白而为乳汁。小儿赖此以为命""儿之脾胃,独与此乳汁相吻合,其他则皆非所宜矣。"[6]84

儿科临证,陈氏重视胃气强弱,认为"凡欲治病,必先借胃气以为行药之主。若胃气强者,攻之则去,而疾常易愈,此以胃气强而药力易行也;胃气虚者,攻亦不去,此非药不去病,以胃气本弱,攻之则益弱,而药力愈不行,胃愈伤,病亦愈甚矣"。[6]171 例如诊治岭南儿科常见传染病疟疾,陈氏认为宜分初、中、末而治之。"初则截之,谓邪气初中,正气未伤,略予疏解,即驱之使去,不可养以为患也。中则和之,谓邪气渐入,正气渐伤,或于补中加截药,或于截中加补药,务适其中,以平为期。末用补药,谓邪久不去,正气已衰,当补其脾胃为主,使正气复强,则邪不攻自退矣。"陈复正截疟,主用常山、槟榔、草果,但他注意到小儿体质,常加补脾健胃之剂。

3. 论小儿惊风,创立"三搐"新说 麻、痘、惊、疳,为古代儿科四大要证。惊即惊风。陈氏针砭当时惊风妄名之弊:"举世儿科满口惊风,而举世病家亦满口惊风""习俗相沿,竟成一惊风世界""幼科诸君,临证不察病源,唯以惊风二字,横于胸臆。及至诊视,但见发热昏沉,即以惊风名之,辄以开关镇坠,截风定搐之死法,以治变幻莫测之伤寒,抑遏其表邪,邀拦其出路,乃至荼毒致死"。[6]77 鉴于时弊,陈氏在"录诸家惊风论"中,对历代惊风之说,予以逐一驳斥,并主张以"搐"易"惊",将急惊风、慢惊风、慢脾风分别称为误搐、类搐、非搐,从而辟惊风旧论,创立"三搐"新说。

误搐,即伤寒病痉也。他认为伤寒小儿最多,由医者治不如法,抑遏其表邪,莫能外解,故壮热不退,遂尔变而为痉,则有搐搦反张之候。要知此证由风寒湿所致,虽有身热,俱皆表邪,非火热之比,且与《内经》诸痉项强、诸风掉眩、诸寒收引之例,恰正相符。治疗以解表疏解为先,不可妄投镇坠之品。

类搐,即幼科所云惊风余证者是也。盖暑证疟痢,咳嗽丹毒,疮痘霍乱,客忤中恶,或由医者迁延时日,或抑遏邪气,无所发泄,间有变为搐者,搐非固有,所以谓之类搐,皆属于火之例。其治当求之于本,不治搐而搐自止也,如其以清脾饮治小儿热疟作搐。

非搐,即幼科之慢惊风、慢脾风是也。小儿大吐大泻,久病病后,脾胃败绝,昏睡露睛,虚痰来往,此竭绝之证,非可以惊风而称之,因体李东垣非风之意,竟以非搐名之,使后人知此等证候,全非风搐,而治风治搐之法,远摒三舍,庶可以保全竭绝。其治因于吐泻者六君、理中辈是也。

4. 治法周全,创集成新方 陈氏行医 40 余年,临证数以万计,且一直扎根在民间,治疗经验十分丰富。在临床上除大量采用前辈医家卓有成效的方药外,还自创了不少医方,其中以"集成"命名的方剂就有 8 个。如治疗三焦郁热的集成沆瀣丹,治疗积毒内滞的集成三仙丹,治疗咳嗽抽搐的集成金粟丹,治疗久痢的集成至圣丹,治疗瘰疬的集成白玉丹,保产护胎的集成三合保胎丸,消食健脾的集成肥儿丸,化痰定痫的集成定痫丸。其中集成沆瀣丹(川芎、大黄、黄芩、黄柏、牵牛、薄荷、滑石、槟榔、枳壳、连翘、赤芍)用之最广,如治疗胎病、发热、咳嗽、伤湿、黄疸、胀满、痢疾、丹毒、口疮、舌病等疾病。陈氏谓:"此方古书未载,得之异授……予生平最慎攻伐,惟此方用之最久,功效莫能殚述,真济世之良方也。"[6]70

陈氏不仅精于内治,更重视外治法。小儿脏腑未充,则药物不能多受,应用外治法诸如敷、贴、熏、洗、浴、点、涂、搽、拭、熨、浸、揉、擦、搓、漱、吹、扑、取嚏、刮痧、蜜导、针、灸、砭、灯火等,以弥补婴幼儿肠胃薄弱,不耐内服药丸之不足,具体运用灵活多变。如治"小儿盘肠腹痛,浓煎葱汤,浇洗儿腹,仍以葱捣烂,炒热作饼,贴脐上,良久,屎出痛止。"[6]219又如小儿杨梅疮证,陈复正认为"实由父母胎毒传染而得"。他用内服与外治相结合的方法治疗,内服胡麻丸,外搽皮损用"梅疮点药"(杏仁霜一钱、真轻粉八分、明雄黄一分。共研均),先以槐花浓汤洗净,疮湿则以药干擦;疮干则以公猪胆汁调涂,三日痊愈。此方不特治小儿梅疮,凡外科下疳疮,腊烛疮,药到病除,久经效验。

又如灯火疗法,陈氏认为"火功为幼科第一要务","夫婴儿全身灯火,诚幼科第一捷法,实有起死回生之功",谓"盖小儿受病,由其经络凝滞,脏气不舒,以火散之,正欲使其大叫大哭,方得脏气流通,浑身得汗,荣卫宣畅。"[6]37他在吸收前人的经验上,将灯火疗法发展为"全身灯火"六十四火焦,绘集成神火图,作集成神火歌以便于记忆和流传,并详述用火之宜忌。指出久病体虚,忽然精神溃乱,人事昏沉,则须用"回生艾火"挽之,具体操作以隔姜灸尾闾、命门,每穴以三炷为度,而后再取脐下阴交穴依前灸之。此火能回散失之元阳,收归气海,固其根蒂。灯火疗法至今在民间还广为流传。

(三)《幼幼集成》文献传承

《幼幼集成》于乾隆十五年(1750)书成付梓,因其学术影响深远被收入《清史稿·子部·艺文志》。现存主要版本有:清乾隆十六年辛未(1751)广东登云阁初刻本、清乾隆三让堂刻本、清乾隆裕德堂刻本、清乾隆龙溪堂刻本、清乾隆天德堂刻本、清乾隆十六年辛未(1751)聚奎堂刻本积秀堂藏版、日本文化十一年(1814)林权兵卫刻本、清同治二年癸亥(1863)羊城古经阁刻本、清同治八年己巳(1869)刻本、清同治十三年甲戌(1874)刻本、清光绪十七年辛卯(1891)溉棠轩刻本、清光绪二十一年乙未(1895)刻本、清光绪二十六年庚子(1900)刻本、清光绪二十八年壬寅(1902)经元书局刻本、清光绪三十三年丁未(1907)上海文海阁石印本、清光绪三十四年戊申(1908)益元堂校刊本、1917年上海锦章书局石印本、1925年上海鸿文书局石印本等,查联目《幼幼集成》有64个版本,中华人民共和国成立后有1956年上海卫生出版社铅印本、

1962 年上海科学技术出版社铅印本、《中国医学大成》本、2005 年第二军医大学出版社本、2006 年杨金萍等整理人民卫生出版社本。岭南人医学著作，能够有这样众多版本翻刻传播，陈复正应数第一。

有关对陈复正《幼幼集成》学术研究论著更多，至 2020 年 10 月，仅检索中国知网"《幼幼集成》"篇名条目就有 38 篇，如杨金萍《浅议陈复正〈幼幼集成〉儿科学特点》刊载于《中华中医药杂志》2008 年第 1 期，李春英《评介中医儿科专著〈幼幼集成〉——兼论陈霞飞的学术思想》刊载于《光明中医》1996 年第 1 期，嵇媛等《陈复正儿科学术思想浅探》刊载于《中医儿科杂志》2007 年第 2 期，高修安《陈复正学术思想研究》刊载于《世界中西医结合杂志》2007 年第 6 期等。而检索"陈复正全文"有关对陈复正《幼幼集成》文献引述条目竟然达 721 篇，可见这位岭南名医的著述学术影响力深远。

第二节　近代儿科名著"岭南儿科双璧"

"岭南儿科双璧"是国医大师邓铁涛对近代高明程康圃《儿科秘要》、大埔杨鹤龄《儿科经验述要》二著作的称誉，认为他们是名重一时的岭南儿科医家医著，代表近代岭南中医儿科学水平，现分述如下。

一、程康圃与《儿科秘要》

（一）生平简介

程康圃，名德恒，高明（今广东省高明县）人。生卒年月不详。查广东各地方志均无其传。唯从程氏著述《儿科秘要》印书人序言、后跋中略知，程康圃生于 19 世纪，为清代道光至光绪间人。程氏自言："余幼读书，年才弱冠，即专业医门，惟凭祖训。今五十年来，所幸取信于人者，首以小儿之症。"[7]36 又曰："我家六代业医，幼科为最良，予亦二十年来，阅历幼科，因而留心记验，所有祖传及自己所得秘奥，一一实录于此，并不杜撰成说，虚伪成文，正一字不苟，以传后人。"[7]36 可见程康圃祖辈，在当地是很有名望的小儿科医生，而程氏本人，行医达半个世纪，直至晚年，才敢著书立说，把祖传六代的儿科经验及自己临证所得，传以后人，故其书《儿科秘要》又名《小儿科家传秘录》。

（二）学术成就

程氏学术思想受钱乙、万全影响，遥承前人儿科"三有余四不足"（阳常有余、肝常有余、心火常炎，阴常不足、肺常不足、脾常不足、肾常虚）说，并根据自己行医五十余年临证心得，总结出"儿科八证"和"治法六字"学说，代表着自清中叶以来岭南儿科的较高学术成就，并影响着整个岭南地区。

1. 儿科八证说　程康圃《儿科秘要》曰："八症者何？一风热，二急惊风，三慢惊风,四慢脾风,五脾虚,六疳积,七燥火,八咳嗽是也。"[7]37 程氏在长期的临床实践中留心记认,总结小儿之症以上述八症惟多,明确提出儿科八证学说用以指导实践。

如"论风热症治第一则"。程康圃曰:"小儿风热之症。外候:常身热,唇色深红而亮,或鼻塞,或泻青黄色如浮萍状,或不泻。手纹浮紫,左手纹常浮于右手。脉按之亦必浮数。此是肝风心火相合而成。治当平肝风,泻心火,症必平复。"程氏认为,风热之症,是肝属木主风,心属火主热,小儿初染外感之风,或内生之风,则肝木先着之。肝木心火相搏则成风热,治法平肝泻心,病自良愈。"当用此方治小儿风热者:羌活(疏表平肝风)一钱,防风(祛风平肝)一钱,薄荷(祛气分风)七分,苏叶(祛气分风)一钱,蝉蜕(疏表定惊,去心热)十只,木通(泻心火)二钱,生栀(去心肝火)二钱,甘草(退热和表)七分,川地骨(退身热)二钱,淡竹叶(去上焦风热,凉心去惊、去痰)二钱,加灯心草一丸,生葱一条煎(心火、疏表。常用配开万应丸)。"[7]47 文中括号为程氏夹住小字,有论、有方、有药,有简明扼要注解。

又如"论急惊症治第二则"。程康圃曰:"小儿急惊之症,即风热夹惊。上则风热症之外候已备见,加以睡中心常跳动。手足常惕悸,心惊也。或两手握拳,或两手搐搦,或眼直视,或往上视,或咬牙、呵欠。肝主筋,有风故两手筋络抽搐;眼开窍于肝,直视上视,皆肝风发塞;咬牙,亦肝风;抽筋、呵欠,是肝风搅动。或喉中痰鸣,如闻曳锯之声。手纹浮紫,兼种短丫,或三五条不等。左手纹浮于右手。脉按之浮滑而数。此为肝风、心火相搏而成。肝主风,心主惊,风涌痰逆,痰由惊来,故有上项之症候。失治不及,则肝风克脾,泄泻而成慢惊矣。治当平肝风,泻心火,镇惊、坠痰,而症早愈。此方治小儿惊风初起者:钩藤(去肝风治抽搐)二钱,薄荷(祛肝风退惊热)七分,甘草(同薄荷相济)七分,柴胡(平肝退热)二钱,淡竹叶(去上焦风热,凉风去痰)二钱,川地骨(退热惊风)二钱,木通(去心火)二钱,连翘(去心惊,退热)二钱,蝉退(去惊)十只。"[7]49

再如"慢脾风论症治第四则"。程康圃曰:"小儿慢脾风之症,由脾胃气虚,惊风之病气已传入脾。前急惊、慢惊之候已见,日延至坏,其儿不即死,今一味呕吐,泄泻白屎汤不止,手足常冷无温,闭目亡魂,唇色淡白,不饮食,不语。……当用此方治慢脾风重症:米党三钱,白术土炒二钱,茯苓二钱,陈皮一钱,焦芍三钱,僵蚕姜汁炒钱半,钩藤三钱,白附子钱半,炙草钱半。以上为异功散补脾首方,如伏龙肝煎,开至宝丹或万应丸,或慢惊散。"

程康圃按语曰:此症因急惊传慢惊,复又传脾而致者。亦有小儿平素脾虚气弱,因风霜失调,身本习坏已久,一朝暴发,忽然而致者。但必由父母素日不慎,失于抚乳;大人饮食失节,小儿脾胃欠调;大人抛弃失抚,小儿心积虚惊；兼以父母房事恒多，乳母积有欲火虚风，虚风酿乳，小儿食之，一旦病发，轻则急、慢惊风，重则慢脾莫救，良可悲也。为人父母者，岂可不留意于是耶。须知小儿惊风之症，书云"内生风，外生风"之说，"外生风"为外感风邪之风，为病轻，为易治；"内生风"为酿乳相传之风，为饮食之风，为病重，为难治。此余数十年来触目惊心，屡察其由，留心保赤，谆谆告诫于后人也。[7]55

由此可见，程氏八证说内容丰富，既有论，又有方，书中以八证为经，以外候、手纹、脉息、病因病机、治法、方药为纬，分别详述各症。具体来说，其立论以脏腑学说为基础，各证均以脏腑的生理功能、病理变化来分析疾病的病因病机，分别虚实寒热各种证候类型，从而作为立法处方的依据，体现了中医的"辨证求因""审因论治"的特点。

2. 治法六字学说　程康圃《儿科秘要》曰："治法六字云何？平肝、补脾、泻心是也。盖小儿肝常有余，脾常不足，心火常炎，染病皆由此故。"[7]37儿科六字治法，与儿科八症紧密结合，程氏曰："总八症而言之，皆不外乎平肝、泻心、补脾之大法。或平肝，或泻心，或补脾，或执一端而治，或兼二端而治，或总三端而治之。六字之治法，自有准绳，但能于八症中辨其手纹、脉息、外候，识其症据，断其确实，依其六字之法治之，应手而效。"[7]38

如"慢惊症治第三则"。程康圃曰："小儿慢惊之症，由急惊风失治，延至日久，传里而成。亦有初起即成此症者，但急惊传慢惊者居多。外候急惊之症已具，加以手足冷，或发厥，或不发厥，吐泻不止，常作呵欠，唇色淡红而亮，或泻黄，或泻白屎汤，眼眶微陷，眼白青蓝色。此症务止吐泻方为病退。有身热难治，无身热易治，如身发热，呕吐，手足冷，泻黄水，口干鼻燥，为难治。……慢惊症，总是肝风入里，相克而成。治要平肝补脾为主，兼镇心定惊，亦心、肝、脾三经之症，六字之法，不出乎外。当用此方治急惊传慢惊者：饭术（补脾）二钱，川朴（和中止吐泻）七分，钩藤（平肝风）二钱，防风（逐肝风）一钱，白芍（平肝，泻上中之水）二钱，甘草（和中）七分，茯神（定惊）二钱，茯苓（补脾）二钱，薄荷（退肝风惊热）七分，陈皮（行气）七分。"[7]53程康圃强调，慢惊症总是肝风入里，相克而成，治要平肝补脾为主，兼镇心定惊，亦心、肝、脾三经之症，六字之法，不出乎外。

又如疳症论治第六则，程康圃曰：小儿疳积，虽有五疳之名，总不外乎脾虚食滞，肝火气郁两大端。治须平肝、补脾、去积。治小儿疳积方：饭术（补脾）二钱，莪术（开胃化食积）二钱，茯苓（助脾去湿）二钱，防党（补气）二钱，炙草（和中）一钱，神曲（消米食）二钱，山楂（消肉食）二钱，麦芽（消面食）钱半，酒芍（平肝）钱半，郁金（开郁）钱半，柴胡（疏肝）钱半。[7]61

再如"论小儿燥火第七则"，燥火证治中，既有治小儿燥火总剂：川连（心）钱半、知母（肺）三钱、黄芩（脾）钱半、元参（肾）三钱、龙胆（肝）三钱、甘草（和中)一钱、木通(引火下出)二钱、犀角(统治五经)钱半。又有随五脏火证之分经加减:若谵语舌干,心火多,加生栀、连翘、淡竹叶;鼻干,干咳,肺火多,加桑白皮、地骨皮、桔梗;眼赤胁痛,肝火多,加羚羊、川连、川枳;唇焦肚结,脾火多,加大黄、枳实、朴硝;耳鸣腰痛,肾火多,加黄柏、丹皮、泽泻。可见程氏处方用药总不离平肝、泻心、补脾的法则,体现了程氏结合儿科八证使六字治法进一步运用发挥运用的特点。

此外,程氏对儿科诊法如指纹诊断的价值评价比较客观,强调小儿指纹望诊法应相兼参看,指纹之反应原因很多,故有应有不应。临证用药,喜用的成方有钱乙的"五脏方"即导赤散、泻青丸、泻黄丸、泻白丸和六味丸,及以四君子为底方的四君子汤、异功散、六君子汤、六神散,其他如四苓汤、小柴胡汤、生脉散、保和丸等。程氏还善于化裁古方,如宣风搜热散(生牵牛 15g、熟牵牛 15g、防风 12g、陈皮 12g、尖槟 12g、元明粉 9g),用治小儿各经之热积大便不通,不敢大泻恐伤元气,用此稳当,胜用大黄承气诸剂,屡验。宣风搜热散是朱丹溪治痘症之方,程氏加元明粉借用治热闭甚效。可见程氏对古方的运用既宗原旨又有新意。

(三)文献传承

程氏出身医学世家,六代业医,幼科最良,著《儿科秘要》,又名《小儿科家传秘录》,其本身就有学术传承寓意。《儿科秘要》成书于清光绪癸巳(1893),查联目,最早为光绪十九年(1893)癸巳广州守经堂刻本。但笔者在广州中山图书馆特藏室看到的是清光绪癸巳(1893)广州麟书阁永成堂刻本,至民国八年(1919),才有广州九耀坊守经堂刊本,两个版本前面内容基本相同,都有南海人罗崧骏(芹生)光绪癸巳(1893)岁为付梓刻印是书所写序言、凡例各一篇。罗崧骏序曰:"昨友人携来儿科一帙,盖程氏家藏秘本也,嘱余校定,将付梓以广其传。披阅一过,症候该以八门,治法约以六字,其理明而确,其词简而该,其论证立方,有条而不紊,宜伊家奉为鸿宝矣。"[7]34

民国八年(1919)才有广州九耀坊守经堂刻本,根据是在书末补入了民国八年苍梧(今广西梧州)谢允中后记一篇曰:"今何幸友人授我以《儿科秘要》,是书为程君康圃所著,数虽一帙,而'八门六字'即以括乎其全。翻阅再三,见其每论一症、立一方,皆批郤导窾,洞达本源,言简意赅,悉臻美备。人能家藏一本,偶有疾病,悉心体察,对症检方,虽无医士,亦可以拯疾苦而起沉疴。诚赤子之宝丹,亦幼儿之命脉。《传》曰:人之欲善,谁不如我。伏望乐善诸君,捐资付梓以广流传,俾当世幼孩同登寿域,是则余之厚幸也。昔,民国八年孟冬榖旦苍梧谢允中心一甫谨识。"[7]106 诸多版本比较起来,民国八年(1919)广州九耀坊守经堂刻本为优,故广东科技出版社2011年以此刻本影印出版。

笔者目睹的还有民国二十五年(1936),有广西黄奕勋、肖九成等人重刊本(简称"民国广西刊本")。此外,广东省中山图书馆特藏参考室还藏有民国十六年(1927)手抄本(简称手抄本),手抄本不撰抄写者姓名,亦无序言后跋,但对原书之错别字却作了修改。《儿科秘要》光绪癸巳(1893)年间在岭南有多种版本在坊间流传,如光绪癸巳(1893)佛山翰文堂刻本、粤东学院前鸿都阁刻本、羊城学院前宝经阁刻本等,可见其在岭南影响之广,而上述版本联目未载。

现代广州中医药大学邓铁涛、邱仕君等人,于1987年以清光绪麟书阁永成堂刊本为底本,民国守经堂本、民国广西刊本以及民国手抄本为主校本,点校成为《岭南儿科双璧》,附邱仕君撰写学术论文,广东高等教育出版社出版。是书出版后好评如潮,2002年再版,附黄吉棠、杨权生等人之评述文章。2020年1月三版《岭南儿科双璧》。

二、杨鹤龄与《儿科经验述要》

程康圃之后,岭南又出现一著名儿科学医家杨鹤龄,著《儿科经验述要》。其儿科学说与程氏既有共通之处,二者关系相当密切又各有特色,后人把程康圃、杨鹤龄合称为"程杨二氏",著述美名"岭南儿科双璧"。

(一)生平简介

杨鹤龄(1875—1954),广东大埔人,出身医学世家。祖父杨湘南,庠生出身,儒而通医,于医学素有心得。父亲杨继香(?—1907),承先祖之学,往省城在各善堂及广东育婴堂当官医生职。鹤龄自幼即随父研读医书,长即在善堂帮同诊视,年仅十七岁,考取前清官医。清光绪三十三年(1907),其父继香公殁,鹤龄年三十二岁,继任广州东山育婴堂内儿科医生职。据清两广盐运使司谕文称:"查有杨继香之子杨鹤龄,年三十二岁。……考其医学,颇有心得,于儿科尤精素谙,当经饬令到堂试脸,取阅所订药方,尚属稳慎,以之接充婴堂内科医生,实于婴孩有裨。"[7]127

《儿科经验述要》附有清光绪两广盐运使司经厅谕文摄影:"为谕遵事:光绪三十三年六月二十五日奉两广盐运使司恩批,据本厅具禀,育婴堂内科医生杨继香病故,拟派杨鹤龄接充缘由一案。奉批禀悉,该堂医生杨继香病故,应准其子杨鹤龄接充,辛伙照章支给,务须常川在堂,不得旷误,仰即转饬知照此徽,等因奉此。合就谕遵。谕到该医生杨鹤龄即便遵照,常川在堂,遇有病婴送到,必须认真胗视,勤慎经理。至所需药料,即由该药店自行赴堂凭薄领取,无庸医生支发。该医生务体天宪保赤为怀,毋稍轻率,旷误致干重咎,是为至要,毋违。切切特谕。上谕育婴堂内科医生杨鹤龄准此,光绪三十三年六月十八日。"[7]128

广东育婴堂位于广州东山,为清政府两广盐运使司设立的慈善机构,收养婴儿约六百余人,分为七栅,其中有一栅全住病婴,都是危笃重症,大多数为父母多方求医诊治无效、病势日深、已无生还希望而送来育婴堂者。育婴堂设内科医生和外科医生各一名,杨鹤龄为内科医生,每天细心诊治,前后任职6年,积累丰富儿科临床经验。民国元年(1912)育婴堂停办,杨鹤龄退居广州旧仓巷(现中山四路一内街)17号家中,设"杨吉祥堂",每日叩门求诊者甚多,着手成春者无算。而所处药方看似平淡,仅寥寥七八味,却能一二剂而起沉疴。当时西医不能治者,杨鹤龄每能治之,令毕业于中山大学医学院的张公让医生叹服。据西医张公让先生回忆,他经常到杨鹤龄诊所"窥探其诊断法,又收集其处方以资研究",认为"杨先生诊断甚高明,日诊二三百人,匆忙甚,一验指纹,即能报称其症候,几乎十不爽一"。[7]131 晚年应学生邹复初之请,将五十年儿科经验加以整理,于1949年写成《儿科经验述要》。

(二)学术成就

1. 儿科察病,辨证精确为第一紧要 《儿科经验述要》第一篇儿科看症用药大要,杨氏认为儿科察病以望诊为第一紧要,对于婴儿在病期中各种表情神态乃有深切之认识。至于用药之法,但求对症,然对症两字,谈何容易,非浸淫日久,学验俱丰者,不易言也。

《儿科经验述要》第二篇儿科诊断纲要,杨氏曰:"儿科古称哑科,因小儿有病不能自言,父母家人所见,亦不详确,全凭医者消息审度,故治理较大人为倍难。然疾病之成,总不离气血脏腑,表里寒热虚实,察其神色苗窍,了然可辨。是以诊断儿科病症,四诊之中,望诊最为重要。医者先看外证,得到概念,再参以验指纹、切脉、按诊、问症诸法,逐般互相印证,再下判断,自知所患何症,某经受病,依法治之,亦无难收效。世人谓儿科难治,即难在识症也"。[7]144

具体提出儿科察病辨证留意望神、唇、舌、鼻、眼、耳、头发七种具体方法,并验察指纹。杨氏曰:"初看儿病,应先察神,神为一身之主,寒热虚实,约略可辨。神旺声洪者为热为实可攻,神衰声微者为虚为寒可补。次看唇,深红而亮为风热,红而焦暗为燥火,为实热;淡黄色浅为虚湿,淡黄色深为湿热;淡白为脾胃虚寒,枯白者则脾土已败,不治。次看舌,无病乳儿舌上往往有乳汁附着,呈白色,此为乳苔。……次看鼻,有涕水为风热在肺,鼻干无涕为风热闭肺。……次看眼,有泪水为风,有浆为湿热,眼白黄为湿盛,眼白红为肝肺火,眼白蓝为肝风,若眼直视或上视为肝风盛将发肾之候;若眼瞪睛定为肝风甚,难治;眼睛暗而无神为肾虚;睡时眼露睛为脾虚或惊风未定,甚则成慢惊慢脾症。次看耳,耳背有纹现为麻痘疹之先兆,小儿出麻,耳背每先一二日隐约可见细碎微点。次看头发,发色乌润稠密者为体壮,稀疏带黄者为虚弱,或有脾虚盗汗之症,疏落生穗为疳积也。"[7]145

外症看完,验察小儿指纹。杨氏提出了"脉纹相应"以及纹色、形态、部位、浮沉淡滞合参的综合分析方法。如杨氏指出："纹浮而紫为风热，纹沉而紫为里热""左手纹浮紫为肝经风热，左手脉亦必浮数；右手纹浮为脾经风热，右手脉亦必浮数。"[7]146 同时也注意到三关虽然有"风轻、气重、命危"之说，但又必须结合外证脉候，全面分析，强调四诊合参，才能辨证准确。杨氏曰："若起病未久，纹在气关或命关现出，其色浅红带白，看外证脉候，尚非严重，此非不治之症，乃因是儿体质积弱日久之故也。"[7]146 至于纹形主病，杨氏认为古来诸说太杂，择较为常见而主病尚属有准者十二种，制图以说明。

2. 儿科证治，共列证有十八 《儿科经验述要》第三篇为儿科证治，杨氏继承程康圃儿科八证说，并有所补充和发挥，共列证十八。它们是：脐风锁喉症、白屑、风热、燥火、咳嗽、急惊风、慢惊风、慢脾风、脾虚、疹症、麻症、斑（癍）症、痘症、疳积、暑症、湿温症、痢症、疟疾。上述病症，大都先言病因病机，证候特点，后拟治法方药，旁及前人所论，参与自己所见，辨证以注重实效为务。

如脐风锁喉症，即新生儿破伤风。杨氏曰：小儿初生疾患，原有多种，最危急者莫如脐风锁喉症。此症由断脐之后，水洗失宜导致。脱脐后数小时中，为最容易感染此症之时期。其病一发，来势甚速，脐突肿烂，身体重着，四肢僵直，口撮多啼，同时口吐痰沫，不能吮乳，牙关紧闭，甚则手足抽搦。杨氏以"灯芯火"燋法治疗，用灯芯蘸生油，以纸轻轻揩抹，使油勿太多，点火，对正部位燋之，燋时迫迫作声。他说："余经手治愈此症颇多，深知此症必须施用灯芯火，始有转机，不可轻视之也。"又说："若要小儿平安，当脐带脱落之时，虽无病亦照附图部位，下灯芯火八燋，可无此症发作。"[7]152 以灯火火燋作断脐或脐带脱落的消毒方法，是当时岭南中医防治危害甚大的感染性疾病新生儿破伤风的贡献之一。

又如白屑，杨氏将其排列在第二。白屑又名"鹅口"，属于真菌类（白色念珠菌）感染性的儿科疾病。杨氏曰：亦为小儿初生疾患之常见者，但此症并无危险性，初起时由喉头边及牙床肉现出白点，继则蔓延满口，密布舌上，连成一片。或重重叠叠，微有痛苦，故患儿每多啼哭不乳，或夹见咳嗽，身发微热，无论体健或体弱之婴儿，均有患。旧说谓此因胎热蕴蓄心脾而成，其实非也，乃由胎中受湿热，聚于肺经，肺火上炎之故。治法以清湿热，降肺火为主，不可用升提之法。除服药外，并宜用新京青布裹指蘸硼砂水拭洗，再以白屑散涂之，二三日即愈，乳食如常矣。此症有在出生后二三日即患者，三岁以上之小儿，则甚少患之。白屑证用方：云茯苓三钱，淡秋石钱半，硼砂钱半，人中白二钱，赤芍钱半，生甘草四分，竺黄精一钱，麦冬一钱（去心），滑石钱半，咸竹蜂四只（研冲去渣），象牙丝三钱。[7]153

再如湿温一症，小儿感染颇多。杨氏曰：初起微恶寒，后但热不寒，身热时增时减,汗出胸痞舌白,口渴不引饮,精神怠倦,不思纳食,亦有夹见咳嗽或呕吐者。乃因湿邪内伏,渐次化热,湿与热结,酝酿而成。吾粤地土卑湿,症常多见。温热之病,每年春夏即发,倘与湿邪相结,则缠绵难愈。盖湿为黏腻之邪,最难骤化,设若失治,则身热剧增,舌苔转黄,口渴引饮,或出瘰疹,甚则神昏谵语,四肢拘挛,此因热邪炽盛,木火同气,引动肝风所致。小儿久病见此,多属危急之候,指纹初起模糊难辨,脉息浮缓。此时湿重于热,故湿邪见于指纹及脉象,特别显著。如热深胜湿,则纹转沉紫,脉息亦转为沉数矣。

治法初起以渗湿清热为主,使湿热两不相搏,则病易解。夹见何证,随候施治,热结已深者,慎防窜入心包,蒙蔽清窍。若出瘰疹或肝风已动,可参看瘰疹及急惊风各症治法,或谓此症之痊愈期间,必须经过若干星期,此系就重症或失治者而言。若治之得法,虽稍觉缠绵,亦非必须服药四五星期之久,始可告痊也。凡染湿温症,以进流质食品为佳,实质硬物切宜禁戒,因湿浊聚于肠曲,以清洁肠胃为首务也。杨氏治疗湿温症初起用方:土茯苓三钱,土茵陈三钱,冬瓜仁三钱,蝉蜕花四钱,连翘壳二钱,生薏仁三钱,布渣叶三钱,象牙丝四钱,佩兰叶二钱。[7]185

可见杨氏所论的十八症,除了继承程氏八证说,更重要的是深入对当时小儿感染性传染性流行性疾病、新生儿疾病等方面的总结与研究,其认识又明显地超过了程康圃。

3. 儿科诊疗用药经验 一是重视脏腑经络理论临证分经用药。如心经热选用清心火一类的药物,同时对引经药的运用,认为入经不同,其作用大异。如其书中病案,病孩久热时逾半载,历医十余,始终不退。鹤龄根据四诊所得,认为热在肝经,故用羚羊、郁金、白芍、素馨花等肝经之药,投药两剂,其病即去。临证时经常运用隔一隔二治法,此法源自脏腑相关理论。如小儿咳嗽,同时又泄泻频频,杨氏认为:"识者一见此症,心知肺之所以热,乃由心火上逼之故,所谓火刑肺金也,不治肺而治心,心与小肠相表里,使热由小肠而出,不犯大肠,心火既戢,肺金不受火逼,泄泻止而咳嗽亦愈。若见肺治肺,未尝见其效也。"[7]142 杨氏擅用外治法,也是根据脏腑经络相通关联的原理,擅用封脐法、灯火疗法等外治法。如杨氏慢脾风症止泻封脐用方:吴茱萸一两,研粗末,置于热饭越大半碗之上,覆盖肚脐,用疏布封好。又方:胡椒三钱,丁香三钱,肉蔻三钱,共研细末,用灰面及三蒸酒搓成团,做饼子如碗口大,紧贴肚脐,热敷更妙。

二是专门针对时症时疫用药。如暑症,感暑之症,夏季最多。盖夏季天气炎蒸,人感其气而致病也。常有小儿因暑湿热内困而泄泻者,其证与慢惊相类而实不同,不可不辨。患者多有身热,口中作渴,或呕或不呕,屎色黄,泻时有力,脉数,指纹色紫,治以清热利水扶脾即愈,不可误认为慢惊风症也。

暑症用方：白莲花三钱，蝉蜕花四钱，旱莲草三钱，冬瓜仁四钱，土茯苓三钱，布渣叶三钱，鲜荷叶一角。又如痢症，里急后重，腹痛，欲便不便，脓血秽浊，或红或白，日夜不止，或十余次，或数十次，乃湿热积滞大肠所致，处以痢症用方：木棉花三钱，鸡蛋花三钱，川厚朴五分，槟榔三钱，白芍三钱（酒炒），川连一钱，山楂肉二钱，旧建曲三钱，苍术二钱，忍冬花三钱，木香五分（后下），香附二钱。[7]169

三是善用诸花和广东生草药。杨氏善用木棉花、鸡蛋花、素馨花、南豆花、白莲花、腊梅花、玫瑰花、川红花、金银花、杭菊花等诸花药，取其芳香轻透，协同诸药使邪从内达外，又无苦寒攻伐之弊。如常用素馨花以疏肝，白莲花清暑，扁豆花健脾祛湿，腊梅花、川红花用于解毒透疹等等。诸花类有一定的生长季节，故先生在运用时，春天加牡丹花、玫瑰花；夏天加白莲花、莲蓬；秋天加白杭菊、素馨花；冬天加腊梅花，强调因时制宜。此外，还常在处方中加入土茵陈、生竹笔（即竹卷心）、禾秧芽、苦瓜干、野芋头、蔗鸡（甘蔗节生出的嫩芽）、咸竹蜂、象牙丝等等，既符合地方特点，又有简便廉验的效果。其在临床上于辨证论治的前提下，每加一两味广东民间草药，不但不觉其杂，且常收倍效。

（三）文献传承

杨氏《儿科经验述要》成书于民国己丑（1949）年春天，同年6月即刊行，由广州旧仓巷杨吉祥堂出版，广州九耀坊文华印务局印刷，这是《儿科经验述要》最早的版本（简称"杨吉祥堂本"），杨吉祥堂本附有清光绪三十三年（1907）两广盐运使司、两广盐运使司经厅聘任杨鹤龄为广州东山育婴堂内儿科医生谕文两份，均为摄影件，由于是制版文字，虽模糊不清但字体尚可辨认。杨吉祥堂本书中有周绍光序、杨鹤龄自序、学生邹复初后跋各一篇。

至1955年，近代岭南中西汇通医家张公让在香港对是书作评注，名《杨氏儿科经验述要评注》（简称"张氏评注本"）。张氏原系中山大学医学院西医毕业生，其评注本运用西医学知识对是书作了不少客观分析，有一定学术参考价值。

及至1987年，又有广州中医药大学邓铁涛、邱仕君等人，以民国己丑（1949）年杨吉祥堂本为底本，张氏评注本为校本，点校成书为《岭南儿科双璧》，前半部为程康圃《儿科秘要》，后半部即为杨鹤龄《儿科经验述要》，广东高等教育出版社出版后，于2002年再版。是书出版后研究者多，如杨权生《读〈岭南儿科双璧〉的临床体会》，发表于《广州中医学院学报》1987年第4期；黄吉棠《喜读新书〈岭南儿科双璧〉发表于《新中医》1987年第8期；刘建汉、郭荣辉、张广丽《〈岭南儿科双璧〉治疗特色讨论》，发表于《湖北中医学院学报》2009年第5期；赖东兰《〈岭南儿科双璧〉学习体会》，发表于《中医儿科杂志》2011 年第 3 期；陈群、吴皓萌《〈岭南儿科双璧〉诊法述要》，发表于《广州中医药大学学报》2014 年第 3 期等，以文献学的传统方法研究古今著名医家与学派学术成果，也是一种传承方式，对于学派的梳理发掘同样具重要意义。

第三节　近代岭南儿科学讲义及文献传承

一、古绍尧与《儿科学讲义》

古绍尧，名昭典，一名赞韶，广东三水人，生于 1883 年，卒于 1944 年。学课于广州医学求益社，为 1913 年第六期同仁，后执业于广州龙津西路，擅长儿科喉症，1927 年起兼任广东中医药专门学校教师，编撰教材有《儿科学讲义》《痘疹学讲义》《喉科学讲义》等。

1. 古绍尧《儿科学讲义》学术经验　《儿科学讲义》全书分为四章。第一章的第一节总论，第二至九节分别为"辨寒热""辨虚实""辨表里""辨阴阳""辨寿夭""辨病之轻重""辨死症""辨五脏绝症"，讲述儿科疾病的八纲辨证和对疾病预后情况的诊断；第十至二十五节分别是"辨五脏表里虚实见证""辨五脏所司""辨面上五色主病""辨指纹""辨五脏所属证候""夏卓溪望苗窍法""辨舌色""辨舌苔""喻嘉言闻声说""张景岳问证说""余梦塘色脉合参说""陈飞霞切要脉法""夏卓溪按手按额诀""何廉臣按虚里冲任要诀""孙东宿看颅囟诀病法""陈飞霞简切辨证法"，讲述儿科疾病的脏腑辨证、面色望诊、指纹望诊以及其他一些前贤医家创立的儿科特有的诊断方法。古绍尧在讲述各种儿科疾病诊断时，每节开篇必引前代医家的论述。如第三节"辨虚实"，书中写道："程钟龄曰：病之虚实，全在有汗与无汗，胸腹胀痛与否。"；又如第十三节"辨指纹"，书中写道："陈飞霞曰：指纹与太渊脉相通。凡有外邪，太渊脉浮，此纹亦浮。"[8]3 反映出作者治学不穿凿附会，理出必言之有据的严谨态度。

第二章为"鞠养类"。主要讲述小儿护理、调养的各种方法和注意事项。其中包含 12 节，分别是"拭口法""浴儿法""断脐法""裹脐法""挑口法""乳儿法""哺儿法""眠儿法""襁褓法""提抱法""维护法""慎疾法"。该章依然保持了作者博采众长，引经据典的学术特色，书中引用了《大生要旨》《育婴家秘》《保生碎事》《琐碎录》《慎疾刍言》等中医儿科及综合著作中的相关内容，同时辅以作者自己的经验和认识。例如在"慎疾法"一节中，作者为阐发小儿护理不可过于饱暖，否则易生热生痰时，先引用徐大椿的论述，《慎疾刍言》云：小儿之疾，热与痰二端而已。盖纯阳之体，日抱怀中，衣被加暖，又襁褓之类，皆用火烘，内外俱热；热则生风，风火相扇，乳食不歇，则必生痰；痰得火炼则坚如胶漆，而乳仍不断，则新旧之痰日积。"[8]4 然后作者提出自己的理解："按小儿阳常有余，阴常不足，又脏腑柔脆，不易消化。若衣服过暖，乳食过饱，每每易于生热生痰。治稍不慎，则变证百出。灵胎先生教人停乳食，适寒温……洵至言也！"[8]35

第三章是"胎疾类"。主要讲述各种新生儿疾病的症治。其中包含 38 节，分别是"初生不啼""眼不开""不乳""不小便""肛门内合""不大便""初生无皮""大小便不通""无谷道""肾缩入腹""胎热""胎寒""胎黄""胎毒发丹""胎胞""胎怯""胎惊搐""吐不止""噤口""撮口""脐湿脐疮""脐突""脐风""脐血""天吊""内钓""盘肠气痛""目烂""悬痈""重龈""鹅口""吐舌""弄舌""重舌""木舌""睍乳""夜啼""变蒸"。每一节均分为"病因""症状""治法""药方"四部，结构一目了然，其"治法"部分突出辨证证疗的原则。根据疾病特点，有以病因病机分型者，如"天吊"（慢惊风）分为"痰盛兼搐者，九龙控涎散""惊盛兼风者，牛黄散""搐盛多热者，钩藤饮""爪甲皆青者，苏合香丸" 4 型论治；有以病情缓急分型者，如"胎黄"分为"微黄"与"深黄"两型论治等等。另外每治一证，必明一法，据法立方。如"噤口"一节，作者明言该病"总以清热疏利为主"，而后再言"舌上生疮，用龙胆汤；腹胀便闭，用紫霜丸"等等。对于"治疗"中所采用的方剂，则在"药方"部分详列其组成、用法和出处。

第四章是"杂病类"。主要讲述儿科常见疾病的症治，包括 68 节，分别是"辨惊风之误""大惊猝恐""心肝二脏俱病""虚寒败症""伤风发搐""伤食发搐""潮热发搐""将见痘疹发搐""太阳变痉""痫症""疳证原委""脾疳""肝疳""心疳""肺疳""肾疳""脑疳""眼疳""鼻疳""牙疳""脊疳""蛔疳""疳热""疳渴""疳痢""疳泻""疳肿胀""无辜疳""丁奚疳""哺露疳""伤乳伤食呕吐""夹惊吐""痰饮吐""虫吐""寒吐热吐""伤乳食泻""惊泻""脐寒泻""脾虚泻""火泻飧泻""水泻""感冒夹食、夹热、夹惊""瘟疫""中暑、伤暑、暑风、暑厥""湿霍乱、干霍乱""寒痢、热痢、时痢、噤口痢""寒疟、风疟、食疟、痰疟""肺寒咳嗽、肺热咳嗽、食积咳嗽、风寒咳嗽""火热喘急肺虚作喘、风寒喘急痰饮作喘、马脾风""湿痰、燥痰""寒疝、湿热疝、胎疝""阴肿""小肠气""寒痛、热痛、食痛、虫痛""寒淋、热淋、石淋、血淋""阳黄、阴黄""风水肿、湿水肿、风湿肿""阳水、阴水""虚胀、实胀""表热、里热、虚热、实热""癖疾""自汗、盗汗""衄血、吐血、便血、溺血""气虚脱肛、积热脱肛""龟胸、龟背""五软、五硬、五迟""鹤膝风""解颅、囟陷、囟填""中恶"。

纵观第四章的编写结构，基本上按照惊风抽搐、疳证、吐泻、暑证、疝、淋证、水肿、热证、血证、热证、汗证、发育异常的顺序和类别编写。其内容以引述中医古籍文献为主、加以自己学术主张的编撰方法，反映了这一时期中医教材编写的特点。

2. 文献传承 2017年上海科学技术出版社出版徐谦整理古绍尧《儿科学讲义》,考证是书1927年由广东中医药专门学校印刷部印刷刊行,又名《广东中医药学校儿科学讲义》,线装铅印本1册。笔者所见版本全书分两册,上册为第一至第三章,下册为第四章。其总论首引张景岳语:"小儿方术,古人谓之'哑科'。以其言语不能通,病情不易测。故云:'宁治十男子,莫治一妇人,宁治十妇人,莫治一小儿。'然较于三者之中,实小儿为最易。何以言之? 盖小儿有病,非外感风寒,即内伤饮食,以及惊风吐泻,寒热疳癫之类而已。且其脏腑清灵,随拨随应,得其要而治之,则一药可愈,非若男妇损伤积痼痴顽者比,故曰易也。第古以为难,谓其难辨也。今以为易,谓其易治也。设或辨之不真,则诚难矣。然辨之之法,不过辨其寒热虚实,表里阴阳,八者洞然,何难治之有哉?"[8]1

广州中医药大学饶媛整理古绍尧与岭南名医陈汝来、李近圣共同编撰的另一本《儿科学讲义》,全书共分为六章,从儿科学诊治纲要、儿科新生儿养护、儿科常见疾病的症状及病因病机与治法方药进行较为系统的论述,也是以引述历代医家论述加以自己学术主张的编撰方法撰写。2017年由上海科学技术出版社出版。

二、吕楚白与《幼科要旨讲义》

鹤山吕楚白为民国时期著名妇科医家已于第七章所述,吕氏同时又编纂《幼科要旨讲义》,作为教材施教于广东光汉中医药专门学校,另有一著作为《儿科讲义》,1931年刊印,也是广东光汉中医专门学校教材,线装书,2册,均为20世纪30年代民国时期作品。

吕楚白《幼科要旨讲义》"幼科总论"曰:"幼科一道,自古为难,古人所以另立专科也。世人谓之哑科,以其不能自言,有病不自知耳。惟精于医道者,得其要旨,方能度其气候消息而决之。安有毫厘之失,千里之谬乎? 然考幼科诸书,审其病者,宜望面部、指纹,察其形色,属寒属热也。次闻声音,听声清浊,属实属虚也。次问病因,审其安烦苦欲,饮食,大小二便也。次切脉息,诊其浮沉、迟数、滑涩、大小、有无力也。故学医之道,其本在乎望闻问切以识病,其要在乎寒热虚实以处方。近有读书不就之人,偶执医书,以求衣食。只记方书之一二,以应无穷之疾病。鲁莽灭裂,有同儿戏。世间为其所误者,不知几许。甚至外方走胀之徒,但见卖口擢金,不顾戕人之性命。罪不容诛,不足道也。其间笃好医学之士,专心研究。术非全备,迁延岁月,得此失彼,不知要旨,茫无入手之路。不大为可惜哉? 盖望闻问切,寒热虚实,其中有至简至易之捷径,惟在得要旨矣。如越人之《难经》,叔和之《脉诀》,教人固无不尽其详,然论治法于幼科,则寥寥无几。仲景而下,方书言论纷纭,诸家互有卓见。苟非虚心笃学,每易为其所惑焉,自是恻然。不揣凡陋,遮遍群书,参诸奥义,择其究病处方之捷径,以为要旨。一以便观览,一以觉后生。有志幼科者,请先从事于斯,以为入门之正道,庶免偏门邪说之所惑。而临证用药,无误己误人之失,不亦善乎。"[9]1-2

《幼科要旨讲义》全书共有十一部分内容,分别是"总论""初生门""外感门""惊痫门""温热门""疳积门""咳嗽门""黄疸肿胀门""霍乱痢疟门""小儿杂病门""疮疡丹毒癍痧门"。其中总论部分,开篇即列"幼科总论"一篇,概括了作者对于幼科医学之特点、传承、学习方法的见解。认为学习幼科,"其中有至简至易之捷径,惟在得要旨矣"。而作者"不揣凡陋,遮遍群书,参诸奥义"而成的本书,即以阐发"要旨"为目的,冀望后学能够"以为入门之正道,庶免偏门邪说之所惑"。其后,作者又按照望、闻、问、切的顺序分列"望形查色说""闻声辨证说""问病根源论""切脉精要论",分述幼科学四诊的基本方法和特点。最后还根据幼科诊断学的特殊性,附以"脉纹形色论",讲授小儿指纹的诊断意义与方法。其中望诊部分,重点介绍小儿面色及各官窍(唇、舌、眼、鼻、发、耳)的望诊内容。闻诊部分,则重点介绍小儿哭声及语音的闻诊,其中以小儿声音之宫、商、角、徵、羽五音归属,辨其所病脏腑,为该书一大特色。其中小儿面色及各官窍(唇、舌、眼、鼻、发、耳)的望诊内容,与杨鹤龄《儿科经验述要》诊断纲要的编写有相似之处。

在分论部分,吕楚白将幼科疾病分为十类进行论述。其中有仅幼儿多见者,如惊痫、疳积;有成人、幼儿皆可患者,如外感、咳嗽、霍乱、痢疾、疮疡、丹毒等等。但细观其条目,则无论其病特属幼科与否,吕楚白皆能兼顾幼科医学的特点。如论外感,则于普通六淫外感之外,更列"感冒夹热""感冒夹食""感冒夹惊";论温热,则于"风温""春温""暑温""湿温"等病之外,更列"变蒸热"等幼科特有之证型。

吕楚白又以诊治儿科"惊痫"擅长,其有"惊痫门包括9种疾病,包括"急惊风证""慢惊风证""慢脾风证""阴痫""阳痫""风痫""惊痫""痰痫""食痫"九种疾病的证治。在分论之前,先列"惊痫证治说要",首述"急惊风""慢惊风""痫""天钓""痉"五种疾病的鉴别要点;次述惊风证的"四证"(惊、风、痰、热)、"八候"(搐、搦、掣、颤、反、引、窜、视),并概括其病机演变为"热盛生痰,痰盛生惊,风盛发搐",认为其治则为"治搐莫先于截风,治风莫先于利惊,治惊莫先于豁痰,治痰莫先于解热";再述痫症的辨证论治,以发作时叫声之似羊、似犬、似牛、似鸡、似猪,辨其证属心、属肝、属脾、属肺、属肾。并提出"五痫通用钱氏五色丸为主",以及痫症的通用方"甘遂猪心汤""苏合香丸"等等。在分述各病的论治时,作者着重介绍该病的病因病机、脉诊、指纹诊、治法、治则以及治疗中的注意事项,并附以常用治疗方药及组成。值得一提的是,对于易出凶险的急惊风、慢惊风、慢脾风三证，作者还专列"不治须知"一节，详述该病预后不佳的凶险证候。[9]24

三、吕安卿儿科诊疗经验

吕安卿，广东鹤山人，与吕楚白同一祖辈，世代行医，民国时期岭南著名儿科医家。麻、痘、惊、疳乃古代儿科四大证，吕安卿治疗小儿麻疹、惊风及其小儿疳积等儿科病证积累丰富经验，整理如下。

1. 诊治小儿麻疹　吕安卿接诊一林姓患儿，两岁，证见身热咳嗽，眼赤，不思食，流鼻涕，夜睡不安，时值麻疹流行季节，此为麻疹将出前驱先兆。治以宣透。方用银花二钱，连翘三钱，赤芍三钱，紫草三钱，山楂核八分，黄连七分，桔梗钱半，花粉钱半，牛蒡子三钱，甘草八分。二诊：麻疹透出，满面身躯匀布，发热，咳嗽，鼻涕加重。麻毒得热而出，得咳而疏通。热盛咳呛，毒易透彻，审为顺症，不必为虑。仍清热宣透，活血解毒自安。方用银花二钱，连翘三钱，赤芍五钱，北紫草三钱，黄连八分，甘草八分，花粉钱半，牛蒡子三钱，地丁二钱。三诊：发热炽盛，痰多咳频，口渴引饮，麻疹红紫，脉数，小便赤，胃口不佳。此为血热壅盛，再拟清热解毒凉血。方用银花三钱，连翘三钱，赤芍五钱，紫草三钱，花粉二钱，牛蒡子三钱，地丁三钱，芦根八钱，桑叶三钱，栝楼皮钱半，浙贝五钱，西藏红花二分另焗。四诊：热减，渴减，睡安。麻疹渐收，脉亦转缓，再予清凉解毒。方用蠄鱼鳃二钱，银花钱半，连翘三钱，赤芍三钱，牛蒡子三钱，浙贝六钱，北杏三钱，茯苓三钱，木通二钱。五诊：热退而未净，咳减而痰尚多，渐思饮食，精神安好。脉象缓和，再以解毒理咳。方用蠄鱼鳃二钱，柚树寄生三钱，腊梅花八分，连翘二钱，牛蒡子三钱，赤芍三钱，莲子心一钱，浙贝五钱，北杏二钱，栝楼皮钱半，麦芽五钱。六诊：热净身凉，咳减思食，再以和胃理咳，方用麦芽五钱，绵茵陈三钱，桑白皮二钱，浙贝五钱，栝楼皮钱半，款冬花二钱，北杏三钱，腊梅花一钱，木通钱半。[10]54以上医案，为小儿麻疹常规诊治原则与方药，其中海产品蠄鱼鳃在小儿麻疹中的应用，体现岭南用药特色，另一岭南名医陈伯坛亦常用蠄鱼鳃治疗小儿出麻。

麻疹合并肺炎，证见出麻三日后，持续高热，气粗喘急，鼻扇，烦躁，痰涎上壅，喉中有声，脉象滑急。吕安卿认为此系热毒内郁，壅塞气机。应清热解毒，开肺降痰为治。方用银花二钱，黄芩钱半，牛蒡子钱半，浙贝五钱，桑白皮三钱，栝楼皮三钱，麻黄五分，北杏三钱，石膏三钱，甘草七分，葶苈子钱半，枳壳钱半。

麻疹合并下痢，证见麻疹已发，余热不退，腹痛下痢。询知出麻疹期间未有诊治。吕安卿认为此系麻毒移于大肠，成麻后痢。治宜清热解毒。方用银花三钱，连翘三钱，紫草五钱，黄连一钱，秦皮钱半，赤芍三钱，甘草一钱，地榆钱半，南木香一钱后下，木棉花二钱，枳壳钱半，大腹皮三钱。二诊，余热消除，痢下减少，可再如前法。方用紫草五钱，黄连一钱，白芍三钱，甘草一钱，枳壳钱半，大腹皮三钱，槐角子三钱，锦地罗钱半，土茵陈三钱。

而对于麻出不透，发热、咳呛，吕安卿认为宜透发，忌通利。方用垂丝柳三钱，牛蒡子三钱，丝瓜络三钱，野菊花三钱，北杏仁五钱，竹蜂七只，栀子钱半，浙贝三钱，元参钱半，莲梗三钱。再诊，麻已透出，方用垂丝柳二钱，北杏仁三钱，山栀子钱半，腊梅花二钱，连翘壳二钱，玫瑰花二钱，丝瓜络五钱，淡竹叶三钱，淡竹蜂八只，正柿蒂三钱。[10]65

2. 诊治小儿外感、惊风　吕安卿论治小儿外感，证见伤风流鼻水、打喷嚏、咳嗽、恶寒发热，是风邪由口鼻而入，侵犯上焦，首先入肺，当以桑菊饮等清宣之法而获效。但出现恶寒、头痛、周身骨痛、筋络掣抽不舒者，乃肝经为风邪所犯，当重平肝。因肝属风属木而主筋，风火之病多生于肝经。五行中只有木能生火，故诸经之火以肝经变动最大。尤以小儿稚阳之体，肝常有余，故每于感冒后，容易出现高热、惊风抽搐、目上窜视等症状；其脉象亦见左脉比右脉浮急。因此，凡诊治小儿外感风热症，必着眼左手脉搏，如浮急搏指者，治宜责重清心、平肝，以预防因风热炽盛而生惊风抽搐。外感发热后，各经均可牵及，因脏腑经络之气互相通达，故诊治必要全面顾及。小儿肝常有余，脾常不足，饮食不节易伤脾，为消化不良，胃常停滞，腻滞生痰，所以小儿之病，风、热、痰、滞四字最宜注意观察其变化发展。

吕安卿有祖传定惊散，治小儿急惊风发热抽搐，两目上视。方为珍珠八分，琥珀八分，牛黄八分，竹黄一钱，川贝母二钱，法夏一钱，正秋石八分，煨磁石一钱，朱砂二分，滑石七分，炒白芍一钱，菖蒲七分，钩藤六分，蝉退肚六分，姜蚕八分，淡全蝎八分，地龙干八分，真金箔四十张。为极细末，每次服三分。

吕安卿曾治疗一黄性患儿，三岁，发热两天，感受时邪，至热极生风，面赤唇红，牙关紧闭，两目时向上窜视，喉中有痰声，手脚抽搐颤动，左脉浮急特甚。热入心则惊，入肝则搐。治以泻心平肝着手。方用黄连一钱，正牛黄一分冲服，竹叶二钱，灯心花三个，赤芍三钱，朱砂拌茯苓三钱，钩藤钱半，蝉衣一钱，姜蚕一钱，淡全蝎一钱，珍珠末一分冲服，龙齿三钱。二诊：惊风抽搐已解，牙关已开。发热未退，喉中尚有痰声，再以清心平肝化痰定惊之剂。方用黄连七分，正牛黄一分冲服，竹叶三钱，连翘三钱，赤芍三钱，朱砂拌茯苓三钱，灯心花三个，地龙干一钱，石决明四钱。钩藤钱半，竹黄二钱，谷芽三钱。

诊治一刘姓患儿，一岁，伤风，吐乳，翌日发高热，经治后热越高涨，两手抽搐，项强腰反，人事昏迷。脉象洪数。热极惊生，宜清心定惊，平肝解抽。方用紫雪一分半冲服，正牛黄一分冲服，羚羊角另炖汁冲服，姜蚕钱半，全蝎一钱,地龙一钱,钩藤二钱,连翘二钱,赤芍三钱,竹叶二钱,茯神三钱,其后热退搐止神清渐愈。

又治一李儿,未满一岁,发热二日,发惊,畏见生人,常紧抱母体而惊叫,喉中痰声漉漉,吮乳气紧,泄泻水样粪。左脉浮急,右脉浮滑,吕氏用清心肝火兼调脾胃之剂。方用土炒黄连五分,猴枣一分冲服,珍珠末一分冲服,木通二钱,炒车前子二钱,茯苓三钱,钩藤一钱,地龙一钱,白芍三钱,生龙齿钱半,法夏钱半,煨诃子二钱。二诊:身热减退,惊叫不作,泄泻减少,风热未净,痰滞未消,痰多口干,舌有黄苔,小便黄短。方用土炒黄连四分,正牛黄一分半冲服,竹黄二钱,川贝母二钱,银花钱半,赤芍三钱,炒车前子三钱,茯苓三钱,苦丁茶钱半,诃子炭二钱,山楂炭钱半,鸡内金钱半。

对于急惊风后而导致慢脾风者,吕氏注重温化扶脾。曾治一何性患儿,二岁,断乳后曾患急惊风,愈后胃肠消化不佳。前医认为肝盛,未敢用四君子汤。泄泻频繁,身热形寒,已易数医,而泄泻未减。最近有手足战动抽搐象,旋即静止。诊得手足冷,目陷神疲,泄泻无度,身热不扬,四肢微战动,目上视,脉沉细而弱。吕氏接诊后认为此乃急惊失治,转为慢脾风之症,当温化扶脾。方用熟附子一钱,党参五钱,土炒白术五钱,炮姜八分,炙草八分,茯苓四钱,灶心土五钱,钩藤三钱,肉豆蔻一钱,五味子八分。二诊:连服二剂后,泻减神清,手足转温,已无抽搐状态,脉亦好转。此后以扶脾益心为治。方用熟附子一钱,党参三钱,土炒白术五钱,茯苓五钱,炙草一钱,丁香五分,米炒黄芪三钱,煨诃子三钱,石榴干八分。三诊:泻止,神志清爽,面有喜容,病态日减。仍以四君子汤加熟附子一钱,黄芪三钱,地龙干三钱,石榴干五钱,照方连服两日。半月后其家人到诊,见何儿体重增加,活泼可喜。[10]68

3. 诊治小儿疳积　疳积是出现积滞的疳证。疳证以精神萎靡、面黄肌瘦、毛发焦枯、肚大筋露、纳呆便溏为主要表现,相当于儿童的慢性营养不良疾病,体重低于正常平均值的15%~40%,中医临床分疳气、疳积、干疳以表示病变的三个不同程度;而积滞轻于疳证,是由喂养不当,脾胃受损而引起的肠胃疾病。小儿"脾常不足",疳积成为古代近代儿科防治的大证之一。

吕安卿诊治疳积,重视肝脾关系。曾接诊某某儿,证见胃口不开,面色暗黄,肝脉沉数,右缓滑。此为肝有郁火,脾滞有积。方用浙贝三钱,郁金五分,牛蒡子一钱,赤芍三钱,莲梗二钱,灯心花四个,木通二钱,海螵蛸三钱,瓦弄子三钱,水仙子一钱,使君子肉八分,鸡内金二钱。治疗形瘦纳少,腹胀大而潮热,肝郁而有积的患儿,方用胡黄连八分,郁金八分,赤芍三钱,山楂核一钱,谷芽三钱,鸡内金钱半,瓦弄子二钱,生石决三钱,海螵蛸三钱,水仙子一钱,大腹皮钱半。对于腹内甚热,面黄,唇淡,日减瘦削者,认为此肝经有积,脾有热滞。方用郁金八分,赤芍三钱,川楝子二钱,木贼二钱,海螵蛸三钱,瓦弄子三钱,木香钱半,鸡内金二钱,使君子肉钱半,水仙子一钱,大腹皮钱半,木通二钱。对于脾气甚坏,心肝火盛,痰滞有积者,方用黄连八分,珍珠草二钱,赤芍三钱,浙贝三钱,竹黄二钱,海螵蛸三钱,瓦弄子二钱,山楂核钱半,大腹皮钱半,谷芽三钱。[10]63此亦程康圃清心平肝扶脾“六字治法”在儿科疳积病证具体应用。

四、岭南儿科文献著述记载

除上述介绍岭南儿科名著外,自清代以降近代百年,岭南有关儿科学(包括痘疹学)的专门著述文献记载很多。1975年广东科技出版社出版广东省医药卫生研究所中医研究室编《广州近代老中医医案医话选编》,以及2013年广东科技出版社出版刘小斌、郑洪《岭南医学史》(中册)予以整理,按时间顺序排列如下:

《儿科撮要》,清代陈方济撰,清同治元年(1862)刊本,一册。《保赤存真》九卷,清代余梦塘(占粤籍)撰,据联目现存最早可见光绪二年(1876)年刻本,笔者所见为光绪二十一年(1894)杭州刊本,六册。《小儿痘症备方》,清代番禺任寿昌撰,光绪戊寅年(1878)刊本,一册。《保赤新编》二卷,清代新会任赞撰,光绪甲申年(1884)羊城刊本。《小儿全科》,清代顺德叶桐撰,光绪癸卯年(1903)广东刊本,二册。《小儿全科》,清代新会周贤宰撰,光绪癸卯年(1903)广东刊本,六册。《保赤良篇》,清代东莞张应奎撰。《小儿哑科》,不著撰人,清光绪二十九年(1903)广东刊本,一册。《慢惊条辨》一卷,清代羊城黄仲贤撰,光绪丁未年(1907)广州刊本,一册。《儿科初生十则》一册,清代东莞钱颖根撰,宣统二年(1910)东莞医院勉行善社刊本。《儿科学讲义》二册,民国南海陈汝来编撰,1929年广东中医药专门学校教材。清代广东地方志记载者有:《幼幼集成评注》一卷,清代南海邹锡思撰。《蛋家小儿五疳》一卷,清代南海邹锡思撰。《儿科我见》,清代南海任韵孺撰。《小儿疳眼黄膜论》一册,清代南海张思济撰。《幼科便览》一卷,清代中山汤宸槐撰。《保赤良篇》,清代东莞张应奎撰。

有关麻痘疹科方面儿科学专著文献计有:《痘疹经验录》一册,清代同怡喧(占粤籍)撰,刊于同治丁卯年(1867)。《痘疹心法歌诀》一册,清代顺德必良斋主人撰,刊于光绪五年(1879)。《牛痘新编》一册,清代新会伍学乾撰,刊于光绪庚寅年(1890)。《牛痘新论》一册,清代广东胡仕梁撰,刊于光绪十六年(1890)。《增补痘疹玉髓金镜录》二册,清代番禺周滋生撰,刊于光绪辛卯年(1891)。《麻痘辑要》一册,清代惠阳黄平辉撰,刊于光绪二十九年(1903)。《痘疹心法》三册,清代新会周贤宰撰,刊于光绪三十一年(1905)。《麻痘撮要》一册,清代南海马中岳撰,刊于光绪三十一年(1905)。《广济新编》一册,清代大埔萧城斋撰,刊于光绪丙午年(1906)。《治痘歌诀》一册,清代顺德关履端撰,刊于光绪三十四年(1908)。《痘疹学讲义》二册,民国三水古昭典撰,1929年广东中医药专门学校教材。《麻痘蠡言》一册,1933年民国陈伯坛撰。清代广东地方志记载者有:《种痘奇书》一卷,清代南海郑崇谦撰。《痘科指迷》一卷,清代顺德袁永纶撰。《痘科秘要》,清代番禺刘敬时撰。《痘论》,清代新会陈国修撰。《麻疹全书》三卷,清代揭阳林介烈撰。《痘疹便览总论》一册,清代高要郑海鲲撰。据不完全统计,自清代至民国初年,岭南儿科学麻痘疹科学著作共44种,可见其内容丰富,亟应继续发掘,深入研究。

第四节　当代岭南儿科学术流派传承工作室

当代岭南儿科学术流派延续近现代儿科成就发展,近年来以传承工作室模式创建。规模较大具有影响及经费支撑的主要有广东省中医院"岭南儿科杜明昭学术流派传承工作室"、广州中医药大学第一附属医院黎炳南"岭南黎氏儿科学术流派传承工作室"、广东省中医院"岭南文氏儿科学术流派工作室"。

一、岭南儿科名医杜明昭

(一)生平简介

杜明昭(1912—1966),广东南海人。广东省名老中医。1933年毕业于广东中医药专门学校,悬壶济世于广州龙津路30余年,其医馆门庭若市诊务极旺,与杜蔚文(广东省名老中医)齐名,坊间有"一篙撑两渡,威震龙津路"[17]118说法,粤语"渡"与"杜"谐音,"两渡"即指杜明昭、杜蔚文。据邓铁涛回忆:杜蔚文、杜明昭,临床上每日诊治一百多人。[12] 中华人民共和国成立前历任广州市中医师公会理事、广东省中医师公会理事。中华人民共和国成立后历任广州市中医学会筹备委员会副主任委员、广州中医学院妇儿科教研组副主任,而临床则在广东省中医院儿科。参与编写《中医儿科学》全国二版教材。

(二)学术经验

杜明昭治学严谨,学术上颇有造诣。诊疾论病,能融会新知,不墨守一家之言。对小儿泄泻、惊风、麻疹及初生儿疾病等诊治颇有心得。

1. 小儿泄泻　在儿科疾患中,小儿泄泻是常见病之一。现代"泄泻"的定义为:以腹泻、便溏为主要表现的疾病。杜明昭认为大便性质改变,排出稀薄、大便次数比正常增多的,临床上称为泄泻。形成泄泻的原因很多,如感受外邪、内伤饮食、脾胃虚弱、脾肾虚寒以及感受大惊卒恐之后,均可导致泄泻。

本病的发病机理主要是由于脾胃受损、健运失职所致。对本病的辨证论治，杜明昭强调要根据小儿特点，结合临床实际，有的放矢，才能提高疗效。分为湿泻、湿热泻、暑热泻、伤食泻、脾虚泻、脾肾虚寒泻以及惊泻等类型，进行辨治。

如湿泻，本型主要由于脾胃困湿，兼感寒邪所致。证见泻下稀薄，色淡黄，气味不臭，日排便5~6次，身不发热，口不渴（或渴不多饮），间有呕吐，舌苔白腻，脉象浮濡。治法以芳香解表，化浊去湿为主。喜用加减藿香正气散（藿香、苏叶、大腹皮、枳壳、茯苓、苍术、厚朴、法夏、泽泻、猪苓等）取效。又如湿热泻，岭南地区常见，本型主要由于脾胃困湿，兼感热邪所致，喜用加味葛根芩连汤（生晒葛根、黄芩、黄连、生薏苡仁、甘草、滑石、银花、大腹皮、通草等）。再如暑热泻，本型时令性较强，以夏季或夏秋之间较多，杜老认为这是小儿泄泻中较险恶的一证。主要由于肠胃积热困湿，更兼外伤暑邪所致。证见泻时暴注下迫，喷射有力，所下为黄色混浊（似蛋花样）粪便，且气味臭秽，日排便10~20次，同时高热，烦渴引饮，小便短赤，舌苔黄干，脉象洪数，严重者四肢厥冷抽搐，如不及时救治，会导致死亡。杜老喜用加味王氏清暑益气汤（西洋参、竹叶、黄连、麦冬、西瓜翠衣、知母、粳米、石斛、鲜莲卷、滑石、生石膏、炒扁豆、甘草、银花等）出入为方取效。[12]10

2. 小儿蛔厥　20世纪四五十年代卫生条件差，小儿寄生虫发病率高，以蛔虫多见，在患儿体内（肠道）繁殖过多，常常互相挤迫扰动，绞结成团，因而阻塞肠道，或上行窜入胆道，出现蛔厥。以其阻塞部位不同，临床亦异。阻塞肠道的，称为"蛔虫性肠梗阻"，窜入胆道的，称为"胆道蛔虫"。杜氏对本病的诊断，常根据痛的部位和性质以及排便史等进行辨证。治法上，以安蛔驱虫为主。杜氏仿效《伤寒论》乌梅丸之意入汤剂，常用方药为：乌梅三钱、川椒一钱、使君子五钱、苦楝根皮六钱、鹤虱三钱、雷丸三钱、芜夷三钱、陈皮一钱、法夏三钱、川朴二钱、锦黄二钱（后下）、玄明粉二钱（冲）、炙甘草一钱、干姜一钱，出入为方取效。临床观察，本方有止痛和胃、制蛔驱蛔之效。服药后一般能迅速痛止，三四小时后，大便即通，并排出大量蛔虫。如服药已过四小时，大便仍未通的，可外用药液灌肠法，取大黄五钱、玄明粉四钱、枳实四钱，用清水四碗，煎至二碗，隔去渣，加入饴糖（或蜂蜜）二汤匙，以灌肠器或肛注器缓缓灌入。又自拟简验梅蜜汤：乌梅二钱，水一碗煎至半碗，加蜂蜜三两调匀，缓缓服下，能收安蛔镇痛之功。[12]11

3. 小儿麻痹症辨治　小儿麻痹症，是现代医学的名称，在祖国医学中，本病早期系属温病范围，出现瘫痪则属痿证或瘫痪之疾。多发生于1~5岁的幼儿，常流行于夏、秋之间。系受时行病毒，从口鼻传入肺胃两经，随则入气血、经络，致气血通路受阻，筋脉失其濡养所致，杜氏分3期进行辨治：

一是表证期。辨证要点初起多发热、头痛、烦躁不安、食欲不振，或兼见呕吐、腹痛、咳嗽、咽干等症，约经 3~5 天后热退，一般轻病常就此痊愈。这期症状与一般感冒相似，故常被忽略误诊。治法上，仍以辛凉解表为主。按温病法则处理。

二是邪毒亢盛期。辨证要点，常在表证消失后，过 4~5 天，又复发热（约持续 5~7 天），这时出现头痛、烦躁、肢体疼痛、时或微微震颤、怕人触动。此为瘫痪先兆。如治疗及时处理得当，可以控制病变，避免瘫痪。但少数极重型的病例，由于邪毒内陷，可出现嗜睡、神昏、惊厥、抽搐、口眼㖞斜、吞咽困难以及呼吸急促等险恶证候，甚至死亡。治疗上应以清热解毒、通络祛瘀为主。杜氏喜用"解毒防瘫汤"（羚羊角、钩藤、老桑枝、丝瓜络、连翘、银花、威灵仙、薏米根、干地龙、黄柏、木瓜、生晒葛根等）加减取效。

三是瘫证期和后遗症期。辨证要点，在再次发热的 5~7 天，热虽退，但随即出现痿软瘫痪。临床一般以下肢为常见，其次是上肢，一般多发于一侧（也有两侧的），间有连颜面肌肉亦瘫痪，而致口眼㖞斜的。治疗上以调和气血、通络治痿为主。杜氏喜用"扶正化痿汤"（熟地、北芪、怀山药、牛膝、杜仲、当归、川续断、桂枝、白芍、秦艽、桑寄、党参、虎骨、乌梢蛇等）加减运用，可同时配合针灸治疗，以加强功能的早日恢复。[12]12

从杜明昭诊治儿科病症来看，适应其时即有时代性，小儿寄生虫病、小儿麻痹症在 20 世纪中叶是常见多发危重病症，名医以治时病著称于世。

（三）学术传承

杜明昭毕生忙于诊务没留下著述，许坚 1978 年《新中医》杂志第 3 期发表《杜明昭老中医儿科辨治经验》是较早期文献。据广东省名中医罗笑容回忆：1962 年从广州中医药大学毕业留在中医药大学第二附属医院工作，也就是现在的广东省中医院。刚到医院，被安排跟着医院里一位著名的儿科专家（杜明昭）学习，虽然研究儿科并非罗主任的初衷，但在学习中，她越发喜爱上这份工作，越发喜欢同孩子接触。"孩子是祖国未来的栋梁，健康是他们的基础，我觉得我的工作也很有意义。"从此以后，罗笑容就心无旁骛地投入到儿科的研究之中。罗笑容在工作中跟着老医生（杜明昭）谦虚学习，翻看《小儿药证直诀》《幼幼集成》《温病条辨》等古典医籍，注意积累临床经验，逐渐成长为一名有名气的儿科医生。[13]512

又据高胜嘉梳理杜明昭流派学术脉络：杜明昭入室弟子罗笑容，得益于杜明昭的指导，继承杜明昭学术思想，并从事临床医疗、医学教育、医学研究工作。罗笑容重视脾胃、重视望诊等观点与传统岭南儿科大致相同，其入室弟子许尤佳在罗笑容重视脾胃的观点下有所发明，提出"儿为虚寒"论，对杜明昭流派的学术发展及进一步完善有重要作用。后学杜淑娟、杨京华、廖若莎等或师从罗笑容、许尤佳门下，或继承其学术观点，为杜明昭流派的学术传承与发展提供重要作用。[14]

1. 罗笑容（1934— ）　女，广东南海人，广东省名中医。出身中医世家，1962 年毕业于广州中医学院后一直在广东省中医院儿科从事临床医、教、研工作，行医半个多世纪，积累了丰富的临床经验，为广东省中医院儿科临床医疗、教学、科研的学术带头人。历任广东省中医院儿科主任医师、主任导师，儿科学术带头人，广东省中医儿科专业委员会副主任委员，全国第三批老中医药专家学术经验继承导师。主要著作有《中医儿科疾病证治》《专科专病中医临床诊治》《现代疑难病中医治疗精粹》，以及 21 世纪高等医药院校教材《中西医结合儿科学》等，撰写专业论文 10 多篇。

罗笑容中医理论基础坚实，深刻领悟小儿生理、病理真谛，对小儿生长发育，预防保健有较精辟见解。能够灵活运用中医理法方药，擅长中西医结合治疗儿科疾病，尤其对小儿消化系统、呼吸系统疾病有较深造诣。遥承钱乙及万氏儿科学术观点，临证着重望诊，对之"面上症""目内症"，及岭南儿科名医陈飞霞之"三关虎口指纹望诊法"等学术思想有继承和发展，提出儿科临证治病"顾护中阳、温养脾胃"最为关键的理论主张。

罗笑容在长年的临床工作中，独创了一些临床效果颇好的处方。如"罗氏苍蚕止泻汤"。这药方对治疗小儿常见病肠炎、腹泻有着很好的临床效果。有的孩子本来一天拉十几次肚子，一剂药服下去，第二天只需要上三次洗手间。一般诊治 1~3 次，症状就完全消失。又如升阳益肾汤剂，通过补益脾肾阳气、扭转小儿虚寒体质，对治疗小儿哮喘合并过敏性鼻炎有良好的临床疗效，能显著改善呼吸道症状、减少鼻炎发作天数，改善肺功能。或以此法加减辨治一些儿科疑难杂证也常能奏效。罗主任还重视食疗保健，她在诊治过程中，除了对病情进行诊治之外，还重视病好之后的保健护理，重视对病人生活起居的指导。她的经验方二参汤，采用太子参或者西洋参，加上党参或红参，两组参各选其一，并配合选择一些肉类食物煮成汤剂，甘甜可口，易于服用，用于病之后期或病后调理，能起扶正驱邪之功效。[13]513

2. 许尤佳（1962— ）　男，广东揭阳人，广州中医药大学教授、主任医师，全国老中医药专家学术经验继承人。许尤佳在罗笑容诊治岭南儿科病证基础上，针对当代岭南地区生活习俗及育儿特点，提出新的见解。许尤佳认为：当代家长育儿普遍有"三弊"，即"过饱""过暖""过服凉茶"。过饱，则易损伤脾土，阳无所生；过暖，则易汗出当风，伤及卫阳；岭南气候偏于湿热，家长见小儿稍有不适，辄予凉茶，容易出现误服或过服情况，折损脾阳。《素问·生气通天论》曰："阳气者，若天与日，失其所则折寿而不彰"。许尤佳根据传统理论，结合当代特点，提出"儿为虚寒"理论，治疗上强调顾护阳气，自制升阳益肾汤、升气壮阳方等治疗哮喘、过敏性鼻炎等疾病,取得较好的疗效。[14]其学术主张与杜明昭、罗笑容前辈可以说是一脉相承。

二、岭南黎氏儿科学术流派

岭南黎氏儿科是指广东惠州第一代名医黎德三,第二代传承人黎炳南(黎氏儿科学术流派创始人,黎德三之子),第三代代表性传承人黎世明(黎炳南儿子),第四代主要传承人黎凯燕(黎世明女儿)以及谢昭亮、许华、刘建汉、赖东兰等名医群体,传承脉络清晰。

(一)黎氏儿科源起于黎德三公

黎氏中医儿科学术源起于广东惠州黎氏黎炳南父亲黎德三(1865—1953),尊称德三公,其在惠州业医六十载,颇负盛誉。德三公喜研医籍,去芜存精,验证于临床。德三公指出,为医关键之处:辨证之要,重在寒热虚实;论治之要,要善用攻补兼施、寒热并用。其深感中医学博大精深,于中华民族之繁盛居功至伟,决计培养后学,传诸后世。德三公育四子二女,黎炳南乃幼子。[15]53

(二)黎氏儿科学术创始人黎炳南

黎炳南(1914—2012),广东省惠州市人,广东省名老中医。岭南黎氏儿科学术流派创始人。广州中医药大学教授、主任医师,研究生导师。1933年曾学课于广东中医药专门学校,后转学上海,毕业于近代名医秦伯未创办的上海中国医学院。中华人民共和国成立前任惠阳国医馆副馆长,20世纪50年代初任惠州卫生工作者协会主任委员,1958年起任教于广州中医学院儿科学,60年代初先后参与编写与审订《中医儿科学讲义》一、二版教材(均为广州中医学院儿科主编),1991年遴选为首届全国老中医药专家学术经验继承工作指导老师。主要著述有《小儿治疗要则和临床体会》《小儿厌食临证举要》《略论补虚法在儿科的运用》《小儿哮喘论治》《略论治病必求于本》等20多篇,代表著作《黎炳南儿科经验集》《岭南中医儿科名家黎炳南》,均由儿子黎世明主编。

1. 学说理论　黎老认为:理重阴阳,治病必求于本,为第一要务。小儿生理特点,有"体属纯阳""稚阴稚阳"之说,亦皆从阴阳立论。"体属纯阳"指生机蓬勃而言,非阳气有余之谓。若过分强调其易于化热、化火而滥投苦寒,反戕生机。"稚阴稚阳"之说,较为全面,但不可因其"稚弱"而畏于攻伐。蛮攻固可伤正,而攻邪不力,留邪致变,亦伤正气。故调阴阳者,当用则用,当止则止,"以平为期"可也。"治病必求于本",乃辨证论治之最高准则。何者为"本"?黎老指出,除"病因为本"说外,尚应注意"正气为本"及"阴阳为本"之说。病之因,不外正、邪二端。元气为抗邪之本,故"病因为本"之中,尤以"正气为本"。而无论外邪侵袭或正虚致病,莫不与阴阳四时之变化,人身阴阳之盛衰有关,诚如《素问·阴阳应象大论》所言:"阴阳者,天地之道也,万物之纲纪……治病必求于本"。显然,"本"者,本于阴阳也。治病必求于本,就是以阴阳为纲纪,积极消除致病原因,处处顾护人身正气,以作为诊疗疾病之根本法则。临证治病,必先其所因,求其所属(病位),审察病势,在顾护正气的基础上,扭转病势,使阴阳恢复新的平衡。治病求本,须明标本缓急之关系。黎老认为:"急"者,应为"紧急""危急"之义,非为一般"急性病"之同义语。若遇急性病而不论正气盛衰,概以治标攻邪处治,则"治病求本"形同虚设;"缓"者,当为"非紧急""非危急"之意。如必待"病势和缓"方言治本,则"治病求本"不啻名存实亡矣。实际上,标本每可同治,惟急则重在标,缓则重于本,重点明确,方可切中肯綮。[16]443

2. 学术经验　黎老认为,理宜严谨,而法贵灵活,不可囿于古方定法,自设桎梏。病机复杂者,常须诸法配合,补泻温清并进,方能切合病机。广东发达地区,由于空调的普及、冷冻食品的流行、嗜饮"凉茶"的习俗、抗生素的滥用,致小儿感寒、伤阳者甚众,虚寒证属常见;其处炎热多湿之地,故湿热证多见,而虚实夹杂、寒热并见者,更为多见。黎老以此作为治疗当代岭南小儿病证的基本出发点之一。对于证情复杂者,临证不单纯以"阴证""阳证"辨治,而抓住重点、多法并进,始能统揽全局,而不至于顾此失彼。

虚实并见者,黎老善用攻补兼施之法,无论体虚新感、或久病致虚,皆可随证而施。寒热兼见之证,黎老擅施寒热并用之法。小儿有素体虚寒而骤感风热者,亦有外感风寒而内郁痰热者,或外寒而内热,或上热而下寒,此时温之恐助其热,清之虑增其寒。治宜斟酌病机,寒热并行,不使寒热之邪,互为犄角之势。因诸药各有归经,运用得当,自能各达病所,相辅相成,不因寒热异性,而互相抵消。如外散风寒、内清痰热以治咳喘;上清暑热、下温肾元以治夏季热;温补气血合清解热毒以治头疮暑疖;温脾肾配清肠热以治泄泻、痢疾……不论病之新久、外感内伤,证合其法,均可放胆用之,每有卓效。又如风热表证,一般治以辛凉解表为法,然佐用辛温之品,效用更著。盖鬼门者,非温而不易开也。湿热为病,除热多湿微外,未可纯用清利,因湿为阴邪,非温而不易化也。20世纪40年代初,惠州霍乱大流行,患者多有上吐下泻,四肢冰冷,兼见烦热口渴。黎老常以黄连、黄芩、蚕砂清邪辟秽,更投吴茱萸、制附子、肉桂以温暖脾肾,并调灌玉枢丹(山慈菇、五倍子、续随子、大戟、蚤休、雄黄、麝香),逐邪开窍,活者颇众。

黎老主持哮喘专科门诊多年,组制专方治哮喘顽症。认为本证发作时,多呈本虚标实之象,每有寒热兼挟之征,乃拟哮喘一号基本方为治:麻黄、细辛、苏子、葶苈子、鹅管石、五指毛桃根、毛冬青、当归、五味子、炙甘草。诸药合奏宣肺散邪、化痰平喘、扶正祛邪之功。所治以肺为主,兼顾脾肾,将三脏同治、攻补兼施、寒热并用、收散并行诸法熔于一炉。喘作时以外感寒邪、痰郁挟热而正气不足者最为常见,本方即据此而设。证情诸般变化,可酌情化裁之。哮喘缓解时,拟哮喘二号基本方调治:熟地、当归、党参、白术、茯苓、陈皮、法半夏、鹅管石、五味子、炙甘草。本方以健脾益肺补肾为主,配用除痰之品,意在喘虽平而宿痰未尽,补虚勿忘攻邪也。哮喘初定之时,宜将两方参合用之,以巩固疗效。

又治百日咳,本证以痉咳频频为主症,本虚标实为病机特点。不管证属何型,只要主症未除,皆以自拟"百马汤"为基础方:百部、马兜铃、大枣、炙甘草。方用百部、马兜铃清肺化痰、止咳降逆,于痉咳颇有捷效;而证多起于虚羸,久咳亦必伤气,故方用大枣、炙甘草,示以扶正之意。此二者为取效之关键。他如寒、热、风邪诸端,尚须随证加味调治。

厌食亦是儿科常见病证,以食欲不振为主,多兼面黄神疲、烦躁口干、自汗、盗汗诸症。病以脾胃虚弱、气阴不足为其本,非单纯伤食可比。治疗关键,一为健脾胃、益气阴以治本;二为开胃纳食以治标。自拟厌食基本方调治之:党参、麦冬、五味子、白术、白芍、龙骨、独脚金、鸡内金。随证加减,坚持治疗,每能令脾胃功能渐复,诸症自愈。[16]445

（三）代表性传承人黎世明、谢昭亮、许华、刘建汉

从年龄及师承黎炳南时间[《国家中医药管理局办公室关于开展中医学术流派传承工作室建设项目申报工作的通知》(国中医药办人教函〔2012〕170号)规定,要求师承15年以上]角度出发,黎世明、谢昭亮作为岭南黎氏儿科学术流派代表性传承人较合适,他们早期协助黎炳南完成大量医疗、教学、科研以及日常工作。此处遵从"广州中医药大学第一附属医院岭南中医学术流派传承工作室学术成果展·岭南黎氏儿科学术流派"的说法,黎世明、谢昭亮、许华、刘建汉四人共列。其实由于代表性传承人黎世明、谢昭亮年事已高,所以国家局明文规定主要传承人(要求师承5年以上)同样具有承担名医工作室项目资格,而且是整个项目实施者。目前岭南黎氏儿科学术流派传承工作室负责人由许华担任。

1. 黎世明(1947—　) 黎炳南次子,广州中医药大学教授、主任医师。1982年毕业于广州中医药大学,在广州中医药大学第一附属医院工作至今。1991年参加首批"全国名老中医药专家学术经验继承工作",师承黎炳南,1994年获出师证书。黎世明通过家传、师承、院校教育及长期在第一线从事临床、教学与科研工作,获得较高的中医儿科学术造诣,主要从事儿科呼吸、脾胃病证的中医药研究,尤擅长治疗小儿哮喘、咳嗽、小儿反复呼吸道感染。由于现代小儿体质特点已发生较大变化,临床多见虚实夹杂、寒热并见的情况,黎世明擅用攻补兼施、寒热并用、敛散并行等法。把患者的疾苦放在心里,发扬中医特色,绝大部分病例坚持纯中医治疗,疗效显著,求医者众。黎世明学术传长女黎凯燕，黎氏一门三代都曾在一附院儿科工作，一脉相承却又各有千秋，成为佳话。

2. 谢昭亮（1938— ）　广州中医药大学教授、主任医师，硕士研究生导师。1965年毕业于湖北中医学院医疗系本科。20世纪70年代起在广州中医药大学第一附属医院工作，70年代末开始师承广东省名老中医黎炳南，开展小儿哮喘的研究工作，80年代初设置儿科哮喘专科门诊，撰写《黎炳南教授学术思想与经验简介》发表于1987年《新中医》12期。1986年开始招收本专业的硕士研究生。1991年参加首批"全国名老中医药专家学术经验继承工作"，师承黎炳南，1994年获出师证书。长期从事中医儿科的临床、教学、科研工作，理论基础扎实，临床经验丰富，尤其对呼吸系统和消化系统疾病有深刻的理解，对小儿哮喘、反复咳嗽、上呼吸道感染、泄泻、厌食、疳证等常见疾病造诣尤深。

3. 许华（1965— ）　女，广西人。医学博士。广州中医药大学教授、主任医师，博士研究生导师。现任广州中医药大学第一临床医学院儿科教研室主任，第一附属医院儿科新生儿科主任、妇儿中心副主任，教育部重点学科、国家中医药管理局重点学科中医儿科学学科带头人，广东省优秀中医临床人才，全国第三批优秀中医临床人才，全国中医高等教育学会儿科研究会副理事长，广东省中西医结合学会儿科专业委员会主任委员，中华中医药学会儿科专业委员会常务委员，广东省中医药学会儿科专业委员会副主任委员，在全国具有一定影响力。

许华推广应用黎老"攻补兼施、寒热并用"治法，以此实施虚实推拿手法治疗小儿泄泻、小儿便秘，临床效佳。并逐渐建立"推拿治疗婴幼儿便秘技术"作为国家中医药管理局第三批中医临床适宜技术推广项目进行了较广泛的推广应用。小儿泄泻的治疗采用内治与外治相结合：内治以运脾化湿经验方为主体，辨证用药；外治则以虚实辨证，采用推拿疗法治疗。主持小儿泄泻病的系列研究，完成了国家"十一五"科技支撑计划"中医治疗小儿泄泻的研究"课题，制定了《小儿急性非细菌感染性腹泻中医药治疗方案》，并进行推广应用，取得显著疗效。并将这一诊疗技术应用于小儿其他疑难重症的中医药治疗之中，如胆道闭锁术后患儿的中医治疗，提出当以攻补兼施为治则，健脾益气、温阳化湿、行气祛瘀为主要治法。主持本流派小儿肺炎喘嗽病、泄泻病、紫癜病的中医诊疗方案制定、推广应用。[15]53

4. 刘建汉　师承黎老，医学硕士，主任医师、教授、硕士研究生导师，1991年8月至2001年6月年在广州中医药大学中山医院儿科工作，2001年6月在广州中医药大学祈福医院担任儿科主任至今。撰写《黎氏辨治儿童喘咳的经验述评》，发表于《湖北中医杂志》1997年第1期。任岭南医学会专业委员会委员，广东省儿科急救专业委员会委员，从事儿科专业工作 30 余年，擅长用中西医结合方法治疗儿童哮喘、肺炎、急慢性咽喉炎、鼻窦炎、过敏性鼻炎、过敏性咳嗽、免疫功能低下所致的反复呼吸道感染、急慢性腹泻、厌食症、积滞、汗证、遗尿等疾病，对疳积挑刺疗法有深入的研究。著述有"五谷消疳散配合针刺四缝穴治疗疳症 62 例""益气养阴方合孟鲁司特纳治疗咳嗽变异性哮喘合并变应性鼻炎""麻黄治疗儿童哮喘的配伍与应用"等。

（四）主要传承人黎凯燕、刘华、赖东兰

谢昭亮、许华、刘建汉培养研究生者众，其中刘华、黄钢花、赖东兰、罗文、董秀兰、罗菲、张广丽、黄邦等在广州中医药大学第一附属医院工作，邱建利博士前往河南中医药大学第一附属医院就职，其他研究生分别前往深圳、顺德、中山、惠州等地就职，弘扬、传承岭南黎氏儿科学术经验，是第四代传承人。而主要传承人为黎凯燕、刘华、赖东兰。

1. 黎凯燕　黎世明之长女。在祖父和父亲直接指导下具有较扎实的中医功底，擅长治疗小儿哮喘、咳嗽、小儿反复呼吸道感染及脾胃病证。1998 年毕业于广州中医药大学，在校期间获邓铁涛奖学金，毕业后留任广州中医药大学第一附属医院儿科。2007 年赴澳大利亚深造，获得"Training and Assessment Training Package"证书，注册成为中医师及针灸师，先后在墨尔本 Southern School of Natual Therapies（自然疗法大学）及 Endeavour College of Natural Therapy 任高级讲师，继续弘扬中医文化。2015 年在墨尔本开办医馆，继续沿用黎老在惠州开办的"上池医馆"名称（医馆网站 www.healingpond.com.au），将黎氏儿科广为传播。2008 年回国通过博士论文答辩获中医儿科博士学位。对黎氏哮喘方（小儿喘咳液）预防哮喘患者气道重塑的机理有深入的阐发。[15]54

2. 刘华　女，副主任医师，医学博士。现任广州中医药大学第一附属医院儿科新生儿科副主任，教育部重点学科、国家中医药管理局重点学科中医儿科学学科秘书。1998 年师承于谢昭亮，攻读硕士学位，2001 年毕业，在广州中医药大学工作至今。2007 年，师承许华攻读博士学位；2012 年成为全国第五批名老中医学术经验传承人，师承李宜瑞。现任全国中医高等教育学会儿科教育研究会常务理事、广东省中西医结合学会儿科专业委员会副主任委员兼秘书长、中华中医药学会儿科专业委员会委员。

3. 赖东兰　女，医学博士，副主任医师，硕士研究生导师。广东省名中医学术继承人，师承许华。2005 年毕业于广州中医药大学，后在第一附属医院儿科从事医疗、教学、研究工作至今。

岭南黎氏儿科学术源流经过几代人梳理，已具备有流派雏形。上述名医群体传承广东省名老中医黎炳南学术经验，逐步形成流派优势病种诊治特色。如哮喘顽症，发作以寒性哮喘及寒热兼夹最为多见，而少有纯热无寒的病证。

在散邪、化痰、平喘的治疗基础上，特别注重补虚、散寒，擅用三脏（肺脾肾）同治、气血同调、攻补兼施、寒热并用、收散并行等诸法。自拟"黎氏哮喘Ⅰ号方""黎氏哮喘Ⅱ号方"分别用于小儿哮喘发作期与缓解期，随证加减。黎世明继承父学，提出以益气、祛风、理血（养血活血）、通窍数法同施，令风邪祛，表卫固，气血旺，痰瘀化，则哮喘自平。又如小儿肺炎，起病快而传变速，其病机复杂，易猝见变证而危及生命，急性期需抓住"热、痰、闭、瘀、脱"之病机特点，运用清肺、豁痰、开肺、祛瘀、固脱之法，对病毒性肺炎属喘嗽病痰热闭肺证，可以纯中药加味五虎汤治疗，包括中药热奄包治疗（硝黄散调敷于双肺部或啰音密集处）。恢复期病机重在余热留恋，或痰浊未清，而气阴耗伤，治法侧重于补脾肺，益气阴，化痰浊，清余热。治疗过程中往往寒热并用，攻补兼施，重视早期用活血祛瘀之法。再如过敏性紫癜，黎老认为本病因风热毒邪入侵，湿热内伏，血热妄行，血不循经而成，久病则气虚、阴虚，血瘀存在于疾病始终。治疗重视祛风除湿，清热解毒，而活血祛瘀贯穿于始终。许华传承黎老经验，在此基础上提出本病常有风湿之邪胶着，热毒内蕴，郁而不发，以致病势缠绵，病情迁延难愈。遵"火郁发之"之治则，在祛风除湿凉血原则下，研制消癜汤以辛平、辛凉之类内服，同时，以紫苏叶、蝉衣、蒲公英、紫草煎汤外洗，临床效良。对于儿科其他杂病如小儿便秘、泄泻、消化不良等，许华以推拿手法分虚实治疗，临床疗效显著，发扬传承黎炳南学术经验。[15]55

三、岭南文氏儿科学术流派工作室

岭南文氏儿科是指广东江门第一代儿科名医文子源（文氏学术流派创始人），第二代传承人林季文、李梨，第三代代表性传承人许尤佳，第四代主要传承人杨京华等名医群体，传承脉络清晰。

（一）文氏儿科创始人文子源

文子源（1912—1984），广东省江门人，广东省名老中医。1927—1933年就读于广东中医药专门学校，毕业后受聘于广东中医院，任儿科医师，1934年回原籍江门市悬壶，1939—1949年旅居香港业医。中华人民共和国成立后，历任广东省中医院医师、主治医师、副主任医师、副教授，兼任广东省中医儿科学会主任委员。临床上擅长诊治小儿温病，并提出肺胃兼治法的理论主张。著述有《中医学新编》（1971年，上海人民出版社）小儿部分，《临症见解》（1978年，人民卫生出版社）"漫谈咳嗽的辨证论治"篇，以上两本著作均获得1979年广东省科学大会奖，主要著述有"祖国医学对小儿肺炎的认识及其治疗"，林季文、李梨整理的"名老中医文子源学术思想及治验简介"等。

（二）学术经验简介

1. 重视温病学在小儿外感热病中应用　文子源学术流派重视温病学，推崇清代温病大家吴瑭理论在儿科学上应用。认同钱乙"两有余、三不足"理论，小儿生理特点为"稚阳未充、稚阴未长"，体现了小儿机体娇嫩、气血未盛、脾胃薄弱、肾气未充、腠理疏松、神气怯弱的特点，不但适合儿科杂病，同时对儿科外感热病也有指导意义，这点要参考温病大家吴瑭的学术见解。文氏认为岭南儿童外感疾病偏热证者多，外感风寒者也易热化，故临床用药平和偏于清凉；但由于小儿"肺脾常不足、肾常虚"，故寒证虚证也常见，用药需立足八纲辨证，辨证处方常以时方化裁。强调儿童急性外感发热疾病的治疗需注意"宣通、导热下行、顾护津液"三原则，自拟清透汤（银花、连翘、甘草、黄芩、炒山栀子、青蒿、地骨皮、白薇）、疏风散热方（荆芥、薄荷、柴胡、甘草、桔梗、连翘、大青叶、蝉衣、北杏）、清透泄热方（青蒿、柴胡、甘草、羚羊角骨、连翘、板蓝根、桔梗、青天葵、苇茎）及养阴清热方（太子参、板蓝根、甘草、桔梗、石斛、谷芽、枇杷叶、玄参、苇茎）。根据"卫气营血"辨证，指出小儿高热需辨清"火郁"及"火热"之不同，前者为邪在卫表渐入气分，治疗当以宣发疏表为主，佐以清气之药物，如过早用寒凉则引起气机凝滞，郁遏邪气；后者邪在气分，可能进一步出现入营动血等，治疗当以清气为主，佐加透表之药，由于火热炎上，故治疗时常加导热下行之品，如芦根、白茅根等。清气除了导热下行外，还包括凉膈、通腑、泻火、导滞等方法。由于小儿脾胃虚弱，故临床上使用苦寒清热药物常需顾护脾胃，否则常因脾胃运化功能失常导致患儿反复感冒、咳嗽难愈等。文氏对于小儿久热的治疗，认为发热原因虽多，但未超过"外感""内伤"范畴，故临床上分为外邪传里和内伤发热。外邪传里主要为六淫之邪或疫疠之气，失于表解或清解，致病邪羁留或循经传里，如风寒、风热之邪侵袭卫表，不得及时外解而传入气营；暑湿之邪阻滞气分或中焦，不能得到清化而遏伏膜原；燥火之邪不能得到清除而郁于经络或脏腑等。文氏儿科治病求因、治病求本取得良好疗效。[17]209

2. **重视脾胃学说**　小儿的生理特点为"脏腑娇嫩、形气未充""生机蓬勃、发育迅速"，由于小儿脏腑功能发育尚未完善，但其生长发育又较迅速，故脾胃功能是否健全，关系到小儿的整个生长发育。文氏流派临证时处处顾护脾胃，强调"攻伐不宜伤及正气、扶正当以运脾为先"，故在治疗热病时慎用黄芩、金银花等苦寒伤及脾胃药物，治疗虚证时避免过用白术等"甘能令人中满"药物，健脾同时常加苍术、鸡内金等药物以运脾。辨证时常需结合面色、山根、气池、口唇及舌脉象、指纹等。脾胃功能失常，消化系统常表现为食欲不振、大便失调（包括泄泻，大便虽成形，次数增多或大便难解）、面色萎黄少华、形体消瘦及乏力懒言等脾虚证表现。食欲不振，常因寒热、乳食伤及中焦脾胃或久病后致脾胃虚弱；小儿大便难解者，常与气虚肠燥相关；若饮食不振，损伤脾气，致化源不足，不能为胃行其津液，肠道失润则大便干结，此为"脾约证",或与食滞日久、郁久化热伤津有关;腹泻或便溏者,常为脾胃受损运化失常,湿浊困阻或湿热内蕴所致。病机上常为虚实夹杂,实证可包括食滞胃肠、湿困中焦,虚证则表现为脾胃气虚、胃阴不足,辨证上以先辨虚实。治疗食滞胃肠者常以保和丸或消乳丸加减,以消食化滞行气;治疗湿困中焦者常以平胃散或参苓白术散加减,以健脾运脾化湿;大便不通属"脾约证"者常先以麻子仁丸加减润肠通便,后用四君子汤或补中益气汤以健脾益气、止泻燥湿,主以自拟"苍苓汤",以苍术、陈皮、厚朴、甘草、茯苓、猪苓、山楂、麦芽等为基础,随症加减;脾胃气虚者常用五味异功散加枳壳、桔梗、生麦芽及鸡内金等运脾健脾;胃阴不足者宗叶氏"胃以润为养",以沙参麦冬汤加减,甘凉养胃阴之药常易滋腻,故常与鸡内金等运脾药合用,或佐以砂仁一味,取"辛以润之"之意,使补而不滞。脾气虚损则"土不生金",可表现为易感、动则汗出等,治当以培土生金固表等,以四君子汤合玉屏风散加减;精液输布失常,则聚而生痰,故儿童常见反复咳嗽或久咳,所以说"脾为生痰之源、肺为储痰之器",治当以健脾行气、化痰止咳。儿童常见于遗尿及肾病之水肿,遗尿临床虚证者多,文氏认为虽有肾气不足,但治疗本病,早期常以健脾补肾治其本、固涩膀胱治其标;中后期常以五味异功散健脾益气治其本,取得良好疗效。[17]210

3. 善治咳喘、方法灵活　文子源原创性代表作为1978年人民卫生出版社《临症见解》"漫谈咳嗽的辨证施治",证型分为"风寒咳嗽、肺寒咳嗽""风热咳嗽、肺热咳嗽";"燥咳";"痰饮咳嗽"四种,其述作方式为:先论说中医咳嗽诊治学术源流,次漫谈自己多年临证基本治法与常用方药,再以现代临床儿科疑难危重医案佐证,最后为体会总结。[19]后经过其学术传承人总结凝练为:

(1)急则治肺法:本病常突然发作,多为寒邪所诱发,可有咽痒、喷嚏、胸闷等先兆,迅速出现气喘喉鸣,甚者不能平卧,咳痰清稀,形寒无汗,面色青白,四肢不温,舌淡、苔白,脉浮滑。此乃寒邪触动伏痰,痰阻气道,肺气上逆之证。病邪在肺,首选宣肺达邪,使邪去痰消,哮喘自平,宜用温宣肺气、化痰平喘之剂,自订"平喘方":麻黄、甘草各4g,苏梗、北杏、前胡、法夏各9g,桔梗、僵蚕、枳壳各7g,橘红5g(以上用量为4~5岁儿童用量,可随年龄增减,下同)。方中麻杏,虽为历代医家治咳喘要药,但肺司开阖,非桔、前一升一降,肺气不得宣通,故本方以之为臣,辅以专于理气之苏梗、枳壳,使之既通且降,肺肠互通,喘逆易平。本病多有夙根,乃伏痰为患,故需二陈以燥湿化痰。但哮喘剧作时,必气憋痰鸣而烦躁,故佐以僵蚕祛风化痰、解痉镇烦。

(2)咳喘缓解后治法:多为脾气弱。症见面色㿠白,倦怠乏力,自汗怕冷,纳呆,便溏,间有疏咳,痰涎仍多,舌淡苔白,脉滑无力等肺脾虚弱之象。脾为后天之本，生痰之源，痰为本病之夙根。小儿脾常不足。欲使本病缓解之后减少发作，必需于缓解后以及平时，坚持较长时间调理脾胃，用益气健脾、燥湿化痰之剂，才能杜绝生痰之源，消除喘根。应常服六君子汤，汗多者加五味子，痰多易喘者加款冬花、紫菀；气机不畅，胸腹胀闷者加香橼皮，纳呆便溏者加春砂仁、炒谷芽。

（3）病久固肾法：咳喘尤其是哮喘病儿，多反复发作，迁移日久，有些病程长达数年或更久，导致肺脾日虚，久则损伤肾元，小儿本已"脾常不足肾常虚"。故病久之儿，其本在肾，肾虚不能摄纳，则喘证易发而难平。症见动则气促，面白无华；目眶黧黑，形寒怯冷，下肢不温，大便溏烂、夜多小便，心烦不眠，舌淡、苔薄白或少苔，脉沉细无力等，乃肾阳虚兼有肾阴虚之症，应采用温肾纳气之法，佐以潜阳滋阴，自订"固肾纳气汤"为此而设，药用菟丝子、补骨脂、山萸肉各6g，龟甲、怀山药、磁石各10g，紫河车、白术各7g，五味子5g，炙甘草3g。本方既有温肾纳气，又有滋阴潜阳、敛肺益脾作用，对久喘肾虚、气不摄纳，颇具疗效。

（4）慢性咳嗽法：病因主要为"风痰互结"，多由外感而来，因小儿脾胃薄弱，感邪后容易出现脾失健运，酿生痰浊，上贮于肺，壅阻气道，肺气闭郁日久，咳嗽缠绵难愈。治疗当以"疏肺理脾蠲痰"为法，本法强调了治疗慢性咳嗽要内外同治，标本兼顾，疏散外风的同时，注重调畅肺气和健脾化痰。处方：苏梗8g、北杏8g、川贝5g、桔梗6g、前胡7g、僵蚕6g、橘红3g、云苓10g、甘草3g。主方中苏梗性温，味辛，归肺、脾经，功能疏风宣肺，行气宽中；前胡性微寒，味苦、辛，归肺经，功效宣肺解表清热，擅治风热咳嗽；桔梗性平，味苦、辛，归肺经，开宣肺气，祛痰止咳；僵蚕性平，味咸、辛，归肝、肺经，功效祛风止痉化痰，四药味俱辛，归肺经，具有祛风疏肺之功。北杏性微温，味苦，归肺、大肠经，有止嗽，消痰润肺之效；川贝性微寒，味苦、甘，归肺、心经，清热化痰，润肺止咳，善疗肺虚久咳，二药在本方中主司化痰之功。橘红别名芸红，辛、苦、温，归脾、肺经，有化痰、理气、健脾、消食等功能，理脾化痰而无伤阴之弊；云苓性平，味甘、淡，归心、脾、肾经，功能健脾理气利湿；甘草性平，味甘，归心、肺、脾、胃经，调和诸药的同时，益气健脾润肺，与桔红、云苓配伍健脾理气化痰效果明显。主方配伍条理分明，方药各司其责，方意明晰，处方立意切合慢性咳嗽病机病理，故临床疗效卓著。若合并风寒外感之象，配伍麻黄、枳壳疏风温肺，宣肺化痰；久咳痰多，配伍枇杷叶、款冬花润肺化痰，收涩止咳。

总之，文子源名老中医学术主张：一是重视温病在儿科应用，不拘一家；二是辨治湿温、外感热病，处方用药精良；三是善治咳喘，方法灵活；四是治泻燥湿，主以"苍苓"。[19]

（三）代表性传承人（图8-1）

文子源

林季文、李梨

许尤佳、林晓忠

杨京华、翁泽林、许楷斯、彭贝如、温晓莹、郑燕霞、黄腾等

图8-1 岭南文氏儿科学术流派传承图

1. 林季文（1937— ） 自幼受家学熏陶，酷爱中医，按祖训童年期背诵《药性赋》《汤头歌诀》等，继中学之后，随父林达文学医，通读《伤寒论》等经典，以及温病名著、《医宗金鉴》《婴童百问》《本草纲目》等，循序渐进，逐一理解，连续五载。1957年9月于汕头市出师，1958年6月受聘于峡山镇医院任中医师，1958年12月应聘于广东省中医院任儿科医师，师从文子源，从事临床、教学、科研工作60余年。现任广东省中医院儿科主任医师，广东省中医院名中医，兼任广东省中医药学会儿科专业委员会委员。为岭南文氏儿科学术流派第二代传承人。

2. 许尤佳（1962— ） 广东揭阳人。中医儿科学博士研究生导师、教授、主任医师。国家重点学科二级学科中医儿科学带头人，现任广州中医药大学第二临床医学院儿科教研室主任、广州中医药大学第二临床医学院（广东省中医院）儿科主任，广东省中医儿科专业学科带头人。

一直从事中医儿科及中西医结合儿科临床医疗、教学、科研工作，积累了丰富的经验，有较深的学术造诣，尤其在小儿呼吸道疾病、儿科杂病、儿童保健等领域有深入研究和体会。特别是其"儿为虚寒体"的理论，在中医儿科界独树一帜，对岭南儿科、甚至全国儿科学的发展起到带动作用；在广州中医药大学第二临床医学院长期担任《中医儿科学》及《中西医结合儿科学》的主讲老师，以独特的"三段式"教学方法深受学生好评，近五年多次获广东中医药大学第二临床医学院教学观摩一等奖，荣获新南方优秀教师提名奖，3次获年度优秀教师称号，2012年荣获"南粤优秀教师奖"；主持多项课题，包括国家"十五"攻关课题"小儿肺炎中医证治规律研究"，及多项省级、校级课题，曾获中华中医药学会科技奖二等奖，中华中医药学会"康莱特杯"全国中医药优秀学术著作评选优秀奖，广东省教育厅教学成果二等奖，广州中医药大学科技进步奖二等奖，教学成果奖二等奖；发表学术论文20多篇，出版教学专著7部。为岭南文氏儿科学术流派第三代传承人，也是代表性传承人。

3. 杨京华（1975— ）　女，湖南永州人。博士研究生。现任职广州中医药大学第二临床医学院儿科副主任医师，兼任儿科科研秘书，中医儿科学硕士研究生导师。主要研究方向为小儿肺炎和哮喘。根据小儿生理病理特点，结合现代的实验方法对儿童呼吸系统疾病进行较为深入的临床观察与研究，尤其对其小儿肺炎、哮喘等疾病的中医证治规律积累了较为丰富的经验，临床上重视经方的应用。另外对儿科急危重症的抢救治疗有一定经验，熟悉呼吸机的使用，熟练掌握纤维支气管镜检查技术。先后发表论文 10 余篇，其中多篇发表在核心期刊，参编《专科专病中医临床诊疗丛书——儿科专病临床诊治》（一、二版）、《中西医结合儿科学》专著。主持广东省科技厅社会发展项目，广州中医药大学科技创新项目各 1 项，获广州中医药大学科技进步奖三等奖一项。为岭南文氏儿科学术流派第四代传承人，也是主要传承人。

参 考 文 献

[1] 清・程康圃，民国・杨鹤龄. 岭南儿科双璧[M]. 广州：广东高等教育出版社，1987.

[2] 李姝淳，刘小斌. 龙图阁大学士岭南儿科鼻祖刘昉[M]// 政协广东省委员会办公厅，政协广东省委员会文化和文史资料委员会，广东省中医药学会. 岭南中医药名家. 广州：广东科技出版社，2010：15.

[3] 刘昉. 幼幼新书[M]. 北京：中医古籍出版社，1981：1.

[4] 张长民. 宋代潮州刘昉《幼幼新书》在医史文献学上的贡献[J]. 韩山师专学报（社会版），1989（1）：89-108.

[5] 冈西为人. 宋以前医籍考[M]. 北京：人民卫生出版社，1958.

[6] 陈复正. 幼幼集成[M]. 北京：人民卫生出版社，2006：1.

[7] 李志庸. 钱乙刘昉医学全书[M]. 北京：中国中医药出版社，2005：979.

[8] 古绍尧. 儿科学讲义[M]. 广州：广东中医药专门学校，1929.

[9] 吕楚白. 幼科要旨讲义[M]. 广州：广东光汉中医专门学校，（民国时期）.

[10] 广东省医药卫生研究所中医研究室. 广州近代老中医医案医话选编[M]. 广州：广东省科学技术出版社，1975.

[11] 郑洪，刘小斌. 民国广东中医药专门学校中医讲义系列[M]. 上海：上海科学技术出版社，2017：邓铁涛序.

[12] 许坚. 杜明昭老中医儿科辨治经验[J]. 新中医，1978（3）：10-13.

[13] 广东省政协文化和文史资料委员会. 笑对病人严对自己的罗笑容[M]// 政协广东省委员会办公厅，政协广东省委员会文化和文史资料委员会，广东省中医药学会. 岭南中医药名家. 广州：广东科技出版社，2010：512.

[14] 高胜嘉. 杜明昭流派对小儿泄泻的辨治分析[D]. 广州：广州中医药大学，2016：5.

[15] 广州中医药大学第一附属医院. 岭南中医学术流派传承工作室学术成果展・岭南黎

氏儿科学术流派 [G], 2015.

[16] 黎世明, 黎凯燕. 岭南儿科名家黎炳南 [M]// 政协广东省委员会办公厅, 政协广东省委员会文化和文史资料委员会, 广东省中医药学会. 岭南中医药名家. 广州: 广东科技出版社, 2010: 443.

[17] 广东省中医院. 广东省中医院中医学术流派 [G]. 广州: 广东省中医院, 2013.

[18] 文子源. 漫谈咳嗽的辨证施治 [M]// 广东省中医院. 临症见解. 北京: 人民卫生出版社, 1978: 20-25.

[19] 林季文, 李梨. 名老中医文子源学术思想及治验简介 [J]. 新中医, 1992(5): 3-6.

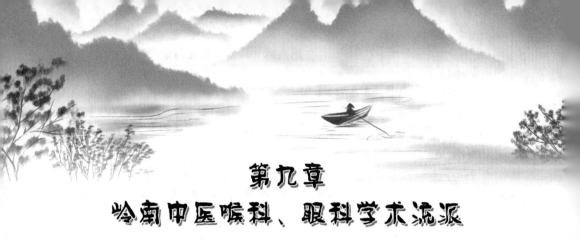

第九章
岭南中医喉科、眼科学术流派

自古岭表地区多湿热瘴气，疾病易于流行，易致喉疾眼病。岭南医家在诊疗中医五官科病症用药的过程中多与岭南的气候、岭南中草药相结合，在学术上体现出鲜明的地域诊疗特色。现存岭南喉科、眼科著作及文献内容丰富，名家医术各有千秋，扼要分述如下。

第一节 晚清近代岭南喉科学名著及文献传承

一、不著撰人《喉舌备要》

《喉舌备要》，又名《喉舌备要秘旨》《喉科秘旨》《喉牙口舌各科秘旨》，不著撰人。由广东藩署刊刻出版，成书于清光绪五年（1879）。全书分为喉部、口部、牙部三部分。喉部为全书主体，论述较详，包含"论喉痹症""喉症总论""辨喉症经络治法"三篇。其后有"喉科辨症"，以咽喉病症为主，还包括口、舌、牙齿诸病证，凡43种，具体论述各病证的病因、病机、证候、治法和方药。又有"论症治法""辨阳喉症诀""辨阴喉症诀"等为辨证概要，"论喉症治法""论分经论治喉症药性""治喉用药变化歌诀"等篇则为治法方药之概述。口部、牙部主要记载诸症验方、成方，仅有少量简单的病症阐述。

（一）《喉舌备要》学术经验

1. 重视喉痹症诊治　该书非常重视喉痹，《喉舌备要》在喉症总论之前单独列一"论喉痹症"。痹，闭塞不通之意。喉痹，一是沿用《素问·阴阳别论》"一阴一阳结谓之喉痹"泛指多种喉科病症；二是指咽喉肿塞、水浆不得入等为主要症状的咽喉急重症，发病诱因为外邪侵袭，壅遏肺系，邪滞于咽，或脏腑虚损，咽喉失养，或虚火上灼所致。《喉舌备要》曰："喉痹一症，在古方书虽有十八证之辨，古人悉指为相火。然此症虽多由火，而复有非火症，不可不详察也。……且复有阴盛格阳者，即真阴证也。"[1] 又曰："喉痹症，总治之火则名目虽多,似有不必尽辨者,然亦有不可不辨者,即如单双乳蛾及单双缠喉症之有不同也。……此其所以有异,而治之亦当有法也。"[1]2《喉舌备要》论述喉痹之症,近于上者,谓之乳蛾、飞蛾;近于下者,谓之喉痹、喉闭;近于咽嗌者,谓之喉风、缠喉风。岭南地处南方,五行属火,气候复杂多变,且易侵犯咽喉,咽喉病多系火急之患,咽喉乃气之升降出入的要道,生命之所系,肺胃之门户,十二经脉循行和聚会之所,一旦有病,常可引邪入犯,酿成危候,单纯依靠内治法不能达到迅速之效,需要吹喉外治药物配合。当时所论述喉痹症,有部分是指白喉传染病所致急性咽喉梗阻。

2. 强调整体观,注重经络辨证 《喉舌备要》另一特点就是强调整体观,有诸内者形诸外,从书中内容来看,作者非常重视咽喉与内部五脏的关系,如"五脏六腑发于喉,皆由内而发外者也。然发形于外者有虚有实之分"。[1]3 又说"夫喉症者,人之一身总关之际也,内通五脏六腑,外传五音五色"[1]23,"夫咽喉之症,皆由五脏六腑发来。脏腑生病,其形色见于咽喉"[1]23,"开其口一观喉中形色,即知其由何脏中发来。"[1]23 见微而知著,体现中医学整体观的理论。

《喉舌备要》强调经络辨证,列有"辨喉症经络治法"篇。认为通过观察咽喉经络巡行部位所显现的症状便知是何脏何经所病,如"盖口者脾之窍,口唇焦干为脾热,焦而红者吉,焦而黑者凶","假如喉内左边先起,或红或白,或黄或黑,或有膜无膜,有核无核,此皆属肝经发来之毒风热,当用甘桔汤加柴胡、白芍为君"。[1]6

3. 记载喉科专方,善用甘桔汤、玉龙散 《喉舌备要》诊治喉科病症善用甘桔汤内服、玉龙散吹喉。《伤寒论》云:"少阴病二三日,咽痛者,可与甘草汤,不差者与桔梗汤。"[2]仲景这一治法对作者的影响很大。在"治喉用药变化歌诀"中就谈到"治喉甘桔是神方,细心体察辨阴阳。"[1]31 纵览全书,全书咽喉43症中,有12症就用到甘桔汤,方用桔梗、甘草。另外作者在喉科疾病的治疗中也注意内服与外吹结合,形体及九窍有形之病实有邪气凝结之处,必用外治之法,可以应手而愈。对现代喉科临床疑难病、危重病的辨证治疗也颇有指导意义。

《喉舌备要》有关喉科吹药专方的记载至少有10首,它们是:治三十六种喉散奇方、治喉症奇验方、阳喉散方、金不换散、治痰痹方、治阴白喉症散、锁喉症方、经验蛾喉奇方、玉龙散、金钥匙。如"治三十六种喉散奇方",主治三十六种喉症,药物组成:山豆根钱半,粉甘草钱半,川连钱半,薄荷钱半,寒水石(飞)二钱,儿茶钱半,人中白二钱,白僵蚕二钱半,白莲花三钱,白硼砂(飞)二钱,青黛(飞)二钱,大梅片钱半,川麝香二分,珍珠(飞)一钱,共研极细末,如尘,罐贮勿泄气,听用。又如"治痰痹方",针对岭南喉病多兼夹痰湿,主治喉科痰痹证,药物组成:滑石一钱,石膏一钱,薄荷五分,胆矾五分,粉甘草三分,炒僵蚕五分,大梅片五分,皂角(炙尽)五分,牛黄五分,共研极细末,罐贮听用。再如"金不换散",主治火症痘疳、牙疳、喉间溃烂,药物组成:人中白(煅存性)五钱,细柏末三钱,青黛六钱,玄明粉三钱,白硼砂三钱,冰片三分,西瓜霜八钱,制法在后。右为极细末,罐贮勿泄气听用。若烂处有深洞者,加龙骨、象皮、赤石脂各三钱,同研吹之。痘疳加川连、胡连、甘草、人中黄、银粉霜(即西瓜硝之飞去者)。每金不换散一钱,每样各加五分,共研末如尘,合搽之。喉癣、喉疳,每金不换散一钱加粉霜三分。

《喉舌备要》书中"玉龙散"一方,使用频率较高,共出现 11 次。玉龙散方用人中白一钱、煅硼砂一钱、竹蜂(在竹内黑色者是也)四只、青黛五分、玄明粉一钱、川连一钱、山豆根一钱。此外也用到冰硼散。治疗喉症主要以甘桔汤和玉龙散为主药方。另外,作者还提倡"分经治喉症药性",将常用药按分经来归类。

(二)《喉舌备要》文献传承

《喉舌备要》现存版本有 5 个,分别是清光绪五年己卯(1879)广东藩署刻本、清光绪五年己卯(1879)藏珍阁刻本、清光绪十二年(1886)经文堂刻本粤东罗广同济藏版、清刻本、《中国医学大成》本。当代学者郭强撰写《〈喉舌备要〉版本、学术源流及学术特点探析》,发表于 2014 年第 2 期《南京中医药大学学报(社会科学版)》;2009 年成都中医药大学袁艳丽以《喉痹病证的发展演变及其病名规范化探索》作为硕士学位论文,其中提及《喉舌备要》一书。

二、陈绍枚与《喉症图说》

陈绍枚,字铁生,广东新会人,同盟会会员,"精武四杰"之一,早年参加过南社,曾担任过上海精武体育会编辑。《喉症图说》成书于清光绪二十五年(1899),该书另一书名为《喉方备要》,不分卷,共 32 页,由知新报馆出版,内容包括治例、治法、埋线、丸法、药方、专治各症方、忌食物、治喉歌诀、喉证形图四十则。是书名《喉症图说》,多由方药、图谱、治法组成,体现岭南医家重视临床实践应用的特点。

(一)《喉症图说》学术经验

1. 治宜降品以杀其势,内服与外吹结合　陈氏认为喉症多由风痰火三者上升而发,治宜降品,先用总丸以杀其势。《喉症图说》将喉科用药分为甲药、乙药、丙药、丁药、戊药、己药、庚药、辛药等,临证用药时各药组合使用。甲药即总散也,包括龙骨、青黛、白芷、轻粉、夷茶、青皮、血竭、黄柏、桔梗、海螵蛸、元胡、大梅片。乙药与甲药和匀为之总丸,即正牛黄、元胡、西红花、青黛、青皮、珠末。丙药、丁药为点喉药,分别为神砂、大梅片和珠末,必要用勿以丙药中已有而不用也。戊药为总治各药水药方也,包括连翘、荆芥、川芎、桔梗、赤芍、归尾、桑白、生军、白芷、防风、甘草、牛子、玄参、银花、花粉。如喉内损烂加生石膏、生竹茹。喉内红肿未经损烂加生石膏同煎。己药为外敷药也,如外面无疾者不必用之。包括元胡、青皮、龙骨、三黄散、青黛、大梅片。如肉色红肿者,其症轻,加射干少许,肉色肿而不红者,其症重,宜加多些珠末。庚药为含水方也,如风重者宜煎此含之,包括大南星,祈艾、田贯草、薄荷。

2. 忌疏散苦寒,勿生冷针火　陈氏强调喉症"无论寒热虚实最忌疏散苦寒之品,盖此疾既发,则风痰火三者已上升,咽喉之间如积薪之炽火,其势已炎上不可遏,再用疏散苦寒之品犹以扇扇积薪,不更炽乎?"[31] 如山豆根,喉症一用山豆根及疏散苦寒之品,将未成者速其成,既成者为寒气所遏,久而不熟不穿矣。咽喉为水谷之通道,患喉疾最忌生冷鱼腥,陈氏在书中列出多种需要忌用的食物,如生鸡、牛肉、鱼生、豉油及一切毒物、生冷果面等,宜戒百日,另外房事戒足一百日方能少再发作。值得注意的是,作者不提倡用针火,仅在治例略例中提到"针灸非轻易用,不如不用为妙",说明作者在治疗喉科疾病中重药慎针。

3. 注重图释,另附歌诀　采用图说的形式介绍喉科知识是该书的重要特点。共列喉症形图四十则,图旁注有病名、病因症治,如:"单鹅形,此症五日生在咽舌边,或左或右,宜针破,用总散、总水药、总丸治之。""蚁喉,此症是火毒生于眶上或两耳下,肿以针刺三五七口,出血而愈。"[31] 本书对喉科各症的论述甚少,多由方药、图谱、治法组成,使实践者易于掌握,体现岭南医家重视临床实践的特点。其采用的图说形式,除了在岭南流行的《增订验方新编十八卷》中有类似记载之外,在其他岭南喉科文献中鲜有喉症图谱出现。

(二)《喉症图说》文献传承

《喉症图说》现仅存光绪二十五年己亥(1899)知新报馆活字本,虽寥寥数十页,但图文并茂,重点论述了喉症的治法用药和反映近代喉科通过描画图像表述病情变化,对后世喉科疾病的诊治提供了很好的素材及宝贵经验,也是研究和学习岭南喉科理论及喉科疾病的重要文献之一。现代学者郭强撰写《岭南现存中医喉科专著述论》,发表于2012年《中医研究》第2期,其中有介绍《喉症图说》一书。

三、古绍尧与《喉科学讲义》

古绍尧(1886—1944),名昭典,一名赞韶,广东三水人,学课于广州医学求益社,后在广州龙津路执业,擅长喉症,兼任中医专门学校教师,著有《喉科学讲义》《儿科学讲义》《痘科学讲义》等。古绍尧以医治喉症、麻痘闻名,如配制之"喉症散"，医治白喉甚为灵验。

（一）《喉科学讲义》学术经验

该讲义刊于 1927 年，先述咽喉、乳蛾、喉痹、喉风四门，共 29 病，后列舌症、齿证、唇证、鼻证、耳证六门，共 24 病，每病分述其病因、症状、脉象、治法、方药，全面系统讲述咽喉口齿疾病证治，使读者易于理解掌握。编写体例已与现今教材非常相似，说明此时的中医喉科教材已日趋专业化。现存 1927 年广东中医药专门学校铅印本，线装书，两册。

《喉科学讲义》为早期中医药学校教材，古氏编撰讲义重视解剖，强调辨证。通过对咽喉的解剖位置以及其功能的介绍，强调咽喉对人体生命活动的重要性。古氏曰："夫咽喉者，生于肺胃之上。嚥者，咽也，主通利水谷，乃胃气之通道也。喉者空虚，主气息出入呼吸，乃肺气之通道也。咽与喉虽并行，其实异用，然人之一身惟此最为关要"。[4] 在病因上作者认为咽喉诸疾是由于风寒热毒蕴积于内，传在经络，结于三焦，气滞血凝，不得舒畅而引起的。同时认为咽喉病病名多不一，症状也很复杂，如漫肿而痰多者，风也；淡白而牙紧者，风寒也；紫色不肿而烂者，伏寒也；红肿而脉浮者，风火也；脉沉实烂而不肿者，毒也；脉细数而浮者，虚火也；脉迟细者，虚寒也。因此，诊治喉疾要辨其证候，诊其脉象，更详其受病之源，诘其所起之由，用药对证，疾病才能速愈。

如何诊治喉科病症？古氏强调内服与外吹相结合。内服者，以清咽散为喉证总方，药用芥穗三钱、薄荷三钱、炒僵蚕、桔梗、生甘草、防风、前胡、枳壳各二钱。频用甘草，桔梗，大梅片等，取其升发宣肺、酸敛的作用。外用吹药，是治疗喉疾的常用有效方法，如喉癣多吹清凉散（硼砂、煅牛白、黄连、薄荷、梅片、青黛）和矾精散（制白矾、白梅霜、明雄黄、炙山甲），喉疳吹紫雪散（犀角、羚羊、石膏、寒水石、升麻、玄参、生甘草、沉香、木香），单双喉痹吹珍珠捷妙散（珍珠末、牛黄、硼砂、玄明粉、白矾、灯心、手甲煅存性、朱砂、大梅片、地猪、正川麝、僵蚕），紧喉风吹白降雪散（煅石膏、硼砂、焰硝、胆矾、玄明粉、冰片），另外喉风也常用冰硼散。

古氏对乳蛾的辨证有独到见解。他将乳蛾分为单双乳蛾、烂乳蛾和白色乳蛾三种，其中白色乳蛾病因由"肺受风寒所致，自发寒热，肿塞满口，六脉浮弦"。[4] 在其他岭南喉科专书中鲜有此种证型的记载。中华人民共和国成立后的全国耳鼻喉科学第一版教材《中医喉科学讲义》也只是将乳蛾门分为"乳蛾""烂乳蛾""石蛾"3 种。[5] 而《喉证指南》中记载"乳蛾，脉浮数有力，实热实证也"。《喉牙口舌各科秘旨》中指出乳蛾"结有核甚痛，饮食皆不能下，是属阳症"。文献很少有寒证乳蛾的记载，这对现今喉科疾病的治疗是有重要的指导意义的。

（二）《喉科学讲义》文献传承

滕晓敏、殷平善在《中国中医药报》2015 年 1 月 23 日发表《古氏家族：岭南喉科世家》，描述古绍尧将医术传授给他的 7 个子女：其女古瑞娴精治儿科麻疹，儿子古肖尧在西关行医口碑甚佳，其他子女古瑞卿、古玉珍、古瑞仪、古玉清、古少尧皆以医治痘疹出名。2017 年 1 月，上海科学技术出版社重新点注出版了《民国广东中医药专门学校・中医讲义系列》，包括古绍尧编撰的《喉科学讲义》《痘疹学讲义》《儿科学讲义》。

四、近代岭南名医对白喉病诊治经验

清代江浙一带多次流行白喉，并向其他各省蔓延，促使医家对喉科传染病进行研究，如新安名医郑梅涧《重楼玉钥》养阴清肺汤治疗白喉初起有奇功，也促进岭南喉科对白喉传染性感染性流行性发热性疾病的研究，成为岭南温病白喉诊治分支。

（一）林庆铨《时疫辨》卷四《白喉瘟》

广州林庆铨《时疫辨》卷四《白喉瘟》专门章节，收录各地名医诊治白喉、类白喉、喉痛等治验医案。林庆铨"白喉瘟论：白喉者，瘟疫之变症也。前贤并无专立治法，后人无所遵循，致表补杂投，往往误事。浏阳张善吾所著白喉捷要一书甚精，其论十难云，陈雨春先生论云。此症乃足三阴受病，传之于肺，似与他经无涉，其有兼及他经者，皆后之传变者也。"[6]9 喉症医案引用张善吾治验案：令弟仟珊先生，偶患白喉，初起恶寒发热，寝食为艰。余视之，的是时疫白喉，即以除瘟化毒散治之。日服三剂，病加沉重，改用神功辟邪散。仍日服三剂，连日投之，病无增减，渠家惊恐非常。余曰：此症危险，虽四五日，服药十余剂，实因药不胜病，虽不见减，并未有加。特恐信任不坚，另更别方，必生败症。又以神仙活命汤投之，白点稀疏，渠家犹未之信，而余已知其大有起色。十日内，食不下咽，投药三十余剂，而白退完，方能饮食，以清心涤肺汤收功。[6]14

（二）周兆璋《喉证指南》

顺德周兆璋以粤地人多火脏，倘遇喉证按方不致毫厘千里，辑录《喉证指南》，重点是对白喉的防治。周兆璋认为咽喉发白一证，古方所无，诸书未载，为害尤烈，乃时疫、痨证、虚寒、蛾风转变并易传染，用药时须辨明四证。时疫白喉乃缠喉急痹，至危至险，小孩血气未充，尤易传染。初起用葛根、蝉蜕、僵蚕以散风退热，用牛蒡、连翘、金银花、土茯苓以消肿败毒，用玄参、地黄、天门冬、麦门冬以清金生水，用黄芩、黄连、生栀仁、山豆根、生石膏以泻火救水，用木通、泽泻、车前子以引热下行。蛾风白喉则先用牛膝根煎服，引热下行，再以治时疫白喉方法治之，或兼用郑氏养阴清肺汤。痨证白喉宜用郑氏养阴清肺汤。虚寒白喉宜多服温胃汤、桂附理中汤，白退自安。

另外作者也提到了喉科疾病的看证防护，这在岭南其他喉科著作里是不常见的，如："看证期间令病人向光明处正坐，医者左手按发际，右手持箸，按住舌心，细看喉咙两边是何证，看后再拟方用药，晚间则用两油纸燃，一照脑后，一照口前，方看得明，医者需自防护，不可空腹入病家看证，须先饱食，或饮雄黄酒一杯，或食蒜一二瓣，即不传染"。[7]说明岭南喉科医家较早的掌握了喉症的检查技术和防护方法，诊治方法全面，日趋专业化。

《喉证指南》有喉科吹药方21首，临证经验殊属珍贵。如回生丹，主治一切喉症。组方：硼砂一钱，提牙硝三分，用水煎滚投入白萝卜一二片收尽浮末，倾入瓦盆内喷冷水一口，另以瓦盆盖之露一宿，沉结成马牙者良。倾去水取出晒干。大梅片六厘，麝香四厘，共研极细末收储瓷缸封固，临用挑少许于净细长管内吹患处。孕妇去麝香。开关后，次日体虚头弦者去麝香，名品雪丹。毒肿渐平并用针刺破，后者再去牙硝，名吕雪丹。加青黛名青雪丹。又如金锁匙方，主治弄舌、喉痹、缠喉风、痰涎壅塞，口噤不开及一切心脾实火，及外寒凝滞等症。药物组成：冰片三分，白僵蚕一钱，明雄黄二钱，硼砂五钱，焰硝一两五钱，各研极细末，封固，临用挑少许吹喉内肿处。上述验方，近代岭南喉科广泛使用，体现周氏经验丰富。

（三）黄省三《白喉病药物新疗法》

黄省三（1882—1965），名思省，番禺人，近代粤港名医。黄氏对白喉病进行深入探讨。在我国古医籍中，隋朝巢元方《诸病源候论》早有"马喉痹"之记载。唐、宋医籍如《千金翼方》《外台秘要》《圣济总录》等，皆沿用"马喉痹"的名称。明代王肯堂《证治准绳》又称之为"马脾风"。所谓"马脾风"者，乃暴喘之俗称，病名又称"风喉"，其意乃谓本病之暴急，势如奔马也。清代张绍修《时疫白喉提要》，认定该病为时行疫病，有传染性，郑梅涧《重楼玉钥》以养阴清肺汤主治。黄氏对上述文献作了整理、研究之后指出：白喉病病属疫气为患，时行疫毒从口鼻吸入，侵犯肺胃二经，化火化燥，咽喉为肺胃之门户，故症见发热，喉间白腐疼痛，吞咽困难，声音嘶哑，若疫毒内损心阴，则有心悸、气喘。该病惟小儿尤甚，一经误治，遂致不救。黄氏根据自己的临床体会，认为《重楼玉钥》中的养阴清肺汤最有实用价值，但其清热解毒、通利咽膈之力尚逊，故加入连翘、黄芩、牛蒡子、桔梗；因南方土地潮湿，故减去滋腻的生地，又易麦冬为天花粉。经此加减化裁，成为"黄氏白喉有效汤方"，用其施之于临床35年，救治的白喉患者无数。[8]

第二节　现代岭南耳鼻喉科名医及学术传承

耳鼻喉科虽属小科但不可缺无，现代岭南中医耳鼻喉科名医有王俊民、杨志仁、王德鉴。杨志仁、王俊民两人是广东省名老中医(1978年广东省人民政府授予67人"广东省名老中医"荣誉称号,只有杨志仁、王俊民为耳鼻喉科名医);王德鉴乃王俊民之子,广东省名中医。他们之间有学术渊源联系,共同创立广州中医药大学耳鼻喉科,并通过研究生培养及师带徒,逐步形成现代岭南中医耳鼻喉科学术流派,至今已经传承五代以上。

一、耳鼻喉科名老中医王俊民

(一)生平简介

王俊民(1901—1984),广东台山人,广东省名老中医。民国时期执业于广州擅长耳鼻喉科,中华人民共和国成立后任广州铁路中心医院(现广东药学院附属医院)医生,善治喉病,曾献出"王氏喉散""温肺丸"等六种经验方和秘方,写有《治喉一得》《瘰症》《几种口腔粘膜病的中医治疗体会》《治喉经验点滴》等著述。历任中华全国中医学会理事、中医学会广东分会理事等。

王氏认为中医喉科是祖国医学体系的组成部分,早在殷商时代甲骨文字已有记载,迨至《黄帝内经》叙远较详。及至清代,疫喉流行数次,因之当时医者对喉病研究渐多,喉科专著有20余种,其间将病证分门别类多至70余候,包括口、齿、唇、舌诸病。但其中有名同症异,或名异症同者不少。王氏据自己多年实践体会,将喉病概括为外感类、热毒类、内虚类、喉风类、声嘶类、口舌类、外伤类七种,兹分别言之,其所用方剂大都自创。[9]8

(二)学术经验

1. 外感类(外感喉肿痛) 若初起发热恶寒,喉核或喉关微肿,之后加重,渐生脓点,王氏认为此乃风热袭肺,邪传于喉所致,病有轻重,但无危险,治宜清解外邪,不要妄用苦寒之药,否则外邪不从表解反而内陷于里,造成严重后果。初起未成脓者,用桔梗汤加味[(桔梗五钱、甘草五钱、竹蜂十只、薄荷二钱(后入)]治疗。如果红肿剧痛,难以忍受者,加地丁五钱,甘菊花五钱并相间使用外用药"喉散甲"(人中白、青黛、真儿茶、硼砂、黄瓜霜、黄连粉各一两,马勃末、灯芯灰、牛黄、真冰片、珍珠末各五钱,以上各药为末,过筛各等分,另研牛黄、冰片,再加珍珠末研匀,密封使用)、"喉散乙"(朱砂一两、黄瓜霜五钱、硼砂一两、真冰片五钱,共为末过筛,密封备用)吹患部。王氏治外感咽喉肿痛使用的药方主要是仲景的"甘桔汤"加咸竹蜂(本地药)、薄荷两味而成,甘草桔梗专治喉咙,薄荷疏风清热,咸竹蜂清热解毒化痰,对症下药,共奏疏风解毒、清利咽喉之功。

2. 热毒类(包括治热毒喉痈、乳蛾、重舌)

(1)热毒喉痈:又名猛疽,肺胃热毒蕴积日久,加上感冒、食滞等诱因使毒气上攻于喉,喉部红肿热痛,壅塞,呼吸困难。王氏认为此为热毒内蕴,需用釜底抽薪之法，大承气汤加忍冬下之，若脓已成而未溃，需再加皂刺、穿山甲，并服"喉散丁"（胆矾一两、竹蜂炭五钱、白榄炭五钱，共为末，水醋各半调服），促使穿溃以泄热毒，另用"喉散甲"吹之，吐下并用，不论脓是否穿溃，再服"喉科解毒汤"[土茯苓一两、土忍冬一两、甘草四钱、甘菊五钱、生地七钱、苦参五钱、白蔹五钱、竹蜂十只、薄荷二钱（后下）、地肤子六钱]，直至红肿消退为止。此处喉科解毒汤乃王氏之名方，方中所用之药除有清热解毒之效，还兼去湿之功，盖南方之病多兼湿热之故。

（2）乳蛾：王氏认为乳蛾乃多由肺经积热，外感风寒所致，痰涎较多，轻者喉肿微红，重者喉间剧痛，难以下咽，甚至呼吸困难。对于未成脓尚可饮水者，一般使用"喉科解毒汤"治之。若脓已形成，则用"喉散丁"取吐，促其穿溃以泄其毒，若大便干结，则用大承气汤加忍冬一两，通利大便。若口渴则加天花粉兼吹"喉散甲""喉散乙"。若乳蛾迁延日久，溃烂化脓，发热头痛，形成烂蛾喉，较轻者可仍用甘桔汤加竹蜂、薄荷、马勃，重者须用"喉科解毒汤"，均配"喉散甲""喉散乙"相间吹之。乳蛾多指现今的扁桃体炎，多由内有热气而又外感风寒，或风寒入里化热所致，治疗方法多以疏风清热解毒为主。

（3）重舌：王氏认为重舌也是热毒类的喉病，症状为舌下有肿物如新增一舌，呼吸困难，发热头昏，烦躁不安。有时人谓该病多发于小儿，成人亦间有之。王氏则不赞同此观点。他认为重舌以成人居多，多由心脾两经热毒上攻所致，治宜用"喉科解毒汤"加丝瓜络、浙贝母，若外有表证，佐以祛风解表之剂。外吹治疗重舌，冰硼散效果甚微，须吹冰青散才行。

近人郭强按曰：舌为心之苗窍，足太阴脾经连舌本、散舌下，此症形成实由心脾两经热毒上攻所致，治宜清热解毒为主，王氏辨证非常准确。

3. 内虚类（虚寒喉痹） 虚寒喉痹即锁喉风，发病甚急，喉无肿无痛，自觉呼吸困难，面青目瞪，不能言语。王氏认为该病乃虚寒内生，孤阳上越所致，需用回阳救逆之剂治之，方用四逆散加吴茱萸。他认为治疗喉病不能一味泥于火证，也有寒证喉病。

4. 喉风类（包括梅核气、喉癣、喉痧、喉风）

（1）梅核气：梅核气指喉中如有物，吐之不出，咽之不下，王氏认为此病男女皆有，以女性较多，似与月经不调相关。认为此症多由七情不遂所致，也有湿痰阻滞咽中以致气机不利者。法取仲景半夏厚朴汤（泡半夏五钱、川朴三钱、老生姜三钱、云茯苓四钱、苏叶二钱，喉燥者去生姜，半夏减半，加生甘草三钱）。

（2）喉癣、喉痧、喉风：王氏认为这三种病皆为风寒之邪郁滞于肺经，久则为湿为痰，上扰咽喉所致。方药采用仲景的"半夏散"（半夏、桂枝、甘草）治之，认为桂枝宣阳化湿，半夏降逆化痰，甘草培护中土，功效明显。

5. 声嘶类（包括外感声嘶、寒水犯肺声嘶、肺燥声嘶、风邪失音）

（1）外感声嘶：王氏宗孙思邈之观点，认为外感声嘶（古称为喑）乃风寒之气客于肺中，滞而不发，故喑不能言，宜服发表之剂，不必治喑。若概以肺为娇脏，肺燥则为声嘶，而主以清润苦寒之品，方针一误，则越治越喑。应以清解外邪为主，方用仲景的麻杏石甘汤加蝉蜕、葛根治之。

（2）寒水犯肺声嘶：若感冒风寒，寒水犯肺而致咳嗽声嘶，咳痰喉痒，忌用苦寒之品，方用仲景的小青龙汤治之。

（3）肺燥声嘶：若声音嘶哑，喉间干燥，时欲冷饮，或喜糖水水果，则宜用白虎汤加元参、鲜杷叶主之。

（4）风邪失音：此为肺经突受凤邪侵袭之急性哑喉风也。王氏曾亲患之，某年夏热，午夜食凉，大开南窗，迎风而坐，突感凉风吹袭，卒然无音，但无所苦。以干葛根二两煎汤温服，越宿即愈。后以此法治愈多人。

6. 口舌类（包括婴儿鹅口疮、口疳）

（1）婴儿鹅口疮（雪口）：临证所见口舌遍生白屑如鹅口状。又有脓点分布于唇、舌、腮、喉关内外等部，名口疳（与成年人口疮不同）。虽痛不剧，但影响饮奶，因而哺乳时啼哭不休。病因胎热蕴蓄于心脾，上攻于口腔；或哺乳头不洁，感染而得；感冒或患麻疹等并发。治法以清解热毒为主，宜桔梗汤加竹蜂、马勃。有发热者加薄荷、蝉蜕，以"喉散甲""喉散乙"等份混合涂于患部。

（2）口疳：临证所见唇、舌、腮、龈等部发生如米粒或如豆大脓点，食咸味或热饮则痛，时愈时发，有缠绵多年不愈者。病因上热下寒，水火乖离使然；或好饮酒，嗜炙煿肥腻，使肠胃积热雍滞，污浊之气上窜所致。治法：上热下寒者，以乌梅丸为主。若病久寒盛者，以附子理中汤送服乌梅丸。肠胃积热者，以四逆散加黄连、菖蒲。另吹"喉散甲""喉散乙"。

7. 外伤类 最常见为骨鲠于喉。处方：威灵仙五钱，水醋各大半碗，于瓦煲内同煎四十分钟，温含一口，仰卧片刻，使药汤浸喉部约十分钟，吞咽些少，吐出大半，随觉骨鲠消失；如未消失，再含 1~2 次（这类例子很少）。如仍不下，宜睡眠休息，醒后骨鲠自然消失。

王俊民老中医还把验方献出：如喉科解毒汤、扁梅丸改作汤剂份量比例、王氏喉散甲、王氏喉散乙、王氏喉散丙、王氏喉散丁、附喉丸方、泡半夏散等，皆为秘方。[9]8-12

二、中医耳鼻喉科开拓者王德鉴

（一）生平简介

王德鉴（1926—2006），广东台山人，广东省名中医。近代岭南喉科名医王俊民之子，幼承祖传医术，1946—1951 年在广东省中医药专科学校（广州中医学院的前身)学习,毕业后先后在广东省生物制品试验所及广东省卫生厅任职,1960 年调入广州中医学院眼喉科教研室工作,任教研室秘书。1972 年开始喉科与眼科分开,并扩展为耳鼻喉科,王德鉴任教研室主任,并先后担任中华医学会广东省分会学术委员会秘书、广东省中医药学会五官专业委员会主任委员、中华中医药学会耳鼻喉科分会副主任委员、全国高等院校中医专业教材编审委员会委员、《中国医学百科全书》编委会委员等职。1978 年成为全国第一批中医耳鼻喉科硕士研究生导师,是全国首批继承老中医药专家学术经验指导老师,享受国务院特殊津贴待遇。[10]436

（二）学术成就

王德鉴的主要贡献在于创建广州中医学院中医耳鼻喉科学科,对中医耳鼻喉科各家学说进行系统整理研究使之上升至理论层面,开创岭南常见恶性肿瘤鼻咽癌中医药防治的先河,积极培养研究生人才形成今日学术传承梯队。

1. 中医耳鼻喉科的学科建设与理论系统化　中医耳鼻喉科学是一门古老而新兴的学科。尽管早在两千多年以前的殷墟甲骨卜辞中就有“疾耳”“疾言”“贞旨自疾”等耳鼻咽喉疾病的记载,唐代设立了耳目口齿科,宋代有口齿兼咽喉科,金元时代有口齿科和咽喉科,清代有喉科,近代有喉科学讲义,但直到 20 世纪 60 年代以前,中医耳鼻喉科始终未能形成一个独立的学科。临床工作迫切需要中医理论的指导,西学中学习班的开办,亦需要相应的中医耳鼻喉科教材,因此,从 20 世纪 60 年代后期开始,王老广泛搜集中医古籍中有关耳鼻咽喉口齿方面的论述,系统整理中医耳鼻咽喉口齿科学理论。

1970 年,王老第一次在一部西医学习中医教材中编写了耳鼻喉科一章,1971 年又在中西医结合教材《五官科、皮肤科讲义》中编写了《中医耳鼻咽喉科疾病》一章,1974 年,作为广州中医学院耳鼻喉科教研室主任的王德鉴,受卫生部委托主持开办了第一届全国中医耳鼻喉科师资培训班,带领教研室全体老师编写了相应的讲义并系统讲授中医耳鼻喉科学理论。同年,他作为主编,主持编写了全国中医学院试用教材第三版《五官科学》第二部分“耳鼻咽喉科”,在这本全国统编教材中,首次从中医角度论述了耳鼻咽喉与脏腑经络的关系,强调耳鼻咽喉是整个机体的重要组成部分,并概括地论述了耳鼻咽喉病的病因病机及辨证治疗,对中医耳鼻喉科学的理论进行了初步梳理,在此基础上对耳、鼻、咽喉、口齿部常见的 38 种疾病及常见肿瘤从中医角度论述了病因病机及辨证治疗,在疾病的命名上,大多直接采用西医病名,同时还介绍了耳鼻咽喉的应用解剖、一般检查方法及常用的治疗操作方法和一些简单的手术。这一学术思想在 1977 年由他主编的全国西医学习中医教材《五官科学》第二部分“耳鼻喉科学”中得到了进一步延伸。1979 年由他主持编写的全国高等医药院校试用教材第四版中,该教材第一次使用“中医耳鼻喉科学”

作为学科名,教材共分七个篇章:第一篇简要介绍了中医耳鼻咽喉口齿科的历史;第二至第五篇分别为耳科、鼻科、咽喉科、口齿科,每篇又分概述和疾病两个部分,在概述部分分别论述了耳、鼻、咽喉、口齿与脏腑经络的关系,耳、鼻、咽喉、口齿病的病因病理、辨证要点、治疗原则等,形成了中医耳鼻咽喉科的基础理论,在疾病部分共论述了 40 种常见的耳鼻咽喉口齿疾病的辨证施治,并第一次统一采用了中医病名;第六篇论述了耳鼻咽喉口腔常见肿瘤的辨证施治;第七篇(附篇)介绍了耳鼻咽喉口腔的应用解剖、生理、检查法及常用治疗手术。该教材的成功编写和出版,第一次正式划定了中医耳鼻喉科学的学科范围,规范了中医耳鼻喉科的病名,系统总结了中医学在耳鼻咽喉口齿学科方面的理论以及中医对耳鼻咽喉口齿科常见疾病的辨证施治原则,是中医耳鼻喉科学发展史上的里程碑! 1984 年,在王老的主持下,又对该教材进行了修订和完善,这就是在全国使用了长达 18 年之久的五版教材《中医耳鼻喉科学》。[10]437

2. 开创中医药防治鼻咽癌研究的先河　鼻咽癌是耳鼻喉科常见的恶性肿瘤,广东鼻咽癌的发病率居全国之冠,进入中医耳鼻喉科初创时期的王德鉴,早在 20 世纪 70 年代初就成立了鼻咽癌中医防治小组,他多次率领小组成员深入鼻咽癌高发区四会县,作为技术指导参加当地大规模的鼻咽癌流行病学调查,得出了四会县鼻咽癌的发病率居全省首位的结论。在这个基础上,王老开始了中医药防治鼻咽癌的研究,这个研究一直持续了 20 多年,直至他生病退休。由于鼻咽癌的发病部位较为隐蔽,古代医籍中少有记载,因此,中医如何认识鼻咽癌,这是一个全新的课题。为了研究鼻咽癌的中医辨证分型,他率领鼻咽癌防治小组成员到鼻咽癌病人相对集中的中山大学附属肿瘤医院(原中山医学院附属肿瘤医院)设立诊台,详细收集鼻咽癌初诊病人的全部资料,并进行分析研究。通过 223 例病例资料的研究,认为未经治疗的鼻咽癌可分为痰浊结聚、气血凝结、火毒困结 3 个证型。依据这一研究所撰写的论文"鼻咽癌辨证分型的探讨"在 1976 年全国首届肿瘤大会上宣读后,受到与会的中西医代表的一致好评,这个鼻咽癌辨证分型的结论也因此被写进了教科书。20 世纪 80 年代后,王老又继续在这个辨证分型的基础上组织力量结合现代科学技术从病理学以及超微结构的角度研究 3 个证型的物质基础,得出了"不同的证型在光镜以及电镜下的表现也是不同的"的结论,为运用不同的中药治疗不同证型的鼻咽癌提供了依据。通过对鼻咽癌放疗后病人的长期观察,王老认为该病的主要有阴津受损、阴血耗伤、脾胃不调 3 个证型。

为了研究中药防治鼻咽癌,王老率领鼻咽癌防治小组在广东四会县开设了鼻咽癌中医专科门诊,前后达 6 年之久,对一些因家庭经济困难而无法进行放疗的患者实施中草药治疗，为寻找有效药物，他多次带领青年医务人员到四会山区，翻山涉水，采集药物。通过反复摸索和实践，初步筛选出以中草药华千金藤和黔桂千金藤为主的方剂，将其分别研制成片剂和糖浆，用于治疗鼻咽癌，取得了一定的疗效。经过鼻咽癌专科门诊的严格观察，治疗观察 13 例晚期或放疗、化疗后复发的鼻咽癌病例，服药 1~3 个月，有 10 例不同程度地缓解了症状，王老为中药防治鼻咽癌积累了宝贵的经验。[10]438

三、岭南耳鼻喉科名医杨志仁

（一）生平简介

杨志仁（1909—1986），原名衍政，广东南海人，广东省名老中医。父亲杨梅宾因患喉疾而钻研中医，拜佛山喉科专家柯氏太太，人称柯师母为师，得其真传，成为善治喉疾之高手，平常为街坊邻里看病，施医赠药，从不受酬。

据女儿杨启琪回忆：杨志仁 5 岁开始在家私塾诵读四书五经、《古文观止》、诗词歌赋等，并练习书法，8 岁起学习英文，10 岁进入香港拔萃英文书院读书，打下了良好的中英文基础。在家庭的熏陶下他从少年时代起就立下献身人类健康事业的志向，对中医学情有独钟。14 岁因病休学，由父亲指导学习中医也涉猎西医，20 岁身体康复后在父亲指导下开始中医临床实习，所诊病人以喉科为多。1932 年（23 岁）考入广东中医药专门学校，1933 年参加广州市卫生局中医师考试取得注册中医师资格，1934 年在广州与两位毕业于西医大学的姐姐合作开设曦云医所，执业中医，同时也向姐姐学习西医知识。为充实自己的学识，他又师从广州名医谭次仲先生，并为了参考日本医著而学习日文。1935 年于上海名医恽铁樵、陆渊雷开办的函授学校继续深造。1938 年日军侵占广州后他逃难到香港，在香港九龙油麻地佐敦道 42 号挂牌行医并应香港保元中医学校校长谭次仲之聘到该校任教，又曾跟随香港名中医卢觉愚先生学习。1942 年日军侵占香港后，他辗转到曲江、桂林、梧州等地，1944 年返回广州在宝源医院业医。在战乱年代他曾在广州大学经济系学习获学士学位，为谋生计也做过英语教师、日语教师、会计主任等。然而在曲折起伏的生活征途中，他矢志穷究岐黄医术之妙、造福众生。中华人民共和国成立后 1951 年 10 月到广东中医药专科学校任内科教师、外文教师，1952 年 7 月进入广东省中医院工作，历任医师、医务处代主任、住院部主任，兼任广东省中医进修学校《内经》和内科学教师；1959 年兼任广州中医学院喉科教师，独力编写全国中医学院试用教材《中医喉科学讲义》《中医喉科学中级讲义》。1962 年广州中医学院创建眼喉科教研组，杨志仁任主任，兼任广东省中医院喉科主任，主编了《中医喉科学讲义》重订本。同年出席广东省名老中医座谈会，在羊城宾馆召开的拜师大会上收谭祖辉医生为徒弟。1973 年后历任五官科教研室顾问、耳鼻喉科教研室顾问、中医耳鼻喉科硕士研究生指导老师、中华全国中医学会广东分会五官科学会顾问等。1978年被广东省人民政府授予"广东省名老中医"荣誉称号。[11]302

（二）学术经验

1. 专精喉科，继承创新　杨志仁喉科源自父亲杨梅宾传授，但杨志仁并不满足仅仅家传一套，他认为重要的是自己锲而不舍去钻研和在实践中不断探索的方法，更要与时俱进。1959年广州中医学院创立眼喉科教研组开设喉科课程，需要编写全国喉科教材。历代多个流派的学说、繁杂的喉科病名，怎样介绍给年轻的一代？杨志仁独力挑重担，认为教材要结合临床实践，要执简驭繁，于是对历代中医喉科医著进行研究，整理归类，写成中华人民共和国成立后第一本全国中医学院使用的喉科教材《中医喉科学讲义》，使后学者有章可循，中医界在喉科的交流也有了统一的语言和规范，其后他继续编写了《中医喉科学中级讲义》，修订了《中医喉科学讲义》（重订本），对中医喉科学的传承发展作出了贡献。他还把家传的喉科秘方公开，编进了上述喉科教材使之成为人类的共同财富，教材中的一部分经验方便是杨氏家族经验的结晶。

如喉科教材中有疏风清热汤一方，是广东佛山喉科世医柯师母传授给杨志仁父亲的，原有十四味药组成（金银花、连翘、牛蒡子、赤芍药、荆芥、防风、桑白皮、桔梗、花粉、当归尾、玄参、川芎、白芷、甘草），辛温、辛凉药并用，集疏风清热、活血消肿药于一方，治疗急性咽喉病效果甚佳。杨志仁在实践中体会到南方人的喉科病，以热证与阴虚者较多，乃改革创新，舍去当归尾、川芎、白芷3味，加入黄芩、浙贝母，使此方适应症更广，取得更好的疗效。在20世纪80年代初，他在中华医学会广州市五官科学分会的学术交流会上做了一个关于治疗声音嘶哑的学术报告，介绍了中医学对此问题的学术源流，结合自己学习的心得，归纳概括了失音证临床常见的六个基本证型和基本方剂。他认为凡咽喉病日久不愈者，多有正气不足之内因，并常兼见痰湿和血瘀，应该根据年龄、体质、证候等细加辨别。他还提出了凡咽喉病患者除了用药治疗外，还必须做到：①尽量少讲话使患处休息，减少瘀血和劳损，以得到修复的机会；②早睡眠，使虚火不致上炎，阴阳趋于平衡；③忌食生冷寒凉和辛辣刺激的食物，避免寒邪伤肺和辛燥伤肺。这些都是杨志仁几十年临床经验之谈。

2. 调理诸虚，脾肾为先　历代的中医家都注重脾和肾，杨志仁融汇继承了李杲、朱震亨、张介宾等多个学派的学术思想，非常重视中医的脾肾学说。他说，在中医理论中肾的学说是个核心问题，与西医的肾上腺皮质功能有相似之处，中西医在这方面如能取长补短，则可以相得益彰解决不少难题。

杨志仁认为中医治疗虚证有优势，补益法中又以健脾补肾法为最常用。

1985年一位17岁的女青年患过敏性紫癜两年,采用皮质激素、脱敏疗法和中药治疗均未见效而来求治。他发现患者除了皮肤有紫癜外,兼见精神不振,气短声低,胃脘不适,右乳房乳腺增生如块状,小便正常,大便两日一行,舌淡红、苔薄白、脉细弱。诊为紫癜(脾肾两虚),停用所有西药,用健脾补肾法治疗。拟方用熟地黄、女贞子、桑寄生、五味子、怀山药、茯苓、枸杞子、仙鹤草、首乌、菟丝子、白术、炙甘草、陈皮、阿胶。服药8剂,紫癜停止再出,继续调治五月病愈。东莞市中医院何世东医生沿用此法,治疗该病20例均收到理想效果,验证了健脾补肾法治疗该病的疗效。

3. 精心研究中药,重视心理治疗,推崇体育疗法 杨志仁在学术上的独到之处还表现在精心研究药物、注重心理治疗和推崇体育疗法等方面。他认为,人体的正气要时时处处呵护,攻邪治病不可伤及正气,选用药物一定要细致斟酌。例如,他发现一些病人(如小儿)不耐受苦寒药物,他就尽量为病人选用味淡性平的中药,还亲自煎煮品尝,由此发现了一些书上记载着味苦性寒的中药,其实味并不苦,性也不太寒,清热疗效良好又副作用极少(例如板蓝根、蒲公英等),此后就作为首选的清热药。他还很注意中药的药理研究,例如黄精对结核杆菌有疗效,他就常将黄精用于结核病患者,效果非常好;又如龙脷叶味淡性平,却对金黄色葡萄球菌有疗效,他将此药用于急性上呼吸道感染性疾病,清火止咳养阴润肺且不伤脾胃,还介绍病人将它与猪肉煲汤作食疗之用,大受欢迎。

杨志仁非常重视心理治疗,他反复强调,与病人交谈是医生治病的手段,从谈话中可以发现疾病的成因、辨证的依据,更重要的是通过谈话,给患者良好的信息,调整患者的精神状态,让带着疑惑和忧虑而来的患者心情舒畅和充满信心地与疾病作斗争,促进疾病痊愈。不少患者对杨老此举评价甚高,说找杨老看病还没有吃药身体就已经舒服了不少,中药吃下去就更舒服了,这反映了他对病人身心同治达到相当高的造诣。

他特别强调中医治病讲究综合治理,对于慢性疾病尤其如此,坚决反对单纯药物观点,并特别强调体育锻炼。他认为中国传统的体育方法在防治疾病方面有独到的功效,这是中医学的优势所在,他将著名的武术气功专家李佩弦老师举荐到广州中医学院任教,又多次在学院的各种会议上呼吁搜罗气功方面的人才,争取早日开设气功课程以发挥中医优势。为推广气功治病,他积极地在省卫生厅的气功训练班中任课,又在广东省中医院创设富有中医特色的气功室。他常常对患者介绍患了顽疾经体育疗法治愈的例子,并不厌其烦地对他们做体育治疗的指导。杨志仁常常向病人推荐的是放松功、意气功和胸腹按摩法,有条件的病人也可以做太极拳、八段锦等。他说:"不要小看胸腹按摩的作用,胸腹是脏腑的所在部位,微循环是人体的'第二心脏',经常按摩胸腹可以改善脏腑的微循环，从而调整阴阳平衡，与其他运动方式相比往往有事半功倍的疗效。"他还指出，中药、针灸和中国体育疗法是中医学的三件宝，配合得当，则相得益彰，不应重此轻彼，作为临床医生要努力全面掌握运用，以造福病人。

杨志仁在《自传》里写道，"志仁"这个名字是他1933年报名参加广州市中医师资格考试时所取，此后便用此名行医。由此可知，他矢志岐黄之术造福百姓之意早已确立，几十年医学生涯中他秉持的"仁者爱人"的博爱精神，正是他一生取得医学成就的力量源泉。[11]304-306

四、现代岭南中医耳鼻喉科学术流派形成

（一）创始人杨志仁、王德鉴（第一代）

上述杨志仁（父亲杨梅宾）、王俊民（儿子王德鉴）均为岭南喉科名医，家传两代，幼承祖传医术，他们都是近现代岭南中医耳鼻喉科学术先行者，尤以杨志仁和王德鉴为岭南中医耳鼻喉科学术流派创始人，是为第一代。由于杨志仁、王德鉴两人都在高校医院工作，后学者得益于研究生教育及师承培养，其中产生了第二代代表性传承人王士贞、杨启琪。

（二）代表性传承人王士贞、杨启琪（第二代）

1. 王士贞（1945— ）　女，福建厦门人。广州中医药大学教授、主任医师，博士研究生导师，第三、第五批全国名老中医药专家学术经验继承工作指导老师。曾任广州中医药大学第一附属医院耳鼻咽喉科主任及学术带头人，中华中医药学会耳鼻喉科分会学术顾问，广东省中医药学会耳鼻咽喉专业委员会主任委员，广州市第九、第十届政协委员。现任世界中医药学会联合会耳鼻喉口腔科专业委员会会长、广东省中医药学会终身理事。

1969年本科毕业于广州中医学院医疗系，其后一直在广州中医药大学第一附属医院从事中医耳鼻咽喉科教学、医疗、科研工作40余年。擅长中医辨治各种耳鼻喉科疑难疾病，形成了自己的临床经验。善用通窍药，擅用经方治疗耳鼻咽喉科疾病，对耳鸣耳聋、咽喉疾病注重从肝脾论治，鼻科疾病注重从脾胃论治，对鼻咽癌放化疗后遗症的治疗，强调正气为本。主持研制启窍治聋丸，参与研制加味苍耳子丸、岗梅清咽合剂、咽喉饮、清金开音片等院内制剂。培养硕士、博士研究生20余人，第三、第五批全国老中医药专家学术经验继承人3人，出师3人。先后主编全国高等教育自学考试指定教材《中医耳鼻咽喉科学》、普通高等教育"十一五"国家规划教材新世纪全国高等中医药院校规划教材《中医耳鼻咽喉科学》、卫生部"十一五"规划教材全国高等中医药院校研究生规划教材《中医耳鼻咽喉科临床研究》及国家重点编写工程《中华医学百科全书·中医耳鼻咽喉口腔科学》。

2. 杨启琪（1948—　　）　女，广东佛山市人，出身中医世家，在先父杨志仁的熏陶教导下成长，1975年毕业于广州中医药大学后任职于广州中医药大学第一附属医院耳鼻喉科。在40年的中医临床、教学和科研工作中积累了丰富的经验，善于综合运用中医的各种治疗方法治疗耳鼻咽喉科疾病；曾获得本校教学成果一等奖；曾应邀到马来西亚中医学院和香港中文大学主讲中医耳鼻咽喉科课程。其专著《常见耳鼻咽喉科疾病中西医诊疗与调养》，集杨氏在中医耳鼻咽喉科方面研究和实践的成果，亦参编《中国现代名中医医案精华》《耳鼻咽喉科专病中医临床诊治》《中医五官科学》《中医五官科学基础》《中医五官科医籍选》等论著及教材。[12]65

（三）主要传承人阮岩、刘蓬、刘森平、邱宝珊（第三代）

学术流派的主要传承人，年富力强，承前启后，作用非常重要。为此，《国家中医药管理局办公室关于开展中医学术流派传承工作室建设项目申报工作的通知》（国中医药办人教函〔2012〕170号）规定：主要传承人同样具有承担名医工作室项目负责人资格。

1. 阮岩（1963—　　）　广东阳江人，岭南中医耳鼻喉科学术流派传承工作室负责人。师承王德鉴和王士贞。广州中医药大学教授，主任医师，博士研究生导师。广东省名中医。现任广州中医药大学第一临床学院耳鼻咽喉教研室主任，第一附属医院耳鼻咽喉科主任，兼任中华中医药学会耳鼻喉科分会主任委员、中国中西医结合学会耳鼻咽喉专业委员会副主任委员、世界中医药学会联合会耳鼻咽喉口腔专业委员会常务理事、广东省中医药学会耳鼻咽喉专业委员会主任委员、广东省中西医结合学会耳鼻咽喉专业委员会主任委员，是国家重点学科广州中医药大学中医五官科学学科带头人，国家中医药管理局重点专科耳鼻喉科协作组组长，中华中医药学会耳鼻喉科中医临床诊疗指南专家指导组组长。从事中医耳鼻咽喉科学医、教、研31年，临床主要从事变应性鼻炎、鼻窦炎、阻塞型睡眠呼吸暂停低通气综合征（OSAHS）的诊治工作。主编国家"十三五"规划教材《中医耳鼻咽喉科学》，2016年人民卫生出版社出版；《中西医结合耳鼻咽喉科临床手册》，2016年科学出版社出版；参编《耳鼻咽喉急症诊疗精要》，2005年中国医药科技出版社出版；《耳鼻咽喉科专病中医临床诊治》，2005年人民卫生出版社出版。

2. 刘蓬（1964—　　）　男，湖北麻城人，医学博士。广州中医药大学教授、主任医师，博士研究生导师。现任广州中医药大学第一附属医院耳鼻喉科副主任，兼任世界中医药学会联合会耳鼻喉口腔科专业委员会副会长兼秘书长、中华中医药学会耳鼻咽喉科分会常委、中国中西医结合耳鼻咽喉专业委员会耳鸣专家委员会副主任、广东省中西医结合学会耳鼻咽喉专业委员会副主任委员、广东省中医药学会耳鼻咽喉专业委员会常委、广东省康复医学会听力及言语康复分会常务理事、广东省中医药研究促进会常务理事。从事中医耳鼻咽喉科医疗、教学、科研工作 30 余年,学术专长为耳鸣、耳聋的中医药防治。主编及参编学术专著、教材、教参 15 部(其中本人执笔编写 300 多万字),指导硕士研究生 20 名,博士研究生 2 名。先后被评为广州中医药大学教学工作先进个人、广州中医药大学师德标兵和最受学生欢迎的任课老师。

3. 刘森平(1956—　) 男,广东惠州人,广州中医药大学教授、主任医师,硕士研究生导师。1991 年经国家人事部、卫生部、中医药管理局批准遴选为全国首批名老中医学术继承人,师承著名中医耳鼻喉科专家王德鉴,并已出师。兼任广东省中医药学会耳鼻咽喉科专业委员会常务委员,广东省中西医结合学会耳鼻咽喉科专业委员会委员,广东省医疗事故技术鉴定专家库成员。从事中医耳鼻咽喉科学医、教、科工作 38 年,擅长运用中医及中西医结合方法诊治耳鼻咽喉科常见病及疑难病,尤其对咽喉炎、鼻炎、鼻窦炎的中医治疗有较独到的见解。主编或参编专著 11 部,主编教材 2 部,先后在专业刊物上发表论文 30 多篇,主持及作为核心成员参与各级科研课题 13 项。曾获中华医学会优秀教材奖,3 项科研成果获省、市级及大学奖励,曾被评为广州中医药大学优秀教师。招收培养硕士研究生 4 届,协助指导硕士、博士研究生 10 余名。

4. 邱宝珊(1962—　) 女,广东揭阳人,广州中医药大学教授,主任医师,硕士研究生导师,杏林人才传承导师,师承王士贞,全国名老中医学术继承人。兼任中华中医药学会耳鼻咽喉专业委员会委员、世界中医药联合会耳鼻咽喉专业委员会理事、广东省中医药学会耳鼻咽喉科专业委员会副主任委员、广东省中西医结合学会嗓音专业委员会副主任委员,广州市抗癌协会头颈专业委员会委员,广东省医疗事故技术鉴定专家库成员,《中国中西医结合耳鼻咽喉科杂志》编委。从事耳鼻咽喉科学中医及中西医结合医疗、教学、科研工作 30 余年,具有较全面的中医、中西医结合理论基础及丰富的教学、临床、科研经验,学术专长为鼻咽癌、咽喉嗓音疾病的中医及中西医结合防治。在国内核心期刊发表专业学术论文 40 余篇,主编及参编学术专著、教材、教参 10 余部,主持和参加研究的各级科研课题 20 多项,在国内外学术交流活动中具有一定的影响力。[12]65

(四)后备传承人徐慧贤、何伟平、刘春松等(第四代)

1. 徐慧贤(1971—　) 女,广东省广州市人。医学博士,广州中医药大学副主任医师、副教授,硕士研究生导师,广州中医药大学第一附属医院第二批"杏林英才"培养对象。临床工作 20 余年,擅长用中医特色疗法治疗耳鼻咽喉科疾病,尤擅长使用中西医结合的方法治疗鼻科疾病,对中医治疗变应性鼻炎有独到的见解。已培养毕业硕士研究生 3 名。

2. 何伟平（1973—　）　男，广东人，医学博士，广州中医药大学副主任医师，第五批全国老中医药专家学术经验继承人，师承王士贞。兼任中华中医药学会耳鼻喉分会副秘书长，广东省中西医结合学会耳鼻咽喉专业委员会常委兼秘书。具有较全面的中医、中西医结合基础理论知识及丰富的教学、临床、科研经验。擅长使用中医耳鼻喉特色外治法如烙治法、啄治法及割治法治疗急慢性咽炎、扁桃体炎、变应性鼻炎等疾病。

3. 刘春松（1972—　）　男，医学博士。广州中医药大学副主任医师，第五批全国老中医药专家学术经验继承人，师承王士贞。兼任广州中医药大学第一附属医院耳鼻喉科学科秘书，兼任世界中医药学会联合会耳鼻喉口腔科专业委员会副秘书长，广东省中医及中西医结合学会耳鼻咽喉专业委员会委员。对耳鼻咽喉科常见病、疑难病的中西医结合治疗有丰富经验，擅长鼻内镜手术及鼾症手术。

五、现代岭南中医耳鼻喉科学术流派特色

现代岭南中医耳鼻喉科学术较之近代有长足进步，特色之一是要全面正确取"证"。耳鼻咽喉诸孔窍深邃而曲折，不易窥视清楚，故其"证"应包括运用中医传统的望、闻、问、切及借助现代的诊查设备所获得的所有资料。

特色之二，局部辨证与整体辨证相结合。中医耳鼻咽喉科既具有中医学的一般共同点，又有专科特点。耳鼻咽喉是人体的局部器官，是整体的一个组成部分，因此在辨证上要注意局部辨证与整体辨证相结合，这是中医耳鼻咽喉科学的学术特点与精华所在。

特色之三，辨病与辨证相结合。辨证是绝对的，辨病是相对的，辨证要识病，但不必拘泥于病。对尚未明确诊断的耳鼻喉科疾病，其在不同阶段有动态的演变，中医也同样可以辨证，可以分析处理，这也是中医耳鼻咽喉科在辨证论治中的长处。

基于以上理论主张，岭南中医耳鼻喉科临床创新了多种诊治疾病方法。如啄治法，治疗急慢性扁桃体炎、咽炎等感染性疾病；烙治法，治疗扁桃体肥大；鼻疗指八法，治疗各种鼻病引起的鼻塞、喷嚏、流涕、鼻痒等症（根据河南中医学院蔡福养的经验总结）；颈三线按摩法，用手法作用于人体体表的特定部位达到理疗目的，主要用于治疗声嘶失音、咽喉疼痛等疾病；鸣天鼓，一种自我按摩保健方法，可用于防治耳胀、耳闭、耳鸣、耳聋；中药沐足法，适用于耳鸣、耳聋、鼻出血，及鼻咽癌患者放化疗后夜间睡眠较差等情况；声信息治疗，配合用于治疗耳鸣耳聋及因耳部疾病引起的眩晕症；火针挑刺法，专用火针点刺局部穴位或病灶，多用于咽部疾病、口腔溃疡等；耳穴贴压，可以治疗耳鼻喉科的常见病及多种疑难病种；擒拿法，用于缓解急性咽喉疾病中咽喉

肿胀、疼痛剧烈、吞咽困难、汤水难下、痰涎壅盛、口噤难开等症状，以便进食汤药或稀粥；穴位敷贴，治疗耳鼻喉科的常见病及多种疑难病种，如耳鸣、耳聋、暴聋、耳眩晕、鼻鼽、鼻渊、喉痹、乳蛾、喉喑等；中药封包，主要应用于耳鸣耳聋患者，敷耳周部位，也可应用于眩晕患者、术后腹胀腹痛患者；言语训练，治疗多种嗓音疾病及神经性疾患引发的言语障碍，术后嗓音功能的康复，语音工作者的嗓音保健。同时还研发出启窍治聋丸、加味苍耳子丸、清金开音片、复方辛夷滴鼻液、复方薄荷脑滴鼻液、鼻窦灌注液、咽喉饮、岗梅清咽合剂、银连含漱液等九种中药（院内）制剂，造福于广大病患。[12]65

第三节　岭南眼科学著作及其名医传承

　　岭南地区土地卑湿，气候炎热，日久熏蒸，易致眼疾，且时发天行眼病。19世纪初，外国传教士伯驾来粤行医传教，也是开设眼科医局以治疗眼病为起始的。这从侧面反映了眼病在岭南地区的流行情况。总览现存岭南眼科专著，均为清代以后刊印，现存者有黄岩《眼科纂要》、颜尔梧《眼科约编》、邓雄勋与《眼科启明》，与近代梁翰芬《眼科讲义》等，数量虽不多，但多为医家临证之经验所得，其中不乏出类拔萃者，现分述晚清近代有文献传承之《眼科纂要》《眼科讲义》及中华人民共和国成立后李藻云《中医眼科学讲义》等三部。

一、黄岩与《眼科纂要》

（一）生平简介

　　黄岩，字耐庵，一字峻寿，号花溪逸士，嘉应（今广东省梅州）桃源堡人。光绪《嘉应州志·艺文志》有其传，谓生平淡于名利，习儒，喜好为诗，撰有《岭南荔枝咏》《花溪文集、诗集》，又兼读医学嗜岐黄书，凡《灵枢》《素问》、金元医家著述及薛已医案、《景岳全书》，无不精研，深得其秘旨，遂以医名于世，著《医学精要》《眼科纂要》。[13]《医学精要》为内科著述已在第五章叙述。《眼科纂要》又名《秘传眼科纂要》，上下两卷，为黄岩晚年著述，当属近代全国眼科学名著。黄岩在《眼科纂要》叙曰："余自幼患痘伤眼，被庸误治，几几于瞑。年稍长即究心是科，今年将七旬，颇得其要。"[14]1黄岩撰写此书时已经70岁，书成后古秦紫阳东皋程名成重订。关于《眼科纂要》成书年代，黄岩在《眼科纂要·叙》后署"岁在屠维单阏窒皋之月，花溪逸士黄岩自叙。"[14]1据程志远等点校（清）黄岩《花溪文集》等资料所注，"屠维"为"己"，"单阏"为"卯"；"窒"为"庚"，"皋"为五月，"屠维单阏窒皋之月"即己卯年五月，当著于清光绪己卯年（1879），时年70岁，推算黄岩出生于嘉庆十四年（1809）。现存版本为清光绪五年己卯岁（1879）刊本。

（二）黄岩眼科学术思想

1. 重视辨证，整体审视 黄岩认为"论目之病，各有其症，识症之法，不可不详。故曰：症候不明，愚人迷路；经络不明，盲子夜行，可不慎乎。治目必先认症，认症必先识经络。"又曰，凡治目，只要识得部位，辨得虚实，无难事也。[14]9 书中专门论述"认症"之篇章即有"十二经见症""五脏受病""认症歌""论五脏六腑症病"等，详论各经各脏受病所见诸症。黄氏临证所用辨证方法繁多，有脏腑辨证、八纲辨证、经络辨证、辨内障外障等，其中尤对前二者最为重视。

脏腑辨证。目虽曰肝窍，而五脏六腑之精华实聚焉。黄岩认为，五轮八廓，五轮之位皆实而可据，八廓之位皆虚而难觅。虽古来有关元、水谷、会阴、胞阳等名，然考其所论症治，仍不外五脏也。书中惟录五轮分五脏配五行，使简而可认，辨症施药无不与脏腑紧密联系。如开篇"眼科药要"，即按药物脏腑归经条列，又有"五脏受病""五脏补泻篇""论五脏六腑症病"等篇专论脏腑辨证施治，甚为重视。

八纲辨证。黄岩认为八纲之中，阴阳为医道之纲领。表里寒热虚实，乃医中之关键，然六者之中，又惟虚实二字，最为紧要。凡病目者，非火有余，则水不足，但宜辨其虚实可矣。不足者补之，有余者泻之。黄氏在《眼科纂要》中专设"五脏补泻"篇，下分列五脏虚实症药歌，论述五脏虚实补泻、辨证施治之要诀，使脏腑辨证与八纲辨紧密联系。

2. 内治为主，艾敷兼治 如前所述，黄氏同时是一名杰出的内科医家，其治眼病亦多推崇内治方法，提倡在辨证准确的前提下施以方药治疗。识经络之通塞，辨形势之进退，当补当泻，或行或止。内王外霸，既了然于胸中；攻守常劫，其无误于指下。症的治当，百发百中，吾辈能以药代刀针，则技之精妙可以入神矣。

书中所论内外障症以及篇末医案，多用方药治疗，效如桴鼓。如"过服克伐内伤元气等症"：一男子，患时疮，服败毒散内伤元气，以致目昏，视物不明，服石斛夜光丸复明；又如"肺气壅盛睛肿眼痛等症"：一男子，白睛肿胀不红，昏花，此火热之故，用济生清金散，二剂而愈，等等，反映了黄氏辨证之精，用药之明。

中医眼科自《龙树菩萨眼论》起即有手术治疗眼病之记载，历代医著亦多有论述。黄岩并不反对眼科外治法，但于金针术外另辟蹊径，以艾灸及外敷药为主，简便易行无创，且减轻患者心理负担。如治脾胃痰气所致核结胞上之眼瘤，先以艾火灸三壮，随以膏药贴之；治湿热停滞脾胃之眼皮腐烂，灸于眼角鱼尾穴，以小艾灸四五壮，以膏药封之等。黄岩在书中列方详列了卷云丹、珍珠开明丹、清凉散、光明眼药、洗风眼等数十种点眼方药，谓斟酌得宜，百发百中,足见其对外治法研究之深。

3. 补肾泻肝,清热除湿 黄氏治疗眼病重视肝肾二脏的协同作用。按五轮学说,是虽五脏各有部位,然论其所主,则瞳仁之关系重焉。夫目者,肝之外候也。肝属木,肾属水,水能生木,子肝母肾也,有子母而能相离者哉? 故肝肾之气充,则精彩光明;肝肾之气乏,则昏蒙眩晕。提出凡病目者,非火有余,则水不足,辨其虚实可矣。治疗上倡导肝有泻而无补,肾有补而无泻,因症制方,泻肝有清肝汤、泻肝汤、通利丸、大通丸等,补肾则以清心养荣汤、益肾丸为主。

黄氏治疗眼病注重清热除湿。湿热之邪是导致眼疾的重要病因,内外障四十八论中多处论及湿热致病,如"烂弦风,脾胃湿热冲"(二十三论风弦赤烂外障),"疮如粟,生于眼胞中,脾胃土中留湿热"(二十九论风粟外障),"漏脓血,常出眦头中,此是心脾积湿热"(三十五论漏脓血外障)。针对湿热之邪,黄氏创制出除湿汤、清脾饮、坠血散等一系列清除湿热之方剂。

值得一提的是,黄岩并不赞同一味的清热解毒。《眼科纂要》记著者幼年,痘后伤眼,被庸奴一味清凉解毒,以至翳包乌轮,状如龙眼肉,后延上水许公远先生至,曰:脾肾两伤矣,速服人参。如言服之,其夜翳如壳脱,复见天日。有鉴于自身深刻之体验,黄氏文中痛批庸庸者流,一遇眼疾统称曰火,使暴受风寒,及脾肾虚损之辈,无不深受其害。

4. 药物及方剂学的贡献与医案保存 《眼科纂要》上卷之首即"眼科药要",列有心经药、肝经药、脾胃经药、肺经药、肾经药、祛风药、凉血药、散血药、退肿药、止泪药、退翳膜药、止痛药、细料药等数百种眼科用药。黄岩谓"目虽曰肝窍,而五脏六腑之精华实聚焉,居至高之位,人之日月也,故治之者,制方用药……有志斯道者,宜细玩熟玩焉。"

黄岩在《眼科纂要》中选录及创制了大批的眼科方剂,以歌括之,简醒明净,如新制柴连汤,方歌谓"目风兼火泪如汤,急用予家柴连汤,芩芍蔓荆栀胆草,木通甘草及荆防;"[14]15 又如消翳汤,"有翳无火消翳汤,木贼蒙花归尾将,生地酒蒸荆子壳,芎柴甘草及荆防"。[14]2 再如泻肺饮,"泻肺石膏赤芍芩,桑皮只壳木通寻,连翘都用一钱入,荆防栀芷八分凭,羌活七分甘草四,分寸传君莫浪吟。"[14]5 书中所辑如除湿汤、新制柴连汤、消翳汤、泻肺饮等皆为眼科著名方剂,配伍严谨,疗效确凿,见收于《中医眼科学》各版教材。现代临床辨证应用新制柴连汤治疗急性视神经乳头炎、急性虹膜睫状体炎、病毒性角膜炎、前巩膜炎、急性泪囊炎等,除湿汤治疗眼科带状疱疹等均获良效。

黄岩《眼科纂要》临证用药以医案印证,卷七至八保存了一批珍贵的眼科医案共 155 例。先贤治验如李杲、朱震亨、汪机等 24 例治案,此亦为本书特色及贡献之一。考中医眼科历代医著,如《秘传眼科龙木论》《银海精微》《目经大成》等，均侧重于病因脉治等理论论述，独《审视瑶函》开篇专设"前贤医案"一篇，仅录二十余例。《眼科纂要》辑录之医案，按病机症状分列，如脾肺风热赤肿胀头痛生疮等症、肺气壅盛睛肿眼痛等症、太阳经结热痛疱偷针等症、肝血不足珠痛昏泪等症等，或详或略，紧扣病机，借理论解病案，以病案释理论，阐发蕴奥，使阅者一览无遗。这些医案，既是黄氏眼科学术思想和经验的集中反映，亦为后人研究岭南眼科疾病提供了第一手的临床资料，值得进一步整理研究。

（三）黄岩《眼科纂要》文献传承

黄岩由儒入医，所编之书，自以文字见长，撮为歌括（犹歌诀，粤语韵味。以唱歌方式概括药方之功效，以便于记忆），朗朗上口，不繁不支，便于诵读，简醒明净，初学便是焉。全书篇幅，十之七八，或歌或诗，论药均以"某某药要歌"为题，论症有"认症歌""五脏补泻药要歌"等，内外障之四十八论，则俱用"望江南"之调。试举卷四"论白膜侵睛外障症药歌"为例，此歌诀先述"白膜障"症因："白膜障，眼内白膜生，渐至乌轮肝受克，急宜泻去肺炎蒸，免使遂成盲"；紧附方剂"泻肺汤"及"蒙花散"，备述组成及功效："泻肺汤，知柏共黄芩，桑白骨皮和桔梗，蒙花散子继煎斟，火降病斯平""蒙花散，木贼蒺藜承，地骨桑皮蝉石决，连翘葙子菊花林，为末泡茶斟"。[14]8 其学传儿子黄绍官、黄淮官、黄善官、黄晋官等。

《眼科纂要》现存清光绪五年己卯岁（1879）九经堂刻本二册八卷，"姑苏叶天赐先生鉴定，岭南黄耐庵先生辑著"；民国三年（1914）居士魏翼斋铅印本，魏翼斋谓"今不惜资本，付之书庄，刷印千卷，公诸同好"，板藏京都东四排楼南义兴和古玩铺；1921 上海千顷堂书局石印本；1972 年广东中医学院眼科教研组刻印本。[15]26 近有学者程志远、古文怡、毛建等，点注嘉应（梅州）黄岩《花溪文集》，上册有秘传眼科纂要，1999 年香港天马图书有限公司出版；陈祖铿（广东省名中医）、陈俊榕在《中医药导报》2009 年第 2 期发表《岭南名医黄岩与〈眼科纂要〉研究》；广州中医药大学眼科黄仲委也在 2010 年全国第九届中西医眼科学术会议上发表文章介绍岭南名医黄岩《眼科纂要》学术成就；四川医科大学江花等 5 人在《中医文献杂志》2015 年第 4 期发表《〈秘传〉眼科纂要〉学术源流研究》，该项研究由成都中医药大学和中浚任负责人，列入国家中医药管理局"中医药古籍保护与利用能力建设"项目，2015 年中国中医药出版社出版黄岩《眼科纂要》，王明杰、和中俊、江花等校注。

二、梁翰芬与《眼科讲义》

（一）生平简介

梁翰芬（1876—1960），番禺人，监生（一说贡生）出身，杰出中医临床家。

梁氏早年师从邻村儒医杨某先生学医，读《灵》《素》书过目不忘，后参加粤省医才考试取录为第一名，即受聘于广州城西方便医院任医师席，屡次救治危重患者成功，名声大噪，求学者众，旋于广州龙津路再行开设两个诊所，一边诊症，一边带徒。历任广东中医药专门学校、广东光汉中医学校、广东保元国医学校、华南国医学院赠医处主任，广州汉兴国医学校校长，广州中医学院内科教研组教师，广州市第二届政协委员等职。著作有《眼科讲义》《诊断学讲义》《治疗学讲义》《辨舌疏症》《痛证疏案》《张元素脏腑药式》等。晚年自题诗云：人生七十古来稀，寝馈难忘只是医，济世未能尝夙愿，还将责任付吾儿。儿子梁具天，广州市名老中医；孙子梁颂铭，广州中医学院教授。

（二）《眼科讲义》学术特色

1. 反对墨守五轮八廓说　梁翰芬《眼科讲义》绪论曰："世传眼科专书，无不配以五轮八廓。五轮八廓，《内经》未著其名。八廓之说，纲目删之，尠矣；而五轮之名义，亦无可考。《灵枢·大惑论》曰：'精之窠为眼，骨之精为瞳子，筋之精为黑眼，血之精为络，其窠气之精为白眼，肌肉之精为约束。'《内经》数语，亦只书目之分配脏，而非言目之五轮。然则"五轮"之名，岂非以五脏之精，腾结而构成一眼。其构造组织，周庐环卫，拱护瞳神，有似乎轮，故遂以'轮'命之。因肺主气，故命曰'气轮'；肝主风，故命曰'风轮'；心主血，故命曰'血轮'；肾主水，故命曰'水轮'；脾主肉，故命曰'肉轮'。轮之为义，想亦本此。然五轮之名不废，而眼病之根源，终无由大白，势必印定后人眼目，刻舟求剑。"[16]1

梁翰芬语，是在近代西洋医学传入中国，中医学校教育探索应该使用怎样的中医眼科讲义教授学生这一学术背景下，对传统中医五轮八廓说提出的看法。本书的绪论部分，主旨有二。一是反对墨守五轮八廓之说，而推崇眼科疾病的脏腑辨证；二是论述眼科疾病其本虽在脏腑，然其发却在络，乃脏腑之络病。看似简单的臧否扬抑，实蕴作者对于眼科学论病求本，删繁为简的学术主张。作者先从学术传承的角度，置疑五轮八廓学说的合理性，提出在《内经》中八廓之说，纲目删之，而五轮之名义，亦无可考。接着又分析所谓的"五轮"，实质上依旧是五脏功能的反应，而名实相异，则易混淆视听，认为五轮之名不废，而眼病之根源，终无由大白，势必印定后人眼目。同时，作者认为将眼科疾病归于五脏，虽是进步，但依然不能切中肯綮。因为既然眼病源于五脏，"何以独不见各脏所主之证，而独见之于眼？"[16]2 为了解释上述疑问，作者又引述华佗的论述，提出眼目为五脏六腑之络所滋养，故其病非脏病，亦非腑病，实脏腑之络病也。同时，作者又参以西医理论，认为"西人之所谓神经，非即中医之所谓络乎？"[16]2 以证明眼病确为"络病"。遍览古书，作者的观点不见于任何典籍。考其出处，想必是受其所谓西医神经之说的启发。故作者名为"废五轮八廓，倡脏腑络病"，实则蕴含了托古改制，中西汇通的深意。而作者对于"脏腑络病说"的推崇，并非无病呻吟，而是贯彻于整部书的编写结构，于本书的后两部分，处处可见呼应之笔。

2. 以"目之为体，应乎五脏"解释眼部的生理病理　梁翰芬《眼科讲义》第二部分讲述眼部的生理、病理。共列 5 节，首篇为"全目部位"。贯彻作者所言"目之为体，应乎五脏，分乎五行，"[16]3 将眼分为大小眦、上下胞睑、白珠、黑珠、瞳神五部。并标明其各内应心、脾胃、肺、肝、肾五脏，属火、土、金、木、水五行。次篇为"目光根源"。作者于医学外，兼通现代物理学，已了解"天下万物俱无光，唯日为有光。……光照于物上，则人见其物。"[16]5 又依据一定的现代医学知识，提出"照于各物之光，回射入目之瞳仁，至筋网而传于脑，脑气即将光反射之外出"[16]5 的目光学机制。梁氏已经知道"西人谓脑神经十二对，其分布于目者四：视神经、动眼神经、滑车神经、外旋神经，神经不得如常，而眼患以作。"但梁翰芬依然认为中医五脏之精华，为发光之本；神膏、神水、神光、真血、真气、真精岂可损乎？实乃作者以中西理论杂糅，诠释眼之生理的尝试之说，而更多的是中医临床信息的反馈。

梁翰芬《眼科讲义》继而阐述"目病根源"。作者效法宋代陈无择，以三因之说统摄眼科病因。同时引用陈氏"郁而生涎侵脑"的学说，特别强调"思伤脾，怒伤肝"与内障类目病的关系。七情之伤，多成内障；六气之伤，多成外障；至于起居饮食之伤，或成内障，或成外障，皆无一定。同时在此节中，作者描述了"泪核""泪囊""泪管"等解剖结构，约与现代医学所言之"泪器"类似，是作者对西医解剖学的借鉴。其后"目病内外障辨""目痛阴阳辨"两篇则多引《审视瑶函》等书所载之旧说。白轮见证，则曰肺病；风轮见证，则曰肝病；血轮见证，则曰心病；水轮、肉轮见证，则曰肾病、曰脾病。是岂知心、肝、脾、肺、肾五者藏之于中，病则发现于外。梁氏认为，外障之证，其由六淫之邪，蔽于外络；内障之证，其由七情之气，郁于内络。故曰："七情之伤，多成内障；六气之伤，多成外障；至于起居饮食之伤，或成内障，或成外障，皆无一定，又当细察其因，务使病无遁情，方无致误。"[16]6

3. 目病内治与目病外治　梁翰芬《眼科讲义》第三部分讲述眼科治疗学。在概述部分，首列"目病内治概要"一篇，以五脏各自的特性及其生克关系，参以各自所主之眼部解剖结构，总论目病病机及相应治法。贯彻绪论中"眼病以五脏为本"的主旨。接着在"目病外治概要"一节倡"薰、闻、挂、洗、点、敷、吹"外治七法。其余部分则以极大的篇幅讲述了眼科疾病的针灸治疗，先列眼病十大要穴。其中头部八穴：百会、上星、神庭、头临泣、丝竹空、攒竹、精明、瞳子髎；手足两穴：合谷、光明。每穴均详述其位置、主治、刺法、禁忌。其后再列十二"针法"和三种"灸法"，介绍眼科针灸的手法操作，工具的制备和保存,巨细靡遗。在该部分的结尾,作者总结针法,能泻诸经之气,泻经即能泻络,并重申绪论中"眼之为病,非脏病,亦非腑病,实脏腑之络病也"[16]3的观点,分析五脏六腑之精气,俱上注于目。曰"上注",其必有上行之道路以通之,夫人身脏腑之道路,其能上通者,舍络末由。

在治疗学的分论中,作者依然按照"五脏主五部"的体系论述眼目各部疾病的证治,分别详述了心部主证、肺部主证、肝部主证、脾部主证和肾部主证。其中大小眦证6种,上胞下睑证16种,白睛证13种,黑睛证18种,瞳神证13种,再附录传染类及外伤类眼病6种,共计72种眼科病证。每一证的论治,皆分为病因、症状、治法、方解四部。其内容依然紧紧围绕"脏腑""经络"两大主题。言"病因",则必定涉及五脏病机,气血失调以及相关的经络循行。然后即因证立法,依法处方。如"小眦赤"一证,作者先言该病因"心经虚热"而起,明确其脏腑病机;再言其机制乃虚热"上干于少阳",明确其经络定位。所病之脏已定,所伤之经已分。遂立"清降虚热"之法,依法行"九仙散"之剂。最后,于"方解"一节,言明"黄芩泻少阳之火热,用木通引之从三焦下降"的主旨及其余各药的辅助配合作用,从脏腑归经的角度叙其立方之义。

纵观全篇,确如绪论所言"能知眼病为络病,审知其证起于何部,侵及何部,则知何脏之络受邪,及受邪之浅深轻重,而按法治之"。[16]3在治疗方面,六气致病者,治风宜散,治寒宜温,治暑宜清,治湿宜利,治燥宜润,治火宜凉。七情致病者,则责之于心火亢盛,治宜养阴制火。饮食致病者,则责之于脾胃损伤,脾胃为气血生化之源,目受血而能视,脾胃伤则目病生。因此脾胃虚损者,则治宜升发元阳之气,辅以补血和血之品;脾胃积热者,则治宜清热养阴为主。为目病内治主要法则。而目病外治方面,在梁翰芬《眼科讲义》附录篇有具体诊疗技能与方药,如吹耳通窍散(治痘后眼生星翳)、小儿疳眼治法、小儿麻疹水痘后眼睛护理、沙尘入眼治法、熏眼药方、鼻闻药方、挂耳药方,其中洗眼药方包括车前草洗眼方、风眩烂眼洗方、蒲公英洗眼方、护眉神应效散、敷肿立消方、敷眼胞方、黄藤眼药方、星奇眼药水方、点眼七宵散、等。其组方药物今天看来大多合理,仍然是需要努力发掘的岭南五官科中药制剂。

(三)梁翰芬《眼科讲义》文献传承

梁翰芬《眼科讲义》1929年广东中医药专门学校铅印本刊印后,引起众多学者关注。广州中医药大学李计筹对此书进行整理点注,2017年由上海科学技术出版社出版;成都中医药大学和中浚等,在《中国中医眼科杂志》2013年第4期《民国年间中医眼科学术发展历史研究》提及梁翰芬《眼科讲义》;宋金绪在《南方都市报》2008年4月14日专题报道"中医世家梁翰芬家族";广州中医药大学陈俊榕以"拯救苍黎超十万,算来桃李足三千——记近代岭南名医梁翰芬"为题,发表于 2009 年第 8 期《中医药导报》,介绍梁翰芬诊疗经验,其中包括眼科提倡中西互补,梁氏实为近代岭南开明中医。笔者曾多次采访梁翰芬孙子梁颂名(曾任广州中医药大学中药学院院长,退休后前往香港中文大学中医药学院从事教学与医疗工作至今),有机会借阅梁翰芬家藏《眼科讲义》等著述阅读。

三、李藻云与一版《中医眼科学讲义》

(一)生平简介

李藻云(1907—1976),广东番禺人。广东省名老中医。出生于医学世家,1937 年毕业于广东中医药专门学校,医寓省城广州一德路庆善里,历任香港东华医院、广州广济医院(九大善堂之一)、广州公益社团诊所医师,广东中华医学研究会、广东中医药专门学校教师,广州中医学院眼科教研组副主任等职。生前担任过中医医学概论、中医眼科、喉科等课程讲授,临证擅长眼科疾病治疗。

从 19 世纪开始,随着西洋医学的传入,中医书籍中出现有关西医眼科知识的记载。李藻云从 19 世纪三四十年代就开始进行中西汇通治疗眼病的医疗实践活动。李氏在进行白内障摘除、翼状赘片切除及其他眼科手术时,消毒和手术按照现代医学一般常规要求,但麻醉时以针刺代替麻醉剂,取得很好效果。1956 年广州中医学院创办设立眼科学课程,李藻云编写了中医学院试用教材《中医眼科学讲义》和《中医眼科学》,分别于 1960 年和 1962 年出版,署名广州中医学院眼科教研组,实际为李藻云手笔。[17]261

(二)学术经验

1. 外治为主,治胬肉攀睛　李氏临证观察胬肉由眦角长出,横布于白睛,名为胬肉攀睛。大都自内眦部而起,小眦或两眦同时发生的较少。病变进行缓慢,往往经过一二年始侵入风轮及水轮,也有停止进展的。胬肉攀睛多由心、肺二经风热壅盛,经络瘀滞所致,多因过食五辛、恣饮酒浆,造成脾胃积热所引起;亦有因恣情纵欲,操劳太过,暗耗肾阴,致心火上炎而成。胬肉攀睛的临床特点是胬肉自内眦而生,贯过气轮,侵入风轮,甚则掩及瞳神,遂至失明。因此,治疗此疾,需先去除胬肉,恢复瞳神正常功能。

李氏治疗胬肉攀睛以外治法为主,若胬肉尖头厚大而赤,伸展较速,日久侵入风轮,掩及瞳神,此时急需进行钩割手术,并用火烙之,可减少复发。亦可外点炉硝散(日 1 次),促使胬肉消失或萎缩。若胬肉齐头,薄面色白,伸展缓慢,或稍微侵入风轮,但没有赤痛和进行的情况,则不宜钩割,只需以炉硝散点之(日 3 次)。同时根据不同的病因,进行辨证论治,使用恰当内治法。常用方剂有金花丸、栀子胜奇散、泻脾除热饮、三黄散汤、天王补心丹和导赤散。炉硝散为李氏经验方，其组成和用法如下：羌活、防风、黄芩、菊花、蔓荆子各三钱，川芎、白芷各二钱，将以上七味煎成浓汁，去渣浓缩成糊，加入研细的炉甘石五钱、火硝八分、冰片一分，使之调匀，即可应用。用时，先点1%地卡因2次（每隔3~5分钟1次），然后取药少许，涂于胬肉表面，每日2次，5日为1个疗程。

李氏治疗眼疾善于灵活应用各种治疗方法，或以内治为主，或以外治为主，或内外治相结合。比如治疗以脾虚为主的上胞下垂（睑废）和命门火衰引起的高风雀目内障（夜盲）等症，则以内治为主；治疗经络阻滞引起的胬肉攀睛等症，则以外治为主；治疗脾胃湿热内蕴，风邪外乘形成的椒疮（沙眼）和感受四时风热毒疠之气所致的天行赤眼（流行性眼结膜炎）等症，则注重内外治相结合。《中医眼科学讲义》乃李氏毕生临床经验的结晶，充分体现中医整体辨证论治与眼科局部治疗结合特色。

2. 内治法和外治法并用治椒疮　椒疮是胞睑内产生颗粒的疾患，色红而坚，状如花椒，故名椒疮，其病情较长，蔓延性很大。相当于现时的沙眼。椒疮与个人和公共卫生密切相关，有传染性，可互相传染。椒疮多由脾胃湿热内蕴，风邪外乘，久则热搏血分，以致瘀滞不行，壅积胞睑之间而成。本病初起往往无异样感觉，或仅微有痒感，渐次增剧，涩痛而多眵泪，视物昏糊，每易并发胞肉胶凝或两睑粘睛，以及睑硬睛痛等症；甚则眼生翳障，严重危害视力。

李氏根据椒疮临床特点，把内治法和外治法有机地结合起来进行治疗。内治方面，一般以清脾、凉血、散风、祛湿为主。常用方剂：清脾凉血汤、除风清脾饮、归芍红花散。椒疮比较顽固，且变化复杂，往往有后遗症，细颗去之易而除根则难，每多再发，故在治疗过程中，除内服药外，局部用药和手术治疗都极重要。常用方法有：黄连西瓜霜眼药水，适用于急性发作阶段；化铁丹眼药水；点用犀黄散，功能消炎去翳；石燕丹点眼；海螵蛸棒磨擦法。[17]263

3. 补中益气为主治睑废　上胞下垂，《诸病源候论》称为睢目，亦名侵风；《目经大成》称作睑废。一般分先天性和后天性2种，前者多发双侧，后者多为单侧下垂。睑废的主要病因是：先天不足，脾虚气弱，血气不荣，致使脉络失和，肤腠开疏，邪风客于胞睑，故其皮纵缓；也有由于梅毒造成的。睑废患者为了瞻视，常把眼皮拈起，习惯既久，致使额皮皱褶，眉毛高耸。也有双侧下垂的患者，为了克服障碍，每有仰头视物的姿态。

李氏对睑废的治疗以"虚"立论，虚则补之，特别注重补中益气。临床上胞虚气弱的，每多伴有精神疲乏、食欲不振等症，李氏用补中益气汤进行治疗。邓铁涛师徒在治疗重症肌无力眼睑下垂时，也使用大剂量的补中益气汤进行治疗,疗效显著。因气血不足,邪风袭于脉络,常有头部昏晕、面色不华、睑肤麻木不仁等症状,方用黄芪丸或人参养荣汤。遇有梅毒病史患者,则以土茯苓汤和萆薢汤参合应用。属于先天性和历时过久不愈的,除内服药物外,须兼针刺或推拿以综合治疗。

（三）文献传承

广州中医学院张述清在《新中医》杂志 1976 年第 1 期发表《前房出血》一文,介绍李藻云治疗经验,认为属中医"血灌瞳神"范畴,证分肝胆蕴热、肝肾阴虚、外伤而致 3 型;广州中医药大学第一附属医院眼科黄仲委在《中国中医眼科杂志》2008 年第 5 期发表《岭南中医眼科的溯源与现状》,描述李藻云主动学习西医眼底镜使用,而今在各种版本的中医眼科学讲义里仍然收录他的经验方眼科灌脓汤、宁血汤、加味滋阴止血饮等;广州中医药大学第一临床医学院陈少藩在《中国中医药现代远程教育》2009 年第 8 期发表《岭南名医李藻云的生平及学术贡献》,总结了李藻云内治外治结合诊治眼科疾病经验,以及对《中医眼科学》一版教材编写的贡献。

参 考 文 献

[1] 喉舌备要 [M]. 刻本. 广州:经文堂. 1886(光绪十二年):1.

[2] 张仲景. 伤寒论 [M]. 北京:学苑出版社,2007:96.

[3] 陈绍枚. 喉症图说 [M]. 活字本. 澳门:知新报馆,1899(光绪二十五年己亥).

[4] 古绍尧. 广东中医专科学校喉科学讲义 [M]. 广州:广东中医药专门学校铅印本,1927.

[5] 广州中医学院喉科教研组编. 中医喉科学讲义 [M]. 北京:人民卫生出版社,1960:1.

[6] 林庆铨. 时疫辨 [M]. 木刻本. 广州:广州宏经阁,1901(光绪二十七年):14.

[7] 周兆璋. 喉症指南 [M]. 顺德龙山乡桃盛京果店刻本,清光绪十八年壬辰(1892):11.

[8] 刘小斌. 省港名医黄省三 [M]// 政协广东省委员会办公厅,政协广东省委员会文化和文史资料委员会,广东省中医药学会. 岭南中医药名家. 广州:广东科技出版社,2010:135.

[9] 王俊民. 治喉经验点滴 [J]. 广东医学杂志(祖国医学版). 1964,(2):8-11.

[10] 邱宝珊. 中医耳鼻喉科的开拓者王德鉴 [M]// 政协广东省委员会办公厅,政协广东省委员会文化和文史资料委员会,广东省中医药学会. 岭南中医药名家. 广州:广东科技出版社,2010.

[11] 杨启琪. 岭南喉科名医杨志仁 [M]// 政协广东省委员会办公厅,政协广东省委员会文化和文史资料委员会,广东省中医药学会. 岭南中医药名家. 广州:广东科技出版社,2010.

[12] 广州中医药大学第一附属医院. 岭南中医学术流派传承工作室学术成果展·岭南中医耳鼻喉科学术流派 [G],2015.

[13] 刘小斌,郑洪,靳士英. 岭南医学史:上 [M]. 广州:广东科技出版社,2010:324.

[14] 黄岩. 眼科纂要 [M]. 铅印本,1914(民国三年).

[15] 陈祖铿, 陈俊榕. 岭南名医黄岩与《眼科纂要》研究 [J]. 中医药导报, 2009, 15(2): 26-27, 37.

[16] 梁翰芬. 广东中医药专门学校眼科学讲义 [M]. 广州: 广东中医药专门学校, 1929.

[17] 陈少藩. 中西汇通, 大启光明的眼科名医李藻云 [M]// 政协广东省委员会办公厅, 政协广东省委员会文化和文史资料委员会, 广东省中医药学会. 岭南中医药名家. 广州: 广东科技出版社, 2010.

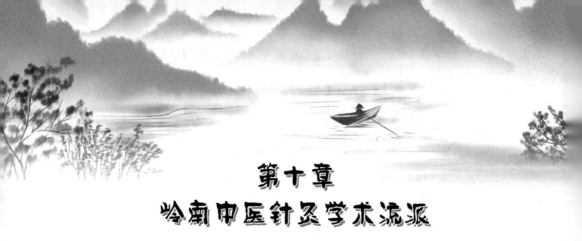

第十章
岭南中医针灸学术流派

岭南针灸源流远长，距今13万年前新石器时代粤北曲江石峡遗址出土有各种石器（砭，以石刺病也），马坝人穴居山洞已懂得用火温熨，这是最原始的卫生保健活动可谓针灸外治起源。而有文献可征者，则从葛洪《肘后备急方》起始，共载针灸方109条，其中灸方99条。[1]如卷一救卒死和尸厥时，常用爪刺人中法救急；此即指针术之应用；卷五治卒大腹水病方中，对水肿腹大，下之不去者，便针脐下二寸，入数分令水出，孔合须腹减乃止，乃针刺放水术。《肘后备急方》首次记载岭南隔物灸治疗手段，创新从秦汉以来纯用艾绒着肤烧灼灸的方法，《肘后备急方》以灸法尤显突出，主张急症采用灸治，认为针法不易为常人所掌握，而灸法则操作简便而安全可靠，人人可做。其后在宋代《太平圣惠方》、元代《岭南卫生方》里也有利用针灸方法救治瘴气病症记载，而岭南针灸专著出现则在明代。

第一节　清代以前岭南针灸名著与文献

一、丘濬（邱浚）《重刻明堂经络前图》与《重刻明堂经络后图》

（一）生平简介

丘濬（1420—1495），字仲深，号琼台，别号深庵、海山老人，海南琼州人，学者称为琼台先生。丘与邱姓氏相通，濬为浚之异体字，故丘濬也写作邱浚。祖籍福建晋江县，其曾祖被派遣到海南落籍琼山，其祖父丘普是位良医，为琼州临高县的地方医学训科，1436年丘普去世，丘濬兄长源继承祖父医学训科职，其家庭背景或使丘濬日后对医学产生浓厚兴趣。

丘濬父丘传早逝，丘濬兄弟二人由祖父及母亲李氏抚养成人。丘普老年丧子,自然将精力都放在培养孙子身上,丘濬自幼聪颖,习儒读书,过目不忘,出口成章,七八岁即能作诗。景泰五年(1454)中进士第,授庶吉士,他为官40年,历任编修、经筵讲官、侍讲、侍讲学士、翰林学士、国子监祭酒、礼部侍郎、尚书、纂修《宪宗实录》总裁官、文渊阁大学士、户部尚书兼武英殿大学士等职。明弘治八年(1495),丘濬75岁病卒于北京,谥号文庄,赐御葬于府城郡城西八里水头村五龙池之原,赐建专祠祀于乡。

丘濬为明代著名文学家、政治家、教育家,他虽"位极人臣",但为官清廉,同海瑞被称"海南双璧",曾在海南办琼山县学,藏书甚富,名曰"石室",以飨士人。著述甚富,计有《大学衍义补》《琼台会集》《家礼仪节》等。儒而通医,又是岭南著名医家,著有《本草格式》《重刊明堂经络前图》《重刊明堂经络后图》《群书钞方》等书。

丘濬医术传长子丘敦、季子丘京。丘敦,字一成,品励学酷,嗜《素问》,著《医史》,对运气学说与三因学说的解释有独到之处:"其运气表曰,运有五,金木水火土是也。气有六,燥暑风湿寒燠是也。其三因说曰,病有三因,因于天,因于地,因于人,岂但内因、外因、不内外因而已,皆有利于世。"[2]66

(二)丘濬撰写针灸文献

1.《重刻明堂经络前图》《重刻明堂经络前图》以及《重刻明堂经络后图》,是丘濬以宋代王惟一的《铜人腧穴针灸图经》为样本进行修订,序言部分现存《琼山县志》卷十九《艺文略》:"明堂者,黄帝坐明堂之上,与岐伯更问难,因雷公之请坐明堂而授之,故谓之明堂云。其书上穷天纪,下极地理,远取诸物,近取诸身,不专为人身设也。而后人作为图经,以明气穴经络,乃专以归之明堂,何哉?盖以黄帝之问,岐伯之对,雷公之授受,所以上穷下极而远取者,不过明夫在人之理而已。黄帝之问岐伯,首谓善言天者,必有验于人,盖谓是尔。夫人得天地之性以生,凝而为之形,流而为之气,内有脏腑以应天之五行,外有面部以象地之五岳,以至手足之有经络十二,以应经水,肢体之有系络三百六十有五,以应天度。其气穴称是以应周期之日。上下有纪,左右有象,督任有会,俞合有数,是人一身,生天地之间,全阴阳之理,聚五行之气,备万物之象。终日之间,动息坐卧,百年之内,少壮艾老,无非是身之所运用而恒与之偕焉,乃至有其身而不知其身之所有。而凡在其身者,若脏腑,若脉络,若孔穴,曾不知其形状何如,其气脉安寓,其名称曷谓?是有其身而不知其身之所以为身也,取诸其近也且然,况又欲远取诸物,而上穷下极也哉,或者贻予以镇江府所刻《明堂铜人图》,面背凡二幅,予悬之坐隅,朝夕玩焉,病其繁杂,有未易晓者,乃就本图详加考订,复以《存真图》附系于内,命工重绘而刻之。考史宋仁宗天圣中,命尚药奉御王惟一考明堂气穴经络之会,铸铜人式,惟一又订正讹谬,为《铜人腧穴针灸图经》上之,诏摹印颁行。其后又有石藏用者,按其状绘为正背二图,十二经络各以其色别之,意者京口所刻即其图之遗制与。嗟乎,所贵乎儒者,以其格物致知于凡三才之道,万物之理,莫不究极其所当然,而知其所以然也。矧吾有是身,至切至要,长与之俱长,老与之俱老,而不知其状,不识其名,可乎?此予所以不自揆而纂为此图,非独以为医家治病用,而于儒者所以养身之方,穷理之学,亦未必无补云。"[2]68-70 今录之以存史。

2.《重刻明堂经络后图》《重刻明堂经络后图》丘濬自序:"圣人所慎者三,而疾居其一,是疾之为疾,系人之寿夭死生,不可忽焉者也。圣人犹且慎之,况馀人乎,欲慎其疾,必知夫疾所自出之原,而加慎焉,则百病不生,百病不生则能尽人所以生生之理,而不枉其天年矣。且疾所自出之原,果安在哉?身而已矣!是身也,禀气于天地,受形于父母,固非天地雕刻而为之,亦岂父母布置而成之也哉?然而五脏六腑,四肢百体,骨骼经络、俞合孔窍,无一不备焉。人能保而养之,则全而归之矣。全而归之,则人为吉人,子为孝子,而无忝于天地之委形,父母之遗体矣。彼夫六合之间,横目而黎首者,芬芬攘攘,自戕自贼,不知自保者,多矣。然其间亦或有偶能保全之者,盖亦资禀之美尔,非学问之功也,所贵乎学者,以其穷理尽性,以至于命理穷矣,性斯自尽而命随之,欲穷夫理,当自吾身始,吾身所具之理,所谓天命之谓性,率性之谓道。圣贤所以建图者书者,固已明尽矣。然其言深于理,详于气,而于所赋之形质,则容有未备焉者。予述此图,盖示学者以理气之所凝以成质者,而知其疾病根原之所自出,而慎诸身。学者诚能察之目而究诸心,谨夫肢体之运动,顺夫气脉之流行,则可以奉亲以尽孝,保身而全归矣。若夫世之学方技者,以之求十四经之流注,八法之运用,九针之补泻,亦未必无所助云。"[2]70-71

（三）文献传承

丘濬撰写的《重刻明堂经络前图》《重刻明堂经络后图》,引起现代著名西学中专家靳士英注意。其研究认为:这里说到宋尚药奉御王惟一铸铜人二,撰《铜人腧穴针灸图经》(1024—1025)后,宋石藏用仿铜人彩绘有《任督二脉十二经脉流注图》(1056—1093);明初京口所刊的两幅经络图,可能是石图的继承。于是丘濬对其考订纠正谬误;并增二幅,依《存真图》附系内脏,完成时间可能在1491—1495年。原图已佚。今有霍山史素成化十年(1474)所刊《针灸明堂图》存荷兰莱登国立民族博物馆,可能是京口所刊的背图;日本森之宫医疗学园所藏无名氏绘《明堂铜人图》未附系内脏,尚觉印《明堂铜人图》附系有内脏,均为正图并未注明年代。学者们认为前者可能是史素所刊京口图经丘濬修订者,也有学者认为该图可能经过换头,后者可能是丘濬所修的模写图。丘濬作为儒而医者,平素留心医药,既有方药著作,又有针灸明堂著作,实非易事,古代学医都累代相传,重视父子相继,丘濬儿子丘敦、丘京都是海南名医,这种世代相传的优良传统值得称道。[3]

二、清代叶广祚《采艾编》、叶茶山《采艾编翼》

岭南医家注重应用灸法治病，晋代葛洪《肘后备急方》里，就收集有民间用于治疗各种病症的临床灸法处方，如隔物灸，隔蒜、隔盐、隔椒、隔面、隔瓦甑灸均做了论述。至明末清初。有新兴人叶广祚于康熙七年（1668）编写《采艾编》，署名"茶山草木隐"；其后又有新兴人叶茶山于清康熙五十年（1711）编《采艾编翼》。由于叶广祚、叶茶山都是新兴人，年代相近，故有记载：《采艾编》三卷，（清）叶茶山编；《采艾编翼》三卷，（清）叶茶山编。误以为两书为同一人所著。直至 2009 年，李会敏、董尚朴在《中华医史杂志》第 6 期发表《〈采艾编〉与〈采艾编翼〉作者考辨》一文，摘要认为：《采艾编》与《采艾编翼》成编和刊行时间均相隔百余年，后书作者叶茶山，与前书的刊行者叶广祚、作者茶山草木隐都不是同一人。后书的命名既反映了学术上对前书的继承，也体现了源与流的不同。二书都是中医灸疗法专著，均对灸疗学的发展做出了重要贡献。[4]

（一）叶广祚《采艾编》

叶广祚，清代新兴（今广东省新兴县）人，云浮市政府地方志办公布信息，推测生于 1602 年，卒于 1678 年。据李会敏等研究：光绪二年重刻道光十三年《肇庆府志》卷十五《选举表》载："叶广祚，顺治八年（1651）贡"。又据周睿等引述电子版《叶氏族谱》记载："十五世广祚，字绪维，别字昀倩，晚年隐居茶山，号曰茶山先生，弘光元年（1644）岁贡，公好学能文，尤精针灸之术，其著作有：诗参、史参、荔谱参、采艾篇（'篇'据原文）、《茶山月令》等，尤以《采艾篇》影响甚广，此书是其父在南京颖川任知事、同知时得异人传授灸法，后广祚公承此医术，并博涉医书而集成。"[5]两说比较岁贡年份不同，但可知叶广祚为贡生出身，即读书人出身的业余医生，或者是留心医学的儒生。

《采艾编》三卷，手抄本，清代叶广祚编著，成书于清康熙七年（1668），现藏上海中医药大学图书馆，封面题"医宗第一书，采艾编，茶山草木隐著"。中华中医学会上海分会图书馆藏本为四卷。《采艾编》序言曰："寓内方脉诸书，托始于岐黄，而灼艾一种，义每从略，岂火灸多妄，存而不论，故医学恒阁置欤？余少多病，尝抽阅青囊，怖其奥渺精要，虽心知其意，而丝分条达，戛戛乎其难之。明传先生正业之外，于二氏九流饶有综核，而火攻一道，常善救人。盖乃祖澄泉老先生，遇异人，传异书，兼以宦游，多所博济，三世薪传。思以公之海内，读是编者于诊视调摄种种端绪，如见垣一方，和盘托出。其稽古实理，悯世婆心，视术流局曲之技，大有径庭，将于《难经》《外台》典要前籍，长流于天地间矣。康熙七年岁次戊申初夏，他山潘毓珩拜题。"[6]

从潘毓珩序言得知：叶广祚，又称明传先生，于正业之外（儒家之外的佛道二家,以及各个学术流派都有涉猎)常善以火艾救人,自祖先叶澄泉后,亦三世薪传。《采艾编》乃祖澄泉老先生遇异人传异书,该书学术地位,可与《难经》《外台》典要前籍,长流于天间。故叶广祚刊刻茶山草木隐的《采艾编》。

《采艾编》总目为:首卷为汇引、条例、采艾考、十二经俞穴、十二经形图、周身总图、十二经俞募会络、析骨分经、十二经症候。一卷为经络,包括十二经穴主治、十二经穴释名、周身俞穴汇疏、禁穴详考、周身尺寸、望而知、闻而知、问而知、切而知、脉理部位、全图汇解。

二卷为病证,包括中风、癫狂、疯癫、疼痛、中湿、伤寒、十二经传复、内伤外感阴阳表里、伤寒杂病、中寒、中暑、热病、温病、火症、厥病、痢症、五泄、痔漏、便浊、遗精、淋闭、不寐、类中风症、中寒、中暑、中湿、中气、中火、食厥、劳伤、房劳、痰厥、眩晕、中恶、卒死、瘟疫、虐症、痼冷、失血、虚劳、补益、怔忡、虚烦、健忘、郁症、痰饮、痞满、肺痈、肺痿、消渴、呕吐、恶心、霍乱、翻胃、吞酸、嘈杂、内伤、积聚、鼓胀、水肿、五疸、痹痛、脚气、痿躄、麻木、头部、面肿、眼科、耳病、鼻病、唇舌、牙齿、咽喉、咳嗽、吼喘、喘逆、咳逆、心痛、腹痛、腰痛、胁痛、臂痛、背痛、痛风。

三卷为儿科、妇科、外科。儿科包括胎禀、诞育、怀保、望而知、闻而知、问而知、切而知、急惊、慢惊、慢脾惊、痫症、热病、杂症、疳症。妇科以及外科共包括十七种病症的灸治。末附宁一玉所著《析骨分经》一篇,对部分经有参考价值。

(二) 叶茶山《采艾编翼》

叶茶山,清代新兴(今广东省新兴县)人,生卒年不详,当清康熙嘉庆年间,补辑编写《采艾编翼》。有学者考证:《采艾编翼》成书之前有《采艾编》,署名茶山草木隐著,两书从书名到体例是均类似,《采艾编翼》补《采艾编》之不足,发其未发,且校辑者署名叶茶山,这里叶茶山是真名还是托名,仍然有待考证。[7]

《采艾编翼》与《采艾编》一样也是三卷,现存版本为清嘉庆十年乙丑(1805)六艺堂刻本,中国中医科学院图书馆、广州中医药大学图书馆藏,中国科学院图书馆藏,联合目录有载。由于《采艾编翼》是现存较早的岭南地区的艾灸专著,其中蕴含丰富针灸学术价值,故1985年中医古籍出版社据中国中医科学院图书馆所藏的清嘉庆十年(1805)六艺堂刻本影印出版,收录于《中医珍本丛书》系列。

1.《采艾编翼》内容　据中医古籍出版社的影印本前言介绍:"《采艾编翼》这一灸法专著,即是针灸宝库中尚未发掘的珍品,约成书于清康熙五十年(1711),作者系广东新兴县人,姓氏不详。嘉庆十年(1805),粤东名医叶茶山将其所藏残缺几半的《采艾编翼》补辑校正,重新刊行,目前所见即为叶氏重印本。"[8]1 目前该书尚无今人点校本出版。可能是书有关疮疡内容较多，1956年广东中医药展览会书目列表记载，《采艾编翼》作者署名叶茶山，归类入"疮疡伤外科类"。

《采艾编翼》卷首，有叶茶山清嘉庆乙丑年（1805）春序，为行书字体，不易辨认。叶茶山序曰："是篇藏弄虽久，尚未校订。盖以前编残阙几半，痛无力以补辑，不暇痛心。戊子春，妹夫君以载怃然自任，捐赀镌复。庚寅冬，以载复趣余抄正是帙。而同社顾君崑苑、陈君其统、彭君达海、李君子创咸愿捐助，登之梨枣。于是与每野、活人二家兄检视校订，阅两月而编就。书林弟文大亦蠲工六之一，成之，俾公之同志云。时嘉庆岁次乙丑之春岭南叶茶山题于环翠书屋。"[8]1-3

从序言可知，叶茶山家中藏有前编即《采艾编》，但前编残阙几半，痛无力以补辑。至乾隆戊子年（1768）春，由其妹夫捐赀镌复，庚寅（1770）冬叶茶山抄正是帙，并得到顾君崑苑等4人捐助，与每野、活人二家兄检视校订书稿，经过两个月补辑、校注，并由书材弟文减免六分之一出版费用，终于在嘉庆十年（1805）刊行问世。从时间跨度来说，清康熙七年（1668）《采艾编》刊刻，至清嘉庆乙丑年（1805）《采艾编翼》问世，相隔137年，叶茶山与叶广祚虽然不是同一人、两书内容也各有不同，但叶茶山珍重"前编"即《采艾编》，羽翼命名为《采艾编翼》，传承叶广祚或茶山草木隐《采艾编》学术，体现岭南艾灸学一源多流特点。

《采艾编翼》上中下三卷。卷一为十二经脉循行部位歌诀及图谱，十四经分经图谱、解说及综要，经脉主治要穴歌诀，以及灸法须知。卷二治症综要，包括多种疾病的治疗，其中以灸法为主并配合药物治疗，收录了很多乡野医生的经验方，用药简单、方便、实用。该卷共收录108种疾病，分大人科（粤语"大人"意为成年人，相当于现代医学的内科）疾病73个、幼科疾病13个、妇科疾病7个、外科疾病4个、救急疾病11个。卷三肿疡主治类方，为治疗外科病的一些药方，包括内服、外洗、外敷等多种方剂共计90首，其中大部分来自一些传世的外科著作如《外科正宗》《外科心法》《医心方》《医宗金鉴》等，所收方剂包括："肿疡主治类方""肿疡敷贴类方""溃疡主治类方""洗涤类方""膏药类方""麻药类方""去腐类方""生肌类方"。具体方剂包括：

肿疡主治类方：仙方活命饮、神授卫生方、清热消风散、乳香黄芪散、内疏黄连汤、回阳三建汤、竹叶黄芪汤、内消散、内固清心散、神功内托散、复元通气散、双解贵金丸、黍米寸金丹、麦灵丹、保安万灵丹等。

肿疡敷贴类方：如意黄金散、五龙膏、四虎散、真君妙贴散、二青散、坎宫锭子、离宫锭子、白锭子、蝌蚪拔毒散、二味枚毒散、回阳玉龙膏、冲和膏、铁桶膏、乌龙膏、神效千槌膏、马齿苋膏等。

溃疡主治类方：四君子汤、四物汤、八珍汤、十全大补汤、人参养荣汤、内补黄芪汤、异功散、理中汤、六君子汤、香砂六君子汤、托里定痛汤、圣愈汤、柴胡四物汤、地骨皮饮、知柏四物汤、三黄四物汤、补中益气汤、人参黄芪汤、独参汤、温胃饮、橘皮竹茹汤、胃爱丸、清震汤、二神丸、加味地黄丸、参术膏、八仙膏等。

洗涤类方：葱归溻肿汤、艾茸敷法、猪蹄汤等。

膏药类方：万应膏、绀珠膏、魏香散、陀僧膏、巴膏方、亚圣膏、绛珠膏、绛红膏、加味太乙膏、白膏药、化腐紫霞膏、贝叶膏、碧螺膏等。

麻药类方：琼酥散、整骨麻药、外敷麻药等。

去腐类方：白降丹、红升丹、元珠膏等。

生肌类方：生肌定痛散、轻乳生肌散、姜矾（礜）散、腐尽生肌散、月白珍珠散、五色灵药、生肌玉红膏、莹珠散、吕祖一枝梅等。

2.《采艾编翼》学术成就特色 《采艾编翼》是一本有鲜明岭南特色的医学著作，吸取民间经验，经验独特实用。书中对所列疾病针对病因主证进行治疗，收集了大量的民间的诊疗经验及单方验方，针灸治法配穴简明，方便操作，是散在民间的医学经验的总结。

（1）针灸救急疗法简明实用：如卷二中治疗胁痛：右痛，肝受邪；左痛，肝邪入肺；俱痛，肝火盛，肝气实。脉双弦者肝气怒伤，有余者沉涩而紧急者痰淤。治：上脘或用通谷、章门、肝俞（九节）、太冲、阳陵泉、曲泉（内）。药：姜黄片二钱、只（枳）壳二钱、只寔（枳实）一钱、陈皮一钱、半夏一钱、桂心五分、甘草五分，煎水。另磨木香三分调服。

治疗脱肛"虚寒下坠，有痢迫而下，有妇产力遏，肺肾虚，大肠坠或蕴热，大肠湿热"。治：百会（两耳间直上旋毛中）、长强（尾骨下陷中）、公孙（足大指内侧核骨中）。药：香附子、荆芥穗、砂仁各戥分，共末，每三五钱不等，水二碗，煎数沸，热淋洗，效。又方用桑叶煎汤入矾末洗之，项心以升麻叶捣膏贴之。

该书卷二的最后一篇搜集了很多急危重病的方法，为后世中医急救的发展提供研究的参考资料，也为中医急诊的临床积累经验，尤其是该书所收集的方法多为简便易行，在缺医少药地区更为方便。例如对服毒、自缢、溺死、魇压、寒冻、暑热、中死、坠跌、穿舌、烟熏、伏气等突发危重病症的民间急救术。

服毒：吾邑山多苦蔓藤叶，一名断肠草，食之即痰壅咽喉，须臾气绝，冥顽负憸者，往往食此，破人家产，丧己性命。此方活人甚多，凡心头尚暖者可救。先灸涌泉下痰，艾要坚实如黄豆，每三五壮。次灸劳宫退逆气，艾坚如绿豆大，每三五壮，次灸章门疏五脏，艾坚实如绿豆大，每穴三壮。若取穴者取本人两手静尖尽处是。次灸天突，清气，艾坚如米，三壮。白羊血灌之亦效，但恐不便，则灸法为速效。

自缢：日至暮属阳，身虽冷或可救；暮至旦属阴盛，难活；或夏季夜短于日，或有济耳。急以膝盖或用手厚裹布线紧顶塞死人谷道，使下部不泄气。抱起将绳宽解，切勿割断绳索，从容放，扶正喉咙，侧卧揉其颈疮，令一人以手掩密其口鼻，两人吹其两耳，又一人紧牵其发，另使人伸屈其足，揉摩之，待其气回，渐渐放手，少活以粥汤灌之。

溺死：用瓦罐一个，以纸钱一把，烧于罐内即以口覆罐上，另取一罐如法托脐上，冷则复烧，如此五六次，七孔水流出即活。即用苏合香丸擦牙，或老姜亦可。

魔压：凡有溺死、魔死、压死、气死、缢死、打伤死及产晕绝，俱济用半夏为末，如豆大，吹入鼻中，须臾即活。或加藿香、牙皂各一分尤效。醒后宜服红花汤，用红花、桃仁、苏木各三钱，归尾六钱，石艾咀，用水三盏煎至盏半服。若打死伤死，再入大黄三钱，水煎一二滚，去渣服。

寒冻：其症四肢强直口噤，有微气者，且慢与火烘，急取米炒令热，或热灰用布袋盛，按心头，冷则易之，待其眼开，以温酒或姜汤、稀粥灌之，腹内既暖，方可与火烘之。

暑热：用温汤摩洗其心腹，切忌冷水，如在路途中，急用路上热土，围其脐，令人尿浸脐中即活。后以姜汤饮之。

中死：不可近耳叫唤，但唾其面，咬其脚跟及足大拇指，略移正卧处，徐徐唤之。原无灯不点灯，待少苏，用皂角末吹鼻或雄黄酒灌之。

坠跌：淤血冲之于心，用豆豉浓煎汁去渣服。若气绝急撬开，便热若灌之。

穿舌：行路急跌，咬穿舌心，用鸡翎蘸米醋刷断处，血即止，随用蒲黄、杏仁、硼砂少许为末，蜜调匀成膏，含化即安。

烟熏：用萝卜一片含口中，烟气不能毒。或晒干为末，备用乱世。

伏气：入井及古冢中伏气害人者，凡夏季五六七月，不可淘井及入深古冢中，皆有伏气，令人郁闷奄忽欲死。

共收录11个急病的救治方法，其中大部分为行之有效的方法，但由于历史社会等原因，其中也有些在今人看来早已不用的糟粕，我们可取其精华，用于临床。

（2）灸、药并用，综合多种治疗方法：《采艾编翼》书中大部分疾病的治疗都是先艾灸，然后再给予方药配合治疗。方药可以减轻艾灸的温燥之性，更适合岭南湿热的气候条件，而艾灸不仅是艾叶本身温通经络，直达病所，更可以将汤药的药效带到所需的经络，起到引经药的作用，因此灸药相得益彰，疗效更加显著。除了灸药并用之外，该书中记载了大量的外治法治疗各种疾病，在很多疾病的治疗上，除了艾灸、方药之外，还有外洗、熏蒸、敷贴等方法。如治疗中风：

率昏、牙紧乃风痰。左不遂为瘫，右不遂为痪，左为血虚，右为气虚。脉宜浮迟，忌急疾太数。中腑着四肢，能言，身温得汗自愈；中脏滞九窍，不省、唇青、身冷者危。若上部昏迷，则先神庭、百会、中脘而下；痰涎上壅则先涌泉、然谷、气海而上。反此者误人。

主穴：神庭、百会，择用或连用；涌泉、然谷连用。次则中脘、膻中、气海、通谷。加减：瘫痪搐搦用合谷、曲池、太冲、阳陵泉。口眼㖞斜用地仓、颊车。不省人事用中冲，或加间使。再不醒加大敦，或加三阴交。危急加人中。

艾灸后的护理：灸后即以姜汤灌之，或牛黄丸加竹沥、姜汁各三茶匙服。至于背部乃应火，待其略醒定，方可灸，切不可翻动、防痰壅魄散不治。有中脏□□不同，须以所中之经应之。如中肺经、则灸肺俞云云，余可类推。

除了穴位针灸以及灸后汤药灌服之外，书中还记载了其他方法，如：

松叶酒，治中风后口眼㖞斜诸方不效。青松叶一斛，细锉，木石臼捣令汁出，生绢袋盛以清酒一斗，浸二宿，一宿初半升，渐至一升，取头面出汗为度。

桃叶蒸，治中风后项强不能回顾。掘黄地作坑，烧令通赤，以水洒之，即用桃叶铺其下，令患人卧之，多着桃叶在项下，蒸令汁出即瘥。

探吐散，治中风后腹中切痛。食盐半斛，熬，令水尽着口中，以热汤吞下，得吐痰即好。如不吐以鹅鸭毛探吐。

柳白皮，治风毒肿，气急作痛。柳白皮一斛，细锉，煮令热，布裹熨肿处。

豆豉饮，治中缓风，四肢不收。豉三升，水九升，煮至三升，分三服，日二服，酒饮亦可。

俞风汤，治半身不遂，手足欠利，语言费力，呵欠喷嚏，口眼㖞斜宽驰，头目眩晕，痰火炽盛，筋骨时痛，头痛心悸。药物组成：川芎一钱一分，当归一钱二分，生地八分姜汁炒，熟地黄八分姜汁炒，红花四分酒炒，牛膝八分酒炒，半夏一钱姜制，甘草四分炙，橘红八分去白盐水洗，羌活六分，防风六分，天麻一钱，南星一钱，白术一钱五分，白茯一钱，桂枝六分冬月七分，黄芩八分酒洗，酸枣八分炒，白芍药一钱酒炒，黄柏三分酒炒。

右一剂，水二盅，煎一盅，临入姜汁、竹沥各二茶匙，清晨温服。此药活血消痰，疏风，顺气表，利关节，屡用见效。冬月减黄芩三分，加炮川乌二分，桂亦减半。风病减川乌、桂、姜、治风病要药，若寒冬遇有感冒，加至一钱。[8]123-259

（三）文献传承

广州中医药大学冼建春在《中药材》1997年第10期发表"《采艾编翼》炮制技术探讨"，认为该书对中药精心炮制，药物剂型多样，有些药物的炮制方法至今没有文献记载，如商陆的"酒煮"，木鳖子的"磨醋"，荷叶的"蒸"，山蕉的"去皮、盐水炒"，以及用治水肿、需要炒黄的干鸡屎，治疗中风口眼㖞斜的捣汁酒浸后服用的松叶,紫荆皮的"老酒煎",蒲公英的"槌酒",治疗跌打、六畜中毒需用的"炒,无灰酒磨"的松节,蓖麻子、枣肉用人乳炮制的方法。方药的各种剂型应用也较多,包括膏、丹、丸、散、酒等剂型,如温胆汤、十神汤、琥珀膏、安神丸、二圣救苦散、禹功散、蜂房散、松叶酒、硫黄酒等。多种剂型,因人因病而异,这既是中医的特色,亦是作者本人严谨治学,实事求是,博采众方,全面发展的体现。

其后暨南大学何扬子在《中国针灸》杂志 2000 年 12 期发表《〈采艾编翼〉考证》一文,认为《采艾编翼》学术源自于清代太医院《医宗金鉴·外科心法要诀》的部分内容,计有:卷首"十二经循行部位歌"至"足膝外内歌",共 5 首歌诀及注释和 8 个图谱;卷一第"分配藏府脉图"至"肿疡溃疡结代脉歌",共 1 个图谱及按语和 28 首歌诀及注释;卷三"肿疡主治类方""肿疡敷贴类方""溃疡主治类方""洗涤类方""膏药类方""去腐类方""生肌类方"的全部内容均辑录自《医宗金鉴》卷六十二。考《采艾编翼》约成书于康熙五十年(1711),早于《医宗金鉴》刊行的乾隆七年(1742)三十余年,因此,成书时加入上述内容的可能性不大。但是,由于该书成书后没有及时刊行,藏于叶茶山家中,并已残阙几半,并经过多番周折,终于在成书后近百年的嘉庆十年(1805)由叶氏三兄弟"检视校订,阅两月而编就",并刊行出版,因此这些内容很可能为叶茶山三兄弟从《医宗金鉴》中加进来。

广州中医药大学周睿在李禾指导下以"岭南灸法古籍《采艾编》与《采艾编翼》整理及相关研究"为题,于 2010 年完成硕士论文;暨南大学黄迎春在何扬子教授指导下以"岭南灸法古籍《采艾编》学术思想整理研究"为题,于 2011 年完成硕士论文。新兴人苏增慰 1937 年在广东省教育厅工作时撰写《叶广祚和〈采艾编〉》是这样说的:"叶广祚是明末清初年间人,生于明万历三十七年(1609),号茶山,居于西路梧村,岁贡,好学能文,著作颇多,尤以其所著《采艾编》影响于医学最钜。这本书的来源,传说是广祚的父亲梦芃任颖川同知,得异人传授针灸法,广祚绍之,以博涉医书,集成《采艾编》。……此书江苏某书庄亦有刊版,惟多阙文,现以乾隆二十三年(1758)版为最善。以书版尚藏在梧村叶君后嗣处,但中如潘毓珩的序文和火穴部位图多已缺散,白云苍狗,良深浩叹。……近年我曾到叶广祚的家乡船岗镇访问过一些老人,他们谈了许多有关叶广祚从事针灸起死回生之惊人事迹。广祚在梧村的后人很众,坟墓尚存,但书版早已散失。《采艾编》这一名著,当年我所见的是乾隆二十三年木刻版线装本。苏薇垣老医师对我说:他还藏有广州广雅书局的铅印本,都附有火穴部位图的但都失散。"[9] 李姝淳在《广州中医药大学学报》2009 年第 4 期发表《〈采艾编翼〉初考》;周睿、李禾、何扬子在《广州中医药大学学报》2010 年第 3 期发表《〈采艾编〉与〈采艾编翼〉作者版本考据》等,从文献传承角度传承发扬了清代叶广祚《采艾编》与叶茶山《采艾编翼》学术经验。最为重要的是李会敏、董尚朴，他们都不是广东人，但关注岭南名家医著，2009 年在《中华医史杂志》第 6 期发表《〈采艾编〉与〈采艾编翼〉作者考辨》一文，提升了岭南医学艾灸文献研究的学术水平。

第二节 民国时期岭南针灸著作与流派形成

民国时期岭南针灸著述增多，初步统计有陈主平《中医刺灸术讲义》《刺灸术讲义》，梁湘岩《针灸学讲义》，徐益年《实用针灸学》，吴韵桐《针灸纂要》，周仲房《针灸学讲义》，曾天治《针灸治验百零八种》《针灸医学大纲》《针灸学》《实用针灸医学》《科学针灸治疗学》《科学化针灸医学》《救人利己的妙法》，卢觉非《中国针灸科学论》，李法陀《针灸科讲义》，汕头针灸学研究社《中国针灸治疗学讲义》等。针灸著述尤其是针灸学教材增多通过教学传播，使之有逐渐形成岭南针灸学术流派的条件与可能。

一、陈主平《中医刺灸术讲义》

（一）生平著作

陈主平，广东人，据李乃奇研究，其出生于光绪四年（1878）前后，卒年不详。陈主平家族八代业医，先祖陈永元为洪秀全太医，因太平天国国破被俘，曾国藩惜其才而不忍加戮，阴纵之使逃往美国。陈主平弱冠奉祖父命赴美，入读西医医校而获博士衔。其祖父志欲使陈主平汇通中西医药以植福于中外，故校课之余，仍督促其学习国医，研究方药之外，兼习针灸。几七年而祖殁，陈主平念国学未通，有负祖父厚望，乃归国遨游，凡十余载，得贤师益友之指导，稍知医疗学理之归宿。民国七年（1918），粤人设办中医校所，适乏针师，委其教授，其后陈主平又先后在广东光汉中医专门学校教授针灸学和《难经》课程。现存有《中医刺灸术讲义》《刺灸术讲义》和《难经讲义》三书，其中《中医刺灸术讲义》《刺灸术讲义》是民国时期岭南地区现存可见的最早针灸教材。《中医刺灸术讲义》一卷一册，现存广州医学卫生社铅印本，省城卫边街中汉印务局承刊于 1917 年，陈主平主编，现藏广州中医药大学图书馆。

民国六年（1917）广州医学卫生社衍生出"广东中医教员养成所"，课程共计 8 门，陈主平教授《刺灸学》。民国十三年（1924）广东光汉中医学校在广东中医教员养成所基础上创建，陈主平又编写《刺灸术讲义》用于教学，现存民国十五年（1926）广东光汉中医学校铅印本，广州医学卫生社藏本，由嘉禾印务局承印。全书共计八大章，内分六十节，而每节复分为若干细段。首论刺灸之作用，共分四节略述针灸原理、适应症，按病因不同，分为外伤、内伤、胎元病、脏腑不均、营养不均和营卫感冒、经脉感邪气、邪气淫伏七类，陈氏主张治法有异，未可专恃针灸之二法以驾驭七类之诸病，学者亦欲明辨各类之病因及其适宜之疗术。由于陈主平所存两针灸教材体例相似，部分内容接近，可将广东光汉中医学校《刺灸术讲义》看做是《中医刺灸术讲义》的补充。[1]22

（二）《中医刺灸术讲义》学术经验

1. 援西释中，用近代自然科学解释中医针灸学理原理　陈主平援西释中，绪论提出针灸与药物等学同发源于气化学，把针灸治疗急症列为应用刺灸术，常症为纯粹刺灸术。次论刺灸之起点，次论空气之作用，次论气流之动止，寒热之虚实，次论燥湿之易位。又论磁石之特性，借磁石原理解释阴阳无限可分、互用互根、相反相成，此为体，继以电气学说解释阴阳之用。以地面、地心和空中之阴阳，举例说明其理可比附于人身外部躯壳、肠胃、肉体之阴阳，借此引出三阴三阳学理。介绍人体部位之名称，阴阳之位置，经气之体用，以营卫二气为经气，血管中之血得经气鼓动之现状为经脉，并阐述了脉诊的原理、经穴之审度、考证十四经经穴定位及刺灸法。《中医刺灸术讲义》介绍针艾之制造，分九节，就九针形制、制针、护针、蓄艾、火种、烧针和针箧等略述针艾的基本知识，注重手术之练习，介绍进、退、留针、迎随补泻、晕针处理、刺法练习和禁忌等，构成刺灸法的基本内容。讲义最后为处穴之纲领，以处穴绪言、猝病之处穴、渐病之处穴和普通之处穴共四节分述，是为刺灸诊断学之大略。

陈氏所处正是西学东渐之时，其肄业于西医，又继承家学，在学理上常常援用近代自然科学原理解释中医学理。如在"寒热之虚实"一节借地理学知识，以四季日月运行，不同纬度寒温消长不一，阐述人体病理上寒热虚实变化。又如在阐述阴阳学说时，以磁石和"假用电气学理籍为《内》《难》阶梯"，以显阴阳之体用；并进一步以地面、地心、空中之阴阳，结合气候学、物理光学引喻六经学说。再如引用空气论解说风邪致病特性，湿量说阐明人体三焦病理特点。[1]22-23

2. 强调审穴要精确，必仗贤师之耳提面命　陈主平尤其强调审穴之精确，"苟令审穴不确，针艾混施，是为舍彼有罪伐此无辜，甚而转瞬之间变生危险，可不怵乎？审穴者必仗贤师之耳提面命，然方术之士，每每不尽其秘以授人。"故将其家传之学和盘托出。其审穴拟用三器，除必备绳、韂条和切笔外，须明了人体各部度量法，他将人身分为前身、后身、身躯、手足、头足、头面、结喉动核、腋肘腕腘等横纹、诸部之峰界等，每个部位各有其度量和标准，故又有胸度、椎度、乳度、指度、头度、目度以及喉结等解剖标志之别，每经穴位所过部位不同，则定位时所用的度量亦不同。学者据其完善之审穴法度，按法以求，则六百六十七穴，均可了如指掌。

3. 针灸治疗，为猝病、渐病和普通疾病三类　在针灸治疗方面，陈主平分为猝病、渐病和普通疾病3类。渐病者由轻而重，或已轻而复重，或因甲而致乙者，法取《内》《难》，辨证按脉，选穴补泻；普通者症或轻微殆甚，或复剧至极，惟不能断之为何病者，分经辨证，按经补泻；惟急症投以丸散则力缓，投以汤药则不及，故惟以刺灸为最宜。陈氏对猝病针灸甚为推崇，夫猝病而急亟者则必利用古法之刺灸，故刺灸术者实为猝邪疾之主要术也。以中风、霍乱、吐血衄血三症为例，下列病症、辨证分型、各证处穴、刺灸法，以示人以规矩。陈氏同时亦强调然虽猝病，病有虚实之辨，治有上下之分，若谓指定某穴即可以愈某病则惑之甚矣，提醒医家须法活机圆，不可囿于陈规。[1]24-26

二、周仲房《针灸学讲义》

（一）生平著作

周仲房（1881—1942），名淦，仲房乃其字，广东增城县小楼镇人。增城小楼东、西境村是周姓家族居住地，相传为宋代著名理学家周敦颐后裔。西境村与东境村、庙潭村、统称为周滘村，自始祖开居以来已有近800年历史，至清代时候是邑中名乡望族，现村中仍保留有"周氏宗祠"，题词"濂溪世泽"（周敦颐，号濂溪先生）。周仲房于清宣统元年（1909）考取广东水师学堂，后弃政从医，历任香港港侨医院中医部主任，广东中医药专门学校教师，周仲房1936年曾代任校长，在此之前编撰教材《针灸学讲义》，上中下三卷三册在学校任教，现存广东中医药专门学校印刷部刊印，线装铅印本。全书正文分为经络腧穴、刺法、治症三大部分。第一部分经络腧穴，第二部分主要收录刺法内容，第三部分则属针灸临床治症部分，该部分以症带方，方中有论，其内容主要引自《针灸大成》。

（二）《针灸学讲义》学术经验

1. 重视针灸学术源流　卷首"针灸源流说略"曰：医用针灸，由来已久，大都药力所不能到，非针灸莫为功。自《黄帝内经》"灵兰秘典""五常正大""六元正纪"等编出世，开针灸新纪元，阐明阴阳五行生制之理，配象合德，实切于人身。其诸色脉病名，针灸治要，皆推是理，以为后学津梁。而皇甫谧之《甲乙》，杨上善之《太素》，皆本于此，其间微有异同。针灸之纲法，无不滥觞于是矣。他如《难经》十三卷，秦越人祖述《黄帝内经》，设为问答之辞，发明要理。《子午经》一卷，论针灸之要，撰成歌诀。后人依托扁鹊者，崇若山斗。《存真图》一卷，晁公谓杨介编，崇宁间泗州刑贼于市，郡守李夷行遣医并画工往，亲决膜，摘膏肓，曲折图之，尽得纤悉。介校以古书，无少异者。又王莽时，捕得翟义党王孙庆，使太医尚方与巧屠共刳剥。量度五脏，以竹筳度其脉，知所终始,可以治病,实针灸切要之经验。《千金方》唐孙思邈所撰,至引导之要,无不周悉。此针灸之金声玉律者也。《十四经发挥》三卷,许昌寿、滑伯仁传针法于东平高洞阳,得其开阖流注交别之要,而施治功,手术纯善,尤尽针灸之神妙。《神应经》一卷乃宏纲陈会所撰,先著《广爱书》十二卷,虑其浩瀚,独取一百一十九穴为歌为图。乃集治病要穴,总成一帙,诱导学者以守约之规。南昌刘瑾校《明堂针灸图》《资生经》《古今医统》《玄机秘要》《乾坤生意》《医宗金鉴》《医学入门》,中取关于针灸诸姓氏,各见原书。而《针灸大成》,总辑以上诸书,无不周备。针灸之道,其在斯乎。[8]1

周仲房略述针灸之学,古人谈之其详,源流出自《内》《难》,为后学之津梁。其考穴治法,以遗教后人,心亦良苦,皇甫谧之《甲乙》,杨上善之《太素》,皆本于此,针灸之纲法及治要,无不滥觞于是矣。然中国针灸之发明,周仲房认为是有古代解剖学作为基础的。《汉书·王莽传》载,捕得翟义党王孙庆,使太医尚方与巧屠共刳剥,量度五脏,以竹筵度其脉,知所终始,可以治病,实针灸切要之经验。又如杨介《存真图》,成于宋徽宗年间,当时泗洲有斩杀盗贼于市,郡守李夷行,派遣医生与画工一起前往记录观察,所谓“亲决膜,摘膏肓,曲折图之,尽得纤悉”。可见周仲房针灸学重视形体生理,特别强调了作为针灸医生,阴阳五行、脏腑经络、子午流注等医学知识不可或缺,不可纸上谈兵,故曰:“手术不研究,刺法不能从心,则尤为针灸之忌”。并批评那些以人命为儿戏者学习针灸术“往往朝诵黄庭,晚希说偈,仓卒以图,鲜有不败”?[10]2是故“针灸源流说略”习针灸术者不可不知也。

2. 讲述经络腧穴,先列“人身度量标准”　周仲房《针灸学讲义》讲述经络腧穴,先列“人身度量标准”一篇,专门探讨腧穴的定位方法。其内容包括了体表解剖标志定位、“骨度”折量定位与“同身寸”定位。其后为经穴之考证、奇经八脉、十五络脉、经外奇穴、阿是穴等相关内容。分述十二正经之经穴时,基本体例为先总述某经,包括该经的经穴数、循行位置、常见病症及相应治法,相关内容引自《灵枢·经脉》,然后分述该经各穴,内容包括“部位”“解剖”“主治”“手术”“摘要”五部分。

部位,分头部、胸腹部、背部、手足部;解剖,系从现代解剖学角度阐发某穴所在肌肉、关节及周围循行之神经、血管;手术,讲述该穴适宜的进针深度、角度,施灸壮数等操作方法;摘要,则引用前代医家、医著对于该穴治疗作用的论述或作者自己的治疗经验,凡引用者必注明出处。值得一提的是,除常规的教学内容外,作者还穿插了许多押韵的歌诀,以便后学者记忆。这类歌诀多引用自前代的针灸著作,如引用自《医经国小》的“脏腑十二经穴起止歌”,张志聪《黄帝内经灵枢集注》中的“十二经诸穴歌”,《针灸聚英》中的“十二经分寸歌”,奇经八脉之一任脉、奇经八脉之二督脉、奇经八脉之三冲脉、奇经八脉之四带脉、奇经八脉之五阳跷脉、奇经八脉之六阴跷脉、奇经八脉之七阳维脉、奇经八脉之八十五络脉等。这些经络是原文,非歌诀,歌诀指的是"经穴歌"和"经穴分寸歌"。如足少阳胆经穴歌、足少阳胆经穴分寸歌。

周仲房《针灸学讲义》强调人身度量标准经络腧穴如同人体生理学一样重要。他说:针灸之为道,非于人身阴阳维、阴阳跷、带、冲、督、任八脉,十五经,十五络,研之有素,明乎流注,断难分别真邪。……经云:病有浮沉,刺有浅深,各至其理,无过其道,过之则内伤,不及则生外壅,壅则邪从之,浅深不得,反为大贼,必至内动五脏,外生大病云云。……盖病之中人,必有其渐,有在毫发腠理者,有在皮肤者,有在肌肉者,有在脉者,有在筋者,有在骨髓者,有在血气者,知病所在,针灸从之,适乎其度,自不至伤皮动肺,伤肉动脾,伤脉动心,伤筋动肝,伤骨动肾,伤髓铄之流祸。所谓针营莫伤卫,针卫莫伤营也。大抵人身一小天地,天气磅礴,运行不息,雨旸之若,雨雷之荡,江河之流,皆适乎气候之平。有不及与过,则必为厉,飓风水旱之发现,天地之病病也。人之一身,备具五脏六腑、八脉、十二经然,其同流转输,得成身体,有活动灵机者,则全视乎气血之流注,气血不及其经络与脉,病即生焉。[10]3 周仲房认为气血流注不及其经脉,疾病即发生,实为经验之谈。何以辨证论治?周氏详列148种病证如下。

3. 详列148种针灸治疗病症 《针灸学讲义》第三部分讲述针灸治疗学的内容,为全书重点。讲义先总述用针的种类、制备,断针的处理,各种补泻手法的应用。再具体讲述各科疾病的针灸治疗,该部分内容引用自《针灸大成·治症总要》,作者从原书的151种病症中选取了148种病症:

第一阳症中风不语、手足瘫痪者;第二阴症中风半身不遂、拘急手足拘挛;第三中暑不省人事;第四中风不省人事;第五中风口噤不开;第六半身不遂中风;第七口眼喎斜中风;第八中风左瘫右痪;第九正头大痛及脑顶痛;第十偏正头风;第十一头风目眩;第十二头风顶痛;第十三醉头风;第十四目生翳膜;第十五迎风冷泪;第十六目生内障;第十七目患外瘴;第十八风沿眼红涩烂;第十九眼赤暴痛;第二十眼红肿痛;第二十一胬肉侵睛;第二十二泪目羞明;第二十三鼻窒不闻香臭;第二十四鼻流清涕;第二十五脑寒泻臭;第二十六鼻渊鼻痔;第二十七鼻衄不止;第二十八口内生疮;第二十九口眼喎斜;第三十两颊红肿生疮;第三十一舌肿难语;第三十二牙齿肿痛;第三十三上片牙疼;第三十四下片牙疼;第三十五耳内虚鸣;第三十六耳红肿痛;第三十七聤耳生疮,出脓水;第三十八耳聋气闭;第三十九手臂麻木不仁;第四十手臂冷风酸痛;第四十一手臂红肿疼痛;第四十二手臂红肿及疳;第四十三手臂拘挛、两手筋紧不开;第四十四肩背红肿疼痛;第四十五心胸疼痛;第四十六胁肋疼痛;第四十七腹内疼痛;第四十八小腹胀满;第四十九两足麻木；第五十两膝红肿疼痛；第五十一足不能行；第五十二脚弱无力；第五十三红肿脚气生疮；第五十四脚背红肿痛；第五十五穿跟草鞋风；第五十六风痛不能转侧，举步艰难；第五十七腰腿疼痛；第五十八肾虚腰痛；第五十九腰脊强痛；第六十挫闪腰胁痛；第六十一浑身浮肿生疮；第六十二四肢浮肿；第六十三单蛊胀；第六十四双蛊胀；第六十五小便不利；第六十六小便滑数；第六十七大便秘结不通；第六十八大便泄泻不止；第六十九赤白痢疾；第七十脏毒下血；第七十一脱肛久痔；第七十二脾寒发疟；第七十三疟先寒后热；第七十四疟先热后寒；第七十五热多寒少；第七十六寒多热少；第七十七翻胃吐食；第七十八饮水不能进，为之五噎；第七十九哮吼嗽喘；第八十咳嗽红痰；第八十一吐血等症；第八十二肺痈咳嗽；第八十三久咳不愈；第八十四传尸痨瘵；第八十五消渴；第八十六遗精白浊；第八十七阴茎虚痛；第八十八阴汗偏坠；第八十九木肾不痛，肿如升；第九十奔豚乳弦；第九十一妇人赤白带下；第九十二妇人无子；第九十三妇人多子；第九十四经事不调；第九十五妇人难产；第九十六血崩漏下；第九十七产后血块痛；第九十八胎衣不下；第九十九心烦热，头目昏沉；第一百阴门忽然红肿疼；第一百零一妇女血崩不止；第一百零二妇人无乳；第一百零三乳痈；第一百零四月水断绝；第一百零五浑身生疮；第一百零六发背痈疽；第一百零七肾脏风疮；第一百零八疔疮；第一百零九夹黄；第一百一十伤寒头痛；第一百一十一伤寒胁痛；第一百一十二伤寒胸胁痛；第一百一十三伤寒大热不退；第一百一十四伤寒热退后余热；第一百一十五发狂，不识尊卑；第一百一十六伤寒发痉、不省人事；第一百一十七伤寒无汗；第一百一十八伤寒汗多；第一百一十九大便不通；第一百二十小便不通；第一百二十一六脉俱无；第一百二十二伤寒发狂；第一百二十三伤寒发黄；第一百二十四咽喉肿痛；第一百二十五双乳蛾症；第一百二十六单乳蛾症；第一百二十七小儿赤游风；第一百二十八浑身发红丹；第一百二十九黄胆发、虚浮；第一百三十肚中气块、痞块、积块；第一百三十一五痫等症；第一百三十二马痫；第一百三十三风痫；第一百三十四食痫；第一百三十五猪痫；第一百三十六失志痴呆；第一百三十七口臭难近；第一百三十八小儿脱肛；第一百三十九霍乱转筋；第一百四十霍乱吐泻；第一百四十一咳逆发噎；第一百四十二健忘失记；第一百四十三小便淋沥；第一百四十四重舌腰痛；第一百四十五便毒痈疽；第一百四十六瘰疬结核；第一百四十七发痧等症；第一百四十八牙关脱白。

　　以上所列，针灸可治病证很多，涵盖了中风诸证、头部诸证、五官科诸证、上肢诸证、胸胁腹部诸证、腰腿部诸证、下肢诸证、男科诸证、妇科诸证等。其疾病分类既非完全按病因分类，亦非全部以人体部位分类，而是依据针灸学的学科特点分类。再观其所纳疾病，四肢疾患多列痛证与痹证，头面部疾患多列头风类与面瘫类病证，完全彰显了针灸治疗的特色与专擅。具体到某一病证的症状，作者先列出一组治疗某证的首选穴位，然后再以问答体详述该证的证治。其问答的内容，有时是病因病机；有时是变证处理；有时是该病的预后情况。在多数情况下，作者还会在证治内容的结尾，列"复刺后穴"一段，讲述首治不效后的候选处方。以第二十九节"口眼㖞斜"为例，书中首列该病的治疗取穴为"颊车、合谷、地仓、人中"。其后设问："此症从何而得？"复作答："醉后卧睡当风，贼风串入经络，痰饮流注，或因怒气伤时，房事不节，故得此症。"[10]183 最后附录口眼㖞斜的复刺后穴为"承浆、百会、地仓、瞳子"，该病证治方告完毕。

正如周仲房所言，针灸治疗病证起效快速：原气血流注于人身，随经而走，周而复始，至碍室不通，则非得灸以温其凝，用针以开其窍，使气血之虚实，调剂至正，难收速效，微乎微乎。生死定于俄顷，存亡系乎缓急。昔人论治病，谓药不如灸快，灸不如针快，诚以直捷快当。开腠理以迎气之来，导窍口以放血之秒，惟针灸有此速效力耳。推崇"药不如灸快，灸不如针快"[10]3 是对《针灸学讲义》全书最好的总结。

（三）文献传承

周仲房生前曾任广东中医药专门学校教师，编撰教材主讲《针灸学讲义》，1936 年又代任校长，深受学生尊崇，当时在社会上又有极大影响。1949 年，朱愚齐在香港报纸连载的小说《黄飞鸿别传》载有"吾未识仲房前，不知其怀有异术。客岁秋，吾邻郑氏女，及并闭经，屡治不愈，日渐尪瘵，寻且双足瘫软不能步，惟坐卧而已。其父母忧之，延医为其诊治，屡医罔效。后有以仲房荐者，姑延之，及见。仲房谓此病无须饮药，仅以针刺其前后即可消除。奇其言，乞试为之，仲房出针其会阴穴及长强穴，才数刺，郑女即呼腹痛，已而经遂通。……有友患瘫病甚苦，多年不瘳，每发则呻吟床第，而所延医立论不一，有谓其为'邪风'者，有谓其为'走马风'及'死人风'者，故终无一效。吾迫为郑氏女之事，因荐仲房于吾友，且欲乘闻一验其术，果尔针刺病除，以是益慕其术"。[11]74 周仲房在广东中医药专门学校授课和临床指导中，因其针术奇效，学生司徒铃受其影响潜身研究针道，日后成为广东省名老中医、岭南现代针灸的奠基人，其真传弟子有符文彬（广东省名中医），申报成功广东省第二批岭南天灸非遗项目；而司徒铃另一弟子张家维，学术传承人林国华"岭南火针"，申报成功广东省第七批非遗项目，详见第三节现代岭南中医针灸学术流派。

三、曾天治与澄江针灸学派岭南传承

如果说以周仲房《针灸学讲义》为代表乃近代岭南本土针灸学术流派之端

倪,那么以曾天治《科学针灸治疗学》《曾天治针灸治验百零八种》等著述,则是近代澄江针灸学派在岭南地区的传承。

(一)生平著作

曾天治(1902—1948),又名曾贵祥,广东五华人,民国时期广州地区针灸医家。曾氏早年因家族为疾病所苦,乃辞去中学教师职,专心研究针灸疗法。1932年春,曾氏经友人介绍,见《申报》载宁波东方针灸学社和承淡安先生函授针灸消息,便邮购各书学习针灸,并辞去教员职务,远赴江浙,问道张俊义、陈景文等,并受业于承淡安先生门下。1933年9月学成返粤。考取广州卫生局中医师职,在广州市万福路353号创办"法天针灸治疗所",享有盛名。广东光汉中医专门学校校长赖际熙为之题词曰"神针济世",粤港名医黄焯南亦题词曰"功满杏林"。1935年1月24日《惠州民国日报》报道曾天治从广州到惠州行医记录:残废人的福音。中西医不治之症如癫狂呆、羊吊、中风、疯瘫、哮喘等症,随处都有,患此等症,待死而已。兹有总部特务营梁委平营长特聘广州著名针灸医生曾天治君来惠州治顽固病,寄寓大成行旅店,不用吃药,不用注射,只用微针艾火刺戟病者,病即应手而愈。计两日内经治愈特务营何耀南之疴呕肚痛,王谓恒君三十八天之发冷,李标之伤风头痛,陈子纯师奶之脚筋短缩不能蹲地症等。[12]

曾天治著作有《科学针灸治疗学》《曾天治针灸治验百零八种》《针灸医学大纲》,前两书现见存。《科学针灸治疗学》,1944年香港时潮印务局刊印,铅印本,全书共分3册,署名科学针灸医学院出版。该书书名以"科学"二字冠于"针灸"之前,可知作者着力于从"科学"的角度认识针灸,以"科学"的方法研究针灸。而此种思路缘何而生?作者则于"自序"说明原因。作者并非科班出身的中医医师,本系教员。只因亲人罹患疾病不治,纷纷故去,才发奋自学针灸。不意医术竟渐入佳境,以致"中西医师,大学教授,医学博士,竟执弟子礼从我学医"。作者在自学过程中,深感"针灸治效非常伟大,适可补现代医疗之所不逮"。但又觉中医传统典籍"未说明治愈疾病之所以然",认为"经穴图与经穴文字不符";"手术效果写的玄妙,但似于理论上通不过";对所治疾病症状描述不详。以致"不少学者因尝试治疗失败而丢弃针灸,且说针灸没有用"。[12]4 基于此,曾氏购若干现代解剖学书籍以研究经穴;细心玩索生理学、病理学以明了针灸的治疗原理,自制治疗记录以考察针灸的疗愈效果,去玄虚而存实用,舍不效而取有验,乃成此书,以飨后学。

(二)曾天治针灸学术经验

1. 倡导针灸科学的理念 曾天治著述虽多,但《科学针灸治疗学》最能体现曾天治针灸临床治验。全书内容分三部分,第一部分为总论。作者首先从现代医学的角度概述针灸的施治原理和治疗作用,其中不乏作者通读以及综述各类现代医学书籍，并将之提炼应用于针灸学的成果。如作者在"打针之效果"一节中将针刺治病的机理归纳为"兴奋作用""沉静作用"及"诱导作用"。而为了弥补作者自身西医知识及针灸研究的不足，作者还在第一部分纳入国内外若干篇针灸的现代医学研究论著，如日本京都医科大学教授越智真逸所撰的《从荷尔蒙学说观察灸治之本态》，上海震旦大学医学院教授宋国宾所撰的《中国针术与内分泌》，日本延命山针灸医学院发表的《针之生理的作用》等等。其后作者又将自己以科学之方法学习针灸、实验针灸的心得公之于众，例如在"针灸治疗成功之路"一节中，提出研究针灸欲达成功之目的，必须"一能看出病人患了什么病；二能找得正确的经穴；三要针灸技术与病人相适应"，缺一不可，并将以上三者作为其编写本书的阐发要点。值得赞许的是，作者对于针灸研究与学习，不仅提倡科学的知识，更提倡科学的方法、科学的精神。例如作者自述研究经穴主治时，以古人的治疗歌诀列为一表，又把时贤治验列为一表，见确有实效者，方"圈阅之，记忆之"，"未见有人用过者，暂且放弃不谈"。[12]16

　　而对于传统中医的局限，作者也确有一些精辟的论断，如认为中医书籍中"头痛是证候，抑是疾病"，似有不妥。但遗憾的是，限于作者本身的知识结构，加之其对医学书籍的研读欠深入，故对于中西医术，曾氏认识皆不够客观和全面。如其特别撰写的"针灸治疗与中西医术之比较研究"一节，将针灸与中西医术割裂开来，从治疗的效能、时间、费用、安危、利便等方面对比论述针灸优于中、西医。其初衷虽为彰显针灸的简、便、易、廉，但一褒一贬，似无必要。

　　2. 按人体部位讲述各经腧穴　《科学针灸治疗学》第二部分具体讲述腧穴学。在该部分的"总论"中，作者首先论述经穴的重要性，认为学针灸者必须研究经穴，恰如用药疗病者必须研究药物。同时批判传统针灸学及相关著作有"绘图之技术拙劣""欠缺人身之解剖知识""名针灸家不轻易传授""经穴太多""禁忌太多"[12]3五大局限，造成了初学者的学习障碍。基于此，作者认为难学之原因已经探得，兹一一改正之。秉着科学革新的态度，曾氏一改按十四经分经论述腧穴的范式，而依据"日本猪又启岩氏的骨学分类"，将人体分为头盖、颜面、颈、胸、腹、侧腹、背、腰、上肢、下肢共十部，按部位讲述各经穴。在开始论述某部经穴时，必定用体表标志将该部的位置介绍明确。

　　如第一节头盖部，先介绍其位置为沿眉间中央，自前头之发际走头部正中线至后头发际。其后分述各部经穴，每穴分"位置""解剖""主治""疗法"四部介绍。"位置"一节基本引用传统针灸论著的记述，或引入一些现代解剖标志，如"头正中线"等作辅助说明之用。距离单位依然保留传统针灸之"几寸""几分"。"解剖"一节，则从现代解剖学的角度阐述该穴的位置，并附以对其周围骨骼、神经、血管、关节的介绍。"主治"一节则完全引用中医之名词术语。不仅讲述某穴主治疾病,亦涉及其疗病机理,如"风府"一穴,既说其主治"中风舌缓,暴喑不语",也言其"主泻胸中之热"。"疗法"一节尤为详细,包括了施术时医生应持的姿态,病患应持的体位,针刺的方向、角度、深度,留针的时长,行针时患者之酸麻感(即"得气"感)及其传导路径,行针时应避开的神经血管及其他禁忌等等。其中固然有所引用,但相当一部分应来自作者临床积累。殊为可贵,乃本书之精华。另外,某些穴位后还载"附录"一节,其中多引用历代针灸古籍关于该穴的认识,甚至历史掌故,只要关涉亦取而用之。如"百会"一穴,作者便引述了《新唐书》中关于御医秦鸣鹤刺百会放血,治愈高宗头风的记述。各经穴论述完毕,作者还依据其分部论述的原则,绘制了头面部、前胸腹部、后胸腹部、上肢、下肢五幅经穴图,以便读者学习。纵观第二部分,确如作者自述所言:"眉目清楚,便于记忆,无用之经穴删除之,不合理之禁忌淘汰之,经穴从此不难学矣!"[12]23

3. 各种疾病的针灸分类治疗方法　《科学针灸治疗学》第三部分讲述各种疾病的针灸治疗。在介绍各种疾病治疗前,作者特列"疾病论"一文,并言明"本篇概论疾病之通性",实为对前文"看出病人患了什么病"的回答与呼应。在该文中,作者在现代医学的框架内,先详述了疾病的器质与官能,先天与后天,局所与泛发,并发与原发;又讲述了证候学中的自觉与他觉,直达与介达;再介绍了西医诊断学中的视、触、叩、听、显微、生化等诊断方法。为作者从科学角度研究针灸及疾病治疗的又一彰显。在分述部分,作者基本以西医的消化、神经、呼吸、循环、运动、内分泌、泌尿、生殖八大系统划分疾病的门类;辅以妇、产、儿、外、花柳、皮肤、传染病等科划分,又列维生素缺乏病、新陈代谢病两篇;因口、鼻已列入消化、呼吸两系统,故五官中再列眼疾患、耳疾患两篇,共19类。每一大类疾病亦分综述和分述两部分,例如第九篇"消化系统疾患",先概述该系统的组成、解剖形态、生理功能;再按照齿、咽、食管、胃、肝、胰等脏器的顺序分述该系统各种疾病的治疗。所论疾病大多为西医病名,但亦有"疳积"等中医病名。具体到某一疾病的内容,则分为原因、症候、诊断、预后、治疗、治验例、治疗原理七部分。其中"原因""症候""诊断""预后"四部分俱是引述西医关于该病的相关认识。而"治疗"部分,则再分若干小节,其中"经穴"中列主要穴、次要穴两组;"治疗技术"则详述该病的针灸疗法,包括站位,具体的针、灸手法,得气感描述,取效标志等等,且通常会根据病情列法数种;"治疗原理"则多由作者根据临床经验,以及神经分布等现代医学知识阐述前述针灸法的治疗原理。

曾天治针灸治验医案,据《曾天治针灸治验百零八种》记载,包括脑神经系统疾患凡廿三种、消化器疾患凡十八种、运动障碍凡九种、呼吸器疾患凡四种、生殖器疾患及花柳疾患凡八种、泌尿器疾患凡三种、传染病凡七种、妇科疾患凡九种、儿科疾患凡三种、血行器疾患凡二种、眼科疾患凡二种、牙科疾患凡一种、耳科疾患凡三种等。曾天治曰："凡药石不灵之沉疴痼疾，针灸治疗都能根治。这里所录的，不过举余所治验的，针灸治疗并不止此，盼望在此百种内外的顽固病患者，放心求治，以获痊愈。"[12]12

（三）澄江针灸学派岭南（以曾天治为代表）传承

澄江针灸学派是以中华人民共和国首批中国科学院学部委员承淡安先生为领袖，以邱茂良、杨甲三、邵经明、高镇五、程莘农、留章杰、魏稼、陈应龙、曾天治、苏天佑等一众杰出弟子为代表而组成的近代中医学术流派。该学派诞生于西学东渐的科学思潮中，面对针道渐衰，无人问津的颓势，该学派以复兴针灸绝学为己任，秉持兼容并蓄的学术风范，遵循"古为今用，洋为中用"的致用思想，开创了以针灸临床为学术起点，探求针灸效应机制，并以此指导临床实践的研究范式，学派为近现代针灸理论体系的构建、中华人民共和国针灸教育模式的确立以及针灸临床与实验，作出开拓性的贡献。[13]

曾天治等一批岭南学员在 20 世纪 30 年代先后赴澄江拜承淡安为师，承淡安回忆研究社创办早期："二十一年秋后，有汕头社员陈伟英……莅望亭共事研究。是年冬，因寓所合同期满，为便利发展计，即于二十一年十月迁移无锡南门，时届寒冬，诸君相率而归，以学济人"[14]3-7 在研究社早期，岭南社员陈伟英即负笈望亭，协助承淡安先生开拓社务。1935 年 2 月，潮汕社员王静庵被聘为研究社研究股负责人；同年 11 月，王静庵、卢觉愚被特聘为《针灸杂志》特约撰稿人。《针灸杂志》作为澄江针灸学术刊物，保存了大量珍贵资料，仅在杂志（含复刊六期）上发表各类文章的岭南社员就有 22 人，有名可考的社员多达 43 人。这些社员来自广东、海南、香港，对岭南地区针灸事业的推广作出了不懈努力。社员如邓介豪、任大衡、廖可亮、廖泽民毕业于研究社的讲习所；钟吕广原系海南琼州人，学成后赴新加坡悬壶，成为澄江针灸在新加坡传播的早期传人。

据李乃奇博士统计：澄江针灸学派在岭南地区及海外的传人较多，除曾天治外，还有东莞卢觉愚（1899—1982），撰写《针灸学术为医者必修论》提倡为医者必须知针知药，病各有宜，缺一不可）。香港谢永光（Tse Wing-Kwong，1928—1998，1952 年加入了承门弟子赵尔康创办的中华针灸学社，此时承淡安先生在苏州复社复刊，谢永光追随先生足迹，成为承淡安先生晚年弟子）。高要翟甘棠（1908—1971，广东省名老中医）、高要伍天民（1890—1969，广东省名老中医）。廉江庞中彦（1912—？，曾任广东中医药专科学校、广东省中医进修学校教员，在广东省人民医院针灸科长期工作，1956 年广州中医学院第一任针灸教研组组长）。阳江苏天佑（Dr. James Tin Yau So，1911—2001，创办香港针灸专科学院，著《香港针灸专科学院讲义》，历届毕业学员共 53 人）。开平吴石垣（1911—？，曾在香港九龙设诊所及复办国际针灸学院直至 1977 年移居美国）。顺德梁觉玄（Dr.Kok-Yuen Leung，1922—2013，1954 年香港中国针灸学会成立被众举荐为主席，连任达 15 年之久）。茂名梁润云（1908—1994，苏天佑早年的亲传弟子之一，为澄江针灸学派第四代传人）。湖南常德谈镇尧（1913—1988，中华人民共和国成立之初成立"常德市第四联合诊所"，著述《实用针灸讲义》，在常德地区卫生学校讲授针灸）。浙江上虞许密甫（1903—1978，20 世纪 40 年代末移居香港，渐以针灸为业，1960 年赴华盛顿定居，1973 年通过俄勒冈州第一批针灸考试取得针灸执照，并出任该州针灸考试委员会委员，1975 年春在波特兰市创设"中华针灸中心"）等。澄江针灸学派的形成影响了近代岭南针灸学的发展，澄江学派岭南社员见证学派的成长和壮大，并在不同的历史时期为学派发展和岭南针灸作出了卓越的贡献。[1]45-59 2013 年，"澄江针灸学派"入选国家中医药管理局公布的第一批 64 家全国中医学术流派传承工作室建设单位名单，其对岭南及海外辐射影响也是研究内容之一。

第三节　现代岭南针灸学术流派梳理

1949 年中华人民共和国成立后现代岭南针灸名家有韩绍康、司徒铃、靳瑞、陈全新、张家维等，21 世纪初有后来者赖新生、符文彬、辜孔进等，他们形成当代岭南针灸学术流派名医群体，现从上述针灸名医诊疗技艺特点、师承与授徒、代表性和影响力等方面进行分述。

一、韩绍康候气针灸法及其传承

（一）韩绍康简介

韩绍康（1909—1986），字开源，广东番禺人。先祖韩襄荣、韩茂芬，父亲韩益初均是业医出身。绍康幼入私塾，受先辈医学熏陶，嗜读医书，尤其对《黄帝内经》等经典著作的许多篇章背诵如流。18 岁时韩绍康就在家乡坐堂行医，26 岁在番禺领取中医执照。1938 年，因抗战避难香港行医，在威灵顿街开设医馆。20 世纪 40 年代，韩绍康先后在桨栏路、长寿西路等处继续行医兼营熟药，1946 年，韩绍康参加国民政府考试院特种考试，获得中医师考试合格证书。[15] 中华人民共和国成立后受聘于广州中医学院，先后在《内经》教研组、针灸教研组任教，承担经络学说和传统针灸的教学任务，是该学院针灸学科奠基人之一。

1961 年春季至 1964 年夏季，每逢星期天由靳瑞带领 59 级学生黎泽泉、黄建业、刘录邦、肖鑫和、袁美凤等来韩绍康家中学习，他们在韩绍康和靳瑞的指导下,努力学习传统中医学,并于1962年9月21日组成了《黄帝内经》学习小组,由黎泽泉任组长,结合课堂上学到的知识和临床实践深入钻研《黄帝内经》,并定期写读书心得由韩绍康和靳瑞修改。此外,他们在学基础理论的同时,学习韩老的传统中医思维,根据病情确立治法、处方用药和选穴针灸,特别在毫针刺法方面,他们在韩老和靳瑞的教导下通过三年多的理论学习和实践,基本掌握了传统手法。这部分学生后来成为了韩氏候气针灸法的主要传承者和发扬者。[1]80

(二)师承与授徒

1964年韩绍康开展"针灸治疗疟疾"医学科研,其后指导靳瑞和黎文献完成《针刺得气及"烧山火""透天凉"的初步研究》,发表了《针刺验证卫气行》等多篇论文,产生了重要影响。

1. 嫡系传承　韩绍康有8个子女,儿子韩兼善、韩兼思、韩兼听,女儿韩姹玲共4人继承父业,除长子韩兼善外,其余3人分别在香港、美国和意大利执业。此外,韩兼善长子韩敦彦继承家业,现在十三行国医馆出诊;侄子韩敦正,毕业于广州医学院,现跟从韩兼善学习中医。现嫡系传承代表者为韩兼善。

韩兼善(1942—　　),广东广州人,韩绍康长子,自幼在父亲有意识指导下培养古文功底,熟读中医经典。1962年到1967年,韩兼善一边在广州市中医学徒班接受了五年的中医理论学习,一边跟随父亲临床,克绍箕裘,完整地继承了韩绍康的学术思想,并先后整理了《韩绍康老中医学术思想及临床经验》《岭南针灸名医韩绍康》《回忆韩绍康与靳瑞的师生情谊》《〈黄帝内经〉心得——暨介绍岭南针灸名医韩绍康的学术思想、临床经验和治学精神》《略论针刺候气》《略论针刺与时间的关系》等文章,是继承和发扬韩绍康候气针灸法的主要传人。

2. 入室弟子代表者黄建业、文介峰

(1)黄建业(1939—　　):广东省罗定市人,主任医师,广东省名中医。黄建业祖辈业医,父亲黄支中(1910—2002)是当地颇负盛名的老中医,独创"胃药散",对治胃病颇有心得。1959年,黄建业就读于广州中医学院医疗专业,其间得到靳瑞老师的引荐,与黎泽泉等人组成《黄帝内经》学习小组,跟随韩绍康学习针灸,历3年之久,方才基本掌握其要领,进入"候气针灸"之大门。1965年本科毕业后从事临床工作,先后任封开县中医院副院长、省医学气功学会及肇庆市中医药学会理事、广东省首届科技成果鉴定评审专家等职。1993年被广东省政府授予首批"广东省名中医"称号,曾发表医学论文30余篇,包括候气针灸法重要论文《试论"针下气"》《再论"针下气"——候气针刺补泻的"度"》和《独取一穴验案选》等;继承发扬《黄帝内经》学术思想,对人迎、寸口脉诊和经络营卫学说体认较深,其代表作《候气针灸法——〈内经〉针灸补泻法》是较为系统地阐述了韩氏候气针灸法的形成、特点和要点。20世纪

80 年代，他主持了"卫气行"针灸实验，以进一步验证"卫气"在夜间的运行规律，他的"气针灸法"实验数据，使该课题获得了省中医药科技进步奖三等奖。其女黄文怡继承父业，现就职于南海罗村医院。

（2）文介峰（1915—1984）：广东宝安县人，广东省名老中医。1959 在广州中医学院针灸师资班学习期间，文介峰有幸在韩绍康指导下学习，亲身领略他的神针妙技，茅塞顿开，从而对针灸技术产生了浓厚的兴趣，并最终以针鸣世。在学习中，文介峰尊师重教，温顺勤奋，刻苦钻研，锲而不舍，不单熟读理论，记准经络穴位，而且重视实际操作，反复琢磨，体验针感，认真观察机体反应，终于熟练掌握了针灸技术，获得优异成绩，结业后留院任教。1965 年起文介峰任惠阳地区中医院中医内科、针灸医师。文介峰针术上师出韩绍康，对古典手法进行了深入的研究，在针刺手法界也有较高声誉，有北张（张缙）南文（文介峰），东陆（陆瘦燕）西郑（郑魁山）之称，尤在"烧山火""透天凉"方面造诣甚深。1981 年 9 月，在贵阳召开的全国针灸手法经验交流会上，来自 28 个省市的代表进行了针刺手法表演，其中文介峰的烧山火、透天凉手法，受到与会代表一致好评，其时全国针灸委员会副主任王雪苔誉称赞为："标准的古典操作法"。当代针刺手法大家张缙在制定《国家针灸技术操作规范》时候，谈及烧山火与透天凉手法操作规范之立论依据时也把文介峰与郑毓琳、陆瘦燕、焦勉斋、管正斋、楼百层、李志明等列为中华人民共和国成立后七位针刺手法大家之一。

文介峰生平忙于诊务，疏于著述，见于刊的文章只有《"气纳三焦"的临床体会》和《"烧山火"与"透天凉"的具体操作和疗效体会》两篇，并指导学生吴秀锦完成《用气纳三角法针灸时经络测定所见》的临床观察论文。此外，1981 年惠阳地区中医院内部编写的《临证资料选编》中收录有文介峰《针灸的刺激量对疗效的影响》《"气乱"的刺法体会》《捏脊发现"经络"》《湿热疫的临床体会》和《略谈中医观点的摄生法》等五篇文章，惜该书多方查找亦未能见得。

（三）诊疗技艺特点

韩绍康创立岭南"候气针灸法"，学术渊源于《内》《难》及《针灸大成》。所谓候气针灸法，是在辨证选穴基础上，用毫针刺进穴位后，静心等待针下"气至"（俗称"得气"）时，正确分辨邪正（营卫），而恰当运用手法，进行泻邪或补正（包括导气）的针刺方法，属《黄帝内经》传统的针灸学术思想体系范畴。韩绍康倡针下八纲，辨针下邪正，用补泻导法，在经络脉诊、三焦学说、针刺补泻等方面见解独到，是岭南针灸医家中古典针灸的杰出代表，有"岭南一支针"的美誉。[16]据李乃奇博士研究，韩绍康"候气针灸法"诊疗技艺特点包括：

1. 人迎寸口脉法　人迎寸口脉法是韩绍康研究《黄帝内经》《难经》有关记载，结合临床实践而总结出来的脉诊法。韩绍康基于"阳明行气于三阳，太阴气于三阴"以及"诊在动脉,候在经脉"的见解,临证重视人迎脉的诊察,认为其与寸口脉一样可以反映手足三阴经脉的病变。该流派重视将人迎寸口脉诊,与十二经脉病候"是动所生病者""是动则病"二者一起结合判别经脉病变,以达分经辨证,指导选穴、用药的目的。

2. 独取一穴　"独取一穴"是根据上述四诊八纲,尤其是人迎寸口脉诊后,抓住疾病的主要病机和矛盾,在少而精的取穴基础上,尽量只取一穴而达到最佳治疗效果。"独取一穴"多以辨证取穴及经验取穴结合而得之,一般多取八脉交会穴、五腧穴、络穴等特定穴。目的是取穴针灸较为方便,多在四肢肘膝以下,同时对运用"灵龟八法""子午流注"等更高层次的补泻法更为适宜。

3. 针下八纲　韩绍康将内科中四诊八纲辨证称为"外诊八纲"即宏观辨证,该派认为疾病的过程,就是邪正斗争的过程,邪正斗争可以用八纲中"虚实"两纲概括,故虚实为外诊八纲之重点。针下八纲也称"内诊八纲",属微观辨证,即在"外诊八纲"后得出虚实辨证的初步结果,医者进针后,细心体会针下感觉,辨别针下邪气之有无,正气之虚实,以验证、补充或修正"外诊八纲"虚实辨证,当针下八纲与外诊八纲有冲突时,当以针下八纲为准,这是为下一步实施补正泻邪的前提。针下八纲是韩绍康传统针灸学术思想的重要部分,也是针下候气的核心之一,直接指导针下辨气和后面补泻手法的操作。

4. 针下候气　针下候气是指用毫针刺入穴位后,等待气至,即所谓得气,这是候气针灸法的关键。候气首先要辨别气至的感觉,遵《标幽赋》之说:"气之至也,如鱼吞钩饵之浮沉,气未至也,如闲处幽堂之深邃"。说明气之至时,医者通过持针的手指,会觉得针下有一种沉坠的动感,由于它是一闪而过,候气者必须慎守勿失。

5. 针下辨气　针下辨气是候气的关键,也是施术者最难掌握的问题。该派的经验是当针刺入穴位到达所需要的深度后,停针留之,医者手持针柄全神贯注留意针下轻微的变动,以候气至。为使得医者对针下气感保持敏感度,平时要多练手指对轻微活动的感觉,以增加对针下邪正两种气的敏感程度,以便掌握针下气到与否。

（四）代表性和影响力

据国医大师邓铁涛回忆:"韩绍康日常针灸业务繁忙,但一年之中总是留出三个月时间与弟子静心读书。韩绍康深入钻研《黄帝内经》,能对书中很多重要篇章背诵如流,并通过多年的医学临床实践,对《黄帝内经》中的基本学说有较深刻的认识和体会,尤其对人迎寸口的诊断法、三焦概念等有独特的见解。在针灸方面,从诊断、择穴、候气、行针等都有独特的经验,熟练地运用烧山火、透天凉手法。提倡选穴少而精,经常独取一穴治病,取得与多穴治病同样效果。重视针灸与时间的关系,善于运用子午流注和灵龟八法,并按照

《黄帝内经》记载的卫气运行规律,按时择穴在肌表候气针刺治病,还建议结合现代的科学技术去研究经络系统。在内科方面,特别崇尚《黄帝内经》及张仲景、孙思邈、叶天士的著述,运用《伤寒论》《千金方》和《叶氏临证指南》等书中的方药,结合针灸治愈了很多奇难杂症。"[17]

由于该派的传承模式主要还是在师带徒,且第二代学术传承人如文介峰、韩兼善、黄建业等均不在大医院或高校工作,因此候气针灸法的学说长期得不到应有的关注,对其学术的推广应用也缺乏较大的平台。随着近年广东省政府对中医的扶持力度加大,其传人也希望将其发扬光大,2010年陶衔玥承担"岭南针灸名家韩绍康针灸学术思想及临证经验整理"分别获广州中医药大学中医药科研创新基金及广东省中医药局科研课题研究立项,均已结题。

二、司徒铃子午流注针法及其传承

(一)司徒铃简介

司徒铃(1914—1993),广东开平县人,广东省名老中医,现代著名针灸学家。1931年考入广东中医药专门学校,1936年毕业后即留广东中医院任医师。是年周仲房任广东中医药专门学校校长编撰教材《针灸学讲义》,对司徒铃产生影响,于是司徒铃师从周仲房《针灸学讲义》,其后专长于针灸术。1948年兼任医院医务主任,1956年广州中医学院创办起即从事针灸医疗科研教学直至逝世。学术上重视对《黄帝内经》《难经》《针灸甲乙经》等经典著作阐发,对我国传统的子午流注针法辨证有较深造诣,结合自己多年临床体会,提出循本经取穴、他经取穴、多经取穴治疗的实用意义,并在中医急诊医疗实践中加以验证。擅长运用针刺治疗心、脑血管疾病,尤其重视补泻手法。曾任广州中医学院针灸教研室主任,广东省针灸学会主任委员,广东省第四、五届政协委员,广州中医学院教授,博士研究生导师,中国针灸学会理事,卫生部针麻学术委员会委员,全国高等医药院校针灸专业教材编审委员会委员等职。主要著述有《对本经取穴、他经取穴和多经取穴治疗的初步研究》《电光针灸经穴模型》《经络在临床应用规律上的初步研究》《针挑疗法仪》《背俞穴特异性的临床研究》等。[18]336

(二)师承与授徒

1. 辜孔进　司徒铃师承周仲房已如前述,其学术名声源起于1959年应用子午流注理论研制的"电光针灸经穴模型",置放于广州中医学院教学大楼三楼,供教学研究参观展示至1979年。是年司徒铃开始招收硕士研究生,有明顺培、杨顺益、古建青等,而著名者为1983级辜孔进。1983年7月至12月,辜孔进师从司徒铃在广州中医学院附属医院急诊室,选择急诊痛症如腹痛、胃病、头痛、咽喉痛、胸胁痛、痛经等共417例,其中运用子午流注取穴法治疗 137 例；灵龟八法治疗 109 例；飞腾八法治疗 67 例；辨证取十二经五输穴治疗 60 例；辨证取八脉交会穴治疗 44 例，均取得良好阶段性效果。辜孔进现已是海南省名中医，全国继承老中医药专家学术经验指导老师，建立自己传承工作室。

2. 赖新生　赖新生是司徒铃 1987 年招收的第一个针灸学博士研究生，在学期间潜心研究司徒老出神入化的各种针刺补泻手法、独特的挑刺手法和子午流注取穴方法，所作博士论文即以老师最擅长的挑刺治疗过敏性哮喘的经验处方加以从免疫球蛋白、组织胺、嗜碱性粒细胞、环核苷氨酸、受体水平等进行了科学验证和疗效机理分析，率先在国内外开展了针灸抗 I 型变态反应的研究，开拓岭南应用实验研究方法诠释名老中医学术经验之先河。赖新生现也是广东省名中医、全国继承老中医药专家学术经验指导老师，建立国家级名中医建立自己传承工作室。

3. 符文彬　师从司徒铃学习时间最长且有心得体会者应数符文彬。符文彬，海南临高人，1963 年出生，现为广州中医药大学附属广东省中医院教授、博士研究生导师，广东省名中医。他自大学时期就跟随司徒老先生左右临证，司徒老在世时他每星期六日均在老师家受教。他勤奋好学，诚信笃行，尊师重道，深得司徒老真传，司徒老仙逝的前三天叮嘱老夫人将其一生手抄的几万份原始临床诊疗病历记录、原始书稿、秘本、自用的针灸器具等宝贵的学术遗产交由符文彬保存、整理。符文彬开展"司徒氏灸法""司徒氏针挑疗法"治疗疑难杂病，后人称之为"司徒铃的真传弟子"。[11]73 古有元朝砚坚著《东垣老人传》记述李东垣临终前将书稿交学生罗天益，所谓"临终以付天益者也"，罗天益在李东垣逝世后 25 年出版老师李东垣《兰室秘藏》，使脾胃学说传之后世以活人。当代岭南也有符文彬谨遵老师临终之托，笔耕不辍经 10 年时间整理《司徒铃针灸医论医案选》，于 2012 年 6 月由科学出版社出版。另外，与岭南灸法中司徒灸法相关的岭南针灸传承项目——岭南传统天灸疗法分别于 2011 年和 2012 年入选广州市和广东省非物质文化遗产名录，并出版了《岭南传统天灸疗法》。撰写论文《百会压灸治疗痰浊中阻型眩晕 63 例》在《成都中医药大学学报》发表，整理司徒铃针挑治疗颈椎病、哮喘的经验分别发表在《新中医》《中国针灸》，整理《司徒铃教授运用背俞穴治病的经验》在《北京中医药大学学报》发表，扩大了司徒铃岭南针灸学术在国内外学术影响力。

（三）诊疗技艺特点

1. 对子午流注针法辨证的临床研究　运用子午流注取穴法治疗 137 例分组与辨证循经取相应五输穴治疗 60 例，作出两个对照组。①子午流注辨证逢时开穴选取与病相宜的五输穴组治疗 93 例；与未按辨证论治，只一般采用子午流注逢时所开五输穴组治疗 44 例作疗效比较。②子午流注辨证逢时开穴选取穴与病相宜的五输穴组治疗 93 例；与未重视逢时，只通过辨证循经取相应五输穴组治疗 60 例作治疗比较。上述两个对照组的结果表明：子午流注辨证逢时循经开穴组，选取与病相宜的五输穴治疗痛症的止痛显效率，高于未重视逢时只通过辨证循经取相应五输穴治疗组，并高于未按辨证论治只取逢时所开五输穴治疗的止痛显效率。提示我们必须掌握辨证施治原则运用子午流注针法，此时效果最佳。他认为《黄帝内经》指出按时分经辨证论治，使十二经相应的五输穴针灸治疗方法，实际已奠定了子午流注针法的理论基础。子午流注纳甲、纳子法，是《黄帝内经》辨证逢时循经取穴用十二经相应五输穴治疗方法的发展。飞腾八法、灵龟八法和子午流注取穴法三者均属辨证逢时循经开穴治疗的范畴，有着相辅相成的关系。[18]338

2. 遵循经旨，巧用背俞，刺灸辨分明 司徒铃对背俞穴运用精巧，特别是对治疗慢性病、奇难杂症等运用独具匠心。在临床实践中总结了 902 例运用背俞穴诊疗的病例，观察疗效发现，治愈、显效者 461 例，占 51.2%；好转者 345 例，占 38.2%；无效者 96 例，占 10.6%。总有效率为 89.4%。验证了心俞、肺俞、肝俞、脾俞、肾俞各具主治相应内脏有关功能性病变的相对特异性。经治一例心气不足之心悸患者，心电图检查诊为冠状动脉供血不足，早期冠心病。先用本科治心悸通用方法。给予维生素 B_6 混合穴位注射心俞、膏肓俞，并针刺该俞穴，经治 10 次，症状无明显改善。司徒老据辨证论治原则，认为本病心气不足即阳气不足，应当使用"以火补之"的艾灸法为主，施用补法艾炷灸心俞、膏肓俞，并灸足三里。灸疗一次后，患者即明显感觉心胸舒适，灸六次，心前区不适等症明显减退，胃纳佳，精神好，脉平缓。共灸 10 次后，已恢复正常工作。他认为《灵枢·背俞》说的"灸之则可，刺之则不可"，就是要求我们必须坚持辨证论治原则，选用相应背俞穴，同时对证确定治法宜针还是宜灸，当补还是当泻，这对《黄帝内经》指出"明为之法"的要旨，作了进一步发扬。[18]339

3. 刺法用心，验证补泻，脉证要合 司徒铃在补泻手法的研究方面卓有成就，一贯重视中医辨证论治和针灸传统补泻手法，并用于临床。针治病人，全神贯注，胆大心细，一丝不苟，以意行气，以气行针，力求得气，使气至病所。他认为针灸医生必须坚持在辨证的基础上用针，应注意针下气至的机动，宜在得气的基础上行针法补泻。否则，机械地行补泻手法每易犯虚虚实实之弊。补法操作要求按照补性的法则行针；泻法的操作要求按照泻性的法则行针。他还依据《灵枢》指出"刺之要，气至而有效"的主要准则是：临床症状消失和病脉的显著好转。认为临床上判定针灸补泻的疗效，不但要观察症状是否已改善，还要诊察其脉象是否已转为平缓，强调脉证合参。[18]339

（四）代表性和影响力

司徒铃针灸代表性诊疗技能是运用子午流注取穴理论，采取传统针灸补泻手法治疗急诊常见病症以及慢性难治杂病。如急性病症，广州中医学院老师为了验证司徒老师针刺补泻手法，采用 ByS-14 型脉象心电仪描记脉图作为客观指标，对 12 例病人观察，结果：针后病变的脉图出现有相应显著改变，与脉象和症状的结果相符。如一例荨麻疹患者用泻针法刺曲池穴，半小时后，脉象由浮洪数实已转为平缓，热退痒止。又一例冠心病期外收缩的患者，经脉象心电仪描记脉图观察，用补法针刺内关（左）、大陵（右），治疗 15 分钟后，期外收缩消失，心律恢复正常，脉象歇止现象消失，同时病变的脉图亦出现相应显著的改善。上述资料已在第二届全国针灸针麻学术讨论会上司徒老作《针刺补泻手法的应用和研究》学术报告说明，并已翻译成英、法、日 3 种语言同步播出。

又如慢性疑难杂病，司徒铃归纳为循本经取穴、他经取穴、多经取穴，结合临床体会，论述了循经取穴治疗实用意义，继而深入发掘《黄帝内经》所指出的循本经取穴治疗的法则，他经取穴治疗本经病变的法则，多经取穴治疗的法则及刺络脉取穴治疗络脉病实证的刺络法则，从而具体提示了经络在临床应用上的规律。经过较长期的医疗实践，于 1974 年发表《经络、脏腑辨证在针灸治疗上的运用》一文，结合具体例证明中医经络、脏腑辨证在针灸治疗上的运用。1980 年又发表了《循经取穴针灸治疗处方原则》一文，论述了针灸治疗处方原则，指出通过辨证分经进行循经取穴，包括循本经取穴、循他经取穴，多经取穴，结合临床例证，强调循经取穴是在脏腑经络理论指导下进行针灸治疗的重要环节，掌握好这个理论指导，对提高针灸疗效，具有关键的作用。[18]340

三、靳瑞"靳三针"疗法经验及其传承

（一）靳瑞生平简介

靳瑞（1932—2010），广州中医药大学教授，博士研究生导师，广东省名中医，全国继承老中医药专家学术经验指导老师，享受国务院特殊津贴，当代著名针灸专家，岭南针灸新学派靳三针疗法创始人。历任国务院第二、三届学位委员会学科评议组员，国务院学位委员会中医专家组员，中国针灸学会第二届常务理事，中国国际针灸考试委员会委员，中国康复医学中西医结合专业委员会委员，中国针灸学会文献研究会副理事长，广州中医药针灸研究会会长，广州中医学院针灸系主任，针灸研究所所长。

靳瑞出身医学世家，祖上世代行医。父亲靳太和是民国"太和洞肾亏丸制药厂"厂长，叔父是中医眼科专家；姐姐靳秀容，广州市中医院眼科中医师；堂

兄靳永福，中医眼科医生，"靳永福驱风油药厂"厂长。靳老幼承庭训，对中医十分感兴趣，深得父辈喜爱，也因此受益于父辈的真传。解放之初考入广州汉兴中医学校，1950年汉兴中医学校部分学生转入广东中医药专科学校。授课的老师都是当时岭南有名的医家，包括刘赤选、管需文、司徒铃、罗元恺以及邓铁涛等。实习那年靳瑞主动提出到条件艰苦的海南人民医院。海南人民医院是在美国的教会福音医院基础上建成，医院医生大部分是国防医学院的资深教授，并且分为英美、德日两派。靳瑞抓住这个难得的学习机会，不放过任何一次动手实践的机会，为他的西医理论和临床技能打下了坚实的基础。毕业后，靳老凭着优异的成绩，分配到广东省中医进修学校任教，教授针灸课程，同时兼任中山医学院第二附属医院针灸科医师。刚刚工作不久，第一次扎针救治中风的病人竟是自己的父亲，且效果灵验，靳瑞体验针灸奇效并下定决心钻研针灸术。其后又到中山医学院进修半年神经解剖学和神经生理学，跟着当时有名的林树模和叶鹿鸣老师学习。1956年广州中医学院成立，靳老被组织安排到学院负责针灸科的教学工作。他思维活跃，语言表达清晰，教学有条不紊，方法独特，很受学生们的欢迎。一年以后认识了生命中很重要的一位恩师韩绍康，真正开始了他的针灸生涯。韩绍康先生已如前述，靳老在跟随韩绍康先生学习那段时间，受到很大的影响，终身受益匪浅，经过自己反复实践操作，逐渐掌握了自《黄帝内经》以来的针刺补泻手法。[19]477

　　1967—1976年是奠定"靳三针"疗法基础的十年。1966年靳瑞参加了周恩来总理主持成立的"523"医疗队，到海南进行脑型疟疾的救治和研究工作。在此期间，他针药结合，救治大量危急重症病人。治疗一位患过敏性鼻炎十多年的领导，因三次治愈，获得"鼻三针"之雅号，"靳三针疗法"由此萌芽。

　　（二）诊疗技艺特点

　　1. 分部取穴与循经取穴相结合，创三针疗法　循经取穴作为针灸临床选穴的一条基本原则，初学者也耳熟能详。但考之文献，针灸穴位的排列最早都是按部位排列，我国现存最早的针灸学专著《针灸甲乙经》即是按部位排列穴位的，只是到了元代滑寿《十四经发挥》问世，才有按经脉排列穴位之说，一直沿用到今天的教科书。靳瑞认为，古人按部位排列穴位是有其深刻含义的，反映了腧穴的主治规律，为按部取穴奠定了基础。因此按部取穴不应视为对针灸学术发展的反动，更不应视为针灸选穴的原始和初级状态，而是还针灸医学之本来面目。按部取穴对头面五官、四肢病变的选穴治疗具有执简驭繁之功。所谓"三针"疗法，即以按部取穴为主，选取病变部位的三组穴位来治疗相应部位病变的方法。所选穴位都是经临床反复验证，对某一病证有独特疗效的穴位，如鼻三针即印堂、鼻通、迎香三穴，耳三针即听宫、听会、完骨三穴，膝三针即血海、梁丘、犊鼻三穴。他如手三针之曲池、合谷、外关，足三针之足三里、三阴交、太冲，颈三针之天柱、颈百劳、大椎，背三针之风门、肺俞、大杼等，均按部位选穴。临证应用时，哪个部位的病变，即选取相应的三针穴组，再根据辨证或伴随症状配合相应穴位，如治过敏性鼻炎、慢性鼻炎即选鼻三针，配双侧合谷穴；耳鸣耳聋则取耳三针，再根据辨证为少阳风火或肾虚分别加外关、合谷、中渚或肾俞、太溪之属。至于脏腑疾病的三针处方，除按部选穴外，尚结合循经取穴的原则，如胃三针之中脘、梁门、足三里，中脘、梁门为按部取穴，而足三里则属循经取穴。他如肠三针之天枢、关元、上巨虚，胆三针之日月、期门、阳陵泉，均体现了按部与循经取穴相结合的原则。按部与循经取穴相结合，以按部取穴为主，以部统穴，以部统证，验之临床，甚为便捷实用，实开针灸临床之方便法门。[19]477

靳瑞将传统针灸理论融合现代科学精华，创立靳三针疗法，并以脑病为靳三针疗法主攻方向，如"颞三针"治疗中风后遗症、"智三针"治疗智障儿童、"启闭针"治疗自闭症、"定神针"治疗多动症和"老呆针"治疗老年性痴呆等，奠定流派发展方向。至今，靳三针疗法的处方已发展到45组。其中，靳三针疗法治疗中风方案被纳入国家中医药管理局重点专科临床路径的诊疗方案，成为临床针灸治疗中风的标准化指南。1987年，靳老指导博士、硕士研究生，收集全国最有代表性的针灸临床研究资料，输入计算机，系统分析了各地临床医生的针灸取穴规律，结合大量古代文献，得出结论：针灸治疗每一种病时，都会有三个主要的穴位起重要作用。由此总结以三个穴位为主方治疗一种疾病的方法，初步建立起"靳三针"疗法体系。

2. 多针多穴，以起沉疴　靳瑞认为，临床取穴无论多寡，总当以疗效为着眼点，对目前学术界推崇的取穴少而精，认为其出发点无疑是好的。在同等疗效前提下，少扎针当然值得提倡。但证之临床，对一些疑难杂症，特别是对一些脑病患者，区区数针，往往难以奏效，有鉴于此，靳瑞不避嫌疑，大胆提出多针多穴法，如治小儿脑瘫、大脑发育不全，一般选30多个穴位，扎50~60针，针刺数量之多，令人瞠目。靳师认为，不如此，则好似杯水车薪，殊难建功，靳师诊治近万人次智力障碍患者，显效率达40%以上，足见其功。对肌肉关节局限性疼痛、顽固不愈者，靳师则习用阿是多针法，或齐刺、或围刺。关于多针多穴法的理论渊源，靳瑞指出，翻开《素问》《灵枢》其法处处可见，如《灵枢·热病》治热病用五十九穴，还有治疟、治水气皆刺数十针，只是后人于此视而不见，或为有意标榜，以区区数针而起沉疴，方显其神。[19]478

3. 多种针灸疗法联用，扬针灸医学之长　不同针灸疗法各有其适应症和治疗范围，古代即有"针所不为、灸之所宜"之说，表明针与灸的适应症并不完全相同。现代针灸临床，各种新的针灸方法更是层出不穷，如何掌握其适应症，扬长避短，发挥出针灸疗法的最大效应，是临床医生面临的新课题。靳瑞认为,经络是人体具有的多层次结构网络系统,不同针灸方法可作用于经络系统不同层面而发挥协同作用,因而提倡多种针灸疗法联合使用。在长期临床实践的基础上,靳瑞针对不同疾病形成了不同的针灸疗法组合形式,其中针刺、电针、穴位注射是最基本的组合,应用得当,确能较单一疗法提高疗效。如对颈肩腰腿痛,靳师多采用电针、远红外线照射、火罐、穴位注射联用。其操作程序是先用电针,同时远红外线照射病灶局部,拔针后用多罐法在局部拔罐 5~10 分钟,然后行穴位注射。穴位注射所用药物以维生素 B_{12}、维丁胶性钙注射液、人胎盘组织液等刺激性小、无毒副作用、无过敏反应药物为主,取其对穴位的持续刺激作用,以延长针刺作用时间。多数病人经上述治疗 3~5 次均可收到明显效果。除了多种针灸疗法联用外,靳师还常常根据病情需要,结合使用中药、康复训练等治疗手段,以扩大针灸治疗范围,提高临床效果。如对智力障碍儿童的治疗,除使用电针、耳针、穴位注射外,还配合中药内服、语言训练、特殊教育等手段,形成一个完整的治疗体系,以最大限度促进患儿的康复。[19]478

(三)师承与授徒

靳瑞师承于韩绍康,而自身不断创新发展。故"靳三针"学术传承体现了多元化的特点,既有师带徒、研究生教育、也有亲灸传承,以及名医工作室及靳三针疗法学术传承工作室教学相长的模式。1985 年开始,靳瑞开始指导硕士研究生,1991 年起指导博士研究生,直到 2009 年为止,共带出硕士研究生 22 人,博士 65 人,名录如下:

硕士:王少白、何扬子、康小红、姜自明、姚红、李艳慧、杨一明、郑晨、谭吉林、袁训林、庄礼兴、张宏、热巴利(突尼斯)、梁世贤、梁日安、陈清梅、迪亚拉(马里共和国)、彭旭明、郑岁宗(中国台湾)、郑欣(加拿大)、李俊雄、袁青

博士:施敏、彭增福、戴吉雄(美国)、于海波、冯淑兰、林政宏、王升旭、柴铁劬、张洪来、彭尧书、袁媛(加拿大)、梅华达(加拿大)、高琼碧(中国台湾)、赖鸿铭(中国台湾)、黄劲柏、许能贵、张全明、易玮、杰弗里(美国)、杨承智、马瑞玲、周杰芳、吴强、陈立典、张宏、谢庆良(中国台湾)、叶文宏、王琴玉、徐振华、朱燦麟(中国香港)、赵少廉(美国)、鑫翼熙(韩国)、陈国蓉、李佳霓(中国台湾)、刘刚、吴凌云、余瑾、贺小英、卢绍聪(新加坡)、孙惠汀(韩国)、李克勤(中国香港)、陈兴华、白东燕、刘海静、杨广居(中国香港)、谈慧、张东淑、陈家泽(中国香港)、罗秋燕、郑欣(加拿大)、戴璐(美国)、黄三德、孔凡盛、郑政、李春源、吴淑雯、张维新、邓晶晶、杨海燕、梁俭昌、胡永辉、张哲荣、李星儿、莫律、陈天旺。

靳瑞通过带教研究生和师徒传承等方式,培养了一大批靳三针疗法的传承人,分布在海内外各地,成为靳三针疗法学术传承的中坚力量,靳三针学术

流派薪火相传,不断发展壮大。上述学生现在多已经成为各个高校或医院的技术骨干,大多为主任、副主任医师、教授或副教授,并晋升为硕导、博导,活跃在教学、临床和科研一线,已经培育了"靳三针"的第三代甚至第四代弟子。而靳瑞代表性传承人主要有以下四人:

1. 赖新生(1955—)　福建武平人,1987年考取针灸学博士研究生,1990年毕业留校工作。曾任国家重点基础研究发展计划(973计划)项目评审委员及课题负责人。1991年靳瑞遴选为第一批全国继承老中医药专家学术经验指导老师,广东省卫生厅指派赖新生整理靳瑞学术经验,最终形成了学术专著《三针疗法》于1998年出版。2003年被卫生部、国家中医药管理局和广州中医药大学人事处批准为靳瑞学术经验继承人,2006年出师,现任广州中医药大学针灸推拿学科带头人。2012年,赖新生获选为第五批全国老中医药专家学术经验继承工作指导老师,广东省名中医,学术继承人为王继红、李月梅。

2. 袁青(1961—)　广东郁南人,1984年毕业于广州中医学院医疗系毕业后留校至今,长期跟随靳瑞从事针灸教学、临床和科研活动,分别在实验针灸学教研室、针灸治疗学教研室、附属医院针灸病房、门诊工作,现任靳三针研究中心主任。2003年被卫生部、国家中医药管理局和广州中医药大学人事处批准为靳瑞学术经验继承人,成为靳瑞师带徒学术传承人(必须跟随老师15年以上且研究课题内容为老师的学术经验)。2006年遴选为硕士研究生导师,2014遴选为博士研究生导师,除自带临床型研究生外,主管靳瑞博士研究生的针灸临床带教和临床研究工作,不遗余力地在国内外宣扬和普及靳三针疗法。临床擅长以"靳三针"治疗智力障碍、孤独症、多动症、脑瘫、中风后遗症等脑性疾病,过敏性鼻炎、哮喘、荨麻疹、面瘫、各类痛证及奇难杂病。

3. 庄礼兴(1955—)　广东普宁人,广州中医药大学教授,主任医师,博士研究生导师,广东省名中医。国家中医药管理局靳三针疗法流派传承工作室负责人,2016年承担"靳三针疗法流派传承工作室"建设任务通过国家验收。现任广州中医药大学第一附属医院康复中心主任,国家中医药管理局重点专科学术带头人。中国中医冬病夏治专业委员会副主任委员,中国针灸学会针灸学术流派传承与研究专业委员会常务理事,广东中医药研究促进会副理事长,广东省针灸学会针法专业委员会主任委员等。善用靳三针治疗各种疑难杂症、神经系统疾病。创立手、足挛三针、腕三针、踝三针、开三针等新的有效穴位组方,发展了靳三针疗法内容,确立了颞三针配合手足三针、颞三针配合手足挛三针治疗迟缓性偏瘫、痉挛性偏瘫的优化方案。主持完成国家"十五"科技攻关项目"靳瑞学术思想临床研究"、"十一五"国家科技支撑计划"靳三针治疗中风后偏瘫临床方案"等项目,推动靳三针疗法治疗中风纳入国家中医药管理局重点专科临床路径的诊疗方案,加强靳三针疗法学术传承工作室与其他针灸流派的紧密联系,并在全国 8 家医院设立二级工作站,促进靳三针的广泛传播。

4. 陈兴华(1965—)广东兴宁人,主任医师,医学博士,靳瑞名医工作室主要负责人,在临床及科研中长期实践并研究靳三针疗法,受到同行及患者的认可。曾主持或参与多项厅局级以上科研课题的工作,参与国家"十一五"科技支撑计划课题"靳三针治疗中风后遗偏瘫临床方案";主编并参编《常见病的针灸治疗》等多部论著,先后有 30 余篇专业论文在核心刊物发表。为靳三针疗法的历史资料整理以及流派间交流做了大量工作,进一步推广靳三针的发展。

此外,还有许能贵、李艳慧、张宏、冯淑兰、易玮、柴铁劬、余瑾等,也是"靳三针"疗法主要传承人,正因为靳瑞"靳三针"疗法有众多弟子门人传承发扬,所以"靳三针"学术辐射影响力很大。

(四)代表性和影响力

岭南靳三针疗法学术流派是首批全国中医学术流派 64 家建设单位之一,靳瑞是岭南针灸学术的重要代表人物,其创立"靳三针疗法"以疗效显著而闻名全国乃至全世界。靳三针疗法流派至今传承四代,经过传人不懈努力、补充完善、创新发展,靳三针疗法已形成系统的学术体系,享誉海内外,弟子门人遍及世界各地,其开放包容、兼收并蓄、自我完善、与时俱进的流派精神,激励着后代针灸人不断探索。

靳瑞书房挂着一副对联"业精于勤荒于嬉,行成于思毁于随"。[20]29 它是靳瑞的座右铭。从当初在乡下巡回医诊有了"靳三针"的称号,到后来走上国际讲坛,一根银针已经伴随着靳老度过了半个世纪的历程。他担任广东省儿童福利会智力障碍儿童医学顾问、广东银行医院靳三针治疗康复中心医学顾问,同时还被美、法、英、日等十几个国家以及中国台湾、香港等地聘为终身针灸医学顾问或名誉会长。拜在靳老门下的留学生现在已遍布世界各地,其中很多人都取得了很大的成绩和很高的职务,其中还有许多纯正的外国人。对治疗常见病、多发病、疑难病具有重要指导作用。可见其独创的"靳三针"疗法在国内外独树一帜,赢得广泛赞誉。

然而生活中的靳瑞淡薄名利、性情秉直,作为岭南针灸学派的代表人物,他经常会被邀请参加一些学术活动,对一些与学术无关的活动,他大都婉言谢绝。他说:作为医生,我更多的时间应该是属于患者,这样我才能生活得更好。2001 年靳瑞自己出资在学校设立了博士研究生优秀论文奖学金,自 1985 年至今靳瑞已培养了 22 个硕士和 65 个博士。靳瑞古稀之年,还指导着 10 多位博士,继续从事着针灸治疗脑病的研究,向世界医学难题孤独症、智力障碍、多动症、脑瘫等疾病挑战,可谓"烈士暮年,壮心不已"。2010年靳老不幸病逝,未竟之事业由学术传承人继续努力,如其诊治的优势病种"中风恢复期""中风后痉挛性瘫痪"等,纳入国家中医药管理局颁布的《24个专业105个病种中医诊疗方案》;2012年由庄礼兴承担的国家中医药管理局"靳三针疗法流派传承工作室"建设任务目前已通过验收。[20]29

四、陈全新"岭南陈氏针法"诊疗经验及其传承

(一)陈全新生平简介

陈全新(1933—　),广东广州人,广州中医药大学教授、主任医师,广东省名中医,全国名老中医药专家学术经验继承工作指导老师。陈全新出生于中医世家,祖父陈宝珊于光绪乙未年(1895)在广州西关开设中医馆,接诊治愈骨伤科病人,并按照传统经络学说,采用循经点穴手法诊疗,疗效甚佳。父亲陈锦昌子承父业,博采众长,诊治病种扩大到内、外、妇、儿等各科疾病,在两广及港澳台等周边地区声名鹊起。陈全新幼承庭训,自幼喜好体育运动,及长考入广东中医药专科学校,1955年毕业留校一直在广东省中医院从事中医针灸学科临床、教学与科研工作,至今已逾60载,创立"陈氏针法"。陈氏针法得益于他健康体魄,年轻时陈全新是田径链球运动员,曾多次代表广州市队出席省运会。陈氏针法精髓是"飞针",借鉴链球运动投掷需要运用旋转力量与运气将物体掷出。早在20世纪50年代,他被选派参加中国医疗专家组,赴也门王国为当地医治疾患,运用中医针灸疗法治愈了不少痿痹顽疾,被誉为"东方神仙"。20世纪70年代他创造出消毒、准确、无痛、快速旋转进针法,被当时访华日本针灸师代表团誉为"飞针",认为是"一项高超的医疗技术"。[21]482

(二)陈氏针法诊疗技艺特点

陈氏针法包括"陈氏飞针法""陈氏导气手法"和"陈氏分级补泻手法",它是运用中医理论,根据病情轻重缓急,以及患者主、客观症状和指标进行辨证施治的针刺法。

1. 运用中医理论辨证施治　陈氏针法注重阴阳五行、脏腑经络及四诊八纲等中医基础理论,擅长以脏腑五行相生相克的关系作为临床诊治的依据。如治疗原发性高血压患者肾阴亏虚、肝阳上亢的眩晕,根据"水生木"的五行相生理论,用平补手法刺太溪、肾俞,以达到滋水涵木的目的。又如治疗上腹持续疼痛,根据"木克土"的相克理论,肝木太过,导致脾胃失调,采用调肝健脾法,刺太冲、阴陵泉治疗,疗效显著。

陈氏针法认为:根据八纲辨证运用针灸,阴证宜深刺久留,多用灸法;阳证宜浅刺,不留针或短暂留针,少灸或不灸。确定针灸的治疗原则后,根据病

情的轻重缓急,遵循"治病必求其本"的原则,针对疾病的本质进行治疗,但也要根据具体情况灵活运用。如果在治疗过程中,病情突变,来势急骤凶险,危及生命时,宜"急则治标",迅速作出抢救处理,待病情稳定后,再采用"标本兼治"或"缓则治本"的辨证论治方法。[21]483

2. 取穴配伍,辨证施治　陈氏针法强调取穴配伍,针刺取穴先后次序的灵活运用。每一穴位的主治功能不同,因此取穴时就有主穴与配穴之分。临床应用时,应根据病情分清主次,灵活选择取穴的先后次序。如发作性痛症,宜先刺远隔穴位,运用导气手法,通过经络的远隔诱导作用,使疼痛改善后,再刺痛处穴位,就可避免病变部位因过敏而引起的肌肉紧张,造成进针困难,加剧疼痛。例如胃脘痛常先刺远端足三里,再取中脘;三叉神经痛先泻合谷,再取头面部穴位。可见,取穴先后次序的不同直接影响临床疗效。

配伍选穴。陈氏针法倡导"循经取穴"的原则,以脏腑经络理论为指导,根据病机和证候,在其所属或相关的经脉上选穴配方。包括:

(1)循经远道取穴:在明确辨证的前提下,直接选取与病情有关经脉上的穴位进行治疗。临床上常取经脉循行远隔部位(肘、膝以下)的经穴如五输穴,作为主穴或配穴。这些穴位是十二经、十五络之气血上下出入的处所,具有远近联系的功能,对本经头面、躯干、脏器疾病,有直接的治疗作用。陈全新常常念及四总歌诀:"肚腹三里留,腰背委中求,头项寻列缺,面口合谷收",认为它是临床常用而有效的"循经远道取穴法"的高度概括。

(2)本经取穴:多用于治疗本经脏腑、器官的病变,如手厥阴经病变出现的心绞痛、心悸取内关;手太阴经病变出现的咳嗽取尺泽,咯血取孔最;手少阳经病变出现的头痛取外关等。对肢体的疾病,采用本经远隔取穴,也能收到较好的疗效,如肘痛取合谷,下肢外侧牵痛或小腿腓肠肌痛取环跳等。

(3)他经取穴:根据脏腑经脉的络属和经气循气流注的特点,选用表里经、同名经有关穴位进行治疗,如风寒咳嗽,根据经脉的相互络属关系,取肺经太渊和大肠经合谷;胃病取胃经足三里和脾经的公孙等。根据同名经经气流注的特点,胃火牙痛取足阳明经内庭和手阳明经合谷;肝气郁结引起的胸胁痛,刺手厥阴经内关和足厥阴经太冲等等。

根据经脉的左右对应联系特点,采用"左病取右、右病取左"的左右交叉取穴法,古称"巨刺"和"缪刺"。巨刺治病在经脉,刺经穴;缪刺治病在络脉,刺井穴出血。根据互刺取穴的原理,临床上对患侧取穴疗效不明显者,陈全新喜取健侧相对的穴位治疗,多获奇效。此外,还有中病旁取、远近取穴等多种取穴法,临床上可酌情选用。

(4)循经局部取穴:根据"以痛为腧"的原则,直接选取患部经脉循行所达的穴位,以局部取穴为主。如眼病取睛明,耳疾取听宫,膝痛刺犊鼻等。但对某些局部的疾患,如化脓性疾病、不明原因的肿块、局部疤痕或血管疾病等,均不宜在病变部位直接取穴,而应选用稍远离患部的邻近穴位。[21]483

3. 出神入化的进针手法　陈氏针法最难掌握的是"陈氏飞针法"。陈全新崇尚华佗"针灸不过数处"及运针"针游于巷"的治法,善用导气补泻手法。临证时,针刺者必须细致观察针下"气至"的情况。针刺进针与行针寻气、运针催气一样,是临床针刺论治的重要手段,更是施用补虚泻实手法的基础。总的来说,针刺操作要做到快慢结合(即穿皮宜快、捻针宜慢),指力均匀;如捻针角度过大或只向一个方向搓针,必然会出现《针灸大成》所指"若转太紧,令人肉缠针,则有大痛之患"的状况。陈全新综合多种刺法的优点,并加以改进、创新而独创"快速旋转进针法",以"无痛、无菌、准确、快速旋转进针"为特点,这种进针手法因进针快速、手法轻巧、动作潇洒,故被称为"陈氏飞针"。具体操作方法:持针手用拇、食、中指指腹持针柄,押手将消毒穴位旁皮肤牵压,并固定针刺部位。进针时,刺手的拇指内收,食、中指腹同时相应外展,作鸟儿展翅高飞状;随着持针指的搓动,毫针旋转加速至高速,在将近抵达皮肤之时,利用刺手向前移动的惯性,用腕、指力将旋转的毫针弹刺入穴位内。值得一提的是,术者腕、指力必须配合协调默契,推进与刺入时机必须适当,水平旋转与垂直刺入两个方向的力必须平衡,才能收到穿刺力强、落点准确的效果。由于毫针是快速旋转刺入,穿透力强,加之刺入迅速,所以患者痛感极微。若熟练掌握,则有消毒无菌、针刺无痛、刺入迅速的效果。这种针法对常用的 0.5~1 寸毫针特别适合。[21]484

(三)陈氏针法师承与授徒

"岭南陈氏针法"历经陈宝珊、陈锦昌、陈全新、陈秀华以及学生等五代人逾百年发展、传承与创新。第一代陈宝珊,第二代陈锦昌,第三代陈全新为陈氏飞针法创始人,已如前述。第四代传承人陈秀华、郭元琦,是原国家人事部、卫生部中医药管理局核准师承弟子,其中陈秀华为陈氏飞针法代表性传承人;艾宙、吴昊是广东省优秀人才培养计划弟子;徐振华、谢长才、甄宏鹏、李慧、于涛、孙健是广东省中医院院内跟师弟子;第五代传承人有罗劲草等 58 人。"岭南陈氏针法"于 2016 年成为广东省第六批非物质文化遗产传承项目,2021 年入选第五批国家级非物质文化遗产代表性项目名录扩展项目名录。

(四)陈氏针法代表性和影响力

据广东省中医院陈秀华主任医师提供"岭南陈氏针法"材料:岭南陈氏针法在国内外享有盛名,它传承五代百年,脉络清晰,针刺手法、诊疗技艺独到,当代临证广泛应用体态鲜活,是岭南针灸学术流派重要分支,具有一定的代表性。陈氏针法造福民众,它先后应邀赴多国讲学,并受英、美、澳等多国大学及研究院邀请聘为客座教授或学术顾问,陈全新略传先后被载入《中国名医列传》《中国当代医药界名人录》及英国剑桥《世界医学名人录》。岭南陈氏针法创始人陈全新在国际学术交流会及国内外杂志上发表论文 80 余篇，主编出版《针灸临床选要》及《临床针灸新编》专著 2 部，副主编出版《南方医话》专著 1 部，主审出版《陈全新针灸经验集》专著 1 部，其中《临床针灸新编》已再版编印发行。第四代传承人陈秀华也多次出席世界中医药大会作"岭南针法新释"主题演讲和现场演示；先后赴欧美、东南亚、非洲等地进行学术交流和医学传播，"岭南陈氏针法"接受过 CCTV、CNN、中国中医药报、中国日报等国内外媒体报道，得海内外广泛认同；且多次应邀出席世界针灸学会联合会、世界中医药学会联合会等国际会议主题演讲和现场演示，飞针绝技得传五洲。

参 考 文 献

[1] 李乃奇. 岭南针灸学术源流探讨与近代学术流派整理研究 [D]. 广州：广州中医药大学，2016：9.

[2] 朱为潮. 琼山县志 [M]. 刻本. 1917（民国六年）：66.

[3] 刘小斌，郑洪，靳士英. 岭南医学史：上 [M]. 广州：广东科技出版社，2009：294.

[4] 李会敏，董尚朴.《采艾编》与《采艾编翼》作者考辨 [J]. 中华医史杂志，2009，（6）：364.

[5] 周睿，李禾，何扬子.《采艾编》与《采艾编翼》作者版本考据 [J]. 广州中医药大学学报，2010，27（3）：307-309.

[6] 茶山草木隐. 采艾编 [M]. 手抄本. 1668（清康熙七年戊申）：序.

[7] 何扬子.《采艾编翼》考证 [J]. 中国针灸，2000（12）：48-50.

[8] 叶茶山. 采艾编翼 [M]. 北京：中医古籍出版社，1985.

[9] 苏增慰. 叶广祚和《采艾编》，新兴文史 [G]. 中国人民政治协商会议新兴县委员会文史组编辑，1988：39-41.

[10] 周仲房. 针灸学讲义 [M]. 广州：广东中医药专门学校，1929.

[11] 广东省中医院. 广东省中医院中医学术流派 [G]. 2014.

[12] 曾天治. 针灸治验百零八种 [M]. 广州：法天针灸治疗所印行，1935：12.

[13] 夏有兵，李素云，张建斌. "澄江针灸学派"形成背景与过程 [J]. 中国针灸，2012，32（3）：273-278.

[14] 承淡安. 会议录 [J]. 针灸杂志，1935，2（3）：3-7.

[15] 梁峻. 中国中医考试史论 [M]. 北京：中医古籍出版社，2004：276.

[16] 韩兼善，韩兼思. 韩绍康老中医学术思想及临床经验 [J]. 新中医，1989（10）：8-11.

[17] 韩兼善. 岭南针灸名医韩绍康 [Z]// 广州市番禺区政协文史资料委员会. 番禺文史资料（第二十二期）·禺山悬壶录. 广州：出版者不详，2009：147-150.

[18] 张家维，李春辉. 著名针灸学家司徒铃 [M]// 政协广东省委员会办公厅，政协广东省委

员会文化和文史资料委员会,广东省中医药学会. 岭南中医药名家. 广州:广东科技出版社,2010.

[19] 王升旭,赖新生,徐明学. 针灸圣手"靳三针"靳瑞 [M]// 政协广东省委员会办公厅,政协广东省委员会文化和文史资料委员会,广东省中医药学会. 岭南中医药名家. 广州:广东科技出版社,2010.

[20] 广州中医药大学第一附属医院. 岭南中医学术流派成果展·"靳三针"疗法针灸学术流派 [G]. 广东:广州,2016:29.

[21] 陈秀华,郭元琦. 岭南陈氏针法创始人陈全新 [M]// 政协广东省委员会办公厅,政协广东省委员会文化和文史资料委员会,广东省中医药学会. 岭南中医药名家. 广州:广东科技出版社,2010.